Editorial
Traditionelle Abendländische Medizin

*Liebe Leserinnen,
liebe Leser,*

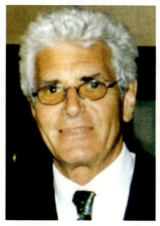

Im Jahr 2005 erscheint Naturheilpraxis im 58. Jahrgang. Seit über 57 Jahren ist unsere Fachzeitschrift Zeitzeuge für die Entwicklung der Naturheilkunde nach dem 2. Weltkrieg. Durch unzählige Beiträge zum Teil großer und bekannter Naturheilkundiger hat die Naturheilpraxis die Naturheilkunde begleitet und dokumentiert. Dabei ging es stets um die Aufarbeitung der Empirie, um eine differenzierte Auseinandersetzung mit dem Hintergrund und den Denkmodellen der unterschiedlichen Ansätze einzelner Diagnose- und Therapieverfahren – und natürlich um eine Aufbereitung des Stoffes für die praktische Nutzung zum Wohle der vielen Hilfesuchenden.

Naturheilpraxis war von Beginn an eine wichtige und weithin anerkannte Quelle für die traditionelle Naturheilkunde mit ihren gewachsenen Verfahren. Deshalb stehen im Blickpunkt der Berichterstattung natürlich die Phytotherapie aber auch die Spagyrik.

Nicht zuletzt deshalb lag es auf der Hand, diesem Themenbereich der traditionellen abendländischen Heilkunde ein „Naturheilpraxis Spezial" zu widmen.
Dafür sprach, daß wir mit Margret Madejsky, Olaf Rippe und Max P. Amann ein Autorenteam haben, dessen Wirkungsstätte oder besser -plattform „Natura naturans" just in diesem Jahr ihr 10-jähiges Jubiläum begehen kann.

Was haben sie nicht für wunderbare und faszinierende Seminare abgehalten und welch wichtige und einmalige Artikel von Ihnen haben unsere Fachzeitschrift bereichert. Sie haben wie wohl kaum sonst jemand die Hintergründe und die Geschichte unserer abendländischen Heilkunde erhellt und uns verstehen gelehrt, was in der Phytotherapie auch heute noch gilt oder was in den Konstitutionslehren uns auch heute noch entscheidend weiter bringt als eine bloße Indikationsüberlegung.

Gerade im Zeitalter der „rarionalen" Phytotherapie mit ihrer lediglich stofflichen Betrachtung – bis hin zur Hochdosisphytotherapie – ist es wichtig, die Quellen nicht zu vergessen, humoralpathologische Aspekte in sein Vorgehen einzubeziehen und seine behandlerische Phantasie mit den hinter der Tradition stehenden Denkmodellen zu bereichern. Diese Erwägungen können auch heute noch den entscheidenden Schritt für die Lösung von schwer durchschaubaren Zusammenhängen im Krankheitsgeschehen bringen. Auch wenn heute die rationale Indikation auf dem Programm steht und alles nach der „evidence based medicine" schielt – was auch seine Berechtigung hat – kann es nur von Vorteil sein, wenn man auch die Quellen nicht aus dem Auge verliert und immer einmal wieder mit den Gedanken großer Heilerpersönlichkeiten, wie Paracelsus eine war, in Dialog tritt.

Unsere Autoren von „Natura naturans" haben uns in ihren wunderbaren Beiträgen immer wieder gezeigt, wie so ein Dialog geführt werden kann. Ich denke an Artikel wie über die „Signaturenlehre" von Margret Madejsky oder an „Heilpflanzen und ihre kosmischen Heilkräfte" von Olaf Rippe oder an „Die hermetischen Grundlagen der Spagyrik" von Max P. Amann.

Es drängte sich förmlich auf, diesen Themenkreis einmal zusammenzufassen und als ein „Naturheilpraxis Spezial" der Leserschaft vorzulegen. Als langjähriger Chefredakteur der Naturheilpraxis freue ich mich natürlich, daß der Plan in die Tat umgesetzt werden konnte und daß dieses wichtige Thema für alle Interessierten, die die Naturheilkunde „lege artis" ausüben, nun – sozusagen wie aus einem Guss – vorliegt.
Den Autoren gilt mein Dank, daß sie sich der Mühe unterzogen haben, ihre Artikel zu sichten, zu überarbeiten und auch noch zu bereichern.

Im Frühjahr 2005
Herzlichst Ihr

Karl F. Liebau

Traditionelle Abendländische Medizin

Philosophie und Heilkunst

Signaturenlehre
Signaturlehre – Urweg der Heilpflanzenerkenntins	Margret Madejsky	05/03	9
Signaturlehre – Botschaft der Zaunkräuter	Margret Madejsky	04/01	15

Elementenlehre
Die vier göttlichen Wurzeln der Existenz	Olaf Rippe	10/98	21
Abendländische Elementenlehre und Konstitution	Olaf Rippe	04/00	29

Astrologische Medizin
Nicolas Culpeper und die astrologische Heilkräuterkunde	Max Amann	10/98	37
Pflanzen und ihre kosmischen Heilkräfte	Olaf Rippe	10/97	43
Heilen im Einklang mit den Sternen	Olaf Rippe	04/01	51

Alchimie und Spagirik
Die hermetischen Grundlagen der Spagyrik	Max Amann	10/97	59
Der Alchimist Paracelsus	Max Amann	05/98	63
Die Lieblingsarzneien des Paracelsus	Max Amann	04/01	68
Das Geistartige der Arznei	Olaf Rippe	06/04	74

Therapiekonzepte

Allgemein und Psychotherapie
Die fünf Entien des Paracelsus	Olaf Rippe	05/98	83
Traumförderung	Margret Madejsky	08/96	91
Silber und verwandte Heilmittel in der Psychotherapie	Olaf Rippe	07/98	96
Beziehungskiste	Max Amann	09/99	106
Mut und Willenstärke durch Kräuter	Olaf Rippe	09/99	115

Niere
Wenn einem etwas an die Nieren geht	Olaf Rippe	09/02	124

Herz-Kreislauf
Das Herz-Organ der Selbsterkenntnis	Olaf Rippe	04/99	131
Die Sonne im Menschen	Olaf Rippe	06/02	138

Naturheilpraxis

Frauenheilkunde

Postpill-Syndrom	Magret Madejsky	06/95	145
Wenn die Hormone verrückt spielen	Margret Madejsky	09/99	150
Alchymilla – Die All-Helferin unter den Frauenkräutern	Margret Madejsky	10/99	158
Blumen für die Vagina	Margret Madejsky	09/04	167

Verdauungsorgane

Die Laus auf der Leber	Olaf Rippe	12/95	171
Das Organ des Lebens	Olaf Rippe	02/02	175
Orthomolekulare Medizin und Oligotherapie in der Leberbehandlung	Max Amann	02/02	180
Die Signaturen der Leber – Heilpflanzen am Beispiel Schöllkraut	Margret Madejsky	02/02	185
Der innere Alchimist	Olaf Rippe	07/03	190

Immunsystem und Vergiftung

Nosodentherapie und Ausleitung	Olaf Rippe	02/96	197
Pflanzen mit antiviraler Wirkung	Max Amann	02/96	201
Behandlung der Pollenallergie	Max Amann	07/03	205
Leben auf halber Flamme	Margret Madejsky	02/03	207

Arzneischatz

Arzneischatz der Traditionellen Abendländischen Medizin

Pflanzen für ein langes Leben	Max Amann	02/95	215
Vergessene Heilpflanzen	Max Amann	05/03	219
Hexenpflanzen – oder über die Zauberkünste der weisen Frauen	Margret Madejsky	10/97	225
Schlangen in Mythos und Heilkunst	Margret Madejsky	11/97	232
Arsen und Antimon in der Naturheilkunde	Max Amann	03/04	239
Eisen – Inkarnationsmetall und Lebenselixier	Olaf Rippe	03/04	246
Homöopathie mit Edelsteinen	Olaf Rippe	07/98	255

Anhang

Wichtige Hinweise für den Leser – Über die Autoren	262
Impressum	264

Index

265

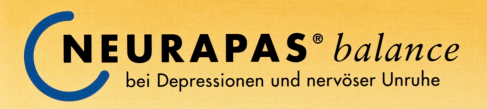

NEURAPAS® balance
bei Depressionen und nervöser Unruhe

Die *Dreierkombination* mit *synergistischer Wirkung!*

Johanniskraut
Stimmungsaufhellend mit langfristiger Wirkung

Passionsblume
Angstlösend und spasmolytisch

Baldrian
Beruhigend und schlaffördernd

Passionsblume - der Turbo für das Johanniskraut

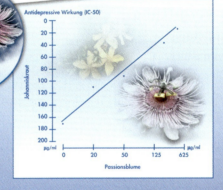

NEURAPAS® balance
Bringt die Seele wieder ins Gleichgewicht

NEURAPAS® balance. Zusammensetzung: Eine Filmtablette enthält: Arzneilich wirksame Bestandteile: Trockenextrakt (4,6-6,5:1) aus Johanniskraut 60 mg, Auszugsmittel: Ethanol 38% (m/m), Trockenextrakt (3,8-5,6:1) aus Baldrianwurzeln 28 mg, Auszugsmittel: Ethanol 40% (m/m), Trockenextrakt (6,25-7,1:1) aus Passionsblumenkraut 32 mg, Auszugsmittel: Ethanol 60% (m/m). Sonstige Bestandteile: Povidon K30, Lactose, Glycerol, Glucosesirup, hochdisperses Siliciumdioxid, Maltodextrin, Talkum, Magnesiumstearat, Methacrylsäure-Methylmethacrylat-Copolymer (1:1), Triethylcitrat, Macrogol 6000, Titandioxid, Indigocarmin. **Anwendungsgebiete:** Depressive Verstimmungszustände, Angst, nervöse Unruhe, auch mit Beeinträchtigung von Organfunktionen (reaktive, agitierte und larvierte Depressionen, Organneurosen), Schwermut (Melancholie), nervliche Erschöpfung (Neurasthenie, Neuropathie). **Gegenanzeigen:** Gleichzeitige Einnahme von Ciclosporin oder Indinavir bzw. anderen Protease-Inhibitoren in der Anti-HIV-Behandlung. Nicht anwenden bei bekannter Lichtempfindlichkeit der Haut. Vorsicht bei gleichzeitiger Anwendung von blutgerinnungshemmenden Mitteln vom Cumarin-Typ (Phenprocoumon, Warfarin), Digoxin, Theophyllin und einigen Antidepressiva (evtl. Abschwächung der Wirksamkeit). **Nebenwirkungen und Wechselwirkungen mit anderen Mitteln:** Bisher keine bekannt geworden. **Packungsgrößen:** 20 Filmtabletten (N1), 60 Filmtabletten (N2), 100 Filmtabletten (N3), 5 x 100 Filmtabletten. (Stand: März 2005)

PASCOE pharmazeutische Präparate GmbH · D-35383 Giessen
Tel. 0641/7960-0 · Fax 0641/7960-123 · info@pascoe.de · www.pascoe.de

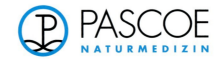

Vorwort
Traditionelle Abendländische Medizin

Altes Wissen in der Heilkunst von heute

Dieses Sonderheft der Zeitschrift Naturheilpraxis steht unter dem Motto – „Altes Wissen ist nicht veraltet, sondern eine Quelle der Weisheit und Erfahrung".

Vor allem in der Heilkunde, die ja in erster Linie eine Erfahrungswissenschaft ist, kann das überlieferte Wissen von großem Nutzen sein. Anders als in der modernen universitären Medizin üblich, hatten die Heiler vergangener Zeiten noch einen ganzheitlichen Denkansatz. Krankheiten betrachtete man zwar auch als ein körperliches Geschehen, aber man berücksichtigte ebenfalls seelische, geistige und vor allem metaphysische Gesichtspunkte bei der Diagnose und Behandlung. Als goldene Mitte zwischen Mutter Natur und den astralen Kräften des Himmels, galt der Mensch als Ebenbild höherer Mächte. Krankheit verstand man als Folge einer Disharmonie in der Beziehung des Menschen zum Göttlichen, während die Heilung als ein Erlösungsprozess verstanden wurde, in dem der Kranke sich seiner spirituellen Natur bewusst werden konnte.

Spätestens im Zeitalter der Renaissance kam es jedoch zu einem radikalen Umbruch im Denken. Indem man die Natur und mit ihr den Menschen entmystifizierte, glaubte man sich frei von der Herrschaft des Göttlichen. Durch die Trennung von Geistes- und Naturwissenschaften war man sich sicher, endlich der Natur ihre Geheimnisse abringen zu können. Der lange Erkenntnisweg der Menschheit führte im Abendland schließlich zum heute noch vorherrschenden zeitgenössischen Weltbild des Materialismus, das zwar inzwischen erheblich ins Wanken geraten ist, in der „Schulmedizin" aber immer noch Hochkonjunktur hat. Die wissenschaftlichen Systeme dieses Weltbildes gewinnen ihre Kenntnisse aus der Analyse des Stofflichen; etwas Geistartiges oder Metaphysisches wird nicht berücksichtigt, beziehungsweise als nichtexistent abgelehnt. Die Maxime des Materialismus lautet: Maximale Technik bei maximalem Profit!

Aus materialistischer Sicht ist Krankheit im Prinzip ein Defekt der Maschine Körper, den man am besten mit Maschinen behandelt. Geistige und metaphysische Ursachen von Krankheiten überlässt man den in medizinischen Fragen oft unerfahrenen Psychologen und Theologen. Diese Einstellung führte in den letzten 200 Jahren zu einem durchaus beachtlichen technischen Fortschritt in der Heilkunde, wirklich gesünder wurde der Mensch dadurch jedoch nicht, nur das Gesicht der Krankheiten hat sich geändert.

Die schulmedizinische Behandlung besteht inzwischen in erster Linie in sündteuren und aufwendigen Diagnosemethoden und Operationen sowie in einer ebenfalls völlig überteuerten Arzneitherapie, die wegen der mangelnden Berücksichtigung der Individualität des Kranken nicht selten mehr schadet als nützt. Gleichzeitig hat der Verwaltungsaufwand gigantische und unbezahlbare Ausmaße angenommen. Die Technisierung und Bürokratisierung führte ebenfalls zur Missachtung der Präventivmedizin, zum einen, weil man nicht weiß, wie man das Nichtmessbare behandeln soll, zum anderen, weil sich mit Prophylaxe kein großer Profit erwirtschaften lässt. Inzwischen beläuft sich der Jahresumsatz der Medizinbranche allein in Deutschland auf über 300 Milliarden Euro, und bekanntlich haben Aktienkurse und Nächstenliebe nur wenig gemeinsam.

Neben dieser Entwicklung in Richtung Reduktionismus und Profitmaximierung, die im 19. Jahrhundert ihren ersten Höhepunkt erlebte, gab es vor allem in Deutschland schon sehr früh eine Gegenbewegung. Nachdem Friedrich W. A. Sertürner 1805 mit dem Morphium den ersten Wirkstoff in der Pharmaziegeschichte entdeckte, veröffentlichte Samuel Hahnemann nur fünf Jahre später sein Werk „Organon der Heilkunst", in dem er seine Ideen zur Homöopathie vorstellte. Diametral zur Wirkstofflehre stehen bei Hahnemann die Individualität des Patienten und das Geistartige der Substanz im Mittelpunkt der Betrachtung. Seine Vorstellungen zur Arznei beruhen in weiten Teilen auf dem Wissen der Alchimisten des 16. und 17. Jahrhunderts (siehe hierzu „Streifzüge durch die Medizingeschichte" von Willem Daems). Durch Hufeland und seine Anhänger, aber auch durch so bedeutende Persönlichkeiten wie Pfarrer Kneipp, kam es schließlich auch zu einer neuartigen naturnahen Gesundheitsbewegung und zu einer Renaissance der Volksmedizin. Ebenfalls von Bedeutung war die Verschmelzung von Hermetik und Heilkunde Anfang des 20. Jahrhunderts durch Rudolf Steiner, die zur anthroposophisch orientierten Medizin führte.

Die Frage, ob nun das Geistartige wahrhaft heilend ist oder nur das Stoffliche, löst seit nunmehr 200 Jahren regelmäßig heftige Streitigkeiten aus. Das wirkliche Problem der heutigen Medizin ist jedoch nicht die Kluft zwischen Homöopathie und Allopathie, diese lässt sich, sofern man seine ideologischen Scheuklappen ablegen kann, durchaus überbrücken. Auch geht es nicht um Altruismus oder Profitstreben, dies muss jeder Therapeut mit sich selbst ausmachen. Wirklich bedeutend ist die Frage, ob die Heilkunst eine Geistes- und/oder eine Naturwissenschaft ist und ob sie etwas mit Philosophie und Spiritualität zu tun hat, bzw. haben sollte, wie es heute z.B. noch im Ayurveda oder in der Traditionellen Chinesischen Medizin alltäglich ist. Es ist bezeichnend für die Krise der westlichen Medizin wie sehr sich das Interesse an diesen exotischen Medizinsystemen in den letzten Jahren gesteigert hat. Doch auch im Abendland gibt es eine lange und immer noch lebendige Tradition einer philosophischen und spirituellen Heilkunst, wenn auch mehr im Verborgenen. Erfreulicherweise werden diese Traditionen heute

Vorwort
Traditionelle Abendländische Medizin

wieder mehr beachtet, wie das erwachte Interesse an der Klostermedizin des Mittelalters oder der Alchimie zeigt.

Was man bei der Suche nach den kulturellen Wurzeln der abendländischen Medizin findet, ist eine kunterbunte Mischung aus volksmedizinischem Erfahrungswissen, kabbalistischer Magie, Alchimie, Astrologie, antiker Medizinphilosophie, christlicher Mystik und Ergebnissen naturwissenschaftlicher Forschung, aber auch ein Erfahrungsschatz, der seinesgleichen sucht. Irgendwann wird man bei der Suche auch auf eine der bedeutendsten Geistesgrößen der Geschichte stoßen, auf Paracelsus (1493 – 1541), dem sich die Autoren in ganz besonderem Maße verpflichtet fühlen. Bei ihm vereinigen sich auf einzigartige Weise sämtliche abendländischen Traditionen. Paracelsus war nicht nur ein begnadeter Heiler und Wissenschaftler, sondern auch ein bedeutender Philosoph, Astrologe, Alchimist und Laientheologe. Obwohl schon ganz dem fortschrittlichen Denken zugewandt, berücksichtigte er in allen Fragen immer auch die Geisteswissenschaften, was den besonderen Reiz seiner Schriften ausmacht.

Von Bedeutung sind vor allem seine Vorstellungen zu den Erkenntnisgrundlagen der Heilkunde, die er in vier Bereiche einteilte und deren Ursprünge man bis zu den ägyptischen Mysterienkulten zurückverfolgen kann.

Die erste Bedingung einer Erkenntnis ist die genaue Beobachtung. Die Art und Weise wie diese geschieht, ist untrennbar von der Wahrnehmungsfähigkeit, aber auch von der Weltanschauung des Beobachters abhängig, da diese den entscheidenden mentalen Filter bilden, der bestimmt, was beobachtet wird und wie beobachtet wird. Für eine umfassende Erkenntnis sind also eine Schulung der Wahrnehmung und die Berücksichtigung möglichst vieler Betrachtungsebenen notwendig. Von diesem Standpunkt aus hat das alte metaphysische Weltbild ebenso seine Berechtigung wie das materialistische. Schließlich lautet ein hermetischer Lehrsatz: „Alle Wahrheiten sind nur halbe Wahrheiten." Ziel sollte eine Verschmelzung des alten mit dem heutigen Weltbild sein, damit etwas Neues möglich wird, nämlich eine menschengerechte, vom Dogma befreite und bezahlbare Heilkunde. Paracelsus nannte diese erste Bedingung „Philosophie". Der Beobachtende sollte seiner Meinung nach auf der Suche nach der Wahrheit in erster Linie von der Liebe zur Natur durchdrungen sein, die bei ihm mit der Liebe zum Göttlichen identisch ist. Dann offenbart sich die Natur durch ihre Signaturen wie von selbst den Sinnen des Betrachters. Um mit Goethe zu sprechen: „Geheimnisvoll am lichten Tag / Lässt sich Natur des Schleiers nicht berauben/ Und was sie deinem Geist nicht offenbaren mag,/ Das zwingst du ihr nicht ab mit Hebeln und mit Schrauben." (J.W. Goethe; Faust)

Eine zweite Bedingung besteht darin, Zusammenhänge, also Gemeinsamkeiten und Unterschiede zwischen den einzelnen Beobachtungen zu finden. Um die mögliche Verwandtschaft zwischen zwei scheinbar unterschiedlichen Beobachtungen zu erkennen, benötigt man vor allem ein Bezugssystem, das nicht nur die sinnliche Ebene, sondern auch das Übersinnliche berücksichtigt, sonst bleiben sämtliche Erkenntnisse ohne inneren Zusammenhang. Paracelsus nannte diese zweite Säule der Erkenntnis „Astrologie". Diese uralte Wissenschaft erklärt die Kräfte des Kosmos und ihre Wirkung auf die irdische Welt. Die Beziehungsmuster der kosmischen Kräfte bewirken die unterschiedlichen Wirkpotentiale der stofflichen Welt, erklären also beispielsweise die Unterschiede zwischen der Heilwirkung einer Linde oder einer Eiche. Sie erklären auch die unterschiedlichen Ausprägungen von Krankheiten und sie zeigen mögliche Wege zu einer Heilung. Die Astrologie, aber auch die abendländische Elementenlehre, bilden ideale übergeordnete Systeme, da durch die Betonung qualitativer Aspekte zwischen Krankheit und Heilmittel eine verwandtschaftliche Beziehung hergestellt werden kann („Sympathiemedizin").

Die dritte Bedingung besteht nun darin, bewusst in das Kräftespiel einzugreifen, um daraus einen möglichst großen Nutzen zu ziehen. Diese Säule der Erkenntnis nannte Paracelsus Alchimie. Nach seiner Vorstellung ist die Natur absichtlich vom Göttlichen unvollkommen gelassen worden, trägt aber das Potential der Vollkommenheit in sich. Der Alchimist kann diese Vollkommenheit durch besondere Operationen herbeiführen. Sein Ziel ist, jeden Stoff seiner Bestimmung zuzuführen. Durch diese „Kunst" kann der Alchimist die unsichtbare kosmische Kraft extrahieren, anreichern und als Arznei nutzbar machen. Eine Arznei in diesem Sinne ist alles, was die Lebenskraft erhält oder den Zustand der Krankheit langfristig in Gesundheit verwandelt, und wenn möglich, gleichzeitig eine vertiefte Erkenntnis über das Sein bewirkt. Solche Arzneien nannte Paracelsus „Arkana". Sie dienen vor allem der Läuterung von Körper, Seele und Geist. Heilmittel in diesem Sinne sind somit auch bestimmte Techniken der Geistesschulung die eine Transmutation des Bewusstseins bewirken können, wie z.B. Yoga oder der Gebrauch von geistbewegenden Substanzen, wie er in schamanischen Kulturen teilweise heute noch üblich ist.

Aus den ersten drei Säulen der Erkenntnis ergibt sich zwingend eine vierte, die Paracelsus „Virtus" oder „Tugend" nannte. Im Falle der Heilkunde geht es darum, ob eine Erkenntnis zur Steigerung von Aktienkursen verwendet wird oder ob sie dem Wohle des Kranken dient und ob sie die Virtuosität und die Integrität des Heilers vermehrt. Vor allem aber sollte eine Erkenntnis die Liebesfähigkeit stärken, denn „Liebe ist die höchste Arznei" (Paracelsus).

Eine solche geisteswissenschaftliche Herangehensweise wie sie Paracelsus vorschwebte, ist für die Heilkunst also durchaus von Nutzen, denn dem Therapeuten „wird sein Beruf dadurch erst auf den rechten sozialen Fleck gerückt, dass er durchschaut, wie die Krankheiten die Schatten der geistigen Entwicklung sind. Um aber die Schatten in der rechten Weise zu erkennen, müssen wir auch auf das Licht hinsehen; auf die Natur und Wesenheit der geistigen Prozesse selber. (...) Wo Licht ist, muss Schatten sein. Wo geistige Entwicklung ist, wie zum Beispiel innerhalb der Menschheit, da müssen die Krankheitserscheinungen als die Schattenbilder einer solchen Entwicklung auftreten. Sie kann nur derjenige bemeistern, der in der richtigen Weise auch zum Lichte hinschaut." (Rudolf Steiner)

In diesem Sinne erhoffen sich die Autoren, dass ihre Artikel die Traditionelle Abendländische Medizin etwas mehr ins rechte Licht rücken und dass sie auf dem Weg zur Heilung hilfreich sind.

Max Amann, Margret Madejsky, Olaf Rippe

Philosophie und Heilkunst

- *Signaturenlehre*
- *Elementenlehre*
- *Astrologische Medizin*
- *Alchimie und Spagirik*

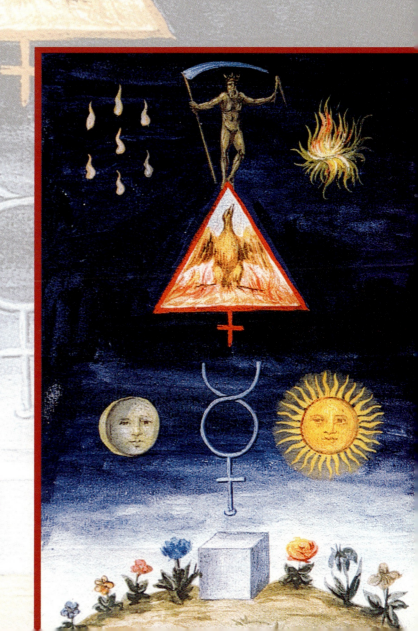

Philosophie und Heilkunst

> *Sowie unser heute auf den Universitäten der ganzen Welt gelehrtes medizinische Wissen nur einer schmalen Mondsichel gleicht, während das gesamte praktisch wertvolle Heilwissen aller Zeiten und Völker einer Vollmondscheibe im Vergleich dazu entspricht, so dürfte auch unser Wissen von den Naturkräften und ihrer Verwertbarkeit durch den Menschen nur einen kleinen Teil dessen betragen, was noch kommen wird, oder was vergangene Zeiten davon schon gewusst haben.*
>
> *Bernhard Aschner*

Signaturenlehre – Urweg der Heilpflanzenerkenntnis

von Margret Madejsky

Denn durch die Kunst der Chiromantie, Physiognomie und Magie ist es möglich, gleich von Stund an nach dem äußeren Ansehen eines jeden Krautes und einer jeden Wurzel Eigenschaft und Tugend zu erkennen, an deren Zeichen (Signatis), Gestalt, Form und Farbe und es bedarf sonst keiner Probe oder langen Erfahrung, denn Gott hat am Anfang alle Dinge sorgfältig unterschieden und keinem eine Gestalt und Form wie dem anderen gegeben, sondern jedem eine Schelle angehängt, wie man sagt: „Man erkennt den Narren an der Schelle." (Paracelsus, Gesammelte Werke, Aschner-Ausgabe Bd. IV S. 339)

In einer Zeit, in der die sogenannte „rationale" Phytotherapie auf dem Vormarsch ist und nur durch Laboranalyse, Tierversuche und Doppelblindstudien gesicherte Erkenntnisse gelten läßt, sollte man bedenken, daß es noch einen anderen, viel älteren Weg der Heilpflanzenerkenntnis gibt, der es wert ist, beleuchtet zu werden: die Signaturenlehre. Stark vereinfacht ausgedrückt ist dies eine Arzneilehre, bei der vom Äußeren, bspw. von Farbe oder Form, auf das Innere, also auf Wesen und Wirkung, geschlossen wird. Die Ähnlichkeit, die beispielsweise eine Blattform mit einem Organ (Beispiel: Lungenkraut – Lunge) oder eine Farbe mit einem Körpersaft zeigt (Beispiel: rote Trauben mit Blut), läßt demzufolge auf die zu erwartenden Heilkräfte schließen. Diese Erkenntnismethode scheint auf den ersten Blick sehr simpel, und das muß sie auch sein, denn diesen Schlüssel zur Heilkunst haben von den Urzeitmenschen bis hin zu den Bauerndoktoren der Neuzeit stets auch einfache Menschen gebraucht.

WEGE DER HEILPFLANZENERKENNTNIS[1]	
Signaturenlehre	**Phytopharmakologie**
Hermetisches Denken Erkenntnissuche durch Zusammenschau von scheinbar Getrenntem	**Analytisches Denken** Erkenntnissuche durch Auflösung der „Einheit Pflanze" in ihre Bestandteile
Voraussetzung Alles folgt einem universellen Plan – Gott würfelt nicht! Zwischen Metall, Mineral, Pflanze, Tier und Mensch besteht eine Art Urverwandtschaft. Dabei verkörpert die Pflanze kosmische Grundideen, die sich in allen Naturreichen wiederfinden. Beispiel: Planetenkraft Mars – Eisen – Brennnessel – Blut	**Voraussetzung** Die Pflanze wird verdinglicht, also als Behältnis von Inhaltsstoffen verstanden. Das Augenmerk richtet sich auf Molekularstrukturen und auf Stoffe, die man nachbilden, bzw. modifizieren möchte. Beispiel: Salicinhaltige Weidenrinde dient als Vorbild für die Synthetisierung von Acetylsalicylsäure.
Subjektiv-sinnliche Vorgehensweise Pflanzenerforschung vorwiegend in der natürlichen Umgebung: Beurteilung mit Hilfe von Sinneswahrnehmungen wie Sehen, Fühlen, Riechen, Schmecken, Hören.	**Objektiv-rationale Vorgehensweise** Forschung vorwiegend außerhalb der natürlichen Umgebung der Pflanze; Beurteilung der Droge (= getrocknete Pflanze) durch Laboranalyse.
Verifizierung durch Tierbeobachtung Überprüfung der gewonnenen Erkenntnisse durch vorsichtige Erprobung unter natürlichen Bedingungen am Haustier oder am Menschen – ohne das Ziel, Letaldosen herauszufinden oder Folgeerkrankungen zu provozieren.	**Verifizierung im Tierversuch** Überprüfung der gewonnenen Erkenntnisse unter unnatürlichen Bedingungen im Tierversuch; etwa Erforschung der antisklerotischen Pflanzenkräfte an künstlich sklerotisch gemachten Tieren.
Ziel Verstehen der Pflanzenbotschaften und Befreiung sowie bestimmungsgemäße Nutzung der der Pflanze innewohnenden Elementar- und Planetenkräfte.	**Ziel** Isolieren, Standardisieren, Patentieren und Vermarkten von Pflanzeninhaltsstoffen. Emanzipation von der Natur und vom Naturstoff.
Konkrete Nutzung Die Pflanzenkräfte werden nun durch alchimistische Prozesse geweckt und zur Arznei gewandelt. Dadurch wird die Giftwirkung meist gezügelt, die Heilkräfte dagegen werden verstärkt (z.B. Homöopathie, Spagyrik).	**Konkrete Nutzung** Optimierung der Pflanzenwirkung durch Isolieren und Standardisieren des Hauptwirkstoffes, der im Gegensatz zur meist relativ ungiftigen Ganzpflanze nun nicht selten eine gewisse „Giftwirkung" entfaltet.
Problem Ein sehr komplexes, interdisziplinäres Grundwissen ist erforderlich, um Aussagen machen zu können. Der Interpret ist dabei die größte Fehlerquelle, denn die auf sinnlich-subjektivem Weg gewonnenen Einsichten sind nicht immer eindeutig und nachvollziehbar.	**Problem** Ohne Verstänis des wahren Pflanzenwesens sind nur bruchstückhafte Teilerkenntnisse möglich. Auf den Wirkstoff gerichtetes punktuelles Sehen führt zu einer auf Monopräparate reduzierten Phytotherapie. Außerdem sind Tierversuche ethisch nicht vertretbar.

[1] Gegenüberstellung aus: Paracelsusmedizin, AT Verlag, CH-Aarau 2001

Rationalisten tun die Signaturenlehre daher gerne als Aberglauben ab, und dies ist bei direkter Übersetzung sogar teilweise richtig, denn der „Aber"Glaube bezeichnet eben den „anderen" Glauben, der einst von den Heiden gepflegt wurde. Verwirrung stiften auch die Lexika, in denen sich Definitionen finden wie etwa „inzwischen überholte, da wissenschaftlichen Kriterien nicht mehr entsprechende Lehre" (Brockhaus) oder „mystische Arzneilehre" (Meyers). Dabei wird verdrängt oder vergessen,

Philosophie und Heilkunst
Signaturenlehre

daß indirekt sogar die moderne Phytopharmakologie von der Signaturenlehre profitiert: Wenn unsere Pflanzenforscher heute in den Regenwald gehen, um „neue" Arzneien zu finden, dann lassen sie sich die Pflanzen üblicherweise von naturkundigen Urwaldeinwohnern zeigen, die ihrerseits die Kräfte dieser Pflanzen ursprünglich an bestimmten Zeichen erkannt haben.

Mit Hilfe der Signaturen haben sicherlich schon die Neandertaler ihr Pflanzenwissen erworben, und das Heilwissen aller Naturvölker, also auch die Kräuterheilkunde der Kelten und Germanen sowie die Indianermedizin, basiert auf deren Signaturkenntnissen. Nicht zuletzt spielen Signaturen wie Farbe, Form, Geruch oder Geschmack in den jahrtausendealten Heilsystemen der Chinesen, der Inder und der Tibeter eine Rolle. In unserem Kulturkreis hat die Signaturenlehre, dank Paracelsus, Eingang in die anthroposophische Medizin gefunden, die aus der einfachen Methode der Volksmedizin durch ihre spezielle Betrachtungsweise ein komplexes Denksystem gemacht hat.

Signaturen sind einfach nur „Zeichen" der Natur, die es zu entschlüsseln gilt, also beispielsweise botanische Merkmale wie Dornen oder Signale wie auffällige Gerüche oder Farben. Sie sind wie Spuren, die die Schöpferkräfte in den Pflanzen und natürlich auch in Steinen, bei Tieren oder am Menschen hinterlassen haben. Wer daran zweifelt, daß man die Heilkräfte einer Pflanze von ihrem Äußeren ablesen kann, sollte die Signaturen einmal mit Tierfährten vergleichen, die eben auch nur ein naturkundiger Mensch lesen kann.

Jedenfalls hat die Signaturenlehre bis heute nichts von ihrer Gültigkeit verloren, was nachfolgend am Beispiel der Brennessel ein wenig veranschaulicht werden soll. Die Brennessel bietet sich eben deswegen als Beispiel an, weil sie uns bis zur Haustür folgt und wie ein offenes Buch durch ihre Signaturen all ihre Kräfte preisgibt, so daß jeder in der Natur selbst nachlesen kann.

Signaturenbeispiel Brennessel

Geruch
Frisch gesammelte Brennesselblätter haben, auch wenn das Sammelgut von einem sauberen Platz stammt, einen dezenten Uringeruch, der von einem schwachen Melissengeruch gefolgt wird. Zunächst zeigt die Geruchssignatur, daß eine Beziehung zwischen Pflanze und Harn besteht. Brennesseln wachsen bekanntlich gerne, wo Mensch oder Tier Harn gelassen haben. Die Heilwirkung auf die Harnorgane nutzt man volksmedizinisch, denn der Tee wirkt harntreibend und leitet Harnsäure aus, so daß er bei Blasengrieß zum Einsatz kommt; empfehlenswert sind z.B. Teekuren mit Vollmers Grünem Hafertee.

Geschmack
Der krautige Geschmack der Blätter und der nussige Geschmack der Samen ist nicht besonders charakteristisch für Brennessel. Dafür weist das Brennen auf der Zunge, sofern man frische Blätter oder Samen probiert, bereits auf die erhitzenden Eigenschaften hin. Die Brennessel feuert im Frühling als Blutreinigungstee oder in der Gründonnerstagssuppe genossen die Lebenskräfte an. Sie gilt den Alten im Alpenraum als Tonikum und Ginsengersatz und regt zudem die Bauchspeicheldrüse an. Bereits die Tatsache, daß es sich um eine eßbare Pflanze handelt, ist eine Signatur: Nahrungspflanzen unterstehen den wohltätigen Planetenkräften von Venus, Jupiter und/oder Sonne.

Farbe
Was die Farbe angeht, so wies Paracelsus darauf hin, daß Rot die Signatur des Mars ist: „Der Artist sucht im Mars die rote, braune und auch gelbe Farbe." (Bd. II S. 204) Der rostrote Brennesseltrieb trägt somit die Signatur des Mars, dem das Eisen zugeordnet wird und der im Menschen über das Blut regiert. Nun findet es sich, daß es unter den heimischen Pflanzen keine bessere Eisenpflanze und Blutbildnerin als die Brennessel gibt. Ihre anregende Wirkung auf die Blutbildung ist mit der schulmedizinischer Eisenpräparate vergleichbar, nur daß die Brennessel wesentlich verträglicher ist; z.B. in Form von Urtica dioica Ferro culta von Weleda oder als Ferrum ustum comp. von Weleda oder als Ferrum Oligoplex von Madaus. Will man das Kraut für Teekuren selbst sammeln, dann erhält man nach Pelikan den höchsten Eisengehalt bei um Ostern geernteten Jungpflanzen.

Form
Zur Form gehört – neben der Gestalt, Gestik, Größe oder der Form von Pflanzenteilen – auch die Überbetonung von Pflanzenteilen. Im Falle der Brennessel besteht eine Blattbetonung, was nach anthroposophischen Gesichtspunkten der Dreigliederigkeit auf das Rhythmische System als Wirkungsbereich deutet. Als Informationsträger stellt das Blut auch das Alles Verbindende dar.

Augenfällig sind vor allem die Brennhaare. Hier gilt die Regel: Pflanzen mit Stacheln, Dornen oder Brennhaaren sind meist ungiftig und zählen oft zu den Blutreinigern und Tonika; z.B. Eleutherokokkus, Rosengewächse wie Brombeere, Himbeere, Schwarzdorn, Weißdorn etc. Abgesehen von Ausnahmen wie Stechapfel sind solche Pflanzen meist genießbar, weil Stacheln, Dornen oder Brennhaare der Pflanze Schutz vor Tierfraß bieten.

Die Brennhaare ähneln Injektionsnadeln und zeigen Sympathie zu stechenden Leiden. Damit ist Urtica ein pflanzliches Simile bei Insektenallergie (z.B. langfristige Desensibilisierung mit Brennesselblätter-Teekuren und/oder Urtica comp. von Wala) oder bei stechenden Beschwerden wie Rheuma. Denn Paracelsus forderte bereits: „In keiner Weise wird eine Krankheit durch entgegengesetzte Mittel geheilt, sondern nur durch ihr ähnliche." (Bd. III S. 457) Die Alten erkannten in den Brennhaaren aber auch ein pflanzliches Ebenbild zur Kopfbehaarung und nannten die Brennessel daher auch „Haarwurz".

Nicht zuletzt ist das Blatt edel gezähnt, dem Blatt von Rosengewächsen nicht unähnlich, was zusammen mit dem freundlich anmutenden Hellgrün junger Pflanzen als Venussignatur zu werten ist. Paracelsus wies darauf hin, daß „Venus macht, daß man den Leuten lieb und angenehm ist"

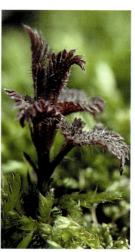

Der rostrote Brennesseltrieb zeigt Sympathie zum Blut
„Der den Mars kennt, der erkennt das Eisen, und der das Eisen erkennt, der weiß auch, was Urtica ist." (Paracelsus Bd. I S. 424)
Foto: Margret Madejsky

Philosophie und Heilkunst
Signaturenlehre

(Bd. IV S. 341). Beliebt sind Brennesseln nun nicht gerade, was auch in dem Sprichwort „sich in die Nesseln setzen" zum Ausdruck kommt. Otto Brunfels schrieb sogar: „Was ist nichtigers un verachtlicher oder auch verhaßter dan ein Nessel." Trotzdem kann man die Brennessel wegen ihrer venusischen Eigenschaft nach astromedizinischen Gesichtspunkten zum Beispiel bei Spannungswinkeln zwischen Venus und Mars, bei rückläufiger Venus, bei Venus im Widder oder Skorpion, aber auch bei Mars in Waage oder Stier homöopathisch einsetzen.

Verhalten

Berührt man Brennesseln, dann injizieren die Brennhaare ihre schlangengiftähnlichen Reizstoffe (u.a. Toxalbumine und Histamin) unter die Haut. Darin äußert sich ihr aggressives oder wehrhaftes Wesen, das sich mit der Arznei auf den Menschen übertragen läßt. Die Brennessel liefert Eisen und behebt nach Alla Selawry auch die „seelische Blutarmut", die gerne mit der Eisenmangelanämie vergesellschaftet ist und sich durch Antriebslosigkeit, Mangel an Energie und Durchsetzungskraft auszeichnet.

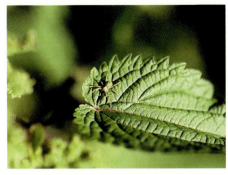

Brennesselblatt
Der edel gezähnte Blattrand erinnert an Rosengewächse und ist eine Venussignatur an der sonst marshaft-kriegerischen Brennessel
Foto: Olaf Rippe

Der Schweizer Kräuterpfarrer Künzle verglich dieses Verhalten sogar mit einem bestimmten Menschentyp, für den die Brennessel vielleicht ein Konstitutionsmittel sein könnte: „Die Brennessel ist ein Bild der empfindlichen, reizbaren Menschen und muß daher wie diese mit Glacéhandschuhen angerührt werden."

Gesellschaft

Häufig kommen Taubnesseln und Brennesseln an einem Platz vor, weil die „taube" Nessel sich auf diese Weise vor Tierfraß schützt. Auf dem Rezept stehen sie aber nur selten beieinander, weil die brennende und die sanfte Nessel eher Gegensätze verkörpern. Zur Pflanzengemeinschaft, die sich in der Nähe von Brennesseln findet, gehören noch viele weitere Ruderalpflanzen wie Ehrenpreis, Gundermann, Günsel, Hirtentäschel, Klebkraut, Schafgarbe, Storchschnabel, Vogelknöterich, Vogelmiere, usw. Paracelsus würde sagen: „Die Kunst, Rezepte zusammenzustellen, ist in der Natur vorhanden, und sie selbst stellt sie zusammen." (Bd. 1 S. 347) So diktiert die Natur dem Arzt die Rezepte, denn nicht selten harmoniert auf dem Rezeptblock, was auch in der Natur befreundet ist (siehe „Die Botschaften der Zaunkräuter" NHP 4/2001).

Ebenso bedeutungsvoll könnte die Geselligkeit als solche sein. Während Eiben oder Engelwurzen gerne als Individuen in Erscheinung treten, kommen Brennnesseln wie viele weitere Ruderalpflanzen ausschließlich im Kollektiv vor. Möglicherweise kämpfen Kollektivpflanzen vermehrt gegen Pflanzenviren an und schützen sich durch Bildung antibiotischer Stoffe vor Infektionen. In der Brennessel könnte es sich bei den schlangengiftähnlichen Toxalbuminen um solche Schutzstoffe handeln.

Standort

Von der Gemeinschaft, die ein Pflanzenwesen aufsucht, ist es nicht weit zur Betrachtung des Standorts. Will man Näheres wissen, dann sollte man sich an ihrem Standort einfach einmal niederlassen, um Pflanze zu „spielen". So kann man sich einfühlen und sich durch den Platz in ihren Existenzkampf hineinversetzen. Durch ihren Standort offenbart uns die Brennessel mindestens drei Charakterzüge:

1. Wie jeder Kulturfolger muß sich auch die Brennessel mit Umweltgiften auseinandersetzen und zeigt in ihrer Widerstandskraft gegen die Umweltverschmutzung ihre Heileigenschaften bei Umweltleiden wie Allergien, Neurodermitis oder Rheuma (siehe „Die Botschaften der Zaunkräuter" NHP 4/2001).
2. Nicht selten sprießen die „Mauerblümchen" aus den kleinsten Mauerritzen hervor und sind in der Lage, im Laufe der Zeit sogar den Stein zu sprengen. Paracelsus erkannte darin die Signatur der steinbrechenden Arznei: „Du wirst dir merken, daß ein steinbrechendes Mittel einen Stein leicht bricht." (Bd. 1 S. 930) In der Tat eignen sich Teekuren

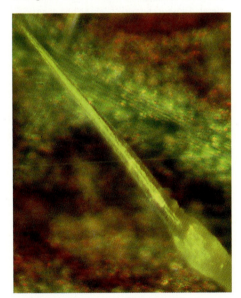

Mikroskopaufnahme eines Brennhaares
„Warum hat der liebe Gott dieser Pflanze das Feuer gegeben? Erstens, damit man sie kenne; (...) Zweitens, damit sie nicht von den Tierlein ausgetilgt werde, denn vom jungen Busli bis zum letzten Schneck würde alles an ihr gnagen und zehren, weil sie ihnen vorkommen würde wie feinste Schokolade. Das Feuer ist eben eine Verbottafel, die jede Geiß lesen kann."
(Kräuterpfarrer Künzle)   Foto: Angelika Vogel

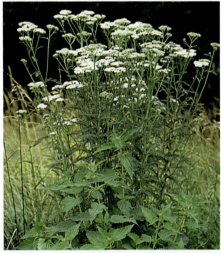

Pflanzengemeinschaft Brennessel und Schafgarbe
Durch Pflanzengemeinschaft diktiert uns die Natur zuweilen die Rezepte. Brennessel, Schafgarbe und Hirtentäschel stehen sich durch den gemeinsamen Standort nahe und sind bei starken Monatsblutungen und deren Folge, der Eisenmangelanämie, ein unschlagbares Kräutertee-Trio
Foto: Margret Madejsky

Philosophie und Heilkunst
Signaturenlehre

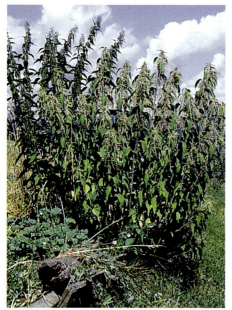

Brennesseln im Vinschgau
Pflanzen werden an ihren Signaturen erkannt, aber Pflanzen sind auch eine Signatur der Landschaft. So zeigen Brennesseln oft Plätze an, wo Mensch oder Tier Harn gelassen haben
Foto: Olaf Rippe

zum Ableiten von Blasengrieß, besonders von Harnsäuresteinchen; z.B. in Form von Blätterteekuren oder Vollmers Grünem Hafertee.

3. An Kahlschlägen oder dort, wo der Bauer beispielsweise jahrelang Holz gelagert hatte oder vormals ein Misthaufen war, also auf den „Wunden der Erde" (Pelikan), siedeln sich mitunter zuerst Brennesseln an, die auch uns als Wundheilmittel dienen; z.B. in Form von Wund- und Brandgel von Wala. Als Tee werden die Blätter auch bei „inneren Wunden" wie Magen-Darm-Geschwüren gelobt, wobei das Brennen oft ein Leitsymptom ist.

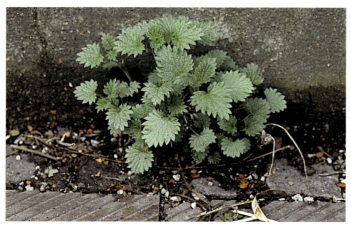

Brennessel als Mauerblümchen
Pflanzen, die aus Mauerritzen hervorsprießen oder mit etwas Flugsand auf Stein vorliebnehmen, zeigen Sympathie zu Steinleiden. Daher leitet die Brennessel Blasengrieß ab
Foto: Margret Madejsky

Konsistenz

Als Faserpflanze, die einst Nesselstoff für Arme-Leute-Kleidung lieferte, untersteht die Brennessel auch dem Planetenprinzip Jupiter. Jupiter zeigt sich in der Pflanzenwelt durch Faserbildung oder Verholzung, seine Pflanzen haben häufig eine stattliche Gestalt wie etwa Alant, Gelber Enzian, Königskerze, Kastanie oder Walnußbaum. Der vierkantige Stengel wird ebenso Jupiter zugeordnet. Wir haben es also mit einer Pflanze zu tun, in der verschiedene Planetenkräfte wirken: viel Mars (Brennhaare, Eisengehalt), etwas Venus (Grünton, edel gezähntes Blatt) und etwas Jupiter (Faserpflanze, vierkantiger Stengel, Nahrungslieferant). Die Planetenzuordnung erleichtert, wie bereits erwähnt, den Einsatz nach astro-medizinischen Gesichtspunkten. In der Astromedizin unterstehen dem Jupiterprinzip unter anderem die Leber und die Formkräfte, Jupitermittel wirken im allgemeinen kräftigend auf das Bindegewebe und auf die Venen.

Namen

„Urtica" leitet sich von „urere" (lat.) ab, was „brennen" bedeutet. Wie der Name schon sagt, brennt die Pflanze bei Hautkontakt – aber nur, wenn man sie nicht beherzt genug anfaßt, denn dann bleiben die Brennhaare intakt und können Reizstoffe unter die Haut injizieren. Weitere Beinamen wie zum Beispiel „Bitzele", „Sengnessel" oder „Feuerkraut" deuten ebenfalls auf das feurige Wesen hin. Eben weil die Brennessel brennt, kann sie bei allen möglichen brennenden Leiden hilfreich sein.
„Nessel" ist laut Marzell mit Nestel und Netz verwandt und zeigt an, daß es sich um eine alte Gespinstpflanze handelt (siehe „Konsistenz").

„Haarwurz" ist ein weiterer Beiname. Die vitalisierende Wirkung von Brennessel auf Kopfhaut und Haarwuchs ist allgemein bekannt und wird vielfach genutzt (siehe Rezeptkasten). Die Anwendung als Shampoo, Haarwasser oder Abkochung ist wohl wie eine Art Eisendüngung für die Haarpracht zu sehen, schließlich kräftigt man viele Gartenpflanzen ebenso mit Brennesseljauche. Weniger bekannt ist die haarwuchsfördernde Wirkung von Brennesselsamen, die man täglich auf Brot oder im Salat essen kann. Wirft man Pferden täglich eine Handvoll Samen ins Futter, dann bekommen sie nach einiger Zeit ein glänzendes Fell und gebärden sich viel munterer, weswegen Pferdehändler diesen Trick früher angewandt haben, um alte Schindmähren auf dem Markt besser an den Mann zu bringen.

Brennessel-Biershampoo

1 Eigelb, 1 Glas gehopftes Bier
½ TL Brennesselextrakt
½ TL Buchsbaumblätterextrakt
je 3–4 Tropfen ätherisches Lavendel- und Rosengeranienöl

Alles kurz in einem Becher verquirlen, mit der gleichen Menge heißem Wasser mischen und wie ein Shampoo in die nassen Haare einmassieren. Evtl. kurz einwirken lassen und dann gründlich ausspülen. Ein bis zwei Mal pro Woche statt eines Shampoos zu gebrauchen, das hilft, daß die Haare kräftig nachwachsen.

Mancherorts wird die Brennessel auch „Brühnessel" genannt, was eine Anspielung auf die Verwendung des abgebrühten Krautes als Viehfutter ist, das dann die Milchbildung anregt.
„Donnernessel" spielt auf den schutzmagischen Gebrauch bei Gewitter an, und daß die Nessel dem Donnergott (Donar – Jupiter – Zeuss) zugehört. Die jungen Triebe werden auch traditionell am Gründonnerstag, dem Tag des Donar, in die Neunkräutersuppe getan. Interessanterweise hat die Brennessel gerade dann, wenn sie als Osterkultspeise genossen wird, auch den höchsten Eisengehalt.

Fortpflanzung

Die Brennessel ist wie so viele „Unkräuter" erstaunlich beweglich: Sie ist windbestäubt und übergibt ihre federleichten Früchte ebenfalls dem Wind, was eine merkurielle Eigenschaft ist. Eine weitere Signatur, die auf Merkur deutet, der im Körper über Hormone und Stoffwechsel regiert, ist die

Ausläuferbildung, die der Brennessel die Macht gibt, sich zum bodendeckenden Bestand auszuweiten. Auf diese Weise erobert sie Nah und Fern, wahlweise per Luft oder über Land. Der Fortbestand ist somit gesichert oder: „Unkraut vergeht nicht". Von dieser unglaublichen Durchsetzungskraft und Vitalität kann die Brennnessel uns einen Teil als Nahrungs- oder Heilpflanze übertragen. Der Samenreichtum der Brennessel zeigt die fruchtbarkeitspendenden Kräfte an. Brennessel wurde einst in der Veterinärmedizin gebraucht: Wenn die Kuh nicht stierig oder die Stute nicht rossig werden wollte, dann rieb der Bauer das Hinterteil des Tieres einfach mit frischen Nesseln ab. Hippokrates soll die Nesseln gebraucht haben, um die Menstruationsblutung herbeizuführen und somit die Fruchtbarkeit zu fördern (Höfler). Otto Brunfels führte für diese Indikation ein Rezept auf: „Nesseln gestoßen mit Myrrhen und Zäpflein daraus gemacht, in die Macht gelegt, bringt den Frauen ihre Blumen." In jedem Fall unterliegen Pflanzenfrucht und Fruchtbarkeit des Menschen ähnlichen Grundkräften, so daß es nicht verwundert, wenn in alten Kräuterbüchern über samenreiche Pflanzen zu lesen ist, daß sie den „natürlichen Samen mehren" (Lonicerus). Vor allem die Samen regen die Keimdrüsen an, auch weil sie recht viel Vitamin E enthalten.

Einige bewährte Brennesselpräparate für die Praxis

Alcea Urtica dioica Urtinktur (Alcea; speziell zubereiteter Frischpflanzenextrakt)	Bewährtes pflanzliches Konstitutionsmittel bei Neigung zu Eisenmangelanämie, daraus resultierender Antriebs- und Willensschwäche. Zur Stärkung des Yang-Pols.
Berberis/Prostata comp. Globuli und Amp. (Wala; Berberis /D1, Granit D9, Magnesium sulf. D5, Oxalis D2, Prostata D5, Urtica urens D2, Viscum album D3)	Basismittel zur Behandlung des Prostataadenoms. (Therapieschema siehe Berb./Uterus comp.)
Berberis/Uterus comp. Globuli und Amp. (Wala; Berberis Ø/D1, Granit D9, Magnes. sulf. D5, Ovaria D5, Oxalis D2, Urtica ur. D2, Uterus D5, Viscum alb. D3)	Bewährte Basisbehandlung von Myomen: zwei Mal wöchentlich 1 Amp. subkutan injizieren und zusätzlich zwei Mal täglich Einnahme der Globuli. Der Komplex eignet sich auch zur Dauerbehandlung großer Myome.
Ferrum silicicum comp., Globuli und Amp. (Wala; Eisenhammerschlag D4/6, Ferrum silicicum DD4/6, Pimpinella anisum DD1/4, Urtica dioica D5/7)	Zur Behandlung von Eisenmangelanämien in der Schwangerschaft oder bei Kindern besonders geeignet.
Ferrum ustum comp., Pulver (Weleda; Anisi fruct., Ferrum ustum D3, Nontronit D3, Urtica dioica D4)	Zur Behandlung von Eisenmangelanämien in der Schwangerschaft oder bei Kindern besonders geeignet.
Menodoron Dilution (Weleda; Origanum, Quercus, Capsella bursa-pastoris, Millefolium, Urtica dioica)	Bewährter pflanzlicher Komplex bei Zyklusstörungen und Blutungsanomalien (Myom-/ Spiral-/ Dauerblutungen, Dysmenorrhoe)
Pro-Sabona uno Tabletten (Sabona; Trockenextrakt aus Brennesselwurzeln)	Zur Begleitbehandlung von Miktionsbeschwerden bei gutartiger Prostatahyperplasie I bis II geeignet.
Styptik N (Soluna; spagyr. Auszug aus Brennesselfrüchten, Brennesselkraut, Eichenrinde, Hirtentäschelkraut, Johanniskraut, Ratanhiawurzel, Schafgarbenkraut, Spitzwegerichkraut, Tormentillwurzel, Wiesenknöterich, kolloidales Eisen)	Bewährt bei Blutungen aller Art, z. B. bei Dauer- oder Myomblutungen in Hirtentäscheltee einnehmen. Bei Neigung zu starken oder lang anhaltenden Blutungen mindestens vier Wochen lang, danach evtl. nur noch einige Tage vor Eintritt der Regelblutung.
Urtica-Hevert Rheumatropfen (Fluidextrakt aus Brennesselblättern)	Begleitmittel zur Behandlung rheumatischer Beschwerden, v. a. bei Übersäuerungstendenz.
Urtica comp. Globuli und Amp. (Wala; Conchae D2/6, Stannum met. D9, Urtica urens D2)	Bewährtes Begleitmittel bei juckenden Ekzemen.
Urtica dioica Ferro culta Dil. D2 oder D3 (Weleda; vegetabilisiertes Metall: mit Eisen gedüngtes Kraut)	Basismittel zur Behandlung von Erschöpfung, Eisenmangelanämie und Eisenverwertungsstörungen.
Vollmers Grüner Hafertee (Brennesselblätter, Frauenmantelkraut, grüner Hafer, Johanniskraut, Silbermantelkraut)	Bewährte Teemischung zur Ausleitung von Harnsäure bei Neigung zu Rheuma, Gicht, Harnblasensteinen sowie zur entsäuernden Frühjahrskur.
Wund- und Brandgel (Wala; Argentum coll. D5, Arnica, Calendula, Cantharis D5, Symphytum, Thuja, Urtica urens)	Reizlinderndes und regenerierendes Gel zur Haut- und Wundpflege nach Verbrennungen, Sonnenbrand, Dermatosen, Schürfwunden, etc.

Philosophie und Heilkunst
Signaturenlehre

Lebensdauer

Im Gegensatz zu anderen Frühlingskräutern, die wie der Bärlauch nach der Blüte die Blätter einziehen, halten Brennesseln fast das ganze Jahr durch. Mitunter kann man kleine Triebe sogar noch mitten im Winter unter dem Schnee finden; zwar sind sie dann ohne Grünkraft, aber die Tatsache, daß sie noch findbar sind, ist natürlich eine Signatur, die auf den Kraftspender und das Durchhaltemittel hindeuten. Am Ende des Winters findet man das Fasergerüst der Brennesseln aus dem Vorjahr immer noch, was auch ein Ausdruck des Salhaften dieser Pflanze ist (Sal = das Feste) und zeigt, daß es sich um eine Heilpflanze bei chronischen Leiden sowie um ein Altersmittel handelt.

Rhythmus

Zum Rhythmus zählt einerseits die Wachstumsperiode als auch die Pflanzensymmetrie. Was die Wachstumsperiode angeht, so gilt häufig die Regel: Die Pflanze wächst dann, wenn sie gebraucht wird, oder zeigt in ihrer Blüte- oder Fruchtzeit gewisse Synchronizität zum zeitlichen Auftreten der Symptome. Im Fall unserer Brennessel wären dies Leiden, die bevorzugt im Frühling auftreten, wie etwa Allergien, Frühjahrsmüdigkeit etc., und die jungen Triebe bieten sich nun geradezu als Kräftigungsmittel an.

Die Symmetrie führt manchmal über die Zahl zur Planetenkraft (Saturn – 3, Jupiter – 4, Mars – 5, Sonne – 6, Venus – 7, Merkur – 8, Mond – 9), wobei nicht an jeder marshaften Pflanze die Zahl Fünf zu finden ist.

„Vierzeilig laufen so die Blätter den Stiel hinauf; der Stengel, quadratisch im Querschnitt, macht den Rhythmus des überkreuz-gehenden Abgliederns mit." (Pelikan) Vier ist wie bereits aufgeführt die Zahl des Jupiter, einer eher wohltätigen Planetenkraft. Ferner handelt es sich beim Überkreuzgehen um eine Schutzsignatur. Nach Seligmann wurde die Brennessel von den Alpenländern bis nach Tibet zu schutzmagischen Zwecken genutzt: „In Tibet legt der zurückkehrende Reisende auf Paßhöhen, bei gefährlichen Brücken oder beschwerlichen Wegen Nesseln und Dornen unter Steine, um den bösen Geist, der ihm schaden könnte, zu bannen." In unseren Breiten hängte man Nesseln über Stalltüren auf, um wie mit Disteln böse Geister und Krankheitsdämonen zu bannen.

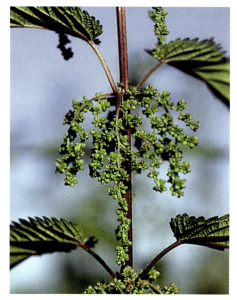

Brennesselsamen
Nach der Signaturenlehre steigern samenreiche Pflanzen die Fruchtbarkeit des Menschen und „mehren den natürlichen Samen" (Lonicerus)
Foto: Olaf Rippe

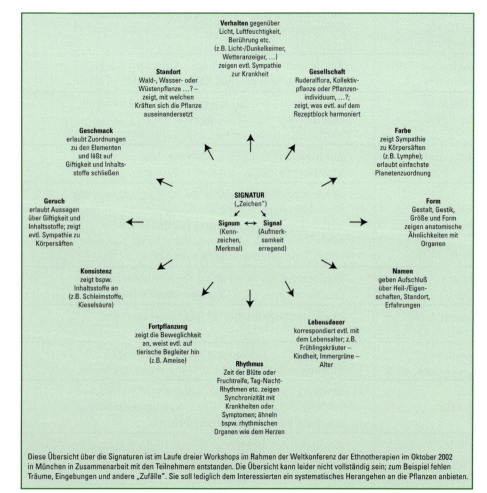

Diese Übersicht über die Signaturen ist im Laufe dreier Workshops im Rahmen der Weltkonferenz der Ethnotherapien im Oktober 2002 in München in Zusammenarbeit mit den Teilnehmern entstanden. Die Übersicht kann leider nicht vollständig sein; zum Beispiel fehlen Träume, Eingebungen und andere „Zufälle". Sie soll lediglich dem Interessierten ein systematisches Herangehen an die Pflanzen anbieten.

Literatur

Brunfels, O.: Kreüterbuch 1532, Reprint by Kölbl Verlag München 1964

Gäbler, H.: Das Buch von den heilenden Kräutlein; Goldmann Verlag, München 1977

Höfler, M.: Volksmedizin. Botanik der Germanen, VWB Verlag für Wissenschaft und Bildung, Berlin 1990

Künzle, J.: Chrut und Uchrut; Unterberger Verlagsbuchhandlung, CH-Feldkirch 1935

Madaus, G.: Lehrbuch der biologischen Heilmittel; Mediamed Verlag, Regensburg 1987

Madejsky, M.: Signaturenlehre, Naturheilpraxis 5/98, Pflaum Verlag München

Madejsky, M.: Die Signaturen der Leberheilpflanzen, Naturheilpraxis 2/2002, Pflaum Verlag München

Madejsky, M.: Die Botschaften der Zaunkräuter, Naturheilpraxis 4/2001, Pflaum Verlag München

Marzell, H.: Wörterbuch der deutschen Pflanzennamen, s. Hirzel Verlag, Stuttgart 1979

Pelikan, W.: Heilpflanzenkunde, Philosophisch-anthroposophischer Verlag am Goetheanum, Dornach 1958

Rippe, Madejsky, Amann, Ochsner, Rätsch: Paracelsusmedizin, AT Verlag, CH-Aarau 2001

Selawry, A.: Metall-Funktionstypen, Haug Verlag, Heidelberg 1985

Seligmann, S.: Die magischen Heil- und Schutzmittel aus der belebten Natur, Reimer Verlag, Berlin 1996

Wichtl, M.: Teedrogen, Wissenschaftliche Verlagsgesellschaft, Stuttgart 1989

Philosophie und Heilkunst
Signaturenlehre

Signaturenlehre: Botschaften der Zaunkräuter

von Margret Madejsky

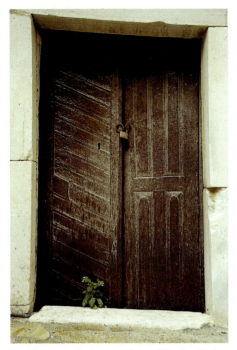

Ein Bilsenkraut hat sich auf einer Türschwelle in Naxos angesiedelt – sucht es die menschliche Nähe vielleicht, um sich als Heilpflanze anzubieten? Foto: Margret Madejsky

Zahlreiche Pflanzen folgen dem Menschen seit Urzeiten auf Schritt und Tritt. Sie klettern an Zäunen empor, besiedeln kleinste Mauerritzen, gedeihen sogar an stark befahrenen Straßen oder entlang von Bahngleisen. Zu den ständigen Begleitern der Zivilisation gehören altbewährte Vielheiler wie Brennessel, Löwenzahn, Schöllkraut oder Wegerich. Die unter dem Begriff „Ruderalflora" zusammengefaßten Gewächse erweisen sich im naturfeindlichen urbanen Umfeld als wahre Überlebenskünstler, und eben darin zeigen sich auch ihre unglaublichen Heilkräfte. In diesem Beitrag sollen daher die Signaturen dieser menschenfreundlichen Gewächse ein wenig beleuchtet werden, auch um dabei vielleicht auf „neue" Indikationen für diese altbekannten Heilpflanzen zu stoßen.

Die Signaturenlehre wird oft als Arzneilehre bezeichnet, bei der man vom äußeren Erscheinungsbild einer Pflanze, beispielsweise von Farbe und Form, auf das Innere, also auf Wesen und Heilwirkung, schließen kann. Doch die Signaturenlehre des Paracelsus ist in Wahrheit wesentlich komplexer, und der Begriff „Signatur" versteht sich als „Zeichen" im weitesten Sinn. Neben Farben und Formen von Blüten, Blättern, Stengeln, Wurzeln oder Früchten kommt vielen weiteren Eigenarten und botanischen Merkmalen eine Bedeutung zu. Geht man davon aus, daß ausnahmslos nichts ohne Bedeutung ist, dann haben ferner der Geruch, der Geschmack, die Konsistenz, die Art der Fortpflanzung, die Wachstumsperiode, die Lebensdauer, das Lichtverhalten, die Gesellschaft, die Bodenbeschaffenheit und nicht zuletzt auch der Standort als solcher Aussagekraft. Darüber hinaus paßt sich die Vegetation den veränderten Umweltbedingungen an, so daß im Laufe der Zeit auch „neue" Signaturen hinzutreten.

Was die Ruderalpflanzen angeht, so sind auch diese auf vielfältige Weise gezeichnet, und ihre Signaturen erlauben Rückschlüsse auf die besonderen Kräfte, die sie in sich bergen. Es ist bereits ein erstes „Zeichen", daß sie dem Menschen seit Urzeiten bis zur Haustür folgen. Der Paracelsist Emil Schlegel fragte sich deswegen: „Ob nun diese Gewächse sich in besonderem Maße der Volksaufmerksamkeit und der Heilkunde darbieten wollen?" Schlegel bezog sich auf die alte Regel der Heilkunst, die lautet: „Wo das Übel, da ist das Heilmittel."[1] Dieser Gedanke findet sich ebenso bei Paracelsus, der bemerkte: „Wo Krankheit, da Arznei, wo Arznei, da Krankheit." (I/378)[2] In der Tat waren jene Pflanzen, die bevorzugt in menschlicher Nähe gedeihen, auch die ersten Heilpflanzen der frühen Siedler. Die Germanen sahen in den nahrhaften und heilsamen „Zaunkräutern" noch die Verkörperung wohlwollender Hausgeister, und viele dieser menschenfreundlichen Gewächse blicken nun schon auf eine jahrtausendealte Heiltradition zurück. Doch was hat es zu bedeuten, wenn wir bestimmten Pflanzen bis heute an den unwirtlichsten Plätzen mitten in Großstädten auf Schritt und Tritt begegnen?

Paracelsus ging davon aus, daß Krankheit und Arznei demselben Grund entspringen oder denselben Umwelteinflüssen unterliegen und konstatierte: „Jedem Land wächst seine eigene Krankheit, seine eigene Arznei und sein eigener Arzt." (III/492) Im übertragenen Sinn bedeutet dies, daß gegen die Krankheiten des Städters Pflanzen wachsen, die in seiner unmittelbaren Nähe zu finden sind.

Ruderalpflanzen contra Zivilisationskrankheiten

Ruderalpflanzen zeigen nicht nur gegen Trittschäden, sondern auch gegen Umweltgifte beachtliche Resistenz. Solche Pflanzen vertragen Abgase, Reifenabrieb, metallverseuchte Böden und sauren Regen erstaunlich gut. Genau in dieser Anpassungsfähigkeit ist auch ihre gemeinsame Signatur verborgen. Damit beweisen sie, daß sie Widerstandskräfte gegen Umwelt-

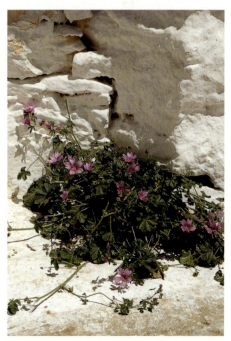

Kulturfolger wie die abgebildete Wegmalve bergen Heilkräfte gegen Zivilisationskrankheiten in sich. Zum Beispiel schützen die Schleimstoffe der Malvenblüten die Schleimhäute vor dem Angriff ätzender Atemgifte wie Benzol oder Ozon
Foto: Margret Madejsky

Philosophie und Heilkunst
Signaturenlehre

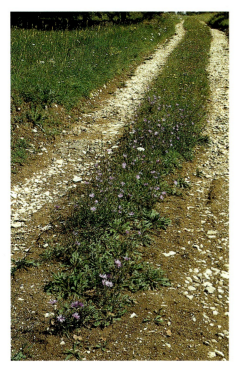

Ruderalpflanzen wie die Wegwarte folgen dem Menschen bis in die Städte. Der Standort an Straßenrändern oder entlang von Bahngleisen deutet auf die metallausleitenden Heilkräfte der Wegwarte und anderer Wegrandkräuter hin
Foto: Margret Madejsky

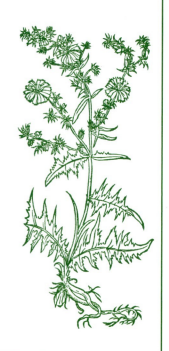

> **Von der Natur diktiert:**
> **Teemischung zur Ausleitung von Schwermetallen**
>
> Die Heilpflanzen dieser Rezeptur vereint der exponierte Standort an Bahngleisen, Straßen oder Wegrändern, wo sie Autoabgasen sowie Reifen- oder Schienenabrieb und meist auch Pestiziden ausgesetzt sind. Eben weil sie der Umweltbelastung in den Städten trotzen, bergen sie „giftwidrige" Heilkräfte in sich und ergänzen schulmedizinische und/oder naturheilkundliche Entgiftungskuren:
> Beifußkraut (Herba Artemisiae cc.)
> Goldrutenkraut (Herba Solidaginis cc.)
> Gundelrebe (Herba Hederae terr. cc.)
> Klettenwurzel (Radix Bardanae cc.)
> Löwenzahnwurzel (Radix Taraxaci cc.)
> Wegwartenwurzel (Radix Cichorii cc.)
> Zu gleichen Teilen mischen; 2 TL mit 200 ml kochendem Wasser überbrühen, ca. 15 Min. ziehen lassen. Nach dem Entfernen von Amalgam-Plomben je nach Verträglichkeit bis zu zwölf Wochen lang täglich ein bis vier Tassen trinken.

problemstoffe in sich aufgebaut haben, die möglicherweise auch dem Menschen nützlich sind. Die Pflanzen am Wegesrand sind daher als potentielle Heilpflanzen gegen sog. „Zivilisationskrankheiten" anzusehen; bspw. Allergien, Asthma, Atemwegsreizung durch Benzol oder Ozon, Fettsucht, Infektanfälligkeit und Virusleiden, Hautleiden wie Neurodermitis und nicht zuletzt auch Schwermetallbelastung.

Im Grunde genommen sprechen diese Gewächse eine eindeutige Sprache. Betrachtet man einmal die Wegwarte (Cichorium intybus) – sie blüht sogar neben vielbefahrenen Straßen und selbst auf den Mittelstreifen der Autobahnen. Versetzen wir uns einmal in eine Wegwarte hinein, die an einem derart lebensfeindlichen Ort gedeiht. Dort stinkt es nach Abgasen, und der Boden ist vergiftet von Schwermetallen und wer weiß wie viel weiteren Problemstoffen. Müßten wir an ihrem Standort ausharren, dann hätten wir bald hochgradige Vergiftungssymptome. Die Pflanze hält der Belastung jedoch stand und blüht scheinbar unverzagt weiter, während die Zivilisation um sie herum tobt und stinkt. Sie muß also etwas in sich haben, das die unheilvollen Umwelteinflüsse neutralisiert. In jedem Fall besitzt sie eine Anpassungsfähigkeit, die dem an der Umwelt erkrankten Menschen fehlt. Ein solches Gewächs muß Heilkräfte gegen Umwelterkrankungen in sich bergen. Dennoch erscheint es einfältig zu glauben, die Wegwarte sei nur wegen uns hier, um uns zu heilen. Wahrscheinlicher ist, daß die gesamte Ruderalflora die Aufgabe hat, die Erde zu heilen, und ihre Nützlichkeit für den Menschen ist möglicherweise nur ein glücklicher Nebeneffekt.

Zurück zur Wegwarte, der vielleicht „schönsten Häßlichen" unter den Wegrandkräutern. Wenn ihre bezaubernden Blüten gegen Nachmittag verschrumpeln, bleibt ein gräuliches Stengelgerippe zurück, worin sich ihr saturnales Wesen offenbart.[3] Ihr meist sonniger und trockener Standort deutet dagegen auf Jupiter hin, der im Menschen über die Leber regiert. Wobei Weg- oder Straßenränder sowie Bahngleise ebenso den alles verbindenden Merkur anzeigen. Der hohe Stengel zeichnet den Korbblütler als Antidyskratikum[4] aus, und der bittere Geschmack zeigt die verdauungsfördernde und reinigende Wirkung an. Alles in allem haben wir es mit einer bedeutenden Heilpflanze zu tun, die zur Anregung der großen Entgiftungsorgane (Bauchspeicheldrüse, Leber-Galle und Nieren) in der Volksmedizin wie auch in der modernen Phytotherapie Anwendung findet. Einst gehörte sie auch zu den Entgiftungspflanzen der Bergarbeiter. Die Wegwarte, so heißt es bei Tabernaemontanus, „thut Widerstand aller Vergiftung", und eben diese Heileigenschaft läßt sich bereits aus dem Standort ableiten.

Erfahrungsgemäß leiten Teekuren, in denen die Wegwartenwurzel mit weiteren Ruderalpflanzen kombiniert wird, Schwermetalle wie Blei oder Quecksilber aus, und nicht selten hört man von den Patienten, daß sie durch solche Kuren über spürbar mehr Lebensenergie verfügen.

Weitere Pflanzen, die sich ebenfalls an Straßenrändern finden, sind zum Beispiel Beifuß (Artemisia vulgaris), Goldruten (Solidago canadensis und Solidago gigantea) oder Kletten (Arctium lappa). In dieser Gemeinschaft tut sich zusammen, was auch auf dem Rezeptblock miteinander harmoniert. Allein mit diesen vier Pflanzen hätten wir bereits ein hochkarätiges Entgiftungsgespann:

Beifuß öffnet alle Entgiftungswege des Körpers. In Form von Teekuren regt das Kraut den Kreislauf, den Stoffwechsel und die Hormone an (Hypophyse – Keimdrüsen), ferner treibt er den Harn und den Schweiß, fördert die Verdauung und die Menstruationsblutung.

Philosophie und Heilkunst
Signaturenlehre

Die Goldrute zählt zu den Kardinalheilpflanzen der Nieren und der ableitenden Harnwege. Ohne die Nieren zu reizen, steigert sie deren Energie und Entgiftungsleistung auf sanfte Weise. Daher empfiehlt sich, während einer Ausleitungskur Leberfunktionsmittel wie „Hepatik" von Soluna in Goldrutentee einzunehmen, weil die von der Leber verstoffwechselten „Gifte" dann leichter ausgeschieden werden.

Die Klette, eine typische Schuttpflanze, siedelt sich gerne auf Bau- und Gartenschutt oder auf Schrottplätzen an. In der Volksmedizin wird das Klettenwurzelöl zur Stärkung des Haarbodens geschätzt, dabei gehört sie wie Beifuß, Goldrute und Wegwarte zu den stark wirkenden Ausleitungspflanzen: „Die Heilkraft dieser Pflanze ist einzigartig. Bei innerlichem Gebrauch entfernt sie überschüssige Schwermetalle wie Quecksilber, Rückstände von Arzneimitteln wie z.B. Antibiotika, Harnsäure und Toxine." (Amann, 1995)

Unkraut vergeht nicht

Unter den Kulturfolgern finden sich auch sogenannte „Bodenheiler", die sich bevorzugt auf herabgewirtschafteten Böden ansiedeln. Im übertragenen Sinn braucht der Mensch, der durch Antibiotika, Pestizide und Schwermetalle aus Nahrung und Umwelt „herabgewirtschaftet" ist und nun guten Nährboden für ständige Krankheit abgibt, sich nur an entsprechenden Plätzen umzuschauen. Er wird seine Heilpflanzen neben Bahngleisen, an Straßenrändern, auf Brachwiesen oder Schuttplätzen finden. Denn die Kräuter, die dort gedeihen, regenerieren auch den „Boden" in uns. Nicht endgültig geklärt ist die Frage, ob diese Pflanzen Problemstoffe aus der Erde anreichern.[6] Doch es versteht sich von selbst, daß man Heilpflanzen nicht von belasteten Böden sammelt, sondern aus dem biologischen Anbau bezieht, wenn sie als Arznei dienen sollen.

Schauen wir uns noch ein wenig am Standort Bahngleis um. Damit die Gleise nicht überwuchert werden, kommen hier Pestizide zum Einsatz, und Holzschutzmittel sowie der Schienenabrieb belasten ebenfalls den Boden. Dennoch wachsen entlang der Gleise neben den bereits genannten viele weitere Heilpflanzen, zum Beispiel: Ackerschachtelhalm (Equisetum

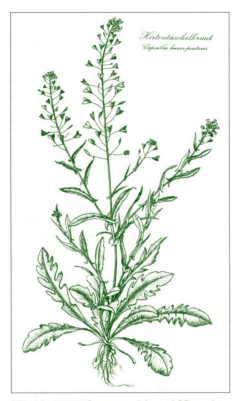

Mit zirka 60000 Samen pro Jahr und Pflanze ist das Hirtentäschelkraut äußerst fruchtbar – diese mondhafte Signatur zeigt auch die Wirkung auf die Genitalorgane an

arvense), Brennesseln (Urtica dioica und Urtica urens), Ehrenpreis-Arten (Veronica ssp.), Johanniskraut (Hypericum perforatum), Knopfkraut (Galinsoga parviflora), Natternkopf (Echium vulgare), Steinklee (Melilotus officinale), Storchschnabel (Geranium robertianum), Vogelknöterich (Polygonum aviculare) ...

Nicht alle können hier besprochen werden, aber der Ackerschachtelhalm, das Zinnkraut der Volksmedizin, ist eine wichtige Heilpflanze für Mensch und Natur. Läßt der Bauer ein ausgelaugtes Feld brachliegen, dann dauert es nicht lange und dort siedelt sich Schachtelhalm an und regeneriert im Lauf der Zeit den Boden. Ähnliches leistet das urzeitliche Gewächs als pflanzliches Düngemittel wie auch als Arznei in uns. Die pflanzliche Kieselsäure aktiviert das Immunsystem und spendet dem Bindegewebe Strukturkraft. Vor allem bei chronisch-entzündlichen Prozessen wie der rezidivierenden Cystitis oder Candidose nach Antibiotika erweisen sich Schachtelhalm-Kuren als hilfreich (z.B. sechs bis acht Wochen Kur mit "Metasilicea" von Meta Fakkler in Zinnkrautdekokt).

Durch solche Kuren lassen sich zuweilen auch Ovarialzysten oder Myome positiv beeinflussen, denn der Bezug zum mondregierten Uro-Genital zeigt sich im Saftreichtum des Zinnkrauts.

Bewundernswert zäh ist auch das Knopfkraut, das fast überall in den Städten zu finden ist und zu den wenigen Unkräutern gehört, die sich selbst aus stark gespritzten Maisfeldern nicht vertreiben lassen. Umweltgifte, die uns krank machen, stören dieses kleine Pflänzlein scheinbar überhaupt nicht, und eben das zeichnet sie als Heilpflanze aus. Immerhin bietet Spagyra Galinsoga parviflora Urtinktur an, aber es gibt nur wenige zeitgenössische Phytotherapeuten, die sie bspw. noch als Adjuvans bei Krebsleiden verordnen (Amann, 2000).

Überlebenskünstler aus dem Pflanzenreich

Zu den ständigen Begleitern der Zivilisation gehören ferner Brennesseln (Urtica dioica und Urtica urens) und Hirtentäschel (Capsella bursa-pastoris), die wie so viele Unkräuter in der zeitgenössischen Phytotherapie unterschätzt werden. Dabei steckt

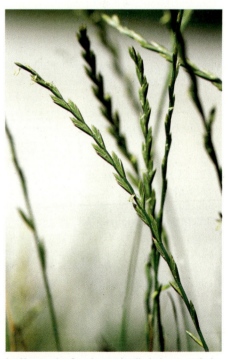

Im Namen der Quecke steckt die indogermanische Wortwurzel giw = lebendig. Sie ist gleichermaßen ein unausrottbares „Unkraut" wie auch eine wunderbare Arzneipflanze für Allergiker, Gichtiker und Rheumatiker Foto: Olaf Rippe

Philosophie und Heilkunst
Signaturenlehre

bereits in dem Sprichwort „Unkraut vergeht nicht" der erste Hinweis auf die zu erwartenden Heilkräfte. Beide zeigen sich gegenüber allen Bemühungen, sie auszurotten, widerstandsfähig. Sie verfügen über geradezu unglaubliche Regenerationskräfte, die auch aus der Art der Fortpflanzung resultieren. Zum Beispiel bildet das Hirtentäschelkraut bis zu 60000 Samen pro Jahr und Pflanze! In der Vielsamigkeit erkannten die Alten noch die fruchtbarkeitsteigernde Eigenschaft, denn die Fruchtbarkeit der Pflanzenwelt und die des Menschen untersteht in der hermetischen Medizin dem gleichen Prinzip (Mond). Der Samenreichtum stellt hier den Bezug zum weiblichen Genital her, für das Hirtentäschelkraut ein bewährtes Hämostyptikum ist (z.B. in Form von „Styptik" von Soluna). Das Hirtentäschel regt aber seiner Fruchtbarkeits-Signatur wegen möglicherweise auch die Spermiogenese an (Teekur?).

Wenn Männer zu wenig Spermien bilden, könnte man ihnen auch Brennesselsamen „zufüttern" (ca. 2 EL täglich; z.B. pur, auf Brot oder im Salat). Die vitaminreichen Samen werden im Alpenraum von den älteren Menschen als Tonikum reichlich genossen, und in der Veterinärmedizin zählen sie seit langem zu den Geheimmitteln der Pferdehändler, um alten Schindmähren wieder zu glänzendem Fell und vollblütigem Gebaren zu verhelfen ...

Von dieser ausgefallenen Indikation abgesehen, ist die Brenn-Nessel eine besonders kriegerische Arzneipflanze. Berührt man sie, dann schießt sie ihre Brennhaare wie Pfeile ab und injiziert uns so unter anderem Ameisensäure – das nachfolgende Jucken und die Quaddelbildung kennt wohl jeder. Eine Pflanze, die sich derart gut gegen Mensch und Tier zu wehren weiß, muß einfach die Lebens- und Abwehrkraft stärken! Mit Freude habe ich erfahren, daß Brennesseln auch zu den Pflanzen der kolumbianischen Schamanen gehören: Wenn die Seele des Erkrankten während eines Heilrituals verlorenzugehen droht, dann wird dieser mit Nesseln abgerieben und so wieder geerdet – und das funktioniert, „weil die Brennessel wie das Leben ist" (Fabio Ramirez, Bogota, 1998). Vor allem Allergiker und Astheniker sollten sich also mit der Brennessel anfreunden; z.B. als Teekur oder Wildkräutersuppe oder in Form von Kuren mit „Urtica dioica Ferro culta Dil. D2/D3" von Weleda.

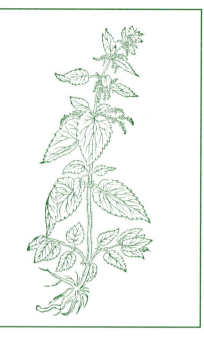

Allergie-Rezept (Apotheke)
Acidum arsenicos. Dil. D8 (Arsen)
Agropyron repens Urtinktur (Quecke)
Apis mellifica Dil. D8 (Biene)
Calcium carbon. Dil. D6 (Kalziumkarbonat)
Glechoma heder. Urtinktur (Gundelrebe)
Histaminum dihydrochl. Dil. D12 (Histamin)
Juglans regia Dil. D2 (Walnuß)
Plantago lanc. Urtinktur (Spitzwegerich)
Solanum Dulcamara Dil. D6 (Bittersüß)
Triticum repens Urtinktur (Quecke)
Urtica dioica Urtinktur (Brennessel) aa 10,0
Über die Apotheke von Spagyra mischen lassen. 3- bis 5mal täglich 10 bis 20 Tropfen im Mund zergehen lassen oder in Brennesseltee einnehmen. Die Mischung kann bei Bedarf im Allergieschub, aber auch vorbeugend gebraucht werden.

Viele Ruderalpflanzen bilden auch Ausläufer, und wenn man sie hier entfernt, dann treiben sie eben dort wieder aus. Zu diesen „lästigen Unkräutern" gehören beispielsweise Gundelrebe (Glechoma hederacea), Klebkraut (Galium aparine) oder Quecke (Triticum repens). Letztere verdankt ihren meterlangen Ausläufern, die sie zum Ärgernis vieler Gärtner und Hausmeister machen, ihren Namen und ihre Unausrottbarkeit.

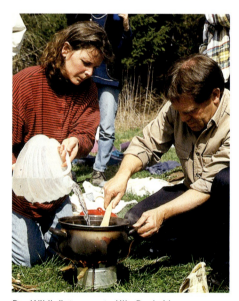

Der Wildkräuterexperte Ulle Dopheide vom Landesbund für Vogelschutz München bereitet uns aus neunerlei Wildkräutern eine köstliche Gründonnerstagssuppe. Bestandteil sind unter anderem die Universalentgifter Brennessel und Gundelrebe Foto: Margret Madejsky

„Der Lebensdrang dieses beharrlichen Grases hat in der Bezeichnung Quecke, von althochdeutsch quec = lebendig, beredten Niederschlag gefunden." (Hartwig Gäbler 1977)[7]

Wie so viele „Unkräuter" überträgt auch die Quecke ihre Vitalität auf den Menschen, der sie als Arznei gebraucht. In der Volksmedizin ist die Wurzel beliebter Bestandteil von Blutreinigungstees, bspw. bei Gicht, Blasengrieß oder Rheuma. Auch liegen in der Quecke „Heil" und „Unheil" nah beieinander: Für Allergiker ist die langwährende Queckenblüte eine echte Belastungsprobe, während sich die Wurzel zur Allergiebehandlung eignet (siehe Allergie-Rezept).

Die Fähigkeit zur Bildung von Ausläufern birgt noch einen Hinweis in sich: Sucht man im Menschen nach einer Entsprechung, dann fallen uns vielleicht Adern, Lymphbahnen, Nerven oder Nabelschnur ein, also „lange Leitungen". Insbesondere das Klebkraut (Galium aparine) gibt uns eine gute Vorstellung davon, wie in etwa unser Lymphsystem aussieht: Lange „Leitungen", die Entsprechungen der Lymphgefäße, enden in den knötchenartigen Klettfrüchten, den pflanzlichen Gegenbildern zu den Lymphknoten. Zudem zeichnet sich das Klebkraut durch seine winzigen Widerhaken als entgiftende Heilpflanze aus; Dornen, Stacheln oder Klettfrüchte sind wichtige Signaturen von Ausleitungspflanzen[8]. Diese Waffen der Pflanzen verkörpern das wehrhafte Prinzip des Mars, und die so gezeichneten Pflanzen steigern auch die Abwehrkräfte (z.B. Eleutherokokkus).

Frische Klebkrauttriebe schmecken bspw. in Wildkräutersalaten köstlich. Verordnet wird in der Regel nur die aus der Frischpflanze bereitete Urtinktur (bspw. in „Itires spag., Tropfen / Salbe" von Pekana enthalten, das sich zur Lymphreinigung bei Mastopathie und prämenstrueller Mastodynie bewährt hat).

Auch die Gundelrebe bildet lange Ausläufer. Bei den Germanen zählte der Lippenblütler zu den „Gundkräutern"[9], was noch in dem Volksnamen „Herr des Eiters" mitschwingt. Bis heute ist das Kraut vielerorts Hauptbestandteil der Gründonnerstagssuppe, die in dem Ruf steht, den Menschen, der sie genießt, das ganze Jahr bei Gesundheit zu halten. Im Mittelalter zählte die Gundelrebe noch zu den Heilmitteln der Maler, die mit ihrer Hilfe Blei ausleiteten.

Hierin erweisen sich Teekuren mit Gundelrebe als so zuverlässig, dass selbst stark erhöhte Bleiwerte bereits nach wenigen Wochen wieder in der Norm sind. Der Name "Herr des Eiters" deutet ferner an, dass die Gundelrebe auch Eiterverursacher Nr. 1, nämlich das Quecksilber auszuleiten vermag. Angelehnt an überlieferte Entgiftungsrezepturen entwickelte Dr. Beyersdorff von Pekana das Komplexmittel „Toxex spag.", in dem er gleich drei Zaunkräuter – Gundelrebe, Klebkraut und Zaunrübe – kombinierte. Die beste metallausleitende Wirkung entfaltet sich, wenn bspw. „Toxex spag. Tropfen" durch Schwefelverbindungen ergänzt (z.B. „Sulfur selenosum Trit. D6" von Weleda) und in der abnehmenden Mondphase in Kräutertee eingenommen werden (siehe Teerezept im Kasten).

Die Heilkräfte der Mauerblümchen

Die Liste der Zaunkräuter ist lang, und natürlich können hier nicht alle aufgeführt werden. Doch auf eine Signatur müssen wir noch eingehen, um das Wesen der urbanen „Unkräuter" zu verstehen: Beeindruckend ist nämlich die Fähigkeit mancher Gewächse, sich in den kleinsten Mauerritzen anzusiedeln, und einige sind sogar in der Lage, auf blankem Stein zu wachsen. Zu diesen genügsamen Mauerblümchen gehören bspw. Brennesseln (Urtica dioica und Urtica urens), Dachwurz (Sempervivum tectorum), Löwenzahn (Taraxacum officinale) und nicht zuletzt auch Schöllkraut (Chelidonium majus). Schaut man genau nach, dann entdeckt man nicht selten haarfeine Risse, die sich um die Wurzeln herum bilden – diese scheiden nämlich Säuren ab, lösen den Stein allmählich auf und sprengen auf diese Weise sogar Betonplatten! Diese Signatur deutete schon Paracelsus als Hinweis auf die steinbrechende Kraft dieser Pflanzen: „Du wirst dir merken, daß ein steinbrechendes Mittel einen Stein leicht bricht." (I/930)

Wir haben es also nicht nur mit besonders „giftresistenten" Heilpflanzen zu tun, sondern auch mit Heilpflanzen für tartarische Leiden wie Blasengrieß oder Gallensteine: Die Brennessel fördert unter anderem die Ausscheidung von Harnsäure und treibt auch Blasengrieß aus. Dabei erinnere ich mich an eine Frau, die nach einen Tee für ihren Mann fragte, bei dem reichlich Bla-

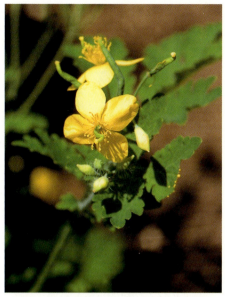

Schöllkraut ist ein Paradebeispiel für die Signaturen der Leberheilpflanze: gelbe Blüten und orangegelber Milchsaft zeigen Sympathie zur Gelbsucht. Das dreilappige Blatt hat anatomische Verwandtschaft zur Leber, und das Wachstum an Mauern zeigt die Heilkraft gegen Gallensteine an
Foto: Margret Madejsky

sengrieß festgestellt worden war. Weil ich ihn nicht persönlich kannte, gab ich den einfachen Tip, er solle im Wechsel täglich etwa einen halben Liter Brennesselblättertee oder „Vollmers Grünen Hafertee" (enthält u.a. Brennesselblätter) mit frisch gepreßtem Zitronensaft und Honig trinken. Ergebnis dieser wohlschmeckenden Teekur: Nach einigen Wochen kamen die beiden mit einem Säckchen an, in dem sie eine Handvoll Blasensteinchen gesammelt hatten, die während der Teekur abgegangen waren.

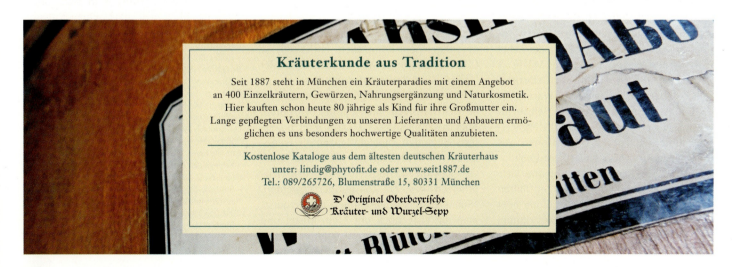

Kräuterkunde aus Tradition

Seit 1887 steht in München ein Kräuterparadies mit einem Angebot an 400 Einzelkräutern, Gewürzen, Nahrungsergänzung und Naturkosmetik. Hier kauften schon heute 80 jährige als Kind für ihre Großmutter ein. Lange gepflegten Verbindungen zu unseren Lieferanten und Anbauern ermöglichen es uns besonders hochwertige Qualitäten anzubieten.

Kostenlose Kataloge aus dem ältesten deutschen Kräuterhaus unter: lindig@phytofit.de oder www.seit1887.de
Tel.: 089/265726, Blumenstraße 15, 80331 München

D' Original Oberbayrische
Kräuter- und Wurzel-Sepp

Philosophie und Heilkunst
Signaturenlehre

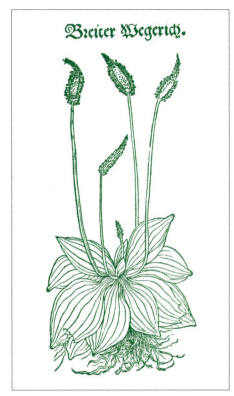

„Und du, Wegerich, Mutter der Kräuter, östlich offen, innen mächtig. Über dir quietschten Kampfwagen. Über dir reisten Königinnen, über dir riefen Bräute, über dir knirschten Stiere mit den Zähnen. All dem widerstandst du und widerstehst du: So widerstehst du auch Gift und Ansteckung, und dem Feind, der durchs Land fährt." (Altengl. Neunkräutersegen; zit. n. Neményi „Heidnische Naturreligion", Peyn u. Schulze Verlag, Bergen 1991)

Das Schöllkraut ist geradezu ein Paradebeispiel für die Signaturen der Leberheilpflanze. Wie die Leber in drei Lappen unterteilt ist, so sind auch Schöllkrautblätter dreifach gelappt[10] und haben somit anatomische Verwandtschaft zum Zielorgan. Ferner deuten die vierzähligen gelben Blüten Jupiter an, der im Menschen über die Leber regiert, und der orangegelbe Milchsaft zeigt schließlich Sympathie zur Gelbsucht. Daher bemerkte Paracelsus: „Warum ist Chelidonia eine Arznei bei Gelbsucht. Wegen seiner Anatomie" (II/279) – Paracelsus zählte die Farbe zur Anatomie. Als Heilpflanze für Leber und Galle ist Chelidonium inzwischen unentbehrlich, und viele bewährte Leberfunktionsmittel enthalten das Kraut (z.B. „Hepatik" von Soluna oder „metaheptachol" oder "Metamarianum B12" von Meta Fackler).

Wenn heute in den Lexika steht, die Signaturenlehre sei eine „mystische Arzneilehre" oder sie „würde wissenschaftlichen Ansprüchen nicht gerecht", dann sollte man bedenken, daß die ursprünglich wegen ihrer Signaturen gefundenen Arzneipflanzen meist heute noch für dieselben Indikationen gebraucht werden! Um bei unserem Beispiel der Leberheilpflanzen zu bleiben: Fast alle Leberheilpflanzen weisen gelbe Blüten oder gelbe Pflanzensäfte auf oder haben das gelbe Prinzip zumindest in Form von Flavonoiden in ihrer Chemie verborgen (weiteres siehe „Paracelsusmedizin", AT Verlag, CH-Aarau 2001).

Zum Abschluß noch ein paar Gedanken zum Löwenzahn, dem ich zuletzt im Spätherbst in Blüte begegnet bin: Er hatte sich in über zwei Metern Höhe in einer Ritze zwischen Grabstein und Friedhofsmauer – ganz ohne Erde – angesiedelt! Natürlich hat auch dieses Mauerblümchen steinbrechende Kräfte in sich, schließlich heißt er wegen seiner harntreibenden Wirkung im Volksmund „Bettseucher", und die gelben Blüten deuten die galletreibende Wirkung an. Doch er zählt auch zu den Überdüngungsanzeigern und reinigt daher durch und durch. Ein chinesischer Heilkundiger, der einmal im Mai in Deutschland zu Besuch war, staunte über die gelben Wiesen voller Löwenzahn: „Das muß aber eine große Heilpflanze sein" – vermutete er sogleich. Überträgt man die Überdüngungs-Signatur auf den Menschen, dann wird klar: Böse Folgen falscher Ernährung (z.B. Obstipation) sowie pestizidbedingte Erkrankungen wie Pankreasinsuffizienz (Leitsymptome: Blähungen, klebriger Stuhl, Nahrungsmittelunverträglichkeiten) sind die aktuellen Anwendungsgebiete des Löwenzahn, der dank seiner reinigenden Heilwirkung auf Bauchorgane und Lymphe in zahlreichen Komplexen enthalten ist (z.B. "Metaharonga" von Meta Fackler oder "Lymphdiaral Basistropfen von Pascoe).

Die Liste der heilkräftigen Zaunkräuter ließe sich natürlich noch endlos fortführen. Aber zusammenfassend kann man bereits feststellen, daß Ruderalpflanzen die Folgeschäden der Zivilisation heilen und daher vielleicht die wichtigsten heimischen Heilpflanzen des 21. Jahrhunderts werden. Nimmt man alle zusammen und ergänzt man die Liste noch um Efeu, Mistel und unzählige ungenannte „Unkräuter", dann haben wir ein beachtliches Arzneipflanzenarsenal direkt vor unseren Haustüren, die zur Entgiftung, zur Vitalitätssteigerung, zur Anregung des Stoffwechsels und nicht zuletzt auch zur Immunmodulation dienen.

Anmerkungen

1. „Ubi malum, ibi remedium" (J. B. Portas, 1608; zit. n. Schlegel „Religion der Arznei")
2. Die Seitenangaben aller Paracelsus-Zitate beziehen sich auf die Aschner-Ausgabe.
3. Wegwarte steht von Weleda als „vegetabilisiertes Metall" zur Verfügung:
   a) als „Cichorium Plumbo cultum", wobei die Düngung mit Blei den saturnalen Charakter verstärkt – Saturn regiert über die Milz sowie über kalte Prozesse wie etwa Bleiobstipation;
   b) als „Cichorium Stanno cultum", das als jupiterhafte Arznei mehr auf die Leber wirkt.
4. Der hohe Stengel zeichnet beispielsweise auch Ackerschachtelhalm, Hirtentäschel, Löwenzahn und Schierling als Antidyskratika aus.
5. Rezept aus: Paracelsusmedizin; Rippe, Madejsky, Amann, Ochsner, Rätsch; AT Verlag, CH-Aarau 2001
6. z.B. wird der Sacchalin-Knöterich genutzt, um belasteten Böden Schwermetalle zu entziehen (Pöppelmann, 1996). Als „Phytotherapie für metallverseuchte Böden" erweisen sich auch Sonnenblumen, die Metalle stark anreichern und daher nach erfolgter „Bodenheilung" wie Sondermüll entsorgt werden (Zeitschrift für Phytotherapie 4/2000).
7. Gerhard Madaus wies darauf hin, daß der Name Quecke sich von der indogermanischen Wortwurzel giw = leben ableitet.
8. Diese Signatur tragen viele „Blutreiniger", z.B. Berberitze, Brennnessel, Disteln, Kletten, Rosengewächse, Zitrone ...
9. Zu den Gundkräutern gehörten alle Kräuter, die gegen „gund" (german. für giftiges Sekret, Wundjauche, Eiter) gebraucht wurden. Hierzu zählten bspw. Ehrenpreisarten, Gamanderarten und Wegerich (Max Höfler; Volksmedizinische Botanik der Germanen). Der Volksname „Herr des Eiters" zeigt an, daß Tee und/oder Extrakte bei allen eitrigen Leiden hilfreich sind; z.B. bei Akne, Angina, Lungenempyem und lokal bei eitriger Mittelohrentzündung.
10. Erdbeere und Leberblümchen weisen auch dreilappige Blätter auf.

Literaturtips

– Höfler, M.: Volksmedizinische Botanik der Germanen; Verlag für Wissenschaft und Bildung, Berlin 1990
– Paracelsus: Sämtliche Werke; Anger Verlag Eick, Anger 1993
– Pelikan, W.: Heilpflanzenkunde; Philosoph.-Anthroposoph. Verlag am Goetheanum, CH-Dornach 1958
– Rippe, Madejsky, Amann, Ochsner, Rätsch: Paracelsusmedizin; AT Verlag, CH-Aarau 2001
– Schlegel, E.: Religion der Arznei; J. Sonntag Verl., Regensburg 1987
– Storl, W.-D.: Heilkräuter und Zauberpflanzen zwischen Haustür und Gartentor; AT Verlag, CH-Aarau 1996
– Storl, W.-D.: Pflanzen der Kelten; AT Verlag, CH-Aarau 2000

Philosophie und Heilkunst
Elementenlehre

„Die vier göttlichen Wurzeln der Existenz"

von Olaf Rippe

Die antike Vier-Elementen-Lehre und ihre Bedeutung in der Kräuterheilkunde

„Wer sie nicht kennte, / Die Elemente, / Ihre Kraft / Und Eigenschaft, / Wäre kein Meister / Über die Geister"

(Johann Wolfgang von Goethe)

Über zwei Jahrtausende war die antike Lehre von den vier Elementen das beherrschende Denksystem des Abendlands. Aber anders als in der chinesischen oder ayurvedischen Medizin, die auf ähnlichen Vorstellungen beruhen, schenkt man in der abendländischen Heilkunde der Elementenlehre kaum noch Beachtung, dabei ist sie die Grundlage wichtiger Heilverfahren wie der Kräuterheilkunde, Spagirik, Astro- oder Humoralmedizin. Auch alte Kräuterbücher, die Texte von Hildegard und Paracelsus oder die therapeutischen Ansätze der anthroposophischen Medizin werden durch die Elementenlehre erst wirklich verständlich.

Vor allem kennt dieses alte Weltbild einen qualitativen Zugang zur Natur, der in der stofforientierten Heilkunde unserer Zeit fast vollständig verlorengegangen ist.

Den Unterschied zum heute vorherrschenden materialistischen Weltbild formulierte der Anthroposoph E.M. Kranich mit den Worten: „Die Elemente sind ein Prozeß lebendigen Zusammenwirkens von Qualitäten, die nur geistig zu fassen sind. Wenn man sich mit den Elementen beschäftigt, befindet man sich in einem lebendigen Geschehen; bei den Stoffen steht man vor Objekten." Somit entfremdet die Betonung des Stofflichen im Denken den Menschen von der Natur und damit von sich selbst.

Es ist also mit Sicherheit ein Fehler, die eigene Tradition zu belächeln oder gar zu leugnen, denn als ganzheitliches Weltbild ist die abendländische Elementenlehre sehr wohl von Nutzen und dazu geeignet, die wahre Natur von Krankheitsprozeß und Heilmittel zu erkennen.

Von der Philosophie zur Humoralmedizin

„Denn die vier Wurzelkräfte aller Dinge höre zuerst: Zeus, der schimmernde und Here, die lebensspendende sowie Aido-neus und Nestis, die durch ihre Tränen fließen läßt irdischen Springquell."
(Empedokles von Agrigent[1])

Die Vorstellungen über das Wirken der Urkräfte gehen auf den antiken Philosophen Empedokles von Agrigent (5 Jh. v. Chr.) zurück. Er nannte sie Feuer, Wasser, Luft und Erde, erst Platon sprach von Elementen.

Aristoteles fügte diesem System noch ein fünftes Element hinzu, auch Quintessenz oder Äther genannt. Es ist die Vereinigung der vier Urkräfte sowie deren Ursprung und Vollendung. Als geistiges Prinzip finden wir sie aber in allen Erscheinungen wieder. Sie ist die Vereinigung der Gegensätze: Feuer und Wasser, Sonne und Mond, männlich und weiblich, Wissen und Liebe. Die Quintessenz aus der Natur freizusetzen und als Heilmittel zu nutzen ist die geheime Kunst der Alchimie.[2]

Aristoteles führte auch die qualitative Unterscheidung der Elemente ein (Wärme, Kälte, Trockenheit, Feuchtigkeit).

„Jedes Element hat zwei spezifische Eigenschaften, wovon es die erste für sich ausschließlich besitzt, durch die zweite aber wie durch ein Medium mit dem folgenden Element zusammenhängt. Das Feuer ist <u>warm</u> und trocken, die Erde <u>trocken</u> und kalt, das Wasser <u>kalt</u> und feucht, die Luft <u>feucht</u> und warm."
(Agrippa v. Nettesheim).

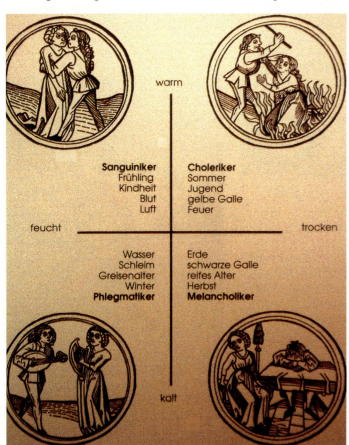

Die vier Temperamente
(Medizinhistorisches Museum Zürich; Foto: Olaf Rippe)

Philosophie und Heilkunst
Elementenlehre

Die unterstrichene Eigenschaft bildet die primäre Qualität eines Elements; Feuer wäre demnach mehr warm als trocken, Erde mehr trocken als kalt, Wasser mehr kalt als feucht und Luft mehr feucht als warm.

Polybos, Schwiegersohn des Hippokrates, entwickelte aus der Elementenlehre die Vier-Säfte-Lehre und ein darauf aufbauendes Therapiesystem, die Humoralmedizin (humores = Säfte). Gesundheit entspricht nach diesem System einer harmonischen Verteilung der vier Säfte (Eukrasie), beziehungsweise der Elemente: Blut (Luft), Schleim (Wasser), schwarze Galle (Erde) und gelbe Galle (Feuer). Krankheit ist dagegen eine falsche Säftemischung (Dyskrasie), beziehungsweise das Überwiegen eines Safts oder eines Elements. Nach antiken Vorstellungen erfolgt die Therapie durch Entleeren des überschüssigen Saftes (Ausleitung der „materia pecans" = schuldige Materie).

Der griechische Arzt Galenos (129 bis 199 n. Chr.) wandte die Säftelehre auch auf seelische Vorgänge an. Die falsche Säftemischung führt zur Entstehung der vier Temperamente: Melancholiker (Erde; melanos = schwarz, chole = Galle), Sanguiniker (Luft; sanguis = Blut), Phlegmatiker (Wasser; phlegma = Dampf), Choleriker (Feuer; chole = Galle). Nach dem Untergang Roms entwickelten arabische Ärzte wie Avicenna die Elementenlehre weiter. Durch die Kreuzzüge kam das Wissen wieder zurück nach Europa und beeinflußte die Medizin des Mittelalters erheblich. Im Spätmittelalter und in der Renaissance erlebte die Elementenlehre ihre letzte Hochblüte. In der Neuzeit begann schließlich ihr Niedergang, der bis heute andauert.

Die Elemente und ihre Eigenschaften

„Dies ist die Wurzel und Grundlage aller Körper, Naturen, Kräfte und wunderbaren Werke; wer diese Eigenschaften der Elemente und ihre Mischungen kennt, der wird ohne Schwierigkeit wunderbare und erstaunliche Dinge vollbringen und ein vollendeter Meister der natürlichen Magie sein."
(Agrippa von Nettesheim)

Der Charakter der Elemente zeigt sich schon in ihrer Symbolik: Ein Dreieck nach oben haben Feuer und Luft, dies zeigt ihre aktive männliche Kraft. Wasser und Erde haben dagegen ein Dreieck nach unten; es verweist auf ihre passive weibliche Kraft. Die Elemente sind damit polar geordnet, ähnlich dem Yang-Yin-System der chinesischen Medizin. Feuer (Yang) und Wasser (Yin) bilden die Grundpolarität der Elemente. In der Alchimie haben sie symbolisch das gleiche Gewicht. Das Element Luft verbindet diese zwei Grundkräfte miteinander. Das Ergebnis des Zusammenwirkens dieser drei Kräfte sind die Manifestationen im Element Erde.

Bildhaft beschrieb Hermes Trismegistos[3] das schöpferische Zusammenwirken der Elemente: „Sein Vater ist die Sonne (Feuer), seine Mutter der Mond (Wasser), der Wind (Luft) hat es in seinem Bauch getragen, seine Amme ist die Erde."

Zuordnungen zu den Elementen

Neben Körpersaft und Temperament ordnet man den Elementen und ihren Qualitäten unter anderem auch Organe, Krankheitsprozesse und Heilmittel, insbesondere Pflanzen, zu.

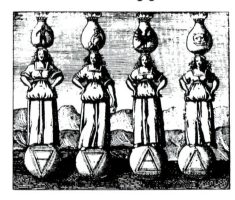

Die Dreiecke als Symbole der Elemente Erde, Wasser, Luft und Feuer (Chymisches Lustgärtlein, Stoltzius von Stoltzenberg; 1624)

Dabei unterscheidet man beispielsweise ein trockenes Fieber (Feuer) von einem Fieber mit Schweiß (Luft). Akute Krankheiten sind feurig/luftig, chronische dagegen erdhaft/wäßrig.

Von den Organen sind zum Beispiel Herz und Galle feurig, Leber und Lymphe wäßrig, Niere und Hormonsystem luftig, Lunge und Bewegungsapparat erdhaft.

Kräuter mit Herzwirkung stärken Selbstwahrnehmung und Ich-Bewußtsein (Feuer), Leberheilpflanzen regenerieren den Organismus (Wasser), Nierenmittel wirken auf unsere Gefühlssphäre (Luft) und Lungenmittel stärken die physische Konstitution (Erde).

Die Pflanzenteile ordnete Agrippa von Nettesheim wie folgt zu: „Bei den Pflanzen gehören der Erde an die Wurzeln wegen ihrer Dichtheit, dem Wasser die Blätter wegen ihres Saftes, der Luft die Blüten wegen ihrer Feinheit, dem Feuer der Same wegen seines erzeugenden Geistes."

△ *Feuer*

Das Feuer ist als erstes durch den Weltgeist aus der Finsternis entstanden und durchflutet alles mit Licht und Wärme. Es ist die Ordnung nach dem Urchaos der Schöpfung. Feuer ist das aktive schöpferische Prinzip, die Intuition, Bewegung, Potenz, Kraft und der Wille zur Existenz. Für den Menschen ist es das Bewußtsein seiner selbst (mentaler Körper), sein Feuer der Liebe, seine Begeisterung, Lust und Erkenntnis.

Charakter: warm – trocken; strahlend; brennend, aktiv
Alchimie: Sulfur; alle Prozesse, bei denen man Wärme verwendet
Bewußtseinsform: Intuition
Temperament: cholerisch
Organe: Herz, Arterien, Galle, Muskulatur, Abwehrprozesse
Säfte: gelbe Galle

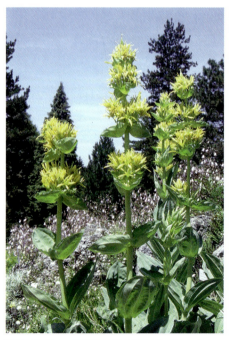

Gelbe Farbe und bitterer Geschmack zeigen das feurige Wesen des gelben Enzians

Foto: Olaf Rippe

Philosophie und Heilkunst
Elementenlehre

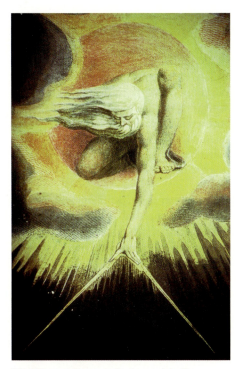

Mit Blitz und Donner offenbaren sich die Gottheiten des Elements Feuer (William Blake, 1794)

Geschmack: scharf, brennend, bitter, warm, zusammenziehend
Geruch: beißend, krautig, würzig, warm, balsamisch, intensiv
Pflanzensignatur: Reifung, Umwandlung der Blütenkraft in Samen. Verhärtungsprinzip; Ausbildung harter Hölzer (Zimtrinde, Eiche, Berberitze). Umwandlung des Blattprinzips in Nadeln oder Dornen (Berberitze, Schlehe, Disteln, Nadelgehölze). Ausbildung von Bitterstoffen, Scharfstoffen (teils auch Luft), fetten und ätherischen Ölen (Olive, Sonnenblume, Rosmarin, Wermut). Farbausbildung: Gelb, Orange, Rot, Purpur
Wirkung: erhitzend und austrocknend, stimulierend, tonisierend, abwehrsteigernd, keimtötend, häufig emmenagog und den Kreislauf anregend; bei chronischen Leiden
Konstitution: luesinisch; oxygenoid, hyperton-plethorisch, athletisch
Übermaß von Feuer = Mangel an Wasser: Überwiegen der gelben Galle = cholerisches und extrovertiertes Temperament, häufig mit Tendenz zur Gewalt, auch gegenüber sich selbst; Ungeduld, Jähzorn, Rücksichtslosigkeit

Akute und heiße Erkrankungen mit gleichzeitiger Trockenheit. Herz-Kreislauf-Erkrankungen wie Hypertonie, Apoplexie, Sklerose (auch Erde), entzündliche Herzleiden. Allgemein Entzündungen mit Hitze und Rötung und wenig Sekretbildung, z.B. trockene Bronchitis. Gallenblasenentzündung (mit Steinbildung auch Erde), Hepatitis, Gastritis (Ulcus zeigt Übergang zu Erde). Septische Fieber; Leukozytose.

▽ Wasser

Über das Wesen des Elements Wasser schrieb ein chinesischer Gelehrter im 11. Jahrhundert: *„Von allen Elementen sollte der Weise sich das Wasser zum Lehrer wählen. (...) Wasser erobert durch Nachgeben; es greift nie an, aber gewinnt immer die letzte Schlacht."*

Im Wasser liegt die Keimkraft aller Dinge. Es hat die Kraft der Ernährung und des Wachstums. Es ist weiblich, passiv und alles durchdringend. Es ist das Leben, die Gefühle, die Liebe zur Natur, die Zärtlichkeit, das Mitgefühl. Wasser ist das Form- und Wachstumsprinzip des Lebens, der Bildekräfteleib (= Bild der Kraft) oder Ätherleib der Anthroposophen, mit dessen Hilfe die Regeneration und der Energieaufbau er-

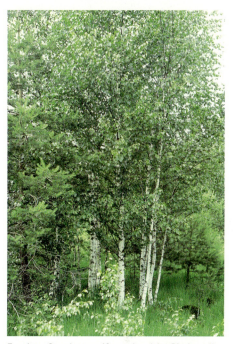

Feuchter Standort, weiße und weiche Rinde, milder Geschmack und hoher Wassergehalt machen die Birke zu einer Pflanze des Elements Wasser
Foto: Olaf Rippe

folgt. Paracelsus nannte diese Kraft Archeus.
Charakter: feucht – kalt, beweglich, formend, passiv
Alchimie: passiver Merkur, Putrefaktion, Kondensation
Bewußtseinsform: Imagination, Medialität, Phantasie
Temperament: Phlegma
Organe: Leber, Keimdrüsen, Haut, Schleimhaut, Lymphe, Körperflüssigkeiten
Säfte: Schleim
Geschmack: muffig, fad, schleimig, faulig
Geruch: durchdringend, aashaft, faulig, muffig, schweißig, pheromonähnlich
Pflanzensignatur: Keimung; Säftefluß der Pflanze. Weiche und saftige Kräuter; mit fleischigen und wasserhaltigen Blättern (Agave, Aloe, Dachwurz – Überlebensprinzip im Element Feuer). An feuchten Stellen wachsend (Weide, Birke); Wasser- und Moorpflanzen (Seerose, Sonnentau). Nach-

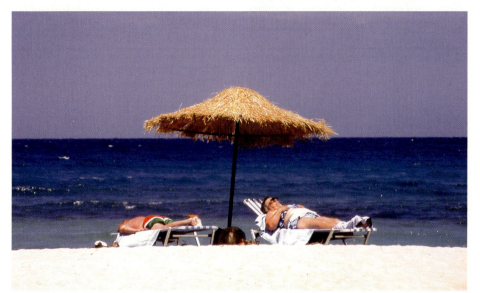

Das Element Wasser hat vor allem die Kraft der Regeneration. Foto: Olaf Rippe

Philosophie und Heilkunst
Elementenlehre

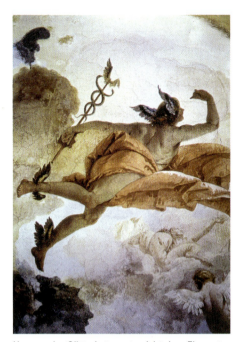

Hermes, der Götterbote, entspricht dem Element Luft (Tiepolo Giambattista, 18. Jhd.)

taktive Pflanzen (Königin der Nacht; Nachtkerze). Ausbildung von Schleimstoffen, Feuchtigkeitsspeicher. Farbausbildung häufig Weiß, Rosa, Hellgelb
Wirkung: kühlend und anfeuchtend, entzündungswidrig, regenerierend, sedierend, häufig antiallergisch; bei akuten Leiden
Konstitution: lymphatisch; hydrogenoid; allergische Diathese (Anergie)
Übermaß an Wasser = Mangel an Feuer: Überwiegen von Schleim = phlegmatisches, introvertiertes Temperament; Willensschwäche, Unentschlossenheit, unselbständig, ängstlich
Ständige Müdigkeit, Schweißneigung (kalt), Kreislaufschwäche (ständiges Frösteln), Hypotonie, Bindegewebsschwäche. Lymphatismus mit Neigung zu Wassereinlagerungen. Alle Symptome verschlimmern sich bei feucht-kalter Wetterlage. Neigung zur Verschleimung (chronische Sinusitis, Bronchitis). Rezidivierende Erkrankungen, Infektneigung (oft auch Erde). Mykosen. Neigung zu Tumorbildung und Krebs. Status nach Schock. Fettsucht.

△ Luft
Luft ist der Vermittler zwischen Feuer und Wasser. Sie ist das Fluidum oder die Aura um die Dinge. Junius beschreibt sie als „Trägerin des Samens". Die Luft ist die astrale Welt der Träume, der Prophetie, der Psychometrie. Für den Menschen ist es seine Fähigkeit zum Gefühlsausdruck oder die Erkenntnis durch Überwindung der Polarität von Sympathie und Antipathie. Die Fähigkeit zur Kompensation und Flexibilität je nach Lebensumständen. Rhythmische Funktionen wie Atmung und Herzschlag, Schlaf-Wach-Rhythmus, Monatsblutung, Hormonsystem.
Charakter: warm – feucht, gasförmig, aktiv
Alchimie: aktiver Merkur, Gärung, Destillation, Potenzierung
Bewußtseinsform: Inspiration
Temperament: sanguinisch
Organ: Niere, Blase, Nebennieren, venöser Kreislauf, Hormondrüsen, Nerven
Säfte: Blut
Geschmack: scharf (auch Feuer), sauer, aromatisch, schweißig, schwefelig, senfig
Geruch: flüchtig, hell, fein, krautig, Kampfer- und Zitrusnote; Kopfnote in Parfüms
Pflanzensignatur: zarte Blüten (Sauerklee). Ausprägung von Blatt und Stengel (Merkur); Formung des Blattprinzips in das Fächrige und Gefiederte, Umformung zur Blüte mit Staubgefäßen. Windsamer (Ul-

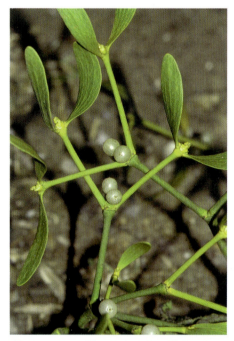

Mit ihren eigenwilligen botanischen Merkmalen, ihrer schleimigen Konsistenz und ihrer immunstimulierenden Wirkung zählt die Mistel zu den Pflanzen des Elements Luft   Foto: Olaf Rippe

me); rankende Pflanzen (Waldrebe), schnellwüchsig; feingliedriger schlanker Aufbau (Honigklee); Ausbildung eines hohlen Stengels (Schierling). Pflanzen mit bizarrer Blütenform (Akelei). Ausbildung von Alkaloiden, Cumarinen, Saponinen, ätherischen Ölen, Herzglykosiden, Senfölglykosiden (da sehr warm, auch etwas Feuer). Farbausbildung: Pastelltöne, Blautöne, Violett, Komplementärfarben, vielfarbig
Wirkung: erwärmend und anfeuchtend, Anregung geistiger Funktionen, aktivieren Stoffwechsel bei chronischen Leiden, keimtötend, resolvierend, häufig spasmolytisch
Konstitution: neurasthenisch, allergisch (Hyperergie), hypochondrisch; Tuberkulinismus
Übermaß an Luft = Mangel an Erde: Überwiegen von Blut = sanguinisches, extrovertiertes, nervöses Temperament; Hysterie, hektisch; neurotische Charakterstruktur, nervöse Tics
Hyperthyreose; klimakterische Schweiße (warm). Nervöse Symptomatik wie Herzrhythmusstörungen, Cor nervosum, Infarkttyp. Akute Schübe allergischer Erkrankungen wie Urticaria, Heuschnupfen, Asthma (auch etwas Wasser). Entzündliche Leiden mit Tendenz zur Schwellung wie Gicht (auch Feuer) oder Arthritis. Entzündungen mit Sekretaustritt (Wundeiterungen). Krampfleiden, besonders periodische (Epilepsie, Migräne, Dysmenorrhoe). Venenentzündung (Thrombose zeigt auch Erde). Entzündliche Nieren-Blasen-Leiden.

▽ Erde
Die Erde ist aus dem Zusammenwirken von Feuer, Wasser und Luft entstanden. Sie ist der Behälter aller himmlischen Strahlen und Einflüsse.
Junius beschreibt sie als „Schatzhalterin aller Dinge". Sie ist die sichtbare Manifestation der Idee/Feuer. Hier entsteht Raum, Maß, Gewicht und Zeit. Es ist das Prinzip der Erstarrung, des Verharrens, des Ruhens. Das Wesen der Erde ist weiblich und passiv. Für den Menschen ist es seine Existenz in einer körperlichen Form, der physische Leib der Anthroposophen. In der Gnosis ist es der luziferische Fall in die Materie (Feuer in Erde).
Charakter: trocken – kalt, fest, passiv
Alchimie: Sal, Aschezusatz in spagirischen Präparaten
Bewußtseinsform: Intellekt
Temperament: Melancholie
Organ: Lunge, Knochen, Gelenke, Haut und Hautanhangsorgane
Säfte: schwarze Galle
Geschmack: süß, salzig, erdig, modrig, teils relativ geschmacklos oder penetranter Nachgeschmack

Philosophie und Heilkunst
Elementenlehre

Geruch: terpentinhaft, balsamisch, harzig, Fixative in der Parfümerie

Pflanzensignatur: Wurzelbildung. Die Speicherwurzelpflanzen sind mehr dem Wäßrigen verwandt, bittere gelbe Wurzeln dem Feuer und aromatische Wurzeln der Luft. Trockene, wasserflüch-tende Pflanzen (auch oft Feuer), Rin-den (auch Feuer), kriechende Pflanzen; ausdauernde Pflanzen; Immergrüne (oft auch Feuer); erdgeschichtlich weit zurückreichend (z.B. Farne); Pflanzen, die ein hohes Alter erreichen. Flechten. Wenig Blütenbildung. Ausbildung von Gerbstoffen; Betonung der Kieselsäure und anderer Mineralien. Farbausbildung häufig unscheinbar, dunkle Farbtöne, Moosgrün, Grau, Dunkelviolett (auch Luft). Kohle- und Aschepräparate aus Pflanzen

Wirkung: kühlend und austrocknend, adstringierend, sedierend, wundheilend, blutstillend, teils antiallergisch und antibiotisch wirkend

Konstitution: Psora, carbo-nitrogen, biliär, dyskratisch

Übermaß an Erde = Mangel an Luft: Überwiegen der schwarzen Galle = melancholischer, introvertierter Typ; Neurasthenie

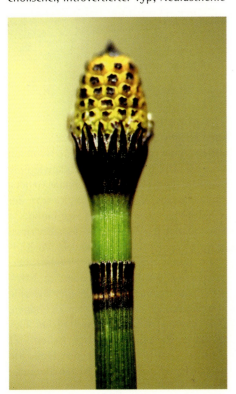

Der hohe Mineralgehalt, die blütenlose und stark strukturierte Gestalt sowie der milde Geschmack deuten im Schachtelhalm (hier Equisetum hyemale) auf das Element Erde   Foto: Olaf Rippe

Name	Qualität	Kommentar
Berberitze, Berberis vulgaris	warm 3 trocken 3	Wurzel; bitter; gelb, stachelig; Leber – Galle; Niere, Haut; chronische und kalte Leiden; bei Entzündungen und Gallensteinen in Potenzen
Brechnuß, Strychnos nux vomica	warm 4 trocken 1	Früchte; extrem bitter und tonisierend; rezeptfrei ab D4; als Homöopathikum bei Übermaß an Feuer (Umkehreffekt)
Engelwurz, Erz-Angelica archangelica	warm 2 trocken 2	Wurzel; etwas süß, scharf, bitter; Tonikum, chron. Verdauungsprobleme
Enzian, Gelber, Gentiana lutea	warm 2 trocken 3	Wurzel; bitter, austrocknend, zusammenziehend; Amarum
Kamille, Echte Matricaria chamomilla	warm 1 trocken 3	Blüten; bitter, zusammenziehend, krampflösend; entzündungswidrig (neigt zu Erde!)
Lebensbaum, Thuja occidentalis	warm 2 trocken 2	Triebspitzen; Immunstimulans
Mahonie, Berberis aquifolium	warm 2 trocken 2	Wurzel; bitter, zusammenziehend und trocknend; chronische Hautleiden
Rosmarin, Rosmarinus officinalis	warm 2 trocken 1	Kraut; bitter, leicht scharf und würzig; Kreislaufstimulans
Sonnenhut, Echinacea angustifolia, E. purpurea	warm 2 trocken 2	Wurzel; leicht brennend; Immunstimulans
Wermut, Artemisia absinthium	warm 3 trocken 2	Kraut; extrem bitter und anregend; galletreibend, emmenagog

Tabelle 1: Pflanzen mit Feuercharakter

Ausgemergelter, trockener Typ; verträgt keinerlei Reize; Vergreisung; senile Demenz. Sklerose (etwas Feuer), Multiple Sklerose; Neuralgien (auch etwas Wasser). Allgemein chronische, schleichende und progressive Leiden. Status nach Vergiftung durch Schwermetalle, Impfungen oder Chemotherapie. Allgemein trockene Hautleiden wie Psoriasis. Arthrose. Zirrhose. Immunschwächesyndrom. Status nach Entzündungen (Narben = Erde!). Jede Krankheit hat die Tendenz, im chronischen Ver-

Name	Qualität	Kommentar
Betonie, Betonica officinalis	kalt 1 feucht 2	Kraut; mild aromatisch; kühlend
Birke, Hänge- Betula pendula	kalt 2 feucht 1	Blätter, Rinde; milder, fader Geschmack; entzündungswidrig
Blasentang, Fucus vesiculosus	kalt 2 feucht 3	Tang; salzig, kühl, regt Luft an, stimuliert Schilddrüse (Luft)
Dachwurz, Sempervivum tectorum	kalt 1 feucht 2	Blätter, allg. entzündungswidrig; auch bei Altershaut (= Erde)
Eibisch, Althaea officinalis	kalt 2 feucht 1	Wurzel; süß; entzündungswidrig
Klebkraut, Galium aparine	kalt 3 feucht 2	Kraut; leicht salzig, guter Reiniger, proteolytische Enzyme
Passionsblume, Passiflora incarnata	kalt 1 feucht 1	Kraut; stark beruhigend
Rose; R. centifolia R. damascena	kalt 2 feucht 1	Blüten, Blätter; süß, leicht kühlend; Blätter stärker adstringierend (Erde)
Stiefmütterchen Viola tricolor	kalt 1 feucht 2	Kraut; Kindermittel; entzündliche Hautleiden
Weide, Silber- Salix alba	kalt 2 feucht 1	Blätter, Rinde, sehr entzündungswidrig

Tabelle 2: Pflanzen mit Wassercharakter

Philosophie und Heilkunst
Elementenlehre

lauf in ein Übermaß an Erde überzugehen. Der Tod ist kalt und trocken.

Die Zuordnung von Pflanzen zu den Elementen

Die Zuordnung einer Pflanze zu einem Element soll zeigen, daß sich die Qualitäten dieses Elements besonders deutlich in der Pflanze verkörpern.

Die Zuordnung erfolgt durch die Signaturen einer Pflanze (signum = Zeichen), meist nach ihrem Geschmack, aber auch nach anderen Kriterien wie Geruch, Farbe oder Form. Hierin liegt einerseits die Stärke des Systems, da sie den individuellen Charakter einer Pflanze betont und sie nicht verdinglicht, andererseits ist die Auswertung der Signaturen ausgesprochen subjektiv und von den Fähigkeiten des Anwenders abhängig. Es erfordert viel Erfahrung im Umgang mit Pflanzen – und zwar mit allen Sinnen –, damit die Zuordnung keiner bloßen Willkür unterliegt.

Grundsätzlich erfolgt eine Einteilung nach den vier Grundqualitäten der Elemente. Es versteht sich von selbst, daß eine Pflanze keine gegensätzlichen Eigenschaften haben kann; eine Pflanze kann nicht gleichzeitig trocken und feucht oder kalt und warm sein; dies gilt ebenso für Krankheiten.

Die graduelle Einteilung von Pflanzen

Um die Unterschiede bei gleicher Zuordnung verschiedener Pflanzen zu einem Element besser darzustellen, ist es seit den Zeiten Galens üblich, die Qualitäten in verschiedene Grade einzuteilen; in der Regel werden dazu drei bis vier Grade verwendet. Beispiel: trocken im ersten Grad ist leicht zusammenziehend (z.B. Frauenmantel), im zweiten Grad ist es dies stärker (z.B. Weißdorn) und im dritten Grad ist es dies besonders intensiv (z.B. Tormentill); die Wirkung beruht auf einem unterschiedlichen Gehalt an Gerbstoffen. Im vierten Grad ist die Wirkung bei falscher Dosierung auf jeden Fall toxisch, diese Graduierung gilt für nahezu alle Giftpflanzen. Eine ausgewogene Verkörperung eines Elements finden wir bei ausgeglichener Zuordnung von zwei Qualitäten.

Beispiel: Galgant (Alpinia officinarum) ist im dritten Grad trocken und warm. In der Gewürzpflanze ist das Feuer also besonders ausgeprägt; die Wirkung ist stark erhitzend, tonisierend und austrocknend und eignet sich beispielsweise zur Behandlung von Hypotonie und chronischen Verdauungsleiden wie Mykosen (Überwiegen von Wasser).

Meist liegt aber eine unterschiedliche Gewichtung vor, ein Stoff ist zum Beispiel wärmer als trocken oder feuchter als warm. Dadurch ergeben sich Übergänge zum verwandten Element.

Ein Beispiel ist das Immergrün (Vinca minor), das warm im ersten und trocken im zweiten Grad ist. Immergrün ist also wie Galgant feurig, allerdings wesentlich geringer. Die Betonung des Trockenen gegenüber der Wärme zeigt, daß Immergrün auch die Tendenz zum Erdhaften hat (Hauptzuordnung: trocken). Da mit der Erde beispielsweise Altersleiden und Sklerose korrespondieren, erklärt sich die anregende Wirkung (Feuer) auf die Hirndurchblutung von Immergrün bei Cerebralsklerose (Erde). Weitere Signaturen für diese Indikationen sind: Dauerhaftes Grün (daher der Name) = chronische Prozesse, Altersleiden oder die blaue Frühjahrsblüte = Geist anregend. Tatsächlich hat man einen Wirkstoff (Vincamin) gefunden, der die Indikation bestätigt, allerdings kennt die Volksmedizin diese schon seit Jahrhunderten.

Die Elementenlehre hilft aber nicht nur bei der Klassifizierung einzelner Pflanzen und zeigt deren Wesensverwandtschaft zu anderen, sie ist auch hilfreich bei der Auswahl von Kräutern für Mischrezepte. Es ist zum Beispiel unsinnig, ein Rezept aus einem kalt-feuchten Mittel wie der Taubnessel und einem warm-trockenen Mittel wie der Berberitze zu bilden, da deren Wirkungen konträr sind. Ein weiteres Beispiel einer unsinnigen Rezeptur wäre die Kombination des schweißtreibenden Holunders (etwas warm und sehr feucht = Luft und etwas Wasser) mit dem schweißhemmenden Salbei (etwas warm und sehr trocken = Feuer und etwas Erde).

Sehr wohl lassen sich dagegen Rezepte aus Stoffen bilden, die Gemeinsamkeiten aufweisen. So läßt sich ein wenig warmes und mäßig trockenes Mittel wie die Bartflechte mit relativ kalten und etwas trockenen Mitteln wie dem Schachtelhalm oder dem Lungenkraut zur Lungentherapie (Erde) kombinieren. Die Betonung des Rezepts liegt auf der Trockenheit und eignet sich gleichermaßen zur Behandlung feucht-kalter (z.B. Erkältung/Wasser) oder feucht-warmer Erkrankungen (z.B. Heuschnupfen/Luft).

> „Bald sich durch Liebe alles vereinigt zu Einem, bald auch werden wieder die einzelnen Stoffe auseinandergetragen im Hasse des Streites."
> (Empedokles von Agrigent)

Die Elementenlehre als therapeutisches Modell

Durch die jeweilige Qualität der Elemente ergeben sich Polaritäten (Antipathie) wie Gemeinsamkeiten (Sympathie). Grundsätzlich wirken immer alle Elemente zusammen, jedoch in unterschiedlicher Intensität (siehe „Das Kräftespiel der Elemente").

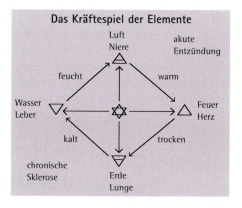

1. Antipathie = Kontrolle und Hemmung (Kreuz)

Wegen ihrer primären Qualitäten bilden Feuer (warm) und Wasser (kalt) sowie Erde (trocken) und Luft (feucht) polare Gegensätze. Daraus ergibt sich das Gesetz der gegenseitigen Kontrolle und Hemmung. Krankheiten resultieren aus dem Übermaß eines Elements und der mangelnden Kontrolle durch den Gegenpol. Nimmt beispielsweise das Element Feuer im Menschen überhand, dann muß die Therapie eine Erhöhung von Wasser zum Ziel haben. Die Therapie mittels gegensätzlicher Elemente heißt „Antipathisches Heilen". Es führt zu einem Ausgleich der Elemente nach dem Prinzip einer Waage (Regulationstherapie).

Die Therapie erfolgt durch Energetisierung des schwächeren Elements sowie durch eine eventuelle Ableitung des stärkeren.

Beispiel Hypertonie = Überwiegen von Feuer: Ableitung von Feuer durch Aderlaß, gleichzeitig Gabe von Mitteln der Elemente Wasser und Erde, die den Patienten vor allem kühlen, anfeuchten und beruhigen sollen, z.B. Baldrian, Mädesüß, Mistel, Passionsblume.

Geben wir statt dessen Mittel des Elements Feuer, würde sich der Prozeß verschlimmern, desgleichen bei Gabe von Luftmitteln, die ebenfalls warm sind. Mittel des Elements Luft kämen aber in Frage, wenn sie deutlich feuchter als warm sind wie die Mistel (Verbindung zu Wasser = feucht, als Gegenpol zu Feuer).

Wenn wir antipathisch arbeiten, muß ein großer Reiz mit einer großen Wirkung erfolgen – liegt ein Übermaß von Feuer vor, braucht es soviel Wasser, daß es Feuer löschen kann. Dies ist der Grund, warum diese Methode auf große Dosen und häufige Gaben nicht verzichten kann.

Dabei ist zu beachten, daß Feuer das aktivste Element darstellt, danach Luft, dann Wasser und zum Schluß Erde, als das passivste. Daher braucht es von Feuer oder Luft immer geringere Mengen als von Erde und Wasser.

Anders gesagt: Heilmittel von Luft und Feuer führen in größeren Mengen schneller zu Unverträglichkeiten oder wirken toxisch.

Antipathische Therapie am Beispiel Psoriasis – Neurodermitis

1. Chronische trockene Hauterkrankungen wie Psoriasis sind ein Überwiegen von Erde, d.h., sie sind kalt und trocken. Wir brauchen in erster Linie Mittel des Elements Luft (warm-feucht), also senfig/sauer schmeckende Pflanzen oder solche von schlanker Gestalt, mit schmalen/gefiederten Blättern und mit hohlem Stengel, eventuell mit Milchsaft, allgemein sollten die Pflanzen saftig sein; aus der Systematik eignen sich besonders Doldenblütler, da sie in ihrer Gestalt sehr luftig sind. Ferner eignen sich einige Mittel des Elements Feuer, sofern sie nicht zu trocken sind.

Von Luft braucht es größere Mengen (Polarität), von Feuer geringere (Verwandtschaft zu Erde = Trockenheit; siehe auch Kapitel „Sympathie").

Beispiele: Luft – Brennessel, Brunnenkresse, Erdrauch, Löwenzahn, Meisterwurz, Mistel, Sarsaparilla, Schöllkraut. Feuer: Berberitze, Engelwurz, Mahonie; die Feuermittel in geringer Dosierung oder in Tiefpotenzen.

Name	Qualität	Kommentar
Bittersüß, Solanum dulcamara	feucht 2 warm 1	Blätter, Stengel; Geschmack abwechselnd bitter und süß; Infekte, Allergien, Rheuma
Brennessel, Urtica dioica	feucht 3 warm 1	Blätter, Samen; kühl, etwas bitter; Universalmittel bei Allergien, Hautleiden und Rheuma
Brunnenkresse, Nasturtium officinale	feucht 3 warm 1	Blätter; senfig, schwefelig; bei Dysbiose; als Diät wesentlich feuriger
Kapuzinerkresse Trapaeolum majus	feucht 1 warm 2	Blätter; senfig; Antibiotikum
Löwenzahn, Taraxacum officinale	feucht 1 warm 3	Wurzel, Kraut; auch etwas Feuer; Anregung der Verdauungsdrüsen
Meisterwurz, Imperatoria osthrutium	feucht 1 warm 3	Wurzel; scharf, daher nicht bei akuten Entzündungen
Mistel, Viscum album	feucht 3 warm 1	ganze Pflanze; chronische Leiden; Krebs; Hypertonie
Sarsaparilla, Smilax sarsaparilla	feucht 2 warm 1	Wurzel; leicht bitter, sauer; chronische Hautleiden
Schöllkraut, Chelidonium majus	feucht 2 warm 3	Kraut, Wurzel; scharf, leicht bitter; galletreibend
Steinklee, Melilotus officinalis	feucht 2 warm 1	Blüten; Venenleiden, potenziert bei nervösem Kopfschmerz

Tabelle 3: Pflanzen mit Luftcharakter

2. Hauterkrankungen wie Neurodermitis zeigen Symptome des Elements Luft (Nervosität, Juckreiz, nässend), aber auch des Feuers (rot und entzündlich). Die Krankheit kann man in ihrer Gesamtheit als warm bezeichnen.

Als Heilmittel nach den Regeln der Antipathie eignen sich in erster Linie Mittel des Elements Wasser, zum Teil auch mit Übergang zum Element Luft (Feuchtigkeit sollte betont sein) sowie in Kombination Mittel des Elements Erde (Kälte sollte betont sein).

Beispiele: Wasser – Betonie, Birke, Bittersüß (auch etwas Luft), Brennessel (auch etwas Luft), Klebkraut, Rose, Stiefmütter-

Philosophie und Heilkunst
Elementenlehre

Name	Qualität	Kommentar
Baldrian, Valeriana officinalis	kalt 1, trocken 2	Wurzel; kühlend mit etwas Bitterkeit; Sedativum
Beinwell, Symphytum officinale	kalt 2, trocken 1	Wurzel, Blätter; erdig, süß, schwarze Wurzel; Knochen- und Hautmittel
Ehrenpreis, Veronica officinalis	kalt 1, trocken 1	Kraut; erdig, leicht süß; erklärt Wirkung bei Entzündungen und Colitis
Eiche, Quercus robur	trocken 3, kalt 1	Rinde; zusammenziehend, entzündungswidrig
Himbeere, Rubus idaeus	kalt 1, trocken 1	Blätter; leicht zusammenziehend, ähnlich wirkt Brombeere
Isländisch Moos, Lichen islandica	kalt 2, trocken 1	Flechte; Geriatrikum; Lungenleiden, kühlend
Ringelblume, Calendula officinalis	trocken 2, kalt 2	Blüten; mildes Feuer; leicht bitter und scharf, kühlend; Universalmittel
Schachtelhalm, Equisetum arvense	kalt 2, trocken 1	Kraut; allg. entzündungswidrig
Süßholz, Glyzrrhiza glabra	kalt 2, trocken 1	Wurzel; süß; allg. entzündungswidrig
Wegerich, Breit-, Spitz- Plantago major, P. lanceolata	kalt 2, trocken 2	Blätter; leicht süß, salzig, etwas bitter; austrocknend und kühlend

Tabelle 4: Pflanzen mit Erdcharakter

chen, Weide. Erde – Himbeer- und Brombeerblätter, Eiche (auch etwas Feuer), Ehrenpreis, Ringelblume, Schachtelhalm, Wegerich (auch etwas Wasser).

2. Sympathie = Gegenseitige Erhaltung (Kreis im Uhrzeigersinn)

Die sympathische Beziehung der Elemente ergibt sich aus ihren jeweiligen Gemeinsamkeiten: Erde – Wasser (schwer/passiv = kalt, chronisch) im Gegensatz zu Feuer – Luft (leicht/aktiv = warm, akut); Wasser – Luft (Feuchtigkeit) im Gegensatz zu Feuer – Erde (Trockenheit).

Eine Therapie nach den Regeln der Sympathie erfolgt in erster Linie durch Anwendung von Mitteln, die über ihre Qualitäten einen Ähnlichkeitsbezug zur Krankheit aufweisen. Als Dosis sind in solchen Fällen nur geringe Mengen notwendig.

Beispiel: Behandlung einer Hypertonie (Feuer) mit Mistel (Luft) in geringer Dosierung.

Eine weitere Möglichkeit ist die Anwendung von Homöopathika. Mittel mit Wassercharakter heilen in potenzierter Form beispielsweise Zustände von zuviel Wasser; das Mittel nimmt also in potenzierter Form eine gegensätzliche Qualität an.

Beispiel: Die Teichrose (Nuphar luteum), die wir dem Element Wasser zuordnen, wirkt als Tinktur dämpfend auf die Libido (verstärkt Kälte/Wasser), in potenzierter Form ist sie dagegen sexuell stimulierend (verstärkt Wärme).

Diese Therapie wird durch den homöopathischen Umkehreffekt möglich, der in der Regel ab D4/6 eintritt. Ähnliches gilt für spagirische Zubereitungen, die in ihrer Qualität mit Homöopathika vergleichbar sind; daher erklärt sich, warum von Spagirika meist kleinste Mengen ausreichen.

Bei der Therapie nach den Regeln der Sympathie sollte man auf folgende Punkte achten:

1. Das Mittel entspricht in ausgeprägter Form der Elementenzuordnung der Krankheit – es wird potenziert verabreicht.

Beispiel 1: Behandlung eines Cholerikers (Feuer) mit Strychnos nux vomica (Brechnuß), einem extrem warmen und etwas trockenen Mittel (Bitter, Früchte) in höheren Potenzen.

Beispiel 2: Wir behandeln eine Arthrose mit entzündlichen Schüben = Übermaß an Erde und Tendenz zu Feuer. Wir verwenden Wurzeln (= Erde), die aber feurige Qualitäten in sich tragen, z.B. bitterer Geschmack, Stachelsignatur der Gesamtpflanze, Wurzel gelb; diese Kriterien erfüllt z.B. die Berberitze. Die Dosis braucht nicht besonders groß zu sein, es reichen wenige Tropfen täglich oder die D4 (sympathische Beziehung von Feuer zu Erde über trocken).

2. Wir ergänzen das Rezept durch das ähnlichere Element: Erde/Wasser, Feuer/Luft. Beispiel Arthrose (Erde): Wassermittel in größeren Dosen wie Birke, Weide oder Mädesüß ergänzen das Rezept, da das Element Wasser der Erde am nächsten steht.

3. Verknüpfen wir die sympathische mit der antipathischen Methode, dann mischen wir dem Rezept einer Arthrose (Erde) noch Luftmittel in großen Dosen zur Regulation bei, beispielsweise Brennessel.

Die gleichzeitige Verwendung antipathischer Mittel reduziert die Gefahr der Erstverschlimmerung einer homöopathischen Therapie, mindert aber in keiner Weise die Wirkung potenzierter Präparate.

Zusammen ergeben die drei Punkte eine Therapie, bei der man alle Elemente in unterschiedlicher Intensität verwendet. Sie ist damit komplexer als die antipathische Methode, aber auch wirkungsvoller und zudem eleganter.

---

[1] Aus dem Werk: „Über die Natur"; Zeus ist das ätherische Feuer, Here die Erde, Aidoneus die unsichtbare Luft und Nestis das Wasser.

[2] Das Hexagramm, die Vereinigung von Feuer und Wasser, ist das Symbol der Quintessenz.

[3] Ägyptischer Eingeweihter, der in der hermetischen Tradition mit Thot, dem Gott der Weisheit und Schöpfer der Alchimie, gleichgesetzt wird.

Literaturauswahl

Arroyo, Stephen: Astrologie, Psychologie und die vier Elemente; Hamburg 1989
Böhme, Gernot/Böhme, Hartmut: Feuer, Wasser, Erde, Luft; München 1996
Daems, Willem F.: Mensch und Pflanze; Schwäbisch Gmünd, 1988
Junius, Manfred M.: Praktisches Handbuch der Pflanzen-Alchimie; Interlaken 1982
Kranich, Ernst M.: Die Formensprache der Pflanze; Stuttgart 1976
Madejsky, Margret/Rippe, Olaf: Heilmittel der Sonne; München 1997
Müller, Ingo W.: Humoralmedizin; Heidelberg 1993
Nettesheim, Agrippa von: Die magischen Werke; Wiesbaden 1983
Paracelsus: Sämtliche Werke, Aschner Ausgabe; Anger 1993

Philosophie und Heilkunst
Elementenlehre

Konstitution - Disposition
Abendländische Elementenlehre und Konstitution

von Olaf Rippe

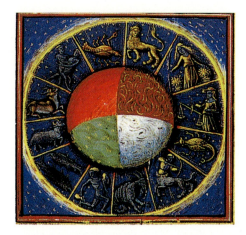

"So sind im Leib vier Elemente, die viererlei Krankheiten machen. Daher beruht der Mensch auf vier Elementen, gleichsam wie auf vier Müttern. Von diesen stammen Gesundheit und Krankheiten"

(Paracelsus).

Die antike Lehre von den Elementen geht zurück auf den griechischen Philosoph und Arzt Empedokles von Agrigent (5 Jh. v. Chr.). Er sprach von vier Wurzelkräften (rhizomata) der Schöpfung, die er Feuer, Luft, Wasser und Erde nannte. Nach seinen Vorstellungen entsteht und vergeht alles Existierende durch Liebe und Streit zwischen diesen Urkräften.

Schon kurz nachdem Empedokles die vier Wurzelkräfte der Schöpfung formuliert hatte, bezeichnete man sie als Elemente. Sie bildeten die erste Grundlage einer wissenschaftlich-rationalen Medizin im Abendland.

Somit beeinflusst die antike Elementenlehre seit 2500 Jahren unsere Kulturgeschichte und Heilkunde. Sie dürfte damit eines der ältesten Gedankenmodelle des Menschen über die Natur sein, das heute noch Beachtung findet, wenn auch nicht mehr in dem Ausmaß wie noch vor einigen Generationen.

Elementenlehre und Heilkunst

Ein wichtiger Schritt, um die Elementenlehre in der Medizin praktisch nutzen zu können, war die Zuordnung von Primär- und Sekundärqualitäten zu den Elementen (siehe Grafik):

▲ Feuer: warm, aber auch trocken
▲ Luft: feucht, aber auch warm
▲ Wasser: kalt, aber auch feucht
▲ Erde: trocken, aber auch kalt

Auf diese Weise ergeben sich Gemeinsamkeiten und Polaritäten der Elemente, die - wie wir noch sehen werden - die Grundlage der Therapie nach den Elementen bilden. Neben den Qualitäten ordnet man bis heute den Elementen Körpersäfte ("humores"), Hauptorgane, Temperamente und Wesensprinzipien zu:

▲ Feuer: Gelbe Galle / Herz / Choleriker / Ich-Bewußtheit
▲ Luft: Blut / Niere / Sanguiniker / Gefühle
▲ Wasser: Schleim / Leber / Phlegmatiker / Lebenskraft
▲ Erde: Schwarze Galle / Lunge / Melancholiker / Strukturkraft

Das harmonische Zusammenwirken der Säfte (Eukrasie) bedeutet Gesundheit, die Dishamonie (Dyskrasie) dagegen Krankheit. In der Antike verstand man unter Dyskrasie eine schuldige Materie, die durch das Übermaß eines Elements erzeugt wurde. Eine Heilung erfolgte dementsprechend durch die Ableitung des überschüssigen Saftes, beispielsweise durch Schwitzen, Aderlaß, Erbrechen oder Abführen.

Spätestens seit Galen (129 - 199) ordnet man den Elementenqualitäten auch Arzneistoffe zu. Dies sind vor allem Pflanzen, die in ihren Signaturen (Farbe, Geschmack etc.) und ihrer Wirkung den Elementen entsprechen. So gibt es erwärmende und feurige, kühlende und wässrige, anfeuchtende und luftige sowie trocknende und erdhafte Pflanzen, die man zur Behandlung einer übermäßigen Elementenqualität einsetzt.

Therapie nach der Elementenlehre

Um nach den Vorstellungen der Elementenlehre ein Therapiekonzept mit Arzneistoffen aufzubauen, ist es notwendig, die Elemente als Polaritäten zu begreifen. Gegensätze bilden:

▲ Wasser (kalt)
▲ Feuer (warm)
▲ Luft (feucht)
▲ Erde (trocken)

Die Elementenqualitäten befinden sich im Menschen normalerweise in einem kompensatorischen Gleichgewicht. Je nach An-

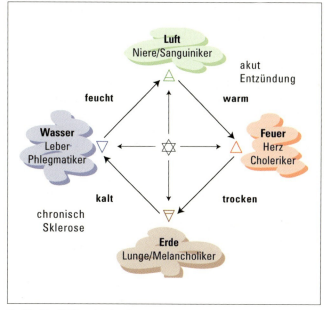

Grafik: Das Kräftespiel der Elemente

Philosophie und Heilkunst
Elementenlehre

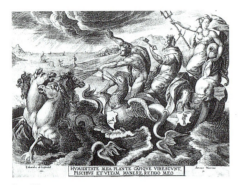
Das Wasser

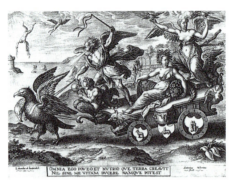
Die Luft

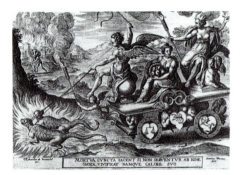
Das Feuer

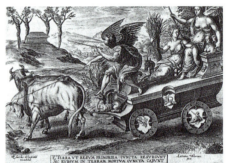
Die Erde – (alle vier Kupferstiche von Antonius Wierinx (1552 bis 1624)

forderung kann das gegenteilige Element einen Überschuß des gegenüberstehenden ausgleichen. Krankheit entsteht erst bei einer dauerhaften Überbetonung einer Elementenqualität.

Ist ein Element pathologisch im Übermaß vorhanden, wird es nicht mehr durch das gegenteilige Element kompensiert. Man kann dann von einem Mangelzustand des Gegenpols sprechen: "Wenn ein Element irrt, so schwächt es das andere, denn alle sollen vollkommen sein und ihren bestimmten Gang haben" (Paracelsus).- (Graphik) Die übliche Therapie mit Arzneistoffen besteht nun darin, das schwache Element zu stärken. So gibt man Pflanzen mit kalter und feuchter Qualität (= Wasser) um eine Überbetonung von Feuer auszugleichen. Dieses Vorgehen nennt man antipathisches Heilen.

Ein Beispiel wäre die Verabreichung von kühlenden und entzündungswidrigen Mitteln des Elements Wasser wie Birke, Malve, Schlüsselblume oder Esche bei Fieber. Gibt man dagegen bei hohem Fieber feurige und stimulierende Mittel wie Echinacea, besteht die Gefahr, daß sich der Zustand verschlimmert. (Echinacea ist ein bewährtes Mittel zur Infektprophylaxe; es regt die Wärmeprozesse und die Immunabwehr an

= Mangel an Feuer). Die antipathische Methode eignet sich besonders für Sofortmaßnahmen und zur Linderung von Symptomen. Von einer wirklichen Heilung kann man nicht sprechen, da die Ursache ja nicht in der Schwäche eines Elements, sondern in einem Übermaß besteht.

Es muß also noch einen anderen Weg geben, um die Elemente auszugleichen. Schon Paracelsus (1493 - 1541) kannte einen solchen Weg: *"Nie ist eine heiße Krankheit mit Kaltem geheilt worden und nie eine kalte mit Heißem. Doch das ist geschehen, daß Gleiches seinesgleichen geheilt hat"* (Paracelsus) - diese Methode nennt man sympathisches Heilen.

Nimmt man ihn wörtlich, so bedeutet dies, daß man eine Überbetonung von Feuer mit Mitteln behandeln muß, die selbst dem Feuerelement entsprechen. Wie kann dies sein, wenn wir doch gerade festgestellt haben, daß bei diesem Vorgehen eine Verschlimmerung passieren müßte?

Das Geheimnis liegt in der Dosis und der Art der verabreichten Arznei. Wenn man die Mittel, die dem überbetonten Element entsprechen, tropfenweise und selten verabreicht, dann erfolgt nur selten eine Verschlimmerung. Paracelsus gebrauchte zudem spagirische Heilmittel, also vergeistigte, die man in ihren Eigenschaften nicht mit substantiellen verwechseln darf. Die Spagirik verändert die Eigenschaften eines Stoffes derart, daß regulierende und/oder gegenteilige Effekte auftreten. Ähnliches passiert bei der Potenzierung eines Stoffes nach den Vorstellungen Samuel Hahnemanns, der ebenfalls eine Vergeistigung der Arznei anstrebte. In der Homöopathie spricht man von einem Umkehreffekt der Wirkung bei der Potenzierung, der in der Regel spätestens ab der sechsten Potenzstufe eintritt. Es hat sich übrigens in der Praxis bewährt, die antipathische mit der sympathischen Methode zu kombinieren. Bei Fieber wäre dies beispielsweise eine Kombination der oben genannten entzündungswidrigen Mittel mit Echinacea D6.

Die vier Temperamente

Die Ausbildung der Temperamente führt man ebenfalls auf ein Übermaß der entsprechenden Elemente zurück.

Der Choleriker (Feuer)

Überwiegt das Feuerelement im Menschen kommt es zur Ausbildung einer cholerischen Persönlichkeit. Choleriker reagieren schon bei Kleinigkeiten mit einem Wutausbruch. Ihre Handlungsmuster sind impulsiv und unberechenbar. Ihre Wut kann sich bis zur Tobsucht und Raserei verstärken, vor allem wenn sie auf Widerstände stoßen. Sie vertragen keine Kritik, kritisieren andere aber sehr gerne. Choleriker tragen den Geist der Initiative in sich. Ihre ausgeprägte Willenskraft verhilft ihnen zur Durchsetzung persönlicher Zielsetzungen, allerdings sind sie dabei oft rücksichtslos und rechthaberisch. Sie haben eine übersteigerte Vorstellung von der Bedeutung der eigenen Person. Choleriker bringen sich und andere durch ihre Waghalsigkeit und Ungeduld oft in Bedrängnis. Ihr Lebensstil ist ausschweifend und triebhaft bis zur totalen Erschöpfung.

Um den Choleriker friedfertiger zu stimmen, gibt es nun zwei Möglichkeiten, die man auch kombinieren kann: Entweder ich lösche sein Feuer mit Wasser, oder ich lasse ihn in einen Spiegel schauen, indem ich ihm Feuermittel in potenzierter Form verabreiche.

Nach den Regeln der Antipathie kämen folgende kühlende Mittel in Betracht, die

Philosophie und Heilkunst
Elementenlehre

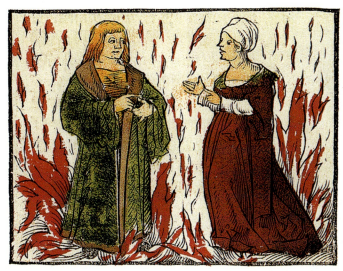
Der Choleriker

alle in substantieller Form, als Tee oder Tinktur, gebräuchlich sind:

▲ **Boldo** = Peumus boldus: Die minzig schmeckende und kühlende Pflanze ist eines der besten Mittel bei entzündlichen Leber- und Gallenleiden. Sie hilft dem Choleriker seine feurigen Säfte auf natürlichem Wege abzulassen.
▲ **Passionsblume** = Passiflora incarnata: Vielleicht das beste antipathische Mittel, um einen Feuertypen sozial verträglicher zu machen.
▲ **Rosenblüten** = Rosa damascena: Sie ist nicht nur ein Symbol für die Liebe, sondern sie stärkt auch die Hingabefähigkeit und kühlt das feurige Gemüt.
▲ **Wolfstrapp** = Lycopus europaeus: Die kühlende Pflanze dämpft durch ihre Wirkung auf die Schilddrüse die vegetative Erregbarkeit des Cholerikers.

Nach den Regeln der Sympathie ergänzt man diese Mittel mit potenzierten Feuermitteln (D12 bis D30); einige Beispiele:

▲ **Brechnuß** = Strychnos nux vomica: Wenn die Nerven blank liegen und schon das Ticken eines Weckers einen aufregt, besänftigt und beruhigt Nux vomica. Die Brechnuß enthält Kupfer, daher mit Cuprum metallicum (D12) zum Entkrampfen der Seele kombinieren.
▲ **Stephanskraut** = Delphinium staphisagria: Reagiert sehr empfindlich, wenn andere über ihn reden. Heftige Wutausbrüche. Streitsucht, vor allem durch Beziehungskrisen und durch sexuelle Frustration. Status nach Exzessen.
▲ **Tarantel** = Tarantula hispanica: Extreme Ruhelosigkeit mit plötzlichem Stimmungswechsel. Diabolische Mächte scheinen den Charakter zu beherrschen. Zerstörungswut.
▲ **Zaunrübe** = Bryonia alba: Extrem reizbarer Typ, den wirklich die geringste Kleinigkeit in Rage bringt. Gutes Lebermittel. Gichtisch-rheumatische Diathese; Gicht (auch etwas Luft) ist die Krankheit der Mächtigen und Tyrannen.

Der Sanguiniker (Luft)

An sich ist das sanguinische Temperament angenehm, sofern es sich nicht zu stark ausdrückt. Dann schlägt die Leichtigkeit des Seins um in Hysterie. Man kann den Lufttyp auch als Verkörperung der neurotischen Charakterstruktur sehen. Seine Gefühle unterliegen einem ständigen Wechsel, bis hin zur Manie. Er ist überdreht, hektisch und voreilig. Seine Unruhe hält ihn oft die ganze Nacht wach. Er kann nicht still sitzen und leidet häufig unter nervösen Tics. Er kann seine Umwelt mit seiner Geschäftigkeit und seinem Geschwätz zur Verzweiflung bringen. Auf alles reagiert er maßlos empfindlich. Er benimmt sich wie ein nervöses Rennpferd. Geistig ist er sehr regsam, neugierig und begeisterungsfähig, allerdings erlahmt sein Interesse auch sehr schnell und etwas Neues muß her. Auch seine körperlichen Symptome wechseln ständig.

Nach den Regeln der Antipathie fehlt dem Patienten die in sich ruhende Kraft und Beständigkeit des Erdelements. Nachfolgend einige Beispiele von Mitteln, mit denen man den "Luftikus" wieder auf die Erde holt (Urtinktur oder Tee):

▲ **Baldrian** = Valeriana officinalis: Die balsamisch duftende Pflanze eignet sich als mildes Sedativum bei Unruhe und Schlafstörungen. Baldrian vermittelt innere Ruhe und das Gefühl, umarmt zu werden.
▲ **Hafer** = Avena sativa: Der hohe Kieselsäuregehalt macht Nerven wie Drahtseile und beruhigt gleichzeitig.
▲ **Labkraut, Echtes** = Galium verum: Besonders passend für hysterische Persönlichkeiten. Der Volksname "Unser Frauen Bettstroh" deutet auf die Verwendung als Kräuterkissen und bei Frauenleiden hin. Männer sind aber ebenfalls häufig hysterisch.
▲ **Patchouli** = Pogostemon patchouly: Die modrig-holzig riechende Pflanze kühlt die überreizten Nerven.

Nach den Regeln der Sympathie ergänzt man diese Mittel mit potenzierten Luftmitteln (D12 bis D30); einige Beispiele:

▲ **Biene** = Apis mellifica: Übertriebene Geschäftigkeit und plötzlicher Stimmungswechsel sind typisch für Apis.

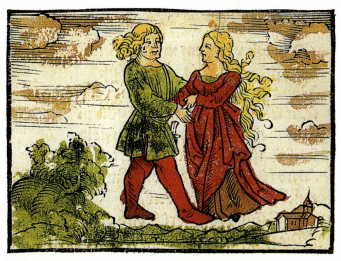
Der Sanguiniker

▲ **Kaffee** = Coffea cruda: Der Coffeatyp ist fröhlich bis agitiert, ständig in Erregung und voller Ideen, die er sofort umsetzen muß.
▲ **Silberkerze** = Cimicifuga racemosa: Geschwätzigkeit, Anfälle von Hysterie, aber auch spontane Depressionen, vor allem im Klimakterium, weisen auf Cimicifuga.

Philosophie und Heilkunst
Elementenlehre

▲ **Zink** = Zincum metallicum: Status nach Überarbeitung und Stress. Erlebnisse haben die Nerven überreizt und der Patient fühlt sich ausgepumpt, aber auch völlig zerfahren.

Der Phlegmatiker (Wasser)

Überwiegt das Wasserelement im Menschen, kommt es zur Ausbildung eines phlegmatischen Temperaments. Der Phlegmatiker reagiert auf Anforderungen langsam, bedachtsam und faul. Er versucht

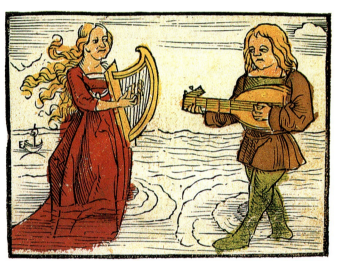

Der Phlegmatiker

sich alles Unangenehme vom Hals zu halten. Er neigt zu Stillstand, Langeweile und Nichtstun. Sein Bewegungsdrang ist minimal. Sein Habitus und seine geistige Auffassungsfähigkeit sind schwerfällig und träge. Er reagiert auf Konflikte oft ängstlich und mit emotionalem Rückzug. Er wirkt auf andere lieb, angepaßt und jovial. Unter den Temperamenten ist er der träumerische Phantast, der gefühlsschwangere Romantiker. Er ist ein fürsorglicher Mensch, der sich aber oft einsam fühlt und Sehnsucht nach Geborgenheit hat. Gegenüber anderen kann er sich schlecht abgrenzen. Er ist oft unentschlossen, schüchtern, sexuell unlustig und ängstlich. Selbstzweifel, triefendes Selbstmitleid und rührseliges Weinen sind für ihn typisch.

Was ihm fehlt, ist die glühende Begeisterung, der Mut und der Tatendrang des Feuers. Einige Beispiele von Pflanzen, die müde "Schlaffis" munter machen (Urtinktur oder Tee):

▲ **Basilikum** = Ocimum basilicum: Regt sanft die Verdauungsdrüsen und die Pankreasfunktion an. Mildes Aphrodisiakum. Das heilige Basilikum (Ocimum sanctum) aus Indien würde sich noch besser eignen, ist aber leider nicht im Handel.

▲ **Bohnenkraut** = Satureja hortensis: Regt die Nebennierenfunktionen an, stimuliert Blutdruck und die Sexualfunktionen, aber auch die Verdauungsdrüsen.

▲ **Damiana** = Turnera aphrodisiaca: Bewährtes Aphrodisiakum aus der Indianermedizin Mexikos. Allgemein belebend ohne zu überhitzen.

▲ **Thymian** = Thymus vulgaris: Anregung von Kreislauf und Abwehr. Dynamisiert die Willensprozesse im Menschen.

Nach den Regeln der Sympathie ergänzt man diese Mittel mit potenzierten Wassermitteln (D12 bis D30); einige Beispiele:

▲ **Austernschale** = Calcium carbonicum: Ängstlicher Menschentyp mit Abneigung gegen geistige und körperliche Arbeit. "Calcium-Patienten sind fett, blond, schlaff, leicht schwitzend, kalt, feucht und sauer" (Boericke).

▲ **Bariumcarbonat** = Barium carbonicum: Bei mangelndem Selbstvertrauen, Unentschlossenheit, Schüchternheit und geistiger Schwäche bis Demenz.

▲ **Graphit** = Graphites: Bei Neigung zur Fettsucht mit ständigem Frösteln. Mangelnde Lust zur Arbeit. Besorgt, weinerlich und unentschieden mit innerer Unruhe.

▲ **Küchenschelle** = Pulsatilla pratensis: Schüchterner Mensch, der auf Kleinigkeiten sehr emotional reagiert (auch etwas Luft). Dabei ängstlich, weinerlich, unentschlossen und leicht entmutigt. "Die Macht der Tränen" fordert Mitmenschen zu Liebkosungen auf; sonst ist der Pulsatilla-Typ relativ passiv.

Der Melancholiker (Erde)

Die Melancholie entsteht durch ein Übermaß an schwarzer Galle, beziehungsweise durch eine Überbetonung des Erdelements im Menschen. Melancholiker sind schwerfällig, hartnäckig und voller Sorgen. Sie sind ständig am Grübeln, still, introvertiert und ernst. Ihr Geist dreht sich um Themen wie Tod, Alter, Krankheit und Einsamkeit; ihre Lieblingsfarbe ist Grau oder Schwarz.

Sie sind mißmutig, depressiv und hoffnungslos. In ihrem Leiden sind sie ausdauernd. Ihre Stimmung ist ansteckend; Therapeuten fühlen sich nach einer Behandlung oft vampirisch ausgelaugt.

In ihrem Leid wollen Melancholiker allein sein, gleichzeitig haben sie aber Angst vor der Einsamkeit. Wenn Melancholiker weinen, dann nicht hysterisch wie der Lufttyp, sondern still und untröstlich. Sie neigen zur Humorlosigkeit (humor = Saft!), Prinzipientreue und Kritiksucht.

Häufig entsteht die Melancholie durch einen exzessiven Lebenswandel (Wechsel von Feuer zu Erde) oder durch unverarbeitete Schicksalsschläge (Wechsel von Luft zu Erde). Solche Menschen sehen grau, faltig, trocken und verbraucht aus. Sie haben dunkle Augenringe und eingefallene Wangen. Nach Krankheiten erholen sie sich nur schwer. Eine Therapie von Krankheiten der Erde ist immer sehr langwierig. Was dem Erdtypen fehlt, ist die Leichtigkeit des Seins. Nachfolgend einige Mittel, die den

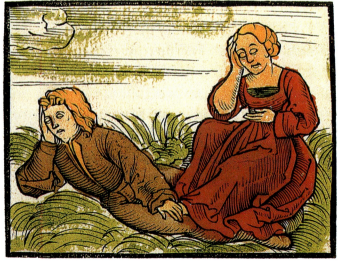

Der Melancholiker

Geist und den Körper des Melancholikers etwas durchlüften (Urtinktur oder Tee):

▲ **Brunnenkresse** = Nasturtium officinale: Der sanfte Wasserschwefel in der Pflanze tonisiert den Stoffwechsel. Am Hofe Frankreichs war es üblich, jeden Tag frische Brunnenkresse zu servieren. Allgemein sind Senfölglykoside bei Melancholie wichtig.
▲ **Ingwer** = Zingiber officinalis: Eines der besten Geriatrika. Allgemein Pflanzen mit Scharfstoffen einsetzen, um die "schwarze Galle" auszutreiben.
▲ **Lavendel** = Lavandula officinalis: Belebend und stimmungsaufhellend.
▲ **Linde** = Tilia cordata: Der heilige Baum der germanischen Liebesgöttin Freya wirkt diaphoretisch und stimmungsaufhellend. Allgemein bei Melancholie an Diaphoretika denken.

Nach den Regeln der Sympathie ergänzt man diese Mittel mit potenzierten Erdmitteln (D12 bis D30); einige Beispiele:

▲ **Blei / Bleihonig** = Plumbum metallicum / Plumbum mellitum (von Weleda): Blei untersteht wie die Melancholie astrologisch dem Saturn. Entsprechend setzt man das Saturnmetall zur Behandlung von Depressionen ein, besonders bei alten Menschen. Vergreisungserscheinungen behandelt man am besten mit Bleihonig, einer alchimistischen Zubereitung der Firma Weleda.
▲ **Hahnemanns Ätzstoff** = Causticum: Mittel für ausgemergelte, untröstliche, traurige und hoffnungslose Menschen, mit Beschwerden nach langanhaltendem Kummer.
▲ **Natriumchlorid** = Natrium muriaticum: In sich zurückgezogener Mensch mit Beschwerden durch unausgelebte Emotionen. Reagiert ärgerlich über Kleinigkeiten oder Störungen. Erschöpfungssyndrom. Will keinen Trost.
▲ **Steinöl** = Petroleum: Depression nach Gemütserregung. Macht sein Testament, weil er glaubt, bald sterben zu müssen. Fühlt sich schwer wie Blei und ermattet.

Die vier Wesenglieder im Menschen

Die Elemente kann man auch als geistige Urbausteine sehen, die das Leben bewirken. Feuer und Luft bilden das aktive, männliche, zeugende Prinzip, Wasser und Erde dagegen das passive, weibliche, empfangende Prinzip. Dieser Gedanke erinnert an die Yang-Yin-Polarität der chinesischen Medizin. Auch im Abendland kennt man diese Wahrheit, nur nennt man es bei uns Sonne und Mond. Eine hermetische Botschaft lautet: "Sein Vater (Yang / Feuer) ist die Sonne, seine Mutter (Yin / Wasser) ist der Mond." Danach ist die Grundpolarität des Lebens Wärme-Feuer und Kälte-Wasser. Diese Polarität verbindet die unsichtbare Luft, die als Träger der schöpferischen Urkräfte gilt, die sie den anderen Elementen mitteilt. Die Vereinigung von Feuer, Wasser und Luft bildet schließlich die Grundlage der materiellen Existenz, die der Erde entspricht.

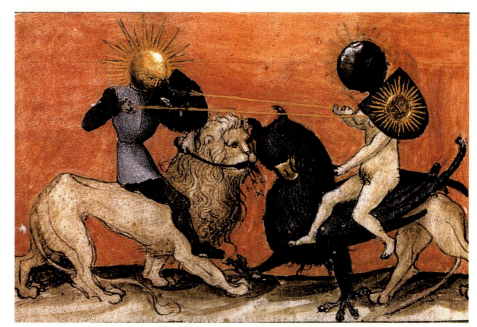

Die Polarität von Sonne (Feuer) und Mond (Wasser); Aurora consurgens; 14. Jh.

Wichtig dabei ist, daß die Elemente in ihrem Wesen unsichtbar und übersinnlich sind, also die spirituelle Grundlage des Lebens darstellen. Aus dem dichtesten der Elemente, der Erde, stammen die mineralischen Grundbausteine der Materie. Das Element Wasser verbindet diese Stoffe auf energetische Weise und bildet somit die Grundlage organischen Lebens. Als Naturreich ordnet man dem Wasser die Pflanzenwelt zu. Die Luft beseelt die Natur und bildet die Grundlage für das Tierreich. Das Feuer vergeistigt die Welt und ist damit dem Menschen zugeordnet.

In der hermetisch orientierten anthroposophischen Medizin besteht der Mensch, analog den Elementen, aus vier Wesensgliedern oder Leibern (siehe Grafik): Zunächst ist dies der dem Mineralreich ähnliche physische Leib (Erde), der das stoffliche Gefäß für unser geistartiges Sein darstellt. Die Ausprägung dieses Leibes ist verantwortlich für die Intensität der Anbindung des Geistes an die Materie (Inkarnation). Der zweite Körper ist der Bildekräfte- oder Ätherleib mit seinen Stoffwechselfunktionen und seinen regenerativen Kräften (Wasser). Er entspricht dem Reich des Vegetabilen. Dies ist der Leib der Lebenskraft. Als dritten finden wir den Gefühls- oder Astralkörper (Luft), der uns mit dem Animalischen verbindet. Durch ihn empfinden wir Sympathie und Antipathie, Liebe und Haß, Glück und Schmerz. Viertens besteht der Mensch aus dem mentalen Leib (Feuer) oder der Ich-Organisation. Er gibt uns die Fähigkeit der bewußten Selbstwahrnehmung. Dieser Leib ist dem Menschen vorbehalten.

Die vier Hauptorgane im Menschen

Nach hermetischer Tradition ist jedem Element ein Hauptorgan zugeordnet: Feuer – Herz / Luft – Niere / Wasser – Leber / Erde – Lunge. Diese Zuordnungen haben eine wesentliche Bedeutung für die Praxis. Herzerkrankungen sind nun nicht mehr nur eine Störung im Element Feuer, sondern haben ihre Ursache in einem Konflikt zwischen bewußter Ichwahrnehmung und der Umsetzung der Willensvorstellungen. Entsprechend ist eine Therapie mit herzstärkenden Mitteln, beispielsweise mit Weißdorn, Schlehe oder Herzgespann, eine Möglichkeit, Ich-Stärke zu erzeugen, die den Menschen befähigt, seinen Willen nach Außen auszudrücken.

Eines der wichtigsten Mittel, um Ich-Bewußtheit zu bewirken, ist das Sonnenmetall Gold (Aurum metallicum). In tieferen Potenzen (D6 bis D12) eignet es sich zur Behandlung einer Ich-Schwäche oder einer Orientierungslosigkeit des Selbst. Hochpotenzen (D30) sind dagegen gebräuchlich, wenn die Ich-Organisation sich maßlos in die Umgebung ausbreitet und damit für Mitmenschen und Umwelt zum Problem wird. Mangelnde Verarbeitung von Emotionen, seelische Verletzungen oder Schockerlebnisse wirken pathologisch auf das Element Luft und können zu Nierenerkrankungen führen.

Umgekehrt ist eine Therapie der Niere mit entsprechenden Mitteln eine Möglichkeit, Harmonie im seelischen Erleben zu erzeugen. Hierfür eignet sich besonders das Venusmetall Kupfer (Cuprum metallicum D12). Es entspannt die Seele und führt zu innerer Ruhe. Ein bewährtes Mittel mit Kupfer und typischen Nierenpflanzen wie Goldrute und Birke, ist "Renalin" von Soluna.

Da das Element Luft mit dem Tierreich in Verbindung steht, finden sich unter den Seelenbalsamen auch zahlreiche animalische Arzneien wie Lachesis, Naja, Apis, Ambra oder Moschus.

Kommt es dagegen zu Störungen im Element Wasser, ist dies immer auch ein Problem der regenerativen Kräfte des Körpers. Leberpflanzen wie Mariendistel, sind daher ein wahrer Jungbrunnen. Sie verbessern nicht nur die Leberfunktion, sondern vitalisieren auch den ganzen Organismus.

Die wichtigste Arznei zur Stärkung der Leberfunktion ist das Jupitermetall Zinn (Stannum metallicum D12). Ein gutes Ergänzungsmittel ist "Hepatik" von Soluna. In "Metaheptachol" von Metafackler und in "Hepar 202" von Staufen-Pharma ist Zinn bereits enthalten. "Hepar 202" wird nur als Ampullenpräparat geliefert und sollte über der Leber gespritzt werden.

Zum Schluß bleibt noch das Element Erde mit seinem Hauptorgan, der Lunge. Chronische Erkrankungen der Lunge, die immer auch eine Störung des Erdelements bedeuten, schwächen nachhaltig die Strukturkräfte des Körpers. Der Ätherleib hat dann keine Möglichkeit mehr, über das Stoffliche, den Körper mit Lebensenergie zu versorgen. Atemkraft ist also eine Vorbedingung für die Vitalität des Menschen. Dies ist eine Weisheit, die nicht nur Chinesen kennen. Das Chi im Menschen zu erhöhen, heißt das Leben zu verlängern.

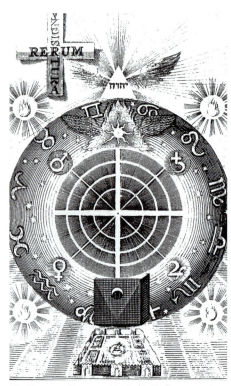

Die Elemente Feuer und Luft (Sulfur) entsprechen der Sommersonnenwende, Wasser und Erde (Salz) dagegen der Wintersonnenwende. Der unbezeichnete Mittelpunkt des Bildes stellt den Merkur dar. Umgeben ist das Bild von den Geistfeuern der Elemente mit der Quintessenz als Krone und der Stadt Jerusalem als irdischem Gegenpol. Jacob Böhme, 1682.

Zu den Lebenselixieren und Kraftspendern gehören daher typische Lungenpflanzen wie Alant, Bibernelle, Efeu, Flechten oder Lungenkraut. Weitere wertvolle Arzneien sind vor allem mineralische Substanzen wie Arsen und Arsenverbindungen (Arsenicum album D12, Auripigmentum D12), Kieselsäure (Silicea D12) und besonders Antimon (z.B. Antimonium crudum D12), eines der besten Lebenselixiere überhaupt. Paracelsus schrieb über das Metall der Erde, daß es die unheilvollen Eigenschaften des Saturns, der für alle chronischen und zehrenden Krankheiten steht, in die regenerativen Kräfte der Venus verwandeln kann.

Von den vier Elementen zur Dreigliedrigkeit der Welt

Paracelsus sah die Ursache von Krankheit nicht nur in einer Disharmonie der vier Elemente, sondern vor allem in den drei Grundbausteinen des Lebens, Sal (Salz), Sulfur (Schwefel) und Mercurius (Quecksilber), die man auch als Tria Principia bezeichnet.

Während die Elemente für das Übersinnliche der Natur stehen, sind alle sichtbaren Manifestationen dieser Welt durch die drei Prinzipien entstanden: "Das Sichtbare und Greifbare ist der Körper der Welt, der da aus den drei Urstoffen besteht, dem Schwefel, Quecksilber und Salz. (...) Von diesen drei Dingen stammen alle Eigenschaften, die Art und das Wesen, die Natur und dergleichen. Sie zeigen jedem Arzt an, daß er die Wirkung dieser drei Dinge mit den sehenden Augen wahrnehmen soll, dann versteht er das Unsichtbare." (Paracelsus).

Damit sich etwas sichtbar manifestieren kann, muß zuerst die Idee einer Form vorhanden sein - dies ist der Sulfur. Die Eigenschaft und spezifische Kraft dieser Idee ist der Mercurius. Die Verdichtung dieser Kräfte zu einer materiellen Form ist das Salz.

Die drei Prinzipien stehen in einer geheimen Beziehung zu den Elementen (siehe Grafik). Sulfur verbindet die aufsteigenden Zeichen Feuer und Luft miteinander. Er bildet somit die männliche, aktive und warme Säule. Als Gegenpol verbindet das Salz die zwei absteigenden Elemente Wasser und Erde. Es bildet somit die weibliche, passive und kalte Säule. Dazwischen steht der Mercurius. Er ist das neutrale Kind, das aus der Vereinigung von Männlich und Weiblich entsteht. Er verbindet die aufsteigenden mit den absteigenden Elementen. Weil er das Warme und das Kalte harmonisch gemischt enthält, nennt man ihn auch Hermaphrodit. (Graphik)

Die Dreigliedrigkeit im Menschen

Alle sichtbaren Dinge sind diesen drei Prinzipien zugeordnet, somit auch der Mensch, seine Erkrankungen und seine Heilmittel. Den Wärmepol im Menschen, in der anthroposophischen Medizin auch "Stoffwechsel-Gliedmaßen-System" genannt,

Philosophie und Heilkunst
Elementenlehre

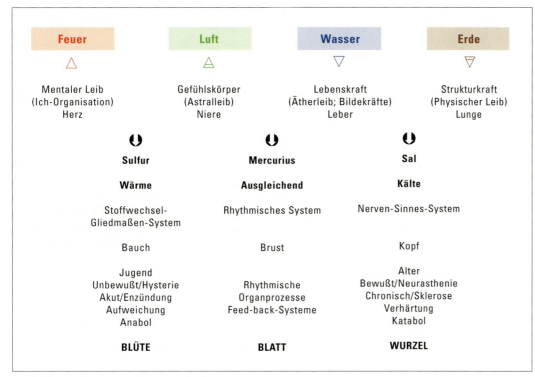

Grafik: Die vier Elemente in Bezug zur Tria Principia

finden wir vor allem im Bauch. Wir finden ihn aber auch überall, wo Stoffwechselleistungen erbracht werden und Energie erzeugt wird. Im Kopfbereich ist er allerdings geringer ausgeprägt als im Bauchbereich. Mit dem Wärmepol korrespondieren die Jugend des Menschen, das Unbewußte, akute Leiden und alle pathologischen Erscheinungen mit Wärme, beispielsweise Hysterie, Entzündungen und Schwellungen. Entgegengesetzt finden wir den Kältepol des Menschen vor allem im Kopfbereich und in den Sinnesorganen; er heißt daher in der anthroposophischen Medizin "Nerven-Sinnes-System". Wir finden ihn auch überall, wo Energie verbraucht wird oder wo der Körper sich verhärtet, zum Beispiel in den Knochen. Mit ihm korrespondieren das Alter, das Bewußtsein, chronische Leiden und alle Krankheiten, die mit Kälte und Verhärtung einhergehen, beispielsweise Neurasthenie oder Sklerose.
Im Prinzip lassen sich also alle Krankheiten einer Wärme- oder einer Kältekonstitution zuordnen.
In der Mitte zwischen den Polen finden wir das neutrale Prinzip des Mercurius mit seinen ausgleichenden Funktionen zwischen Kälte und Wärme; er heißt in der anthroposophischen Medizin "Rhythmisches System".

Baldrianwurzel ist ein Mittel bei einer Überbetonung des Kältepols im Menschen, Kamillenblüten zügeln dagegen ein Übermaß des Wärmepols. Der Aufbau des Bilsenkrauts zeigt einen Bezug zum Rhythmischen System.

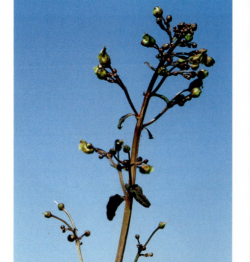

Hauptsächlich finden wir dieses Prinzip in der Brust, also in Herz und Lunge. Diastole und Systole des Herzens sowie Einatmen und Ausatmen der Lunge sind die Rhythmen des Lebens. Aber auch die Darmperistaltik, das hormonelle System oder die Menstruation sind rhythmisch. Sie erzeugen im Körper Harmonie. Erlahmen diese Funktionen, kann dies zu lebensbedrohlichen Zuständen führen, beispielsweise Infarkt oder akutes Abdomen.

Die Pflanze in Analogie zum Menschen

Auch die Welt der Heilmittel zeigt sich dreigliedrig. Da das Heilmittel der Krankheit möglichst ähnlich sein soll, verwendet man Mittel des Salzes für kalte, Mittel des Sulfurs für warme und Mittel des Mercurius für rhythmische Erkrankungen. Am Beispiel der Pflanze zeigt sich die Dreigliedrigkeit besonders deutlich.
Den Kältepol finden wir in Pflanzen mit einer ausgeprägten Wurzelausbildung. Sie

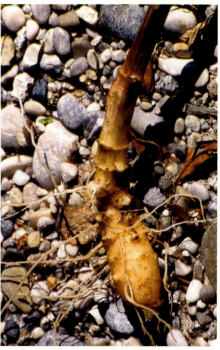

Braunwurz ist ein bewährtes Heilmittel bei chronischen Entzündungen des Lymphsystems.

Fotos: Olaf Rippe

Philosophie und Heilkunst
Elementenlehre

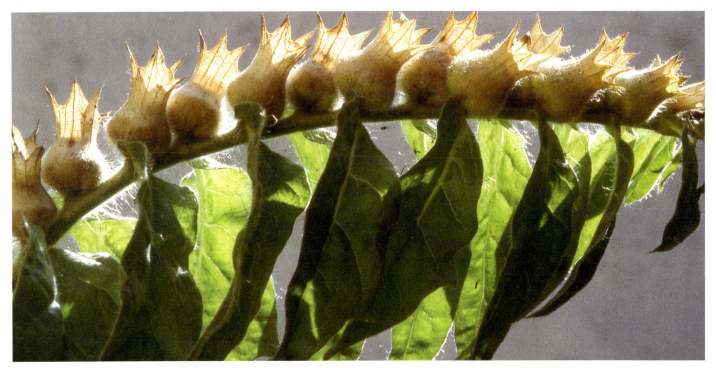

Die rhythmische Anordnung der Samenkapseln des Bilsenkrautes sind eine Signatur für ein Heilmittel bei Erkrankungen des Rhythmischen Symptoms, z. B. nervöse Herz-Kreislauferkrankungen.   Foto: Margret Madejsky

sind die besten Heilmittel für Leiden der Kopforgane, überschießende Bewußtseinsprozesse, Knochenerkrankungen, Altersleiden oder Verhärtungen im Körper. Beispiele wären Baldrianwurzel (Valeriana officinalis) bei Schlafstörungen, Queckenwurzel (Agropyron repens) bei chronischen Entzündungen im Kopfbereich, Arnikawurzel (Arnica montana) bei Folgen von Kopftraumen, Beinwellwurzel (Symphytum officinale) bei Osteoporose, Gelbwurzel (Curcuma longa) bei Gallensteinen oder Ginsengwurzel (Panax ginseng) bei Altersleiden.

Die Therapie mit Wurzeln ergänzen mineralische Arzneien. Als Methode sollte nach den Angaben von Rudolf Steiner unbedingt auch eine Therapie von Außen erfolgen, zum Beispiel Bäder, Einreibungen oder Gymnastik. Entgegengesetzt finden wir den Wärmepol besonders in Pflanzen mit einer ausgeprägten Blüten- und Samenausbildung. Sie sind die idealen Heilmittel für entzündliche Leiden vor allem der Bauchorgane, Kinderkrankheiten oder Zustände mit mangelndem Bewußtsein. Beispiele wären Kamillenblüten (Matricaria chamomilla) bei Magen-Darmentzündungen, Ringelblumenblüten (Calendula officinalis) bei Wundentzündungen, Kümmelfrüchte (Carum carvi) bei Blähungen, Schlafmohn (Papaver somniferum ab D6) bei fieberhaften Infekten mit Schlafsucht oder Stiefmütterchen (Viola tricolor) bei Hautleiden der Kinder. Blütenpräparate regen Bewußtseinsprozesse an; Beispiele hierfür sind Bachblüten. Ergänzt wird die Blütentherapie durch weitere innere Therapiemaßnahmen, vor allem durch eine Diät.

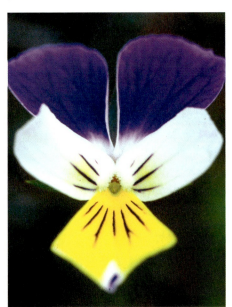

Die Blütenbetonung des Stiefmütterchens ist eine Signatur für ein Heilmittel bei entzündlichen Prozessen, z. B. Dermatitis oder Neurodermitis.   Foto: Margret Madejsky

Die Phytotherapie als solche wirkt auf Wärmeprozesse günstig ein. Bleibt noch das "Rhythmische System", das wir besonders in Pflanzen mit einer ausgeprägten rhythmischen Blattanordnung und einer Betonung von Stengel und Blatt finden. Sie sind Heilmittel für Leiden von Herz und Kreislauf, Störungen im Atmungsprozeß oder für hormonelle Krankheiten und Menstruationsstörungen. Beispiele wären Herzgespann (Leonurus cardiaca), Bilsenkraut (Hyoscyamus niger D4) und Maiglöckchenblätter (Convallaria majalis) bei Herzkrankheiten, Frauenmantel (Alchemilla vulgaris) und Gänsefingerkraut (Pontentilla anserina) bei Störungen der Menses oder Lungenkraut (Pulmonaria officinalis) und Efeu (Hedera helix) bei Lungenerkrankungen.

Ergänzt wird die Therapie vor allem durch animalische Arzneien (z.B. Naja, Blatta orientalis, Moschus). Nach den Angaben von Rudolf Steiner ist die Verabreichung der Arznei mittels Injektion die Methode der Wahl, um auf das "Rhythmische System" günstig einzuwirken. Dies erklärt auch, warum die Firmen Wala und Weleda fast von jedem Präparat Ampullen liefern. Diese sollte man ein- bis zweimal in der Woche spritzen. An den injektionsfreien Tagen erfolgt die übrige Therapie.

Philosophie und Heilkunst
Astrologische Medizin

Nicholas Culpeper und die astrologische Heilkräuterkunde

von Max Amann

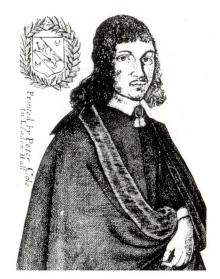

Nicholas Culpeper
(Abb. 1–3 aus Olav Thulesius, Nicholas Culpeper, English Physician and Astrologer)

Den englischen Arztbotaniker und Astrologen Nicholas Culpeper (1616–1654) hat man nicht ganz zu Unrecht den englischen Paracelsus genannt. Gemeinsam mit dem größten deutschen Arzt Paracelsus sind ihm unermüdlicher Fleiß, solide Kenntnis der Heilkunst der Vergangenheit, Einfallsreichtum bei der Entwicklung neuer Heilweisen, leidenschaftliche Teilnahme am politischen Tagesgeschehen, Verfolgung durch die Machthaber, Anecken bei den ärztlichen Funktionären des Establishments, Neid und Intrigen der Kollegen, Dankbarkeit der Patienten, Armut trotz Fleiß und großer Berufserfolge. Arme hat Culpeper stets kostenlos behandelt. Wie Paracelsus hat er viel geschrieben und war schon zu Lebzeiten außerordentlich bekannt. Sein Schaffen war nicht so vielseitig wie das seines deutschen Kollegen, doch wurde er in seinem kurzen Leben der bedeutendste englische Heilkräuterkundige. Culpeper starb 1654 an den Folgen einer Verwundung, die er sich einige Jahre zuvor als Parteigänger Cromwells im Bürgerkrieg zugezogen hatte. In den Lebensjahren, die er sich mit seiner Kunst noch verschaffen konnte, schrieb er sein Hauptwerk, The Herbal. Es erschien erstmals 1652 unter dem Titel The English Physitian.

Culpepers beruflicher Werdegang

Schon als Kind zeigte er großes Interesse an Medizin und Heilpflanzen. Sein Wissen erwarb er sich als Autodidakt durch Studium der antiken Medizintexte und der damals modernen kontinentalen Medizinliteratur. Sein Studium in Cambridge brach er wegen großer Unzufriedenheit mit den dortigen Zuständen ab; er wurde auch nicht als Arzt approbiert. Eine solide Ausbildung zum Apotheker, die er absolvierte, konnte trotz erfolgreicher Prüfung aus politischen Gründen nicht mit der Approbation abgeschlossen werden. Nach seinen intensiven Privatstudien war er den Ärzten seiner Zeit an medizinischen Kenntnissen und als Phytotherapeut weit überlegen. Wesentlich für seinen Lebensweg war 1635 seine Begegnung mit dem bedeutendsten englischen Astrologen der Zeit, William Lilly (1602–1681). Nach ihrem ersten Treffen schieden sie als enge Freunde. Lillys Unterricht machte Culpeper zu einem erstklassigen Astromediziner und zum Begründer der Herbalastrologie der Neuzeit. Sich selbst bezeichnete er stets als „Student der Physick (= Medizin) und Astrologie".

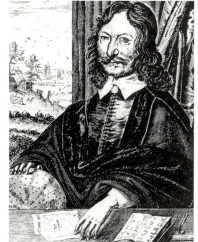

William Lilly

Als nicht approbierter Arzt durfte er in London nicht praktizieren, doch auf dem Land wurde seine Tätigkeit geduldet. Er behandelte bis zu vierzig Patienten am Tag, viele davon wegen ihrer Armut umsonst. Dies war der Grund für die Feindschaft aus Ärztekreisen. Die Feindschaft von Apothekern erwarb er sich durch die Eröffnung einer Kräuterapotheke, in der er Heilkräuter und Arzneizubereitungen konkurrenzlos billig abgab. Mit Anzeigen wegen fehlerhafter Herstellung von Präparaten hatten seine Gegner allerdings keinen rechten Erfolg. In einem Prozeß wegen Hexerei sprach ihn das Gericht frei, und er wurde auch nicht ermordet – wie Paracelsus.

The Herbal – Culpepers Kräuterbuch

The Herbal ist das Hauptwerk des Autors, ein astromedizinisches Lehr- und Nachschlagewerk. Mit diesem englischsprachigen Buch schuf Culpeper für Laien in beschränkten finanziellen Verhältnissen ein verständliches Werk in einfacher Sprache. – Die berühmten Kräuterbücher der Zeit, The Herbal von John Gerard (1597) und Theatrum botanicum von John Parkinson (1640), waren prächtig, kostspielig und zunächst nur in Latein erhältlich. – Culpepers Buch war dagegen einfach aufgemacht und deshalb billig. – Er hat sich wiederholt wie folgt geäußert: Es sei skandalös, daß gebräuchliche Heilpflanzen von den Ärzten unter lateinischen Namen verschrieben würden und die Apotheken diese Rezepte dann kostspielig ausführten. Das Anliegen von Culpepers The Herbal ist die Selbstbehandlung durch medizinische Laien und die Selbstanfertigung von pflanzlichen Arzneimitteln. Es ist aus übersichtlichen Pflanzenmonographien aufgebaut nach den Stichworten Pflanzenbeschreibung – Vorkommen – Blütezeit – verwendete Teile – astrologische Zuordnung (Planet, teilweise auch Sternzeichen) – Heileigenschaften – zweckmäßige Form der Zubereitung. Moderne Ausgaben enthalten

Philosophie und Heilkunst
Astrologische Medizin

zum Vergleich auch die uns geläufigen Indikationen als eigenes Stichwort. Alte wie neue Ausgaben enthalten weiter ein klinisches Indikationsverzeichnis. In älteren Ausgaben finden sich noch Ratschläge zum Gebrauch der Indikationstabellen durch Laien, allgemeine Angaben zur Herstellung der Präparate und insbesondere astrologische Tips zu Ernte und Verarbeitung der Heilpflanzen sowie zum Umgang mit dem Geburtshoroskop in der Astromedizin.

Mit The Herbal hatte Culpeper sich Ärzte und Apotheker endgültig zu Feinden gemacht. – Auf der politisch falschen Seite war er außerdem. Die „richtige" Seite ließ deshalb laufend gehässige Propagandaartikel gegen den „unfähigen Scharlatan" erscheinen. Culpepers Zielgruppe verhielt sich ebenfalls politisch unkorrekt: Der Text verkaufte sich schon zu C.s Lebzeiten wie rasend. The Herbal ist bisher in über 100 Ausgaben erschienen, z.B. unter den Titeln The English Physitian (Erstausgabe), Culpeper's Herbal, Culpeper's Complete Herbal, Culpeper's Colour Herbal. Dieses Buch ist eines der meistgedruckten der Weltliteratur. Es ist anscheinend aber nie ins Deutsche übersetzt worden. Dem Verfasser liegt der Nachdruck einer illustrierten Biedermeierausgabe vor (Culpeper's Complete Herbal) und ein Exemplar aus der dritten Auflage (1997) einer gut illustrierten Ausgabe von 1983. Beide sind vom Verlag Foulsham, London. Die schöne und übersichtliche Neuausgabe kostet nur wenige Euro. Die Tradition des wertvollen Billigbuches im Geist des Autors ist also erhalten geblieben. Culpeper's Herbal wird nach wie vor in allen englischsprachigen Ländern als Standardwerk der Phytotherapie verwendet.

Culpepers Quellen für das im *Herbal* enthaltene Wissensgut

Culpeper hatte gute Kenntnisse der überlieferten antiken Kräutertexte; er zitiert sie oft. So heißt es in Culpepers Monographie der Betonie: „Nach Antonius Musa, dem Leibarzt des Augustus, schützt Betonie Leber und Leib vor Seuchen und schützt auch vor Zauberei. Es war nicht üblich, daß der Kaiser Narren in seinem Dienst hatte." Die zeitgenössische medizinische und phytotherapeutische Literatur vom Kontinent war ihm wohlvertraut, da sie in England in dieser Zeit gern benützt wurde. Eine wesentliche Quelle für ihn war auch die traditionsreiche englische Volksmedizin, die sich deutlich von der des Kontinents unterscheidet. Im Herbal finden sich deshalb verschiedene Pflanzen als Arzneimittel, für die im übrigen Europa keinerlei mündliche oder schriftliche Überlieferung zu finden ist. Letzte, wohl wichtigste Wissensquelle Culpepers war aber seine aus den astrologischen Spezialkenntnissen und seiner Intuition gewachsene persönliche Erfahrung.

Vergleicht man The Herbal mit den zeitgleichen Kräutertexten Englands, so erscheinen einem diese (Gerard, Parkinson) recht altertümlich, Culpepers Buch aber relativ modern in Stil und Inhalt. Dies könnte teilweise darauf zurückzuführen sein, daß The Herbal früh starken Einfluß auf spätere Kräuterbücher und ihre Angaben genommen hat; die Kenntnis des Englischen war unter den Gebildeten des Erscheinungsjahrhunderts und später recht verbreitet.

Culpepers astromedizinische Vorstellungen

Culpepers astromedizinische Vorstellungen weichen teilweise erheblich vom astrologischen Weltbild unserer Zeit ab und sind dann nicht ohne weiteres zu verstehen. Nach ihm ist jedes Mittel einem bestimmten Planeten unterstellt und so gut wie immer nur diesem einem. Mit diesem Planeten befindet das Arzneimittel sich in Sympathie. Seine Arzneieigenschaft besteht darin, daß es die guten Eigenschaften des jeweiligen Planeten verkörpert und durch Anwendung bei einer Krankheit, die eben dieser Planet verursacht hat, das schlechte Wirken der Planetenkraft kompensiert. Es kommt durch die Behandlung zu einer Qualitätsverbesserung, nicht nur zu einer Stärkung der Planetenkraft. Dies ist die sympathische Behandlung der Krankheit – Ähnliches wird durch Ähnliches geheilt oder Gleiches durch Gleiches, wie in der 150 Jahre später von Hahnemann entwickelten Homöopathie.

Allerdings spielen auch quantitative Überlegungen beim sympathischen Heilen eine große Rolle, vergleichbar der Potenzwahl und Gabenhäufigkeit der Homöopathie. Durch zu starke Dosen oder gleichzeitige Verabreichung zu vieler sympathischer Mittel kann es zur Verschlimmerung des Leidens kommen.

Culpeper hat die sympathische Behandlung der Krankheiten bevorzugt, doch finden sich bei ihm auch zahlreiche Ratschläge für antipathisches Heilen.

Die antipathische Behandlung ist die einfachere, aber weniger elegante Therapieform. Behandelt wird in erster Linie ein Zuviel der Planetenkraft, daneben auch ihre weniger gute Qualität. Bei dieser Art der Behandlung ist die Dosierung kein Problem. Hierbei wird z.B. eine Krankheit der Venus mit Marsmitteln behandelt oder eine Krankheit des Mars mit Venusmitteln. So werden mit der marshaften Sarsaparilla Leiden des Mars behandelt, die energischer Ausleitung bedürfen, aber auch die venerischen Krankheiten.

Krankheiten des Saturn kann man antipathisch mit bestimmten Arzneimitteln der Sonne behandeln, so der wertvollen Engelwurz.

Der zu starke und schädliche Mars wird beispielsweise mit reichlich Venusmitteln behandelt.

Vom Standpunkt der Horoskopdarstellung ist es eine Behandlung im 180°-Winkel, also in Opposition. Eine Krankheit des Sternzeichens Wassermann würde man dann mit Mitteln des Sternzeichens Löwe oder des Herrn des Löwen, der Sonne, behandeln. Naheliegenderweise eignet sich die antipathische Behandlung mehr für akute Leiden,

Titelblatt zu Nicholas Culpeper

die sympathische mehr für chronische. Es ist nicht falsch, eine sympathische und eine antipathische Behandlung eventuell gleichzeitig durchzuführen. Bestimmte Arzneimittel eignen sich gleich gut zur sympathischen wie zur antipathischen Behandlung. Es sind ausnahmslos besonders wirksame Heilmittel. (Einige Beispiele dazu folgen im Abschnitt über besonders interessante Heilpflanzen aus The Herbal.)

Die astrologische Einordnung der Arzneipflanzen nach Culpeper (Auswahl)

Die überwiegende Mehrheit der Zuordnungen deckt sich mit den Angaben unserer Zeit. Andere Zuordnungen sind recht überraschend. So sind z.B. Augentrost und Mistel zur Sonne gestellt, Bibernelle und Ehrenpreis zum Mond, Dürrwurz zur Venus.
Die Zuordnungen sind nach der Signaturlehre und der Anwendung in der Erfahrungsheilkunde definiert worden. Verständlich ist, wenn die Zuordnung zwischen den zwei Wohltätern Venus und Jupiter oder den zwei Übeltätern Mars und Saturn schwankt, denn das Problem der sympathischen oder antipathischen Wirkung kann zur Verwechslung führen, und Mittel, die wir heute den neuen Planeten zuordnen, finden sich unter Sonne, Mond, Saturn. Über sonstige Fälle, bei denen die Übereinstimmung fehlt, sollte man nachdenken.

Summarische Darstellung der Eigenschaften der Mittel je nach Planetenzuordnung (Culpeper)

Mond: kühlend, auflösend, auch festigend; gegen Schwellungen und Blutungen
Merkur: eröffnend, trocknend, den Geist anregend; gegen Schleim, bei Nervenleiden
Venus: regenerierend, kühlend, für Wunden, besonders eiternde, für Leiden der Zeugungsorgane; antipathisch gegen hitzige Krankheiten
Sonne: vitalisierend, erwärmend, trocknend, bei periodischen Leiden, z.B. intermittierendem Fieber; antipathisch bei saturnalen Leiden
Mars: eröffnend, reinigend, energisch ausleitend; sympathisch bei Rheuma, antipathisch bei Abwehrschwäche, Reaktionsmangel (Lethargie) und bei kalten Leiden

Jupiter: wohltuend, balsamisch, allgemein regulierend (Comfortativum), bei jeglichem Zuviel oder Zuwenig verwendbar
Saturn: kräftig kühlend, festigend; gegen unerwünschte Flüsse aller Art, z.B. Blutungen, Ausfluß, Durchfall. Leiden von Skelett und Haut, besonders juckende Hautleiden

Zuordnung der Pflanzen-Arzneimittel zu den Planeten

Die Mittel haben immer auch eine günstige Wirkung auf die Organe, die der jeweilige Planet beherrscht.
Mond: Bibernelle (Pimpinella major), Ehrenpreis (Veronica officinalis), Fetthenne (Sedum telephium), Hundsrose (Rosa canina), Klebkraut (Galium aparine), Lilie (Lilium candidum), Mohn (Papaver somniferum), Seerose (Nymphaea odorata), Vogelmiere (Stellaria media), Weide (Salix spp)
Merkur: Alant (Inula helenium), Andorn (Marrubium album), Baldrian (Valeriana officinalis), Bittersüß (Solanum dulcamara), Bockshornklee (Trigonella foenum graecum), Dill (Anethum graveolens), Dost (Origanum vulgare), Eberraute (Artemisia abrotanum), Fenchel (Foeniculum vulgare), Haarstrang (Peucedanum officinale), Hasel (Corylus avellana), Geißraute (Galega officinalis), Glaskraut (Parietaria officinalis), Knoblauchhederich (Alliaria petiolata), Kümmel (Carum carvi), Lakritze (Glyzyrrhiza glabra), Lavendel (Lavandula angustifolia), Maiglöckchen (Convallaria majalis), Majoran (Origanum majorna), Mandragora (Mandragora officinarum), Petersilie (Petroselinum sativum), Sellerie (Apium graveolens), Stinknessel (Ballota nigra), Weißklee (Trifolium repens)
Venus: Attich (Sambucus ebulus), Beifuß (Artemisia vulgaris), Birke (Betula pendula), Braunelle (Prunella vulgaris), Braunwurz (Scrophularia nodosa), Brombeere (Rubus fruticosus), Diptam (Dictamnus albus), Dürrwurz (Inula conyza), Eibisch (Althaea officinalis), Einbeere (Paris quadrifolia), Eisenkraut (Verbena officinalis), Erle (Alnus glutinosa), Fingerhut (Digitalis purpurea), Frauenmantel (Alchemilla vulgaris), Gänseblümchen (Bellis perennis), Gänsefingerkraut (Potentilla anserina), Salbeiblättriger Gamander (Teucrium scorodonia), Goldrute (Solidago virgaurea), Gundermann (Glechoma hederacea), Günsel (Ajuga reptans), Herzgespann (Leonurus cardiaca), Holunder (Sambucus nigra), Huflattich (Tussilago farfara), Klette (Arctium lappa), Echtes Labkraut (Galium verum), Malve, alle Arten (Malva spp), Pfefferminze (Mentha piperita), Quendel (Thymus serpyllum), Rose (Rosa damascena), Schafgarbe (Achillea millefolium), Schlüsselblume (Primula officinalis), Spitzwegerich (Plantago lanceolata), Storchschnabel (Geranium robertianum), Taubnessel (Lamium album, L. galeobdolon), Thymian (Thymus vulgaris), Veilchen (Viola odorata), Großer Wegerich (Plantago major)
Sonne: Augentrost (Euphrasia rostkoviana), Erzengelwurz (Angelica archangelica), Esche (Fraxinus excelsior), Johanniskraut (Hypericum perforatum), Liebstöckel (Levisticum officinale), Lorbeer (Laurus nobilis), Mistel (Viscum album), Natternkopf (Echium vulgare), Große Pestwurz (Petasites hybridus), Pfingstrose (Paeonia officinalis), Raute (Ruta graveolens), Rosmarin (Rosmarinus officinalis), Safran (Crocus sativus), Schöllkraut (Chelidonium majus), Sonnentau (Drosera rotundifolia), Tausendgüldenkraut (Erythraea centaurium), Tormentill (Potentilla tormentilla), Wacholder (Juniperus communis), Walnuß (Juglans regia)

Sternzeichen	Planet im Sternzeichen	Arzneimittel
Widder ♈	Merkur	Majoran
	Venus	Brombeere
	Jupiter	Betonie
	Stellung im Widder hat eine Wirkung auf den Aszendenten und fördert das Durchsetzungsvermögen.	
Stier ♉	Sonne	Liebstöckel
Krebs ♋	Venus	Gänseblümchen
	Sonne	Sonnentau
	Jupiter	Geflügelte Braunwurz, Jasmin, Melisse, Odermennig, Ysop
	Stellung im Krebs hat eine Wirkung auf den IC, gleichzeitig tritt eine befeuchtende, balsamische und regenerierende Wirkung auf.	
Löwe ♌	Venus	Herzgespann
	Merkur	Geißraute
	Sonne	Augentrost, Erzengelwurz, Johanniskraut, Lorbeer, Pfingstrose, Raute, Safran, Schöllkraut
	Stellung im Löwe wirkt trocknend, ichstärkend, immunstimulierend.	
Jungfrau ♍	Merkur	Fenchel
Skorpion ♏	Mars	Basilikum
Steinbock ♑	Saturn	Beinwell

Mars: Bachbunge (Veronica beccabunga), Basilikum (Ocimum basilicum), Benediktenkraut (Cnicus benedictus), Berberitze (Berberis vulgaris), Brennessel (Urticaria dioica), Eselsdistel (Onopordon acanthium), Estragon (Artemisia dracunculus), Echter Gamander (Teucrium chamaedrys), Haselwurz (Asarum europaeum), Hauhechel (Ononis spinosa), Hopfen (Humulus lupulus), Kiefer (Pinus silvestris), Knoblauch (Allium sativum), Leinkraut (Linaria vulgaris), Mäusedorn (Ruscus aculeatus), Meisterwurz (Peucedanum ostruthium), Sanikel (Sanicula europaea), Sarsaparilla (Smilax aspera), Senf (Sinapis alba), Tabak (Nicotiana tabacum), Waldmeister (Asperula odorata), Wasserpfeffer (Polygonum hydropiper), Weg-Rauke (Sisymbrium officinale), Weißdorn (Crataegus laevigata), Wermut (Artemisia absinthium), Zaunrübe (Bryonia dioica, B. alba), Zwiebel (Allium cepa)

Jupiter: Ampfer, alle Arten (Rumex spp), Betonie (Betonica officinalis), Boretsch (Borago officinalis), Geflügelte Braunwurz (Scrophularia umbrosa), Dachwurz (Sempervivum tectorum), Eiche (Quercus robur), Engelsüß (Polypodium vulgare), Fichte (Picea abies), Hirschzunge (Phyllitis scolopendrium), Jasmin (Jasminum officinale), Linde (Tilia spp), Löffelkraut (Cochlearia officinalis), Löwenzahn (Taraxacum officinale), Lungenkraut (Pulmonaria officinalis), Mädesüß (Filipendula ulmaria), Melisse (Melissa officinalis), Nelkenwurz (Geum urbanum), Odermennig (Agrimonia eupatoria), Quecke (Agropyron repens), Salbei (Salvia officinalis), Spargel (Asparagus officinalis), Wegwarte (Cichorium intybus), Ysop (Hyssopus officinalis)

Saturn: Beinwell (Symphytum officinale), Bilsenkraut (Hyoscyamus niger), Efeu (Hedera helix), Erdrauch (Fumaria officinalis), Färberdistel (Carthamus tinctorius), Geißfuß (Aegopodium podagraria), Germer (Veratrum album), Herbstzeitlose (Colchicum autumnale), Hirtentäschel (Capsella bursa pastoris), Königskerze (Verbascum nigrum), Kreuzdorn (Rhamnus cathartica), Nieswurz (Helleborus niger), Salomonssiegel (Polygonatum spp), Schachtelhalm (Equisetum arvense), Schierling (Conium maculatum), Schlangenknöterich (Polygonum bistorta), Schlehe (Prunus spinosa), Schwarzpappel (Populus nigra), Stechpalme (Ilex aquifolium), Stiefmütterchen (Viola tricolor)

Zuordnung von Arzneimitteln zu Sternzeichen

Diese ist nur bei einer Minderheit von Pflanzen durchgeführt. Die Angabe eines Sternzeichens neben dem Planeten, der das Arzneimittel beherrscht, bedeutet, daß die Arznei vergleichbar der Stellung des Planeten in diesem Zeichen wirkt.

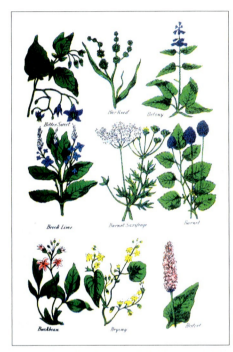

Pflanzen aus „The Complete Herbal" von ca. 1825

Einzelmittel und Anwendungsbeispiele aus The Herbal

Augentrost: Gedächtnisschwäche, allgemein Denkschwäche

Betonie: Die außerordentliche Kraft der Pflanze ist Culpeper bekannt.
Er gibt als Heilanzeigen an: – Dauerkopfschmerz, Epilepsie, Lähmungen, Sodbrennen, Krämpfe, Gicht, Leberleiden, Milzbeschwerden (immunologischer Aspekt), Dysmenorrhoe, zur Geburtserleichterung.
Anwendungsformen: – Gern wird eine Zuckerkonserve aus Blüten verwendet. Bei Erschöpfung während einer anstrengenden Reise Betonienpulver mit Honig in Essigwasser einnehmen.

Brennessel: Energisch eröffnend (Aperiens), Resolvens, gegen das Phlegma (Schleim), besonders der Lunge; harntreibend, gegen alle Schwellungen, auch lokal; Polypen und Wurmleiden der Kinder; gern als Latwerge mit Honig oder Zucker verschrieben; Zubereitung aus Samen bei Vergiftung durch Schierling oder Solanazeen.

Erzengelwurz: Kann Wunder wirken, wenn zum richtigen Zeitpunkt geerntet. Dieser ist bei Sonne im Löwen, Mond günstig stehend und in günstigem Winkel zur Sonne, Ernte während der Stunde des Mondes oder des Jupiter. Universalmittel. Verbessert Visus und Gehör. Alle durch Kälte und/oder Wind verursachten Leiden. Bei allen durch Saturn verursachten Epidemien. Zur Prophylaxe kandierte Stengel oder Wurzeln nüchtern einnehmen (also Immunstimulator). Zuverlässige Wirkung bei intermittierendem Fieber (Malaria). Gegen Tiergifte lokal. Lokal an Wunden starke regenerierende Wirkung. Stockungen/Schwellungen Leber, Milz, Niere. Gicht, Neuralgien. Bei letzteren das destillierte Wasser verwenden.

Echter Gamander: Eröffnet Leber, Milz, Niere. Gicht, Rheuma, Gliederschmerzen. Typisches dem Mars zugeordnetes Aperiens.

Glaskraut: (Urticaceae) Wahrscheinlich durch die Römer nach Mitteleuropa gekommen.
Für alle Indikationen der nah verwandten Brennessel, wirkt aber stärker kühlend. Oligurie. Veralteter, trockener Husten, allg. Atemwege. Fördert die Periode. Geschwüre aller Art, Hämorrhoiden und Fisteln lokal. – Zubereitung mit Honig oder Zucker, auch zum Gurgeln. Die Angaben Culpepers lassen darauf schließen, daß die Pflanze bei Aphthen und ähnlichen Erkrankungen des rheumatischen Formenkreises eine immunmodulierende Wirkung zeigt. Diese sollte unbedingt untersucht werden, desgleichen die Wirkung der Pflanze bei Mineralstoffwechselstörungen und bei Osteoporose.
Bei uns im Handel: Herba Parietariae, Parietaria homöopathisch.

Gundermann: Starke sympathische Venuswirkung, starke antipathische Wirkung auf Mars. Eröffnend. Alle inneren Wunden. Melancholie, lokal bei Tinnitus und Schwerhörigkeit.

Echter Haarstrang: Haarstrang war ein Hauptmittel der galenischen Medizin. Wir kennen nur mehr den verwandten Meisterwurz (Peucedanum imperatoria, homöopathischer Name ist Imperatoria ostruthium).
Bewegend (Merkurmittel); chronische Prozesse der Lunge, Bauchorgane, Probleme mit „Wind im Körper". Milzschwellung,

Dauerkopfschmerz, Tobsucht, Epilepsie. Lokal bei Ohrenschmerzen. Eine Untersuchung der Einsatzmöglichkeiten in der Psychoneuroimmunologie und in der Geriatrie wäre von großem Interesse. Im Handel als Peucedanum bzw. Imperatoria Urtinktur (Staufen).

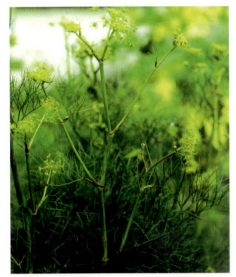

Echter Haarstrang Foto: Herta Amann

Maiglöckchen: Günstige Wirkung auf die Gehirnfunktionen durch Merkurkraft. Wegen seiner Giftigkeit wird das Destillat der Blüten verwendet. Regt „Lebensgeister" an. Apoplex, Paralyse, Funktionsstörungen am Herz; Schwindel/Epilepsie, alle Arten Krämpfe. Die Validität dieser Angaben sollte nachgeprüft werden.
Sanikel: „Bestes" Hals- und Lungenmittel. Stinkende Geschwüre. Leiden des Urogenitalbereichs, Geschlechtskrankheiten.
Wegerich: (Großer und Spitzwegerich) „heilt das Haupt wegen seiner Antipathie zu Mars und Leiden des Intimbereichs wegen seiner Sympathie zu Venus". – Funktionsschwäche („Stopping") von Leber und Niere. „Alle Leiden des Mars werden geheilt." Gute Wundheilmittel. Blutungen aus inneren Organen. Ohnmacht, Epilepsie.

Galenik und Rezeptur bei Culpeper

Galenik
Als ausgebildetem Apotheker waren Culpeper die Zubereitungsmöglichkeiten seiner Zeit bekannt. Da das Herbal ein Volksbuch ist, werden darin dem Laien mögliche Zubereitungsweisen beschrieben.

Innerliche Anwendungen
– Pulver aus der getrockneten Pflanze einnehmen, vorzugsweise in Wein (resorptionsfördernd)
– Abkochung in Wein einnehmen, also Dekokt (wird häufig empfohlen)
– Auszug in Wein, also Mazeration; Beispiel: Klettensamen werden 40 Tage (der philosophische Monat der Alchimisten) in Wein mazeriert. Dies ist eine Arznei für „Ischias" (= LWS-Syndrom). – Wie am Beispiel erkennbar, dient die Mazeration zum Auszug thermolabiler Wirkstoffe.
– Ratschläge zur Herstellung von Tinkturen mit Alkohol fehlen völlig.
– Recht oft werden Auszüge in Essig empfohlen.
– Naturgemäß werden sehr oft Tees verschrieben. Diese sind fast immer Abkochungen, keine Aufgüsse.
– Erstaunlich oft für ein Laienbuch werden Destillate empfohlen, die man durch Abdestillieren von einem Gemisch aus Pflanzenmaterial und Wasser gewinnt. Offensichtlich hat Culpeper seinen Lesern die Fähigkeit zum Destillieren zugetraut. Die Geräte hierzu aus Pewter, einer Zinnlegierung, waren anscheinend weit verbreitet. Es ist erkennbar, daß ihm die vergeistigende und entgiftende Wirkung der Destillation bekannt war. Destillate wurden auch als Klistier und zum Gurgeln angewandt.
– Aus sehr empfindlichen Blüten wurden Zuckerkonserven angefertigt, desgleichen Sirupe aus Pflanzenpreßsaft und Honig oder Zucker.

Äußerlich angewendete Zubereitungen
– Ölauszug
– Schweineschmalzsalbe
– Essigauszug an Reflexzonen. – Beispiel: Essigzubereitung aus Bilsenkraut an Stirn und Schläfen bei Kopfschmerz und hohem Fieber anwenden.
– Destillate wurden sehr viel als Umschläge verwendet.

Rezeptur
The Herbal beschränkt sich weitgehend auf Arzneimittel-Monographien und enthält nur wenige Mischrezepte. Von Paracelsus hat Culpeper das Mißtrauen gegen komplizierte Mischungen übernommen; – die mittelalterliche Medizin verwendete Fertigarzneimittel mit bis zu 250 Bestandteilen (Mithridat). Immerhin hat Paracelsus selbst aber gern den Theriak (45 Bestandteile) verschrieben. Ziel von Culpepers Therapie ist es, falls möglich das Einzelmittel zu finden, das auf dem Weg der Sympathie optimal auf die Krankheit einwirkt, eine Vorahnung der Homöopathie. Was Culpeper von

 LABORATORIUM SOLUNA HEILMITTEL GMBH

Die Solunate: Spagyrik nach von Bernus in der Tradition des Paracelsus seit 1921
Solunate enthalten spagyrisch aufbereitete Heilpflanzen, Salze *und Metalle*.
Fordern Sie kostenloses Infomaterial an oder erleben Sie uns im Internet: www.soluna.de

Laboratorium SOLUNA Heilmittel GmbH
Artur-Proeller-Straße 9, 86609 Donauwörth

Tel.: 0906/70606-0, Fax: 0906/70606-78
Email: info@soluna.de

Philosophie und Heilkunst
Astrologische Medizin

Paracelsus unterscheidet, ist die Überzeugung, daß alchimistische Zubereitungen der Metalle allein nie die Ausheilung der Krankheit erreichen, sondern daß zur Heilung stets Pflanzenpräparate notwendig sind. Culpeper akzeptiert im Gegensatz zu Paracelsus auch die Lehren der galenischen Medizin völlig, insbesondere die Lehre von den Vier Elementen.

Lehrsätze zur Astromedizin

In älteren Ausgaben von The Herbal finden sich die sieben allgemeinen Lehrsätze zur Astromedizin, die von großem praktischen Wert sind. Sie lauten:

1. Stärke den Körper mit Kräutern, die dem Herrscher des Sternzeichens unterstellt sind, in dem sich der Aszendent befindet, gleichgültig, ob der Herrscher ein Wohltäter oder Übeltäter ist. (Beispiel: Aszendent im Stier → Venusmittel verwenden.)
2. Die Mittel sollen in einer gewissen Antipathie gegenüber dem Herrscher des sechsten Hauses sein (Beispiel: Ist die Spitze des sechsten Hauses in der Waage, ist Venus dort Herrscher; die dann zu verwendenden Heilmittel sollten einen gewissen Mars-Charakter haben.)
3. Das Heilmittel soll teilweise von der Natur des aufsteigenden Zeichens haben (in etwa identisch mit Abs. 1 – wir haben nicht genug den Sternzeichen zugeordnete Mittel).
4. Ist der Herrscher des zehnten Hauses stark gestellt, sollen seine Heilmittel verwendet werden.
5. Ist dies nicht möglich, verwendet man die Mittel des Lichts der Zeit (das Licht der Zeit bei Tagesgeburt die Sonne, bei Nachtgeburt der Mond).
6. Der erkrankte Körperteil muß mit sympathischen Mitteln behandelt werden (Beispiel: Nierenerkrankung; die Niere ist Venus und Waage unterstellt; man verwendet also ihre Mittel).
7. Sorge immer dafür, daß das Herz in Ordnung ist, denn es ist ja die Sonne, die die Grundlage des Lebens ist; darum heilt der „Stein der Weisen" alle Krankheiten, indem er das Herz stärkt. (Es sind weniger alchimistische Zubereitungen aus Gold gemeint als vielmehr der Sonne zugeordnete Pflanzen, die im Laufe der Behandlung irgendwann eingesetzt werden müssen.)

Antipathische und sympathische Therapie

Zwischen den Planeten herrscht Sympathie oder Antipathie. Die große Heilkraft der Jupitermittel beruht auf der Tendenz Jupiters, mit allen Planeten mehr oder weniger in Sympathie zu sein.
Sonne und Mars sind erhitzend, Mond, Venus und Saturn kühlend. Sonne und Saturn trocken, Mond befeuchtend, Jupiter ist eröffnend und ausgleichend, Merkur bewegend.

Antipathische Behandlung
Die antipathische Behandlung strebt die Dämpfung eines Zuviel einer Planetenkraft an, sie entspricht der allopathischen Behandlungsweise.
Starke Antipathien zeigen sich zwischen Venus und Mars sowie zwischen Sonne und Saturn. Auf die therapeutische Anwendung dieser Antipathien wurde bereits hingewiesen, desgleichen auf die Bedeutung des antipathischen Heilens bei akuten Krankheiten. Bei antipathischer Behandlung kann man handfest dosieren (außer bei Giftpflanzen).

Sympathische Behandlung
Die sympathische Behandlung wurde von Culpeper, falls durchführbar, bevorzugt angewandt. Es handelt sich nicht um die Korrektur eines Zuviel oder Zunig einer Planetenkraft, sondern um die Verbesserung der Qualität des Einflusses des krankmachenden Gestirns. Dieses wird also nie als quantitativ zu schwach gesehen. Sympathische Behandlung ist die Methode der Wahl bei chronischen Krankheiten. Bei der Therapie ist größte Sorgfalt bei der Auswahl der Arzneimittel, der Dosierung und auch der Anwendungsweise nötig. Die Mittel müssen nach Planetenzuordnung und klinischen Eigenschaften ausgewählt werden, also wird nicht eine Krankheit des Saturn mit beliebigen Saturnmitteln behandelt. Kombinationen der Mittel des Hauptplaneten mit Mitteln befreundeter Planeten sind zulässig (z.B. Saturn – kühlend, festigend + Mond – kühlend, festigend + Venus – kühlend).
Uralt ist in der Heilkunst die Anwendung kleiner und kleinster Dosen. Daß Gift in winzigen Dosen heilsam ist, gehört wohl zu den ältesten heilkundlichen Erkenntnissen der Menschheit. Auch ungiftige Arzneien können in kleinen Dosen eine erstaunliche Wirkungsveränderung zeigen. Bekannt ist die erfrischende Wirkung von 1–2 Tropfen Baldriantinktur. Viele scheinbar stoffliche Wirkungen der Arznei sind in Wirklichkeit geistiger Natur.
Bei der sympathischen Behandlung, besonders mit Mitteln der schwierigen Planeten Mars und Saturn, muß behutsam dosiert werden, um das Leiden nicht zu verschlimmern. Die Arznei darf nicht zu oft verabreicht werden und nicht zu viele sympathische Mittel in Mischung enthalten. Hieraus ergibt sich die Tendenz Culpepers zu Einzelmitteln. Zur Abschwächung (= Vergeistigung) der Arznei stehen, wie beschrieben, weitere Methoden zur Verfügung: Die Verwendung des Destillats, nicht nur von Giftpflanzen, oder die äußerliche Anwendung. The Herbal zeigt auch, wie man ein Leiden astromedizinisch behandeln kann, ohne daß das Horoskop des Kranken vorliegt. Aus den Symptomen der Krankheit (Körperteil, Organ, auftretende Symptome) läßt sich eine Zuordnung des Leidens nach Planet und Sternzeichen entnehmen. Danach kann antipathisch und/oder sympathisch behandelt werden.

350 Jahre nach der Erstausgabe von Culpepers The Herbal

Vermutlich hat dieses Buch mit seinem anhaltenden Erfolg die abendländische Kräuterheilkunde stärker geprägt als uns bewußt ist. Es war dem Verfasser ein Anliegen zu zeigen, welche weiteren Schätze in den Werken eines so genialen Mannes noch zu finden sind.
Wie Paracelsus ist uns Culpeper Lehrer und Vorbild.

Literatur
Olav Thulesius, Nicholas Culpeper,
English Physician and Astrologer
St. Martin's Press N.Y., 1992
Culpeper's Complete Herbal
W. Foulsham London, o. J.,
Nachdruck einer Ausgabe
vom Anfang des 19. Jh. Culpeper's Colour Herbal
Ed. David Potterton, Foulsham London,
1983, 3. Ed. 1997

Philosophie und Heilkunst
Astrologische Medizin

Pflanzen und ihre kosmischen Heilkräfte

Ein Beitrag zum Thema Astrologie und Phytotherapie

von Olaf Rippe

„Es gibt keine wesentlichere Aufgabe der Astrologie, als die, das innere Wesen des Menschen zu erfassen und es ihm zu Bewußtsein zu bringen, auf daß er es nach dem Gesetze des Lichtes zu erfüllen vermag." (A. Crowley)

Die Sternbilder und Wandelplaneten sowie Sonne und Mond bestimmten bis vor einigen Jahrhunderten das Weltbild des Menschen. Astrologen berieten nicht nur die Mächtigen und machten Weltpolitik, sie gaben auch Auskunft über Schicksal und Gesundheit.

Noch heute betrachten viele nachdenklich den Sternenhimmel, um Antworten auf ihre Fragen zu erhalten, und ein Gang durch die Buchhandlungen zeigt es deutlich – die Astrologie boomt. Kaum eine Betrachtungsweise der Welt hat sich durch die Jahrtausende so hartnäckig behaupten können, und dies trotz aller Unkenrufe und Verleumdungen. Sie gilt neben der Magie als die älteste Wissenschaft des Menschen und blickt somit auf einen nahezu unerschöpflichen Erfahrungsschatz zurück. Adepten, die ihrer Weisheit folgten, waren z.B. Albertus Magnus, Johannes Kepler, Agrippa von Nettesheim, Paracelsus oder Rudolf Steiner.

Neben der antiken Vier-Elementen-Lehre und der Signaturlehre ist die Astrologie bis heute die tragende Säule einer hermetisch ausgerichteten Heilkunde nach abendländischer Tradition.

Wie oben so unten, wie unten so oben

„Nichts ist, was die Natur nicht gezeichnet habe, und durch die Zeichen kann man erkennen, was im Gezeichneten verborgen ist." (Paracelsus)

Der ägyptische Eingeweihte Hermes Trismegistos, den manche mit Thot vergleichen, dem ibisköpfigen Gott der Weisheit, faßte den Grundgedanken der Astrologie mit den Worten zusammen: „Wie oben so unten, wie unten so oben". Makrokosmos und Mikrokosmos sind demnach ähnlich, oder anders gesagt: Die Erde ist ein Spiegelbild der Himmelskräfte, und jedes irdische Phänomen hat sein Ebenbild im Kosmos.

In der Astrologie stehen alle Naturreiche mit den Sternbildern, den fünf Wandelplaneten (Merkur/Venus/Mars/Jupiter/Saturn) und den zwei Lichtern Sonne und Mond in Beziehung. Heute kommen noch die neu entdeckten Planeten Uranus, Neptun und Pluto hinzu, die man als höhere Schwingungsebene (Oktave) der Planeten Merkur, Venus und Mars versteht, so daß der Astrologe immer noch von sieben Himmelskräften spricht. Die Qualitäten, die sie verkörpern, finden sich in Pflanzen, Tieren und Mineralien, aber auch im Menschen, seinen Organen, Organfunktionen und Krankheiten wieder; dies ist die Lehre von den Entsprechungen oder Korrespondenzen.

Nach dieser Anschauung lassen sich Rezepte erstellen, die aus unterschiedlichen Naturreichen zusammengesetzt sind, dabei aber der gleichen kosmischen Kraft unter-

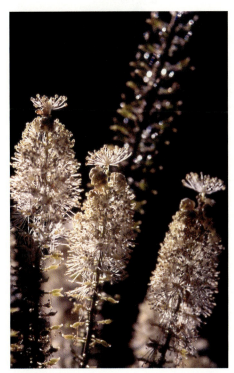

Ihre Vorliebe für schattige Plätze und ihre weiße Blüte zeigen die mondhafte Natur der Silberkerze (Cimicifuga racemosa), während die schlanke Gestalt eher für eine Zuordnung zum Merkur spricht. Foto: Olaf Rippe

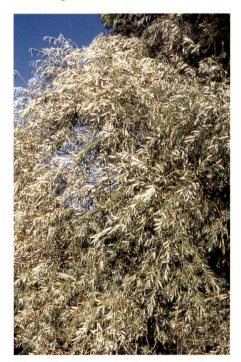

Silberweiden (Salix alba), die man wegen ihrer silbrigen Blätter dem Mond zuordnet, findet man in feuchten Auenwäldern; auch dies spricht für eine Zuordnung zum Mond und es ist eine Signatur für ihre antirheumatische Wirkung.
Foto: Olaf Rippe

Philosophie und Heilkunst
Astrologische Medizin

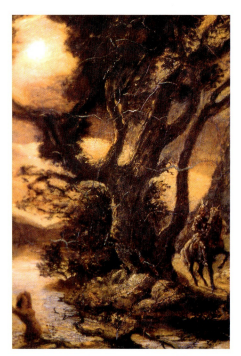

An wilden Flussufern, inmitten von Weiden kann der Natursichtige Nymphen beim Baden beobachten. „Siegfried und die Rheintöchter", Albert Pinkham Ryder, 1888-89.

stehen, wie z.B. Gold, Johanniskraut und Biene, die eine Verknüpfung solarer Mittel darstellen. Zur Therapie eignet sich unser Beispiel unter anderem für Kreislaufprobleme, die ebenfalls der Sonne unterstehen. Man bezeichnet solche Rezepte als „goldene Ketten", wobei sich die Einzelsubstanzen synergistisch ergänzen, bzw. im positiven Sinne verstärken. Eine goldene Kette kann selbstverständlich auch nur aus Pflanzen bestehen.

Daß dies ein völlig anderes Weltbild darstellt als das heute übliche, ist offensichtlich. Im Gegensatz zur modernen Wissenschaft, die eine Heilwirkung von Pflanzen ausschließlich auf ihre stoffliche Zusammensetzung zurückführt, geht die Astrologie von kosmischen und geistartigen Kräften aus, die durch die Pflanze wirken. Sie geben den Pflanzen ein Gesicht, Signaturen genannt, und durch Gestalt, Farbe oder Geruch läßt sich auf eine eventuelle heilkundliche Verwendung schließen. Die astrologische Signaturlehre als assoziative Vorgehensweise der Heilmittelerkenntnis läßt das geistartige Wesen einer Pflanze erahnen, da sie keine Trennung von Oben und Unten oder von Geist und Stoff vollzieht. Die auf analytischem Wege gefundenen Wirkstoffe bilden dabei nur einen Teilbereich und sind somit nicht das Maß aller Dinge.

Die Planeten und ihre Heilpflanzen

Einige Beispiele sollen verdeutlichen, mit welchen Signaturen die Himmelskräfte die Pflanzenwelt zeichnen und welche Heilwirkungen wir davon ableiten können (siehe Tabellen). Dabei ist es wichtig zu wissen, daß sich i.d.R. mehrere Planeten in einer Pflanze verkörpern. Dies trägt vielleicht zu einer anfänglichen Verwirrung bei, aber je länger man sich mit diesem Thema beschäftigt, desto mehr schärft sich die Beobachtungsgabe, und man entdeckt, daß sich fast immer die Signaturen weniger Planetenkräfte besonders deutlich hervorheben.

Mond

In der antiken Mythologie verkörpert sich der Mond in der Fruchtbarkeitsgöttin Artemis. Sie ist die Ahnherrin des Lebens. Als Muttergöttin und göttliche Hebamme ist Artemis für die Fortpflanzung zuständig; entsprechend ordnet man vor allem die Keimdrüsen dem Mond zu.

Wollen wir beispielsweise eine Fruchtbarkeitssteigerung bewirken, sollten Mondpflanzen wie Basilikum, Frauenmantel, Mistel oder Silberkerze nicht fehlen. Man erkennt ihre lunaren Eigenschaften beispielsweise an ihren zarten weißen Blüten, die meist schnell verblühen, an ihren silbrigen Blättern oder ihrer schleimigen und saftigen Konsistenz. Als Emmenagogum und wegen seiner stimulierenden Wirkung auf die Hypophyse ist der silbrig schimmernde Beifuß, eine der heiligen Pflanzen der Mondgöttin Artemis, ein weiterer wichtiger Bestandteil solcher Rezepte. Als Ergänzung eignen sich vor allem Venuspflanzen wie der rosablühende und nach Menstruationsblut riechende Storchschnabel, im Volksmund auch „Kindsmacher" genannt. Das Mondmetall Silber und die Küchenschelle runden das Fruchtbarkeitsrezept ab. Letztere untersteht wegen ihrer Komplementärfarben und ihrer zarten Blütenbildung dem Götterboten Hermes/Merkur, der für den Hormonhaushalt zuständig ist. Viele Mondpflanzen bevorzugen feuchte Standorte, wie die saftige Birke mit ihrer weißen Rinde, der weißblühende Fieberklee und Mädesüß oder die Weide mit ihren silbrigen Blättern. Wieder andere sind saftig und kühlend wie die Vogelmiere. Ihre Wirkung erstreckt sich von Rheuma über Entzündungen bis hin zu fieberhaften Infekten.

Als Spiegel der Sonne entspricht dem Mond auch das Unbewußte und die Fähigkeit zur Reflexion. Als Licht der Nacht erhellt er die Abgründe unserer Seele und beeinflußt unseren Schlaf sowie unser Traumbewußtsein. Bei Schlafstörungen,

---

Rp. Empfängnissteigerung für Frauen
(Mond, Merkur, Venus); das Rezept wirkt zyklusregulierend, anregend auf die Keimdrüsen und lindernd bei prämenstruellen Störungen.

Alchemilla vulgaris Urtinktur
Argentum metallicum D6   aa 20.0
Artemisia vulgaris Urtinktur
Cimicifuga D6
Geranium robertianum Urtinktur
Ocimum basilicum Urtinktur
Pulsatilla D6
Viscum album Urtinktur   aa ad 100.0
(über die Apotheke bei Spagyra mischen lassen)
MDS, 3 x tgl. 20 Tropfen

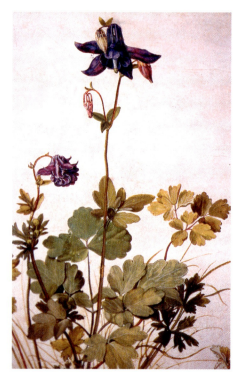

Bei der Akelei (Aquilegia vulgaris) zeigt sich der Merkur in der schlanken Gestalt und in den Komplementärfarben Gelb und Blauviolett; in der Sympathiemedizin sind dies Signaturen für Pflanzen mit magischen Kräften, z.B. für Astralreisen. Aquarell eines unbekannten deutschen Meisters in der Tradition von Albrecht Dürer, 1526.

um Zugang zum Unbewußten zu erhalten oder um psychosomatische Beschwerden zu behandeln, sind Mondpflanzen daher unentbehrlich. Merkmale solcher Pflanzen sind z.B. ihr betäubender muffiger Geruch (Baldrian, Maiglöckchen), Nachtfalter, die sie umschwärmen (Nachtkerze), oder ihre Blütenpracht, die sich erst nachts entfaltet (Königin der Nacht). Einige sonnenhafte Pflanzen eignen sich zur Ergänzung, wenn Menschen beispielsweise Angst vor der Dunkelheit oder Alpträume haben (Johanniskraut, Engelwurz).

Merkur

Dem geflügelten Götterboten Merkur/ Hermes entspricht das Prinzip des Informationsaustausches, damit alle Stoffwechselprozesse (= Umwandlungsprozesse), die Atmung und das Hormonsystem (Hormon = Hermes).

Merkurpflanzen erkennt man an ihrer schlanken und aufrechten Gestalt (Spitzwegerich); auch rankende Pflanzen zeigen Merkuraspekte (Bittersüß, Efeu, Hopfen). Die Blätter sind meist schmal und lanzettförmig (Eucalyptus, Lavendel, Oleander) oder zart gefiedert (Dill, Fenchel). Bei den Blütenfarben dominieren Blautöne (Lavendel, Lungenkraut) oder die Komplementärfarben Gelb und Violett (Akelei, Bittersüß); auch Schirmblüten zeigen den Merkur (Doldenblütler). Mit seinen Signaturen entspricht der Götterbote dem Element Luft. Merkurpflanzen stärken zum Beispiel die Atmungsorgane bei Infektanfälligkeit oder Allergien; sie eignen sich auch allgemein

Rp. Schlafstörungen mit psychosomatischen Herzbeschwerden und Gedankenzudrang
(Mond, Sonne, etwas Merkur, Saturn, Neptun)
Ambra D4
Angelica archangelica D2
Argentum metallicum D12
Convallaria majalis D6
Hypericum perforatum Urtinktur
Passiflora incarnata Urtinktur
Phosphorus D12
Selenicerus (= Cactus) grandiflorus D4
Sulfur D12
Zincum valerianicum D12 aa 10.0
(über die Apotheke bei Spagyra mischen lassen)
MDS, abends 30 Tropfen; 1 Stunde vor dem Schlafengehen und bei nächtlichem Aufwachen wiederholen.
Bei hartnäckiger Schlaflosigkeit zusätzlich: Bryophyllum Argento cultum Rh Dil D3 (Weleda), vor dem Schlafen 10 Tropfen.

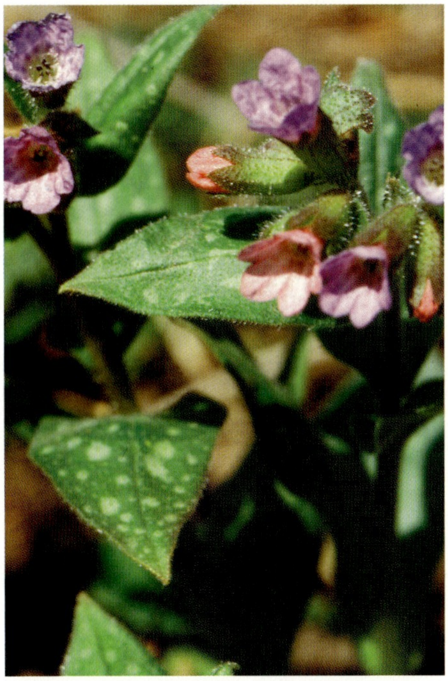

Das Farbenspiel während der Blütenbildung, typisch und der Bezug zur Lunge spricht beim Lungenkraut (Pulmonaria officinalis) für eine Zuordnung zum Merkur. Der hohe Gehalt an Kieselsäure spricht dagegen eher für Saturn.
Foto: Olaf Rippe

zur Behandlung von Haut- und Schleimhauterkrankungen (Grenzflächen = Merkur, Saturn).

Die Idee der Kommunikation, wie sie Merkur als Götterbote verkörpert, weist darauf hin, daß man seine Pflanzen häufig verwenden sollte. Sie dienen vor allem zur Abrundung von Rezepten. In seinen Eigenschaften ist Merkur ambivalent. Er harmoniert mit nahezu jeder anderen Planetenkraft. Dies ist wichtig, denn wie im täglichen Leben, so spielt auch unter den Planeten Antipathie und Sympathie eine Rolle, man denke nur an die Liebeleien und Feindschaften im olympischen Götterhimmel (siehe Tabelle).

Daß Pflanzen befreundeter Planeten auch in Rezepten harmonieren, ist selbstverständlich. Aber gerade Mischungen aus Mitteln feindlich gesinnter Planeten zeigen oft besondere Wirkungen, dies aber nur, wenn man einen „Friedensstifter“, z.B. Merkurpflanzen, in das Rezept einbaut.

Rp. Lungenschwäche mit Infektanfälligkeit der Atemwege; auch bei asthmatoiden Erscheinungen
(Merkur, etwas Venus, Sonne, Saturn)
Agrimonia eupatoria Urtinktur
Eucalytptus D2
Lavandula officinalis Urtinktur
Solanum dulcamara D4
Stachys (= Betonica) officinalis Urtinktur
Tilia europaea Urtinktur aa 10.0
Plantago lanceolata Urtinktur
Pulmonaria officinalis Urtinktur
aa ad 100.0
(über die Apotheke bei Spagyra mischen lassen)
MDS, 3 x tgl. 20 Tropfen
Zusätzlich: Flechtenhonig Hustensaft (Weleda); enthält vier Flechten (antibiotisch wirkende Flechtensäuren; Saturn)

Venus

Die Schönste im olympischen Götterhimmel ist Venus/Aphrodite, die Göttin der Liebe. Ihre Geburtsstätte ist das Meer (Gefühle), daher der Name „Schaumgeborene“. Ihr sind vor allem Kräuter geweiht, die die Lust und die Lebensfreude steigern (Aphrodisiaka).

Astrologisch ist ihr Einfluß mild und wohltätig. Venuspflanzen runden daher Rezepte aus stark wirkenden Mitteln ab und schwächen deren Nebenwirkungen.

Die Schönheit der Venus zeigt sich auch in ihren Pflanzen. Sie verleiht ihnen harmonische weiche Formen, verwöhnt das Auge mit einer üppigen und bunten Blütenpracht und die Nase mit betörend sinnlichen Düften (oft auch Mond).

Venuspflanzen sind die wichtigsten Bestandteile von Liebestränken (Damiana), Parfüms (Ylang-Ylang), erotischen Körper-

Planet	freundlich	feindlich	gleichgültig
☉	♀♃	♂♄	☽☿
☽	♀♃	♂♄	☉☿
☿	♂♄	♃	☉☽♀
♀	☉☽♃	♄	♂☿
♂	☿♄	☉☽	♀♃
♃	☉☽♀	☿	♄♂
♄	☿♂	☉☽♀	♃
♅	☉☿♂	☽♀♆	♄♃
♆	☽♀♃	☉☿♅	♂♄

Beziehungen der Planeten
Rezepte aus feindlich gesinnten Planeten sollte man ergänzen mit Mitteln, die einem gleichgültigen Planeten unterstehen, die in sich eine Harmonie feindlicher Kräfte bergen (= gemeinsame Zuordnung), Merkurpflanzen, Venuspflanzen (liebt alle und wird von allen geliebt).

Philosophie und Heilkunst
Astrologische Medizin

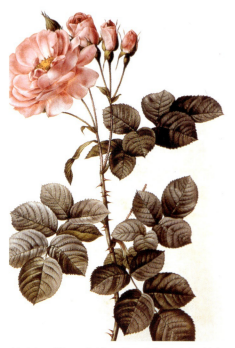

Als Inbegriff von Schönheit und Symbol der Liebe gehört die Rose (Rosa centifolia, Rosa damascena) zu den Pflanzen der Venus und in jedes aphrodisierende Rezept. Kolorierter Kupferstich, spätes 19. Jh.

ölen (Rose) und kosmetischen Präparaten (Dachwurz, Gänseblümchen). Aber auch in Venen- (Venen = Venus; z.B. Hamamelis) und Nierenrezepten (Bärentraube) oder in Lebenselixieren (Melisse) sind sie enthalten.

In der Psychotherapie sind sie unentbehrlich, da sie die Gefühlswelt von seelischem Ballast reinigen (das Venusorgan Niere ist das Organ der Angst), sozial verträglicher machen (Prinzip der Harmonie) und Selbstsicherheit vermitteln.

Rp. Aphrodisierende, entspannende Mischung zur Anregung der Lebenslust; vermittelt auch Zuversicht und Selbstsicherheit
(Venus, etwas Mond und Sonne)
Balotta nigra D1
Bellis perennis Urtinktur
Myristica fragrans D4
Sumbulus moschatus D4
Vanilla planifolia D1
Verbena officinalis Urtinktur   aa 10.0
Turnera diffusa D1
Rosa centifolia Urtinktur   aa ad 100.0
(über die Apotheke bei Spagyra mischen lassen)
MDS, 3 x tgl. 30 Tropfen und bei Bedarf einen Teelöffel, vorzugsweise in Rotwein.

Rp. Lebenselixier „Danziger Goldwasser"
(aus dem Buch „Heilmittel der Sonne", Peter Erd Verlag); Sonne, etwas Merkur und Venus
Je ein Teelöffel Kardamom, Koriander und Sternanis, zusammen mit einer Handvoll Rosenblüten, einer Stange Zimt, fünf Gewürznelken, einigen Wacholderbeeren, einer Prise Macis sowie einigen Zitronen- und Pomeranzenschalen, in 0,7 Liter Doppelkorn mit 170 g braunem Zucker ansetzen. Das Gemisch stellt man für sechs bis acht Wochen in die Sonne; täglich schütteln, anschließend abfiltrieren und umfüllen. Anschließend etwas Blattgold hinzufügen, das bei Zusatz von Speisestärke sogar schwebt. Anstelle von Blattgold kann man auch 20 ml Aurum colloidale D4 (Staufen-Pharma) verwenden. Der ästhetische Reiz geht dem Rezept dann aber verloren.

Sonne

Ebenso wohltätig wie die Venus ist die Sonne, die mit ihrer Wärme alles belebt. Im Menschen verkörpert sie sich daher in allen Wärmeprozessen. Im Blut und im Herz-Kreislauf-System finden sich weitere Entsprechungen.

Heilpflanzen mit sonnenhafter Natur sind vor allem Bestandteile von Lebenselixieren, die den Lebensfunken im Menschen wachhalten, z.B. Theriak (Engelwurz), Aquavit (Johanniskraut, Rosmarin), Frenette (Esche), Melissengeist (Engelwurz, Koriander). Bemerkenswert ist in diesem Zusammenhang, daß die meisten Gewürzpflanzen der Sonne unterstehen. Ein gut gewürztes Essen schmeckt eben nicht nur gut, es erhält vor allem die Lebenskraft bis ins hohe Alter.

Wegen ihrer leuchtend-gelben Farbe oder ihrer majestätischen Gestalt (Sonnenblume, Ringelblume, Johanniskraut) sind Sonnenpflanzen in der Natur leicht zu finden. Ihr

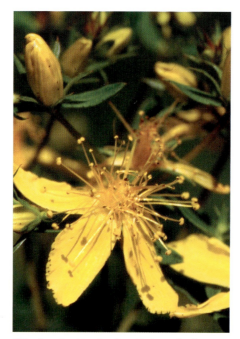

Mit seiner leuchtend-gelben Farbe und seinem roten Wirkstoff Hypericin gehört das Johanniskraut (Hypericum perforatum) zu den Sonnenkönigen der Pflanzenwelt.
Foto: Margret Madejsky

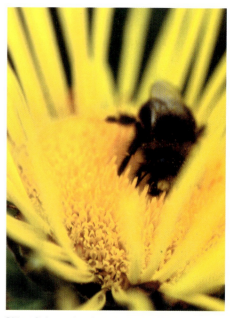

Blütenfarbe und majestätische Gestalt sprechen beim Alant (Inula helenium) für eine Zuordnung zur Sonne (auch etwas Jupiter).   Foto: Olaf Rippe

warmer balsamischer Geschmack hinterläßt auf der Zunge ein sanftes Glühen (Engelwurz, Gelbwurz), eine Signatur ihrer wärmenden Eigenschaften.

Einige der Lichtgeschöpfe aus der Pflanzenwelt eignen sich auch zur Herztherapie (Adonis, Rosmarin). „Wie die Sonne auf die Erde wirkt, so wirkt das Herz auf den Leib" (Paracelsus). Als Sonnenorgan ist das Herz der Mittelpunkt im Mikrokosmos Mensch. Entsprechend der astrologischen Bedeutung der Sonne wird das Herz auch als „Ich-Organ" bezeichnet. Es erkrankt, wenn die äußere Lebensweise nicht mit der inneren Wahrheit übereinstimmt. Sonnenpflanzen eignen sich daher besonders gut, um Folgen einer disharmonischen Lebensweise zu beheben, vor allem wenn zusätzlich Kälte den Krankheitsprozeß beherrscht; dies beschränkt sich nicht nur auf eine

Philosophie und Heilkunst
Astrologische Medizin

> **Rp. Sonnenweihrauch zum Hellsehen**
> (nach Leo Vinci aus „Die magischen Werke" von A. v. Nettesheim); das Rezept beinhaltet die zwei Lichter Sonne und Mond sowie den Götterboten Merkur.
> Johanniskraut, Wermut, Anis, Baldrian, Salomonssiegel, Safran und Lorbeerblätter zerkleinern und zu gleichen Teilen mischen. Während einer Meditation oder einer Orakelbefragung wird die Kräutermischung auf glühende Räucherkohle gestreut.

Schwäche von Herz und Kreislauf, sondern beinhaltet auch die seelische Kälte. Mit ihrer sonnenhaften Natur durchlichten und erwärmen die Heilmittel der Sonne die frierende und verdunkelte Seele (Johanniskraut, Engelwurz). Sie verbessern auch das Selbstwertgefühl (zusammen mit Venus) und helfen bei Selbstzerknirschung sowie Angstzuständen.

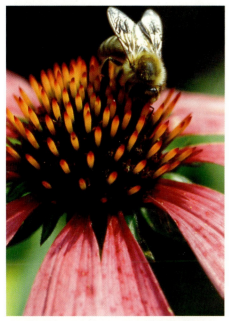

Brennend im Geschmack und purpurrot in der Farbe offenbart sich der Sonnenhut (Echinacea purpurea) als Pflanze des Mars.
Foto: Margret Madejsky

Mit dem Ich-Bewußtsein ist untrennbar die Selbsterkenntnis verbunden. „Erkenne Dich selbst" stand auf den Toren Delphis geschrieben, der Orakelstätte des Sonnengottes Apollon. Besonders der sonnenhafte Lorbeer spielte im Apollonkult eine Rolle. So bestand der Tempel aus Lorbeerholz, und die Orakelpriesterinnen ruhten auf Lorbeerblättern und zerkauten sie als Hilfsmittel, um ihre Sehergabe zu stärken; im Griechischen nannte man das Sonnengewürz „Mantikos", das Hellsehkraut. Auch die Priesterinnen des Heilgottes Asklepios, ein Sohn des Apollon, benutzten die aromatische Pflanze, um den Krankheitsgeist besser wahrzunehmen. Zur Stärkung der Seherkraft wurde Lorbeer auch geräuchert.

Mars

Mars verkörpert Willensstärke, Widerstandskraft sowie Triebhaftigkeit und Aggression als Willensimpuls zum Überleben. In der Antike verehrte man ihn als Kriegsgott Mars/Ares; auch die Göttin Athene und Helden wie Herakles oder Siegfried der Drachentöter zeigen marsianische Elemente.

Entsprechend ihrem himmlischen Abbild sind viele Pflanzen des Mars mit ihren Stacheln, Dornen oder Brennhaaren ebenfalls recht wehrhaft (Disteln, Weißdorn, Brennessel). Einige sind dagegen hautreizend oder blasenziehend (Bärenklau, Giftsumach, Seidelbast). Brennend und scharf ist die Geschmacksrichtung vieler Marspflanzen (Rettich, Knoblauch, Meisterwurz); Rottöne dominieren (Aronstab, Gauchheil, Kaffeebohne). Da auch Giftstoffe Pflanzen zur Abwehr dienen, sind diese häufig dem Mars unterstellt (Eisenhut; vor Entdeckung der transsaturnalen Planeten unterstanden alle Giftpflanzen Mars und/ oder Saturn). Nicht alle Marspflanzen sind also wohltätig, und Vorsicht ist bei manchen daher angebracht.

Dennoch sind die meisten Pflanzen des Kriegsgottes relativ ungiftig, und ihre Anwendungsgebiete gehören zu den wichtigsten in der Heilkunde: Einerseits stärken viele die Abwehr und die Lebens- bzw. Willensenergie (Schlehe, Eleutherokokkus, Echinacea); manche Marspflanzen fördern auch die Gallentätigkeit (Galle ist das Organ des Willens; Disteln, Schöllkraut). Andererseits schützen sie den Körper vor To-

> **Rp. Abwehrstärke (Immunstimulans) und Willenskraft;**
> Mars, etwas Sonne, Venus und Uranus
> Carlina acaulis D4
> Ferrum sidereum D6
> Prunus spinosa Urtinktur
> Rosa centifolia Urtinktur
> Urtica dioica Urtinktur   aa 10.0
> Echinacea purpurea Urtinktur
> Eleutherococcus D1   aa ad 100.0
> (über die Apotheke bei Spagyra mischen lassen)
> MDS, 3 bis 5 x tgl. 20 Tropfen

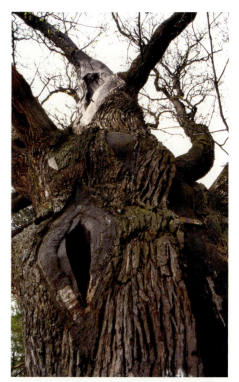

Kraftvoll, erhaben und majestätisch wie die Eiche ist Jupiter, der oberste Regent des Olymp. Als Donnergott verwöhnt er bevorzugt die Eiche mit seinen Blitzen.
Foto: Olaf Rippe

xinwirkungen, bzw. leiten diese aus dem Körper aus (allg. Stachelsignatur zur Entgiftung), daher die Anwendungen bei chronischen Stoffwechselerkrankungen mit Erschöpfung, Rheuma, Gicht, Allergien oder Hautleiden. Ergänzend eignen sich für Entgiftungsrezepte Pflanzen der Venus und Sonne oder des Merkur.

Manche Marspflanzen hängt man noch heute als schutzmagisches Amulett gegen Verhexung und Seuchen über die Tür, beispielsweise die Silberdistel, die mit ihrem animalischen Geruch (heißt auch Eberwurz) und ihrem Dornenkranz die Vitalität des Mars verkörpert. Sie enthält antibiotisch wirkende Stoffe (Carlinaoxyd) – die volkstümliche Verwendung als Schutzamulett ist also durchaus begründet.

Jupiter

Zusammen mit Venus und Sonne verkörpert Jupiter das Prinzip der Harmonie und Wohltätigkeit. Er ist der große Gönner in der Astrologie. Glück, Einfluß und Reichtum sind dem beschert, der eine gute Jupiterstellung im Horoskop hat. Jovialität (Jovis = Jupiter) zeichnet den Jupitermenschen aus.

Philosophie und Heilkunst
Astrologische Medizin

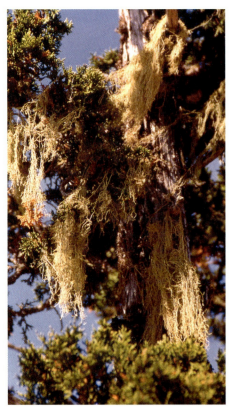

Im dunklen Immergrün der Zypresse (Cupressus sempervirens) offenbart sich Saturn. Auch Flechten, hier die Bartflechte (Usnea barbata) und Moose sind ausgesprochen saturnal. Zypresse und Bartflechte sind beides Arzneien für chronische Immunopathien und Bronchialleiden.

Foto: Olaf Rippe

Jupiterpflanzen sind so wohltätig wie ihr himmlisches Vorbild. Zusammen mit Venus und Sonne unterstehen dem obersten Regenten des Olymp Bäume mit eßbaren Früchten sowie Kornfrüchte. Viele weitere Laubbäume sind ebenfalls jupiterhaft (Kastanie). Dies gilt besonders für die Eiche (Quercus robur), in deren mächtiger Gestalt sich der kraftvolle Geist von Zeus/Jupiter verkörpert (robur = Kraft). In der Tat ist die Eiche nicht nur tonisierend und kräftigend, sondern auch ein wichtiges Mittel bei Vergiftungen (bindet Alkaloide und Schwermetalle), Entzündungen und Hautallergien. Eine Reihe weiterer Jupiterpflanzen eignen sich ebenfalls zur Behandlung von Haut- und Bindegewebsleiden (Beinwell, Borretsch, Dachwurz, Kastanie, Klette).

Bei der Betrachtung der Signaturen zeigen auffallend viele Pflanzen Gemeinsamkeiten mit der Sonne, z.B. die majestätische Gestalt (Engelwurz), der leicht bittere und würzige Geschmack (Artischocke), leuchtende Farben, besonders Gelb (Gelber Enzian, Alant). Viele dieser Pflanzen zeigen eine leberspezifische Wirkung. Da das Jupiterorgan Leber nicht nur ein Stoffwechsel- und Entgiftungsorgan ist, sondern auch für unser Temperament verantwortlich ist, dienen solche Pflanzen, neben der Behandlung von Leberleiden, auch zur Therapie seelischer Störungen (Melancholie, Cholerik; siehe auch „Die Laus auf der Leber"; Naturheilpraxis 12/95).

Saturn

Bis zur Entdeckung der transsaturnalen Planeten war Saturn die zwielichtigste unter den sieben kosmischen Grundkräften. Er ist der Herr der Einschränkungen und Prüfungen, aber auch der Metaphysik. In diesem Sinne entspricht er der Berufung, der wir zu folgen haben, um Unglück zu vermeiden. Erst wenn wir uns dem verweigern, wird sein Einfluß wirklich unangenehm.

Einerseits verkörpert Saturn den luziferischen Fall des Geistes in die Materie, andererseits heißt er auch „Lichtbringer". Die Entsprechung ist unsere Fähigkeit zur Erkenntnis, mit deren Hilfe wir unsere materiellen Grenzen überwinden können. Eine Reihe saturnaler Pflanzen können uns durch ihre psychoaktive Wirkung bei unserem Bemühen um Bewußtheit helfen (Fliegenpilz, Peyotl). Saturn ist der „Hüter der Schwelle" zur Welt kosmischen Bewußtseins, und viele seiner Pflanzen dienen noch heute Schamanen auf der ganzen Welt zur Schau verborgener Wahrheiten jenseits von Raum und Zeit (Saturn ist der Hüter der Zeit; bis in die Neuzeit unterstanden alle halluzinogenen Stoffe Saturn und/oder Merkur).

Rp. Leberschwäche und -depression
(Jupiter mit Sonne, etwas Mars); sehr bitter!
Agrimonia eupatoria Urtinktur
Calendula officinalis Urtinktur
Cichorium intybus Urtinktur
Cnicus benedictus Urtinktur
Cynara scolymus Urtinktur
Gentiana lutea Urtinktur
Phosphorus D12
Stannum metallicum D12
Silybum (= Carduus) marianus Urtinktur
Taraxacum officinale Urtinktur   aa 10.0
(über die Apotheke bei Spagyra mischen lassen)
MDS, 3 x tgl. 30 Tropfen zum Essen mit etwas Wasser verdünnen.

Rp. Osteoporose;
Saturn und Mond, etwas Jupiter
Calamus aromaticus D2
Calcium phosphoricum D12
Cimicifuga D4
Equisetum arvense Urtinktur
Symphytum officinale D4 aa 10.0
(über die Apotheke bei Staufen-Pharma mischen lassen)
MDS, 3 x tgl. 30 Tropfen
Das Firmenmittel Steirocall N von Steierl ist dem obigen Rezept in Zusammensetzung und Indikation ähnlich.

Dem Saturn entspricht auch das Alter, der Tod (dito der Initiationstod) und alles Dauerhafte; damit unterstehen ihm im Menschen vor allem die Milz (Todesprozesse), die Knochen, alle chronischen Krankheiten sowie alle mineralisierenden oder verhärtenden Krankheiten (MS, Sklerose, Steinbildung).

Dieses saturnale mineralische Prinzip finden wir in Pflanzen mit hohem Kieselsäuregehalt wieder (Schachtelhalm, Bambus, Hafer, Rauhblattgewächse wie Beinwell). Kieselsäure stimuliert die Abwehr, strukturiert bei entzündlichen Haut- und Schleimhauterkrankungen, strafft und reinigt das Bindegewebe und verbessert den Lichtstoffwechsel zwischen Zellen. Ferner ist

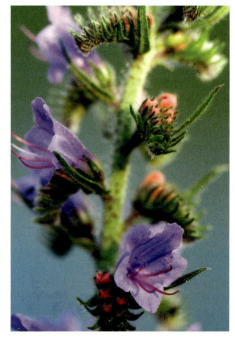

Pflanzen des Uranus wie der Natternkopf (Echium vulgare) öffnen die Sinne für das Verborgene und regen die schöpferische Kraft des Geistes an.

Foto: Margret Madejsky

Philosophie und Heilkunst
Astrologische Medizin

Planet	Pflanzensignatur	Beispiele	Kommentar
Mond	Standort häufig feucht; samenreiche Pflanzen, bzw. Ausbildung von Tochterpflanzen; saftige schleimige Pflanzen, Milchsaft; weiße bzw. weiß-gelbliche Blüten; schnell verblühend; oft nachts blühend oder nächtliche Geruchsentwicklung; gerne von Nachtfaltern umschwärmt; betäubender, muffiger und penetranter Geruch (Pheromonwirkung); Blätter oft weiß oder silbrig schimmernd.	Apfel (Venus), Bachbunge (Merkur), Baldrian (Merkur), Basilikum, Beifuß (Merkur, Uranus), Birke (Venus), Blasentang, Brunnenkresse (Merkur), Fieberklee (Venus, Sonne), Frauenmantel (Venus), Gänseblümchen (Venus, Sonne), Hirtentäschel (Merkur), Holunderblüte, Hopfen (Saturn, Merkur), Kalmus (Merkur, Saturn), Keimzumpe, Kirsche, Klebkraut, Knoblauch (Mars), Königin der Nacht, Jasmin, Lebensbaum (Saturn, Pluto), Mädesüß, Mistel (Neptun, Sonne, Saturn), Madonnenlilie, Maiglöckchen (Mars), Nachtkerze (Neptun), Passionsblume (Uranus), Patchouli (Saturn), Robinie (Merkur), Sauerklee, Schneeball, Silberkerze (Merkur), Silberweide (Merkur), Taubnessel, Vanille, Vogelmiere, Waldrebe, Weißdorn (Mars).	Dem Mond untersteht das Pflanzenwachstum; dito der Pflanzensäfte. Mondpflanzen beruhigen, fördern den Schlaf, die Fruchtbarkeit und die Regeneration. Allgemein kühlend, daher entzündungswidrig; besonders mit Venus kombinieren.
Merkur	Aufrechte schlanke Gestalt, aber auch rhythmisch, gewunden und rankend. Ausgeprägtes Blattprinzip; lanzettförmige, schlanke, aber auch gefiederte Blätter. Blütenfarbe oft blau bis violett, Komplementärfarben; Schirmblüten, kleine Blüten; manche Merkurpflanzen zeigen oft bizarre Formen (meist auch Uranus), Geruch ist oft flüchtig und eigenartig, auch geruchlos.	Arnika (Sonne, Uranus), Bärlapp (Saturn), Bittersüß (Uranus), Baldrian (Mond), Bingelkraut (Uranus), Braunwurz (Saturn), Dill (Sonne), Ehrenpreis (Uranus), Esche (Sonne), Eucalyptus (Sonne), Fenchel (Sonne), Goldrute (Sonne), Gundermann (Venus), Herzgespann (Venus), Hirschzunge (Saturn), Huflattich (Sonne), Kerbel, Küchenschelle (Uranus, Sonne), Kümmel, Lavendel, Linde (Uranus, Sonne), Lungenkraut (Saturn), Natternkopf (Uranus), Odermennig (Sonne), Oleander (Saturn, Venus), Petersilie, Schierling (Uranus), Schwalbenwurz (Uranus, Mond), Spitzwegerich, Teufelsabbiß, Weide (Mond), Wurmfarn (Saturn), allg. Kornfrüchte.	Merkur untersteht die Blatt- und Stengelausprägung sowie den Pollenflug. Merkurpflanzen aktivieren den Stoffwechsel und eignen sich gut zur Abrundung von Rezepten.
Venus	Allgemein harmonisch geformt; rundliche und regelmäßig gezahnte, samtige Blätter; ungiftig; eßbare Früchte; üppige Blütenausbildung, Blütenfarbe von weiß, weiß-rosa bis bunt; oft sinnlich betörender Duft.	Apfel (Mond), Bärentraube, Betonie (Mond), Breitwegerich, Brennessel (Mars), Brombeere (Mars), Bucco, Dachwurz (Jupiter), Damiana (Sonne, Jupiter), Eisenkraut (Mars, Jupiter), Erdbeere, Eibisch, Frauenmantel (Mond), Gamander Echter (Sonne), Gänsefingerkraut, Gänseblümchen (Mond, Sonne), Geranie, Granatapfel, Gundermann (Merkur), Heidelbeere, Himbeere, Johannisbeere, Kamille (Sonne), Kastanie (Jupiter), Kava-Kava, Kirsche, Lärche (Saturn), Malve, Mädesüß (Mond), Melisse (Sonne), Myrte (Sonne), Quendel, Ringelblume (Sonne), Rose (Mars, Merkur), Hundsrose auch Pluto), Schafgarbe (Mond, Sonne, Merkur), Seifenkraut (Mond, Merkur), Stinknessel (Mond), Storchschnabel (Mars), Stiefmütterchen (Saturn), Tausendgüldenkraut (Sonne, Jupiter), Zitrone (Sonne), Zaubernuß (Saturn).	Der Venus untersteht die Blütenbildung als solches. Auffallend viele Rosengewächse. Venuspflanzen gelten als Wohltäter und harmonisieren Rezepte mit stark wirkenden und/oder giftigen Stoffen; daher viel verwenden.
Sonne	Auffallende, majestätische Gestalt; harmonisch geformt; meist warm-trockener Standort; es lassen sich fette Öle gewinnen; Harzbildung; auch immergrüne Pflanzen (siehe Saturn); ausgeprägte Samenbildung; würziger, warmer, balsamischer Geruch und Geschmack; häufig gelbe bis orangene Blüte, Säfte ebenfalls oft gelb.	Adonisröschen (Neptun), Alant, Aloe, Arnika (Uranus), Artischocke (Jupiter), Avokado, Benediktenkraut (Merkur), Berberitze (Jupiter, Mars), Bibernelle, Bohnenkraut (Merkur), Diptam, Dost (Venus), Engelwurz (Jupiter), Enzian Gelber (Jupiter), Esche (Merkur), Eucalyptus (Merkur), Galgant, Gamander Echter (Venus), Gelbwurz, Gewürznelke (Merkur), Ingwer, Johanniskraut (Neptun), Kampfer, Koriander, Labkraut Echtes (Merkur), Liebstöckel, Löwenzahn, Lorbeer, Meisterwurz (Mars), Muskatnuß, Myrrhe, Ringelblume (Venus), Rosmarin (Merkur), Safran, Schlüsselblume, Schöllkraut (Mars), Walnuß, Weihrauch (Saturn), Wein (Saturn), Zimt.	Als Zentralgestirn universell einsetzbar. Harmonisiert Rezepte. Auffallend viele Gewürzpflanzen, damit auch Stoffwechselpflanzen. Viele Geriatrika, traditionell bestehen Lebenselixiere aus Pflanzen der Sonne und der Venus.
Mars	Widerstandsfähige Pflanzen; Ausbildung von Dornen, Stacheln und Brennhaaren; leichte Giftbildung (dann meist auch Zuordnung zu Saturn und transsaturnalen Planeten); oft senfig, scharfer, beißender Geruch und Geschmack; häufig rote Blüte oder Frucht.	Aronstab, Benediktenkraut (Sonne), Berberitze (Jupiter, Sonne), Brennessel (Venus), Brombeere (Venus), Christrose (Uranus), Echinacea (Sonne), Eisenhut (Saturn, Pluto), Eisenkraut (Venus, Jupiter), Eleutherokokkus (Uranus), Gauchheil (Sonne), Giftsumach (Uranus), Kaffee (Mond), Kaspuzinerkresse, Kermesbeere, Knoblauch (Mond), Mahonie (Saturn, Sonne), Meerrettich, Meisterwurz (Sonne), Rettich, Rose (Venus, Merkur), Sanddorn (Sonne, Uranus), Schlehe (Mond), Schöllkraut (Sonne), Seidelbast, Silberdistel (Mond, Sonne), Stechpalme, Stinkasant (Uranus, Mond), Thymian (Sonne), Wacholder, Weißdorn (Mond), Zaunrübe (Saturn, Jupiter).	Einige Marssignaturen wie Stacheln, sind als Schutzsignatur zu verstehen. Einige Pflanzen wirken antibiotisch und antiviral (oft auch Mond, Sonne). Niedrige Oktave des Pluto; ergänzt Merkur, Saturn.
Jupiter	Pflanzen mit ausgeprägtem Holzprinzip; feste, harte, zähe Stengel, oft vierkantig; aufrechte, gerade herrschaftliche Gestalt (ähnlich der Sonne); eßbare Früchte, vor allem Korn und Nüsse; lichte Blütenfarben, von gelb bis tiefblau; ausgeprägte Blattbildung; Blätter glatt, ledrig; Speicherwurzeln; Wurzeln mit Querrillen. Geschmack meist bitter-würzig.	Alraune (Saturn), Artischocke (Sonne), Bachnelkenwurz (Venus, Sonne), Beinwell (Saturn), Boretsch (Venus), Braunwurz (Merkur), Dachwurz (Venus), Damiana (Sonne, Venus), Eiche (Saturn, Pluto), Eisenkraut (Venus, Mars), Engelwurz (Sonne), Enzian Gelber (Sonne), Enzian Kreuzblättriger, allg. Enzianarten, Hauhechel (Mars, Venus), Heidekraut (Venus), Ingwer (Sonne), Kastanie (Venus), Klette (Merkur), Löwenzahn (Sonne), Lorbeer (Sonne), Nelkenwurz (Sonne, Merkur), Odermennig (Sonne, Merkur), Rainfarn (Merkur), Tausendgüldenkraut (Venus), Walnuß (Sonne), Wegwarte (Sonne, Venus), Ysop (Merkur), Zaunrübe (Mars, Saturn), Zeder.	Höhere Oktave der Sonne; sein wohltätiger Einfluß (= großes Glück) zeigt sich auch in seinen Heilmitteln, die, ähnlich die der Sonne, als Universalmittel anzusehen sind.
Saturn	Langlebige Pflanzen; erdgeschichtlich weit zurückreichend; überdauert in Extremklima; gerne auf radiästhetisch gestörten Plätzen; schattenliebend; Wurzelbetonung; häufig giftig; Halluzinogene; Blüten oft blaß oder dunkel-violett, schmutzige Brauntöne; Gestik oft gekrümmt; wider die natürlichen Rhythmen wachsend; Immergrün.	Alpenveilchen (Venus, Mond), Alraune (Jupiter), Attich, Bärlapp (Merkur), Bambus (Mond, Jupiter), Bartflechte (Jupiter), Bilsenkraut (Mond, Neptun), Beinwell (Jupiter), Christophskraut (Mond, Merkur), Christrose (Mars), Efeu (Sonne, Merkur), Eibe (Pluto), Einbeere (Jupiter), Eisenhut (Mars, Pluto), Fichte, Fliegenpilz (Uranus), Hafer (Merkur, Sonne), Haselwurz (Mars), Herbstzeitlose (Venus), Holunder (Mond), Isländisch Moos, Kiefer (Venus), Mutterkorn, Olivenbaum (Sonne), Patchouli (Mond), Peyotl (Uranus), Quecke (Venus), Schachtelhalm (Mond, Merkur), Tanne, Thuja (Mond), Tollkirsche (Mond), Ulme (Merkur), Wegwarte (Jupiter, Sonne), Weihrauch (Sonne), Wein (Sonne), Zaunrübe (Jupiter), Zypresse (Mond, Pluto).	Dem Saturn untersteht die Wurzelbildung. Als "Hüter der Schwelle" bildet er die Grenze zu den Planeten Uranus, Neptun und Pluto, die im allgemeinen in der Pflanzenwelt nicht sehr ausgeprägt sind. Gehäuft Geriatrika.
Uranus	Wachstumsort häufig geopathisch; bizarre Wachstumsform; häufig giftig und halluzinogen; Farbe häufig komplementär, violett; zum Teil ähnlich Saturn und Merkur.	Akelei (Merkur), Arnika (Sonne), Besenginster (Merkur), Bingelkraut (Merkur), Bittersüß (Merkur), Brechnuß (Mars), Eleutherokokkus (Mars), Fingerhut (Merkur), Fliegenpilz (Saturn), Galbanum (Sonne), Ginseng (Sonne, Saturn), Hanf (Merkur), Hundspetersilie (Merkur), Immergrün (Saturn, Merkur), Jasmin Gelber = Gelsemium (Mond), Kokain, Küchenschelle (Merkur), Natternkopf (Merkur), Peyotl (Saturn), Schierling (Merkur), Schwalbenwurz (Merkur, Mond), Schwertlilie (Merkur).	Verstärkt Merkur und Saturn. Geistig stark anregend. Meist nur in homöopathischer Form gebräuchlich.
Neptun	Wächst gehäuft auf Reizstreifen oder in Feuchtgebieten; Ausbildung von Giftstoffen mit halluzinogener Wirkung; oft zarte Blüten mit blaßen bis gleißenden Gelbtönen, auch weiß-gelb; oft merkwürdig bizarrer Duft.	Adonisröschen (Sonne), Bärlappsporen, Bilsenkraut (Mond, Saturn), Eisenhut Gelber, Engelstrompete, Frauenschuh (Merkur), Hexenkraut (Mond), Goldmohn, Johanniskraut (Sonne), Mistel (Mond, Sonne, Saturn), Nachtkerze (Mond), Raute (Venus), Salomonssiegel (Mond), Schlafmohn (Mond), Seerose (Mond), Stechapfel (Saturn), Sumpfporst, Teichrose (Mond), Trollblume (Mond), Wasserschierling, Wasserschwertlilie (Mond).	Neptunpflanzen oft ähnlich Mond und Venus. Betäubende und lähmende Wirkung. Oktave der Venus.
Pluto	Selten in der Pflanzenwelt. Düstere bizarre Gestalt; oft giftig und halluzinogen; allg. thujonhaltige Pflanzen	Bilsenkraut (Mond, Neptun, Saturn), Eibe (Saturn), Eiche (Jupiter, Saturn), Eisenhut (Mars, Saturn), Hundsrose (Venus, Mars), Sadebaum (Mond, Saturn), Salbei, Thuja (Mond, Saturn), Wermut (Mond, Saturn), Zypresse (Sonne, Saturn).	Pflanzen des Pluto spielen im Totenkult eine Rolle; oft auch Saturn

Kieselsäure für die Aufrichtekraft von Pflanzen notwendig (Streben zum Licht); therapeutisch wird sie deshalb vor allem bei Wirbelsäulen- und Knochenleiden genutzt, aber auch bei psychischen Leiden, denn Kieselsäure ist eine regelrechte Nervennahrung bei Erschöpfung und Depression (mit solaren Mitteln ergänzen).

Als Verkörperung des Winters und der Unterwelt ist Saturn mit Totenkulten verknüpft. Friedhofspflanzen wie Efeu, Wacholder, Eibe oder Zypresse sind allesamt saturnal. Ihre Gemeinsamkeit ist, neben ihrer Düsterkeit, daß sie alle immergrün sind, also dauerhaft der dunklen Jahreszeit trotzen. Dies ist auch ein Kennzeichen für ihre solare Natur, denn sie zeugen davon, daß

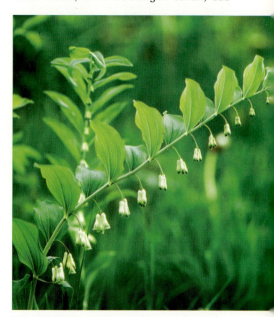

Wie eine Waldnymphe zeigt sich der neptunische Salomonssiegel (Polygonatum multiflorum). Er gilt in der Sympathiemagie als magische Springwurz, die einem die Tore zu den verborgenen Schätzen dieser Welt zeigt. Heilkundlich eignet sich die Wurzel zur Behandlung von chronischen Pankreasleiden und Ekzemen.

Foto: Olaf Rippe

die Tore der Unterwelt niemals ganz verschlossen sind. Immerhin findet im Zeichen Steinbock, das Saturn regiert, die Geburt der Sonne statt, die wir noch heute als Weihnachten feiern; immergrüne Pflanzen als Weihnachtsschmuck zeugen also von der Unsterblichkeit der Sonne.

Als Heilmittel dienen immergrüne Pflanzen ausnahmslos zur Behandlung von Altersleiden sowie chronischen und/oder kalten Erkrankungen. Für wurzelbetonte Heilpflan-

Philosophie und Heilkunst
Astrologische Medizin

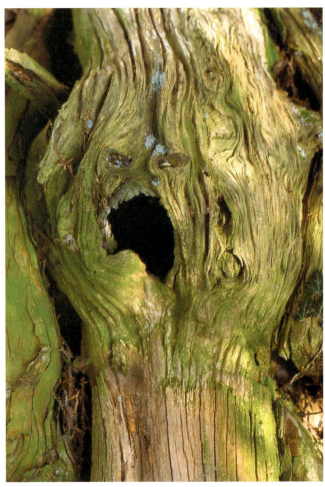

"Abwärts senkt sich der Weg, von trauernden Eiben umdüstert, führt er durch Schweigen, stumm, zu den unterirdischen Sitzen", heißt es in den Metamorphosen des Ovid. Der Thron und die Krone des Totengottes Pluto/Hades soll aus Eibenholz gemacht sein. Foto: Olaf Rippe

zen gilt ähnliches, denn der unterirdische mineralische Pol der Pflanze untersteht ebenfalls dem Saturn.

Jenseits der Schwelle – Uranus, Neptun und Pluto

Mit Saturn verlassen wir die sieben kosmischen Grundkräfte und stoßen "jenseits der Schwelle" in den Bereich kosmischen Bewußtseins vor. Mit der Entdeckung von Uranus, Neptun und Pluto begann ein neues Kapitel der Menschheitsgeschichte.
"In alter Zeit, mit sieben Planeten am Himmel, verkehrte der Mensch mit den Göttern und Naturwesen wie mit seinesgleichen. Dann kam der Fall in das Weltsystem des haßerfüllten Eingottes. Das finstere Mittelalter endet erst jetzt, im Zeitalter der neuen Planeten, die der Mensch als Manifestationen einer neuen Zeit entdeckt hat. Über die neuen Planeten ist wieder eine Beziehung zum Übernatürlichen möglich. Wir sind damit in das Zeitalter des Lichts und der Gnade eingetreten, allerdings muß jeder selbst entscheiden, welchen Weg er gehen will." (A. Crowley)
Obwohl man die neuen Planeten als "kollektiv wirkende" bezeichnet, ist jeder in dieser Zeit dazu aufgerufen, seinen wahren und einzigartigen Weg zu finden, jenseits aller Institutionen und Glaubensvorstellungen. Die Wirkung dieser Kräfte ist auflösend auf verkrustete soziale Strukturen.
Astrale Kräfte, Spontanität (Uranus), Mystik (Neptun) und der Zugang zu den archaischen Wurzeln des Bewußtseins (Pluto) bestimmen den Zeitgeist. Wie schwierig dieser Weg für den Menschen ist, zeigt die Zunahme an Herzleiden, viralen Erkrankungen, Allergien, Krebs, Nervenleiden, Psychosen und Drogensucht, die alle auf die Wirkung dieser Planeten zurückzuführen sind. Die Leiden sind ein Ausdruck für den Konflikt des Individuums, die alten Hüllen abzustreifen.
Betrachten wir die Pflanzen dieser Planeten, so zeigen einige Gemeinsamkeiten: Der Wachstumsort ist häufig geopathisch (Wasseradern, Erdverwerfungen); Ausbildung von Giftstoffen (Rauschpflanzen); bizarre Wachstumsformen, die an Naturgeister erinnern – die neuen Planeten verkörpern die "Anderswelt".
Pflanzen des Uranus zeigen viele Gemeinsamkeiten mit Merkur (Oktave). Sie eignen sich vor allem dazu, das kreative Potential des Bewußtseins zu steigern (Channeling: Akelei, Immergrün, Natternkopf, Wahrsagesalbei). Andere zeigen ihre Heilwirkung bei Leiden durch plötzliche Einflüsse oder nach Strahlungen (Wasserdost, Beifuß, Arnika, Eleutherokokkus).
Pflanzen des Neptun wirken dagegen eher betäubend und lähmend; in homöopathischer Zubereitung zeigen sie dagegen einen stimulierenden oder harmonisierenden Effekt (Schlafmohn, Bilsenkraut, Teichrose). Manche führen bei Mißbrauch schnell zu Suchterscheinungen oder Wahnsinn (Schlafmohn, Stechapfel). Einige Pflanzen des Uranus und des Neptun sind in geeigneter Dosierung krebsfeindlich (Eleutherokokkus, Mistel).
Pluto verkörpert die "andere" Welt besonders eindrucksvoll. Als Totengott und Herr der Unterwelt (= Erde) sind seine Pflanzen meist düster. Manche Plutopflanzen wie Lebensbaum oder Zypresse sind zudem beliebte Friedhofspflanzen, die, richtig dosiert, zu den besten Immun-stimulantien und lebensverlängernden Mitteln gehören.
Die Eibe zeigt den Pluto in besonders reiner Form. Unter ihr trafen sich Druiden zum Rat, und im Totenkult der Gallier galt sie als Opfergabe und Symbol des ewigen Lebens; vielleicht war sie sogar der Weltenbaum, der bekanntlich immergrün gewesen sein soll.
Auch Bilsenkraut zeigt plutonische Kräfte. Herakles brachte es aus der Unterwelt mit ans Tageslicht, und im Orakelkult vieler Völker spielte es eine wichtige Rolle, da es die Augen für eine Welt jenseits aller Vorstellung öffnet.
Wenn man die Pflanzenliste der drei Planeten genauer anschaut, fällt auf, daß viele rezeptpflichtig sind, oder der Genuß durch das Betäubungsmittelgesetz verboten ist. Dies ist nicht unbedingt ein Verdienst zum Wohle der Menschheit, sondern eher ein Indiz dafür, wie sehr sich unser Leben von jeglicher Spiritualität entfernt hat. Die Zukunft wird zeigen, ob wir dazu bereit sind, den "Pflanzen der Götter" wieder einen festen Platz in unserem Kulturkreis einzuräumen. Vielleicht können wir dann besser das transzendente Potential der neuen Planeten für unsere Bewußtseinsentwicklung nutzen.

Literatur
Olaf Rippe/Margret Madejsky: "Heilmittel der Sonne" (Peter Erd Verlag)
Agrippa von Nettesheim: "Die magischen Werke" (Fourier Verlag)
Akron: "Das Astrologie-Handbuch" (Kailash Verlag)
Viktor Bott: "Anthroposophische Medizin" (Haug Verlag)
Surya: "Astrologie und Medizin" (Rohm Verlag)

Philosophie und Heilkunst
Astrologische Medizin

Heilen im Einklang mit den Sternen

Astromedizinische Therapiekonzepte bei Paracelsus

von Olaf Rippe

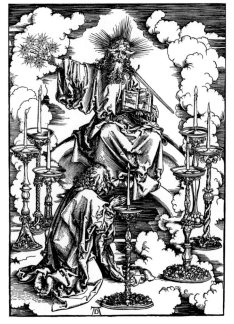

Der Weltengeist oder Logos hält sieben Sterne in seiner rechten Hand, eine Darstellung der sieben geistartigen Planetenkräfte. Zu seinen Füßen stehen sieben Leuchter, ein Symbol für die sieben Planetenintelligenzien. Holzschnitt von Albrecht Dürer, 1498

„Wenn man vom Gestirn lernt, so übertrifft man alle Menschen. Wunderbare Werke würden auf Erden geschehen, wenn wir vom Gestirn so lernten, wie vom Menschen."

(Paracelsus: IV/538)[1]

Kosmische Harmonie

Der Gedanke, das Wirken der Gestirne (Makrokosmos) mit den Geschehnissen auf der Erde (Mikrokosmos) in Beziehung zu bringen, ist uralt. Einer der Schlüssel zum Verständnis der Astrologie sind die Lehrsätze des ägyptischen Eingeweihten Hermes Trismegistos[2], die auch Paracelsus stark beeinflußten: „In Wahrheit, gewiß und ohne Zweifel: Das Untere ist gleich dem Oberen und das Obere gleich dem Unteren, zu wirken die Wunder eines Dinges." (Hermes Trismegistos) Paracelsus schrieb ganz ähnlich: „Ein Gleiches ist im Himmel, das auf der Erde sein Gleiches hat und auf der Erde ist ein Gleiches, das im Himmel sein Gleiches hat. Denn das könnte nicht sein, daß der Saturnus auf der Erde regieren könnte, wenn nicht auf der Erde ein Saturnus wäre (...). Der auf der Erde ist die Nahrung desjenigen im Himmel, und der im Himmel ist die Nahrung desjenigen auf der Erde." (II/216)

Paracelsus nannte die Kraft, die das Oben mit dem Unten verbindet, das Licht, das sich am Anfang der Welt wie durch ein Prisma in sieben Strahlen teilt. Diese Strahlen sind die geistartigen Eigenschaften der Planeten-Intelligenzien, die eine universelle Gültigkeit haben. Alles, egal ob organisch oder anorganisch, ist von ihnen beseelt; Paracelsus nannte dies „das Licht der Natur". Allerdings ist die stoffliche Welt kein reales Abbild kosmischer Kräfte, sondern ein rein geistiges.

Im Mineralreich zeigen sich die kosmischen Kräfte als Kristallform, im Pflanzenreich als Stoffwechsel, im Tierreich als Gefühl und im Menschen als Fähigkeit zur Selbsterkenntnis (Aschner, Vorwort Paracelsus-Werke). Neben diesen Grundprinzipien stehen sämtliche weiteren Phänomene in Beziehung zu den Sternen, so etwa unsere unterschiedliche Wesensnatur und die Organe sowie alle Organfunktionen, damit auch sämtliche Fehlfunktionen und Krankheiten, aber auch die Heilkräfte der Natursubstanzen.

Paracelsus sah die eigentliche Ursache der Krankheit in einer Disharmonie zwischen Mensch und Kosmos, die ihren Ursprung im Sündenfall hat. Überspitzt könnte man sagen, daß der Mensch durch den Genuß der Frucht vom Baum der Erkenntnis frei wurde von göttlicher Vorherrschaft, seitdem plagen ihn aber auch Krankheiten und Untugenden.

Das Erleiden von Krankheit soll im Menschen zur Selbsterkenntnis (= Gotteserkenntnis) führen und damit zu einer Harmonie auf einer höheren Schwingungsebene: „Der Mensch ist nur darum aus den äußeren Kreaturen geschaffen, daß er infolge seiner Leiden sich selbst betrachte und erkenne, woraus er gemacht ist." (Paracelsus: I/374)

Heilung erfolgt also in erster Linie durch das eigene Bemühen. Man kann dies aber durch bestimmte Arzneien unterstützen, die Paracelsus „Arkana" nannte. Sie unterstützen die Verwandlung oder Transmutation, indem sie die Schwingung im Menschen verfeinern. Aus alchimistischer Sicht ist dies die Verwandlung (Heilung) von Blei (grobe Schwingung – Krankheit – Saturn) in Gold (feine Schwingung – Gesundheit – Sonne).

Hierzu muß man eine Substanz wählen, die eine ähnliche Schwingung hat wie der zu behandelnde Krankheitszustand (Signaturenlehre). Durch die Kunst der Alchimie, zu der auch die Potenzierung nach Hahnemann gehört, veredelt man die Substanz zum Arkanum. Die alchimistische Bearbeitung bewirkt die Freisetzung der Quintessenz, das ist die geistartige, kosmische Heilkraft einer Substanz, die an die grobe Materie gebunden ist. Erst eine solche vollkommene Arznei kann dem Menschen helfen, sich von der Krankheit zu erlösen. Die Erlösung ist nicht zwingend mit dem Verschwinden von objektiven und meßbaren Krankheitssymptomen verbunden. Unter Heilung verstand Paracelsus vor allem eine Erkenntnis über das Sein (Wissen), die zum inneren Frieden (Liebe) führt[3].

Philosophie und Heilkunst
Astrologische Medizin

Die sieben Planetenkräfte in Mensch und Natur

Im Menschen verkörpern sich die Planetenkräfte als geistiges Firmament in sieben Hauptorganen (siehe auch Tabelle 1). „Wenn ein Kind geboren wird, so wird mit ihm sein Firmament geboren und die sieben Organe, die für sich selbst die Macht haben, sieben Planeten zu sein und so alles, was zu seinem Firmament gehört." (Paracelsus: I/38) Neben den Organzuordnungen ordnet man den Planeten sieben Grundprinzipien und mögliche Fehlleistungen zu. So ist nicht nur die Atmung merkuriell, sondern auch die Kommunikation oder der Chemismus, also alle Stoffumwandlungen im Körper und der Stofftransport (Merkur/Hermes ist der Götterbote). Damit haben aber auch sämtliche Lungenleiden, Kommunikationsstörungen oder Fehlleistungen bei der Stoffumwandlung einen merkuriellen Charakter. Die Venus findet man nicht nur in der Niere, auch unsere Sozialität und Libido sind venusisch, damit beispielsweise auch zwischenmenschliche Probleme. Die Sonne finden wir im Herzen, aber auch Wärme- und Erkenntnisprozesse sind solar geprägt. Somit kann man Herzerkrankungen auch als eine gestörte Selbstwahrnehmung betrachten.

Paracelsus stellte sich vor, daß jeder Planet auf seiner eigenen Bahn im Körper kreist – solange dies geschieht, ist der Mensch gesund. Krankheiten entstehen erst, wenn Planeten ihre Bahn verlassen und die Bahn anderer Planeten kreuzen. Im Himmel geschieht ähnliches, wenn Planeten Aspekte untereinander bilden. Es sind also immer mehrere Planetenkräfte am Krankheitsgeschehen beteiligt, entsprechend muß eine Therapie die unterschiedlichen Kräfte integrieren.

Gallensteine sind beispielsweise ein Konflikt zwischen Mars (Galle – Hitze – Wille) und Saturn (Milz – Kälte – Struktur), bei dem Saturn die Oberhand behält (Steinbildung[4]) und Mars sich immer wieder gegen die saturnale Vorherrschaft zur Wehr setzt (Krampfschmerzen). Gallensteine entstehen also durch ein Übermaß an Kälte in einem an sich warmen Organ; dies äußert sich auch als Unterdrückung des Willens oder Überforderung durch Pflichten (beides Saturn). Gallensteine entstehen durch aufgestaute Wut, sie heißen im Volksmund nicht umsonst „Ärgersteine".

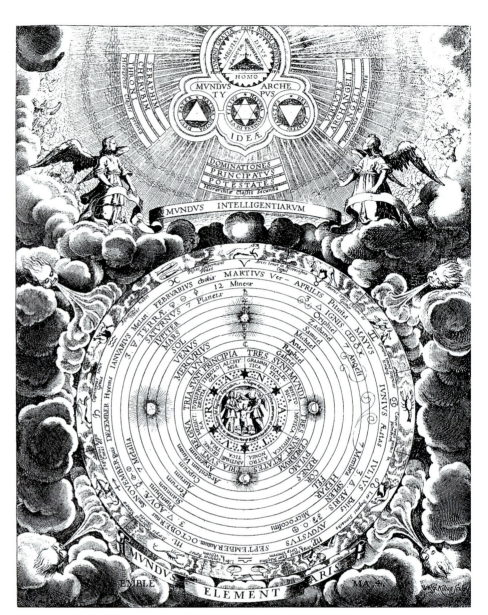

Die göttliche Trinität und die sieben Planetenkräfte mit ihren Korrespondenzen. Kupferstich von Wolfgang Kilian aus „Microcosmus hypochondriacus sive de melancolia hypochondriaca" von Malachias Geiger, 1651

Dagegen ist die Migräne ein Konflikt zwischen Mond (Gehirn, Reflexion), Mars (Galle, Wille) und Venus (Niere, Sozialität), bei dem die Marsenergie in Richtung Gehirn aufsteigt und dort zu einem Übermaß an Hitze führt. Die Venus wäre bei diesem Beispiel der natürliche Gegenspieler von Mars. Man könnte auch sagen, daß der Migränepatient sich den Kopf darüber zerbricht, wie er sich gegen Anforderungen zur Wehr setzen kann (Mars, Wut), die ihm Angst machen (Venus, soziale Überforderung). Man kann in der Praxis feststellen, daß Migränepatienten immer auch unter zwischenmenschlichen Problemen leiden oder Emotionen nicht verarbeiten können; der Volksmund sagt dann: „Dies ist mir an die Nieren gegangen." Hält dieser Zustand zu lange an, dann lagern sich Ängste und Emotionen in der Niere ab (Saturn = Ablagerung), und es kann zu Nierensteinen kommen, die man auch „Angststeine"[5] nennt. Natürlich sind dies stark vereinfachte Beispiele, sie sollen auch nur einen Eindruck vermitteln, wie man sich das Kreuzen der Planetenbahnen vorstellen kann. Im Himmel zeigen sich solche Konflikte beispielsweise als Spannungsaspekte (z.B. Quadrat, Opposition) zwischen Planeten, die man spiegelbildlich auch im Geburtshoroskop findet.

Einige astromedizinische Therapieempfehlungen zu den zuvor genannten Krankheiten.

1. Migräne
(Mond – Venus/Mars – Sonne)

Mischung aus:
Je 10 ml von
- Artemisia absinthium dil. D2 (Wermut, Saturn, Mond – Sonne; wirkt gleichermaßen auf Nerven und Verdauungsdrüsen)
- Chelidonium majus dil. D4 (Schöllkraut, Mars – Sonne; gelbes Mohngewächs mit Bezug zur Galle, Muskelrelaxans)
- Cyclamen europaeum dil. D4 (Alpenveilchen, Venus – Saturn; rosa Blüten nach unten hängend, Signatur der Melancholie; starke Blattäderung – Nervensignatur)
- Gelsemium D4 (Gelber Jasmin, Mond, Merkur, Mars; gelbe Blüte - Stimmung, rankende Giftpflanze - astraler Charakter, Nervenbezug)
- Gentiana lutea Urtinktur (Gelber Enzian, Jupiter, Sonne; gelbe Blüte – Stimmungsaufhellend, bitterer Geschmack – Lebersignatur)
- Magnesium phosphoricum dil. D6 (Magnesiumphosphat, Sonne; wichtiges Schmerzmittel mit Wirkung auf Nerven, Gefäße und Muskulatur)
- Nux vomica dil. D6 (Brechnuß, Mars-Mond; Vergiftung bewirkt Zittern, Übelkeit und kalten Schweiß; Magenmittel; enthält Kupfer – potenziert zeigt Nux vomica venusische Eigenschaften)
- Solidago virgaurea Urtinktur (Goldrute, Sonne; laut Paracelsus braucht jede Hemikranie Nierenmittel)
- Zincum metallicum dil. D6 (Zink, Venus – Merkur/Uranus; bei nervöser Reizbarkeit und Schmerzen; Nervenmittel; nach Paracelsus ist Zink venusisch)

Je 5 ml von
- Argentum metallicum D6 (Silber, Mond; Gehirnbezug)
- Cuprum metallicum dil. D12 (Kupfer, Venus – Sonne; „Krampfmetall" mit Nervenbezug)

Über die Apotheke von Staufen-Pharma mischen lassen; 3mal 20 Tropfen zu den Mahlzeiten; im akuten Fall bis 7mal täglich. Ergänzungsmittel: „Dolorsorin" Tropfen von Schuck.

2. Nierensteine
(Mond – Venus/Saturn)

- „Silex-Lapis Cancri solutus D6" Sonderanfertigung von Weleda (modifizierte Zubereitung von Renodoron), 3mal täglich 1 Tablette. Das Mittel, bei dem in einem alchimistischen Prozess das saure mit dem basischen Prinzip vereint wird, enthält Krebsstein, eine Kalkablagerung in den Verdauungsorganen im Kopfbereich des Krebses, sowie Flintstein, ein kieselsäurehaltiges Mineral mit extrem scharfen Bruchkanten.
- „Renalin" von Soluna, 2mal täglich 10 Tropfen; enthält Kupfer, allg. bei Nierenleiden
- Von Spagyra: Nosode aus Nieren- oder Blasenstein; Calculi renales D30 oder Calculi vesicales D30; 2mal die Woche 5 Tropfen
- Teekur aus Birkenblätter, Goldrutenkraut, Hauhechelwurzel, Steinbrechkraut und Zinnkraut zur Anregung der Nierenfunktion
- „Oxalis, Folium Rh" Amp. D6 (oxalsäurehaltiger Sauerklee von Weleda), Injektionen in die Zustimmungspunkte von Blase und Niere auf dem Blasenmeridian. Sauerklee klappt seine Blätter bei schlechtem Wetter zusammen (Schocksignatur) und hat zarte weiße Blüten mit rosa Äderchen (Nervensignatur)
- An den injektionsfreien Tagen Einreibung des Nierenbereichs mit „Kupfersalbe rot" (Wala) zur Durchwärmung und Entspannung
- „Splenetik" von Soluna (enthält Antimon), 2mal täglich 5 bis 10 Tropfen. Antimonhaltiges Präparat zur Behandlung „tartarischer" Krankheiten

3. Gallensteine
(Mars – Sonne/Jupiter – Saturn)

- Von Staufen-Pharma oder Spagyra: Claculi biliarii Nos. D 30, 2mal die Woche 5 bis 10 Tropfen (Gallenstein-Nosode)
- „Chelidonium Kapseln" (Wala), 2- bis 3mal täglich eine Kapsel. Das Mittel setzt sich aus gelben und bitteren Substanzen zusammen sowie aus ätherischen und fetten Ölen zur Umstimmung von Leber und Galle.
- „Carduus marianus/Oxalis" Ampullen und Globuli (Wala), 1- bis 2mal die Woche Injektionen in die Zustimmungspunkte von Galle und Leber auf dem Blasenmeridian und im Gallenbereich selbst; an den injektionsfreien Tagen 3mal täglich 10 Globuli. Stechende Kräuter wie Mariendistel bei stechenden Leiden; Oxalis siehe oben
- „Metaheptachol N" Tropfen (meta-Fakkler), 3mal täglich 20 Tropfen. Zinnhaltiges Präparat zur Regeneration der Leber – die Galle wird in der Leber gebildet, also muß dort die Therapie auch ansetzen.
- „Splenetik" von Soluna, 2mal täglich 5 bis 10 Tropfen; siehe oben
- Teekur aus Benediktenkraut, Erdrauchkraut, Goldrutenkraut, Kümmelfrüchten, Löwenzahnwurzel und Wegwartenwurzel zur Regulation der Gallentätigkeit

Metall und Pflanze – das synergistische Rezept

„Ist dein Wirken wider den Himmel und flickst du nur mit der Kraft der Erde und nicht nachdem du den Himmel betrachtet hast, so bricht all deine Arbeit wieder auf und ein Schneider macht deine Arbeit besser als du." (Paracelsus: 1/447) „Wer ein richtiger Doktor sein will, der lerne verstehen, welche Rezepte die Konjunktion der Kräuter und der Sterne am Firmament zusammensetzt. Er weiß dann auch, was die Konjunktion der irdischen Sterne, das ist der Kräuter, die Zusammensetzung der Rezepte ist." (Paracelsus: 1/680)

Durch die Betrachtung der Signaturen kann man die geistartige astrale Verwandschaft von Organ, Metall und Pflanze entdecken.

Hierzu schrieb Paracelsus: „Denn der Saturn ist nicht allein im Himmel, sondern auch am Grunde des Meeres und in den tiefsten Höhlen der Erde. Nicht allein im Garten ist die Melissa, sondern auch in der Luft und im Himmel. Was meint ihr, ist Venus sonst als allein Artemisia (Beifuß)? Was Artemisia als allein Venus. Was ist also Eisen? Nichts als Mars. Was ist Mars? Nichts als Eisen. Das heißt, sie sind beide Eisen oder Mars, dasselbe ist auch Urtica (Brennnessel)." (Paracelsus: 1/424)

Betrachtet man beispielsweise Hämatit, ein Eisenoxid, dann findet man scharfe Bruchkanten, an denen man sich leicht verletzen kann. Zudem färbt der Hämatit Wasser blutrot, eine Signatur für ein Heilmittel zur

Philosophie und Heilkunst
Astrologische Medizin

Planet	Prinzip	Organ	Metall	Handelspräparate mit Metallen
Mond	Reflexion, Regeneration	Gehirn, Keimdrüsen Magen	Silber	„Argentum nitricum Similiaplex" Tropfen oder „Gastro-Pasc" Tropfen (beide Pascoe) bei Entzündungen der Magen- und Darmschleimhaut, Magen-Darmkrämpfe. „Cerebretik" Tropfen (Soluna) bei Schlafstörungen; „Metakaveron N" Tropfen (meta Fackler) bei Angstzuständen, Unruhe und Schlafstörungen „Metaventrin N" Tropfen (meta Fackler) bei Gastritis und Magenneurose „Ovaria comp." Ampullen, Globuli und „Testes comp." Ampullen, Globuli (beide Wala) zur Anregung der weiblichen und männlichen Keimdrüsentätigkeit
Merkur	Kommunikation, Stoffwechsel	Atemwege; Hormone, alle Feedback-Mechanismen	Quecksilber	„Lymdiaral aktiv" Tabletten (Pascoe), Lymphatische Diathese mit akuten Entzündungen unter Lymphbeteiligung, Angina tonsillaris; „Lymphdiaral" Drainagesalbe (Pascoe) bei Lymphabfluss- und Zirkulationsstörungen; zur Lymphdrainage; „Mercurius solubilis Similiaplex" Tropfen (Pascoe) bei Haut- und Schleimhautentzündungen, spez. mit Eiterbildung und Lymphbeteiligung „Mercurius solubilis comp." Tropfen (Pascoe) zur Ausleitung bei Schwermetallbelastung „Pulmo / Mercurius" Ampullen (Wala) bei entzündlichen und exsudativen Lungenleiden; „Sinfrontal" Tabletten (Müller - Göppingen) bei Eiterprozessen im HNO - Bereich
Venus	Sozialität, Libido	Harnorgane, Venen, Hormondrüsen	Kupfer, Zink (nach Paracelsus)	„Allergie-Injektopas" Ampullen (Pascoe, enthält auch Gold) bei allergischer Diathese, Asthma, Heuschnupfen, Hautallergien; „Gelsemium Similiaplex" Tropfen (Pascoe, enthält auch Blei) bei cerebralen Krampfleiden, Nervenschmerzen, Lähmungen; „Renalin" Tropfen (Soluna) zur Anregung der Diurese, allg. bei Nierenleiden; „Cuprum aceticum comp." Ampullen (Wala) zur Anregung der Nierentätigkeit u. bei Asthma, allg. bei Krampfleiden; „Cuprum aceticum / Zincum valerianicum" Tropfen, Ampullen (Weleda) bei nervösen Organstörungen und Muskelkrämpfen
Sonne	Bewusstsein, Wärmeprozesse	Herz-Kreislauf	Gold	„Aquavit" Tropfen (Soluna) als Lebenselixier; „Aurum / Apis regina comp." Globuli, Ampullen (Wala) bei seelischen Herzleiden und Stress „Cordiak" Tropfen (Soluna) allg. bei Herzleiden; „Cor-Injektopas N" Ampullen (Pascoe) bei Altersherz und Herzschwäche „Herztropfen Schuck N" Tropfen (Schuck) allg. bei Herzleiden mit Tendenz zur Hypertonie, Stenocardien, Cor nervosum; „Sanguisol" Tropfen (Soluna) zur Psychotherapie bei Depressionen; „Vicordin Goldtropfen" (Pascoe) bei Herzschwäche, Kreislaufkollaps, Cor nervosum und Altersherz
Mars	Wille, Oxidationsprozesse	Galle, Muskulatur, Arterien	Eisen	„Vesica fellea / Ferrum" I oder II Ampullen (Wala) bei Galleleiden; „Meteoreisen" Globuli, Ampullen (Wala) zur Rekonvaleszenz und bei Willensschwäche; „Kalium phosphoricum comp." Tabletten (Weleda) bei Stress, Kopfschmerz, bes. bei Kindern und Schülern, Hypotonie, Angst- und Unruhe; „Chelidonium / Oxalis comp." Tropfen (Weleda) zur Anregung der Gallentätigkeit und des Willens (z.B. bei Erschöpfung), bei Gallensteinbildung
Jupiter	Denken, Temperament, Formkräfte	Leber Bindegewebe, Gelenke	Zinn	„Metaheptachol N" Tropfen oder „Metamarianum B12" Tropfen (beide meta Fackler) bei Störungen im Leberstoffwechsel; „Hepar 202 N" Ampullen (Staufen - Pharma) zur Leberentgiftung; „Hepar-Stannum" Ampullen (Weleda) zur Leberregeneration; „Stannum comp." Verreibung (Weleda) zur Regulation von Formprozessen (z.B. Rheuma); „Metasilicea N" Tropfen (meta Fackler) bei Bindegewebsschwäche; „Metasymphylen" Tropfen (meta Fackler) bei chron. Gelenksleiden
Saturn	Wahrnehmung, Strukturkräfte, Abbauprozesse	Milz, Knochen	Blei (auch Antimon = Erde)	„Arnica / Betula comp." Tropfen (Weleda) bei Sklerose; „Dyscrasin N" Tropfen (Soluna) bei chron. Stoffwechselstörungen; „Ekzemasorin" Tropfen (Schuck), chron. Hauterkrankungen; „Splenetik" Tropfen (Soluna) zur Förderung von Abbauprozessen; „Lien / Plumbum" Ampullen (Wala) bei Milz- und Blutleiden; „Metaginkgo" Tropfen (meta Fackler) bei Sklerose; „Secale / Bleiglanz comp." Globuli, Ampullen (Wala) arterielle Durchblutungsstörungen und Krämpfe, Claudicatio intermittens, Morbus Raynaud

Tabelle 1: Beziehungen zwischen Kosmos, Mensch und Metall

Philosophie und Heilkunst
Astrologische Medizin

Planet	Ausgewählte Signaturen	Beispiele
Mond	Schöne weiße wurtz/ist wässerig/hat kein öl noch feystigkeit/hat keinen sonderlichen geschmack. Die bletter sind schön/zart/breit/mit subtilen weißen äderlein/sind auch fast wässerig. Gibt viel weißlechts stengel/haben gar viel wassers und feuchtigkeit. Schöne weißlecht blumen/sind oben offen/haben viel sufft.	Augentrost, Baldrian (Blüte), Beinwell (Wurzel, Saturn), Betonie (Wurzel), Braunwurz (Mars), Brunnenkresse (Mars), Eisenkraut (Wurzel, Mars), Liebstöckel (Wurzel, Mars), Maiglöckchen (Blüte), Wasserdost (Wurzel, Blüte), Wegerich (Wurzel)
Merkur	Schöns/langs/geschmeyssigs kraut/das ist nit dick. Die wurtz ist zimlich lang. Bletter sind langlecht gespitzt/nit breit/haben kein feystigkeit. Die stengel sind lang/zart/glat/nit sonders dick. Die blümlein sind fast schön/blaw/nit fast offen/schön und lieblich anzusehen.	Akelei (Venus), Baldrian (Gestalt), Betonie (Blüte), Borretsch (Blüte), Erdrauch (Venus), Ochsenzunge (Blüte), Wegerich (Gestalt), Lavendel (Blüten), Quendel (Blüte), Teufelsabbiß (Sonne)
Venus	Die Kreutter so diesem Planeten zugefügt/seind sehr wolriechend und zart. Die wurtz ist eines lieblichen geruchs. Schöne/glatte/hole/mittelmessiger lenge stengel. Schöne/zarte/lange/glatte bletter/mit kleinen weißlechten äderlein. Schöne/zarte kleine blumen/sind oben offen.	Beinwell (Blätter), Betonie (Kraut), Boretsch (Wurzel), Erdrauch (Kraut, Merkur), Frauenmantel (etwas Mars), Gänseblümchen, Gänsefingerkraut, Herzgespann (Saturn), Liebstöckel (Kraut), Rose (Blüten), Storchschnabel (Saturn, Mars), Wasserdost (Kraut, Saturn), Wegerich (Blätter)
Sonne	Die Sonn ist ein herzlicher Planet. Also die Kreutter so der Sonn zugefügt sind übertreffen alle andere kreutter. Die Sonn gibt schön langs kraut/die wurtz ist eines gute geruchs. Schöne zarte/gespitzte/zerkerbte bletter. Schöne goldfarbe/zerkerbte blumen/haben ein feystigkeit un ein öl/sind eines lieblichen geruchs/und rässen geschmacks/vergleichen sich den blumen des himelbrandts (Jupiter).	Nelkenwurz (Wurzel, Venus), Dost (Venus), Enzian Gelber (Wurzel), Gamander Edler (Venus), Johanniskraut (Blüte), Kerbel (Wurzel), Königskerze (Blüte), Kümmel (Früchte), Meisterwurz, Quendel (Venus), Salbei (Venus), Schöllkraut (Mars), Teufelsabbiß (Wurzel, Gestalt Merkur)
Mars	Holzechte wurtz/mit wenig safft/rotfarb/keines lieblichen geruchs. Die bletter sind lang/fast glat/zerkerbt/anrotlecht durch einander gesprengt/nit dick. Nit viel stengel. Die blümlein sind anrotlecht/schier goldfarb/haben wenig bletter/keines lieblichen geschmacks/und sind bitter.	Andorn (Sonne im Widder), Bibernelle (Sonne), Ehrenpreis (Wurzel, Kraut, Venus u. Merkur), Eisenkraut (oberirdische Teile), Fünffingerkraut (Venus), Gifthahnenfuß (Mond), Mauerpfeffer, Meisterwurz (Sonne), Sauerklee (Mond, Venus u. Saturn), Schöllkaut (Sonne), Wasserpfeffer (oberirdische Teile)
Jupiter	Wolriechende wurtz/etwas räß/und gar lieblich/etwas härig/hat ziemlich safft. Lange und subtile bletter/mit keinen subtilen härlein/sind pupurfarb/eines lieblichen geruchs/und rässen geschmacks/ganz safftig. Lange/runde/purpurfarbe safftige stengel. Purpurfarbe blumen/sind offen/eines guten geruchs.	Baldrian (Wurzel), Engelwurz (Sonne), Eisenkraut (Stängel), Haselwurz (Wurzel, Sternzeichen Zwilling), Hauhechel (Wurzel, Sternzeichen Wassermann), Hirtentäschel (Mond), Tausendgüldenkraut, Weinraute (Sonne)
Saturn	Schwartzgrawe wurtz/mit wenig safft/eines unlieblichen geruchs. Die bletter sind grob dick/kurtz/dornig/eines fast unlieblichen geruchs und bittern geschmacks. Grobe/kurtze braune blumen/eines unlieblichen geruchs und bittern geschmacks.	Beinwell (Wurzel, Mond) Borretsch (Blätter), Kerbel (Kraut), Braunwurz (Mond, Mars), Gauchheil (Mars), Johanniskraut (Wurzel, Samen; Sternzeichen Wassermann), Storchschnabel (Venus), Wermut (Kraut)

Tabelle 2: Kosmische Impressionen in der Pflanzenwelt nach B. Carrichter (1606). Besonders bemerkenswert sind die unterschiedlichen astrologischen Bezüge der einzelnen Pflanzenteile. Die Zuordnungen unterscheiden sich jedoch zum Teil erheblich von heute üblichen.

Behandlung von Anämie. Aus Eisen schmiedet man Pflüge, aber auch Waffen. Ähnlich wehrhaft zeigt sich die Brennnessel. Bei Berührung kommt es zu einem juckenden Hautausschlag. Die Pflanze schießt dabei kleine Injektionsnadeln ab, die sich in die Haut bohren. Dabei wird eine histaminhaltige Flüssigkeit freigesetzt, die allergische Reaktionen hervorruft. Die Pflanze enthält überraschend viel Eisen. Solche und weitere Signaturen weisen einem den Weg, zwischen Eisen und Brennnessel Gemeinsamkeiten zu sehen.

Auf diese Weise kommt man schnell zu sinnvollen und besonders intensiv wirkenden Mischungen; die angeführten Rezepte sollten dies verdeutlichen. Die Wirkung verstärkt sich nochmals, wenn man schon bei der Herstellung einer Arznei astrologische Faktoren berücksichtigt. Nur wenige Firmen wie Soluna, Wala oder Weleda achten auf diese Zusammenhänge. Hierzu schrieb Agrippa von Nettesheim: „Wenn du von irgendeinem Teile der Welt oder einem Stern eine Kraft zu erhalten wünschst, und du wendest dasjenige an, was in einer Beziehung zu diesem Sterne steht, wirst du seinen eigentümlichen Einfluß erlangen

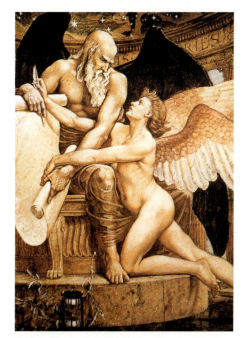

Saturn, hier dargestellt als Vaterfigur, verkündet dem Menschen seine Bestimmung. Die Darstellung des Firmaments an der Tempeldecke zeigt das Sternzeichen Stier, das der Venus zugeordnet ist, ein Symbol für die alchimistische Umwandlung, die man im „schönen Mayen" durchführen soll. Ölbild von Walter Crane, 1882

(...). Ebenso wenn du zu einer gewissen Gattung von Dingen oder zu einem einzelnen vieles gehörig anwendest, was zerstreut mit derselben Idee und demselben Stern unter sich übereinstimmt, so wird durch die dergestalt richtig zubereitete Materie vermittelst der Weltseele eine besondere Gabe von der Idee mitgeteilt. Richtig zubereitet nenne ich hier das, was unter Beobachtung einer Harmonie zubereitet wird, die derjenigen gleich ist, welche der Materie eine gewisse Kraft verliehen hatte." Wie die obigen Therapiekonzepte zeigen, sind vor allem Metalle in der astrologischen Medizin von Bedeutung, denn sie gelten als stoffgewordene kosmische Kräfte (siehe Tabelle 1), Pflanzen dienen zur Unterstützung der Metallidee.

Unter den Metallen nimmt das Gold, das man der Sonne zuordnet, eine Sonderstellung ein. Der Fachbegriff für Gold lautet „Aurum metallicum", abgeleitet von lat. „aur" für Licht. Gold trägt das kosmische Licht vom Ursprung der Welt auf besondere Weise in sich. Gelingt die Freisetzung der Quintessenz, ist Gold die mächtigste Arznei, da es nicht nur das Herz-Kreislauf-System günstig beeinflußt, sondern auch

Philosophie und Heilkunst
Astrologische Medizin

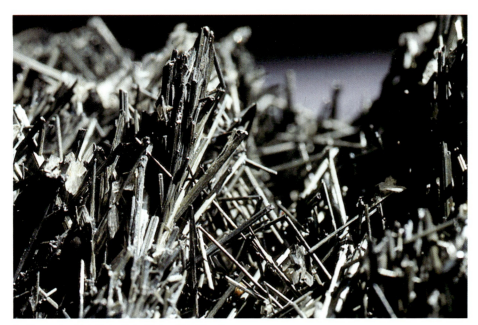

Antimon, das Metall der Erde (Foto: Olaf Rippe)

Selbsterkenntnis bewirkt. In der Goldtherapie hat sich besonders der Goldspiegel bewährt, eine alchimistische Zubereitung, bei Gold geschmolzen und destilliert wird (Aurum metallicum praeparatum D12; Goldspiegel von Weleda).

Gold kann laut Paracelsus gegen alle anderen Planeten wirken. Er schrieb hierzu: „Es gibt also sieben Planeten und auch sieben Metalle. Die Erfahrung lehrt uns, daß die sieben Metalle in uns die Kraft besitzen, gegen die sieben Planeten zu wirken. Welcher Planet daher den Körper angreift, dessen Quinta Essentia des Metalles (alchimistische Zubereitung) gebrauche gegen ihn. (...) Wir können auch verstehen, daß die Quinta Essentia Auri (Zubereitung aus Gold) wegen ihrer spezifischen Wirkung und wegen der Kraft, die sie dem Herzen verleiht, imstande ist, gegen alle Gestirne zu wirken." (II/72 f.)

Die Tabelle 1 zeigt, daß es noch heute üblich ist, die Planetenorgane mit ihren korrespondierenden Metallen zu behandeln. Wer sich zu diesem Thema weiterbilden möchte, sollte vor allem die Schriften von Alla Selawry studieren (siehe Literatur).

Das Pflanzenreich ist ebenfalls deutlich von den Sternen gezeichnet (siehe Tabelle 2). Um eine Zuordnung zu treffen, achtet man auf bestimmte Signaturen wie Geruch, Farbe, Form, Standort etc., die man mit den Planetenkräften assoziiert. Die Korrelation von Signatur und Krankheit ist der Weg der Heilmittelfindung.

Bei Paracelsus findet man hierzu folgende Textstelle: „Es ist zu merken, daß jeder Stern auf Erden sein Kraut hat, welches die Art seines Sternes vollbringt und den Schaden abwendet. Denn Hyperion (Johanniskraut) ist die Sonne und die richtige irdische Sonne. Persica (Wasserpfeffer) ist der Mercurius und der irdische Mercurius. (...) Jeder, der ein Philosoph sein will, beachte diese Übereinstimmung gut. Denn die Sterne lehren die Krankheiten erkennen, die Kräuter lehren sie heilen. Es sind hier zwei Wege und auf beide soll der Arzt sein Auge gestellt haben. Wenn er die Sterne kennt, dann denke er an den Beginn der Krankheiten. Wenn er die Kräuter erkennt, überlege er, was er gebrauchen soll. Wenn man die obere Influenz vergißt und die untere Wirkung nicht weiß, ist mehr als blind gehandelt." (Paracelsus: III/861)

Leider gibt es nur wenige Signaturbeschreibungen von Paracelsus, die die genaue Zuordnung einer Pflanze zu einem Planeten darstellen. Fündig wird man dagegen bei Agrippa von Nettesheim, der, anders als sein Zeitgenosse Paracelsus, besonderen Wert auf tabellarische Zuordnungen legte.

Auch in einigen Kräuterbüchern aus dem 17. Jahrhundert, die sich auf Paracelsus berufen, gibt es genaue Beschreibungen, beispielsweise in dem Kräuterbuch von Bartholomä Carrichter von 1606 (siehe Tabelle 2). Interessant an diesem Buch sind vor allem die unterschiedlichen astrologischen Zuordnungen nach Pflanzenteilen. Weitere Zuordnungen finden sich in den Schriften von Nikolas Culpeper, den man auch den englischen Paracelsus nennt.

Der Paracelsist Leonhard Thurneysser schrieb ein ganzes Buch nur über Doldenblütler, in dem er auch astrologische Zeitpunkte angab, an denen man die Pflanzen sammeln und verarbeiten sollte. Astrologische Signaturbetrachtungen waren bei ihm selbstverständlich.

Antimon – das Metall der Erde

Neben Gold ist Antimon eines der wichtigsten Arkana, um krankmachenden Einflüssen der Sterne zu begegnen, besonders wenn Saturn am Geschehen beteiligt ist.

Der entfernteste der damals bekannten Planeten gilt in der Astrologie als „Hüter der Schwelle" zum kosmischen Bewußtsein. Dies ist aber nur eine Seite seiner Kraft. Spiegelbildlich verkörpert Saturn den luziferischen Fall des Gei-stes in die Materie. Als „Winterstern" herrscht er über die Sternzeichen Steinbock und Wassermann. Damit ist seine Qualität die Kälte, die Verhärtung und die Introvertiertheit sowie die Abwesenheit des Lebendigen, denn Leben ist immer mit Wärme verbunden.

Saturn ist der Herrscher über Alter, Krankheit, Siechtum und Tod. Seine Stellung im Geburtshoroskop zeigt dem astrologisch Kundigen, in welchen Bereichen es zur Entwicklung chronischer Leiden kommt und wie sich die Krankheit äußern wird. Sein Lauf durch den Tierkreis in Beziehung zum Geburtshoroskop (Transite) läßt den Auslöser von Krankheiten erahnen und macht auch Prognosen möglich. Saturntransite sind immer mit Einschränkungen, Entbehrungen, Enttäuschungen, Pflichten und Prüfungen verbunden. Gleichzeitig ermöglicht das Durchleben aber eine Erkenntnis über die Bestimmung und den Sinn des Lebens.

Besondere Prüfungen des Saturns finden zirka alle sieben (!) Jahre statt. Die Umlaufzeit Saturns durch den Tierkreis beträgt etwa 29 Jahre (durch Rückläufigkeit schwankend). Das bedeutet, daß es zirka alle sieben Jahre zu einem Quadrat, einer Opposition oder einer Konjunktion des Transitsaturns zum Geburtssaturn kommt.

Ein Saturntransit dauert bis zu neun (!) Monate. Häufig ist er ein Auslöser für

Philosophie und Heilkunst
Astrologische Medizin

langwierige und schwierige Krankheitsprozesse, dies gilt auch für andere Zeitpunkte, wenn er über weitere Planeten transitiert. Ein Saturn-Saturntransit gilt aber als der schwierigste; übertroffen wird dieser Aspekt nur manchmal durch Transite der transsaturnalen Planeten, die Paracelsus aber nicht kennen konnte.

Ist alles vorbei, fühlt man sich oft wie neu geboren. Doch meistens hat man jahrelang an den Folgen zu leiden, außer man verwendete ein entsprechendes Arkanum.

Paracelsus beschrieb dies mit den Worten: „Gut geht es den Leuten und gereicht ihnen zur Heilung, wenn der Saturnus aus ist (Ende eines Saturntransits); dann geht ihnen ein neuer Himmel auf, das ist ein Eingang eines langen Lebens, doch lange und heftig führt sie Saturnus in seiner Hand und er speist sie nur dürr und mager (Planet der Askese und des Verzichts). (...) Wird er nicht seiner Macht entsetzt (astrologische Behandlung), ist keine Heilung möglich." (II/199 f.)

Saturn ist die übermächtige Schicksalsmacht des Himmels, beziehungsweise ein Übervater (Übeltäter) mit etwas altdeutschen Erziehungsmethoden. Den Gegenpol zum Himmel bildet der Mensch, der der Erde gleich ist (Mikrokosmos). Symbolisch ist die Erde im Geburtshoroskop als Punkt in der Mitte des Tierkreises dargestellt (die Astrologie ist kein heliozentrisches Weltbild, sondern ein anthropozentrisches!).

Ein weiteres Symbol für die Erde ist der Reichsapfel, eine Kugel mit einem Kreuz darauf. Dies ist auch das alchimistische Symbol für das Metall Antimon, das man mit der Erde und damit auch mit dem Menschen gleichsetzt.

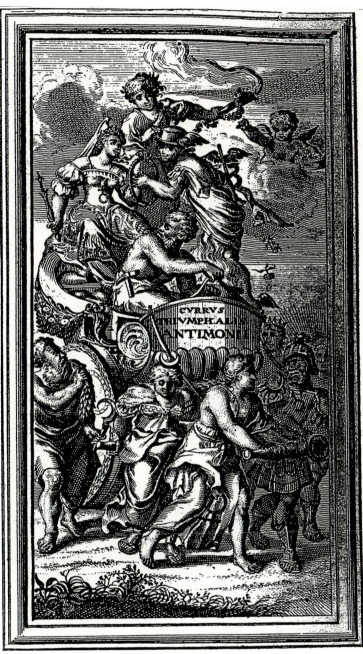

Die Planetenkräfte ziehen den „Triumphwagen des Antimon". Titelkupfer des gleichnamigen Werks von Basilius Valentinus, 1727

Das Wort Antimon leitet sich aus dem Griechischen von antimonos ab und bedeutet übersetzt in etwa „gegen die Einsamkeit". Homöopathische Arzneimittelbilder beschreiben den Antimontypen als grüblerisch, sorgenvoll, melancholisch, verzweifelt, einsam und voller Sehnsucht nach Geborgenheit. Hilflos fühlt er sich den Schicksalsmächten ausgeliefert, was ihn oft ungehalten sein läßt. Ihn plagen chronische Krankheiten, vor allem von Magen-Darm, Haut, Nerven und Lunge. Sämtliche Symptome charakterisieren einen saturnalen Zustand.

Um sich aus den Klauen des Saturns zu befreien, sind alchimistische Zubereitungen von Antimon und seinen Verbindungen die Mittel der Wahl. Sie verwandeln („transplantieren") den saturnalen Zustand in die regenerative Kraft der Venus.

„Wenn nun der Mensch transplantiert und einem Planeten genommen werden soll und einem anderen unterworfen werden soll, ist Antimonium das, was den Saturnus gegen die Venus auswechselt. (...) Es ist also hier zu merken, daß bei jeder Heilung von Krankheiten, bei denen die Heilung auf natürliche Weise unmöglich ist (Selbstheilung, Anwendung gewöhnlicher Arzneien wie Teedrogen) und nicht hilft, Transplantatio gewählt werden soll." (Paracelsus: II/199 f.)

Das giftige Antimon, das dem ebenso giftigen Arsen sehr ähnlich ist (sie sind gute Ergänzungsmittel), ist eines der besten Reinigungs-, Kräftigungs- und Verjüngungsmittel überhaupt, allerdings nur als vergeistigtes Präparat: „In ihm ist nämlich die Essentia, die nichts Unreines mit Reinem zusammenläßt. (...) Mit Recht loben wir es also hier, weil Antimonium von allen Mineralien das höchste und stärkste Arcanum in sich enthält. (...) Wenn überhaupt nichts Gesundes im Körper ist, verwandelt es den unreinen Körper in einen reinen." (Paracelsus: III/151).

Antimon bewirkt also eine Umstimmung bei einer Tendenz zu Entartungen (dies gilt auch für Arsen), gleichzeitig bewirkt es eine seelische Geschlossenheit und macht den Geist widerstandsfähiger, wenn die Schicksalsmächte einen zu ersticken drohen.

In der Praxis hat sich besonders „Stibium metallicum praeparatum" D12 bewährt (Antimonspiegel von Weleda).

Als psychotherapeutisches Begleitmittel verwendete Paracelsus vor allem die venu-

Philosophie und Heilkunst
Astrologische Medizin

sische Melisse. Aber auch Johanniskraut („das pflanzliche Arsen"), Engelwurz, Gelber Enzian, Dost, Gamander und Meisterwurz sind geeignete Ergänzungsmittel, also sonnenhafte Arzneien; dies ist auch einer der Gründe, warum man das Sonnenmetall Gold gerne zusammen mit Antimon verabreicht.

Den Schlüssel finden wir wiederum in der Symbolik: Der Kreis mit einem Punkt in der Mitte ist nicht nur das Symbol für den Menschen als Zentrum des Kosmos, sondern auch das Symbol für die Sonne, die der „wahren" Natur des Menschen entspricht.

Seelenbalsam bei und nach saturnalen Schicksalsschlägen

Mischung aus:
- Ambra dil. D6 (Eingeweideausscheidung des Pottwales; Mond; Seelenbalsam für „Tränentiere" – wurde von Paracelsus sehr geschätzt)
- Angelica archangelica Urtinktur (Engelwurz, Sonne-Jupiter; zauberwidriges „Berufs- und Verschreikraut", wenn Nichtmenschliches einen bedrängt)
- Antimonit dil. D12 (Grauspießglanz; Saturn = Erde; siehe Text)
- Aurum metallicum dil. D12 (Gold, Sonne; siehe Text)
- Hypericum Urtinktur (Johanniskraut, Sonne; Seelenbalsam und das beste „Berufs- und Verschreikraut", Patient macht einen deprimierten und besessenen Eindruck)
- Melisse Urtinktur (Melisse, Venus; Seelenbalsam und Nervenmittel; wichtiges Mittel zur Integration wesensfremder Sinneswahrnehmungen)
- Passiflora Urtinktur (Passionsblume, Mond, Merkur; Nervenmittel, wenn das Leben zur Qual wird)
- Phosphorus dil. D12 (Phosphor, Sonne; Träger der Lebensenergie, heißt übersetzt „Lichtträger")
- Quarz D12 (Bergkristall, Sonne, Saturn; Status nach Überlastung, Nervenmittel, immunmodulierend.
- Zincum metallicum dil. D10 (Zink, nach Paracelsus Venus; wichtiges Mittel bei Nervenzerrüttung)

Jeweils 10 ml über die Apotheke bei Spagyra mischen lassen; 1- bis 3mal täglich 10 bis 15 Tropfen, evtl. in Weißdorntee aus Blättern und Blüten einnehmen.

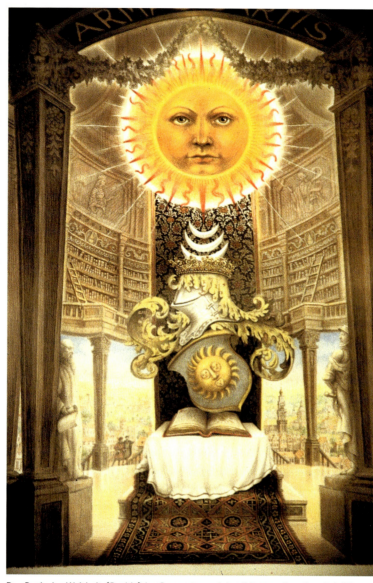

Das Buch der Weisheit (Sophia) im Sonnentempel der Adepten. Aus dem Schrifttum der Rosenkreuzer, ca. frühes 20. Jahrhundert

Anmerkungen
1. Zitate von Paracelsus sind der vierbändigen Aschner-Ausgabe entnommen.
2. Hermes Trismegistos, den manche mit der Initiationsgottheit Thot vergleichen, soll die Hermetischen Lehrsätze auf einer Smaragdtafel niedergeschrieben haben. Wahrscheinlich stammen sie aber in der uns bekannten Form aus spätantiker Zeit oder sogar erst aus dem ausgehenden Mittelalter.
3. Das Ziel hermetischen Strebens ist der „Hermaphrodit". Das Wort setzt sich aus den Götternamen Hermes (Wissen) und Aphrodite (Liebe) zusammen.
4. Saturnale Ablagerungen nannte Paracelsus „Tartarus"; hierzu gehören neben Steinleiden beispielsweise auch Sklerose, Gicht, Rheuma, Sodbrennen und Asthma; chronische Krankheiten (Saturn) haben einen tartarischen Charakter.
5. Bei Schreck und Schock kommt es vermehrt zur Ausfällung von Oxalsäurekristallen in den Nierentubuli (Husemann, 1986).

Literatur
- Amann, Max: 1998 Nicholas Culpeper und die astrologische Heilkräuterkunde. München: Zeitschrift Naturheilpraxis 10/98, Pflaum Verlag.
- Bott, Victor: 1982 Anthroposophische Medizin Bd. I/II. Heidelberg: Haug Verlag.
- Carrichter, Bartholomaei: 1606 Horn des heyls Menschlicher Blödigkeit oder Kreutterbuch darinn die Kräuter deß Teudschenlands/auß dem Licht der Natur/nach rechter art der himmlischen Einfließungen beschriben. Grünwald: Kölbl Verlag (Reprint 1981).
- Husemann, Wolff (Hrsg): 1986 Das Bild des Menschen als Grundlage der Heilkunst, Bd. I/II/III. Stuttgart: Verlag Freies Geistesleben.
- Mertz, Bernd A.: 1991 Das Handbuch der Astromedizin. Genf: Ariston.
1993 Paracelsus und seine Astrologie. Wettswil: Edition Astrodata.
- Nettesheim von, Agrippa: 1533 De Occulta Philosophia: Drei Bücher über die Magie (Nachdruck bei Fourier).
- Paracelsus: 1993 Sämtliche Werke. Nachdruck der Aschner-Ausgabe. Anger: Anger – Verlag Eick.
- Rippe, Olaf: 1997 Heilmittel der Sonne (zus. mit M. Madejsky). München: Peter Erd.
1997 Pflanzen und ihre kosmischen Heilkräfte: Ein Beitrag zum Thema Astrologie und Phytotherapie. München: Zeitschrift Naturheilpraxis 10/97, Pflaum Verlag.
1998 Die fünf Entien des Paracelsus: Über die Ursachen der Krankheiten und die Wege zur Heilung. München: Zeitschrift Naturheilpraxis 05/98, Pflaum Verlag.
2001 Paracelsusmedizin (zus. mit M. Amann/ M. Madejsky/P. Ochsner/Chr. Rätsch). Aarau: AT-Verlag.
- Sagan, Samuel: 1998 Heilende Planetenkräfte. Freiburg i.B.: Ebertin Verlag.
- Selawry, Alla: 1985 Metall-Funktionstypen in Psychologie und Medizin. Heidelberg: Haug Verlag.
- Thurneysser zum Thurn, Leonhard: 1578 Beschreibung Influenzischer/Elementischer und natürlicher Wirckungen/Aller fremden und heimischen Erdgewechssen. Grünwald: Kölbl Verlag (Reprint, 1981).

Die hermetischen Grundlagen der Spagirik

Marino Lazzeroni zum Gedächtnis

von Max Amann

„Darum so lern Alchimiam die sonst Spagira heißt, die lernet das Falsch scheiden von dem Gerechten."

Paracelsus

Die Welt der Erscheinungen ist ungeheuer kompliziert. Um sich in ihrer Vielfalt zurechtzufinden und Wegweiser für sinnvolles Handeln zu haben, hat der Mensch sich seit alter Zeit einiger Einteilungssysteme bedient, die aus der hermetischen Philosophie verschiedener Zeitalter stammen. Zur Welterklärung haben alle Hochkulturen einander ähnelnde Systeme hervorgebracht, und überall wurden diese auch in der Medizinphilosophie zur Erklärung von Krankheit und Heilung verwendet. Sie geben also auch Hinweise zur Auswahl der Therapiemaßnahmen und zur Herstellung der Arzneimittel.

Die Weltkultur der Gegenwart ist stark geprägt durch eine der exakten Naturwissenschaften, die Chemie. Diese beschäftigt sich mit den Elementen, ihren Verbindungen, der Strukturaufklärung bei Naturstoffen, der Entwicklung synthetischer Stoffe und dem Studium der Eigenschaften aller dieser Materialien.

Offiziell gilt die Alchimie, eine jahrtausendalte Wissenschaft, als Vorstufe der erst zweihundert Jahre alten Chemie; danach wäre Alchimie eine veraltete Anschauungsweise der Materie und fehlerhafte Auslegung der Ergebnisse laborantischer Arbeitens.

Paracelsus hat die Alchimie als universelle Wissenschaft und Mutter aller übrigen Wissenschaften gesehen, eine Ansicht, die auch die Alchimisten der Gegenwart teilen. Ist die Alchimie nun Handwerk, geheime Kunst oder Weltanschauung? Sie ist dies alles und vielleicht noch mehr, weil bei Beschäftigung mit ihr regelmäßig günstige Veränderungen der Persönlichkeit auftreten. Alchimie beschäftigt sich mit der Materie, den Energiephänomenen und der Seele. Für Alchimisten ist diese alte Wissenschaft, deren Erkenntnisse immerzu gültig sind, auch der Wegweiser in die Zukunft. Ziel alchimistischen Arbeitens ist nicht die Goldmacherei, wie der Duden angibt, sondern die Herstellung von Präparaten mit außergewöhnlichen Eigenschaften, die sich beispielsweise in der Heilkunde einsetzen lassen.

Die Wissenschaft vom Stoff – die Chemie – und die Wissenschaft der Energien und Kraftfelder – die Physik – sind in den letzten vierhundert Jahren in Europa zunehmend auseinandergedriftet. Hiermit hat sich die Kenntnis des Wägbaren und Sichtbaren von der Kenntnis des Unwägbaren und Unsichtbaren getrennt. Allerdings kann die physikalische Wissenschaft das Unwägbare/ Unsichtbare mit ihren Techniken feststellen, messen, erzeugen und verändern.

Die Alchimie ist die Wissenschaft vom Geistartigen in der Materie, damit auch von dem, was als Materie Gestalt annimmt, und auch von der Wirkungsart der Materie auf Geistiges. In den Jahrhunderten der Ausübung ihrer Kunst haben die Alchimisten zahlreiche chemische Verbindungen neu gefunden. Doch war dies nie Ziel ihrer Bemühungen, sondern – wie schon oben erwähnt – die Schaffung von Stoffen, die beispielsweise in der Heilkunde einsetzbar sind.

Die Ausgangsstoffe nehmen durch Bearbeitung im Labor die gewünschten Eigenschaften an. Die Eigenschaften sind immateriell, etwas Geistartiges; sie sind nicht mit der chemischen Zusammensetzung des Trägerstoffs identisch. Chemisch gleiche Trägerstoffe können verschiedene geistartige Eigenschaften haben, chemisch verschiedene Stoffe können die Matrix für dasselbe geistartige Prinzip sein. Dies unterscheidet die Alchimie von der Chemie. Derzeit können wir Qualität und Stärke des Geistartigen in besonderen Zubereitungen nur durch seine, beispielsweise therapeutische Wirkung erkennen oder mit radiästhetischen Methoden feststellen. Wahrscheinlich werden in naher Zukunft Methoden gefunden, mit denen sich das Geistartige ebenso exakt bestimmen läßt, wie derzeit elektromagnetische Felder gemessen werden.

Die Spagirik

Die Spagirik ist ein Sondergebiet der Alchimie, das sich im ausgehenden Mittelalter entwickelt hat und von Paracelsus konsequent ausgebaut wurde. Das Wort Spagirik bedeutet Trennen und Wiedervereinigen; das unedle Rohmaterial wird in Fraktionen zerlegt, diese werden durch Weiterbearbeitung verbessert, nämlich gereinigt und die fertigen Fraktionen zu einem veredelten harmonischen Ganzen wieder vereinigt.

Die Herstellung spagirischer Arzneimittel ist recht kompliziert. Die derzeit bekannten spagirischen Techniken sind das Ergebnis jahrhundertelanger Entwicklung. Hierbei sind verschiedene Versionen des Herstellungswegs gefunden worden. Eine Weiterentwicklung der Spagirik ist durchaus möglich; so sind erst in unserem Jahrhundert die Spezialpräparate der anthroposophischen Medizin entstanden. Gemessen am Aufwand moderner Fertigungsverfahren der Chemie- oder Elektronikbranche ist der Arbeitsaufwand nicht allzu groß und auch dem Privatmann finanziell möglich. Das Problem ist vielmehr das Verstehen der durchzuführenden Operationen. Hierzu sind möglichst solide Kenntnisse in den zeitgenössischen Naturwissenschaften, besonders der Chemie, nötig; viel wichtiger sind aber Kenntnisse in den vier Einteilungssystemen der traditionellen Naturphilosophie.

Philosophie und Heilkunst
Alchimie und Spagirik

Einteilungssysteme der traditionellen Naturphilosophie

Die 4 Systeme stellen Naturerscheinungen differenziert dar und erklären sie. Es sind dies
- das zweifache System der Geschlechter
- das der Astrologie,
- das abendländische der Vier Elemente und der Quintessenz,
- das der Drei Prinzipien Merkur, Sulfur und Salz.

Nützlich sind Kenntnisse in einer weiteren alten Technik, der Signaturlehre. Diese ermöglicht es, mit den Sinnen die Objekten innewohnenden Kräfte zu erkennen. Objekte können sein: Steine, Pflanzen, Tiere, künstlich hergestellte Stoffe und Gegenstände, Bauten, Landschaften. – Diese Hilfswissenschaft wird hier nicht besprochen.

Drei der vier Einteilungssysteme sind jahrtausendealt und haben keinen ausschließlichen Bezug zum alchimistischen Arbeiten, das der Drei Prinzipien ist im ausgehenden Mittelalter im Lauf der sich verbessernden Labortechnik entwickelt worden.

Zur Entwicklung spagirischer Präparate ist ein Plan zu erstellen, der die Beziehung der vier Systeme zueinander aufzeigt und damit den Weg zur praktischen Arbeit weist. Erfolgt dies nicht, bleiben die erzielten Produkte unvollkommen und sind keine echten Spagirika.

Das System der Geschlechter

Mann-Frau, hart-weich, oben-unten, hell-dunkel, vorübergehend-dauernd, Energie-Materie, Yang-Yin. Letztere, die chinesische Yang-Yin-Darstellung, ist besonders klug, weil sie am klarsten darstellt, wie eines im anderen enthalten ist und Yang und Yin

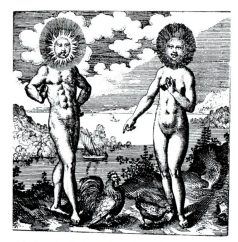

„Die Sonn bedarf deß Monds wie der Han der Hänen" (aus Atlanta Fugiens, 1618)

immerzu ineinander übergehen. An spagirischen Präparaten kann man männlich betonte, weiblich betonte und männlich-weiblich ausgeglichene Produkte herstellen. Von den weiter unten besprochenen Drei Prinzipien ist Sulfur männlich, Salz weiblich und das verbindende Prinzip Merkur hermaphroditisch. Um das „Große Werk" zu vollbringen, ist das Zusammenwirken von Mann und Frau unentbehrlich. – „Geschlecht ist in allem, alles hat männliche und weibliche Prinzipien" – (Hermes Trismegistos)

Yang-Stoffe sind die Metalle (nicht in allen Verbindungen) sowie scharf, bitter, heiß, aromatisch schmeckende Stoffe; Yin-Stoffe sind die Nichtmetalle (mit Ausnahmen wie Schwefel), die Erden (Oxide und Hydroxide mehrwertiger Metalle), Pflanzenaschen, Verbindungen des Siliziums wie Tonmineralien. Yin-Stoffe schmecken süßlich, schleimig, kühlend, salzig. Halbmetalle und Halbleiter wie Antimon zeigen in geeigneten Verbindungen starken Yin-Charakter. Yang-Yin-Prozesse wie das Destillieren oder Sublimieren bewirken eine Harmonisierung von Männlichem und Weiblichem.

Das System der Himmelskräfte, Astrologie genannt

Dieses System lehrt, daß sich auf der Erde sieben (oder mehr) Naturkräfte manifestieren, deren Wirkung überall zu erkennen ist; die Qualität, Stärke und Beziehungen dieser Naturkräfte lassen sich an den Bewegungen der sieben (oder mehr) Planeten am Himmel ablesen, da diese jeweils einer Naturkraft unterworfen sind: „Wie oben, so unten" (Hermes Trismegistos).

Astrologische Überlegungen und Daten spielen beim spagirischen Arbeiten bei folgenden Aspekten eine bestimmte Rolle: Zeit und Ort der Operation, Ausführender, Geräte, Bearbeitungsschritte (bes. bei Anwendung von Feuer), Art der Ausführung der Operation (z.B. behutsam/intensiv, kurz/lang, sanfte/scharfe Wärme, ohne/mit Schockreaktion). Soweit möglich, sollten für die Operationsschritte astrologisch einigermaßen passende Zeitpunkte gewählt werden, was für eine industrielle Produktion auf fast unüberwindliche Schwierigkeiten stößt. Stellung der Sonne im Tierkreis und Mondphasen zu berücksichtigen ist am ehesten durchführbar; schwieriger ist schon, unheilvolle Aspekte aus der Stellung der Außenplaneten Saturn bis Pluto durch Zeitwahl zu vermeiden.

Der wichtigste astrologische Aspekt in der Spagirik ist die Wahl der Ausgangsmaterialien nach ihrer astrologischen Zuordnung. Besonders die von Pflanzen ist nach den

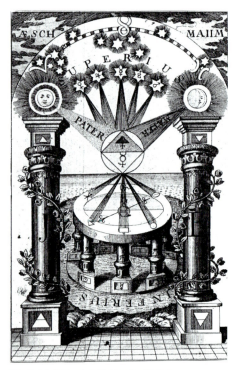

Die Entstehung des Steins der Weisen (aus: Der Compaß der Weisen, 1782)

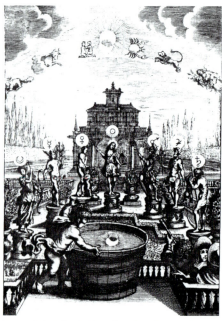

Das eröffnete Lust-Haus (aus der Ober- und Niederwelt (1676))

verschiedenen Tabellen sehr unterschiedlich. Erntezeit, Pflanzenteil, Anbauort und Vorbearbeitung des Rohmaterials, z.B. Trocknen, führen zu Veränderungen der Zuordnung. Hierzu kommt, daß jedes Lebewesen Manifestationen aller Planetenkräfte zeigt. Die Zuordnung einer Pflanze zu einem Planeten ist eine grobe Vereinfachung, zu der man leider gezwungen ist. Der Ansatz eines spagirischen Rezepts besteht fast immer aus einer größeren Zahl Materialien, vorzugsweise Pflanzenteilen, die verschiedenen Planeten zugeordnet sind.

Eine chaotische Mischung durch alle Planeten ist jedoch nicht gut.

Von zwei ähnlichen, spagirisch hergestellten Industrieprodukten nachfolgend die Anzahl der Einzelbestandteile, die jeweils dem genannten Planeten zugeordnet sind (vereinfacht): Klosterfrau Melissengeist – 9 Sonne, 3 Venus, 1 Mars, 1 Jupiter; Aquavit der Fa. Soluna – 10 Sonne, 5 Mars, 4 Jupiter, 3 Venus, 3 Merkur. Die astrologische Zuordnung des Endprodukts entspricht nicht diesen Anteilen, sondern ist das Ergebnis der Operationen am gemischten Rohmaterial, wobei das Vorherrschen des feurigen Elements sicher erhalten bleibt.

Das System der Vier Elemente und der Quintessenz

Dieses aus der Antike stammende System ist der Kern des abendländischen medizinischen Weltbilds der Vergangenheit. Es lehrt, daß vier Grundstoffe in Mischung die Materie aufbauen.

Die vier Stoffe Feuer, Luft, Wasser, Erde ergeben sich aus den zwei Eigenschaftspaaren der Realwelt: warm/kalt und feucht/trocken. Feuer ist warm und trocken, Luft feucht und warm, Wasser kalt und feucht, Erde trocken und kalt. Ganz reine Elemente kommen nicht vor. Ist ein Stoff beispielsweise sehr warm und etwas trocken, könnte man seine Zusammensetzung so interpretieren: Viel Feuer, weniger Luft, wenig bis sehr wenig Erde, sehr wenig bis kein Wasser. Mischungen zweier ganz konträrer Elemente kommen kaum vor. Diese sind Feuer/Wasser und Luft/Erde. Die wenigen Stoffe, die solche Eigenschaften haben, zeigen verstärkt quint-essentiellen Charakter, sind also vergeistigter und damit als Arzneien wirksamer als andere. Sie sind sehr gute Hilfsmittel zur Unterstützung anderer Arzneien. Beispiele: Feuer/Wasser – Alkohol, Luft/Erde – sublimierbare Stoffe wie Salmiak.

Die Quintessenz ist kein Stoff, sondern etwas Geistiges, aus dem die vier Elemente hervorgegangen sind. Als Urstoff und Geist

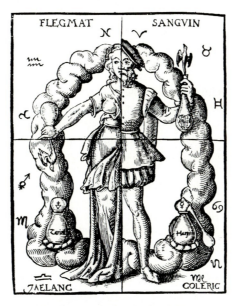

aus L. Thurneysser, Quinta essentia, 1574

in der Materie ist sie für die Alchimisten von großem Interesse, weil ihr Charakter dem Ziel alchimistischen Arbeitens, nämlich dem Stein der Weisen, recht nahekommt. Von den vier Elementen steht die Luft der Quintessenz am nächsten. Spagirische Präparate sind in ihren Eigenschaften deshalb stets luftbetont. Das Überwiegen eines Elements führt beim Menschen zur Konstitution, z.B. die phlegmatische durch einen Wasserüberschuß. Ist dieser stark, entstehen die phlegmatischen Krankheiten. Hierzu gehören die meisten chronischen Leiden, z.B. die Stoffwechselstörungen und Altersbeschwerden. Wasser reduziert man am besten mit Feuer. Die im System Astrologie beschriebenen Präparate haben betont feurigen Charakter, eigenen sich also als Allgemeinmittel für viele chronische Krankheiten.

Das System von den Drei Alchimistischen Prinzipien Merkur, Sulfur und Salz

Dieses System, während des Mittelalters durch arabische Alchimisten gefunden, wurde durch Paracelsus in die seitdem verwendete Form gebracht. Es stellt den weltanschaulichen Kern der Spagirik dar und hat sich beim praktischen Arbeiten im Labor als Leitschema zur Herstellung der Arzneien durchgesetzt. Im Gegensatz zur weitgehend stofflichen Auffassung der Vier-Elementen-Lehre werden die Drei Prinzipien als etwas Geistartiges gesehen, das in der Materie enthalten ist.

Sie finden sich dort in verschiedener Intensität, in verschiedenem Mengenverhältnis und können auch verschiedener Beziehung zueinander sein, beispielsweise harmonisch oder weniger harmonisch. Genau wie Männliches und Weibliches oder die Vier Elemente kann keines der Drei Prinzipien einzeln auftreten. Sie sind außerdem an eine stoffliche Trägersubstanz gebunden, aber auch von einer Trägersubstanz auf eine andere übertragbar. Ziel spagirischen Arbeitens ist eine Anreicherung der Prinzipien in einem geeigneten Träger, z.B. einem Gemisch aus Wasser und Alkohol.

Die Drei Prinzipien sind Merkur – das Flüchtige, Sulfur – das Brennende, und Sal – das Feste.

Mit den Einteilungssystemen der Astrologie und der Elementenlehre besteht keine Identität, doch existieren Entsprechungen:

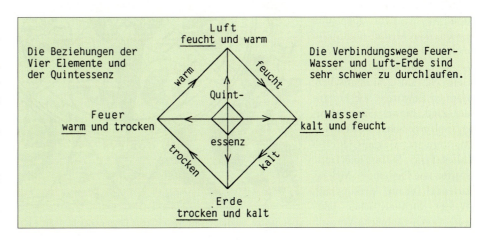

Philosophie und Heilkunst
Alchimie und Spagirik

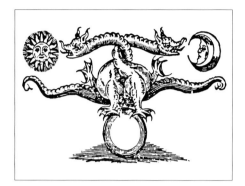

„Teile sie in Drei, mach daraus Eins und du hast den Lapis" (aus Theatrum chemicum Brittanicum 1652)

Merkur hat Beziehung zu den Elementen Luft und Wasser sowie zu den Planeten Merkur, Mond, Venus, Jupiter und Neptun; Sulfur zum Element Feuer sowie zu den Planeten Sonne, Mars und Uranus; Sal zum Element Erde sowie zu den Planeten Saturn und Pluto (Bild 5). Spagirische Fertigpräparate können betont merkuriell, sulfurisch oder salzig sein, auch zwei Prinzipien bevorzugt enthalten oder alle drei in Harmonie. Die Qualität des Präparats hängt von der Qualität der Rohstoffe und der Sorgfalt beim Arbeiten ab, die Wirkungsrichtung von der Auswahl der Rohstoffe und den durchgeführten Operationen.

Der Aquavit, ein spagirisches Heilmittel

Aquae vitae – Lebenswässer – sind als Tonika, Geriatrika und Universalheilmittel schon seit fünfhundert Jahren apothekenüblich.

Der Aquavit ist ein Elixier, in dem die Vereinigung von Feuer und Wasser, dem Oben und Unten, dem Merkur und Sulfur mehr oder weniger gelungen ist. Der Ausgangsstoff ist ein Gemisch aus aromatischen, warmen Gewürzen wie Koriander, Zimt, Ingwer (Sonne, Feuer, Sulfur), Scharfstoffen wie Meisterwurz, Galgant, Pfeffer (Mars, Feuer, Sulfur) und Duftstoffen wie Cardamom, Melisse, Lavendel (Venus, Merkur, Luft, Wasser, alchimistischer Merkur). Durch zahlreiche Wurzeln im Ansatz sind das Erdelement und Sal stark vertreten. Würde man aus diesem Gemisch nur eine Tinktur herstellen, wäre diese ein feuriges, sulfurisches Mittel ohne besondere Kräfte. Bei spagirischer Aufarbeitung wird nach einer eventuellen Abtrennung der ätherischen Öle durch Wasserdampfdestillation (flüchtiger Sulfur) der Ansatz mit Zucker und Hefe vergoren. Die Vergärung und der dabei gebildete Alkohol stärken das merkurielle Prinzip. Anschließend wird abdestilliert.

Dieses Destillat ist die Hauptmasse des Merkur. Der Nachteil dieses Verfahrens ist jedoch die Veränderung empfindlicher Inhaltsstoffe. Man kann aus den Ausgangsstoffen auch gleich eine Tinktur herstellen und diese destillieren. Bedingung ist aber, daß dazu ausschließlich durch Gärung gewonnener Alkohol zur Tinkturbereitung verwendet wird. Dieses Destillat würde jetzt Merkur und einen Teil Sulfur des Ansatzes enthalten. Relativ viel Sulfur, z.B. Bitter- und Scharfstoffe, ist im Destillationsrückstand. Für einen Aquavit vom Typ der vorgestellten Firmenmittel ist es nicht nötig, diesen Sulfur durch scharfe Destillation oder Eindampfen und Veraschen des festen Rückstands zu gewinnen, weil er im Ansatz schon stark repräsentiert war. Unbedingt notwendig ist aber die Gewinnung von Sal. Hierzu wird der Rückstand des Pflanzenmaterials verascht oder in einem Spezialverfahren Wasser vom Rückstand abdestilliert. Durch die beschriebenen Operationen sind Merkur, Sulfur und Sal getrennt und vergeistigt worden. Sie werden jetzt wieder vereinigt; die Mischung muß noch reifen. Wie bei einem edlen Wein oder Weinbrand braucht die Reifung Zeit, einen geeigneten Ort und eventuell eine katalytisch wirkende Oberfläche (Eichenholz, Ziegelmehl, Kieselgur).

Ein spagirisch zubereiteter Aquavit oder Melissengeist ist stark merkuriell geprägt mit harmonischen Anteilen von Sulfur und Sal; hat er quintessentiellen Charakter, riecht und schmeckt er angenehm, ist sehr haltbar und zeigt schon bei Einnahme von einigen Tropfen therapeutische Wirkung. Ein solcher Geist verbessert auch die Wirkung beliebiger anderer Medikamente, wenn man ihn zusätzlich einnimmt.

Setzt man einer spagirischen Zubereitung Gold zu (z.B. im Danziger Goldwasser), so verstärkt man das Sulfurprinzip, setzt man Antimon zu (z.B. Präparate der Fa. Soluna), verstärkt man das Salprinzip.

Daß bei alchimistischen, besonders auch spagirischen Zubereitungen die Lehren aller vier besprochenen hermetischen Systeme gemeinsam berücksichtigt werden müssen, wurde bereits eingangs besprochen. In vielen alchimistischen Werken ist diese Notwendigkeit bildlich dargestellt (s. Bild 1 und nebenstehendes Bild 6).

Wohl aus historischen Gründen ist bei Elixieren in den Ansatzgemischen gewöhnlich das weibliche Element zu schwach vertreten. Als ergänzende Zusätze dieses Typs eignen sich dem Mond zugeordnete Mittel, Wasserpflanzen, saftige Pflanzen. Dazu einige Beispiele: Fieberklee, Brunnenkresse, Löffelkraut, Kalmus, Erdrauch, Vogelmiere. Dies sind alles stark regenerierende Mittel.

– Yang tonisiert, Yin aber regeneriert –

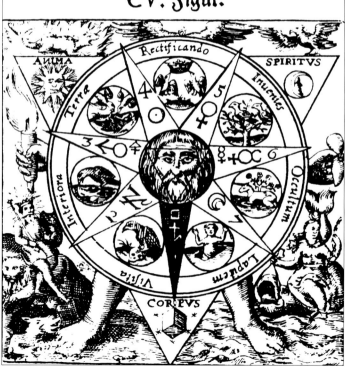

„Das gantze Philosophische Werck" (aus Chymisches Lustgärtlein" 1624)

Philosophie und Heilkunst
Alchimie und Spagirik

Der Alchimist Paracelsus

Einige seiner Kunstgriffe zur Herstellung wirksamer Arzneien

von Max Amann

Zum Verstehen alchimistischer Texte braucht man Kenntnisse über die vier Elemente in der galenischen Medizin – Feuer, Luft, Wasser, Erde – und die Kenntnis der drei Prinzipien Merkur, Sulfur und Salz. Diese sind keine Materie, sondern geistartig, aber an Materie gebunden. Durch bestimmte Operationen lassen sich die Prinzipien von der Trägersubstanz abtrennen oder in ihr anreichern. Merkur ist das flüchtige Prinzip, eine Art Geist; Sulfur ist das brennende Prinzip, eine Art Seele; Sal (Salz) ist das feste Prinzip, eine Art Materiegeist. Das Arbeiten an den Prinzipien in den Zubereitungen ist die Spagirik.

Beim „Fueger von Schwaz" hat der junge Theophrast von Hohenheim „die Kunst Alchimiam" erlernt. Damals, zu Anfang des sechzehnten Jahrhunderts, befand sich der blühende Silber- und Kupferbergbau im Inntal in der Hand der Fugger. Dieses Bergrevier liefert alle möglichen Kupfererze, unter anderem den Schwazit, ein Kupfer-Quecksilber-Arsen-Antimonsulfid. Dies ist also ein recht komplex zusammengesetztes Erz, ein sogenanntes Fahlerz. Wird ein so komplexes Erz alchimistisch aufgearbeitet, so entstehen wirksame Arzneien, denen die Giftigkeit des Ausgangsmaterials fehlt. Alle chemischen Bestandteile des oben genannten Erzes zeigen in homöopathischer Zubereitung außerordentliche Heilkräfte. Man könnte jetzt einfach ein Gemisch dieser chemischen Elemente nach den Methoden der Homöopathie potenzieren, um zur Arznei zu gelangen. Hierbei würde man aber wesentliche Eigenschaften des Erzes in der Zubereitung verlieren, nämlich die Besonderheit des in einem geologischen Zeitraum entstandenen Minerals und der Anordnung der Atome in der Verbindung.

Bis vor einigen Jahren lieferte die Firma Weleda eine homöopathische Verreibung von Schwazit, doch wurde die Produktion mangels Interesse der Verschreiber eingestellt.
Wir verlieren laufend interessante Naturheilmittel, nicht nur durch behördliche Fehlentscheidungen, sondern auch mangels des Wissens der Verschreiber.

Einzelstoffe zur Arzneimittelherstellung

LÖSUNGSMITTEL
Wasser – Als Reaktionsmedium zur Arzneimittelherstellung hat Paracelsus ihm große Bedeutung beigemessen. Im Gegensatz zu den späteren Alchimisten, die viel mit Tauwasser gearbeitet haben, verwendete er meist frisches Quellwasser. Er sah in diesem besondere Eigenschaften, weil es im Gestein in Berührung mit den Metallerzen kommt. In Wässern mit besonderer Heilkraft nahm er eine weitere Kraft an, die er Erdfeuer nannte.
Falls möglich, hat er Heilquellenwasser verwendet. Die Bedeutung der Qualität bestimmter Quellwässer ist den Herstellern von Naturheilmitteln wohlbekannt (radiästhetisch rechtsdrehendes Wasser).
Hersteller von alkoholischen Getränken werben gern mit der Verwendung speziellen Quellwassers. Auch in der chemischen Industrie wird nicht ungern das Wasser bestimmter Quellen bei der Herstellung von Problemstoffen verwendet; dies erfährt man aber nur so nebenbei.

Alkohol – Paracelsus bevorzugte Weingeist. Man hatte bereits hochprozentigen zur Verfügung, was das häufig genannte Abbrennen auf zu veraschendem Material beweist. Die Tinkturherstellung aus Pflanzenmaterial war bereits Routine geworden; Kräuterauszüge mit Wein wurden das ganze Mittelalter hindurch viel getrunken und arzneilich verwendet.

Essig – Er ist flüchtig, hat also merkuriellen Charakter. Merkurielle Stoffe sind gute Lösungsmittel. Gärungsprozesse verstärken stets den Merkur. Die Wirkung von Gärungsessig als Geriatrikum ist hiermit erklärt.
Flüchtige Säuren haben auch etwas sulfurischen Charakter, erkennbar am stechenden Geruch. Gemeinsames Auftreten des merkuriellen und des sulfurischen Prinzips schafft gute Reaktionsmittel.
Paracelsus hat außer Gärungsessig gern Essigsäure verwendet, die beim trockenen Erhitzen von Weinstein entsteht. Sie enthält noch Brenztraubensäure und ist durch den Herstellungsweg (Reverberatio) sulfurischer als Gärungsessig.

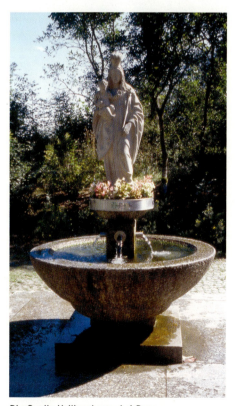

Die Quelle Heiligenbrunn bei Passau.
Das rechtsdrehende Wasser wird von der Bevölkerung zur Langzeitbehandlung schwerer Krankheiten verwendet. Es ist ein Jahr lagerfähig, ohne zu faulen, hat also elixierhafte Eigenschaften.   Foto: Olaf Rippe

Philosophie und Heilkunst
Alchimie und Spagirik

Schwefelsäure – Sie ist ein wichtiges Aufschlußmittel und auch selbst Arznei. Sie kann Feuchtigkeit und Trockenheit, Hitze und Kälte heilen (Buch über die Kontrakturen der Glieder, Aschner-Ausgabe II, 89 und 93).

Schwefelsäure heißt Oleum Vitrioli oder Schwefelöl. Manchmal bedeutet das Wort Vitriol in alchimistischen Schriften nicht Kupfer-, Eisen- oder Zinksulfat, sondern Schwefelsäure.

Eine Besonderheit biologischer Substanzen

Das Besondere in einwandfreiem Material biologischer Herkunft, beispielsweise in Wein, Alkohol, Essig oder nicht totraffiniertem Zucker, ist der Spiritus Vitae. Er hat eine Beziehung zur Quintessenz. Dieser Lebensgeist ist immateriell und kann durch falsche Bearbeitung zerstört werden. In

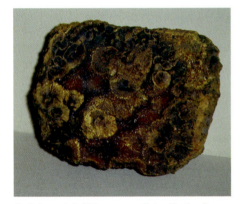

Auripigment As_2S_3 Foto: Hertha Amann

hochwertigen Lebensmitteln ist er durch Sinneswahrnehmung erkennbar, falls der Prüfer Möglichkeiten zum Produktvergleich hat. Bei schonender Weiterverarbeitung des Trägerstoffs bleibt der Spiritus Vitae erhalten.

Ausgangssubstanzen

Paracelsus hat viele Rohstoffe verwendet. Die Rezepturen sind stets astrologisch orientiert: „Die Kraft der Kräuter kommt nicht allein aus der Erde, sondern auch vom Gestirn – aber die Materie ist von der Erde." (Philosophia sagax)

Die meisten Rezepturen enthalten neben anderen Stoffen einige Mittel, die der Sonne zugeordnet werden: Gold, Bernstein, Aloe, Beifuß, Johanniskraut, Ingwer, Myrrhe, Nelken, Safran, Schöllkraut, Zimt.

In den meisten der Sonnenrezepte werden Mittel der Sonne mit denen des Mondes kombiniert: Koralle, Perle, Nieswurz, Opium. Produkte von Meerestieren sind in den Rezepten besonders häufig verwendet.

Venusmittel genießen bei Paracelsus höchste Wertschätzung: Dachwurz, Kalmus, Melisse, Rosenwasser, Vitriol (Kupfersulfat), Colcothar (gebranntes Kupfersulfat).

Die lebensverlängernde Wirkung der Mittel des Mars wird von Paracelsus mehrmals betont. Viel verwendete sind Hämatit, „Crocus Martis" (Eisensulfat), Arsenverbindungen, Meisterwurz, Wacholder, Wasserpfeffer.

Sonst werden viel verwendet Auripigment, Schwefel, Weinstein und besonders Antimon. „Antimon enthält in sich das höchste und stärkste Arcanum. Es reinigt sich selbst und zugleich das übrige, was unrein ist." (Über das lange Leben, drittes Buch, Aschner-Ausgabe III, 151)

Die Rezepturen des Paracelsus

Sie sind fast immer Gemische, die weiterverarbeitet werden. Der in der anthroposophischen Medizin ausgiebig verwendete Kunstgriff, Rezepte aus Mitteln der verschiedenen Naturreiche (Mineralien, Pflanzen, Tierprodukte) aufzubauen und die Rohstoffe nach verschiedener (Einzel-)Aufbereitung gemeinsam weiterzuverarbeiten, even- tuell unter Zusatz besonders aktiver synthetischer Stoffe wie Schwefelsäure, findet sich überall bei Paracelsus. Dieser Trick ist seit der Antike bekannt, wurde aber erst von ihm systematisch durchdacht und angewandt.

Die an der Rezeptur durchgeführten Bearbeitungsprozesse

Ziel der Alchimie ist die Verbesserung von Stoffen, besonders Arzneien durch die Kunst. Der Alchimist gibt sich also nicht mit der Verwendung in der Natur gefundener Heilstoffe zufrieden. Alchimistisch-spagirische Zubereitung führt zu einer Verstärkung des Geistartigen in der Arznei bei gleichzeitiger Ungiftigmachung und wesentlich vergrößerter Ausgiebigkeit. Der Unterschied zu den Zubereitungen Hahnemanns ist die viel einfachere Herstellung der Homöopathika durch Verreibung oder Verschüttelung. Vielleicht ist dies der Grund, warum nur wenige Hersteller naturheilkundlicher Heilmittel spagirische Präparate herstellen. Diese werden als Phytotherapeutika oder als Homöopathika deklariert.

Wärmebehandlung – Alle Alchimisten haben die bei den einzelnen Prozessen zu verwendende Wärmequelle ganz genau festgelegt, und zwar sowohl nach Temperatur und Art. Angewendet wurden: Eingraben in Mist, Ameisenhaufen oder gärenden Mist, Sonnenstrahlung, Wasserbad, Ölbad, Aschenbad, Sandbad, Metallbad, weiche Flamme (das weiche Feuer der Alchimisten, mit dem die chinesische Küche im WOK kocht), scharfe Flamme (mit Gebläse). Paracelsus hat gern das Sandbad verwendet mit möglichst behutsamer Erwärmung des Sandes; dies ist eine Energiezufuhr durch Strahlung im langwelligen Infrarot.

Strahlung, nämlich Sonnenstrahlung, wird bei der Herstellung des Specificum Anodinum verwendet (Schmerzmittel, Aschner-Ausgabe III, 65): Ein Gemisch von Opium, Orangensaft, Zimt, Nelken wird einen Monat der Sonne ausgesetzt. Dann erfolgt eine Digestion unter Zusatz von Ambra, Moschus, Safran und Lösungen von Perle und Koralle. Nach einem Monat wird die Quintessenz des Goldes zugesetzt. Interessant ist die Verteilung der Sonnen- und Mondmittel im Herstellungsprozeß.

Destillation – Sie hat eine ungeheure Bedeutung, weil sich bei richtigem Vorgehen das Geistartige von der groben Materie abtrennen läßt. Es ist an den Stoffanteil gebunden, der bei der Destillation übergeht. Beim Aufsteigen – Siedeprozeß – und beim Absteigen – Kondensationsprozeß – tritt jeweils eine Aktivierung des merkuriellen Prinzips im destillierten Stoff ein; oder, nach Hahnemann formuliert, das Geistartige wird doppelt freigesetzt. Meistens muß behutsam und recht langsam destilliert werden. Bei energischer Erhitzung läßt sich auch das sulfurische Prinzip teilweise überdestillieren.

Nochmals Paracelsus: „Ein jeglicher Körper besteht aus drei Substanzen (Prinzipien). Die Namen sind Sulfur, Mercurius und Sal."

„Ohne Anwendung des Feuers kann man

Philosophie und Heilkunst
Alchimie und Spagirik

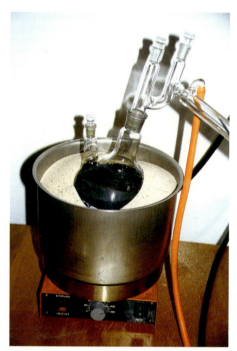

Destillation des Antimons im Sandbad bei der Firma Soluna Foto: Margret Madejsky

Der Faktor Zeit bei der paracelsischen Arzneiherstellung

DIE FÄULUNG (PUTREFACTIO)
Hiermit sind nicht nur Verwesungs- und Gärungsvorgänge gemeint, sondern jeder langzeitige Bearbeitungsvorgang. „Die Fäulnis ist der vierte Grad. Darunter werden auch die Digestion und Zirkulation begriffen." (Über die Natur der Dinge, siebtes Buch, Aschner-Ausgabe III, 261) „Die Fäulnis aber hat so große Wirkung, daß sie die alte Natur verzehrt und alle Dinge in eine neue und andere Natur verwandelt." Für die Zeitdauer längerer Operationen hat Paracelsus einen Zeitraum von ein bis zwei Monaten angegeben. Gewöhnlich liegt man pro Vorgang mit einer Zeit von 40 Tagen (philosophischer Monat) richtig. Digestion ist eine Auszugsherstellung unter Wärmeanwendung, Zirkulation ist Kochen am Rückfluß. Auch Ausziehen ohne Wärme

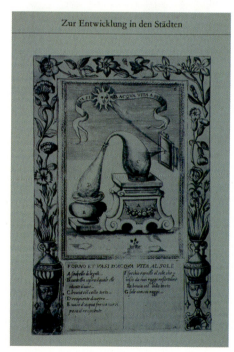

Destillation mittels Sonnenstrahlung

heißt Putrefactio: „Nimm Melisse und putrefiziere sie vier Wochen ..." Natürlich sollte man auch echte Zersetzungs- und Gärvorgänge so langsam wie möglich betreiben. Dies ist der Grund zur häufigen Anwendung ganz milder Wärme in der Alchimie. Bei putrefizierten Lebensmitteln kann man den Reifevorgang riechen und schmekken.

über die Qualitäten der Substanzen noch keinerlei Aussage machen. Das Feuer erprobt alle Dinge. Wenn also das Unreine entfernt wird, sind die drei Substanzen übrig." (Opus Paramirum, Aschner-Ausgabe I, 63 ff.)

Das Merkurprinzip wirkt bewegend, macht jugendlich und ist gegen chronische, festgefahrene Zustände mit Anreicherung von Stoffwechselschlacken. „Der Mercurius ist der geborene Theriak."

Das Sulfurprinzip ist das Brennende. Es treibt den Stoffwechsel an. Metalle haben sulfurischen Charakter. „Der Schwefel kann den Geist (Merkur) mit dem Leib (Sal) verbinden, daß daraus ein gar edler Leib wird." (Über die Natur der Dinge, Aschner-Ausgabe III, 228) Durch Wasserdampfdestillation gewonnene ätherische Öle sind merkuriell und sulfurisch geprägt.

Das Salprinzip ist das Feste, die vergeistigte Wesensart der Materie. „Sal ist der Balsam, der die Dinge am Leben erhält. Das Salz, das angeboren im Körper ist und mit ihm vereinigt ist, ist Balsam oder Mumia." „Sal bewahrt den Körper vor dem Verfall. Es ist der Balsam des Leibes, der ihm die Mumia (Lebensgeist) erhält." (Elf Bücher über den Ursprung verschiedener Krankheiten, Aschner-Ausgabe II, 147 und 186)
Sal ist allgemeines Resolvens und ausleitend.

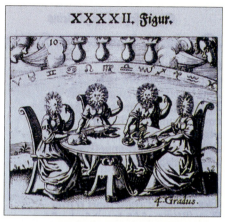

Die vier Wärmegrade und ihre Beziehung zu den Sternzeichen (Chymisches Lustgärtlein)

Bei Zubereitung von Normalwein dauert die Gärung drei Tage, bei Trockenbeerenauslesen bis zu eineinhalb Jahren. (Der Geschmacksunterschied!!!) Wein braucht einen stillen Reifevorgang, der die besserer Kreszenzen erst genießbar macht. Dieser ist eine Putrefactio ohne Wärmeanwendung.

Die Anwendung der Astrologie

Sie ist ein weiterer zeitgebundener Aspekt bei der Herstellung paracelsischer Arzneien. „Ohne die Kunst Astrologiam ist der Arzt hilflos." Dies gilt nicht nur zur Auffindung der Wurzel der Krankheit, sondern auch zur Auffindung des Wegs zur Heilung durch das astrologisch richtige Rezept und die richtigen Gestirnstände während der Herstellungsvorgänge. Die Herstellung der Arznei kann sich dann aber über Monate und Jahre hinziehen, was eine industrielle Herstellung fast unmöglich macht. Astrologische Rezepte sind im vorliegenden Text verteilt. Auf die besondere Bedeutung der

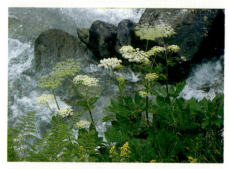

Die stark sulfurische Meisterwurz, Lieblingsmittel des Paracelsus, besonders zur Ansteckungsprophylaxe

Philosophie und Heilkunst
Alchimie und Spagirik

Heilmittel, die der Sonne unterstellt sind, sei nochmals hingewiesen.

Einige Spezialmittel des Paracelsus, die nach besonderen Verfahren zu gewinnen sind

Die Rezepte oder, was eher stimmt, die Namen dieser Spezialitäten sind uns wohlbekannt. Sie finden sich überall in der alchimistischen und spagirischen Literatur der auf Paracelsus' Wirken folgenden zwei Jahrhunderte. Leider sind diese Rezepte bis zur Gegenwart gewöhnlich nur ungefähr nach den Anweisungen des Meisters hergestellt worden, ohne Verständnis seiner zugrunde liegenden Philosophie.

Die Quintessenz – „Die Quintessenz ist eine Materie, die aus allem, was Leben hat, ausgezogen werden kann, frei von aller Unreinigkeit und gesondert von den groben Elementen. Sie ist allein die Natur, Kraft und Tugend der Arznei, die in dem Ding enthalten ist. Sie ist ein Geist, gleich dem Spiritus Vitae und der Lebensgeist des Dinges selbst oder dessen Wesenheit. Solange die Melissa ihren Lebensgeist in sich hat, so ist dieser ihre Tugend, Kraft und Arznei. Wird sie abgeschnitten, so behält sie noch eine Zeitlang ihre Kraft ... Den gedörrten Kräutern aber geht das Leben ab. Die Metalle aber sterben nicht ab und geben daher eine vollkommene Quintessenz." (Archidoxis, viertes Buch, Aschner-Ausgabe III, 21–37) Nach Paracelsus sind Metalle ebenfalls lebendig. Es gibt viele Wege, die Quintessenz auszuziehen; aus Kräutern kann sie z.B. mit Branntwein ausgezogen werden (Über das lange Leben, drittes Buch, III, 150). Häufig sind weitere Trennungsoperationen notwendig. Man kann auch mit „süßen und herben Stoffen" ausziehen, mit Corrosiva (Säuren) durch Sublimation, durch Kalzination.
Der Auszugsstoff soll stets völlig andere Eigenschaften haben als das ausgezogene Material (Archidoxis III, 25). Nach der Archidoxis muß der Lebensgeist des Ausgangsmaterials in optimalem Zustand sein. Für Pflanzen bedeutet dies Berücksichtigung von Erntemonat, Planetenlauf und -winkel bei Ernte und Verarbeitung. Eine Arznei der Venus kann nicht hergestellt werden, wenn Venus rückläufig ist, in einem unpassenden Sternbild steht, z.B. Skorpion, oder Quadrate zu Übeltätern hat. Die Quintessenzen der Metalle heilen Krankheiten, die der jeweils zugeordnete Planet verursacht hat. So heilt die Quintessenz des Silbers die Lunatici = Irrsinnige (Über die Krankheiten, welche den Menschen der Vernunft berauben, Aschner-Ausgabe II, 72). Das Beispiel zeigt, daß

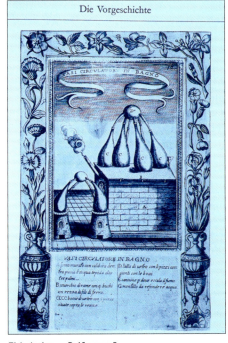

Zirkulation – Reifeprozeß

astrologisch Gleiches mit Gleichem behandelt werden kann, vorausgesetzt, die Arznei ist nicht der krankmachende Stoff, sondern eine Sonderzubereitung aus demselben.

Die Arcana sind keine Geheimmittel, sondern vergeistigte Arzneien. „In der Natur sind große geheime Kräfte enthalten und wenn sie von den Hindernissen befreit werden, die ihrer Entwicklung im Wege stehen, so ist es als ob ein gefangener Mensch seiner Bande entledigt wird und sein Gemüt frei ist ..." Im Leib wirkt die Anima vegetativa, die Geistseele. Diese steuert den stofflichen Leib. Die richtige Arznei ist geistartig. Die wirkt auf die Anima vegetativa, die ihrerseits die leiblichen Funktionen steuert. Tinkturen aus besonders wirksamen Heilpflanzen haben oft arkanische Eigenschaften, ebenso quintessentielle Zubereitungen. Sublimation mit Realgar, Schwefel oder Antimon steigert die Kraft des Arcanums (Archidoxis III, 37–48).

Die Magisteria sind Auszüge aus Metallen, Mineralien, Perlen, Korallen, Hölzern, Harzen, Blut, die wie die Quintessenzen hergestellt werden. Zunächst wird gelöst, dann putrefiziert (einen Monat), dann meist einen Monat zirkuliert. Weitere Angaben zur Herstellung in Archidoxis, Aschner-Ausgabe, III, 49–60.) Quintessenz, Arcanum, Magisterium sind also ähnliche Zubereitungen.

Die **Elixiere** sind Zubereitungen, die Zerfallsprozesse wie Fäulnis und Altern verhindern. Man kann sie aus Salz, Zuckerstoffen, Harzen, aber auch aus Quintessenzen und Magisterien oder Gemischen dieser Stoffe herstellen (Archidoxis III, 73–81). Beispiel: Elixier proprietatis Paracelsi – Aloe, Myrrhe und Safran werden mit etwas Branntwein auf dem Sandbad zwei Monate ganz vorsichtig am Rückfluß gekocht. Dann wird das Öl abdestilliert und in Branntwein, der vorher einen Monat zirkuliert wurde, noch einen Monat digeriert.

Die Therapie des Paracelsus

Nach den Symptomen des Leidens werden individuelle Rezepte mit konsequenter Nutzung der Lehren von Elementen und Prinzipien ausgearbeitet. Als Beispiel sei die Behandlung von Asthma angeführt (Achtes Buch der Paragraphen, Aschner-Ausgabe I, 997).

Zunächst werden die Ursachen besprochen: „unter Asthma werden viele Krankheiten begriffen", dann die Symptome differenziert: „wenn man viel Auswurf hat, muß man trocknen, wenn nicht, muß man lösen". Das Rezept bei viel Auswurf ist erwärmend und trocknend (antipathische Behandlung des phlegmatischen Zustands = Wasserüberschuß): Rp: Colcothar (geglühtes Kupfersulfat), Moschus, Myrrhe, Schwefel werden gemeinsam erhitzt; es bildet sich ein Sublimat. Diesem wird ein Gemisch aus Safran, Mastix und Schwefel zugesetzt. Dies wird mit Ysop abgerundet. Schwefel wird also doppelt verwendet, wobei er durch die Sublimation etwas Merkurhaftes gewinnt. Ein Feuer-Luft-Rezept. Darin ist berücksichtigt, daß nicht alles Sulfurische destillierbar ist.
Asthma mit mehr oder weniger trockenem Husten: Die Behandlung ist eine „Lösung,

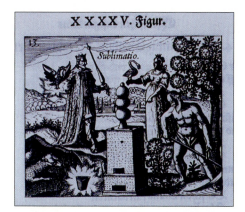

Die Sublimation. Der Sonnenbaum zeigt die Früchte des Vergeistigungsprozesses (Chymisches Lustgärtlein)

die das Trockene löst, damit es leichter aus der Lunge ausgeworfen werde. Jede süße Substanz löst, so auch die Rosenkonserve" (Zuckerzubereitung aus Rosenblüte). Die Arzneien für trokenes Asthma gehören dem Sal-Prinzip an. Dieses findet sich z.B. in Kochsalz, Zucker und Weinstein. Alle Stoffe mit verstärktem Sal-Prinzip haben ausleitenden Charakter (Verwendung von Zucker als „Medizinpferd" in der tibetischen Medizin). Für trockenes Asthma werden mehrere Rezepte angegeben.

Das erste: Man stellt eine gesättigte Lösung von Weinstein in Weingeist aus Weißwein her und destilliert. Die Arznei ist das Destillat, ein Merkur-Sal-Mittel.

Das zweite: „Vinum essatum wird hier sublimierter Wein genannt, in welchen Kräuter gelegt werden, damit ihre Essentia ausgezogen werde" (Lungenkraut, Melisse, Baldrian ...). „Dabei ist zu merken, daß Vinum Melissae bei Asthma ein Secretum ist." Die Rezepte lassen erkennen, daß das für feuchtes Asthma für ein mehr allergisches Leiden, das für trockenes Asthma für ein mehr nervöses Leiden ist.

Alchimie, Spagirik und Pharmazie in der Zeit nach Paracelsus

Der Einfluß von Paracelsus auf Heilkunde und Arzneimittelherstellung der folgenden drei Jahrhunderte war ungeheuer. Beim Vergleich der Schriften zur Präparateherstellung aus der Zeit vor und nach Paracelsus entdeckt man, wieviel von ihm geschaffen wurde. Seine einzige ergiebige Informationsquelle war die arabische Alchimie, sonst konnte er nur die Routinearzneien der galenischen Medizin übernehmen. Unsere zeitgenössische Pharmazie betreibt dagegen einen „wissenschaftlich" fundierten Wirkstoffkult, der auf den Ergebnissen aus Tierversuchen beruht. In den Arzneien des Paracelsus findet man aber zu wenige oder gar keine „Wirkstoffe". Seltsamerweise zeigen sie aber in der Praxis durchaus Wirkung, die aber nur der erfährt, der mit ihnen therapiert.

Literatur
Paracelsus. Sämtliche Werke
Herausgegeben von Bernhard Aschner,
Band I–IV, 1926–1932
Nachdruck im Handel
Franz Hartmann
Theophrastus Paracelsus von Hohenheim
Schatzkammerverlag Hans Fändrich, Calw
Sergius Golowin
Paracelsus. Mediziner–Heiler–Philosoph
Goldmann Verlag
Helmut Hiller
Paracelsus-Lexikon, Anger Verlag, Eick
Margret Madejsky, Olaf Rippe
Heilmittel der Sonne, Verlag Peter Erd
Monika Klutz
Die Rezepte in Oswald Crolls Basilica Chymica und ihre Beziehungen zu Paracelsus
Veröffentlichungen aus dem Pharmaziegeschichtlichen Seminar der TU Braunschweig, Band 14 (1974)
Max Amann
Pflanzen für ein langes Leben
Z. Naturheilpraxis 48, 139–144 (1995)
Max Amann
Die hermetischen Grundlagen der Spagirik
Z. Naturheilpraxis 50, 1564–1570 (1997)

Bildnachweis
Bild 1 Olaf Rippe
Bilder 2, 4 – 8: Hertha Amann
Bild 3: Margret Madejsky

Philosophie und Heilkunst
Alchimie und Spagirik

Die Lieblingsarzneien des Paracelsus

Herstellung und Anwendung der „wahren" Arznei

von Max Amann

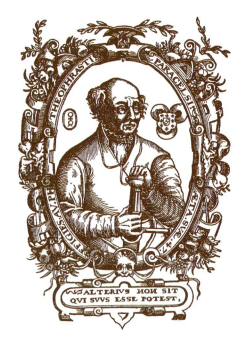

Selten gezeigte Darstellung von Paracelsus mit dem berühmten Motto: „Sei keines anderen Knecht, wenn Du Dein eigener Herr sein kannst"

Theophrastus Bombastus von Hohenheim, genannt Paracelsus (1493–1541), gilt als einer der bedeutendsten Ärzte der Menschheitsgeschichte.

Stets in finanziell beengter Lage und viele Jahre als Wanderarzt tätig, hat er in seinem relativ kurzen Leben ganz Außerordentliches geleistet: Über seine sensationellen Heilerfolge hinaus wurde er, hauptsächlich durch seine Lehren zur arzneilichen Behandlung der Krankheiten, zu einem Erneuerer der Medizin.

Durch seine laborantische Kunst wurde er zudem zum Begründer der Iatrochemie, auch Chemiatrie genannt. Die Iatrochemie ist die konsequente Verwendung von im Labor hergestellten Stoffen als Arzneimittel.

Umgewandelte Naturstoffe oder Kunstprodukte hat man schon seit der Antike als Arzneien verwendet, doch geht die systematische Verwendung dieser – alchimistischen – Produkte auf Paracelsus zurück. Besondere Verdienste hat er sich durch die richtige Anwendung gefährlicher Stoffe als Arzneien erworben: „Alle Dinge sind ein Gift und nichts ist ohne Gift, nur die Dosis bewirkt, daß ein Ding kein Gift ist." (Paracelsus: I/477)[1]

[1] Sämtliche Zitate sind der vierbändigen Aschner-Ausgabe entnommen.

Die Alchimie war für Paracelsus keine Methode zur Gewinnung von Gold, sondern ein unentbehrliches Verfahren zur Herstellung besonders wirksamer Arzneien. Er lehrte, daß es notwendig sei, therapeutisch aktive Natursubstanzen durch die Kunst zu verbessern, und wie man inaktive bzw. giftige Stoffe in Arzneien verwandeln kann: „Wenn auch ein Ding ein Gift ist, kann es in die Form eines ungiftigen Dinges gebracht werden. Ein Beispiel vom Arsenik (...). Glühe ihn mit sale nitri (Salpeter), dann ist er kein Gift mehr. (...) Ich scheide das, was nicht ein Arcanum ist, von dem, was ein Arcanum ist, und ich gebe die richtige Dosis vom Arcanum." (Paracelsus: I/479)

Dies gilt für Einzelstoffe und in noch höherem Maße für das Erstellen und die laborantische Bearbeitung zusammengesetzter Rezepturen.

Die bedeutendste Leistung Hohenheims ist aber nicht die Begründung der modernen Pharmazie, also eine naturwissenschaftliche Großtat, sondern eine philosophische Glanzleistung, nämlich die Lehre von den Drei Prinzipien in der stofflichen Welt.

Die zwei wichtigsten Lehren des Paracelsus zur Therapie

1. Die Lehre von den Drei Prinzipien

Aus der galenischen Medizin des Mittelalters übernahm Paracelsus die Lehre von den Vier Elementen Feuer, Luft, Wasser und Erde, die die Materie zusammensetzen. Er hat dieses Lehrsystem keineswegs abgelehnt, wie man manchmal liest. Für die Beurteilung der in der Welt existierenden Dinge, also auch der realen Stoffe, der Wesensart der Krankheiten, des Wegs zur Heilung und der richtigen Arzneimittel, fand er aber ein fortschrittlicheres System, das der Drei Prinzipien Merkur, Sulfur und Sal.

Merkur, das Flüchtige, und Sulfur, das Brennende, übernahm Paracelsus aus der arabischen Alchimie. Seine Leistung ist die Formulierung eines dritten Prinzips, nämlich Sal, des Festen.

Die Beziehung zwischen Elementen und Prinzipien

Elemente bauen die stoffliche Welt auf: „Es gibt vier Mütter der Dinge, die wir Elemente nennen, das Feuer, das Wasser, die Luft und die Erde." (Paracelsus: III/441)

Die Prinzipien sind geistiger Natur. Sie haben schon vor Entstehung der materiellen Welt existiert und sind jetzt aber an die Materie gebunden: „Das Sichtbare und Greifbare ist der Körper der Welt, der da aus den drei Urstoffen besteht, dem Schwefel, Quecksilber und Salz." (Paracelsus: IV/800)

Prinzipien sind nichts Quantitatives, das man wiegen oder als Gewichtsanteil angeben kann. Sie sind etwas Qualitatives, das man in seiner Intensität darstellen kann. Von großer Bedeutung für Krankheit und Heilung ist ein harmonisches Verhältnis der Prinzipien zueinander: „Sind die 3 vollkommen miteinander verbunden, so steht es um die Gesundheit gut. Wenn sie aber zerfallen, sich zertrennen und sondern, wenn die eine fehlt, die andere brennt und die dritte sonst irgendeinen Weg geht, so sind das die Anfänge der Krankheiten." (Paracelsus: I/70)

Die Prinzipien sind stets verbunden, wie immer wieder betont werden muß. Nie tritt ein Prinzip allein in einem Stoff auf. Wird bei einem Stoff, beispielsweise einem Arzneimittel, angegeben, es habe einen ausgeprägt merkuriellen Charakter, so soll dies ein starkes Überwiegen der Intensität dieses Prinzips darstellen. Kompliziertere Systeme, ein Lebewesen beispielsweise, enthalten auf jeden Fall alle drei Prinzipien in annähernd gleicher Intensität. Krankheit ist hauptsächlich, wie oben dar-

Philosophie und Heilkunst
Alchimie und Spagirik

gestellt, eine Störung der Beziehung zwischen den Prinzipien, weniger das Auftreten eines zu großen Mißverhältnisses der Intensitäten. Weitaus die meisten wichtigen Arzneimittel sind deshalb nicht von einem Prinzip geprägt, sondern von zweien. Alle wirksamen komplizierten Arzneizubereitungen zeigen Eigenschaften aller drei Prinzipien in harmonischer Beziehung zueinander.

Nach Prinzipien eingeteilt, existieren also folgende Typen von Arzneimitteln:
- Arzneimittel von Merkur, Sulfur oder Sal
- Merkur-Sulfur-Arzneien, Merkur-Sal-Arzneien, Sulfur-Sal-Arzneien
- Merkur-Sulfur-Sal-Arzneien

Zu letzteren gehören alle Arzneien, die man aus passenden Ausgangsmischungen auf genau vorgeschriebenen, aufwendigeren Wegen herstellen muß.

Paracelsus beschreibt vier Kategorien solcher Spezialitäten: Magisterium, Quintessenz, Arkanum und Elixier. Für die Paracelsustherapie mit Arzneien spielen also die Prinzipien eine wesentliche Rolle.

Die drei Prinzipien –
wie sie sich in Stoffeigenschaften manifestieren

„Der Mercurius ist der Geist, der Sulfur die Seele und das Sal der Leib." (Paracelsus: III/228)

Merkur: Flüchtig, leicht destillierbar. Warm, auch kalt. Durchsichtig. Blau, blauviolett, rosa, weiß, farblos. Geruch etherisch, faulig; Geschmack eigentümlich.

Merkurielle Krankheiten: Neurologische Leiden, psychosomatische Leiden, Leiden der Psyche allgemein, Dysthyreose, allgemein hormonelle Störungen, Erkrankungen von Oberflächen (Haut, Schleimhaut, Gefäßauskleidung, Zellmembranen), allgemein Leiden, bei denen Symptome und Stelle der Erkrankung fortgesetzt wechseln. Gärungs- und Fäulnisprozesse.

Sulfur: Ölig, schwer destillierbar. Heiß. Durchscheinend. Gelb, orange, rot, manchmal auch weiß oder schwarz, „... denn beim Schwefel gibt es gelbe, weiße, rote, und schwarze Farben" (Paracelsus: 1/390). Geruch aromatisch, harzig. Geschmack scharf, bitter.

Sulfurische Krankheiten: Akute Krankheiten, entzündliche Leiden. Rubor, Calor, Tumor, Dolor. Traumen. Leiden mit Fieber. Auftreten von Geschwüren. Alle „-itis" wie Arthrits.

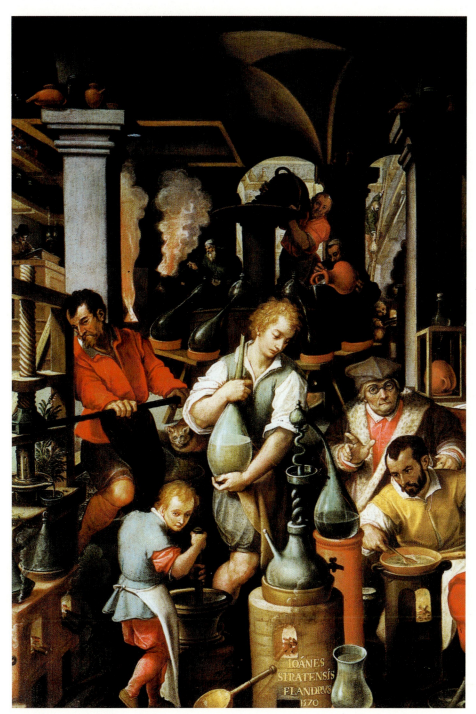

Großherzog Francesco I. von Medici mit seiner Geliebten und späteren Ehefrau Bianca capello in seinem Labor (vorne rechts unten), 1570

Sal: Fest, nicht destillierbar. Kalt. Undurchsichtig. Grün, besonders moosgrün, braun, grau, schwarz. Geruch erdig oder geruchlos; Geschmack modrig, süß, salzig, laugenhaft.

Salhafte Krankheiten: Die chronischen Krankheiten, pathologischer Auf- oder Abbau. Neubildungen, Steinbildungen. Bindegewebsprozesse. Alle Prozesse ohne Entzündung, die aber unerbittlich fortschreiten. Alle „-osen" wie Arthrose, Osteoporose.

2. Sympathisches Heilen

Die zweite wichtige Lehre des Paracelsus zur Therapie ist die These, daß Krankheit und Heilmittel wesensgleich sein müssen.

Philosophie und Heilkunst
Alchimie und Spagirik

Dieser Therapieansatz ergibt sich aus der immateriellen Herkunft aller Krankheiten: „Achtet darauf, damit ihr nicht den Leib mit Arzneien behandelt, denn das ist vergeblich. Behandelt aber den Geist, dann wird der Leib gesund. Denn der Geist ist krank und nicht der Leib." (Paracelsus: I/51)

Die Arznei muß also den gleichen Charakter wie die Krankheit haben – sowohl nach der Elementenzuordnung als auch nach der Prinzipienzuordnung –, aber sie muß „gesünder" sein. Dies schließt ein: den Grundcharakter der Arzneistoffe, die Veredelung durch die Bearbeitung und die richtige Dosierung. Um es noch mal darzustellen: Eine Krankheit des Merkur wird mit Merkurmitteln behandelt, eine Merkur-Sulfur-Krankheit mit Merkur-Sulfur-Mitteln usw.

Giftstoffe werden durch eine veredelnde Zubereitung und vernünftige Dosierung zu außerordentlich wirksamen Heilmitteln. Im therapeutischen Umgang mit Giftstoffen wie Gold, Quecksilber, Arsen, Antimon und Giftpflanzen wie Eisenhut, Bilsenkraut, Germer und Nieswurz zeigt sich das souveräne Können des Meisters in Labor und Heilkunst. Unsere zeitgenössische Homöopathie hat, wie auch andere Naturheilverfahren, alchimistische Wurzeln, die also mindestens bis zum Beginn der Neuzeit zurückreichen.

Lieblingsmittel des Paracelsus und ihre Beziehung zu den drei Prinzipien

Die Erfahrung zeigt, daß reine Merkur-Sulfur- oder Salkrankheiten kaum auftreten. Die Krankheit ist gewöhnlich gemischter Natur, beispielsweise eine Merkur-Sulfur-Krankheit (z.B. ein entzündliches Nervenleiden mit starken Schmerzen) oder eine Sulfur-Sal-Krankheit (z.B. ein subakutes Leiden, das in einen chronischen Zustand degenerativer Art übergeht). Fast alle wichtigen Arzneimittel sind analog zwei Prinzipien zuzuordnen. Besonders wichtige zeigen die Aspekte aller drei Prinzipien, dies gilt sowohl für Einzelmittel als auch für Gemische, die auf komplizierten Wegen zubereitet wurden. Im nachfolgenden werden Arzneistoffe deshalb nicht nach Prinzipien, sondern mehr nach Stoffgruppen besprochen.

Branntwein

Paracelsus hat Wein außerordentlich geschätzt, und zwar am meisten nicht zu sauren Rotwein kräftiger Farbe. Dieser enthält für ihn die sulfurische „Sonnenkraft". Durch die Gärung hat der Wein merkuriellen Charakter, das Ausfallen von Weinstein zeigt das Vorhandensein des Sal-Prinzips an. Guter Wein ist also bereits eine Arznei von Merkur, Sulfur und Sal.

Der abdestillierte Branntwein ist ein fast reines Merkurmittel. Paracelsus hat ihn weniger als Arznei verwendet, um so mehr aber als Auszugsmittel zur Tinkturherstellung. Die Tinkturen stellte er aus Frischpflanzen her, die mindestens vier Wochen bei mäßiger Wärme ausgezogen werden. Diesen Vorgang nannte er Putrefaktio (Fäulung). Hierbei tritt wie beim Vergären eine Intensivierung des Merkur ein. Als Materialien zur Tinkturherstellung verwendete er vor allem Pflanzen mit etherischen Ölen (diese sind Merkur-Sulfur-Stoffe), darunter viele Lippenblütler wie Bohnenkraut, Majoran, Melisse, Minze, Poleiminze, Rosmarin, Salbei, weiterhin Doldenblütler wie Bibernelle, Dill, Engelwurz, Koriander und Liebstöckel sowie Korbblütler wie Beifuß, Eberraute und Wermut.

Pflanzenauszüge stellte Paracelsus gewöhnlich aus Mischungen her. Er setzte häufig nervenwirksame, starkriechende Tierprodukte zu wie Ambra, Bibergeil, Moschus und Zibet. Wird eine Mischung zueinander passender Stoffe genügend lange ausgezogen, so ist das Produkt bereits eine der vier Spezialitäten des Paracelsus, nämlich das Magisterium.

Der Bezug einer solchen Zubereitung zu Nervenleiden aller Art, hormonellen Störungen, Hautkrankheiten und auch Leiden wie Arteriosklerose (Erkrankung der Intima der Arterien) ist offensichtlich.

Die Magisterien stellen nach Zusammensetzung und Herstellungsweise eindeutig Arzneien des Merkur-Sulfur-Typs dar. Unter den oben genannten Pflanzen sind einige besondere Lieblinge des Paracelsus: die Melisse, sie „erneuert alle Kräfte des Körpers (Merkureffekt) und behebt Podagra (Sulfur-Sal-Effekt)" (Paracelsus: III/448).

Ferner: „Melissa ist von allen Dingen, die die Erde hervorbringt, die beste Pflanze für das Herz." (Paracelsus: III/452) Das Herz ist die Schnittstelle von Leib, Seele und Geist.

Der Beifuß: „Wein von Artemisia ist sehr gut, wenn man Artemisia in Wein gären läßt (...) dies ist eine sehr gute Arznei für alle Frauenkrankheiten." (Paracelsus: III/532) Das Rezept zeigt die gute hormonelle Wirkung einer Merkurzubereitung.

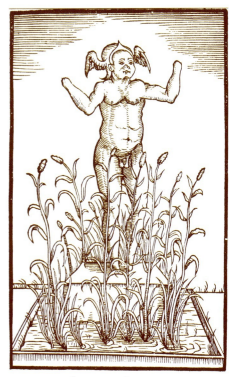

Die Fixierung (Koagulation) von Quecksilber. Aus „Della Transmutatione Metallica", 1572

Quecksilber und seine Verbindungen

„Mercurius wird in der Philosophia adepta nicht für ein Metall gehalten." (Paracelsus: I/604)

Quecksilberverbindungen waren für Paracelsus von größter Bedeutung, weil sie den Merkurcharakter des Quecksilbers mit Sulfur und Sal in Verbindung zeigen. Er verwendete vor allem Sublimat ($HgCl_2$). Es ist sublimierbar (Merkuraspekt und Erde-Luft-Verbindung), wirkt stark ätzend, ist sauer und stark giftig (drei Sulfuraspekte).

In seiner Zeit trat die Syphilis als schreckliche Hautkrankheit auf, die den Betroffenen meist innerhalb von sechs Wochen tötete (Merkur-Sulfur-Krankheit). Wie er Quecksilberverbindungen einsetzte, ist aus seinen Schriften nicht genau zu entnehmen. Jedenfalls wurde er durch seine Quecksilberkuren bei Syphilis schlagartig berühmt.

Auch Kalomel (Hg_2Cl_2) hat er viel verwendet. Kalomel ist relativ ungiftig, es zeigt einen starken Salaspekt (schwarze Farbe, schmeckt süß).

Ebenfalls gebrauchte er oft auch Turpeth minerale, bei ihm Turbith genannt (2HgO • HgSO4). Dies ist ein fast vergessenes Mittel für chronische Leiden von Lunge und Dickdarm. Es ist als homöopathische Zubereitung – Mercurius sulfuricus – noch erhältlich.

Zink und seine Verbindungen

Paracelsus erkannte vermutlich als erster, daß Zink ein neues Metall ist. Seine Flüchtigkeit zeigt den Merkur-Charakter an. Er hat Zinkverbindungen gern und viel bei Nerven-, Haut- und Augenleiden verwendet (Merkurkrankheiten), z.B. Tutia (ZnO), Galmei (ZnCO3) und weißes Vitriol (ZnSO4 • 7H2O).
Im folgenden kommen wir zu Arzneimitteln, die stark vom Sulfur geprägt sind.

Arsen, Antimon und ihre Verbindungen

Diese beide Halbmetalle und ihre Verbindungen sind stark giftig und müssen unter allen Umständen zu weniger giftigen Zubereitungen verarbeitet werden. Außer dem Sulfurcharakter zeigen sie in ihren Verbindungen auch Merkur- und Sal-Charakter. Die drei Prinzipien sind also gemeinsam ausgeprägt und bereits recht harmonisch verbunden. Die Natur ist in ihnen schon ein Stück des Wegs zum „Stein der Weisen" gegangen, sie sind also besonders wertvolle Rohstoffe. Arsen wie Antimon eignen sich deshalb sehr gut als Bestandteile komplizierter Rezepte, wenn die Entgiftung der Zubereitung gelingt. Paracelsus scheint der erste gewesen zu sein, der die innerliche Anwendung von Antimon gewagt hat.

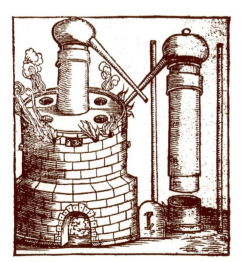

Sublimation von Tutia (Zinkoxid) zur Verstärkung des merkuriellen Prinzips. Aus „Alchemie des Geber", 1541 (Reprint 1922)

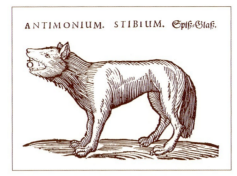

Antimonoxid als Wolf. Im Mund trägt er das alchimistische Symbol. Anonymer Holzschnitt

Beim Arsen hat er am liebsten den Hüttenrauch (As2O3) verwendet.
„Arsenicus ist ein Rauch (Merkuraspekt), der von Metallen kommt, besonders der vom Blei. Es ist ein Realgar oder der Ruß der Metalle. Bei der Bereitung muß das Gift weggenommen werden." (Paracelsus: III/199)
Als Antimon bezeichneten die Alchimisten das Sulfid (Sb2S3), Antimonium crudum. Das Spießglas (Sb2O3) hat Paracelsus viel verarbeitet, zum flüchtigen Antimontrichlorid (SbCl3; Merkurialisierung) oder zu Antimonylchlorid (SbOCl) oder Algarot (Sb4O5Cl2); in den beiden letzteren Verbindungen ist das Antimon „fixiert" (Verstärkung von Sal). Antimonverbindungen wurden den meisten komplizierteren Zubereitungen zugesetzt, um die Harmonisierung der Prinzipien im Rezept zu verbessern.

Schwefel

Natürlichen Schwefel verwendete Paracelsus als Schwefelblüte nach Sublimation: „Roh soll er in der Arznei nicht gebraucht werden, sondern von seinen Schlacken geschieden werden, dann ist er eine vortreffliche Arznei." (Paracelsus: III/646)
Viele Chemiker wissen nicht, daß Schwefelblüten die Zusammensetzung S80 haben und nicht S8. Durch die Zersetzung der Oxide riechen Schwefelblüten nach SO2, reiner Schwefel (S8) ist geruchlos. Das Sublimieren hat den Merkuraspekt in das ursprünglich sulfurische Material eingebracht. Der Rohstoff für das Homöopathikum Sulfur ist Schwefelblüte.

Schwefelsäure

Man gewann sie durch Zersetzung von Vitriolen. Sie ist ein dickes, stark ätzendes, reaktionsfreudiges Öl (alles Sulfureigenschaften). Paracelsus verwendete die Schwefelsäure als Rohstoff zur Herstellung von Sulfaten, aber auch selbst als Arzneimittel zur Durchführung einer extremen Sulfurtherapie.
„Oleum Vitrioli ist ein Arzneimittel ohne jeden Zusatz aus dem Stoff, welcher in Vitriol enthalten ist. (...) Von diesem Arzneimittel gib drei Tropfen vermischt mit anderen Wassern zu trinken." (Paracelsus: II/93)

Eisen, Kupfer und ihre Verbindungen

Wie alle Metalle, außer Quecksilber, haben Eisen und Kupfer einen ausgeprägt sulfurischen Charakter.
Ihre leichte Korrosion zeigt den unedlen Charakter, der durch die Kunst verbessert werden muß. Als reine Metalle sind sie nur Rohstoffe. Ihre wertvollsten Verbindungen sind rotgefärbt (Sulfuraspekt). Diese Verbindungen eignen sich besonders zur Stoffwechselaktivierung, zur Rekonvaleszenz allgemein, zur Vitalisierung und in der Geriatrie.
Die wesentlichen Metalle zur Lebensverlängerung sind nach Paracelsus nicht Gold, sondern Eisen und Kupfer. Die Farbe Rot ist eine Signatur der Lebensenergie. Schon der urgeschichtliche Mensch hat die Toten mit Rötel (Eisenoxid) bestreut.
Die oben genannten Indikationen erfordern Sulfur-Sal-Rezepte, weil man Sal allgemein bei chronischen Prozessen benötigt. Von Metallverbindungen haben Oxide, Carbonate, Fluoride und insbesondere Sulfate etwas Salhaftes. Metallsulfate, die Vitriole, waren in der Paracelsuszeit normale

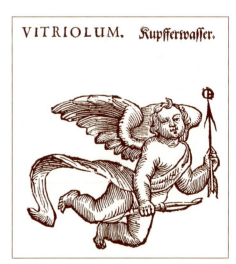

Vitriol als fliegender Amor. Der Pfeil zeigt auf das alchimistische Symbol. Anonymer Holzschnitt

Philosophie und Heilkunst
Alchimie und Spagirik

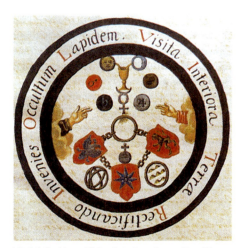

Vitriol-Emblem: Visita Interiora Terrae Rectificando Invenies Occultum Lapidem („Besuche das Innere der Erde, dann destilliere und Du wirst den verborgenen Stein finden"), 17. Jh.

Handelsartikel. Erhältlich waren grüner Vitriol (Eisensulfat), blauer Vitriol (Kupfersulfat), weißer Vitriol (Zinksulfat) und natürliche Mischungen aus dem Bergbau. Beim Brennen der Vitriole entstehen zunächst basische Sulfate, dann schwefelfreie Oxide. Colcothar ist ein nicht zu stark geglühter Vitriol, die beste Qualität soll Kupfer und Eisen enthalten. Chemisch ist es ein Kupfer-Eisen-Oxid-Sulfat. Paracelsus hat Colcothar (damals apothekenüblich) komplizierteren Zubereitungen zugesetzt, als alleinige Arznei aber nur äußerlich verwendet. Das Colcothar soll bereits rötlich gefärbt sein. Eisenverbindungen geben bei kräftigem Glühen rotes Eisen-III-oxid (Fe_2O_3), den Crocus Martis. Einen raffinierteren Crocus Martis, der sicher bessere Wirkung zeigt, hat Paracelsus beschrieben: Er löscht ein glühendes Stahlblech wiederholt in Essig, bis dieser „schön rot" ist, anschließend wird eingedampft. Der Rückstand ist „ein gar edler Rost der Mars" (Paracelsus: III/244). Die erhaltene Verbindung ist basisches Eisen-III-acetat ($Fe(OH)2CH3CO2$). Es ist homöopathisch als Ferrum aceticum erhältlich und sollte sicher mehr Anwendung finden.

Kupfer: Die Farbe zeigt, daß es ein relativ edles, sulfurisches Metall ist, ähnlich dem Gold. Paracelsus verwendete besonders den Crocus Veneris ($Cu2O$), der seit der Antike durch Kochen von Kupfersalzen mit Honig hergestellt wurde („ägyptische Salbe"). Als Rezeptbestandteil findet man bei ihm häufig Grünspan ($Cu(OH)CH3CO2$), den er aus Kupfer, Essig und Honig herstellte. Für innerliche Zwecke hat er ihn zu Crocus Veneris weiterverarbeitet. Crocus Veneris, homöopathisch als Cuprum oxydatum rubrum oder Cuprit im Handel, ist eines der stärksten energiezuführenden Mittel. Wie alle Metalloxide hat es einen erheblichen Salaspekt, der günstig zur Beeinflussung chronischer Leiden ist.

Gold

Ist die edelste Manifestation des Prinzips Sulfur. Es muß aber verarbeitet werden, am besten durch Auflösung in Königswasser, einem sulfurischen Corrosivum, und anschließender Reduktion zu kolloidem Gold durch langes Kochen in einer Kräutertinktur.

Pflanzen und Pflanzenprodukte, die stark vom Sulfur geprägt sind

In den hinterlassenen Schriften Hohenheims sind etwa hundert Pflanzen erwähnt. Die meisten sind in erster Linie Repräsentanten des Prinzips Sulfur. In der Regel sind sulfurische Pflanzen an Sulfursignaturen erkennbar. Alle Pflanzen der folgenden Liste werden in den Rezepturen des Paracelsus lobend erwähnt, sie sind nach den einzelnen Sulfursignaturen geordnet.

Gelbe Farbe: Berberitze, Johanniskraut, Schöllkraut

Bitterer Geschmack: Andorn, Ehrenpreis, Tausendgüldenkraut, Wermut

Scharfer Geschmack: Brennnessel, Christrose, Galgant, Germer, Ingwer, Meisterwurz, Wasserpfeffer

Aromatischer Geruch und Geschmack: Cardamom, Cubeben, Kalmus, Koriander, Muskat, Nelken, Nelkenwurz, Safran, Silberdistel, Zimt, Zitwer. Die enge Beziehung zwischen Sulfur und dem Element Feuer sowie der astrologischen Zuordnung zur Sonne zeigt sich in diesen Materialien.

Stark riechende Öle und Harze: Bernstein (beim Erwärmen), Drachenblut, Galbanum, Kampfer, Lärchenterpentin, Lorbeeröl, Myrrhe, Olivenöl, Skammonium, Wacholderöl, Weihrauch. Harze sind sulfurisch, haben aber zusätzlich einen Salaspekt.

Aus der Liste von Pflanzenmaterialien nach Signaturen hat Paracelsus am meisten geschätzt: Johanniskraut, Schöllkraut, Christrose, Wasserpfeffer, Nelkenwurz, Safran, Silberdistel, Bernstein, Galbanum, Lärchenterpentin, Wacholderöl. Weitere (eher merkurielle) Lieblingspflanzen waren Beifuß, Dill, Melisse, Rose, Wegerich.

Vom Prinzip Sal geprägte Arzneimittel

Zu Sal gehören kristalline Salze und Basen, darunter auch die Pflanzenaschen. Sämtliche Stoffe hat Paracelsus sehr viel verwendet, aber fast nur zur Weiterverarbeitung in komplizierteren Rezepturen. Stoffe des Prinzips Sal haben eine stark konservierende Wirkung und sind in Rezepten für chronische Leiden unentbehrlich.

Kochsalz schätzte er ebenfalls, vor Weiterverarbeitung hat er es geglüht (Beziehung Feuer-Erde). Den Weinstein (Kaliumbitartrat) schätzte er als Sal-Rohstoff. Gewöhnlich glühte er ihn zu Pottasche ($K2CO3$), diese findet sich regelmäßig als Rezepturbestandteil bei der Aufarbeitung komplizierter Gemische.

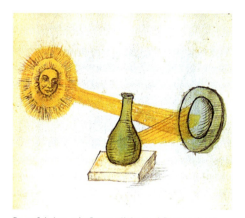

Putrefaktion mit Sonnenlicht und Brennspiegel, 17. Jh.

Sal manifestiert sich in den Wurzeln von mehrjährigen Pflanzen. In ein Rezept für ein chronisches Leiden gehört mindestens eine solche Wurzel. Paracelsus verwendete hierfür vor allem Wurzeln von Doldenblütlern wie Bibernelle, Engelwurz, Liebstöckel und Meisterwurz.

Besonders wichtig sind bei ihm folgende vom Prinzip Sal geprägte Stoffe: Honig (Signatur der Süße), Perle und Koralle (beide sind chemisch Calciumcarbonat und haben die Elementenzuordnung Erde und Wasser). Diese drei Stoffe waren für ihn aber nur zur Weiterverarbeitung bestimmt.

Die vier Spezialzubereitungen des Paracelsus

Diese hat er Magisterium, Quintessenz, Arkanum und Elixier genannt. Die vier Zubereitungen sind die Essenz seines Wissens und Könnens als Laborant und als Heiler.

Philosophie und Heilkunst
Alchimie und Spagirik

Die Spezialzubereitungen werden aus mehreren bis vielen Einzelstoffen auf den anspruchsvolleren Wegen der Spagirik hergestellt.

Magisterium (Paracelsus: III/49–60)
„Das ist ein Magisterium, das von den Dingen ohne Scheidung abgezogen wird." (Paracelsus: III/49)
Zueinander passende Stoffe werden gemischt und etwas aufgearbeitet. Ein Pflanzenmagisterium ist bereits beschrieben (siehe oben bei Branntwein).
Magisterium aus Perlen: Perlen in Essig lösen und anschließend eindampfen. Der Rückstand ist ein wirksames Verjüngungsmittel.
Magisterium aus Korallen: Korallen mit Salpeter glühen und mit Weinbrand ausziehen, anschließend abdestillieren und das Destillat eindampfen. Der Rückstand ist ein Mittel gegen Angstzustände.
Magisterium aus Metallen: Metallpulver vier Wochen mit hochprozentigem Alkohol am Rückfluß kochen. Den Alkohol eindampfen. Der ölige Rückstand ist das Magisterium.

Quintessenz (Paracelsus: III/21–37)
„Quinta Essentia ist, wenn die Natur über ihren gewöhnlichen Grad gestärkt wird." (Paracelsus: III/751)
Quintessenz aus Pflanzen: Längerer Auszug aus Frischpflanzen in der Wärme. Längeres Kochen am Rückfluß. Das Lösungsmittel ganz vorsichtig abdestillieren. Der dicke ölige Rückstand ist die Quintessenz. Sehr gut eignen sich z.B. Melisse, Nieswurz, Schöllkraut, Silberdistel, Wacholder und alle psychoaktiven Pflanzen einzeln oder, noch besser, in Mischung. Das Auszugsmittel ist Wein oder Weinbrand.
Metalle oder Mineralien muß man in Säuren lösen, danach folgen mehrere längere Wärmeanwendungen und Destillationen. Der Rückstand nach der letzten Destillation ist ein weißes Pulver, das zerfließlich ist. Die Quintessenz ist der potenzierte Stoff.

Arkanum (Paracelsus: III/37–48)
„Ohne ein Corpus sind die Arcana, sie sind Arzneien, die du so verstehen sollst." (Paracelsus: II/371)
Dies sind bereits spagirische Zubereitungen, die nur der Begnadete herstellen kann. Die Arznei ist in ihnen bereits weitgehend vergeistigt. Merkur und Sulfur sind harmonisiert, also kann man mit dem Arkanum merkurielle und/ oder sulfurische Leiden behandeln. Dies sind z.B. alle entzündlichen Prozesse und Leiden, bei denen sich ein Wechsel des Krankheitsbildes oder neurologische Symptome zeigen. Bei der Herstellung der Arkana muß man die Substanz zuerst zerstören, z.B. „Tötung" der Metalle durch Oxidation oder Säureauflösung. Anschließend findet eine Wiederherstellung statt (= Wiederbelebung). Über Details bei der Herstellung hat Paracelsus wenig veröffentlicht. Wie bei der Quintessenz finden wiederholte Wärmeprozesse und Destillationen statt. Zur Herstellung dienen Gemische aus Metallsalzen, Koralle, Pflanzenharzen, -samen und -wurzeln, die in bestimmter Reihenfolge zugesetzt werden. Paracelsus konnte nachweislich auch schwere Erkrankungen wie Wahnsinn, Schwerstinfektionen und Krebs heilen, doch ist uns sein Wissen nicht genau überliefert. Seine Schriften sind ausnahmslos nicht als Kochbuchanleitungen gedacht, sondern als Lehrtexte zum Verstehen des Wesens von Krankheit und Heilung.

Elixier (Paracelsus: III/73–81)
„Ein Elixier ist ein innerer Erhalter des Körpers in seinem Wesen, wie es ihn ergreift. So wie ein Balsam ein äußerer Erhalter aller Körper vor Fäulnis und Zersetzung ist." (Paracelsus: III/73)
Im Elixier sind alle drei Prinzipien harmonisiert. Elixiere sind hiermit grundsätzlich Arzneien für chronische Leiden, die allen Therapieansätzen widerstehen. Sie wirken reinigend auf Geist, Seele und Leib.
Die Herstellung erfolgt aus den edelsten Stoffen aller Naturreiche, z.B. Aloe, Melisse, Myrrhe, Safran, Schöllkraut, Ambra, Moschus, Perle, Koralle, Honig, Gold, Branntwein, Weinstein. Vielfach ist es sinnvoll, nicht die Stoffe selbst, sondern ihre Quintessenzen einzusetzen.
Metalle und Mineralien müssen wieder gelöst werden, die Wärmeprozesse (Digestion) dauern Monate. Längere Sonnenbestrahlung ist von Nutzen. Den Weinbrand zur Herstellung muß man vor Verwendung vier Wochen am Rückfluß kochen.
Wie beim Arkanum hat sich Paracelsus zum Elixier nicht detailliert geäußert. Er hat nur den Weg gezeigt, der zum Ziel führen kann. Die genannten Rohstoffe haben alle eine Affinität zu Gold. Erst in einer goldhaltigen Zubereitung vom Elixiertyp können die sonnenhaften Heilkräfte des Goldes richtig freigesetzt werden. Mit dem Elixier kann man das Saturnhafte umwandeln. Im alchimistischen Sinne ist dies die Verwandlung (Heilung) von Krankheit (Saturn – Blei) in Gesundheit (Sonne – Gold).

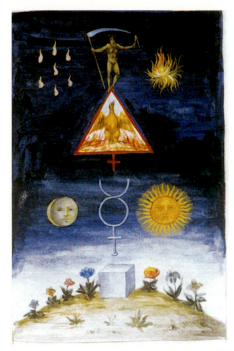

„Das Elixier": Auf der Erde befinden sich sieben Blumen (Planeten) und ein Würfel (Sal). Darüber befindet sich Merkur zwischen Sonne und Mond. Eine weitere Stufe höher ist das Sulfur-Symbol mit dem Phönix dargestellt, auf dem Saturn steht; 1760

Literatur
Amann, Max:
Pflanzen für ein langes Leben, Naturheilpraxis 2/95 (S. 139–144)
Die hermetischen Grundlagen der Spagirik, Naturheilpraxis 10/97 (S. 1564–1570)
Der Alchimist Paracelsus, einige seiner Kunstgriffe zur Herstellung wirksamer Arzneien, Naturheilpraxis 5/98 (S. 723–731)
Paracelsusmedizin (zus. mit Rippe, Olaf/Madejsky, Margret/Ochsner, Patrizia/Rätsch, Christian), AT-Verlag, 2001
Hickel, Erika:
Chemikalien im Arzneischatz deutscher Apotheken des 16. Jahrhunderts, Braunschweig, 1963
Klutz, Monika:
Die Rezepte in Oswald Crolls Basilica Chymica (1609) und ihre Beziehungen zu Paracelsus, Braunschweig, 1974
Paracelsus:
Sämtliche Werke; Herausgeber Bernhard Aschner, Verlag Gustav Fischer, Jena, 1926 (sämtliche Zitatangaben beziehen sich auf Band und Seite dieser Ausgabe)
Priesner/Figala:
Alchemie, Lexikon einer hermetischen Wissenschaft, München 1998

Philosophie und Heilkunst
Alchimie und Spagirik

Das Geistartige der Arznei

Alchimistische Heilmittelzubereitung am Beispiel der Firma Soluna

von Olaf Rippe

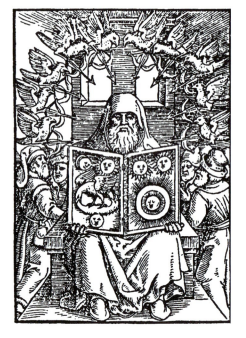

Der große Weise Hermes Trismegistos; Holzschnitt, 1566

Die alchimistische Herstellung von Arzneien, die Spagirik, gehört zu den ältesten, noch heute verwendeten Verfahren in der Heilkunde. Die Weltvorstellung der Alchimisten reicht bis zu den Mysterienkulten der altägyptischen Kultur zurück. Aus der Zeit der Pharaonen sollen auch die Lehrsätze des Eingeweihten Hermes Trismegistos stammen, die „Tabula smaragdina" (siehe Kasten). Seine Gedanken bilden die geistige Grundlage von Magie, Astrologie und Alchimie, der Mutter aller Wissenschaften. Dieser Meinung war auch der Alchimist Kunckel: „Die Chymie (Alchimie) ist ohnstreitig eine der vornehmsten und nöthigsten Künste in der Welt und nicht unbillig eine Mutter und Ernährerin aller anderen Künste zu nennen (...) so ist wohl einem vernünftigen Menschen, nebst der Gottesgelahrtheit und Sorge vor seiner Seele, nichts nötiger und nützlicher, als die Erkänntnis der Natur, welche durch die

---

Die „Tabula smaragdina" des Hermes Trismegistos
(zit. n. Gebelein/Burckhardt, 1991; Klammertext von Olaf Rippe)

„In Wahrheit, gewiß und ohne Zweifel: Das Untere ist gleich dem Oberen und das Obere gleich dem Unteren, zu wirken die Wunder eines Dinges."
(Die Schöpfung – Natura naturata – ist ein Spiegelbild der Schöpferkraft – Natura naturans; Grundlage des analogen Weltbildes und der Astrologie)

„So wie alle Dinge aus einem und durch die Betrachtung eines einzigen hervorgegangen sind, so werden auch alle Dinge aus diesem Einen durch Abwandlung geboren."
(Jede Form der Existenz ist miteinander geistig verwandt, und alles hat eine Beziehung zu seinem geistigen Ursprung, dem Logos)

„Sein Vater ist die Sonne, und seine Mutter ist der Mond. Der Wind trug es in seinem Bauche, und seine Amme ist die Erde."
(Die Polarität des Seins und die Stoffwerdung der Quintessenz = Logos)

„Es ist der Vater aller Wunderwerke der ganzen Welt."
(Die Quintessenz in den Naturreichen bewirkt das Leben und jede Art von Eigenschaft)

„Seine Kraft ist vollkommen, wenn es in Erde verwandelt wird."
(Die Einheit von Geist und Materie)

„Scheide die Erde vom Feuer und das Feine vom Groben, sanft und mit großer Vorsicht."
(Scheidekunst = Alchimie; Lösen des Geistartigen oder der Quintessenz aus der Materie)

„Es steigt von der Erde zum Himmel empor und kehrt von dort zur Erde zurück, auf daß es die Kraft der Oberen und der Unteren empfange. So wirst du das Licht der ganzen Welt besitzen, und alle Finsternis wird von dir weichen."
(Alchimistische Operationen wie Destillation und Sublimation; solve – lösen und coagula – niederschlagen; Erkenntnis durch die Arbeit im Labor)

„Das ist die Kraft aller Kräfte, denn sie siegt über alles Feine und durchdringt das Feste."
(Durch die Vergeistigung entsteht die vollendete Arznei = Arkanum)

„Also wurde die kleine Welt nach dem Vorbild der großen Welt erschaffen."
(Das Arkanum enthält die angereicherte Quintessenz und wirkt ordnend auf den Mensch als Mikrokosmos; die Gestirne sind dabei zu beachten)

„Daher und auf diese Weise werden wunderbare Anwendungen bewirkt."
(Transmutation – Verwandlung des Groben/Krankheit in das Feine/Gesundheit durch die Heilung)

„Und darum werde ich Hermes Trismegistos genannt, denn ich besitze die drei Teile der Weisheit der ganzen Welt."
(Heilung ist Erkenntnis oder die Harmonie von Körper, Seele, Geist oder Sal, Sulfur, Mercurius)

„Vollendet ist, was ich vom Werk der Sonne gesagt habe."
(Die Sonne ist der Logos und der erwachte Mensch)

Chymie einzig und allein erlernet wird. Daher ist es auch kommen, daß diese Kunst alsbald nach Erschaffung der Welt ihren Anfang genommen" (Kunkel, 1716, zit. n. Gebelein).

Das hermetische Weltbild

Das Weltbild des Hermes Trismegistos ist geprägt von der Vorstellung einer allumfassenden Harmonie. Alles steht mit allem in einer wechselseitigen energetischen Beziehung. Die sinnlich wahrnehmbare Natur bildet dabei das Spiegelbild einer kosmischen Urkraft, auch Logos, Weltengeist, Baumeister oder Gott genannt. Diese übersinnliche Urkraft bildet eine Einheit, die sich in der sinnlich wahrnehmbaren Welt als Vielheit darstellt. Sie offenbart sich den Sinnen im Mineral als Stoff, in der Pflanze als Vitalität, im Tier als Gefühl und im Menschen als Geist. Nach hermetischer Auffassung bildet der Mensch in dieser Vielheit wiederum eine Einheit, denn er ist gleichzeitig Mineral, Pflanze und Tier und darüber hinaus ein vernunftbegabtes Wesen, das über sich selbst und seinen Ursprung reflektieren kann. Wie Paracelsus bemerkte, bilden die Naturreiche die Buchstaben, aus denen sich das Wort Mensch zusammensetzt. Der Mensch ist also ein Abbild des Weltenlogos, der sich zwar in allen Naturreichen offenbart, aber als solches nur vom Menschen wahrgenommen werden kann. „Alle Erkenntnis der Welt, die wir Menschen auf Erden besitzen, stammt nur aus dem Lichte der Natur. Dieses Licht der Natur reicht vom Sichtbaren zum Unsichtbaren und ist hier so wunderbar wie dort. Im Lichte der Natur ist das Unsichtbare sichtbar." (Paracelsus)

Obwohl ein Spiegelbild des Göttlichen, ist der Mensch unvollkommen geblieben, denn er soll durch eigenes Nachdenken und durch seine schöpferischen Fähigkeiten selbständig den Weg zur Vollkommenheit finden. In seiner Unvollkommenheit ist er wie alles in der Natur dem Prinzip der Vergänglichkeit unterworfen. Mit der Vergänglichkeit, dem Gesetz des Gottes Kronos/Saturn, ist aber nicht nur das Alter, sondern auch die Krankheit und der Tod verbunden. Für den Alchimisten bilden diese Drei nicht unbedingt etwas Negatives, sondern das Fegefeuer, in dem sich die unsterbliche Seele läutern kann. Alter bedeu-

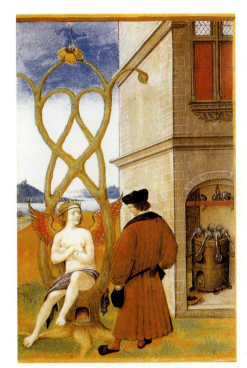

Ein Engel mit einer Planetenkrone dient dem Alchimisten als weiser Ratgeber bei der Arzneiherstellung. Jehan Perréal, 1516

tet auch Reifung, Krankheit auch Auflösung, und erst der Tod bietet die Möglichkeit zur Wiedergeburt auf einer höheren Bewußtseinsstufe, ähnlich den Metamorphosen eines Schmetterlings. Diese Transmutation des Bewußtseins ist allerdings auch schon im Leben selbst möglich. In den Mysterienkulten der Antike wurde der Adept dazu in einen todesähnlichen Zustand versetzt, um als neuer Mensch zu erwachen. Nach den Vorstellungen der Alchimisten kann Ähnliches auch durch eine alchimistisch zubereitete Arznei geschehen. Hierzu muß man wissen, daß für den Alchimisten die sinnlich wahrnehmbare Natur ein stoffliches Gefäß darstellt, in dem sich das Geistartige unsichtbar verborgen hält, dies gilt vor allem für Metalle. Ziel des alchimistischen Arbeitens ist es, das Geistartige aus dem Stoff zu extrahieren, um es mit geeigneten Verfahren anzureichern – dies ist dann die Arznei, die Krankheit in Gesundheit verwandeln kann. Paracelsus hierzu: „Was die Augen am Kraut sehen, ist nicht Arznei, oder an Steinen, oder an Bäumen. Sie sehen nur die Schlacke, innen aber unter der Schlacke, da liegt die Arznei. Nun muß zuerst die Schlacke der Arznei genommen werden. Dann ist die Arznei da. Das ist Alchimie und die Aufgabe Vulcani."

In unserer vom Reduktionismus geprägten Betrachtungsweise der Welt glaubt der moderne Wissenschaftler durch Analyse des Stofflichen das Unsichtbare zu erfahren. Die Ergebnisse sind beeindruckend, vor allem was die Herstellung synthetischer Dinge angeht, aber dem Wesen des Unsichtbaren ist der Wissenschaftler nicht einen Millimeter näher gekommen. Um es mit Goethe zu sagen: „Geheimnisvoll am lichten Tag / Läßt sich Natur des Schleiers nicht berauben / Und was sie deinem Geist nicht offenbaren mag, / Das zwingst du ihr nicht ab mit Hebeln und mit Schrauben."

Um zu wissen, was in diesem Artikel steht, genügt es eben nicht, das Papier zu analysieren, auf dem er gedruckt wurde, sondern man muß ihn gelesen haben, dies erfordert keine chemische, sondern eine al-chemische Sichtweise.

Das Geheimnisvolle und Unsichtbare bezeichnete Paracelsus als Quintessenz. Darunter verstand er eine Kraft jenseits der vier Elemente Feuer, Erde, Wasser und Luft, die als die vier Mütter des Sichtbaren gelten. Dieses „fünfte" Element ist der Geist im Stoff, Paracelsus nannte es auch Tugend oder das Licht in der Natur.

Ein anderer Begriff ist „Mercurius", nach dem Götterboten Merkur. Mercurius ist die geistartige Eigenschaft, die in einer körperlichen Form, dem Sulfur, schläft, die wiederum durch das Mineralische, das Salz, sichtbar existiert.

Merkur, Sulfur und Salz (Sal) sind für den Alchimisten Ausdruck des Sichtbaren. Sie bilden den Gegenpol zum Logos, der ebenfalls eine Trinität darstellt, denn „Gott ist dreifach" (Paracelsus). Einmal wird die göttliche Trinität als Gott-Vater, Sohn und heiliger Geist bezeichnet, ein anderes Mal als Brahma, Vishnu und Shiva oder als Isis, Osiris und Horus. In der Hermetik ist es die Trinität von Unendlichkeit, Leere und Licht (Ain-Soph-Aur). Die Kunst der Alchimie besteht nun darin, dieses Merkurielle, Geistartige oder Quintessentielle vom Stofflichen zu scheiden, es gleichsam zu erwecken. Paracelsus meinte hierzu: „Quinta Essentia ist eine Materie, die körperlich aus allen Gewächsen und aus allem, in dem Leben ist, extrahiert wird. Sie wird von jedem verunreinigenden und vergänglichen Stoff geschieden und subtil sehr rein von allen Elementen gesondert. Es ist nun zu verstehen, daß Quinta Essentia nur die Natur, Kraft, Tugend und Arznei ist, die in dem

Philosophie und Heilkunst
Alchimie und Spagirik

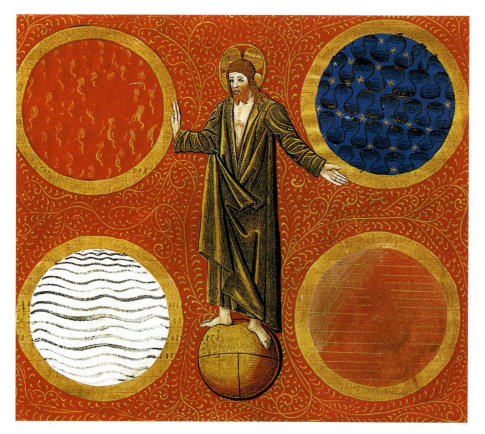

Jesus als Quintessenz inmitten der vier Elemente. De proprietatibus rerum, 15 Jh.

Dinge ohne eine herbe und fremde Beimengung enthalten ist. Sie ist auch die Farbe, das Leben und die Eigenschaft des Dinges. Sie ist ein Geist, der dem Lebensgeist gleicht. (...) Daß es einen so trefflichen und richtigen Namen hat, wird dadurch verursacht, weil es ein Arcanum ist, das unkörperlich, unsterblich und ewig lebend ist. Seine Natur kann vom Menschen nicht verstanden werden. (...) Es hat die Macht uns zu verändern, zu verwandeln, zu erneuern und wieder herzustellen, wie die Arcana Gottes. (...) Arcanum ist jede Tugend des Dinges tausendfach verbessert. (...) Sie erhalten den Körper in Gesundheit, sie vertreiben die Krankheiten, sie befreien das traurige Gemüt, sie bewahren vor jeder Ungesundheit und Krankheit (...)."

Das Arkanum – die substanzlose Arznei

Das kosmische Licht verwandelt sich erst durch die Macht der Gestirne in Substanz. Wie durch ein Prisma teilt sich das Göttliche in sieben Strahlen, den Planetensphären von Mond, Merkur, Venus, Sonne, Mars, Jupiter und Saturn. Diese Sieben bilden einen energetischen Raum, aus dem sich die Substanzen herausbilden. Was Paracelsus als Tugend bezeichnete, zeigt sich in der Natur also auf siebenfache Weise. Besonders intensiv verkörpern sich die kosmischen Kräfte in den sieben Planetenmetallen Silber (Mond), Quecksilber (Merkur), Kupfer (Venus), Gold (Sonne), Eisen (Mars), Zinn (Jupiter) und Blei (Saturn). Die sieben Sphären bilden zusammen wiederum eine Einheit. Das Mensch als Abbild des Göttlichen ist diese Einheit, er ist der Mikrokos-

Die Sphärensinfonie der Gestirne oder das Bildnis Gottes im Menschen; J.G. Gichtel, 1779. Das Dreieck mit den hebräischen Buchstaben Jod-He-Vau-He bezeichnet Gott, aber auch den Menschen als dessen Ebenbild sowie die vollendete Arznei, die „Tinktur". Die Planeten sind nach der chaldäischen Reihe angeordnet: Mond – Merkur – Venus – Logos/ Sonnenfeuer – Mars – Jupiter – Saturn (Laufgeschwindigkeit durch den Tierkreis von der Erde aus gesehen). Die Sonnenwenden (Krebs, Steinbock) bilden die Senkrechte

Philosophie und Heilkunst
Alchimie und Spagirik

mos. In ihm verkörpern sich die sieben Kräfte in den sieben Planetenorganen: Gehirn (Mond), Lunge (Merkur), Niere (Venus), Herz (Sonne), Galle (Mars), Leber (Jupiter), Milz (Saturn). Selbstverständlich ist das Wirken der Gestirne nicht auf diese Organe beschränkt, diese bilden vielmehr energetische Zentren, von denen sämtliche weiteren Körperfunktionen abhängen, auch die seelischen. Nur der Geist des Menschen ist vom Wirken der Gestirne unabhängig.

Die hermetische Lehre der Korrespondenzen ist die Grundlage der magischen Wissenschaften Astrologie und Alchimie, denn „In Wahrheit, gewiß und ohne Zweifel: Das Untere ist gleich dem Oberen und das Obere gleich dem Unteren." (Hermes Trismegistos) Aus dieser Vorstellung heraus ergibt sich auch das therapeutische Vorgehen, indem man Ähnliches auf Ähnliches wirken läßt; demnach wäre z.B. Silber das beste Heilmittel für das Gehirn usw.

Eine Heilkunde, die auf der Affinität von Planet, Organ und Metall beruht, bewirkt eine Harmonie auf der physischen und seelisch-

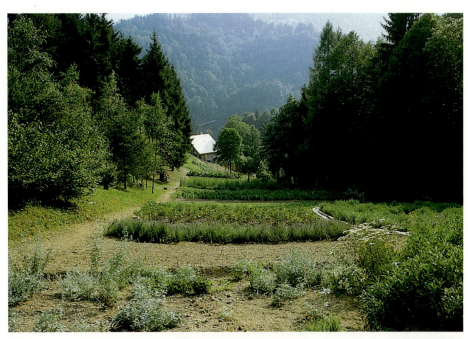

Kräutergarten der Firma Soluna in den Bergen nördlich von Bergamo. Foto: Olaf Rippe

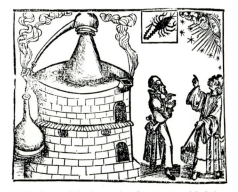

Alchimisten diskutieren den Sternenstand bei der Destillation. Holzschnitt aus „Die Alchemie des Geber", 16 Jh.

astralen Ebene, so daß der Geist des Menschen frei wird, um im Göttlichen zu sein.

Wie auch Paracelsus angibt, ist durch das Sternenwirken alles mit allem verbunden, daher muß man ihre Kräfte natürlich auch bei der Herstellung von Arzneien beachten: „Wenn nun die Astra (Sterne) das bewirken, so wisset hier auch, daß diese Bereitung (Arzneiherstellung) so eingerichtet sein wird, daß sie den Astra unterworfen sein wird (Operationen in Korrespondenz mit astrologischen Phänomenen). (...) Man muß verstehen, daß die Arznei in den Gestirnen bereitet werden soll und daß die Gestirne die Heilmittel werden" (die Astra heilen das Astrale im Menschen).

Die Scheidekunst führt dazu, daß das kosmische Licht durch die Zerstörung der Substanz befreit wird. Es wird mit anderen Worten gasförmiger und chaotischer, weil durch den Sterbeprozeß die stoffliche Ordnung aufgelöst wurde. Bildhaft ausgedrükkt steigt das Essentielle, das nunmehr völlig ungebunden ist, zu seinem eigentlichen kosmischen Ursprung hinauf. Man könnte auch sagen, daß die Schwingung einer Substanz durch die Methoden der Scheidung feinstofflicher wird. Paracelsus hierzu: „Da nun der Himmel durch seine Gestirne die Leitung hat und nicht der Arzt, so muß die Arznei so in die Luft gebracht werden (alchimistische Scheidung), daß sie von den Astra beherrscht werden kann. Denn welcher Stein (Materie) wird von den Astra aufgehoben? Keiner, nur das Volatile (das Vergeistigte). Daran liegt es nun, daß viele in der Alchimie das Quintum Esse (Urstoff des Lebens) gesucht haben, was nichts anderes ist, als wenn die vier Corpora (die materielle Form) von den Astra genommen werden, und was dann zurükkbleibt, das ist das Arcanum. Dieses Arcanum nun ist ein Chaos und kann von den Astra getragen werden, wie eine Feder im Winde."

Durch geeignete Methoden kann man sanft und mit Spürsinn das Feine aus dem Groben befreien. Da das Feine substanzlos ist, kann es sich nach seiner Befreiung gasförmig in alle Richtungen ausbreiten, seiner Natur nach richtet es sich aber primär nach oben. Die Kunst besteht nun darin, es in bestimmte Richtungen zu lenken und es nach seiner Vergeistigung in irgendeiner Form erneut niederzuschlagen (kondensieren, koagulieren), damit man es als Arznei einnehmen kann.

Handelt es sich um Mineralien, kann man sie z.B. mit Corrosiva lösen, beispielsweise Silber mit Salpetersäure oder Gold mit Königswasser. Hierbei handelt es sich um eine Verwandlung von Erde (fest) in Wasser (flüssig). Nun kann man sie durch Destillation in einen gasförmigen Zustand überführen (Luft). Durch Abkühlung in der Retorte schlägt sich das Metall wiederum nieder (Luft wandelt sich in Erde = Inkarnation).

Natürlich gibt es zahlreiche weitere alchimistische Operationen, die aber immer der gleichen Gesetzmäßigkeit folgen. Dieses Gesetz heißt „Lösen und Niederschlagen" (solve et coagula), und es ist der Schlüssel zum Arkanum. Bei Hermes Trismegistos heißt es: „Es steigt von der Erde zum Himmel empor und kehrt von dort zur Erde zurück, auf daß es die Kraft der Oberen und der Unteren empfange."

Wie man die Quintessenz aus Pflanzen befreit, kann man bei Paracelsus ebenfalls nachlesen: „Nimm die wachsenden Dinge, wohl gestoßen und behalte sie in einem

Philosophie und Heilkunst
Alchimie und Spagirik

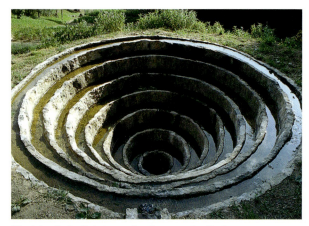

Die siebenfache Spirale zur Bewässerung des Gartens

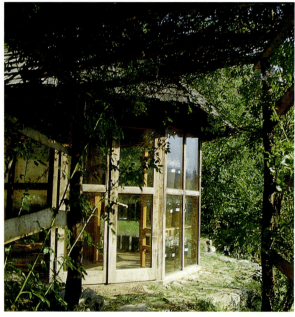

Im Oktogon des Gartens reifen vor allem Pflanzenöle zur Kosmetikproduktion

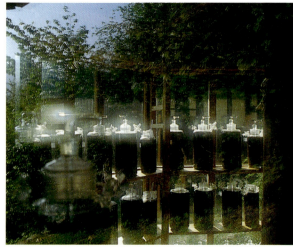

Während der Reifephase im Oktogon intensiviert sich die Quintessenz

Standgefäß. Setze sie für vier Wochen in Pferdemist (garantiert eine gleichbleibende Bruttemperatur) und dann destilliere sie durch ein Bad. Die Quinta Essentia tritt per Alembicum über und der Körper bleibt am Boden. (...) Dann nimm das Wasser, das destilliert ist, und setze es wieder zu dem wachsenden Dinge (Destillat erneut mit Kräutern vereinigen). Lasse es per Pelicanum sechs Tage digerieren, so entsteht eine dicke Farbe. Diese scheide durch ein Bad, so geht der Körper über, während die Quinta Essentia am Boden bleibt. Dies scheide durch den retortischen Presser von den Schlacken (abpressen, abfiltrieren = Destillation nach unten) und lasse Quinta Essentia vier Tage digerieren (Reifungsphase)."

Ein anderer Weg ist der Ansatz frischer und kleinzerhackter Kräuter in Branntwein. Gut verschlossen, sollen die Kräuter einen Monat in Pferdemist faulen. Danach erfolgt die Destillation. Dem Destillat werden erneut frische Kräuter zugegeben, und nach einer Reifephase wird erneut abdestilliert. Dies wiederholt man einige Male, „bis der Branntwein den vierten Teil vom Safte der Kräuter erreicht. Dann destilliere durch den Pelikan mit neuen Zugaben für einen Monat. Dann scheide es und du hast das Magisterium" (Paracelsus).

Die Arzneien, die man durch solche Verfahren gewinnt, sind zunächst einmal ungiftig, denn eine Substanz ist nur giftig, solange Stoff und „Tugend" nicht geschieden wurden. Dies ist übrigens auch das Geheimnis der homöopathischen Herstellung von Arzneien, die ein besonders elegantes Verfahren der Vergeistigung darstellt.

Als Dosis von einem Arcanum genügen i.d.R. wenige Tropfen. Je intensiver die Quintessenz angereichert wurde, desto unwichtiger wird die Frage nach der Quantität. Die Transmutation ist aber erst vollkommen, wenn man bei der Herstellung zudem auf kosmische Gegebenheiten wie Mondphase, Jahreszeit, Tageszeit und Planetenstand achtet. Eine der wenigen Firmen, die heute noch nach dieser Tradition arbeiten, ist das Laboratorium Soluna.

Spagirische Arzneiherstellung der Firma Soluna

Das Laboratorium Soluna ist weltweit einer der wenigen Hersteller spagirischer Arzneimittel, die heute noch existieren. Die Firma wurde 1921 von Alexander von Bernus (1880 bis 1965) gegründet, einem Lebenskünstler, Dichter, Alchimist und Freund vieler Geistesgrößen des 20. Jahrhunderts, z.B. Hermann Hesse, Rainer-Maria Rilke oder Rudolf Steiner. Bis heute blieben seine einzigartigen Rezepte und Herstellungsmethoden, die alle auf Paracelsus zurückgehen, weitgehend unverändert.

Eine wesentliche Neuerung seit dem Tod von Bernus ist vor allem der Anbau der verwendeten Pflanzen, bei dem nicht nur auf ökologische Gesichtspunkte geachtet wird, sondern auch auf kosmische Rhythmen. Beispielsweise durchläuft das Quellwasser zur Gartenbewässerung sieben Spiralen, um es mit den Schwingungen der sieben Planetenmetalle zu imprägnieren. Viele Kräuter stammen auch aus Wildsammlungen in den umliegenden Bergen.

Die Ernte und Verarbeitung der Heilpflanzen erfolgt ausschließlich per Hand und unter Beachtung astrologischer Konstellationen. Anschließend erfolgt eine äußerst schonende Trocknung. Wegen der besonderen Herstellungsweise muß man bei Soluna leider auf Frischpflanzen verzichten, die man ansonsten unbedingt zur Herstellung von Arzneien bevorzugen sollte. Doch auch aus getrockneten Pflanzen läßt sich eine „abgestorbene" Quintessenz, wie sie Paracelsus nannte, ausziehen.

Eine Besonderheit des Gartens in den Bergen nördlich von Bergamo ist die Anlage nach kosmischen Gesichtspunkten. So bilden die Anpflanzungen, die den Garten begrenzen, ein getreues Abbild des südlichen Sternenhimmels. Für jeden Stern

Philosophie und Heilkunst
Alchimie und Spagirik

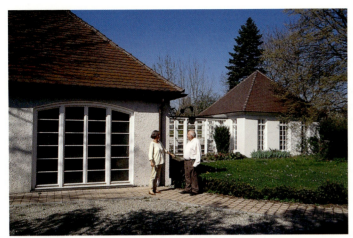

Das Laboratorium ist nach geomantischen Gesichtspunkten gebaut. Im linken Gebäude, dem „Sonnenhaus", befinden sich die eigentlichen Produktionsräume, im rechten, dem „Mondhaus", das Oktogon. Ein „Verbindungsweg" dient als Brücke zwischen Sonne und Mond. Das Dach entspricht den Proportionen der Cheopspyramide   Fotos: Olaf Rippe

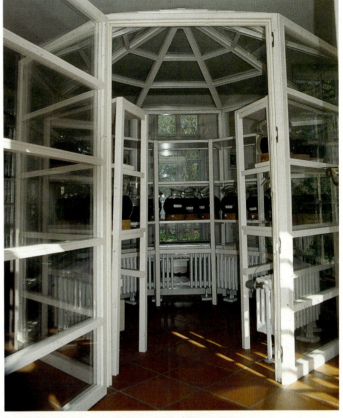

Das Oktogon, in dem die Tinkturen sieben Tage reifen

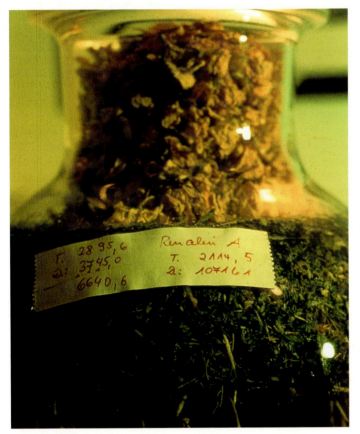

Ansatz von Kräutern und Mineralien in Alkohol, Wasser und Destillat

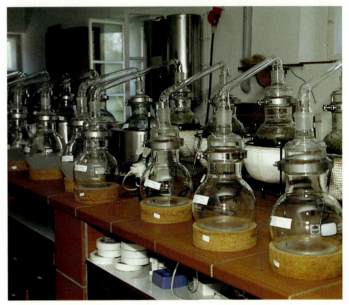

Destillation (aufsteigend) nach der Filtration (absteigend)

setzte man einen von sieben unterschiedlichen Baum- bzw. Straucharten, eine Sisyphusarbeit, die Monate dauerte.

Die mineralischen und pflanzlichen Rezeptbestandteile der Solunate sind nach traditionellen astrologischen Gesichtspunkten ausgewählt. Dabei berücksichtigte von Bernus den volksmedizinischen Erfahrungsschatz, die paracelsische Signaturenlehre, also die Auswahl nach Geschmack, Geruch oder Aussehen, und moderne Erkenntnisse über die pharmakodynamischen Eigenschaften der Substanzen.

Metalle und Mineralien bilden das Herz der Rezepte, während die pflanzlichen Bestandteile deren Heilkraft verstärken. Die Arzneien sollen in erster Linie die sieben Planetenorgane stabilisieren und regenerieren. Beispielsweise wirkt das goldhaltige Präparat „Cordiak" auf das solare Herz, das

Philosophie und Heilkunst
Alchimie und Spagirik

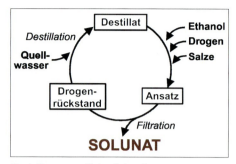

Herstellungsprozeß der Solunate

silberhaltige „Cerebretik" auf das lunare Gehirn und das antimonhaltige „Azinat" auf die Abwehrfunktionen der saturnalen Milz.

Anders als sonst bei Komplexmitteln üblich, stellt man bei Soluna nicht zuerst die einzelnen Substanzen her, um sie dann für ein endgültiges Produkt zu mischen. Bei Soluna setzt man die Kräuter immer gemeinsam an, und dies zusätzlich mit Mineralien, die man allerdings zuvor durch gesonderte alchimistische Prozesse in einen feinstofflichen Zustand überführt hat. Auf diese Weise vermischen sich bereits am Anfang der Herstellung sämtliche Eigenschaften der Einzelsubstanzen. Dies ist eine Vorgehensweise, die zwar in der Spagirik durchaus üblich ist, unter den bekannten Arzneifirmen aber ziemlich einzigartig sein dürfte.

Der Ansatz erfolgt in einem Alkohol-Wasser-Gemisch und einem Destillat, das aus einem vorhergehenden Produktionsablauf stammt. Das verwendete Wasser stammt von der Bissinger Auerquelle, einer besonders kräftigen Heilquelle. Das Destillat energetisiert den Ansatz. Der Alkohol, von Natur aus flüchtig, ist besonders gut geeignet, die quintessentiellen Eigenschaften der Ausgangssubstanzen zu extrahieren. Die Menge eines Produktionsablaufs beträgt nie mehr als sechs Liter, entsprechend der menschlichen Blutmenge.

Nach dem Ansetzen wird das Gemisch in einen gesonderten Raum gebracht, der nach geomantischen Gesichtspunkten gebaut ist und in dem sich ein Oktogon befindet, ein achteckiger gläserner Raum, während das Dach den Proportionen der Cheopspyramide entspricht. Die Zahl Acht ordnet man in der Hermetik dem Planeten Merkur zu; der Raum soll also die Arznei merkurialisieren. Auf der Achtzahl beruht auch die Form des Taufbeckens. Im Oktogon soll die Arznei eine Art „Auferstehung"

erfahren. Durch die Pyramide wird dieser Prozeß noch einmal intensiviert. Im Oktogon ruht das Gemisch sieben Tage, bei einer konstanten Temperatur von 37 °C, analog der menschlichen Körpertemperatur. Nur zum Sonnenaufgang und Sonnenuntergang wird der Ansatz rhythmisch bewegt. Der Zeitraum von sieben Tagen bewirkt, daß der Ansatz die Schwingungen der sieben Planetentage erfährt.

Die Ruhezeit im Oktogon entspricht der Fäulung und Lösung, wie sie von Paracelsus beschrieben wurde. Eine zusätzliche Hefegärung erfolgt nicht. Während dieser Ruhezeit werden, neben den flüchtigen Aromastoffen, auch alle nichtflüchtigen Substanzen, z.B. Bitterstoffe und Gerbstoffe, ausgezogen, diese sind auch im fertigen Handelsprodukt enthalten. „Giftige" Stoffe wie Helleborus oder Tabacum werden daher dem Ansatz in einer Dosis zugesetzt, die einer homöopathischen Verdünnung entspricht. Dies ist ein wichtiger Unterschied zu anderen spagirischen Verfahren, bei denen nur das Geistartige ausgezogen wird, zumeist Aromastoffe. Die besonders intensive Wirkung der Solunate beruht sicher auch darauf, daß man bei der Herstellung ebenfalls das Wirkstoffprinzip berücksichtigt. Durch die nichtflüchtigen Wirkstoffe werden besonders die Vitalfunktionen von Stoffwechsel und Abwehr angeregt, während die flüchtigen Anteile und vor allem die Quintessenz der Mineralien und Metalle eher auf das Seelisch-Geistige im Menschen wirken.

Nach der siebentägigen Reifephase erfolgt eine mehrfache Filtration und die abschließende Umfüllung in Handelsflaschen. Allerdings ist die Produktion damit noch nicht beendet, denn woher kam das Destillat, in dem der Ansatz erfolgte?

Des Rätsels Lösung besteht darin, daß man den Rückstand nach der Filtration mit Quellwasser versetzt und unter Luftkühlung schonend destilliert.

Auf eine Veraschung des Rückstands wird verzichtet, da man Mineralien ja bereits dem Grundansatz zugegeben hatte und weil man durch die besondere Herstellung auch mineralische Bestandteile aus den Pflanzen im Handelspräparat findet.

Das Destillat dient wiederum als Basis für einen neuen Herstellungszyklus.

Die Solunate sind daher nicht nur völlig ungiftige Arzneien mit einer intensiven Heilkraft und optimalen Verträglichkeit,

sondern auch Präparate, in denen sich immer auch ein Anteil aus allen bisherigen Herstellungsprozessen findet. Auf diese Weise wird durch jeden Herstellungsprozeß die Quintessenz in den Solunaten nochmals verfeinert und angereichert.

Erst jetzt ist der Herstellungsprozeß beendet, den man sich am besten kreisförmig vorstellt. Auf alten Bildern wird dieser Pro-

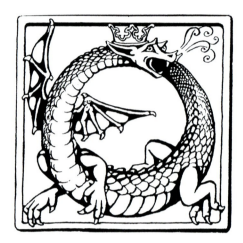

Ouroboros; Tuschezeichnung von Fred Weidmann, 1999

zeß oft als Krönungszeremonie dargestellt. Ein anderes Bild ist der Ouroboros, die Schlange, die sich selbst verschlingt. Sie ist ein Sinnbild für die Erweckung, die Wiedergeburt, die mehrfache Destillation und den ewigen Kreislauf der Schöpfung, der von Zyklus zu Zyklus vollkommener wird.

Literatur und Internet
Amann, Max: Die hermetischen Grundlagen der Spagirik; Zeitschrift Naturheilpraxis 10/97, Pflaum Verlag
Amann, Max: Der Alchimist Paracelsus: Einige seiner Kunstgriffe zur Herstellung wirksamer Arzneien; Zeitschrift Naturheilpraxis 05/98, Pflaum Verlag
Amann, Max: Die Lieblingsarzneien des Paracelsus – Herstellung und Anwendung der „wahren" Arznei; Zeitschrift Naturheilpraxis 04/01, Pflaum Verlag
Aschner, Bernhard: Paracelsus Sämtliche Werke in 4 Bänden (1930); Anger Verlag, 1993
Bernus, Alexander von: Alchymie und Heilkunst; 1. Aufl. 1936; Neuauflage durch Verlag am Goetheanum, 1994
Gebelein, Helmut: Alchemie; Diedrichs Verlag, 1991
Junius, Manfred: Praktisches Handbuch der Pflanzen-Alchemie; Ansata Verlag, 1992
Rippe, Olaf: Die hermetischen Schlüssel zur Heilkunst; Zeitschrift Naturheilpraxis 11/97, Pflaum Verlag
Rippe Olaf u.a.: Paracelsusmedizin; AT-Verlag; 2001
Roob, Alexander: Alchemie und Mystik; Taschen-Verlag, 1996

www.levity.com
www.lichtdernatur.de
www.soluna.de

Therapiekonzepte

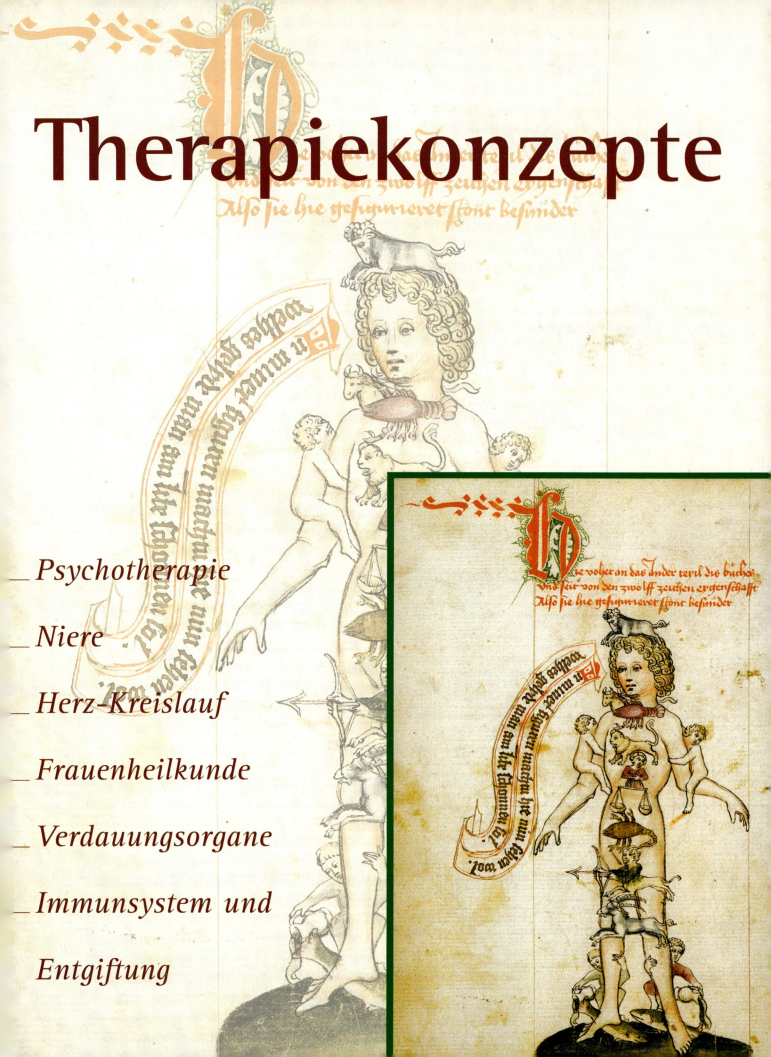

- Psychotherapie
- Niere
- Herz-Kreislauf
- Frauenheilkunde
- Verdauungsorgane
- Immunsystem und Entgiftung

Therapiekonzepte

„Wenn ich Krankheit eine Stimmung oder Verstimmung des menschlichen Befindens nenne, so (...) soll mit diesem Ausdrucke nur angedeutet werden, was die Krankheiten erwiesener Maßen nicht sind, und nicht sein können, nicht mechanische oder chemische Veränderungen der materiellen Körpersubstanz und nicht von einem materiellen Krankheitsstoffe abhängig – sondern bloß geistige, dynamische Verstimmungen des Lebens.

Samuel Hahnemann

Gesund ist der Mensch als Person, solange er auf sein Gewissen hört und die Freiheit hat, in der letzten Gesundheit aufzugehen, die wir Heil und Heiligkeit nennen. Gesundheit ist der Zustand des Vermögens zur Freiheit."

Heinrich Schipperges

Therapiekonzepte
Allgemein und Psychotherapie

Die fünf Entien des Paracelsus
Über die Ursachen der Krankheiten und die Wege zur Heilung

von Olaf Rippe

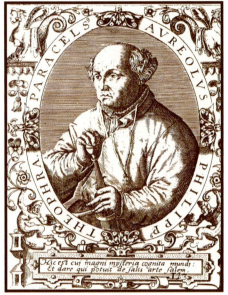

Paracelsus (1493–1541)
Übersetzung des Lobspruches: „Hier ist der, dem das Geheimnis der großen Welt bekannt war, und der mit der Kunst des Verstandes den Verstand geben konnte"

„Es bedarf in der Medizin jenes Menschlichen (...) wie es bei Paracelsus vorhanden war." (Rudolf Steiner)

Zu den wichtigsten Schriften des Paracelsus (1493–1541) gehört das „Buch Paramirum" über die „Fünf Entien" oder die fünf Ursachen jeder Krankheit.

„Merket wohl, es gibt fünf Entia, die alle Krankheiten schaffen und verursachen. So wisset denn, daß es fünferlei Pestilenz gibt, nicht mit Bezug auf ihre Natur, ihr Wesen, ihre Form oder Gestalt, sondern bezüglich ihrer Entstehung, mögen sie sich auch später in jeder beliebigen Weise äußern. Es gibt so fünf Arten jeder Krankheit."[1] (Paracelsus)

Die Kenntnis der Krankheitsursachen ist die Voraussetzung für eine sinnvolle Diagnostik und Therapie. Wenn wir dies mit einer Pfeilwunde vergleichen, dann ist die Diagnose die Kenntnis von dem Geschehen, das der Pfeil im Körper verursacht, die Therapie wäre das Entfernen des Pfeils und die Wundversorgung. Aber wer hat den Pfeil geschossen und warum? Laut Paracelsus gibt es fünf mögliche Antworten, die ein Therapeut gleichermaßen berücksichtigen sollte, denn sie geben ihm die entscheidenden Hinweise für die richtige Therapie.

„Ich muß besonders darauf aufmerksam machen, daß nicht die Krankheiten so behandelt werden müssen, als stammten sie aus einer Quelle, sondern man hat je nach den fünf Entien ein verschiedenes Verfahren anzuwenden. Denn kein Ens nimmt das Heilmittel eines anderen an. Der Arzt aber, der das nicht versteht, ist blind."

Es gibt somit nicht nur fünf Ursachen jeder Krankheit, sondern auch fünf unterschiedliche Heilwege zu deren Behandlung.

Was ist ein Ens?

Ein Ens ist das Wesen, die Idee, das Sein von etwas. Es geht Paracelsus also um die Darstellung der Idee oder des Wesens der Krankheiten und nicht um ein spezifisches Medizinsystem, dem er alles unterordnet.

„Es (das Ens) ist ein Ursprung oder Ding, das die unbeschränkte Macht über den Leib besitzt. Sie verderben den Leib und verursachen die Erkrankungen. Nicht der entartete Saft ist die Ursache der Krankheit, sondern die Ursache, die zur Erkrankung führt."

Paracelsus unterteilt die fünf Entien in zwei Gruppen (siehe Tabelle 1). Die erste umfaßt drei Ursachen von Krankheiten, die auf den Leib wirken:

Ens Astrale – über die Kraft und das Wesen der Gestirne und ihre Gewalt über den Leib (Umweltfaktoren).

Ens Veneni – über die Wirkung von Giftstoffen (Ernährung und die Funktion der Ausscheidungsorgane).

Ens Naturale – wenn unser eigener Leib uns krank macht durch seine Verwirrung und dadurch, daß er sich selbst schädigt (Konstitution, Diathese, Disposition).

Die zweite Gruppe umfaßt zwei Entien, die auf den Geist wirken:

Ens Spirituale – über die Geister, die unseren Leib krank machen (Psychosomatik und Psychologie).

Ens Dei – über das Wirken Gottes (Schicksal und Karma).

Die fünf Entien	Eigenschaften nach Paracelsus	Einteilung nach J. C. Bauer"	Therapieideen
Ens Astrale (Leib)	Der Mensch erkrankt aus Sympathie mit dem Gestirn. Der Genius epidemicus und die Frage nach der Immunität	Die physikalische Ebene: Klima, Geographie, Felder, Strahlung, atmosphärische/ätherische Einflüsse	Radiästhesie; unspezifische Immuntherapie; roborierende Therapie; Tonika und Stimulantien; Räucherungen; Umstimmungs- und Reiztherapie wie Eigenblutbehandlung
Ens Veneni (Leib)	Der Alchimist im Bauche – die Leber – und die Entgiftung des Körpers	Die toxische Ebene: Exogene und endogene Stoffe mit toxischer Wirkung	Diät; Entgiftungstherapie, z.B. Diaphoretika, Diuretika, Laxantien; Ausleitungsverfahren nach Aschner
Ens Naturale (Leib)	Der Mensch als Mikrokosmos – die Planetenkräfte und Elemente in Analogie zum Menschen	Die hereditäre Ebene: Genetisch bedingte Erkrankungen. Konstitution, Disposition, Diathese	Individuelle Therapiekonzepte, besonders nach astromedizinischen Gesichtspunkten; Spagirik; miasmatisch ausgerichtete Homöopathie
Ens Spirituale (Geist)	Die Wirkung von Magie und psychischer Beeinflussung	Die seelische Ebene: Psychosomatische Wechselwirkungen; familiäre, psychosoziale Einflüsse	Schamanisches Arbeiten; Geistheilung; Suggestivtherapie; Hypnose; Gegenzauber, z.B. mit Verschrei- und Berufskräutern (Kräuter mit psychischer Wirkung); Homöopathie; Amulett- und Sympathiemagie, Psychotherapie
Ens Dei (Geist)	Die Krankheit als Fegefeuer. Das Unheilbare und die Unsicherheit des Heilers	Die karmische Ebene: Die übergeordnete Ebene, kausale Grundlage der anderen Ebenen	Metaphysik und Heilkunst

Tabelle 1: Die fünf Entien und ihre Heilverfahren

Therapiekonzepte
Allgemein und Psychotherapie

Das Ens Astrale

Niemand kann bestreiten, daß der Mensch mit der Geburt eine im Kosmos eingebettete Welt betritt, mit vielen angenehmen, manchmal aber auch unangenehmen Eigenschaften. Paracelsus geht nur einen Schritt weiter, wenn er sagt, *„daß Firmament und Sterne solcher Art sind, daß die Menschen und alle empfindlichen Geschöpfe ohne sie nicht sein können".*

Das Astrale als Lebensessenz

Die Gestirne bilden die uns bekannte Welt mit ihren physikalischen Eigenschaften, und sie bilden die Essenz, die wir zum Leben brauchen. *„Das Ens Astrale sollt ihr in dem Sinne verstehen: Es ist etwas Unsichtbares, das uns und alle empfindsamen Lebewesen am Leben erhält."*
Die Chinesen nennen dies Unsichtbare Chi, die Inder Prana, die Griechen nannten es Pneuma, Wilhelm Reich Orgon und Freiherr von Reichenbach Od. Paracelsus nannte es „Meteoron", von dem er sagt, daß es das Höchste in der ganzen Schöpfung darstellt. Dieses Meteoron beseelt unsere Umwelt, und es ist verantwortlich für alle klimatischen, geographischen und geologischen Gegebenheiten. Daraus leitet sich unter anderem die Idee der Feldphänomene ab, die besonders Radiästheten interessiert. Auch die Ergebnisse der bioklimatischen Forschung nach Curry, der systematisch die Beziehung von Wetterlagen und innerer Befindlichkeit des Menschen untersuchte, sind hier einzuordnen.

Krankheit aus Sympathie mit dem Gestirn

Das Meteoron, das zunächst wertfrei zu beurteilen ist, kann sich unter bestimmten Umständen verändern und als Gift auf uns Menschen wirken, also z.B. geopathische Zonen erzeugen, deren Strahlung bei längerem Aufenthalt vor allem das Immunsystem schädigt.

In dem Zusammenhang ist es interessant, daß Pflanzen und Tiere, die sich auf geopathischen Zonen besonders wohlfühlen, günstig auf unser Immunsystem wirken, z.B. Efeu, Eiche, Mistel, Wasserdost oder die Rote Waldameise.
Eine weitere Folge des Ens Astrale sind Krankheiten durch verschiedene Wetterlagen wie Föhnkopfschmerz, Allergien oder Rheuma. Auch die „Pestilenz" läßt sich so erklären, die meistens bestimmte klimatische Bedingungen bevorzugt; unter Pestilenz verstand man zu Zeiten des Paracelsus ansteckende Krankheiten.

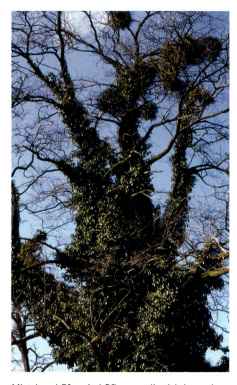

Mistel und Efeu sind Pflanzen, die sich besonders auf Störzonen wohlfühlen. Solche Zonen schädigen auf Dauer die Gesundheit. Die Flora auf Störzonen ist aber gleichzeitig ein Heilmittel für solche Schäden. Foto: Olaf Rippe

Die Vergiftung des Meteorons geschieht durch die Gestirne, die es einst gebildet haben. *„Diejenigen Gestirne, welche vergiftet sind, verunreinigen die Luft mit ihrem Gift. Wohin nun diese gelangt, dort entstehen Krankheiten, entsprechend den Eigenschaften des betreffenden Sternes. Das Ens Astrale ist der Geruch, Dunst oder Schweiß der Sterne mit Luft gemischt."*
Wie Paracelsus beschreibt, hat ein Gestirn einen solchen Einfluß beispielsweise in der „Exaltation", d.h., ein Planet steht in einem Sternzeichen, das seiner Natur entspricht, z.B. Mars im Zeichen Widder. Aber auch andere Konstellationen können dafür verantwortlich sein, vor allem die Stellung des Saturns.

Um dieses Ens in seiner Gesamtheit zu begreifen, braucht es also einige astrologische Kenntnisse, aber ohnehin war Paracelsus der Ansicht, daß der Heiler ohne die Kunst der Astrologie weitgehend hilflos ist.
Allerdings ist wichtig zu wissen, daß uns nicht das Gestirn krank macht, sondern das vergiftete Metoron, in dem wir leben müssen. Paracelsus war nie der Meinung, daß die Gestirne einen direkten Einfluß auf den Menschen haben. Sein Leitsatz lautete: Die Sterne machen allenfalls geneigt, keineswegs zwingen sie den Menschen.

„Die Sterne beherrschen nichts in uns und können in uns keinerlei Eigenschaften hervorbringen, noch uns beeinflussen. Sie sind frei für sich und wir sind frei für uns. Doch merket, daß wir nicht ohne das Gestirn leben können, denn Kälte und Wärme und das Digest [Qualität] der Dinge, die wir essen und verwenden [damit auch alle Heilmittel], kommt von ihnen. Doch nicht der Mensch."

Nach seiner Auffassung ist der Mensch ein Spiegelbild des Kosmos, das nach den glei-

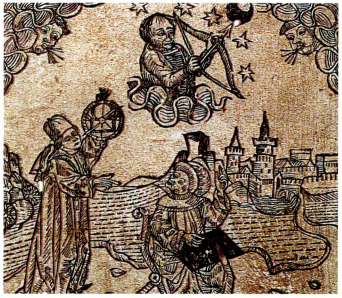

Mit Hilfe der Astrologie durchschaut der Mensch das Wirken des Kosmos (Holzschnitt, 1509)

Therapiekonzepte
Allgemein und Psychotherapie

chen Gesetzen funktioniert und genauso aufgebaut ist.

Warum manche Menschen am Ens Astrale erkranken, liegt an ihrer individuellen Beschaffenheit, die sie für den „Schweiß der Sterne" empfänglich macht. Diese Beschaffenheit kann der Therapeut am besten dem Geburtshoroskop entnehmen. Der Mensch erkrankt zum Beispiel, wenn im Leben eine ähnliche Konstellation am Himmel auftritt wie zum Zeitpunkt der Geburt (Beachtung der Transite als Auslöser).

Der Mensch leidet also aus Sympathie mit dem Gestirn, weil sein Zustand dem des vergifteten Meteorons ähnlich ist. Daraus ergibt sich automatisch eine Erklärung, warum Menschen immun gegen bestimmte Krankheiten sind, eben weil ihre Beschaffenheit antipathisch zum herrschenden Meteoron ist, also keine Beziehung zwischen Geburts- und Transithoroskop besteht.

Wie man das Ens Astrale beeinflussen kann

Jeder Therapeut kennt das Problem, daß eine gut gewählte Therapie nicht anschlägt. Dies liegt daran, „daß die Arznei den verfälschten Dünsten der Oberen widersteht". Der Heiler darf nicht glauben, „eine durch die Sterne bewirkte Krankheit heilen zu können, wenn gerade dieser Stern regiert".

Und dennoch braucht man als Therapeut in einem solchen Fall nicht verzweifeln. Durch Räucherungen ist es beispielsweise möglich, das Meteoron in seiner Eigenart zu verändern. Paracelsus nutzte hierzu unter anderem eine Mischung aus Baldrian, Galbanum, Myrrhe und Safran, die allgemein vor Ansteckung schützt. Auch Wacholder, der schon in der Antike zum Ausräuchern von Kranken- und Sterbezimmern diente, schätzte er sehr. Im gleichen Sinne kann man eine Räuchermischung aus Engelwurz, Rosmarin, Salbei, Wacholder und Wermut verwenden.

Auch eine unspezifische Anregung der Abwehrkräfte (z.B. Pascoleucyn Tropfen von Pascoe) oder eine Reiz- und Umstimmungstherapie mit Eigenblut sollte man in Erwägung ziehen.

Eine andere Möglichkeit sind Lebenselixiere, die das "Geblüt" stärken, z.B. "Aquavit" von Soluna.

Das Ens Veneni

Beim Ens Veneni liegt die Ursache von Krankheiten in der Wirkung von Giften, zu denen auch alle Nahrungsmittel gehören. „Der Leib ist uns ohne Gift gegeben, und in ihm ist kein Gift. Doch das, was wir dem Leib zur Nahrung geben müssen, darin ist Gift." Dieses Gift kann potentiell alle Krankheiten verursachen. In der Nahrung ist aber auch die notwendige Essenz enthalten, die wir zum Leben brauchen. Jede Nahrung ist also Essenz und Gift in einem. Sollen wir nun ewig fasten, um diesem Dilemma zu entgehen? Dies wäre nicht im Sinne eines Paracelsus, der bekanntlich kein Kostverächter war.

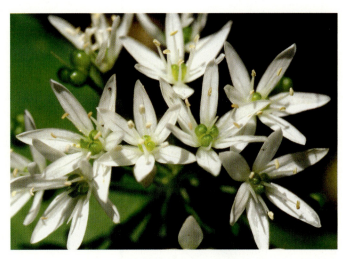

Der scharfschmeckende Bärlauch mit seinen Senfölglykosiden ist ein sulfurischer Reiniger. Foto: Margret Madejsky

Der Alchimist im Bauche

„Doch für das Unvollkommene, das wir zu unserem Schaden gebrauchen müssen, hat er [Gott] uns einen Alchimisten gegeben, damit wir das Gift, das wir mit dem Guten einnehmen, nicht als Gift verzehren, sondern von dem Guten scheiden können."

Dieser Alchimist trennt das Feine vom Groben, so wie sich das Ätherische vom Stofflichen bei der Destillation trennt. „Das Gift steckt er in einen Sack und das Gute gibt er dem Leib. Dieser Alchimist hat im Bauche seinen Sitz, der sein Instrument ist, worin er kocht und arbeitet." Gemeint ist vor allem die Leber, aber auch alle weiteren Entgiftungs- und Ausscheidungsorgane.

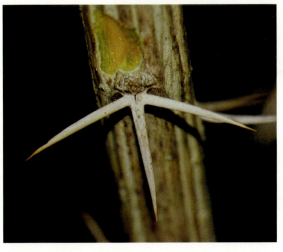 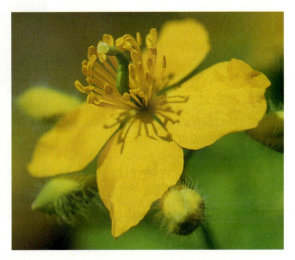

Berberitze (links) und Schöllkraut (rechts) sind beides „sulfurische Pflanzen zur Entgiftung, die durch ihre Signaturen ihr inneres Feuer offenbaren" (gelbe Pflanzensäfte und Blüten, bitterer bzw. scharfer Geschmack, Stachelsignatur der Berberitze).
Foto Berberitze: Olaf Rippe; Foto Schöllkraut: Magret Madejsky.

Therapiekonzepte
Allgemein und Psychotherapie

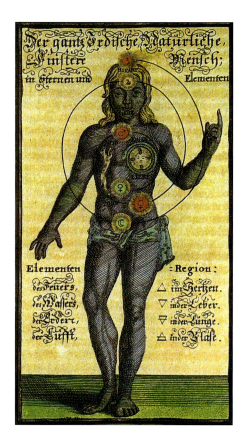

Die sieben Planeten im Menschen, dargestellt als Untugenden wie Geiz, Neid und Eigenliebe. Durch die Anwendung der entsprechenden Planetenmetalle verwandeln sie sich in Tugenden. Gleichzeitig zeigt das Bild die Zuordnung der vier Elemente zu den vier Hauptorganen: Feuer – Herz, Wasser – Leber, Erde – Lunge, Luft – Niere (aus: „Theosophia Practica" von Johann Georg Gichtel, 1736)

Solange sie ihre Funktionen ausführen, kann der Mensch nicht am Ens Veneni erkranken. Aber wehe, wenn dem nicht so ist!

Dyskrasie – Mutter aller Krankheiten

„Wenn der Alchimist krank ist, daß er das Gift nicht mit vollkommener Kunst vom Guten zu scheiden vermag, dann geht Giftiges und Gutes gemeinsam in Verwesung über und dann entsteht eine Digestio [Dyskrasie = Säfteentartung]. Das ist dann die Mutter aller Krankheiten."

Die Möglichkeiten, durch die der innere Alchimist erkranken kann, sind vielfältig; hierzu drei Beispiele:

1. Einseitige und falsche Ernährung: Paracelsus war einer der ersten, der erkannte, daß eine Diät bei Stoffwechselerkrankungen wie Gicht oder Diabetes helfen kann, und auch konkrete Ernährungsvorschläge machte.

2. Altersschwäche: Die meisten Geriatrika regen auch den Stoffwechsel an und helfen bei chronischen Darmleiden und mangelnder Entgiftung, wie Engelwurz, Galgant, Ingwer oder Kalmus.

3. Die „Verstopfung" und die Unterdrückung körpereigener Entgiftungsmechanismen; diese führt zur weiteren Schwäche des Alchimisten, ein Teufelskreis, aus dem es scheinbar kein Entrinnen gibt.

Die Entgiftung – Mutter aller Therapien
„Wenn die Natur irgendwo im Körper einen Schmerz erzeugt, so will sie dort schädliche Stoffe anhäufen und ausleeren."
Eine Therapie muß die Krankheit immer von den edlen (inneren) Organen zu den unedlen (Haut, Schleimhaut) treiben, alles andere hat fatale Folgen.
Um eine Krankheit des Ens Veneni zu behandeln, braucht man also weder eine Wünschelrute noch ein Horoskop wie vielleicht beim Ens Astrale, sondern eine Entgiftung, die wichtigste Therapiemethode überhaupt.
Die meisten Mittel mit Wirkung auf den inneren Alchimisten sind sulfurischer Natur,

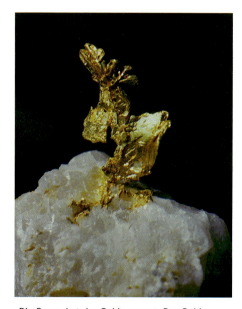

„Die Sonne hat das Gold gezeugt. Das Gold befeuert den Lebensgeist, kräftigt Herz und Geblüt und verleiht Größe und Stärke. Eine so große Kraft ist im Golde, daß es alles Kranke wieder herstellt" (Paracelsus). Foto: Olaf Rippe

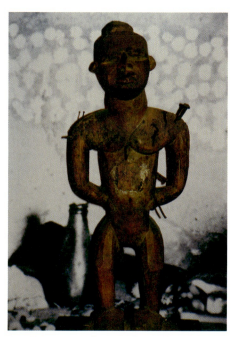

Nagelfetisch aus Schwarzafrika; medizinhistorisches Museum, Zürich. Durch die Nägel wird der böse Zauber, der sich als Krankheit an den entsprechenden Körperstellen zeigt, gebannt.
Foto: Olaf Rippe

d.h., sie schmecken scharf, bitter oder senfig, sind gelb gefärbt (Blüte und Säfte), oder sie haben Stacheln und Dornen; Beispiele wären: Berberitze, Brennnessel, Brunnenkresse, Gelber Enzian, Gelbwurz, Goldrute, Knoblauch, Löwenzahn, Mariendistel, Meisterwurz, Schlehe, Schöllkraut, Wermut, Zitrone.

„So ist jeder Sulfur ein unsichtbares Feuer, das auch die Krankheit verzehrt. Daher ist das Element Feuer bei allen Krankheiten ein großes Arkanum [wahrhaftiges Heilmittel]." Sulfurische Mittel verzehren aber nicht nur die Krankheit, sie regen auch den Lebensfunken an, und sie unterstützen die körpereigenen Entgiftungsvorgänge.
Ferner eignen sich zur Entgiftung alle Ausleitungsverfahren nach Dr. Aschner sowie alle harn-, schweiß- und galletreibenden oder menstruationsfördernden Mittel.
Aber damit nicht genug, muß man den Alchimisten selber heilen, z.B. durch Leberaufbaupräparate, Regeneration der Entgiftungsorgane oder eine Symbioselenkung des Darms und nicht zuletzt durch eine gesunde Lebensführung, womit aber keine Möhrchenkur auf Lebenszeit gemeint ist.

Therapiekonzepte
Allgemein und Psychotherapie

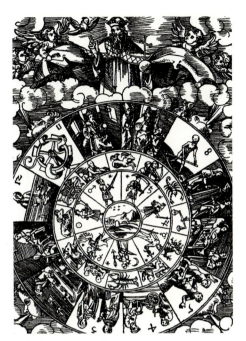

Aufbau eines Geburtshoroskops.
Holzschnitt, 16. Jh.

Das Ens Naturale

Dieses Ens bezieht sich auf den Menschen als Mikrokosmos sowie auf die Elemente, Temperamente und Körpersäfte. Einerseits geht Paracelsus damit auf die Bedeutung der Konstitution und die daraus resultierenden Dispositionen ein, andererseits bezieht er sich auch auf die antike Humorallehre (Humores = Säfte).

Um das Ens Naturale zu verstehen, ist nochmals ein Ausflug in die Vorstellungen der Astrologie notwendig, da die Gestirne maßgeblich an der Entstehung von Erkrankungen aus dem Ens Naturale beteiligt sind.

Der Mensch als Mikrokosmos

Wie vorher schon beschrieben, ist der Mensch ein Mikrokosmos, der, analog zum Makrokosmos, aus den vier Elementen, zwölf Sternzeichen und sieben Planeten[4] aufgebaut ist.

Jedes Organ korrespondiert dabei mit einem der Planeten: *„Das Herz ist die Sonne, und wie die Sonne auf die Erde und sich selber wirkt, also wirkt auch das Herz auf den Leib und sich selbst. Ebenso ist der Mond dem Gehirn vergleichbar. Die Milz hat den gleichen Lauf wie Saturn. Die Galle entspricht dem Mars. Die Nieren haben die Art der Venus. Der Merkurius ist ein Planet, der der Lunge gleicht und der Jupiter gleicht der Leber. Ihr sollt wissen, wenn die Leber nicht da wäre, da gäbe es nicht Gutes im ganzen Leibe [= innerer Alchimist]. Gleich Jupiter wirkt sie und mildert wie er durch ihre Güte alles Ungestüm."* (siehe Tabelle 2)[5]

Die sieben Planetenorgane werden von Paracelsus jeweils als Entität begriffen. Sie sind die „edlen" Organe, die den Gesamtorganismus mit Energie versorgen. *„Diese Sieben geben allen anderen Organen das Leben."*

Jedes Organ steht dabei in einer spezifischen Beziehung zum Gesamtorganismus: *„Das Herz sendet seinen Geist durch den ganzen Leib, wie die Sonne durch alle Gestirne und Erden. Das Gehirn geht allein zum Herzen und vom Herzen wieder zurück zu seinem Zentrum in geistiger*

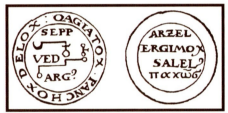

Amulett des Paracelsus gegen Hirnschwund und andere Krankheiten des Hauptes (aus: „Die sieben Bücher der Archidoxis Magica"), bestehend aus Gold (2.5), Silber (10.0), Kupfer (5.0), Zinn (10.0). Die Metalle schmelze man an Neumond zusammen und gieße sie in Form eines beliebig großen Pfennigs. Das Metall darf anschließend nicht mehr ins Feuer. Wenn nun der Planet Jupiter im Zeichen Fische steht, ritze die Symbole auf Vor- der- und Rückseite. Ab dem nächsten Neumond kann das Amulett als Anhänger gebraucht werden

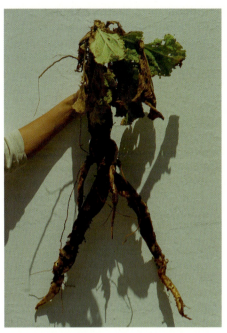

Wegen ihrer menschenähnlichen Gestalt ist die Alraune ein Universaltalisman gegen jede Art von Schadenszauber. Hildegard von Bingen glaubte, daß die Alraune der erste Versuch Gottes gewesen war, den Menschen zu erschaffen.

Foto: Olaf Rippe

Form. Der geistige Lauf der Leber vollzieht sich nur im Blute. Die Milz hat ihre Bahn an der Seite und in den Gedärmen, die Nieren haben ihren Lauf durch die Harnwege und Lenden. Der Umlauf der Lungen vollzieht sich in Brust und Kehle. Die Galle nimmt ihren Lauf durch Magen und Eingeweide.

Wenn sie sich irren und in eine falsche Bahn geraten, etwa die Bahn der Milz in die Bahn der Galle, entstehen Krankheiten."

Planet	Organ	Metall	Handelspräparate mit genannten Metallen
Mond	Gehirn	Silber	Cerebretik (Soluna) oder Somcupin (Pekana) bei Schlafstörungen
Merkur	Atemwege	Quecksilber	Sinfrontal (Müller – Göppingen) bei Eiterprozessen im HNO-Bereich; Pulmo/Mercurius (Wala) bei entzündlichen und exsudativen Lungenleiden
Venus	Harnorgane	Kupfer	Renalin (Soluna) zur Anregung der Diurese
Sonne	Herz – Kreislauf	Gold	Cordiak (Soluna) oder Aurum/Apis regina comp. (Wala) bei seelischen Herzleiden und Streß
Mars	Galle	Eisen	Vesica fellea/Ferrum (Wala) bei Galleleiden
Jupiter	Leber	Zinn	Metaheptachol (meta Fackler) oder Hepar 202 N (Staufen-Pharma) zur Leberentgiftung; Arandisit D15/Hepar bovis D4 (Weleda) bei Leberdepression
Saturn	Milz	Blei	Lien/Plumbum (Wala) bei Milz- und Blutleiden

Tabelle 2:

Therapiekonzepte
Allgemein und Psychotherapie

Krankheit und Heilmittel als Analogie zum Kosmos

Kommuniziert das Gehirn (Mond) in falscher Weise mit dem Herzen (Sonne), entstehen beispielsweise Herzrhythmusstörungen oder Schlafprobleme. Trifft die Galle (Mars) auf das Herz (Sonne), ergeben sich Blutdruckleiden oder Herzkrämpfe. Gerät die Galle (Mars) in die Bahn des Gehirns (Mond), entsteht Migräne, usw.

Aus dem Horoskop kann man weitere Hinweise auf die Beschaffenheit und die Krankheitsbereitschaft der Organe erhalten, also die Konstitution und Disposition des Patienten erkennen.

So wie die Organe den Planeten unterstehen, gilt dies auch für alle Heilmittel. Als reine Verkörperung der Planeten gelten die sieben Planetenmetalle, die jeweils einem Organ zugeordnet sind.

„Metalle haben eine große Übereinstimmung mit dem menschlichen Körper. Denn Kräfte, die im Metall verborgen ruhen, sind auch im Menschen. Wenn Gleiches zum Gleichen kommt und mit Verstand gebraucht wird, so wird der Natur geholfen."

Ist ein Organ aus Sympathie mit den herrschenden Planetenkräften erkrankt (siehe auch Ens Astrale), oder sind die Planeten im Körper aus ihrer Bahn geraten, ist das zugeordnete Metall das entsprechende Heilmittel, die Zuordnungen sind wie folgt: Mond - Gehirn - Silber / Merkur - Atemwege - Quecksilber / Venus - Niere - Kupfer / Sonne - Herz - Gold / Mars - Galle - Eisen / Jupiter - Leber - Zinn / Saturn - Milz - Blei.

Die Elemente und ihre Entsprechungen

Neben den Planeten spielen die Elemente beim Ens Naturale eine wichtige Rolle. Das unsichtbare Feuer findet sich als Lebensfunken und Wärme im ganzen Körper; das Hauptorgan ist das Herz, das Organ der Selbsterkenntnis. Die regenerierende Kraft des Wassers findet sich in allen Geweben und Körperflüssigkeiten; das Hauptorgan ist die Leber. Die Luft ist die Grundlage für den Stoffwechsel und für alle Feedbacksysteme (z.B. Hormonsystem), ihr Hauptorgan ist die Niere. Die Erde ist das Feste des Körpers und bildet somit die physische Grundlage; ihr Hauptorgan ist die Lunge.

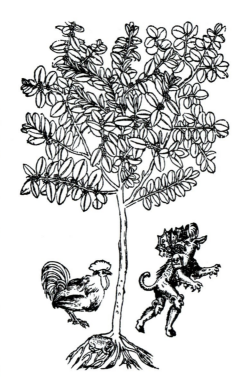

Buchsbaum vor der Tür vertreibt das Böse wie der Hahn das Ende der Nacht verkündigt. Aus dem Kräuterbuch des Hieronymus Bock, 16. Jh.

Für die Therapie ergibt sich beispielsweise, daß viele Mittel mit Herzwirkung die Lebenswärme erhalten und das Selbst stärken, Lebermittel meist den Gesamtorganismus regenerieren, Nierenmittel oft auf Feedbacksysteme günstig wirken und Lungenmittel häufig die Lebenskraft erhöhen.

Die Elemente stehen in Analogie zu den Temperamenten und Körpersäften, die Paracelsus ebenfalls dem Ens Naturale zuordnet.

Der Choleriker (Feuer) entsteht aus zuviel Bitterkeit, der Melancholiker (Erde) ist saurer Natur, das Süße führt zur phlegmatischen Natur (Wasser), und der Sanguiniker (Luft) entsteht aus zuviel Salz. Die Heilmittel entsprechen in ihrer Natur weitgehend dem pathologischen Zustand, z.B. Bitterstoffdrogen wie der feurige Wermut als Mittel für Choleriker.

Die Säfte zeigen sich dem Auge als färbende Krankheiten, d.h., sie äußern sich in Verfärbungen der Körpersäfte und in Hautverfärbungen. Gemäß der Signaturlehre entsprechen die Heilmittel in ihrer Farbigkeit möglichst dem Zustand des Kranken, z.B. Schöllkraut oder Gelbwurz bei Leber-Galle-Leiden. Man sieht, daß das homöopathische Prinzip auch Paracelsus bekannt war.

Das Ens Spirituale

Bei den Ausführungen zum Ens Spirituale geht es vor allem um geistige Erkrankungen, also um Psychologie und deren Mutter, die Magie.

Unter den Krankheiten des Geistes versteht Paracelsus aber nicht das Blendwerk von Dämonen. „Achtet bei diesem Ens Spirituale darauf, daß darunter kein Teufel, noch sein Werk oder seine Sippschaft begriffen wird, denn (...) ein Geist ist, was unseren Gedanken ohne Materie im lebendigen Leibe entspringt."

Krankheiten des Geistes

Krankheiten des Geistes können auf verschiedene Weise entstehen. Eine Wurzel des Übels ist die leidenschaftliche Natur des Menschen, sein Anhaften an Sympathie und Antipathie, die zum Verlust der Unterscheidungskraft führt, die wiederum den Verlust des Selbst und Krankheit bedeutet. Eine negative Sicht der Dinge und der eigenen Persönlichkeit führt unweigerlich dazu, daß sich die Vision verwirklicht – umgekehrt gilt dies natürlich auch für eine positive Lebenseinstellung.

Eine andere Möglichkeit, am Ens Spirituale zu erkranken, ist der Kampf der Leidenschaften in zwischenmenschlichen Beziehungen, der immer mit dem Sieg des stärkeren Willens endet. Der Unterlegene wird krank. Die Homöopathie kennt dazu das Stichwort: „Böse Folgen von Wut, Ärger oder Beleidigung" – ein mögliches Heilmittel wären höhere Potenzen von Staphisagria, Natrium muriaticum oder Apis.

Neben der Anwendung psychisch wirkender Mittel wie Johanniskraut oder geeigneter Homöopathika, ist in solchen Fällen auch eine Psychotherapie angebracht.

„Achtet darauf, damit ihr nicht den Leib mit Arzneien behandelt, denn das ist vergeblich. Behandelt aber den Geist, dann wird der Leib gesund. Dafür braucht man eine spirituale Arznei."

Magie als Krankheitsursache und „spirituale Arznei"

Die Übertragung des Willens kann auch auf magische Weise geschehen, z.B. durch die Nigromantie (Schwarze Magie), von deren Wirkung Paracelsus überzeugt war.

„Vor allem ist für euch gut, zu wissen, daß, sobald die Bilder, die nachdem, wider den anderen feindlichen Willen des

Therapiekonzepte
Allgemein und Psychotherapie

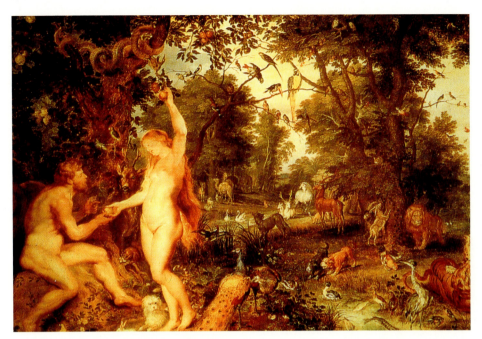

Adam und Eva im Paradiesgarten; Gemälde von Peter Paul Rubens (1577 – 1640)
Mit der Vertreibung aus dem Paradies ist der Mensch auch dem Ens dei unterworfen.

Geistes aus Wachs gemacht, hernach vergraben und mit Steinen beschwert werden, derselbe Mensch, dem das galt, eine schwere Bürde zu tragen hat, und zwar an den Stellen, wo die Steine liegen. Wenn das Bild zugrunde gegangen ist, hat auch sein Leben ein Ende.
Wenn einer eine Figur macht gleich einem Menschen und diese an eine Wand malt, so wisset, daß alle Stiche und Streiche, die das Bild treffen, auf den fallen, für den sie bestimmt sind."

In unserer Zeit wird dies meistens als Hokuspokus abgetan oder als eine Form der Suggestion angesehen. Aber mangelnde Überzeugung heißt noch lange nicht, daß Magie nicht funktioniert. Schon die Höhlenmalereien der Steinzeitmenschen waren kein ästhetischer Zeitvertreib, sondern eine Beschwörung des Tiergeistes, um z.B. bei der Jagd Macht über das Tier zu haben. Bildmagie, Nagelfetische oder das Nestelknüpfen (Puppen aus Baumbast) sind nichts anderes. Diese Methoden dienen aber nicht nur zum Schaden, sondern auch zur Heilung, denn eine alte Regel besagt: Magie kann man nur mit Magie beantworten.

Ein Beispiel ist der Gebrauch von Nagelfetischen im Voodoozauber. Dabei werden einer Holzfigur Nägel eingeschlagen, an Stellen, die beim Erkrankten schmerzhaft sind. Irgendwie erinnert so eine Figur an eine mit Nadeln gespickte Akupunkturpuppe. Auf diese Weise soll der böse Zauber gebannt werden und in die Nägel übergehen. In der Regel ist der Patient nach einer solchen Therapie, die immer mit komplexen Ritualen verknüpft ist, geheilt. Selbstverständlich hat auch Paracelsus die Magie zum Heilen genutzt. Besonders in seinem Buch „Archidoxis Magica"[6] beschreibt er die Herstellung von Amuletten zu heil- und schutzmagischen Zwecken, aber auch an anderen Stellen seiner Bücher zeigt sich Paracelsus als Kenner der Materie.

Neben Amuletten und Bannritualen ist bei Krankheiten des Ens Spirituale die Anwendung von Verschrei- und Berufskräutern anzuraten, meistens sind sie beides in einem. Verschreikräuter helfen gegen das Bescheien (= Verfluchen), während Berufskräuter vor dem Einfluß nichtmenschlicher Wesen schützen. Beispiele solcher Kräuter sind: Alraune, Baldrian, Engelwurz, Johanniskraut, Mistel oder der Aufrechte Ziest; einige sind heute noch als Psychotherapeutika gebräuchlich, nur mit dem Unterschied, daß der Dämon der Melancholie neuerdings Depression heißt.

Während die Übertragung eines Schadens- oder Heilzaubers immer auf ein Medium, z.B. eine Puppe oder ein Amulett, angewiesen ist, gibt es laut Paracelsus auch Menschen, die andere durch bloße Willenskraft beeinflussen können. Dies geschieht durch das Unbewußte, das Paracelsus mit dem Schlaf vergleicht.

„Wenn sie schlafen, so wird ihr Traum an dem anderen verwirklicht und erfüllt. Denn es gibt keinen Traum, der im Geiste entspringt, der sich nicht verwirklicht."

Auch für den Heiler kann das Unbewußte einen Zugang zum Erkrankten bieten, man denke nur an den Trancezustand während einer Hypnose. Schamanen nutzen ähnliche Methoden ebenfalls seit Jahrtausenden, wenn sie hypnotische Rauschtränke anwenden, um das verschlungene Labyrinth der Seele zu erforschen[7]; natürlich kannte Paracelsus ähnliche Rezepte.

Das Ens Dei

Nach antiker Vorstellung gibt es „vier göttliche Wurzeln der Existenz". Empedokles von Agrigent (490 bis 420 v. Chr.) nannte sie Feuer, Wasser, Luft und Erde. Aristoteles (384 bis 322 v. Chr.) fügte diesem System noch ein fünftes Element hinzu, die Quintessenz, auch Äther genannt.

Alles Existierende wird seit der Antike diesen Elementarkräften zugeordnet, somit auch die Entien: Die Luft finden wir im Ens Astrale, die Erde im Ens Veneni, das Feuer im Ens Naturale und das Wasser im Ens Spirituale.

Die Quintessenz, das fünfte Element, ist das Geheimnisvollste unter den Schöpfungskräften. Es ist das ursprüngliche Element, die ungeteilte Ursache. Die Quintessenz übertrifft an raumzeitlicher Ausdehnung die vier anderen Elemente, und sie ist in deren Ausdrucksformen unsichtbar enthalten. Sie ist die Ursache für die verborgenen Kräfte der Natur. Dieses fünfte ist das Ens Dei des Paracelsus über das Wirken Gottes hinter allen Erscheinungen.

Als gläubiger Christ sah Paracelsus die letztendliche Wurzel aller Leiden und aller Heilkunst in Gott selbst.

Aber auch wer anderen Glaubensvorstellungen folgt, findet in diesem Ens eine Antwort auf die Frage nach dem höheren Sinn von Krankheit, denn zu allen Zeiten und in allen Kulturen waren und sind die Menschen dem Ratschluß der Götter unterworfen.

Therapiekonzepte
Allgemein und Psychotherapie

Krankheit als Fegefeuer

„Gesundheit und Krankheit kommen bekanntlich von Gott und nicht vom Menschen. Die Krankheiten der Menschen teilt man ein in die natürlichen und in die Gottesgeißeln. Jene umfassen das erste bis vierte Ens, diese das fünfte. Gott hat die Krankheiten als Strafen und als deutliche Beweise dafür über uns verhängt, daß unser Wissen auf allen Gebieten nur ein oberflächliches ist und nicht bis zur Wahrheit reicht."

Damit spricht Paracelsus eine der wichtigsten Tugenden des Menschen und beson-

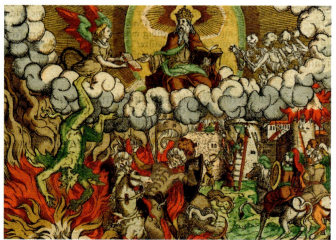

Die Welt des Menschen war für Paracelsus das Fegefeuer und Krankheiten betrachtete er als Möglichkeit der spirituellen Läuterung. „Apokalypse", kolorierter Holzschnitt; 16. Jh.

ders des Heilers an, die Demut, denn jede Heilkunst kann nur gelingen, wenn die Heilung im Schöpfungsplan vorgesehen ist. „Gott schickt Gesundheit und Krankheit und auch die Arznei für unsere Krankheiten." Ebenso bestimmt er den rechten Zeitpunkt des Heilens. „Alle Krankheiten sind bestimmt, zu ihrer Zeit geheilt zu werden, und nicht, wann wir es wünschen." Diesen Zeitpunkt kennt nur Gott allein.

Nach den Vorstellungen des Paracelsus ist jede Krankheit ein läuterndes Fegefeuer, das alle Unreinheit im Menschen verbrennt. „Daher kann kein Arzt heilen, wenn nicht nach Gottes Ratschluß das betreffende Fegefeuer beendet sein soll. Denn der Arzt soll und kann nicht gegen die göttliche Bestimmung des Fegefeuers wirken."

Deswegen ist Krankheit mit Leid verbunden. Im Leiden soll der Mensch sich selber überwinden. Deshalb kann auch nur derjenige geheilt werden, der den Willen dazu hat. Das Leid aber als Reinigung und Möglichkeit zur Erkenntnis zu akzeptieren fällt den meisten Menschen schwer, man spricht heute von mangelnder Krankheitseinsicht und Krankheitsgewinn. Neben der eigenen Unvollkommenheit sind diese zwei Faktoren die größten Gegner jedes Heilers.

Krankheit und Karma

Solange der Mensch nur an seiner Unvollkommenheit erkrankt, kann er geheilt werden, sofern es sein Wille ist. Nun gibt es aber auch Krankheiten, die jedem Heilmittel widerstehen, nicht weil die Mittel falsch gewählt oder ohne Macht wären, sondern weil Gott selber die Heilung nicht will.

Über das Unheilbare schreibt Paracelsus: „Die Menschen straft er nicht um ihrer Sünden willen, sondern um sie auszuzeichnen. Diesen kann kein Arzt helfen. Denn Gott will, daß sie seine Zeichen tragen."

Nicht selten ist auch der Heiler von Gott gezeichnet, man könnte dies auch als karmische Stigmatisierung bezeichnen; besonders die Epilepsie und andere „Krankheiten", die das „Zweite Gesicht" bewirken, kann man hierzu zählen.

Um ein wahrer Heiler zu sein, gibt es zwei Möglichkeiten: Entweder geht man selber durch das läuternde Fegefeuer, oder man wird initiiert, wobei eine Initiation meistens mit Nahtoderlebnissen verknüpft ist, in denen ein Kontakt zu den göttlichen Kräften erfolgt. Auf jeden Fall entscheidet nicht der Notendurchschnitt über heilerische Fähigkeiten und auch keine bestandene Amtsarztprüfung, sondern einzig und allein der Wille höherer Mächte.

Krankheit als Rätsel

Die Ursachen der Krankheiten des Ens Dei sind in jedem Fall unergründlich. Egal mit welcher Krankheit wir konfrontiert sind, immer kann sie ihren Ursprung im Ens Dei haben, an der man sich dann als Therapeut die Zähne ausbeißt.

„Denn er [Gott] mengt seine strafende Kraft so geheim unter die vier Entien, daß niemand darauf kommt, daß man es hier nicht mit einem der vier Entien zu tun habe. Daraus erklärt sich, daß manche Krankheiten, die anscheinend auf eines der vier Entien zurückgehen, durchaus nicht zu heilen sind."

Dies ist die ewige Unsicherheit des Heilers, seine Unvollkommenheit vor Gott.

---

1 Alle Zitate nach Paracelsus ohne Namensnennung kursiv gedruckt.
2 Der Verfasser bedankt sich bei Hp Jürgen C. Bauer, Weil der Stadt, für die freundliche Unterstützung.
3 Mond, Merkur, Venus, Sonne, Mars, Jupiter, Saturn; Sonne und Mond werden ebenfalls als Planeten bezeichnet. Die transsaturnalen Planeten Uranus, Neptun und Pluto waren damals nicht bekannt. Sie stellen eine höhere Schwingungsebene von Merkur, Venus und Mars dar, so daß auch heute noch von sieben planetarischen Grundkräften gesprochen wird.
4 Siehe „Die Laus auf der Leber", Naturheilpraxis 12/95, sowie „Pflanzen und ihre kosmischen Heilkräfte", Naturheilpraxis 10/97, beide Artikel von Olaf Rippe.
5 Ein empfehlenswertes Buch zum Thema Magie und Amulette sind auch die „Magischen Werke" von Agrippa von Nettesheim, einem Zeitgenossen des Paracelsus.
6 Siehe hierzu Naturheilpraxis 10/97: „Hexenpflanzen – oder die Zauberkünste der eisen Frauen" von Margret Madejsky sowie „Ayahuasca, der Schamanentrunk von Amazonien" von Dr. Christian Rätsch.

Literatur

Aschner Bernhard: Befreiung der Medizin vom Dogma, Heidelberg 1962
Aschner Bernhard: Technik der Konstitutionstherapie, Heidelberg 1961
Braun Lucien: Paracelsus, eine Bildbiographie, Zürich 1988
Gichtel Johann Georg: Theosophia Practica, Nachdruck Schwarzenburg 1979
Golowin Sergius: Paracelsus, München 1993
Jütte Robert (Hrsg): Paracelsus heute – im Lichte der Natur, Heidelberg 1994
Madejsky Margret/Rippe Olaf: Heilmittel der Sonne, München 1997
Mertz Bernd A.: Paracelsus und seine Astrologie, Wettswil 1993
Mertz Bernd A.: Das Handbuch der Astromedizin, Genf 1991
Nettesheim Agrippa von: De occulta Philosophia, Nachdruck Nördlingen 1987
Paracelsus: Sämtliche Werke – Aschner Ausgabe, Nachdruck, Anger 1993
Paracelsus: Magische Unterweisungen, Nachdruck Bern 1980
Rätsch Christian: Die Steine der Schamanen, München 1997
Rätsch Christian (Hrsg): Naturverehrung und Heilkunst, Südergellersen 1993
Selawry Alla: Metallfunktionstypen in Psychologie u. Medizin, Heidelberg 1985
Simonis Werner-Christian: Erde, Mensch und Krankheit, Stuttgart 1974
Steiner Rudolf: Geisteswissenschaft und Medizin, Dornach 1976

Therapiekonzepte
Allgemein und Psychotherapie

Traumförderung: Mit Traumsteinen und Orakelpflanzen ins Land der Träume

Von Margret Madejsky

Ängste und seelische Traumen liegen tief im Unterbewußtsein verborgen und ernähren Krankheiten aller Art. Biologen sehen in den Träumen einen Selbstreinigungsversuch des Gehirns – die Seele wirft sozusagen Ballast ab. Träumen kann jeder; nur die Erinnerung an die Phantasiegebilde der Nacht fehlt vielen. Erinnern wir uns der Träume, so kann die bewußte Auseinandersetzung mit den verschlüsselten Botschaften der Seele beginnen. Pflanzen wie Vergißmeinnicht oder Metalle wie Silber erleichtern die Traumarbeit und führen uns manchmal zurück zu den Wurzeln psychischer und physischer Leiden.

Silber – Spiegel für die Seele

"Das Gedächtnis reproduziert die Dinge, wie der Mond das Sonnenlicht spiegelt oder der Silberspiegel getreu die Umwelt wiederspiegelt" (Alla Selawry, Metallfunktionstypen).
Die Rückseite von Spiegelglas wird zum Teil heute noch mit Silber beschichtet. Silberverbindungen wie etwa Silberbromid oder Silberjodid sind extrem lichtempfindlich und werden daher in der Fotografie verwendet. Deswegen spricht man auch von einem "photographischen Gedächtnis", wenn jemand ein ausgeprägtes Erinnerungsvermögen hat. In der astrologischen Medizin ordnet man das Silber dem Mond zu, der im Menschen unter anderem über das Gehirn, den Schlaf und das Unbewußte regiert. Im übertragenen Sinn fördert das Mondmetall Silber also die Spiegelfunktion des Gedächtnisses.

Während das Sonnenmetall Gold den Tag erhellt, "Be-sonnen-heit" spendet und das Selbstbewußtsein stärkt, geleitet das Mondmetall Silber in die Nacht und fördert die Traumerinnerung.
Der Traum wird auch als silberner Faden bezeichnet, der Körper und Geist in der

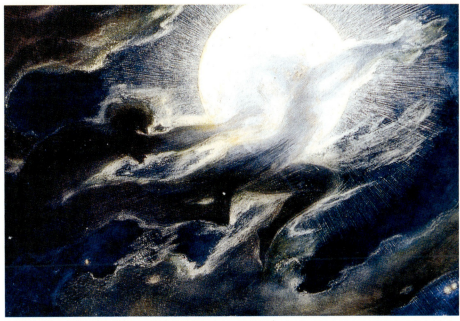

"Wolkengespenster" von Richard Riemerschmid

Nacht zusammenhält. In der Tat bahnt das Silber den Weg zum Unbewußten. Weil Silber ein so genanntes Reaktionsmittel der Psyche ist, eröffnet man die Metall-Therapie für gewöhnlich mit Silber; bspw. mit Argentum metallicum praeparatum D12 Trituration von Weleda. Als Silberspiegel liegt das Metall in seiner reinsten Form vor. Zur Herstellung wurde das Silber verdampft und schlägt auf Glas nieder, so dass man eine Art Metall-Destillat erhält, das bei seelischen Überlastungen und Schlafstörungen hilfreich sein kann. Die anthroposophischen Heilmittelfirmen bieten zahlreiche Silberarzneien für die Seele an, zum Beispiel "Argentum / Rohrzucker, Globuli" von Wala, das sich vor allem bei den Schlafstörungen der Kinder nach seelischen Traumen wie etwa Trennung der Eltern oder bei Krankenhausaufenthalten bewährt hat. Eine andere Silberarznei für Traum und Schlaf ist beispielsweise "Bryophyllum Argento cultum" von Weleda, das als vegetabilisiertes Metall ebenfalls bei Schlafstörungen der Kinder versucht werden sollte, vor allem wenn diese eine Schockfolge sind.
Nicht zuletzt hat die spagyrische Heilmittelfirma Soluna mit Cerebretik ebenfalls eine lunare Arznei für die Nacht geschaffen: Durch zwei Silberverbindungen, Argentum colloidale und Argentum citricum, wirkt das Solunat wie ein Schlüssel zum Unterbewußtsein. Nach längerer Einnahme regulieren sich Schlafstörungen und Träume beleben die Nacht oder bleiben in Errinnerung.

Therapiekonzepte
Allgemein und Psychotherapie

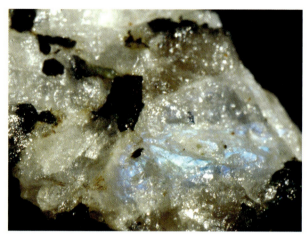

Mondsteine: In Indien als "Traumsteine" verehrt.   Foto: Olaf Rippe

Nach anthroposophischer Vorstellung ist Silber das Metall der ersten sieben Lebensjahre. Dies entspricht auch dem Arzneimittelbild von Argentum metallicum. Dort finden sich frühkindliche Empfindungen, die von Nash wie folgt beschrieben werden: "Der Anblick hoher Häuser macht schwindlig und läßt wanken". Das kleine Kind (in uns) nimmt hier aus seiner Perspektive heraus die große Umwelt wahr - ein Blickwinkel, den so mancher noch aus kindlichen Fieberdelirien in Erinnerung hat. Auch im Arzneimittelbild von Argentum nitricum (Silbernitrat) finden sich für den Erwachsenen oft unerklärliche Ängste wie die Platz- oder Fallangst. Beim Argentum-nitricum-Typ können sich alle möglichen Befürchtungen bis zur Todesangst steigern. Auf die Frage, wie sich die Angst äußert, sagen solche Patienten vielleicht: "Man merkt es mir äußerlich nicht an" oder "Ich weiß es nicht". Alles läuft unbewußt ab, Empfindungen sind diffus und bleiben unter der Oberfläche verborgen. Sofern Ängste den Schlaf stören, wäre auch an "Metakaveron" von Meta Fackler zu denken, das Argentum nitricum enthält.

Kent hat nun den Kreis geschlossen: "Folgen von seelischer Erschütterung" und "Gedächtnisschwund" führt er als Leitsymptome von Argentum metallicum auf - was sich auch auf andere Silberverbindungen übertragen läßt.

Einer Frau, die schon beim Treppensteigen unter Fallangst litt, wurde Argentum metallicum D30 verordnet. Daraufhin erinnerte sie sich plötzlich daran, daß ihre Mutter in der Spätschwangerschaft mit ihr die Treppe heruntergefallen war. Hier wäre auch Arnica als Begleit- oder Wechselmittel geeignet gewesen, denn es ist das Hauptmittel bei "Folgen von Traumen", auch wenn diese sehr lange Zeit zurückliegen. "Das Entsetzen, das sie wirklich durchlebt haben, wiederholt sich - der Arnica-Patient träumt davon" heißt es bei Kent. Vor allem Alpträume, die sich nach seelischen Traumen wie etwa nach Unfällen oder nach Vergewaltigung ständig wiederholen, lassen sich mit Hochpotenzen von Arnica (D30, C30) zuverlässig bekämpfen. Interessant wäre in solchen Fällen auch der Wechsel zwischen lunaren Heilmitteln wie Argentum metallicum oder Calcium carbonicum am Abend und sonnigen Mitteln wie Arnica, Aurum metallicum (Gold), Hypericum (Johanniskraut) oder Succinum (Bernstein) am Morgen.

Mit Argentum nitricum lassen sich Flug- und Fallangst ebenfalls lindern. Dabei beobachtet man gelegentlich, daß die Ängste im selben Maß abnehmen wie Erinnerungen an lange zurückliegende Ereignisse wach werden. So berichtete beispielsweise eine Patientin, die unter begründeter Flugangst litt - sie mußte im Rahmen ihrer Journalistentätigkeit über Flugzeugabstürze recherchieren - die Kombination von Argentum nitricum D12 (10,0) und Passiflora incarnata Urtinktur (40,0) habe sie gelassener gemacht. Weil ihr die Mischung "so gut getan hat", nahm sie täglich einige Tropfen davon ein und wunderte sich darüber, daß sie jede Nacht intensiv träumte. In ihren Träumen durchlebte sie unter anderem einige Ereignisse ihrer Kindheit erneut, was wiederum ein Ansatzpunkt für die Bekämpfung anderer Ängste war, die sie noch im Erwachsenenalter plagten.

Von Meerwasser und Mondstein

Einen interessanten Erfahrungsbericht lieferte auch ein Heilpraktikeranwärter, der wegen seiner unterschwelligen Versagensängste eine Zeit lang täglich Aqua marina (Meerwasser) D12 als Reaktionsmittel der Psyche eingenommen hatte. Seine Träume wurden dadurch lebhaft, sexuell und geradezu archaisch. Er hatte im allgemeinen überhaupt keine Traumerinnerung, aber unter Einfluß von Aqua marina wurde jede Nacht zur Erlebnisreise. Nach eigener Aussage wurde in den Träumen all der versteckte Kummer freigelegt, wodurch er in dieser Zeit tiefe Einblicke in seine seelische Struktur gewann. Zum Abschluß dieser intensiven Phase träumte er, er sei ein Fisch im Meer und schwamm völlig erlöst durch das glasklare Wasser. Wer einmal die phantastische Welt der Meere kennengelernt hat, wird verstehen, daß Aqua marina (wie auch andere "Meeresmittel"; vergleiche daher auch Natrium muriaticum oder Sepia) ein lunares Heilmittel sein muß - schließlich symbolisiert das Wasser die Gefühle und die Tiefen des Meeres entsprechen dem Unbewußten.

Auch das Mineralreich liefert viele Hilfsmittel, zum Beispiel den Mondstein (Kalium-Aluminium-Silikat). Dem Aberglauben zufolge soll der tiefgründig schimmernde Stein sogar den Blick in die Zukunft ermöglichen. Ähnlich wie sich der Blick im Meer verliert und sich die Gedanken nach innen richten, so wirkt der Anblick des Mondsteins hypnotisch. In Indien ist er heilig und wird als "Traumstein" verehrt. Er läßt die Phantasie seines Trägers bei Tag und bei Nacht in unendliche Tiefen schweifen. Leider steht der Mondstein nicht als Homöopathikum zur Verfügung - dabei wäre er vermutlich das ideale Mittel für Skeptiker. Traumlose sollten einmal Mondsteinwasser versuchen: Man legt

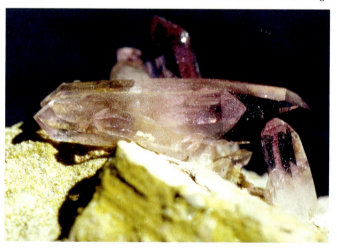

Amethyst verstärkt die Wahrnehmung astraler Welten.   Foto: Olaf Rippe

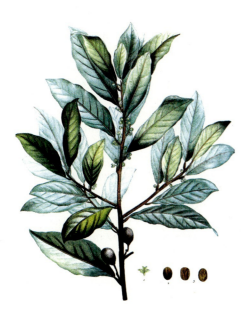

Lorbeer: "Mantikos", das Hellsehkraut der Griechen, macht auch Träume intensiver.
Foto: Olaf Rippe

Von Orakelpflanzen und Traumblumen

Eine weitere Möglichkeit der Traumförderung bieten alte Orakelpflanzen wie der Lorbeer (Laurus nobilis). Die meisten kennen ihn als verdauungsförderndes Gewürz und als Siegessymbol. Es hat jedoch einen tieferen Sinn, warum gerade der Lorbeerkranz das Dritte Auge vieler Herrscher zierte. Der französische Reflexzonentherapeut Bourdiol hat die Stelle, wo der Lorbeerkranz für gewöhnlich die Stirn berührt, als die "Rindenzone der Voraussicht" bezeichnet. Eine Eigenschaft muß schließlich jeder König oder Feldherr besitzen: die Weitsicht! Lorbeer hieß im Griechischen auch "mantikos", das Hellsehkraut. Die Priesterinnen des Orakels von Delphi machten ihre Weissagungen auf einem Thron aus Lorbeer und kauten die Blätter. Auch die Priesterinnen des Asklepios steigerten ihre Sehergabe mit Lorbeer.

Die Griechen hatten eine hochentwickelte Traumkultur. Die Traummantik gehörte zu ihrer Heilkunst wie das Ultraschallgerät zur heutigen Medizin. Kranke gingen zu den Tempeln der Heilgötter Apollon oder Äskulap, brachten Opfer dar, und wurden in Heilschlaf versetzt. Im Traum erschien ihnen dann vielleicht Asklepios in seiner Schlangengestalt, oder sie erhielten von Morpheus, dem Gott der Träume, die Schlüssel zur Heilung.

Lorbeer ist auch das Kraut der Poeten, die einst "Lauratus poeticus" hießen. Es fördert die Imagination und die Träume. In Olivenöl verdünntes ätherisches Lorbeeröl (1:10), von dem bei Bedarf ein Tropfen auf die Stirn aufgebracht wird, kann manchmal die Intuition steigern.

Das Acker-Vergißmeinnicht (Myosotis arvensis) ist erfahrungsgemäß die stärkste Traumarznei aus dem Pflanzenreich und ein ideales Begleitmittel für Silber, wenn man die Tore zum Unbewußten öffnen will. Die Letten sollen das Kraut zur Schlafförderung geräuchert haben. Aber seine eigentliche Bedeutung klingt schon im Namen: Vergiß-mein-nicht! Manche sehen in ihm die "Traumblume" der Romantiker, um die sich eine Legende rankt:: Ein junger Edelmann begegnete einst einer wunderschönen Frau, die ihm eine blaue Blume schenkte. Mit der Blume in der Hand berührte er zufällig einen Fels, der sich sogleich öffnete und den Weg ins Innere des Berges offenlegte. Der Mann folgte dem Weg und stieß auf einen verborgenen Schatz. Da rief ihm die Stimme zu, er solle das Beste nicht vergessen. Daraufhin legte der edle Herr die Blume beiseite, steckte die wertvollsten Goldstücke, die er finden konnte, in die Tasche und verließ den Schatzberg wieder. Doch da fiel das Felsentor hinter ihm für immer zu, denn er hatte das Wichtigste vergessen: Das Blümchen Vergiß-mich-nicht, das ihm den Schatz wieder eröffnet hätte.

Als "blaue Blume" symbolisiert das Vergißmeinnicht die Sehnsucht. Ein indianisches Sprichwort besagt daher: Der Weg der Seele ist blau wie eine blaue Blume.

Die Seelenwirkung der Farben nutzen Hersteller von Arzneimitteln, aber auch Kräuterläden längst: Ein Schlaftee wird aus psychologischen Gründen immer sichtbar

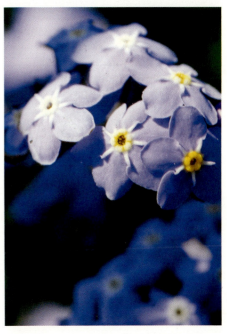

Vergissmeinnicht ist die blaue Blume der Romantiker
Foto: Margret Madejsky

viel Blau enthalten. Zum Beispiel ist die blaue Kornblume (Centaurea cyanus) eine beliebte Schönungsdroge, die den nächtlichen Ausflug in die Welt der Träume unterstützt. In psychiatrischen Anstalten werden abends zur Schlafförderung bevorzugt blaue Plazebos verteilt. Morgens helfen dagegen die roten Plazebos besser, den Kreislauf in Schwung zu bringen.

Vergißmeinnicht stärkt das Erinnerungsvermögen. Nicht nur Träume bleiben länger im Bewußtsein, auch beim Studium kann

Mondsteine in eine Glaskanne mit Quellwasser und stellt das Ganze über Nacht ins Mondlicht. Abends vor dem Schlafengehen trinkt man von diesem Wasser.

Erhältlich ist dagegen der Amethyst (violette Varietät des Quarz). Sein Name leitet sich aus dem Griechischen ab und bedeutet soviel wie "der Trunkenheit widerstehen" und dem entsprechend wird diesem Halbedelstein nachgesagt, er heile die Trunksucht. Aus metaphysischer Sicht entstehen Süchte durch den Verlust der Anbindung an das Göttliche. In der Tat ist der violette Amethyst ein Stein für Visionssuchende. Er ist der Schmuckstein der Bischöfe, die mit ihrem Traditionsschmuck eine Art Draht nach Oben herstellen. Laut Uyldert ist der Amethyst der Stein der geistigen Erhebung. Manche verwenden ihn sogar zur Unterstützung von Rückführungen. Zusammen mit Silber wirkt er wie ein Katapult zu tieferen Bewußtseinsebenen, aber manchmal katapultiert er auch in die inneren Abgründe. Träume werden durch ihn meist bewußter erlebt. Wer sich vom Amethyst angezogen fühlt, kann einen Selbstversuch mit Amethyst Trituration D10 von Weleda wagen. Allerdings ist es ratsam, während solcher Experimente morgens eine Sonnenmedizin einzunehmen, bspw. "Aurum/Apis comp." von Wala, um der Seele für die Bewußtwerdungsprozesse Sonnenkraft zu spenden.

Therapiekonzepte
Allgemein und Psychotherapie

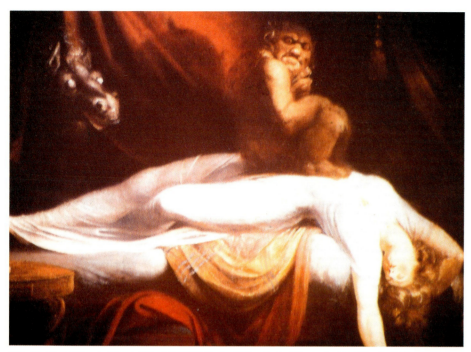

"Der Nachtmahr" von Johann Heinrich Füßli: Traumförderer wie Silber oder Vergißmeinnicht erschließen das Unbewußte – zuweilen kommen auch verdrängte Ängste an die Oberfläche

der "blaue Himmelsschlüssel" hilfreich sein. Obwohl es keinerlei Nachweis über eine direkte Wirkung auf das Gehirn gibt, deuten zahlreiche Erfahrungsberichte auf die besonderen Kräfte dieser alten Zauberpflanze hin. Ich selbst habe mich mit der Urtinktur auf Prüfungen vorbereitet und war sehr erfreut, daß ich fast jede Nacht Prüfungsfragen geträumt habe, die später tatsächlich Bestandteil der Prüfung waren - ich hatte mir dies allerdings fest vorgenommen. Im Prinzip ist es egal, ob das Vergißmeinnicht hirnwirksam ist oder nicht. Denn im Papyrus Ebers (ca. 1600 v. Chr.) steht geschrieben: "Wirksam ist der Zauber zusammen mit dem Heilmittel, wirksam ist das Heilmittel zusammen mit dem Zauber." In diesem Sinne raten Psychologen, daß man sich vor dem Einschlafen einen Traum wünschen oder sich auf ein Traumbild konzentrieren soll.

Hierzu ein Fall: Eine junge Frau stand vor der Entscheidung, ihr unliebsames Studium abzubrechen. Sie klagte unter anderem über ihre mangelnde Traumerinnerung. Also nahm sie fortan abends vor dem Zubettgehen 10 Tropfen Vergißmeinnicht-Urtinktur ein. Etwa eine Woche hat es gedauert, bis sie aufgelöst anrief, weil sie wissen wollte, ob ihre Alpträume mit dem Mittel zu tun haben könnten. Sie hatte seither jede Nacht von einem Mörder geträumt, der sie verfolgte. Der Mörder war bald identifiziert und unschädlich gemacht: Es handelte sich nämlich um die personifizierte elterliche Vernunft und diese Vernunft wollte ihre Phantasie töten. Aufgrund der heftigen Reaktion auf das sonst recht harmlose Vergißmeinnicht, wurde die Behandlung äußerlich fortgesetzt. Die Frau tupfte sich also jeden Abend einen Tropfen der Urtinktur auf das "Dritte Auge" (Zone der Voraus-

Einige bewährte Naturarzneien für Schlaf und Traum

Argentum/Rohrzucker, Globuli und Amp. (Wala; Argetum met. D5, Saccharum Sacchari D9)	Bewährtes Schockmittel, vor allem für Kinder geeignet: z. B. bei Schlafstörungen infolge von Geburtstraumen, während Krankenhausaufenthalten oder nach seelischen Traumen wie Trennungen angezeigt.
Avena comp., Globuli und Amp. (Wala; Avena D2/5, Conche D6, Phosph. D24, Sulfur D24, Valeriana D2/7)	Wurde speziell für Schlafstörungen im Klinikbetrieb entwickelt. Bewährt ist die kurmäßige Einnahme bei chron. Ein- und Durchschlafstörungen, Katzenschlaf.
Bryophyllum Argento cultum, Dil. oder Amp. D2 oder D3, auch RH (Weleda; vegetabilisiertes Metall – mit Silber gedüngte Keimzumpe)	Kardinalmittel bei Schockfolgen und Schlafstörungen wegen Angst oder Erregung. Bewährtes Kindermittel. Ideales pflanzliches Ergänzungsmittel zu einer Konstitutionsbehandlung mit Argentum metallicum.
Cerebretik (Soluna; Kolloidales Silber, Silbercitrat, Tabacum D4)	Schlaf und Traum fördernde Silberarznei. Ergänzt eine Konstitutionsbehandlung mit Silber oder Phosphor.
Echtronerval-N Mixtur (Weber & Weber; Urtinkturen von Archangelica, Avena sativa, Gentiana, Hypericum und Passiflora, Crocus sat. D2, Gelsem. D3, Myristica D3)	Interessanter Komplex mit pflanzlichen Stimmungsaufhellern und Angstlösern; bewährtes Begleitmittel bei Schlafstörungen und nervöser Erschöpfung.
Hopfenkapseln (Galactopharm; Hopfendrüsen-Pulver)	Bewährt bei Ein- und Durchschlafstörungen. Ergänzt bei chron. Schlafstörungen homöopath. Arzneien.
Metakaveron (Meta Fackler; Arg. nitr. D5, Mandragora D6, Piper methyst. D6, Sumbulus mosch. D2)	Bewährt bei Unruhezuständen (z.B. Lampenfieber), nervöser Erschöpfung und Einschlafstörungen.
Nervisorin N (Schuck; Avena sativa D2, Nux vomica D5, Zinc. isovalerian. D5)	Indiziert bei Schlafstörungen nach Übernächtigung, bei restless-leg-Syndrom und bei nervöser Erschöpfung.
Nervostabil S Dragees (Schuck; Extrakte von Valeriana 80mg, Humulus 150mg und Passiflora 150mg)	Bewährter pflanzlicher Komplex bei nervöser Erschöpfung, bei Ein- und Durchschlafstörungen.
Polypathik (Soluna; spagyr. Auszug aus Beifußkraut, Christrosenwurzel, Mistelkraut, Pfingstrosenblüten, Ammoniumbromid, Kaliumbromid, Natriumbromid)	Speziell für diverse Krampfzustände (z.B. Epilepsie) entwickelt. Die drei Bromverbindungen dämpfen und fördern das Einschlafen (stündlich 5 - 10 Tropfen).
Zincum valerianicum Tropfen (Hevert; Cimicifuga D2, Cocculus D4, Cypripedium D3, Ignatia D6, Lilium tigr. D4, Passiflora D1, Platinum met. D8, Valeriana D2, Zincum valerianicum D3)	Bewährt zur Nervenstärkung in Krisensituationen sowie bei Ein- und Durchschlafstörungen und restless-leg-Syndrom. Vertieft den Schlaf und verstärkt den Erholungseffekt. Mildes Tages- und Nachtsedativum.

sicht) und der Schlaf normalisierte sich wieder. Als sie dies eine Zeit lang fortgeführt hatte, meldete sie sich wieder und hinterließ telefonisch ein Dankeslied, denn sie hatte dadurch klare Visionen erhalten und konnte sich nun für eine Zukunft mit Herz und Spaß am Thema entscheiden.

Schutz vor Alben und Nachtmahren

"Was nun den Schlaf betrifft, dieses sinistre Abenteuer all unserer Nächte, so dürfen wir sagen, daß die Menschen täglich mit einer Kühnheit zu Bett gehen, die unbegreiflich sein würde, wüßten wir nicht, daß sie das Resultat der Ignoranz der Gefahr ist" (Baudelaire).

Mit Silber, Meerwasser oder Vergißmeinnicht brechen die Pforten der Seele auf. Unverarbeitete Erlebnisse gelangen zuweilen in der Gestalt von Alpträumen und Nachtmahren an die Oberfläche. Eine Häutung der Seele beginnt, und diese kann auch unangenehm sein. Daher lohnt es sich, von Anfang an Schutzmaßnahmen zu treffen, damit keine seelische Überforderung eintritt.

Den nordischen Siedlern der Frühzeit soll der Weißdorn (Crataegus monogyna u. laevigata) Schutz vor dem nächtlichen Angriff wilder Tiere geboten haben. Er heißt daher auch "Schlafdorn". Mit seinen Dornen war er wie ein undurchdringlicher Schutzwall. In manchen naturheilkundlich orientierten Krankenhäusern werden die Patienten inzwischen routinemäßig mit Schlafdorntee in die Nacht entlassen. Erfahrungsgemäß wird der Schlaf dadurch ruhiger - vielleicht, weil sich die Wehrhaftigkeit des dornigen Strauches auf den Menschen überträgt.

Wird das Leiden an Vergangenem zu groß, so wird die Passionsblume (Passiflora incarnata) als Begleitmittel für Silber in Frage kommen. Die "Leidensblume" ist ein mildes, zentral wirkendes Sedativum. Die mondhafte Blüte vertieft und harmonisiert die Silberwirkung in der Nacht, wenn vergangene Traumen ins Bewußtsein gelangen.

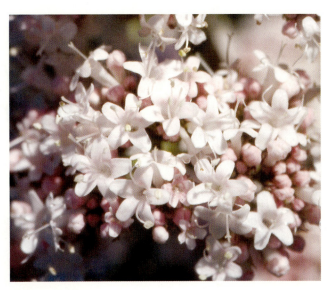

Baldrian: Die Mondwurz schützt vor dem Dämon der Schlaflosigkeit
Foto: Olaf Rippe

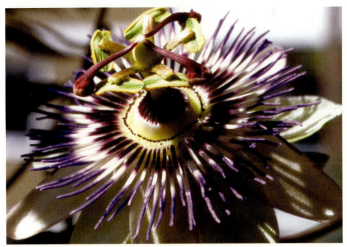

Passionsblume: Ihr Name bedeutet soviel wie "Leidensblume". Zubereitungen aus dem Kraut harmonisieren den Schlaf und ergänzen die Silberwirkung in der Nacht.
Foto: Olaf Rippe

Nicht zuletzt kann auch Baldrian (Valeriana officinalis) Nachtgespenster besänftigen. Baldrian war die Blume des germanischen Lichtgottes Baldur. Die Göttin Hertha soll mit einer Gerte aus Baldrian auf ihrem mit Hopfen gezäumten Hirsch einst durch den germanischen Götterhimmel geritten sein. Symbolisch steht dieses Bild für die Heilkraft, mit der Baldrian und Hopfen die nervöse Erregung zügeln. Im Mittelalter hat man psychisch Kranken Schutzamulette mit Baldrianwurzel um den Hals gehängt. Wie alle stark duftenden Pflanzen, galt der Baldrian als dämonenabwehrend. Heute noch schützt Valeriana Tausende von Menschen vor den "Dämonen der Nacht". In psychiatrischen Einrichtungen werden die Wurzelextrakte literweise verbraucht; Baldrian ist nämlich der erklärte Lieblingsgeruch Manisch-Depressiver.

Einer der Wirkstoffe, die Isovaleriansäure, kommt auch in menschlichen Hautausdünstungen vor. Der schweißähnliche Geruch kann in schwierigen Lebenssituationen sozusagen menschliche Nähe vorgaukeln und etwas Geborgenheit vermitteln. Doch der "Allesheiler", wie man ihn im Englischen genannt hat, dämpft nicht nur. Erfahrungsgemäß macht Baldrian nicht wenige Menschen hellwach und verhindert das Einschlafen! Diese paradoxe Wirkung tritt vor allem bei Überdosierung ein, die aus Angst vor einer schlaflosen Nacht erfolgt. Wer ständig unter Ein- oder Durchschlafstörungen leidet und vor allem jene, die einen Katzenschlaf haben, der weder REM-Phase noch Erholung bringt, sollten den Baldrian einmal potenziert versuchen, zum Beispiel in Form einer Dauerkur mit "Avena comp., Globuli" von Wala.

Schließlich sei noch die Erzengelwurz (Angelica archangelica) genannt, die eine dem Baldrian ähnliche Wirkung hat, jedoch viel zuverlässiger seelische Ausnahmesituationen begleitet. Einer ihrer Beinamen ist nicht umsonst "Angstwurz". Erfahrungsgemäß mildert der "Pflanzenengel" nächtliche Angstattacken und vertreibt Nachtmahren, zum Beispiel in Form von "Echtronerval-N Mixtur" von Weber & Weber.

Quellen und Literaturtips:
"Metall-Funktionstypen i. Psychologie u. Medizin", Alla Selawry, Haug-Verlag, ISBN 3-7760-1237-4.
"Heilkräuter der Antike", Christian Rätsch, Diederichs Gelbe Reihe, ISBN 3-424-01215-7.
"Verborgene Kräfte der Edelsteine", Mellie Uyldert, Irisiana-Hugendubel-Verlag, ISBN 3-88034-216-4.
"Das Geheimnis des Schlafs": Alexander Borbely, dtv, ISBN 3-423-10725-1.
"Kents Arzneimittelbilder", Haug-Verlag, ISBN 3-7760-0447-9.

Therapiekonzepte
Allgemein und Psychotherapie

Silber und verwandte Heilmittel in der Psychotherapie

von Olaf Rippe

"Silber ist das beste Heilmittel für das Gehirn" (Paracelsus)

So vielgestalt das Silber dem Betrachter erscheint, so vielseitig ist seine Heilkraft. Von der Wiege bis ins hohe Alter ist es eine bewährte Hilfe in der Behandlung gestörter Geistesfunktionen. Silber wirkt in das Unbewußte hinein, es öffnet die Tore der Seele, beflügelt die Phantasie und bringt Verdrängtes in Erinnerung. Es steht im Dienste von Hypnos und Morpheus, zeigt einem im Traum verborgene Sehnsüchte und regt im Schlaf die regenerativen Kräfte des Lebensleibes an. Es ist ein Lebenselixier, ein Jungbrunnen für Seele, Körper und Geist.

Mondkraft und Naturweisheit

Für ein umfassendes Verständnis der arzneilichen Silberwirkung ist es hilfreich sich näher mit der kosmischen Natur des geheimnisvoll schimmernden Metalls zu befassen.
In der hermetischen Medizinphilosophie des Abendlands gleicht das Silber der Natur des Mondes. Auf den Menschen wirkt das Metall heilend, weil wir ebenfalls ein lunares Wesen haben (Gesetz der Sympathie). Wie Paracelsus formulierte, „ist der Mond dem Gehirn vergleichbar und das Gehirn diesem. Doch nur in geistiger, nicht in substantieller Hinsicht". Besonders mondhaft sind auch die Genitalien, die Haut, die Schleimhaut sowie die Körpersäfte, vor allem Blut und Lymphe. Von den Körperfunktionen sind es vor allem Wachstum, Regeneration und Ausscheidung.
Doch der menschliche Geist ist nicht ausschließlich vom Wesen des Mondes erfüllt,

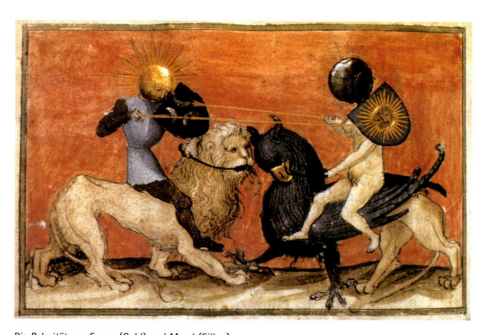

Die Polarität von Sonne (Gold) und Mond (Silber), entspricht den zwei Gehirnhälften (rechts = Mond, links = Sonne); 14. Jh.

sondern polar geordnet, wie alles in der Welt, denn „alles hat sein Paar von Gegensätzlichkeiten" (Kybalion). Die Pole des Geistes bilden die sonnenhafte Vernunft und der mondhafte Wille. Letzterer entzieht sich der rationalen Betrachtung. Er folgt seinen eigenen Gesetzen, die mit dem Wirken der Gestirne, vor allem des Mondes, in Beziehung stehen. Der Wille folgt keiner Logik und kann daher auch nicht mit Logik erklärt werden. Man könnte sagen, der Wille ist das Reich des Unmöglichen, der Phantasie und des Irrationalen, aber auch der Möglichkeiten und des Phantastischen. Auf alten Bildern wird der Mond oft als nackte Göttin dargestellt, die auf einem Greif reitet, einer phantastischen Mischung aus Adler und Löwe. Die Sonne reitet dagegen in einer Rüstung auf einem Löwen (siehe Bild 1). Das Sonnenwesen hält aber einen Mondschild in der Hand und das

Mondwesen einen Sonnenschild. Ähnlich der Idee von Yin und Yang, will dieses Bild ausdrücken, daß es sich um zwei Seiten einer Medaille handelt, die nur zusammen den ganzen Menschen ausmachen.
Man kann damit auch die zwei unterschiedlichen Gehirnhälften assoziieren; die linke entspricht der „Ratio" der Sonne, die man dem männlichen, zeugenden Prinzip zuordnet. Die rechte Hälfte entspricht dagegen der „Intuitio" des Mondes, die mit dem weiblichen, gebärenden Prinzip korrespondiert.
Die Polarität findet man selbst im Pantheon der Götter, man denke nur an Gaia und Uranos, Artemis und Apollon, Parvati und Shiva, Maria und Jesus, Isis und Osiris. Entweder sind die Gegensätze die Liebenden, oder sie sind Mutter und Kind.
Mondengottheiten sind „mächtige Urmütter und Urväter des Seins, die Reinen, Wei-

Therapiekonzepte
Allgemein und Psychotherapie

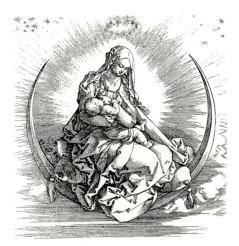

Kindheit und Mütterlichkeit werden vom Mond regiert. Holzschnitt von Albrecht Dürer; 16. Jh.

sen und Friedfertigen. Sie hüten die Mysterien der Geburt und der Wandlung (...). Die Isis der Ägypter ist weisheitsvolle Urmutter alles Lebens. Sie ist der Lebensstrom, der die Erde belebt (...). Sie ist Gattin des Sonnengottes Osiris und Mutter des Horus; die alles Umfassende, Empfangende und Gebärende, alles Nährende und Beschützende. Die Isis-Mysterien führten zu den weisheitsvollen weltenmütterlichen Kräften, welche die menschliche Inkarnation bereiten, und erschlossen Heilkräfte der Natur. Sie ließen die Menschenseele als Geistwesen unter göttlichen Geistwesen erleben und führten zu Osiris, dem Sonnengeist" (A. Selawry).

Als Metall des Mondes kann Silber einem die eigene Willensnatur begreiflich machen. Es wirkt betont auf das Unbewußte und fördert den Zugang zu verdrängten Seelenanteilen. Silber eignet sich daher gut zur Eröffnung einer Psychotherapie und zu deren Begleitung. „Silber fördert auch das Gedächtnis des Patienten für durchgemachte, unverarbeitete Erlebnisse und erleichtert eine ärztliche Aussprache." (A. Selawry)

Der Blick in die Büchse der Pandora, kann aber auch Dämonen des Unterbewußtseins hervorlocken. Um die Erlebnisse auf der Reise in das Labyrinth der Seele besser zu verarbeiten, ist eine polare Therapie mit dem Sonnenmetall Gold hilfreich, auch sollte man es mit weiteren Seelenbalsamen kombinieren.

Die ersten sieben Lebensjahre

Die ersten sieben Lebensjahre unterstehen dem Mond. Er ist der Schoß, in den sich das Kosmische ergießt, um schließlich das göttliche Kind zu gebären.

„Vom Mond rührt alles sprießende, sprossende, alles geborenwerdende Leben her." (R. Steiner)

Mütterlichkeit und Kindheit, Fürsorge, Hingabe und sich an die Hand nehmen lassen sind Aspekte des Mondes. Die ersten sieben Lebensjahre sind eine Phase des Werdens, Wachsens und des langsamen geistigen Erwachens.

Es geht in dieser Lebensphase um die Ausbildung des Urvertrauens. Frühkindliche Traumen, Schockerlebnisse, Abgewiesenwerden, Scheidung etc. können das Urvertrauen zerstören und eine tiefsitzende Lebensangst erzeugen.

Menschen mit einer ausgeprägten lunaren Natur haben einen starken Familiensinn. Sie kümmern sich intensiv um Bedürftige, achten auf das Wohlergehen aller und sind ein Bewahrer von Traditionen.

Ist die lunare Natur übermäßig, verwandelt sich Tradition in Dogma, und aus Fürsorge wird ein gluckenhaftes Erdrücken.

Lunare Kinder wirken gut genährt, oft dicklich, hinken aber in der geistigen Entwicklung hinterher, sind verträumt und verschüchtert (Rockzipfelkinder). Ist die lunare Natur zu schwach, lehnt man jede Tradition und Familienbande ab. Rabeneltern lassen ihre Kinder vor dem Fernseher im Stich. Kinder mit schwacher Mondausprägung sind nervös, unzugänglich und körperlich schon in jungen Jahren ein Wrack.

Bei seelischen Störungen in den ersten Lebensjahren ist Silber als Arznei besonders wichtig. Eine Kombination von Argentum metallicum und Natrium muriaticum hat sich beispielsweise bei Kindern bewährt, die sich nach der Scheidung ihrer Eltern seelisch von der Umwelt abgekapselt haben. Familientherapeuten kann Silber generell eine große Hilfe sein, um gestörte Eltern-Kind-Beziehungen zu behandeln.

Bei seelischen, aber auch bei körperlichen Entwicklungsstörungen ist eine Kombination von Calcium carbonicum und Silber hilfreich.

Silber ist eines der besten Mittel bei fieberhaften Kinderkrankheiten („Chamomilla comp." Fieberzäpfchen für Kinder, von Weleda), deren Überwindung immer mit einem geistigen Entwicklungsschub einhergeht.

Auch Impfschäden, die zu Nervenstörungen führen, kann man mit Silber behandeln; gut ist eine Kombination mit Silicea/Quarz.

Silber fördert das Wachstum und die Aufnahme von Nahrungssubstanzen; es hat allgemein eine anabole Wirkung, diese ist bei zunehmendem Mond stärker (auch zur Fruchtbarkeitssteigerung), bei abnehmendem Mond fördert Silber dagegen eher Ausscheidungsprozesse und wirkt stärker auf das Nervensystem.

Lunares Denken und Handeln

Mondtypen haben eine mütterliche Natur, lieben ihre Familie, sorgen sich um Mitmenschen, wirken frisch, natürlich und jugendlich. Sie strahlen Behaglichkeit aus, wirken eher passiv und phlegmatisch, haben ein ungekünsteltes Benehmen, sind feinfühlig, oft hellseherisch und medial be-

Mondenprozesse im Menschen und ihre Analogie zu Silber

Gehirn (bes. Rechtshirn – Intuition)
Das Unbewußte/Schlaf/Traum
Reflexion/Gedächtnis/Phantasie
Medialität/Eidetik/Empathie/Empfindsamkeit

Sinn für die Natur und für Traditionen

Frühe Kindheit (die ersten 7 Lebensjahre) Urvertrauen	**MOND STERNZEICHEN KREBS SILBER**	Mütterlichkeit (Isis, Gaia, Maria) Familiensinn/Fürsorge

Regeneration
Anabolismus/Wachstum/Zellteilung/Ausscheidung
Haut/Schleimhaut/Lymphe

Fruchtbarkeit
Menses/Genitalien
Milchdrüsen/Brust/Keimdrüsen

Tab. 1

Therapiekonzepte
Allgemein und Psychotherapie

Allgemeine Wirkung von Silber	Lunares Übermaß (mittlere bis hohe Potenzen)	Lunarer Mangel (tiefe bis mittlere Potenzen)
Paranoide Erregung. Irrationale Bewußtseinszustände und Ängste, Panik, Lampenfieber, Eßstörungen, Schock, seelische Kindheitstraumen (z.B. ADS-Syndrom); Suchttherapie, Gehirnerkrankungen; senile Demenz, Parkinson, MS, Epilepsie, Migräne, Neuralgien	Träumerische Sehnsucht; Romantiker, Phlegma, Plethora, Völlerei, Sucht, meinungslos, launenhaft, infantil, Neigung zu Ausschweifungen, Somnambulismus, ständig zu langer und ermüdender Schlaf – Aufwachstörungen; Phantastik, lügen- und launenhaft, Symbiosesucht, distanzlos	Achtet Natur nicht. Neurotische Erregung, Einschlaf- und Durchschlafstörungen, Gedächtnisschwäche, Phantasielosigkeit, Abneigung gegen Familie und Traditionen
Akute, fieberhafte Leiden, Entzündungen von Haut und Schleimhaut, bes. auch eitrige. Neurodermitis, Gastritis, Zystitis, Adnexitis, Prostatitis, Fluor albus, Mastitis, Unfruchtbarkeit von Frau und Mann, nervöse Impotenz, Ejaculatio praecox, Reizblase, Enuresis, Menstruationsstörungen, Herzneurose, Magenneurose, nervöser Durchfall, virale Kinderkrankheiten, Krebs	Verschleimung, Ausfluß, Fieberdelier, Östrogenüberschuß, zu starke Menses, Keloid, Tumore, Ödemneigung	Sterilität, Abortneigung, Gestagenmangel, schwache Menses, Dysmenorrhoe bei verlängertem Zyklus, degenerative Prozesse von Haut und Schleimhaut, Austrocknung, MS, Altershaut, Magerkeit

Tiefpotenzen (D6/D12): Organotrope, anregende Wirkung; fördern das lunare Prinzip und die Regeneration und wirken besonders auf das vegetative Nervensystem, Fieber erhöhend
Mittlere Potenzen (D12/D15): Allgemein ausgleichend auf seelische Prozesse; funktiotrope Wirkung; Potenzstufe der Wahl, besonders zu Beginn einer Silbertherapie. Regulation der Körperflüssigkeiten
Hochpotenzen (D20/D30): Konstitutiotrope Wirkung; steigern Ausscheidungen und beeinflussen Haut und Nervensystem; Fieber senkend

Tab. 2

gabt und fühlen sich sehr mit ihrer Heimat und der Natur verbunden. Sie sind die Bewahrer von Überlieferung und Tradition (A. Selawry).
Gedächtnis, Erinnerung, Phantasie und Eidetik sind lunare Eigenschaften: „Eine Eigenart lunaren Denkens ist sein Schwellencharakter. Es vermittelt zwischen der sichtbaren physischen Welt und einer unsichtbaren ätherischen Werdewelt, die das Leben der Natur prägt. (...) Während das Gedächtnis das Geschaffene (Natura naturata) spiegelt, hat die Phantasie etwas von der schaffenden Natur (Natura naturans). Das Gedächtnis reproduziert die Dinge, wie der Mond das Sonnenlicht spiegelt, oder der Silberspiegel getreu die Umwelt wiedergibt. (...) Das Gedächtnis reiht Späteres an Früheres, taucht in den Zeitenstrom und sammelt Lebenserfahrungen. Die Phantasie taucht in eine Werdewelt und bringt schöpferisch neue Inhalte hervor. Kinder und kindliche Völker erfassen träumend Elementarwesen, die an der Natur schaffen. Sie kennen Zwerge, Undinen, Luft- und Feuergeister. Die Phantasie bildet einen Quell schöpferischer Ideen. Ein naturverbundenes, schöpferisches Denken läßt sich vom Licht der Natur belehren, es vermag auch, ihre Heilkräfte zu erfassen und durch entsprechende Naturprozesse zu steigern." (A. Selawry) Silber wirkt auf unser Gedächtnis und unsere Phantasie ein. Es regt die Geistestätigkeit an, hilft bei nachlassender Gedankenkraft und Merkfähigkeit, aber auch bei Abgestumpftsein und mangelnder Kreativität. Es ist ein ideales Hilfsmittel für künstlerisch begabte Menschen, denen die Ideen ausgegangen sind. Es kann aber ebenso „unbegabten" Menschen helfen, ihre schöpferischen Fähigkeiten einmal auszuprobieren. Menschen, deren Bewußtsein sich auf das Meßbare und Wägbare beschränkt, kann Silber die phantastischen Dimensionen des Bewußtseins eröffnen. Solche, die dagegen in einer Fantasywelt leben, kann Silber wieder einen Bezug zur Realität geben.
Ferner ist das Mondmetall ein gutes Hilfsmittel, um unstillbare Gelüste zu zügeln (Suchttherapie). Silber läßt einen besser die unbewußten Handlungsmotive verstehen, und es vermittelt ein Gefühl der Geborgenheit.

Mondsucht und Neurose

Als Mondmetall hat Silber einen besonderen Bezug zum Schlaf. Nur weil sich die bewußten Anteile des Geistes jede Nacht aus dem Körper lösen, kann sich der Organismus von den Strapazen des Alltags erholen.
Der Schlaf ist der kleine Bruder des Todes. Einschlafstörungen, bei denen das Bewußtsein nicht zur Ruhe kommt, sind häufig auch ein Problem des Vertrauens, der Hingabefähigkeit und der Selbstaufgabe. Durchschlafstörungen zeugen dagegen oft von unangenehmen Begegnungen auf der Astralebene, deuten aber häufig auch auf Organstörungen hin. Bei einem lunaren Übermaß erwacht das Bewußtsein nicht genügend. Der Schlaf ist meist zu lang. Stoffwechselprozesse überfluten das Gehirn, und man fühlt sich nicht genügend erfrischt. Bei einem lunaren Mangel ist der Schlaf meistens zu kurz, und der Lebensleib kann sich nicht genügend regenerieren, mit der Folge einer nervösen Erschöpfung.
Silber ist nicht nur ein vorzügliches Schlafmittel, es kann auch bei Mondempfindlich-

---

Schlaflosigkeit wegen nervöser Unruhe und unangenehmen Gedankenzudrang

Rp 1:
- Cerebretik (Soluna); abends 1- bis 2 x 10 Tropfen

Zusätzlich Mischung aus:
- Ambra D6
- Angelica archangelica D2
- Arsenicum album D12
- Calcium carbonicum D12
- Crataegus oxyacantha Urtinktur
- Galium verum Urtinktur
- Hypericum perforatum Urtinktur
- Magnesium carbonicum D12
- Passiflora Urtinktur
- Zincum valerianicum D12

Jeweils 10.0 über die Apotheke bei Spagyra mischen lassen.
Gegen Abend 1-2 x 20 Tropfen und bei nächtlichem Erwachen 15 Tropfen in etwas Wasser.

Rp 2:
- Echtronerval (Weber & Weber) 2- bis 3x tgl. 30 Tropfen, vor allem abends
- Bryophyllum Argento cultum D3 (Weleda) abends 1- bis 2x 10 Tropfen
- Cerebretik (Soluna) abends 1- bis 2x 10 Tropfen
- Kräuterkissen mit: Quendel, Lavendel, Johanniskraut, Labkraut, Honigklee, Ginsterblüten; die Kräuter erhält man z.B. im Kräuterparadies Lindig, München (www.phytofit.de)

Therapiekonzepte
Allgemein und Psychotherapie

Silberhaltige Handelspräparate

Präparat/Firma	Zusammensetzung	Indikationen
„Argentum/Rohrzucker" Amp., Glob. (Wala)	Arg. met. D5/Saccharum Sacchari D9	Anregung der vitalen Aufbaukräfte. Erschöpfungszustände. Schockfolgen sowie bei Krampfbereitschaft durch physische oder psychische Traumen
„Bryophyllum comp." Amp., Glob. (Wala)	Arg. met. D5/Bryophyllum D3 Uterus bovis D5	Hysterie, Unruhe und Erregungszustände, spez. im Klimakterium; PMS
„Bryophyllum Argento cultum" D2/D3 Dil., Amp. Auch als Bry. Arg. cult. Rh (ohne Alk.) (Weleda)	Mit Silber gedüngte Keimzumpe	Hysterie, Angst, Schlafstörungen, Schockfolgen. Als Rh-Präparat (rhythmisiert), besonders für Kinder geeignet
„Cerebretik" Dil. (Soluna)	Arg. citr./Arg. coll./Tabac. In spagirischer Zubereitung	Schlafstörungen, zur Begleitung tiefenpsychologischer Sitzungen, Suchttherapie, Phobien, degenerativen Nervenleiden, Migräne, Organneurosen, allg. sedierend
„Metakaveron" Dil. (Metafackler)	Kava-Kava D2/Mandragora. D6/ Arg. nitr. D5/Sumb. mosch. D2	Allg. bei nervösen Organstörungen, Erregungs- und Erschöpfungszuständen
„Neu-regen" Dil. (Pekana)	Arg. nitr. D6/Chin. D4/Con. D4/ Nux. vom. D4/Staph. D6/Aven. sat. Ø/ Gingseng Ø/Kava-Kava Ø	Geistige und körperliche Erschöpfungszustände
„Robinia comp." Amp., Glob. (Wala)	Arg. nitr. D5/Natr. phos. D9/Tabac. D5/ Robinia D3/Nux . vom. D9	Magenneurose, Gastritis, Sodbrennen
„Somcupin" Dil. (Pekana)	Arg. nitr. D4/Aurum chlor. D4/Coff. D10/ Staph. D4/Zinc. val. D5/Aven. sat. Ø/ Esch. cal. Ø/Lac. vir. Ø	Ein- und Durchschlafstörungen
„Trienoct" Dil. (Pekana)	Arg. nitr. D4/Ars. jod. D4/Caust. D4/ Rhus arom. D4/Sabal ser. D2/Zinc. val. D5/ Hyper. Ø/Plant. maj. Ø	Reizblase, Inkontinenz, Bettnässen

Tab. 3

keit helfen, dabei spielt die Mondphase keine Rolle.

Silber ist zudem eines der besten Mittel zur Behandlung eines „Burn-Out-Syndroms", besonders nach geistiger Überanstrengung. Auch Kopfschmerzen und Migräne nach seelischer Erregung und viel „Kopfzerbrechen" gehören zu den Indikationen.

Wer schon einmal unter heftigen Schlafstörungen gelitten hat, der weiß, wie nah man dabei dem Wahnsinn kom-men kann. Ständige Schlafstörungen gehören zu den beliebtesten Foltermethoden der Geheimpolizei auf der ganzen Welt.

Paracelsus nannte Menschen, die durch astrale Phänomene verrückt werden, „Lunatici". „Das hat nun seine Ursache vielfach darin, daß die Sterne, Zeichen, Planeten wie Geister sind. Dieselben Geister überwinden dann allemal so sehr den Menschen, daß er seine Vernunft vor ihnen nicht behalten kann, sondern sie darum verlieren muß, weil er auch einen Geist besitzt" (Paracelsus). Um diesen Menschen zu helfen, muß man die Gestirne überlisten, indem man Arzneien wie Metalle verwendet, die einen besonderen Bezug zum Kosmos haben.

Betrachtet man das Arzneimittelbild von Silber und Silbernitrat, findet man eine Reihe von Symptomen, die typisch für eine neurotische, aber auch psychotische Charakterstruktur sind: „Die Denkfähigkeit leidet, bei Unbesinnlichkeit, Gedankenjagd und Unvermögen zu ruhiger Überlegung; das Gedächtnis schwindet, die Phantasie wird dagegen krankhaft erregt, bei auftauchenden Bildern und Visionen einer Fabelwelt. Angstträume beunruhigen das Gemüt, das Leben ist erfüllt mit Furcht vor etwas Schlimmen, Platzangst und quälender Selbstunsicherheit.

Das Verhalten wird unstet, der Mensch hält es in der Ruhe nicht aus, stottert vor Hast, lacht grundlos oder weint über Kleinigkeiten und beginnt nichts, aus Furcht vor einem Mißlingen." (A. Selawry) Die schöpferischen Kräfte erlahmen, und es entsteht eine seelische Vertrocknung (A. Selawry).

Der Silberpatient leidet unter hypochondrischen Zügen. Nervöse Organstörungen betreffen meistens Herz, Magen und Atmung. Hysterische Launenhaftigkeit ist ein Leitsymptom, schließlich leitet sich das Wort Laune von Luna ab. Alle Symptome wechseln schnell den Ort und die Gestalt und treten periodisch auf, vor allem wöchentlich und monatlich.

Silber wirkt bei Phobien wie Flugangst oder Platzangst. Es hat sich bei Lampenfieber und mangelndem Selbstvertrauen bewährt (eine gute Ergänzung ist „Psy-stabil" von Pekana). In Prüfungen kann man sich vor Aufregung nicht konzentrieren, die Merkfähigkeit ist eingeschränkt – es fällt einem nichts mehr ein. Selbst geübte Redner können bei Überreizung plötzlich keinen klaren Gedanken mehr fassen. Man fühlt sich zittrig und schwach. „Studenten, Professoren, Gelehrte ... geraten in einen Zustand, wo sie nicht mehr denken können." (Kent)

Traumatische Erlebnisse können einen völlig aus dem Gleichgewicht bringen; „Gei-

---

Status nach Schock; Nervenzerrüttung und böse Folgen von Schicksalsschlägen

Rp.
- Ambra D6
- Argentum nitricum D6
- Cuprum arsenicosum D12
- Oxalis D12
- Passiflora D6
- Patchouly D4
- Phosphorus D12
- Quarz D12
- Strychninum phosphoricum D12
- Zincum metallicum D12

Jeweils 10.0 über die Apotheke bei Spagyra mischen lassen. 3- bis 5x täglich 5 Tropfen

Erhöhung des Traumbewußtseins; das Rezept vertieft auch eidetische Anlagen

Rp.
- Argentum metallicum praeparatum Dil. D12 (Weleda); abends 5 Tropfen, für einen Mondzyklus), zusätzlich
- Amethyst Trit D10 (Weleda); abends eine Dosis (ca. Erbsengröße)
- Myosotis arvensis Urtinktur (Spagyra); abends 10 Tropfen
- Aqua marina D12 (Spagyra); abends 5 Tropfen

Therapiekonzepte
Allgemein und Psychotherapie

stesverwirrung durch seelische Erschütterung" (Kent). Häuser wachsen bis in den Himmel und stürzen über einen hinein. Das Zeitgefühl bricht zusammen. Minuten werden zur Ewigkeit, Stunden vergehen in Sekunden. Man kann sich nicht erinnern, was man gerade getan hat oder tun wollte. Langsam, aber sicher kommt es zum Zerfall der Persönlichkeit.

Einige Ergänzungsmittel aus der mineralischen Welt

Silber – Antimon: Weleda liefert mit Dyskrasit ein natürliches Silber-Antimonerz (Trit. D6, Dil. D10, D20, D30 und Amp. D6, D20). „Es wirkt belebend und strukturierend. Es wirkt auch auf psychische Störungen, wie Hysterie und Somnambulismus ‚Struktur gebend' ein." (A. Selawry) Der Name des Minerals deutet auf eine Entartung des Säftehaushalts hin, der Dyskrasie, der Mutter aller Krankheiten.

Silber – Arsen (D12 bis D30): Böse Folgen von Furcht, Schreck, Sorgen sowie Unruhe, Verzweiflung und Angst sind für beide Mittel kennzeichnend. Auch wirken beide betont auf Haut und Schleimhaut, also die Grenzflächen des Körpers („Abgrenzungsprobleme"). Alle Symptome verschlimmern sich nachts. Erschöpfung, Abmagerung und Kachexie finden sich ebenfalls in beiden Arzneimittelbildern. Nicht nur auf dem Rezeptblock vertragen sich Silber und Arsen vorzüglich, sie kommen auch in der Natur häufig gemeinsam vor.

Silber – Blei: Beide Metalle verkörpern polare Planetenprinzipien (Mond – Saturn), und doch findet man Silber hauptsächlich in Verbindung mit Blei (Galenit). Als Saturnmetall hat Blei vor allem einen Bezug zu Altersleiden, Austrocknung, Degeneration und Ablagerung (D30). Höhere Potenzen von Blei kombiniert man am besten mit tieferen von Silber, z.B. zur Thera-pie von MS, Demenz oder Arteriosklerose; hierbei hat sich vor allem Argentit D6 bewährt (Silbersulfid von Weleda).

Silber – Eisen: Die Kombination beider Metalle kann das Böse bannen. Meteoreisen (Ferrum sidereum D6/D12) und Argentum nitricum D12 eignet sich als Gespann besonders zur Behandlung von Angstattakken, aber auch bei Besessenheitszuständen. Ähnlich wirkt die Kombination von Silber und Koralle (Corallium rubrum D6).

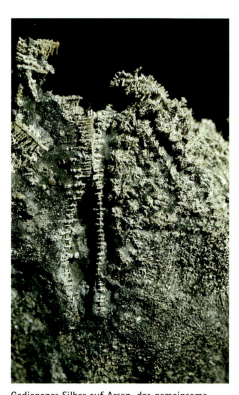

Gediegenes Silber auf Arsen, das gemeinsame Vorkommen in der Natur zeigt, dass beide Metalle auch in der Therapie miteinander harmonieren; gemeinsame Indikationen sind z.B. Unruhe; Angstsyndrom; ätzende Hautleiden; Erschöpfungssyndrom mit nächtlicher Verschlimmerung. Foto: Olaf Rippe

Silber – Gold: Während sich Silber zur Eröffnung einer Psychotherapie eignet, ist Gold eher ein Mittel zur Nachbehandlung, um erreichte Therapieziele zu stabilisieren (D12).

Paracelsus schrieb über die zwei Metalle: „Das Gold ist das Männlein und hat männliche Kraft an sich, das Silber ist das Weiblein und hat weibliche Kraft und Eigenschaft an sich. (...) Sie unterscheiden sich wie Mann und Weib."

Die von Paracelsus beschriebene Polarität von Gold und Silber läßt sich auf alle Gegensätze erweitern, z.B. Sonne-Mond, Tag-Nacht, Bewußtes-Unbewußtes, Rechts-Links, Oben-Unten, Ratio-Intuitio, Anspannung-Entspannung usw. Die Störung eines Pols betrifft immer auch den Gegenpol (ähnliches gilt für Mond/Silber und Saturn/Blei).

Die Kombination beider Metalle hat sich zur Regulationstherapie psychischer Leiden bewährt, allerdings eher in getrennten Rezepten, z.B. das Sonnenrezept morgens und mittags, das Mondrezept eher abends.

Als Handelspräparate zur Regulationstherapie eignen sich das Goldpräparat „Sanguisol" und das Silberpräparat „Cerebretik"; beide Mittel sind von Soluna.

Paracelsus assoziierte die Sonne mit dem Herzen, dem Sitz der Seele oder unseres Ich-Bewußtseins. Das Sonnenhafte dient dazu, unsere Willensvorstellungen und die Anforderungen des Alltags effektiv und sozial verträglich zu gestalten. Paracelsus führte weiter aus, daß das Herz, also die Seele, einzig und allein mit dem lunaren Gehirn kommuniziert. Durch die Hirnfunktionen können wir über unser Selbst reflektieren, so wie der Mond das Licht der Sonne widerspiegelt.

Silber – Kupfer: Das Metall der Venus verstärkt die sedierenden Eigenschaften von Silber (D12). Beide Metalle haben weibliche Eigenschaften, verstärken also den „Yinpol". Eine Kupfertherapie ist immer angezeigt, wenn man Fremdeindrücke seelisch nicht genügend verarbeiten kann (Schockzustände; Bindungsängste). Die Folgen reichen von nervösen Organstörungen über entzündlich nervöse Leiden (Neurodermitis), Aufmerksamkeitsstörungen (ADS), Bettnässen bis zur Paranoia und Schizophrenie. *Therapiekonzept bei Bettnässen:* „Trienoct" Tropfen (silberhaltiges Präparat von Pekana, abends eine Dosis), „Psy-stabil" Tropfen (Pekana, 3 x täglich eine Dosis) und Cuprum metallicum praeparatum Dil. D12 (Kupferspiegel von Weleda; täglich 5 Tropfen).

Silber – Phosphor (D12 bis D30): Beide haben einen Bezug zum Medialen. Irrationale Angstzustände lassen sich gut mit einer Kombination behandeln (z.B. Angst vor Gewitter, Fallangst); am besten mit höheren Potenzen im täglichen Wechsel. Der

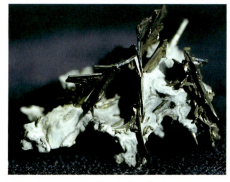

Dyskrasit, ein natürliches Silber-Antimonerz, das sich in der Therapie von Säfteentartungen (= Dyskrasie) und klimakterischen Symptomen bewährt hat. Foto: Olaf Rippe

Therapiekonzepte
Allgemein und Psychotherapie

Handel liefert mit „Argentum phosphoricum" eine Arznei zur Vernetzung der beiden Gehirnhälften (D12 bis D30); vergessen geglaubtes Wissen wird aktiviert. Es hat schon so manchen Prüfungskandidaten vor einer Katastrophe gerettet. Bei „Black-out" sollte man zusätzlich „Strychninum phosphoricum" D12 verwenden.

Silber – Quarz: Eine Kombination mit Quarz (Bergkristall) lenkt die Silberwirkung auf das Nervensystem (D12 bis D30). Kieselsäure ist für alle Sinneswahrnehmungen unentbehrlich. Durch die Sinne sind wir von unserer körperlichen Begrenztheit unabhängig. Mit ihrer Hilfe können wir uns dem Kosmischen zuwenden, und das Geistige der Welt kann durch uns hindurchwirken (H. Schramm).

Eine Kombination von Silber mit Quarz hat sich vor allem bei Gedächtnisschwäche, Abstumpfung der Sinneswahrnehmungen, bei einem Verlust an Selbstvertrauen und bei Versagensängsten bewährt (D30).

Sehr interessant ist auch die Kombination mit **Amethyst** (Trit. D10 von Weleda) zur Erhöhung des Traumbewusstseins und zur Suchtbehandlung.

Silber – Quecksilber: Der Handel liefert mit Silberamalgam eine Verbindung der zwei Metalle. Es eignet sich besonders zur Behandlung eitriger Entzündungen (D12), aber auch von Nervosität und Aufmerksamkeitsstörungen (D30).

Silber - Zink: Bei nervösen Symptomen sollte man auch an Zink denken, das man wie Quecksilber dem Merkur zuordnet, das aber auch die entspannenden Eigenschaften der Venus besitzt (Zincum metallicum; Z. valerianicum D12).

Silber – Schwefel: Mit Argentit liefert Weleda eine natürliche Silber-SchwefelVerbindung, die man in Tiefpotenzen (D6, D12) vor allem bei einem Mondmangelzustand als Resolvens verwendet.

Beispiele für Ergänzungsmittel aus dem Pflanzenreich

Baldrian (Valeriana officinalis; Urtinktur): Die heilige Pflanze der germanischen Lichtgottheit Baldur verstärkt die Wirkung von Silber als Schlafmittel. Der aufdringliche und muffige Baldriangeruch ähnelt unserem Hautschweiß. Baldrian beruhigt daher nicht nur die Nerven, es läßt einen auch den Zustand der Einsamkeit besser ertragen, weil es menschliche Nähe suggeriert. Wenn ein Kind nachts besonders unruhig ist, sollte die Mutter zur Beruhigung ein länger getragenes und ungewaschenes Hemd ins Kinderbett legen.

Basilikum (Ocimum basilicum; Urtinktur, äth. Öl): Ein Wundermittel bei nervösen Magenbeschwerden wie Sodbrennen und psychischen Durchfällen (Streßgastritis). Basilikum fördert die Hingabefähigkeit und steigert die Lebens- und Liebeslust. Er hilft auch bei Angst, die man am Herzen spürt: „Es dienet für alle Mängel und Gebrechen des Herzens, wehret den schwären Gedanken, Schwärmuth von Melancholie verursacht, leget das Herzzittern und erwecket im Menschen Freud und Muth." (Tabernaemontanus)

Beifuß (Artemisia vulgaris; Urtinktur bis D4, Räucherstoff): Wie auch andere Pflanzen, die den Namen der göttlichen Hebamme Artemis tragen, spielte Beifuß früher eine wichtige Rolle im Geburtszauber. Man räucherte ihn zur Geburt, hängte ihn ans Kindbett (Wiegenkraut) und nutzte ihn als Buschenkraut, um das Böse zu bannen. Schamanen auf der ganzen Welt nutzen Beifußarten als „Geisterbanner". Wie Silber ist auch Beifuß ein gutes Mittel bei Anfallsleiden, z.B. Migräne nach Kopftrauma und Epilepsie (D12).

Birke (Betula alba; Urtinktur): Der „Baum des Lichts" unterstützt mit seiner entgiftenden Wirkung einerseits die Ausscheidungskraft von Silber, andererseits wirkt ein Tee auch als Seelenbalsam (indirekte Drainagewirkung auf das Nervensystem über eine Anregung der Niere = Angstorgan).

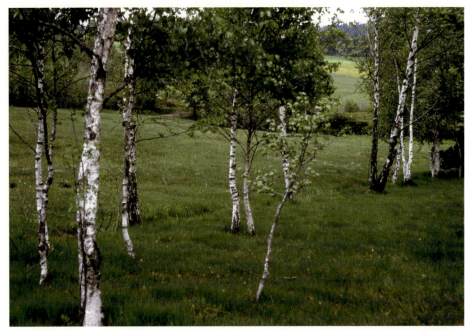
Die weiße Rinde, der feuchte Standort und der Bezug zur Niere zeigt die Mondhafte Natur der Birke.
Foto: Olaf Rippe

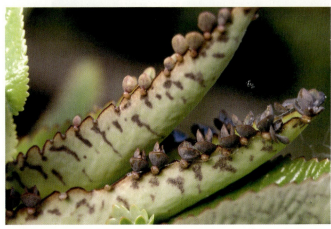
In der Firma Weleda düngt man die Keimzumpe mit potenziertem Silber, um die lunaren Eigenschaften dieser Pflanze zu verstärken.
Foto: Margret Madejsky

Therapiekonzepte
Allgemein und Psychotherapie

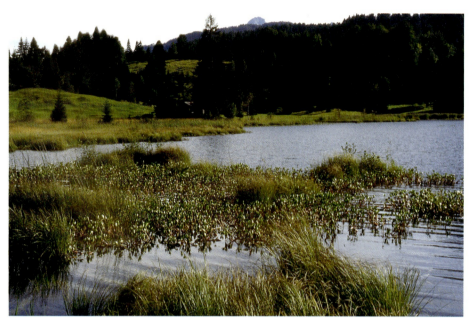

Im verwunschenen Geroldsee bei Mittenwald wächst Fieberklee. Foto: Olaf Rippe

Fieberklee (Menyanthes trifoliata; Urtinktur bis D4): „Dünnhäutigkeit", schwache Nerven, Lampenfieber, nervöse Darmbeschwerden und fieberhafte Infektionen mit Erschöpfung sprechen für die Anwendung von Fieberklee (hat eine ähnliche Wirkung wie China).

Gelbwurz kanadische (Hydrastis canadensis; D2 bis D12): Das weißblühende Berberitzengewächs ist ein wichtiges Ergänzungsmittel von Argentum nitricum zur Behandlung von Präkanzerose und Kanzerose im Magen-Darmbereich. Ein bewährtes Firmenpräparat mit Hydrastis in diesem Zusammenhang ist "Argentum nitricum Similiaplex" Tropfen von Pascoe.

Holunder (Sambucus nigra; Urtinktur bis D6): Der heilige Baum der „Frau Holle", der germanischen Schutzgöttin des Hauses und der Kinder, verwendet man vor allem bei fieberhaften Infektionen. Weitere Indikationen sind nächtliche Angstattacken mit starken Schweißausbrüchen (D6).

Keimzumpe = Brutblatt (Bryophyllum = Kalanchoe daigremontiana/pinnata; Urtinktur bis D2): Das Dickblattgewächs zeigt eine eigentümliche Signatur, die eine Verwandtschaft zum Schlaf aufweist – sie pflanzt sich nicht über eine Samenbildung fort, sondern indem sie vollständig ausgebildete Tochterpflanzen mit Wurzeln am Blattrand bildet. Während des Schlafs lösen sich die bewußten Anteile des Menschen vom Körper ab und gehen in astralen Welten auf Reisen. Zurück bleibt nur der unbewußte Körper, der sich in der Zwischenzeit von den Strapazen des Alltags erholt. Bei Schlafstörungen gelingt diese Loslösung nicht oder nur unvollständig; daher die Verwendung der Keimzumpe als Schlafmittel nach den Regeln der Sympathie („Bryophyllum Argento cultum D2" von Weleda). Es eignet sich auch zur Behandlung von Angst, Hysterie sowie von Ablösungsproblemen im zwischenmenschlichen Bereich (z.B. gestörte Eltern-Kind-Beziehung).

Königin der Nacht (Cactus grandiflorus; Urtinktur bis D12): Der Kaktus erblüht nur für kurze Zeit eine Nacht im Jahr – lunarer kann eine Pflanze eigentlich nicht sein! Ergänzt die Herzwirkung von Silber; psychosomatische Herzbeschwerden, oft mit Schilddrüsenbeteiligung. Typische Symptome sind Einschlafstörungen durch Herzklopfen. Angst, Alpträume und schweigsame Melancholie sind weitere Indikationen.

Mistel (Viscum album): Ergänzungsmittel von Silber in der Tumortherapie und bei degenerativen Nervenleiden (siehe Schriften der Firma Weleda zur Therapie mit Iscador M c. Argentum = Apfelmistel mit Silber).

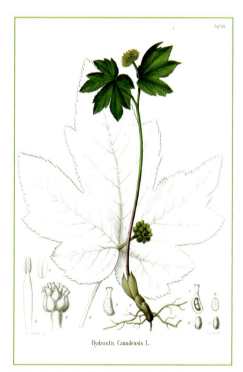

Hydrastis ist eine bewährte Ergänzung von Argentum nitricum bei nervösen, aber auch chronisch-entzündlichen Magen-Darmkrankheiten.

Paracelsus verwendete beide Mittel auch bei Epilepsie (Urtinktur und spagirische Urtinktur). Er gebrauchte die Mistel vor allem zur Auflösung schwieriger Aspekte zwischen Mond und Saturn (gelten in der Astromedizin als „Krebshinweis").

Der zarte Aufbau der weißen Blüten des Fieberklee ist eine Mond-Signatur der Nerven, während der feuchte Standort auf Krankheiten aus der Feuchte hindeutet. Foto: Margret Madejsky

Passionsblume (Passiflora incarnata; Urtinktur bis D30): Die Blume des Leids. Weil man in ihr die Marterwerkzeuge sehen kann, mit denen man Jesus folterte, kam sie zu ihrem Namen: drei Nägel, fünf Wunden und die Dornenkrone.
In der Tat ist die Pflanze, deren Blüte nachts aufgeht, eine wunderbare Hilfe, wenn die Nacht zur Qual wird („Passiflora Nerventonikum" oder „Passiflora Zäpfchen", in geringerer Dosierung auch speziell für Kinder, von Wala).

Patchouly (D4, äth. Öl): Die Tinktur aus dem Kraut des weißblühenden Lippenblütlers, mit seiner muffigen Duftnote nach nassem und modrigem Holz, entspannt die verkrampfte Seele – das Mittel der Lässigkeit.

Sauerklee (Oxalis acetocella; D4 bis D12): Wichtiges Mittel zur Behandlung von Schockzuständen. Die „Schocksignatur" zeigt sich im spontanen Zusammenfalten von Blätter und Blüten bei drohendem „Donnerwetter".

Silberkerze (Cimicifuga racemosa; Urtinktur bis D12): Die Pflanze mit ihren zarten weißen Blütenrispen ist ein ausgezeichnetes Psychotherapeutikum, nicht nur im Klimakterium. Die beruhigende Wirkung bei agitierten Depressionen und nächtlichen Angstzuständen mit Schlaflosigkeit ist ausgezeichnet.

Ergänzungsmittel mit Meerbezug

Ambra (Ambra grisae; D4 bis D30): Ambra ist das Hauptmittel, wenn die Nerven zerrüttet sind und blank liegen. „Mangel an Lebensmut (...). Vergräbt sich in unangenehme Dinge (...). Schüchternheit (...) Kann nicht schlafen wegen Sorgen." (Boericke) Wie die Meister der Vergangenheit, sollte man auch heute Ambra viel als Seelenbalsam gebrauchen. Es ist ein tausendfach bewährter Notfallschirm, um seelischen Erstverschlimmerungen die Spitze zu nehmen.

Austernschale und Koralle (Calcium carbonicum): Calcium ergänzt Silber bei der Behandlung von Angstzuständen, besonders wenn man sie am Herzen spürt (D30). Furcht und Angst nehmen gegen Abend immer mehr zu. Irrationale Handlungsmotive, ausgelöst z.B. durch Angst vor Unglück oder ansteckenden Krankheiten. Der Patient ist sehr für astrale Ereignisse empfänglich, er spürt das Wetter und sieht überall Gespenster. Kinder können nur mit Licht einschlafen, weil der Vorhang oder der Teddy sich plötzlich in Monster verwandeln können. Unangenehme Gedanken und Herzklopfen hindern am Einschlafen.

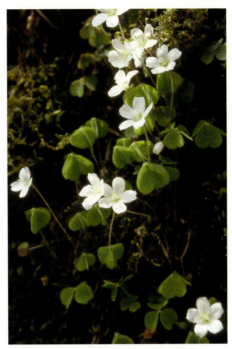
Der Sauerklee ergänzt Silber in der Behandlung von Schockzuständen, die sich in nervösen Verdauungsstörungen zeigen. Foto: Olaf Rippe

Auf körperlicher Ebene wirkt eine Kombination vor allem bei Neurodermitis (D6 bis D12). Sie ist unentbehrlich in der Kinderheilkunde: Silber umfaßt die ersten sieben Lebensjahre, Calcium ist das Hauptmittel in der Pädiatrie bei Entwicklungsstörungen aller Art (D12 bis D200).

Calciumcarbonat wird in der Homöopathie aus Austernschalen gewonnen. Eine Besonderheit ist die Perle (Mater perlarum), die sich bildet, wenn Fremdkörper in die Muschel gelangen und die Auster diesen mit einem Perlmutt-Mantel umgibt. In Polynesien sagt man, die Perle sei aus der Vermählung von Vollmond und Meer entstanden. Die Signatur der Perle deutet auf die Verarbeitung von Sinnesreize durch unser Unbewußtes. Jeder Reiz, der wesensfremd bleibt, also nicht genügend seelisch-geistig verarbeitet werden kann, führt zu einer „seelischen Entzündung", zur Hysterie (D30). Seelisch sehr aktive Frauen schätzen übrigens Perlenschmuck besonders. Der Schmuck macht einerseits feminin, andererseits „kühlt" er die Aura und macht distinguiert.

Ebenfalls ein Calciumcarbonat ist die Rote Koralle (Corallium rubrum). Der Bezug zum Wasser zeigt den lunaren Aspekt. Forscher konnten zudem feststellen, daß Korallengehäuse feine Bänderungen aufweisen, die den Mondrhythmen entsprechen. Die rote Farbe deutet dagegen auf den Mars, mit seinen schutzmagischen Eigenschaften; sie entsteht durch Einlagerung von Eisenoxid (D2 bis D12).

In der Volksmedizin vieler Völker dient die Koralle als Schutzamulett gegen das Böse, vor allem, wenn man sie in Silber faßt. Paracelsus verwendete sie als Schutz vor dem „Erschrecken der Kinder".

Purpurschnecke (Murex; D6 bis D12): „Besonders passend für nervöse, lebhafte, liebevolle Frauen. Patientin ist nervös und erschöpft. (...) Leicht erregbare Libido. Nymphomanie. Dysmenorrhoe und nervöse Unterleibsbeschwerden. Ausfluß wechselt mit nervösen Symptomen." (Boericke) Brusttumore.

Seestern (Asterias rubens; D12): „Nervöse Störungen, Neuralgien, Hysterie fallen in den Wirkungsbereich dieses Mittels. (...) Sexuelle Erregung bei beiden Geschlechtern." (Boericke) Epilepsie. Ergänzt Silber auch in der Tumortherapie („heißer" Brustkrebs).

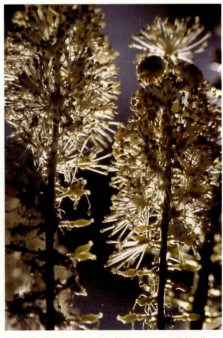
Die Silberkerze, hier eine Unterart, verstärkt die anxiolytische Wirkung von Silber, vor allem im Klimakterium. Foto: Olaf Rippe

Therapiekonzepte
Allgemein und Psychotherapie

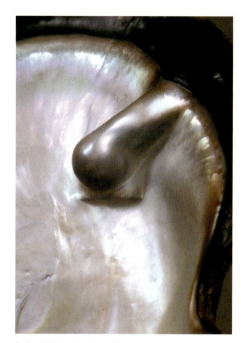

Perlenbildung in einer Austernschale.
Foto: Margret Madejsky

Tintenfisch (Sepia; D12 bis D200): Biliärer Typ, galliges Temperament, ist schnell gekränkt; spuckt „seelische Tinte", wenn die Dinge nicht laufen wie geplant, oder man der Person zu nahe kommt. Seelische Mimikry; versteckt sich vor Fremden, will nicht fotografiert werden. Weint beim Erzählen der Beschwerden (chronische Pulsatilla). Schicksalsschläge wurden verdrängt. Wunschträume zu Gunsten anderer aufgegeben; Frustration und Trauer; zieht sich von der Familie zurück (Wechsel von Glucken- zur Rabenmutter – ist aber auch als Männermittel geeignet!!!). Sehr mondempfindlich mit Schlafstörungen.

Die Heilkraft des Wassers: Wer eine Reise in die verschlungenen Pfade des Geistes antreten will, der sollte einmal potenziertes **Meerwasser** (Aqua marina / Aqua maris D12) als Reaktionsmittel der Psyche ausprobieren. Phantastische Träume sind garantiert. Wer sich dagegen in den Fäden seines Seelenlabyrinths verheddert hat, der findet im Meerwasser eine Hilfe, um sich wieder frei zu schwimmen.

Staufen-Pharma liefert weitere Wasserzubereitungen als Sonderanfertigung, z.B. **Aqua luna** (Vollmond-Wasser D12 bei Mondsymptomen versuchen) oder **Aqua pluvia Mai 86** (Regenwasser vom damaligen Fall-out; D30 als Antidot); siehe Firmenliste.

Mit **Levico** (D6 bis D12), einem arsenhaltigen Mineralwasser aus der Nähe von Trient, liefert der Handel ein weiteres Ergänzungsmittel für die Silbertherapie. Es eignet sich vor allem zur Behandlung von Angst- und Erschöpfungszuständen („Levico comp." von Wala).

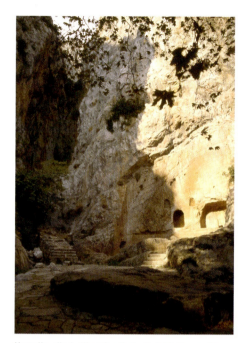

Kastalia, die heilige Quelle in Delphi. Bevor der Gott Apollon durch sie sprechen konnte, kam die Orakelpriesterin Pythia an diese Quelle, um sich rituell zu reinigen und um den Trank der Weisheit zu empfangen. Vollmond ist der beste Zeitpunkt, um hier auch heute noch eine Begegnung mit der Quellnymphe zu haben. Foto: Margret Madejsky

Um aber die wirkliche Heilkraft des mondhaften Wasserelements zu erfahren, sollte man vielleicht einmal nachts eine einsame Quelle im Wald oder im Gebirge aufsuchen, wenn sie gerade vom Licht des Vollmonds beschienen wird. Auch der Mondaufgang aus dem Meer an einem einsamen Strand ist gut geeignet. Allerdings sollte man traditionsgemäß etwas Silber als Opfergabe mitbringen, damit die Nymphen uns etwas von ihrer Weisheit mitteilen.

Literatur
– Amann, Max: Dem Geist auf die Sprünge helfen; 2000, Goldmann-Verlag
– Rippe, Olaf/Madejsky, Margret/Amann, Max/ Ochsner, Patricia/Rätsch, Christian: Paracelsusmedizin; 2001, AT-Verlag
– Schramm, Henning M.: Metalle und Mineralien in der Therapie; 1991, Novalis-Verlag
– Selawry, Alla: Metallfunktionstypen in Psychologie und Medizin; 1985, Haug-Verlag

Anmerkung
Auf der Homepage finden Sie weitere Veröffentlichungen und ein umfangreiches Weiterbildungsangebot zum Thema „Traditionelle Abendländische Medizin"; Gesamtprogramm beim Verfasser anfragen.

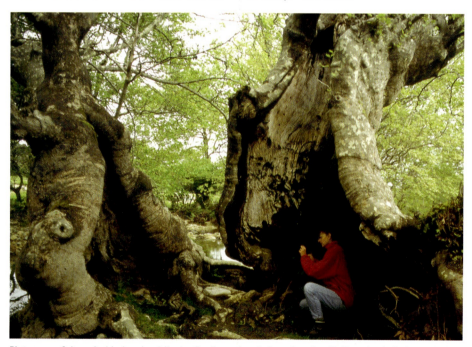

Platanen auf der griechischen Insel Ikaria. Quellnymphen haben eine skurrile Baumlandschaft geschaffen. Nicht nur bei Vollmond ist es ein gespenstischer Anblick. Die Platane ist ein heiliger Baum der Mondgöttin Artemis und eignet sich zur Behandlung von Hautleiden. Foto: Olaf Rippe

Pflanzliche Dreierkombination zeigt synergistische Wirkung bei der Behandlung von Depressionen

Das Wissen um die Wirksamkeit von Arzneipflanzen reicht weit in die Ursprünge der Menschheitsgeschichte zurück. Insbesondere bei der Behandlung von seelischen Erkrankungen gibt es eine sehr lange Tradition. Heute sind pflanzliche Arzneimittel in der Therapie von leichten bis mittelschweren Depressionen, aber auch bei Angst- und Schlafstörungen sehr weit verbreitet und erfreuen sich sowohl bei Patienten als auch bei den behandelnden Heilpraktikern und naturheilkundlichen Ärzten großer Beliebtheit. Umso bedeutsamer ist es, dass das was lange „nur" als Erfahrungsmedizin galt, jetzt Schritt für Schritt auch durch pharmakologische Untersuchungen und klinische Studien nachgewiesen werden kann.

Depressionen sind keine rein psychischen Erkrankungen. Die körperlichen Begleiterscheinungen einer Depression sind nicht weniger gravierend: Auch hinter Kopf- und Rückenschmerzen, Magen-Darmbeschwerden, Libidoverlust oder Herzbeschwerden kann sich eine Depression verbergen. Sehr oft stehen die körperlichen Symptome aus Patientensicht sogar im Vordergrund und veranlassen diese überhaupt erst, professionelle Hilfe in Anspruch zu nehmen.

Johanniskraut wird schon seit Jahrhunderten erfolgreich zur Behandlung von Depressionen und psychosomatischen Erkrankungen eingesetzt. In zahlreichen klinischen Studien hat es sich den chemisch-synthetischen Antidepressiva als mindestens ebenbürtig erwiesen, ohne jedoch mit deren Nebenwirkungen belastet zu sein. Sein Wirkmechanismus konnte vor kurzem aufgeklärt werden: Ebenso wie die meisten synthetischen Antidepressiva hemmt Johanniskraut die Serotonin-Wiederaufnahme in den Synapsen.

Die aktuelle Erkenntnis von Wechselwirkungen von Johanniskraut mit anderen Arzneimitteln bei hohen Dosierungen,

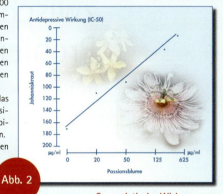

Abb. 1
Dreierkombination in Neurapas® balance

z. B. mit Digoxin, Cumarin-Derivaten oder auch oralen Kontrazeptiva, rückt jedoch inzwischen die Suche nach synergistischen Effekten bei pflanzlichen Kombinationen in den Focus der internationalen Arzneimittel-Forschung.

Die Kombination von stimmungsaufhellendem Johanniskraut mit dem angstlösenden Passionsblume und dem beruhigenden Baldrian, wie in Neurapas® balance, stellt eine solche sinnvolle und synergistisch wirksame Verbindung dar (Abb. 1).

Neueste wissenschaftliche Untersuchungen zu dieser Kombination wurden beim „11th Annual Symposium on Complementary Health Care" im November 2004 in Exeter, Großbritannien, vorgestellt. Sie bestätigen auf eindrucksvolle Weise, dass sich naturheilkundliche Erfahrungsmedizin und neuropharmakologische Forschung nicht ausschließen, sondern äußerst fruchtbar ergänzen und gegenseitig bestätigen.

So haben aktuelle Studien an der Universität Freiburg mit dem pflanzlichen Antidepressivum Neurapas® balance gezeigt, dass Passionsblumeextrakte die Wirkung von Johanniskraut, also die Hemmung der Serotonin-Wiederaufnahme aus der Synapse, bis zu 10-fach verstärken können.

Für diese Versuche wurde ein spezielles pharmakologisches In-vitro-Modell mit „Synaptosomen" eingesetzt. Synaptosome sind isolierte Synapsen, mit denen sich der Einfluss von Arzneimitteln auf den Serotonin-Stoffwechsel sehr präzise nachweisen lässt. Da die Kombination von Passionsblumen- und Johanniskrautextrakt weit wirksamer war als die Einzelextrakte in der Addition, ist dies ein direkter Nachweis dafür, dass beide Arzneipflanzen in synergistischer Weise agieren (Abb. 2).

Für den praktischen Alltag mit depressiven Patienten bedeutet dieser Befund, dass durch die Zugabe des Passionsblumeextraktes in Neurapas® balance eine Reduzierung der Johanniskraut-Extraktmenge unterhalb der üblicherweise eingesetzten Dosierungen von 600 bis 900 mg bei gleicher Wirksamkeit möglich ist. Die inzwischen viel diskutierten Wechselwirkungen mit anderen Medikamenten können so im Gegensatz zu den teilweise extrem hoch dosierten Johanniskraut-Monopräparaten leicht vermieden werden. Auch das mögliche Risiko einer Photosensibilisierung kann mit dieser Kombination deutlich minimiert werden.

Parallel zu diesen Untersuchungen im „Reagenzglas" wurde an der Universität Florida in Gainesville/USA mit den Inhaltsstoffen von Neurapas® balance auch ein so genannter „Forced-Swim-Test" durchgeführt. Dieses Modellsystem ist eine etablierte und anerkannte Nachweismethode für die Wirksamkeit von Psychopharmaka. Untersucht wird hierbei das Fluchtverhalten von Ratten in einem wassergefüllten Becken. Die zu untersuchende Substanz gilt in dem standardisierten Test dann als antidepressiv wirksam, wenn sie die Intensität und/oder Zeitdauer des Fluchtverhaltens der Tiere steigert. Die pflanzliche Dreierkombination in Neurapas® balance zeigte auch in diesem klassischen pharmakologischen Depressionsmodell eine dosisabhängige antidepressive Wirkung. Dabei entsprach sie in ihrer Wirksamkeit eindeutig chemisch-synthetischen Antidepressiva.

Beide präsentierten Untersuchungen bestätigen auf der wissenschaftlichen Ebene die langjährigen Erfahrungen in der naturheilkundlichen Behandlung depressiver Patienten. Sie stützen damit auch die Ergebnisse einer randomisierten, placebo-kontrollierten Doppelblind-Studie zur Wirksamkeit der pflanzlichen Kombination aus Johanniskraut, Baldrian und Passionsblume. In dieser Untersuchung an „realen" Patienten zeigte sich Neurapas® balance gegenüber Placebo signifikant überlegen. Mehr als 84 Prozent der Patienten sprachen auf die antidepressive Therapie an und fühlten sich nach sechs Wochen deutlich besser oder sogar beschwerdefrei. Der Wert auf der Hamilton-Depressions-Skala sank nach sechs Wochen in der Verum-Gruppe signifikant von durchschnittlich 12,59 auf 6,81. Der Wert der Placebogruppe blieb im Untersuchungszeitraum nahezu unverändert. Signifikante Verbesserungen ergaben sich auch für die Angstsymptomatik und die Schlafqualität der Patienten (Abb. 3).

Diese Ergebnisse zeigen außerdem, dass die Dreierkombination aus Johanniskraut, Passionsblume und Baldrian aufgrund ihrer therapeutischen Breite einem reinen Antidepressivum deutlich überlegen ist.

Sowohl die Passionsblume als auch der Baldrian helfen bei Unruhezuständen und nervös bedingten Einschlafstörungen. Auch ihre Wirksamkeit und Unbedenklichkeit ist durch zahlreiche Studien belegt.

Da die Baldrian außerdem eine Latenzzeit von nur wenigen Tagen nach der Einnahme besitzt und damit einen rascheren Wirkeintritt als Johanniskraut zeigt, erhöht dies die Patienten-Compliance gegenüber Monopräparaten in der kritischen Anfangsphase einer Therapie enorm.

Bei der Reduktion der Angstsymptome hat die Passionsblume wiederum einen wichtigen Anteil. Neben der entspannenden und nervenstärkenden Wirkung hat sie auch einen Angst lösenden Effekt. Da die Schlafqualität unter Neurapas® balance ebenfalls zunimmt, hat dieses Arzneimittel auch einen positiven Einfluss auf die gesundheitsbezogene Lebensqualität und Vitalität.

Die einzigartige Kombination der Extrakte von Johanniskraut, Passionsblume und Baldrian in Neurapas® balance bietet damit in der Therapie von Depressionen eine ganze Reihe von Vorteilen.

Die genannten Studien offenbaren einen außergewöhnlichen und bisher nicht nachgewiesenen synergistischen Effekt zwischen Passionsblume und Johanniskraut. Dadurch entfaltet die Kombination ihre volle antidepressive Wirkung bereits bei einer niedrigeren Johanniskrautdosierung. Darüber hinaus sind Baldrian und Passionsblume auch in der Behandlung von Schlafstörungen und Angsterkrankungen wirksam – beides sehr häufige Begleiterscheinungen und typische Frühsymptome einer Depression.

Quellen:
(1) McGregor, G.P. et al., FACT Focus on Alternative and Complementary Therapies, Vol. 9, 2004
(2) Urlea-Schön, I. et al., FACT Focus on Alternative and Complementary Therapies, Vol. 8, 2003
(3) Müller, S.C. et al., Clinical Pharmacology and Therapeutics, Vol. 75, 2004

Autoren:
Dr. Tom Waldmüller
Pascoe pharmazeutische Präparate GmbH
Schiffenberger Weg 55
35383 Gießen

Professor Dr. Gerard P. McGregor
Institut für Physiologie
Philipps-Universität Marburg
35037 Marburg

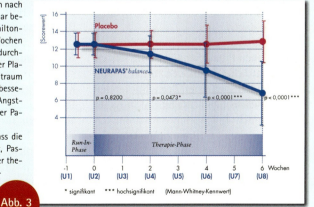

Abb. 3
Rückgang der Depression in der Hamilton-Depressions-Skala

Therapiekonzepte
Allgemein und Psychotherapie

Anwendung von Pflanzenarzneien bei zwischenmenschlichen Problemen

von Max Amann

Die Naturheilkunde hat im letzten Jahrhundert erstaunliche Fortschritte gemacht, analog zur explosionsartigen Entwicklung von Wissenschaft und Technik. Dieser Prozeß wird sich sicher fortsetzen.

Diese Fortschritte waren und sind notwendig, weil sich das Wesen der Krankheiten rasch ändert und damit zunehmend auch neuartige Behandlungsanforderungen an uns herangetragen werden. In der ältesten arzneilichen Heilmethode, der Kräuterheilkunde, sind Mittel zur Kräftigung von Leib und Seele in recht großer Zahl bekannt, soweit schriftliche Dokumente zurückreichen.

Die Psychotherapie mit Arzneien pflanzlicher Herkunft hatte Höhepunkte im Ayurveda und in der galenischen Medizin des ausgehenden Mittelalters im Abendland erreicht. Gelingt es uns, die begriffliche Darstellung der in alten Büchern genannten Heilwirkungen zu verstehen und in moderne heilkundliche Bezeichnungen zu übersetzen, so können wir hieraus viel Hilfe zur Behandlung unserer schwierigen Praxisfälle haben.

Die Aufklärung von Gehalt und Struktur der wirksamen Pflanzeninhaltsstoffe mittels wissenschaftlicher Methoden hat in knapp zwei Jahrhunderten einen beeindruckenden Wissenszuwachs gebracht; hier ist in naher Zukunft noch mit vielen sensationellen Wissensgewinnen zu rechnen. Die Integrierung von altem und neuem Wissen, von Wissen aus Ost und West, von Naturvölkern und Kulturnationen ist derzeit schon ziemlich fortgeschritten. Ergebnis ist, daß die Naturheilkunde mit ihren Behandlungsmöglichkeiten inzwischen Dimensionen erreicht hat, die auch die Vorstellungen der Naturheilkundigen übertreffen.

Bei der Ausübung der Heilkunde denkt man zunächst an das Heilen von Krankheiten; die Naturheilkunde, besonders auch die Kräuterheilkunde bietet aber noch weitere Behandlungsmöglichkeiten. Viele Na-

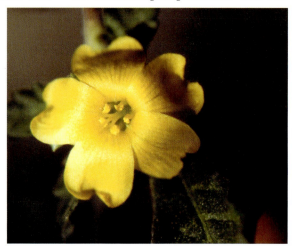

Damiana — Foto: Olaf Rippe

turarzneien eignen sich aber auch als Hilfsmittel für Gesunde, die in einer besonderen Situation Hilfe brauchen.

Die Kunst der Unterstützung von Nichtkranken durch Kräuterzubereitungen ist sehr alt; man hat sie immer als einen wesentlichen Teil der Ausübung magischer Künste angesehen. Hält man herbal-magische Angaben in alten Büchern nicht von vornherein für Unsinn, sondern interpretiert solche Angaben nach den naturwissenschaftlichen und psychologischen Vorstellungen unserer Zeit und wendet sie dann auch praktisch an, so erschließt man sich eine äußerst ergiebige Quelle zur Lösung von Problemen der Psyche mit innerlichen Mitteln. Die Arzneimittel, die im vorliegenden Text genannt werden, sind harmlos, nicht suchterzeugend, meist mühelos zu erhalten und auch billig – von synthetischen Psychopharmaka kann man das wahrlich nicht sagen.

Bei der Bearbeitung der im Text vorgestellten Probleme ist es in der Regel sinnvoll, zur Ergänzung der Phytotherapie weitere unterstützende Verfahren anzuwenden. Empfehlenswert sind: Homöopathie, Akupunktur, Körperarbeit, Meditation und insbesondere Psychotherapie. Diese aber durch einen entsprechend qualifizierten Behandler. – Ein oder zwei der Ergänzungsverfahren sind völlig ausreichend.

Um die Reihenfolge der Probleme und ihrer Beziehungen zueinander systematisch darzustellen, wurde die Einteilung nach der Chakrenlehre der indischen Medizinphilosophie vorgenommen.

Die Lehre von den Chakren (Räder) ist der genialste Teil dieser Philosophie. Stark vereinfacht gilt folgendes: Die Chakren sind Organe des Energiekörpers, die sich im physischen Leib ortsgleich zu bestimmten Nervengeflechten befinden. Der Sensitive sieht sie als rotierende farbige Gebilde.

Es gibt sieben Hauptchakren mit verschiedenen Funktionen. In aufsteigender Reihenfolge sind dies:

1. Wurzel-Chakra – Lebensenergie
2. Sakral-Chakra – Fortpflanzung
3. Solarplexus-Chakra – Bauchdenken, Wille
4. Herz-Chakra – Herzdenken, Ich
5. Hals-Chakra – Kommunikation
6. Stirn-Chakra – Kopfdenken, Intellekt, aber auch Intuition
7. Scheitel-Chakra – das Metaphysische, die evangelischen Tugenden

Therapiekonzepte
Allgemein und Psychotherapie

Alle Chakren haben physische, seelische und geistige Funktionen. Während der persönlichen Entwicklung des Menschen verbessert sich der Energiestatus der Chakren von unten nach oben.

Folgend sind die zwischenmenschlichen Probleme und ihr hauptsächlicher Bezug zu einem der Chakren einander zugeordnet. Es ist sinnvoll, aus mehreren (3 bis 10) der jeweils vorgeschlagenen pflanzlichen Einzelmittel ein Rezept für den vorliegenden Zustand zusammenzusetzen. Als galenische Form wählt man ein Teegemisch, ein Tinkturgemisch oder auch eine Mischung homöopathischer Tiefpotenzen (Urtinktur bis D3). Da nur wenige Arzneistoffe eine Beziehung zu nur einem Chakra haben, ist es auch nicht falsch, Mittel zu mischen, die bei verschiedenen Problemfällen genannt sind und Wirkung auf verschiedene Chakren entfalten. So werden auch viele der Einzelmittel unter den verschiedenen angesprochenen Problemen angeführt, und teilweise ähnliche Probleme sind verschiedenen Chakren zugeordnet. Denkt man über das Chakrasystem nach, kommt man zu dem Schluß, daß jedes Chakra mit jedem anderen direkt mit einem Kanal verbunden ist, in dem Energie fließen kann. Hauptsächliche Kanalverbindung ist allerdings die direkte Linie vom Wurzel-Chakra (1) zum Scheitel-Chakra (7).

Literaturangaben zur Chakra-Zuordnung von Arzneimitteln sind spärlich und widersprüchlich. Man könnte beispielsweise zuordnen:

Johanniskraut dem Wurzel-, Sandelholz dem Sakral-, Enzian dem Solarplexus-, Betonie dem Herz-, Lavendel dem Hals, Patchouli dem Stirn- und Kalmus dem Scheitel-Chakra.

Pflanzenmittel als Hilfe bei den verschiedenen Problemen

Probleme mit Beziehung zum Wurzel-Chakra (Sitz der Lebensenergie)

Linderung eines Verlusterlebnisses – Partnerverlust, Klimakterium, larvierte Depression

Alant, Baldrian, Beifuß, Betonie, Cimicifuga, Damiana, Estragon, Flieder, Ginseng, Hafer, Hopfen, Jasmin, Johanniskraut, Koriander, Narde, Passiflora, Patchouli, Poleiminze, Rose, Schachtelhalm, Sternanis, Storchschnabel, Veilchen, Weißdorn, Zimt; allgemein Pflanzen, die scharf und süß zugleich schmecken.

Wirkung: Ein Rezept aus o.g. Mitteln soll aktivierend und stimmungsaufhellend wirken und das Grübeln über Vergangenes durch zukunftsorientiertes Denken ersetzen.

Mittel für Männer, um Frauen besser zu verstehen – Beruf, Öffentlichkeitsarbeit, Privatleben

In bezug auf die Gefühlsregungen der Frau sind wir Männer in der Regel ahnunglos – auf der Erde gibt es zwei verschiedene intelligente Spezies: das sind nicht Mensch und Delphin, sondern Mann und Frau. Herrscht zwischen diesen zwei Spezies Harmonie, können sie gemeinsam die Welt umkrempeln. Der Ahnungslosesten einer war ausgerechnet Sigmund Freud. Er hat zu Ende seines Lebens erklärt, für ihn sei es das letzte Rätsel, was die Frau eigentlich wolle.

Doch für die Lösung dieses Rätsels könnten wir ihm aus folgenden Kräutern ein Rezept zusammenstellen:

Baldrian, Basilikum, Bibernelle, Brennnessel, Dachwurz, Damiana, Ehrenpreis, Eisenkraut, Fieberklee, Goldrute, Kardamom, Echtes Labkraut, Liebstöckel, Orangenblüte, Patchouli, Rose, Salomonssiegel,

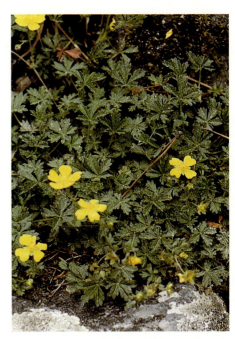

Kriechendes Fingerkraut (Potentilla reptans).
Foto: Hertha Amann

Schlüsselblume, Storchschnabel, Tulsi, Ysop.

Probleme mit Beziehung zum Sakral-Chakra – Sexualität

Zwischen Wurzel-Chakra und Sakral-Chakra besteht eine enge Beziehung. Deshalb ist die Sexualität nicht ausschließlich dem Sakral-Chakra zugeordnet, sondern dem ersten und dem zweiten Chakra.

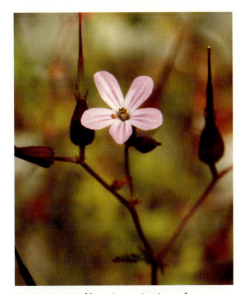

Storchschnabel (Geranium robertianum).
Foto: Margret Madejsky

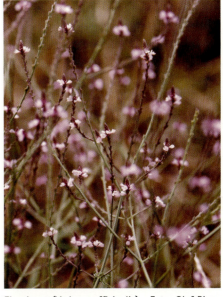

Eisenkraut (Verbena officinalis). Foto: Olaf Rippe

Naturheilpraxis Spezial   107

Therapiekonzepte
Allgemein und Psychotherapie

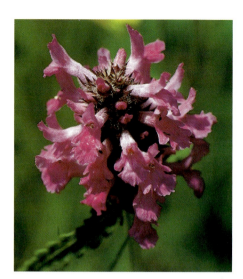

Betonie (Betonica officinalis).
Foto: Hertha Amann.

Mittel für Frauen, um Männer besser zu verstehen – Beruf, Öffentlichkeitsarbeit, Privatleben

Eine amerikanische Feministin hat einmal geäußert: Alle Männer wollen nur das Eine, nämlich ihre Ruhe. Das stimmt zweifellos. Viele Verständnisprobleme zwischen Mann und Frau führen dazu, daß sich Frauen unverstanden und verletzt fühlen. Auch für dieses Problem sind Kräutlein gewachsen: Akazienblüte, Bucco, Damiana, Ehrenpreis, Kriechendes Fingerkraut, Frauenmantel, Hamamelis, Herzgespann, Hundsrose, Kumin, Leinkraut, Orangenblüte, Patchouli, Pfefferminze, Sandelholz, Storchschnabel, Vanille, Witwenblume.

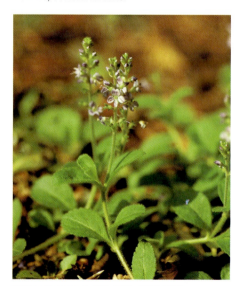

Echter Ehrenpreis (Veronica officinalis).
Foto: Hertha Amann

Hilfe für Menschen, die von anderen wegen ihres büffelhaften Verhaltens abgelehnt werden

Diese nicht schüchternen Menschen machen laufend Fehler in ihrem Verhalten. Diese Eigenschaft tritt bei Mann und Frau auf. Nützliche Mittel sind:
Damiana, Eberraute, Eisenkraut, Fieberklee, Gänseblümchen, Glaskraut, Muskatellersalbei, Rose (R. centifolia, R. damascena), Rotklee, Sauerklee.
Hauptsächlich für Frauen sind noch geeignet: Apfelblüte, Bucco, Kirschblüte, Raute.

Mittel gegen übergroße Sanftheit

Ist ein Klient zu sanft für diese böse Welt und wollen wir ihn dazu bringen, sich auf die Hinterfüße zu stellen, haben wir folgende Mittel:
Baldrian, Beifuß, Brennessel, Dost, Majoran, Schlehe (nur das Präparat aus den blühenden Zweigen), Quendel, Thymian, Wermut, Ysop.
Aus alter Zeit ist überliefert, daß der Henker vor besonders entsetzlichen Hinrichtungen bestimmte Kräuter einnahm, um seine Tätigkeit ausüben zu können, die sog. Henkerkräuter. Diese sind: Katzengamander, Katzenminze, Salbei. Auch diese können verwendet werden.

Probleme mit Beziehung zum Solarplexus-Chakra

Dieses, das „Feuer-Chakra", ist für die Oberbauchorgane, den Stoffwechsel und den Willen zuständig.

Hilfe bei Ehe- bzw. Partnerkrisen
Ein gelegentlicher Streit wirkt auf das Leben zu zweit erheblich stabilisierend, es sei denn, die ganze Wohnungseinrichtung ist jedesmal zertrümmert und Krankenhausaufenthalte sind fällig.

Die entsprechenden Kriseninterventionsmittel sind: Bachnelkenwurz, Baldrian, Beifuß, Betonie, Damiana, Ehrenpreis, Eisenkraut, Gänseblümchen, Korianderkraut, Lakritze, Majoran, Mate, Narde, Patchouli, Rose, Schleifenblume, Storchschnabel, Vanille; Asa foetida homöopathisch in der D6.

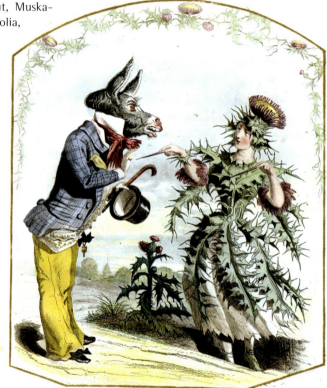

CHARDON

Die liebevolle Beziehung des Esels zur Eselsdistel (Onopordon acanthium); kolorierter Stahlstich von Grandville (1803 - 1847)

Am besten ist es, die streitenden Partner nehmen beide ein Tränklein aus einigen der genannten Kräuter ein, wobei das nicht gleichzeitig sein muß.

Entkrampfende Mittel

Angst und Aggression sind Zwillinge: der politische Teil der Zeitungen berichtet uns täglich von Begebenheiten, die dies bestätigen. Zu diesem Thema gehört auch der oft zu beobachtende Übergang von Minderwertigkeitsgefühlen in Überwertigkeitsgefühle.
Die Mittel sollen tierischen Ernst reduzieren und eine aufgeräumte, lässigere Stimmung bewirken. Viele der Mittel sind als verdauungsfördernde Gewürze im Gebrauch. – Fanatiker sind erfahrungsgemäß

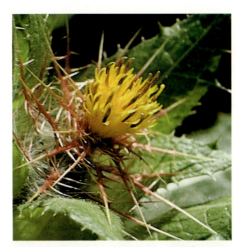

Cardobenediktenkraut (Cnicus benedictus).
Foto: Hertha Amann.

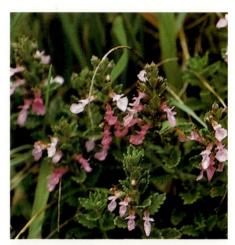

Echter Gamander (Teucrium chamaedrys).
Foto: Hertha Amann.

stärken heißt alles zu stärken: Leib, Seele und Geist.

Zustand nach Schockerlebnis
Die Handlungsfähigkeit des Schockierten soll wiederhergestellt werden, und zwar zu vernünftigem Handeln.
Basilikum, Betonie, Bucco, Gänseblümchen, Echter Gamander, Gewürznelke, Goldrute, Hundsrose, Jasminblüte, Johanniskraut, Echtes Labkraut, Lavendel, Mädesüß, Narzisse, Passiflora, Rotklee, Sauerklee, Schachtelhalm, Schlehe (blühende Zweige), Schleifenblume, Schlüsselblumenblüte, Tausendgüldenkraut, Wundklee, Ylang-Ylang; Fingerhut nur homöopathisch als Digitalis D6.

Hilfe für vom Leben Enttäuschte
Der Patientin ist das Herz gebrochen, sie ist verbittert. Illusionshafte Erwartungen wurden durch die Illusion der Enttäuschung ersetzt. Im Fun-Zeitalter wird dieses Phänomen auch bei den Herren stark zunehmen.
Akazienblüte, Benediktenkraut, Bergamotte, Blutweiderich, Brennessel, Fieberklee, Ehrenpreis, Hasel, Herzgespann, Hopfen, Königin der Nacht, Lavendel, Leinkraut, Lorbeer, Melisse, Myrte, Orangenblüte, Neroliöl, Passiflora, Patchouli, Rose, Schleifenblume, Sumbul = Moschuswurzel, Weißdorn, Weißklee, Zistrose; Maiglöckchen nur homöopathisch als Convallaria D4.
Die unter 1.4.1 und 1.4.2 genannten Mittel sind übrigens auch Arzneien für psychosomatische Krankheiten.

Mittel, um Schüchternen und Einsamen zu helfen
Diese Mittel sollen den Betroffenen die Kraft geben, Kontakte zu knüpfen. Sie sind auch geeignet für die, die anderen nicht weh tun können, auch wenn es notwendig wäre.
Baldrianblüte, Benediktenkraut, Berberitze, Betonie, Brennessel, Buchsbaum, Dill, Gelber Enzian, Kreuzblättriger Enzian, Eselsdistel, Kriechendes Fingerkraut, Echter Gamander, Habichtskraut, Hundsrose, Koriander, Königskerze, Lavendel, Leinkraut, Myrrhe, Narzisse, Patchouli, Rosmarin, Salbei, Silberdistel, Silberwurz, Veilchen, Witwenblume.
Eine Zusatzbehandlung mit Eisen in homöopathischer Form wird dringend empfoh-

an gutem Essen nicht interessiert. Anis, Apotheker-Eisenkraut („Verbena"), Baldrian, Beifuß, Benediktenkraut, Betonie, Boldo, Cassiablütenöl, China-Tee, Damiana, Dill, Ehrenpreis, Engelwurz, Estragon, Kardamom, Kava-Kava, Kubeben, Majoran, Mate, Mariendistel, Muskatnuß, Nelkenwurz, Patchouli, Piment, Rose, Schafgarbe, Schwarznessel, Sternanis, Tonkabohne, Waldmeister, Wermut, Ylang-Ylang-Öl, Zitrone.
Robespierre oder der magenkranke „Führer" wären ideale Patienten für ein Rezept aus zehn der obengenannten Mittel gewesen.

Mittel, um die Initiative anzuregen
Rezepte aus diesem Bereich sollen nicht nur die Entschlußfassung erleichtern, sondern auch die konsequente Realisierung der gefaßten Entschlüsse.
Geeignete Pflanzen sind:
Benediktenkraut, Bohnenkraut, Brennessel, Chillies, Eisenkraut, Enzian, Eselsdistel, Galgant, Karde, Kassiazimt, Katzengamander, Meisterwurz, Japanische Minze, Pfeffer, Salbei, Quendel, Thymian, Tigerkraut, Ysop.
Das Rezept soll zugleich scharf, bitter und aromatisch schmecken.

Probleme mit Beziehung zum Herz-Chakra

Seit ältester Zeit gilt das Herz als Sitz des Gemüts, des Ich, der Vorstellung vom eigenen Selbst, mithin der Seele. Die ungeheure Zahl von Herzleidenden in unserer Zeit hat leider konkrete Gründe. Das Herz zu

len, ebenso auch mit Mangan (Mangan ist das Kontaktmetall).

Schutz der Aura
Patient hat „Löcher in der Aura", er wird überall herumgeschubst und ausgebeutet, er läßt sich jeden Unsinn – materiellen wie immateriellen – aufschwatzen. Damit er kritischer wird und lernt, nein zu sagen, helfen:
Andorn, Beifuß, Benediktenkraut, Scharfes Berufskraut, Betonie, Brennessel, Buchsbaum, Dost, Dürrwurz, Eisenkraut, Kreuzblättriger Enzian, Galbanum, Echter Gamander, Gauchheil, Hundsrose, Johanniskraut, Echtes Labkraut, Rainfarn, Salbei, Salomonssiegel, Sternanis, Wacholder, Wermut, Widerton, Witwenblume, Aufrechter Ziest; nur homöopathisch verwenden: Einbeere als Paris D6, Asafoetida D6.

Charismatische Mittel
Das Ziel einer Rezeptur aus den zuvor genannten Mitteln ist die Schaffung einer Schutzaura; ein solches Rezept hat Verteidigungscharakter. Eine Mischung aus den folgend genannten Einzelmitteln bezweckt etwas Aktiveres: Dem Anwender soll eine Ausstrahlung vermittelt werden von Selbstsicherheit, Zuverlässigkeit, Vertrauenswürdigkeit. Außerdem soll er ganz einfach einen sympathischen Eindruck machen.
Ein Nebeneffekt der genannten Mittel ist ein besseres Verständnis für die Mentalität und ein besseres Verstehen der Motive anderer Menschen.
Charisma ist im öffentlichen Leben und im beruflichen Bereich von ungeheurer Bedeutung. Die Zunahme der Dienstleis-

Therapiekonzepte
Allgemein und Psychotherapie

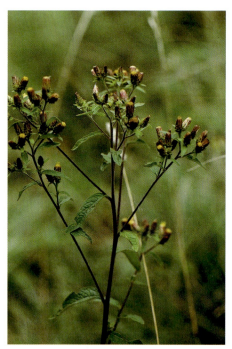

Dürrwurz (Inula conyza). Foto: Hertha Amann.

se, Salomonssiegel, Schachtelhalm, Schafgarbe, Sumbul, Ysop.

Die Auswahl kann man treffen nach Arzneimittelbildern, aus der schon vorhandenen Erfahrung, mit geeigneten Testgeräten (Radiästhesie, EAP-Messung) oder den Methoden der Astromedizin.

In alten Büchern werden als Hexen- und Zauberpflanzen nicht nur Solanazeen und andere Giftpflanzen genannt, sondern auch fast alle o.g. – harmlosen – Einzelpflanzen. Der charismatische Effekt von Zubereitungen aus diesen Pflanzen führt zu einer rationellen Erklärung von Beobachtungen an Anwendern, die man in alter Zeit als das Wirken magischer Kräfte verstanden hat.

Also: Wenn jemand „Liebeszauber" betreiben will, findet er die Mittel in den Kapiteln zum Thema Wurzel- und Sakral-Chakra und den noch folgenden für ein Rezept, das in diesem Sinn wirkt.

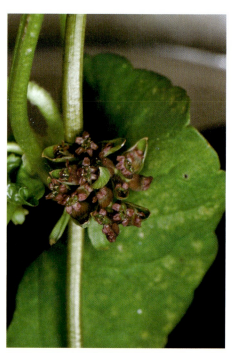

Tigerkraut (Centella asiatica = Hydrocotyle). Foto: Hertha Amann.

tungsberufe steigert die Zahl der Betroffenen. Daß man mit charismatischen Rezepten keinen Mißbrauch treiben sollte und völlig Untalentierten keine Hilfestellung vermitteln kann, ist selbstverständlich.

Alpenrose (alle Arten), Bachnelkenwurz, Betonie, Damiana, Eberraute, Eisenkraut, Engelwurz, Kreuzblättriger Enzian (allgemein alle blaublühenden Enzianarten), Günsel, Gundermann, Hexenkraut, Hundsrose, Ivakraut, Kirschblüte, Koriandersamen, Lorbeer, Muskatblüte, Narde, Nelkenwurz, Odermennig, Pfingstrosenblüte, Ro-

Probleme mit Beziehung zum Hals-Chakra

Das Hals-Chakra ist das Chakra der Kommunikation und des Bewußtseins, der Aufnahme und Abgabe geistiger Impulse. Seine enge Beziehung zum Herz-Chakra zeigen die folgenden Stichworte.

Mittel gegen zuviel Streß und seine Folgen – vegetative Stigmatisierung, Anpassungssyndrom

Ein gewisser, auch nicht zu gleichförmiger Streß scheint lebensnotwendig zu sein. Hierzu gehören Sinneswahrnehmungen und ihre Verarbeitung im Bewußtsein. Plötzlicher Extremstreß ist mit Schock identisch; zu starker Dauerstreß führt zum Zusammenbruch aller Regelungen, sowohl in der stofflichen Substanz des Nervensystems (bes. des Vegetativum) als auch im Geist.

Dem Gestreßten schließen sich die Tore der Kommunikation; in einer Gemeinschaft wird er zum Fremdkörper. Sein isolierter Geist neigt immer mehr zu Fehlentscheidungen – Cäsarenwahnsinn u. dgl.

Die Antistreßmittel sollen zur Wiederherstellung der Kommunikationsfähigkeit beitragen: Baldrian, Beifuß, Betonie, Bohnenkraut, Braunelle, Brennessel, Cimicifuga,

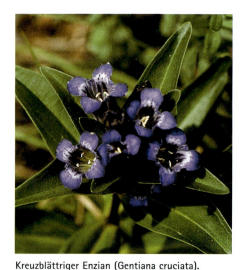

Kreuzblättriger Enzian (Gentiana cruciata). Foto: Hertha Amann.

Efeu, Ehrenpreis, Eiche, Eisenkraut, Eleutherokokkus, Engelwurz, Fieberklee, Echter Gamander, Ginseng, Haferkraut, Hopfen, Kardamom, Kava-Kava, Kerbel, Lavendel, Muskatellersalbei, Rosmarin, Storchschnabel, Tigerkraut, Weißdorn, Zimt.

Die Streßmittel sollen den Wach-Schlaf-Rhythmus günstig beeinflussen. Viele Streßmittel haben eine günstige hormonelle Wirkung auf Schilddrüse, Nebenniere und Östrogenhaushalt.

Mittel zur Verbesserung der mündlichen und schriftlichen Ausdrucksfähigkeit, zum Vermitteln von Wissensgut

Bei Dozenten wie Prüfungskandidaten sieht es dabei oft gar nicht gut aus – wie jeder weiß. Hilfe ist fast immer möglich durch: Alant, Baldrianblüte, Benzoeharz, Bohnenkraut, Damiana, Dill, Eisenkraut, Eleutherokokkus, Galbanum, Gauchheil, Guajak, Haferkraut, Jasminblüte, Kalmus, Kerbel, Lorbeer, Majoran, Nelkenwurz, Patchouli, Rosmarin, Rotklee, Salbei, Schachtelhalm, Spiklavendel, Sternanis, Tigerkraut, Vanille, Ysop, Zypresse.

Die Diplomatenmittel

Ein Diplomat soll sympathisch wirken, seine Angelegenheiten geschickt vertreten können und zum Verhandeln Selbstbeherr-

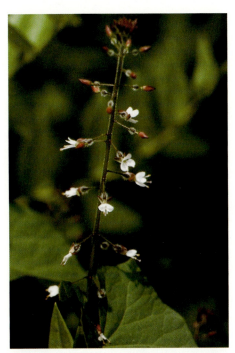

Hexenkraut (Circaea lutetiana).
Foto: Hertha Amann

schung und Geduld mitbringen, also weiche Schale mit hartem Kern!
Dafür könnte man aus den charismatischen Mitteln und den Arzneien zur Stärkung der Ausdrucksfähigkeit ein Rezept zusammensetzen. Jedoch nachfolgend nochmals eine Aufzählung der wichtigsten Mittel zum Erwerb diplomatischer Fähigkeiten:
Bibernelle, Damiana, Dost, Efeu, Ehrenpreis, Eisenkraut, Eleutherokokkus, Kreuzblättriger Enzian, Kriechendes Fingerkraut, Galbanum, Hexenkraut, Kalmus, Linde (Bast, Blätter), Lorbeer, Ringelblume, Rose (R. damascena), Salomonssiegel, Sandelholz, Silberwurz, Tigerkraut, Ulme (Bast oder Blüte), Zimt.

Probleme mit Beziehung zum Stirn-Chakra

Dieses Chakra, das Dritte Auge, ist der Vereinigungspunkt von Bewußtem und Unbewußtem, von Intuition und Intellekt, der Ort des Höheren Selbst. Zur Entwicklung höherer geistiger Fähigkeiten tragen bei: Akelei (alle Arten), Alant, Beifuß, Diptam, Engelwurz, Günsel, Immergrün, Karde, Patchouli, Schwertlilien (bes. blaublühende), Tigerkraut.
Diese Mittel aktivieren die Hypophyse und haben deshalb auch eine günstige Wirkung auf den Hormonhaushalt. Erhöhte geistige Vitalität ist eine mächtige Hilfe im Umgang mit anderen.

Probleme mit Beziehung zum Scheitel-Chakra

Am Ort des Scheitel-Chakras wurden einst die Könige gesalbt.
Es ist das Chakra des Mitgefühls und der Nächstenliebe. Im Christentum wird dieses Chakra durch den Heiligenschein symbolisch dargestellt. – Der Ayurveda unterstellt Arzneimittel, die das Mitgefühl fördern, diesem höchsten Chakra.
Die Mittel der Nächstenliebe sind: Adonis, Engelwurz, Salbeiblättriger Gamander, Kalmus, Narzisse, Teichrose, Tigerkraut, Tulsi, Vergißmeinnicht, Wegwartenblüte, Weihrauch, Zistrose.
Der Weg zum Mitgefühl geht über das Verstehen der Mitmenschen. Eine Funktion der genannten Mittel ist, dieses Verstehen zu fördern.

Zur Praxis

Vergleicht man die unter den verschiedenen Problempunkten genannten Pflanzen, so stellt man folgendes fest: Viele bewährte Heilpflanzen werden nie genannt; sie haben offenbar keine Beziehung zu den angesprochenen Problemen. Manche Pflanzen werden nur ein- oder zweimal genannt; offenbar haben sie eine spezifische Wirkung. Ansonsten sind die Listen eine monoton sich wiederholende Aufzählung einer recht kleinen Zahl von Pflanzen. Dies sind aber die Pflanzen zur Verbesserung der zwischenmenschlichen Beziehungen im engeren Sinn, die man ungeachtet des vorliegenden Problems fast immer einsetzen kann. Sie sind die Polychreste der Psychotherapie. – Beispiele sind Betonie und Eisenkraut. Eine mögliche, aber schlampige Therapie wäre es, einfach ein Standardrezept aus einigen dieser Polychreste anzuwenden.
Keine der angegebenen Kräuterarzneien ist im Betäubungsmittelgesetz genannt, alle ihre Produkte sind rezeptfrei, und fast alle Pflanzen sind freiverkäuflich; d.h., der Kräuterladen darf sie abgeben (z.B. das Münchener Kräuterhaus Lindig: www.phytofit.de).

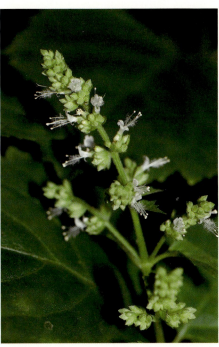

Patchouli (Pogestemon cablin).
Foto: Hertha Amann.

Die Produkte von erwähnten Pflanzen, die nicht im Handel sind, sind ungiftig und harmlos. Es ist nicht möglich, mit diesen Pflanzen organische Schäden, psychische Alterationen oder Sucht hervorzurufen. Bei Sucht ist vielleicht Hopfen eine Ausnahme, der eventuell als Zubereitung im Bier bestimmter Landbrauereien Abhängigkeitserscheinungen bewirken kann.
Dosierung: Die einzigen der genannten Mittel, die nur tropfenweise dosiert werden dürfen, sind Adonis und Tinktur aus Schlehenzweigen.
Die Tinkturmischungen sind Arzneimittel und sollten als solche ohne Anwendungspause maximal einen Monat eingenommen werden.
Lieferquellen: Für getrocknete Pflanzen ein Kräuterladen oder eine Apotheke.
Kräuterläden (in Großstädten gibt es welche, die bis zu 400 Pflanzen auf Lager haben) dürfen lt. Gesetz Kräuter nicht selbst mischen, doch der Käufer kann sie daheim selbst mischen!
Tinkturen und Fluidextrakte liefert die Apotheke.
Homöopathische Urtinkturen gibt es von sehr vielen Pflanzen, doch ist der Preis horrend. Mit homöopathischen Tiefpotenzen (D2 und D3) kann man recht gut wirkende Rezepturen zusammenstellen, die eigent-

Therapiekonzepte
Allgemein und Psychotherapie

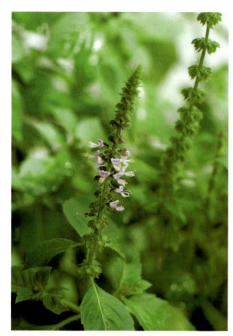

Tulsi (Ocimum sanctum).   Foto: Hertha Amann.

lich noch zum Bereich der Phytotherapie zu zählen sind.
Wegen ihrer außergewöhnlichen Heileigenschaften wurden einige Pflanzenarzneien aufgeführt, die nicht im Handel sind: Baldrianblüte, Dürrwurz, Hexenkraut, Kirschblüte, Widerton. Diese muß der Patient selbst sammeln und verarbeiten.

Beschreibung einiger der im Text erwähnten Pflanzen

Benediktenkraut (Cardobenediktenkraut) – Cnicus benedictus, Extractum Cardui benedicti fluid, Carduus benedictus Urtinktur
Der Patient hat sich in sein Schneckenhaus zurückgezogen, alles ist ihm zuviel geworden.
Betonie – Betonica officinalis
Herba Betonicae, Betonica Urtinktur
„Betonica, das ist ein Polychrest"
Für alle Symptome an Nervensystem und Psyche. Für alle psychosomatischen Krankheiten. Sie ist das Mittel Nr. 1 bei andauernden Selbstzweifeln. Betonie harmonisiert Kopf-, Herz- und Bauchdenken. Sie ist das Adaptogen der Psyche und hiermit ein besonders aktuelles Heilmittel. Sehr gute harmonisierende Wirkung in Mischrezepten.
„wider das Aufsteigen der Mutter" (= Hysterie) und „wider die fallende Sucht und Wahnsinnigkeit" (Dioskurides 1610), als Mittel für Liebeszauber, aber auch gegen Liebeszauber (Hildegard)
Frauen, die Herbalmagie betrieben, wurden im ausgehenden Mittelalter „Patonnyerinnen" genannt.

Damiana – Turnera aphrodisiaca, Folia Damianae, Extractum Damianae fluid, Damiana Urtinktur
Sie ist ein ganz ungewöhnliches Mittel, nämlich das der Nächstenliebe. Bald nach Einnahme einer Dosis bemerkt man, daß einem die Mitmenschen – Männer wie Frauen – auf einmal viel sympathischer sind und man viel mehr Verständnis und Geduld aufbringen kann. Dies bringt schlagartig eine Verbesserung der zwischenmenschlichen Beziehungen. Die mexikanischen Machos trinken viel Damianatee, um noch männlicher zu werden. Ein größerer Irrtum ist kaum möglich. Natürlich ist Damiana auch ein Tonikum und Aphrodisiakum. Es ist auch Adaptogen der Psyche. (Ich habe es in allen Rezepten für Vorstellungsgespräche eingesetzt.)
Wichtigstes Mittel zur Lösung zwischenmenschlicher Probleme.

Dürrwurz – Inula conyza
Sie ist ein altes schutzmagisches Mittel und stärkt die Aura.
„Die alten Weiber halten daß der Rauch (Räucherung) alles böß gespenst verjage/ es möge auch der Donder nicht um ein hauß schlagen/wann dise kreutter darinnen seind" (Bock, Kreuterbuch 1577)

Ehrenpreis – Veronica officinalis, Herba Veronicae EB6, Tinctura Veronicae 1:5, Veronica officinalis Urtinktur.
„Heil aller Welt", „Heil aller Schäden" Universelles Nervinum wie Betonie.
Patient kann nicht mehr lockerlassen. Vegetative Symptomatik. Kopflastiger Patient mit Selbstzweifeln und Erwartungsangst (Prüfungssituationen).
„Ehrenpreis macht dem Teufel die Ohren heiß"

Eisenkraut – Verbena officinalis, Herba Verbenae EB6, Verbena officinalis Urtinktur
Das Eisenkraut stand als magisches Mittel bei Germanen, Kelten und Römern im höchsten Ansehen. Römische Gesandte hatten bei Ausübung ihrer Tätigkeit Eisenkraut bei sich zu tragen; sie wurden deshalb als Verbenarii bezeichnet.
Die Pflanze ist bei innerlichem Gebrauch das charismatische und Diplomaten-Mittel Nr. 1. Reduziert Selbstzweifel, fördert Initiative und Entscheidungsfähigkeit. (Ich kann mich nicht erinnern, je einen Mißerfolg erlebt zu haben.)
„Hierobotanae, das ist/Herba sacra, oder geweihet Kraut/dieweil man solch Kraut für das Gespenst geweihet und aufgehenckt hat…" (Lonicer, Kreuterbuch 1679).
„Verbeen, Agrimonia, Modelgeer, Charfreitags graben hilft dich sehr, Daß dir die frawen werden holdt, Doch brauch kein eisen, grabs mit goldt."(Thurneysser, Archidoxa 1575)

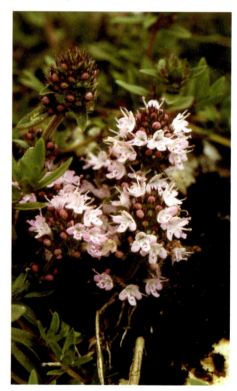

Quendel (Thymus serpyllum)
Foto: Marget Madejsky

Engelwurz (Heiliggeistwurzel) – Angelica archangelica, Extractum Angelicae fluid, Tinctura Angelicae EB6, Radix Angelicae DAC, Angelica Urtinktur
„Die Heiliggeistwurzel macht, daß man von allen geliebt wird" (Sterzinger, Aberglaube 1785)

Kreuzblättriger Enzian (Modelgeer) – Gentiana cruciata, Im Handel ist nur Gentiana cruciata Urtinktur
Der Kreuzblättrige Enzian ist selten und steht unter Naturschutz; sein Anbau ist leicht.

Therapiekonzepte
Allgemein und Psychotherapie

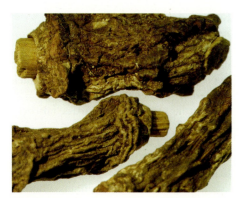

Moschuswurzel Foto: Olaf Rippe

Wichtige traditionelle Hexenpflanze:
„Die Weiber treiben viel Abenteuer damit" (Abenteuer = Hexerei); „Die alten Weiber sagen Modelgeer sei aller Wurtzel ein Ehr... darumb die circeischen Weiber ihren handel damit treiben..." (alte Weiber sind stets Hexen, circeische Weiber ebenso; Bock, Kreuterbuch 1577)
„Wird zu seltzamen Bulkünsten gebraucht" (Lonicer, Kreuterbuch 1679)
Die Pflanze befähigt zu besonderen Leistungen beim Aufbau zwischenmenschlicher Beziehungen. Sie kann von Herren wie Damen gebraucht werden.

Kriechendes Fingerkraut – Potentilla reptans. Im Handel ist nur Potentilla reptans Urtinktur.
Die Pflanze wurde bei Hexenprozessen relativ oft als Bestandteil von Hexensalben genannt. Sie hat offenbar die Wirkung, daß sie die Effekte gefährlicher Bestandteile von Rezepturen entschärft, d.h. die Hexe verfällt nicht für immer dem Wahnsinn, sondern findet den Weg zurück in die Alltagswelt.
Wir verwenden es zur Rezeptveredelung.

Hexenkraut – Circaea lutetiana Nicht im Handel
Seit der Antike (Kirkea ist der griechische Name der Pflanze) für Zauber und Gegenzauber verwendet.
Die Pflanze ist völlig ungiftig, hat aber bei Verwendung durch Frauen tatsächlich eine frappierende charismatische Wirkung. Für Frauen, um Herren um den Finger zu wickeln.

Kalmus – Acorus calamus, Rhizoma Calami EB6, Extractum Calami fluid, Tinctura Calami DAB6, Calamus aromaticus Urtinktur
Nach ayurvedischer Auffassung ist es das stärkste Mittel, um den Geist anzuregen. Hierdurch tonisierende und verjüngende Wirkung auf den Gesamtorganismus. Für Stichworte, die den oberen Chakren zugeordnet wurden, wichtiger Bestandteil von Mischrezepten.

Kirschblüte – Prunus avium. Nicht im Handel
Es handelt sich nicht um die japanische Zierkirsche, sondern um die Blüten der einheimischen Wildkirsche. Zubereitungen hieraus gehören in Geruch und Geschmack zum Feinsten, was mir bekannt ist. Die Anwenderin – es ist ein Mittel für Frauen – muß sich das Mittel selbst anfertigen – Tinktur, Likör oder Tee. Wie bei Hexenkraut ist die Wirkung frappierend. Die Frauen gewinnen eine Ausstrahlung von Anmut und zartem Liebreiz. Die Kirschblüte ist also ein Hilfsmittel für Models und Damen, die Herren auf sich aufmerksam machen wollen. Die Blüten müssen bei Schönwetter gesammelt werden, wenn sie stark riechen.

Jasmin – Jasminum officinale, Flores Jasmini, Jasminum officinale Urtinktur, Jasminöl
Es ist ein Mittel für Einsame, um kontaktfähiger zu werden. Deshalb ist es in vielen Parfums enthalten.

Narde – Nardostachys jatamansi. Nur ätherisches Nardenöl im Handel. Der Kräuterhandel liefert auch die Wurzel.
Sie ist eine dem Baldrian ähnliche Pflanze des Mittleren Ostens und ein wichtiges Psychotherapeutikum des Ayurveda, auch bei Beziehungsstörungen.
In den Geschichten aus Tausendundeiner Nacht reiben sich die Liebenden mit einem Ölauszug aus Narde ein.

Nelkenwurz – (auch Bendiktenkraut, so in Hildegard-Schriften) – Geum urbanum, Radix Gei urbani, Geum urbanum Urtinktur
„Eingenommene Benedicta" entflammt zur Liebe" (Hildegard, Physica) Wohl bestes Mittel bei Neurasthenie.

Patchouli – Pogostemon cablin, Folia Patchouli, Patchouli ab D2
Die wertvollste galenische Form ist die Tinktur, die der Apotheker oder der Anwender selbst aus dem handelsüblichen Kraut herstellen muß. Diese hat einen noch feineren Geruch als das ätherische Öl. Patchouli steigert die Gefühlstiefe und schärft

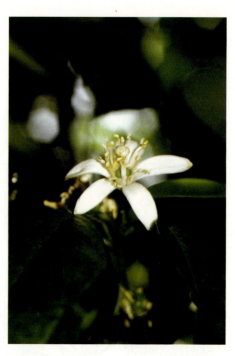

Orangenblüte Foto: Olaf Rippe

den Geist, es wirkt also an der „Schnittstelle" von Geist und Seele. Es hat eine stark entkrampfende Wirkung, ist also ein wichtiges Mittel zur Auflockerung. Dieses charismatische Mittel macht sympathisch und sollte viel verwendet werden.

Rose – Rosa centifolia, R. damascena, R. canina, ätherische Öle von R. centifoli und R. damascena, alle als Homöopathika, Flores Rosae EB6 sind von Rosa centifolia
Rosen sind vielleicht das bedeutendste pflanzliche Universalmittel. Bei ihrer Anwendung kann man kaum Fehler machen. Die Rose bessert die Beziehung zwischen Ich und Du eigentlich immer. Sie eignet sich für jegliche Spannungszustände und ist das traditionelle Diplomatenmittel des Ostens. Ideales Mittel, wenn Angst in Aggression übergeht. Sehr gut für Mischrezepte geeignet.

Bittere Schleifenblume – Iberis amara, nur Iberis amara ab D3
Die Bittere Schleifenblume ist viel zu wenig bekannt als Mittel für „funktionelle Herzbeschwerden". Sie ist geeignet für Dauerstreß und Ichschwäche nach Schock.

Silberwurz – Dryas octopetala, Dryas octopetala D2
Mittel der Volksmedizin gegen Stockungen aller Art.

Therapiekonzepte
Allgemein und Psychotherapie

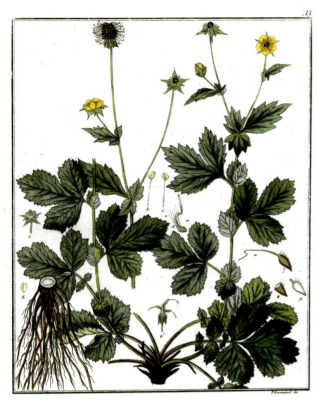

Kolorierter Kupferstich Nelkenwurz
(Geum urbanum, 19. Jh.)

Tigerkraut (asiatischer Wassernabel) – Centella asiatica = Hydrocotyle asiatica, Herba Hydrocotylis asiaticae, Hydrocotyle asiatica Urtinktur
Im Ayurveda wichtigstes verjüngendes Mittel, dem Scheitel-Chakra zugeordnet. Verblüffende Wirkung auf die geistige Beweglichkeit. Die Literatur gibt die Integration beider Gehirnhälften an, also von Bewußtem und Unbewußtem. Verwendung in Rezepten, die den höheren Chakren zugeordnet wurden, wird dringend empfohlen. Stark ausgleichendes Mittel.

Tulsi – Ocimum sanctum. Derzeit im Abendland recht schwer zu bekommen; Spezialversand oder Gärtnerei; ätherisches Öl
Tulsi klärt den Geist, reinigt die Aura und hat dadurch Schutzwirkung. Im Hinduismus die Pflanze, die das Mitgefühl mit anderen am stärksten entfaltet. Jeder Hindu baut, wenn möglich, Tulsi an. Vielleicht ist diese Pflanze die Ursache, daß in diesem übervölkerten Land mit einem extrem aggressiven Volk noch Menschen zusammenleben können. Es ist zu hoffen, daß diese Pflanze demnächst bei uns zu erhalten ist.

Rezeptbeispiele

Die folgenden Rezepturen sind ausschließlich Beispiele. Bei Anwendung sind sie für jede Person individuell zusammenzustellen.
Die meisten meiner Patienten bevorzugen statt Tee Tinkturmischungen. Die Möglichkeiten, aus handelsüblichen Einzeltinkturen und Fluidextrakten gute Rezeptmischungen zusammenzustellen, sind aber extrem beschränkt. Es besteht jedoch die Möglichkeit, sich selbst aus einer individuellen Kräutermischung mit 40%igem Alkohol eine Tinktur zu machen oder diese in der Apotheke herstellen zu lassen.

Rezept 1 – Für den „Elefant im Porzellanladen"
Bestandteile: Damiana, Eberraute, Gänseblümchen, Glaskraut, Lakritzenpulver, Muskatellersalbei und Rosenblüten
Zubereitung: Gleiche Teile zu Tee mischen
Anmerkung: Gut sortierter Kräuterladen ist notwendig

Rezept 2 – Gegen übergroße Sanftheit
Bestandteile: Baldrianwurzel, Brennessel, Estragon, Johanniskraut, Majoran, Salbei, Thymian, Ysop
Zubereitung: Gleiche Teile zu Tee mischen. 3 x tgl. eine große Tasse mit Honig gesüßt, morgens und mittags 5 Tropfen Magnetit dil D6 zusetzen
Anmerkung: Letzte Tasse nicht zu spät trinken

Rezept 3 – Kriseninterventionstee für Ehepaare
Bestandteile: Damiana, Ehrenpreis, Eisenkraut, Majoran, Rosenblüten, Storchschnabel
Zubereitung: Gleiche Teile zu Tee mischen, Prise Vanille zusetzen, gesüßt trinken
Anmerkung: Beide Partner sollen diesen Tee trinken.

Rezept 4 – Kontaktförderndes Rezept für Einsame
Bestandteile: Benediktenkraut (Kardobenediktenkraut, nicht Nelkenwurz), Betonie, Buchsbaumblätter, Eisenkraut, Lavendel, Patchouli, Veilchenblüten
Zubereitung: Gleiche Teile zu Tee mischen

Rezept 5 – Für Vorstellungstermin oder Behördengang
Bestandteile: Betonie, Damiana, Eisenkraut, Engelwurz, Odermennig, Pfingstrosenblüten, Rosenblüten
Zubereitung: Gleiche Teile zu Tee mischen, pro Tasse 5 Tropfen Gentiana cruciata dil D3 zusetzen
Anmerkung: Einige Tage vor dem Termin anfangen 2–3 Tassen täglich zu trinken

Rezept 6 – Lehrer- und Schülertee
Bestandteile: Alantwurzel, Damiana, Dillspitzen, Kalmuswurzelpulver, Kerbel, Eisenkraut, Sternanis
Zubereitung: Gleiche Teile zu Tee mischen, pro Tasse eine Prise Vanillepulver zusetzen
Anmerkung: Zum Durchhalten bei Unterricht und Prüfungen für Obengenannte. Der Tee zum „Rüberbringen". – Nicht spätabends trinken

Rezept 7 – Für Streßabbau, auch zur Förderung des Teamgeistes
Bestandteile: Bibernellwurzelpulver, Damiana, Eleutherokokkus = Taigawurzelpulver, Eisenkraut, Echter Gamander, Kava-Kava, Kerbel, Storchschnabel Zubereitung: Gleiche Teile zu Tee mischen, evtl. einige Tropfen Cimicifuga dil D6 zusetzen
Anmerkung: Falls möglich, schluckweise über den Tag verteilt trinken. – Auch dieser Tee ist nicht für spätabends geeignet

Rezept 8 – Als Hilfe bei Erarbeitung, Formulierung und Vorlagen von Unterlagen eines Projekts.
Bestandteile: Alantwurzelpulver, Beifuß, Kalmuswurzelpulver, Kerbel, Lorbeer, Patchoulikraut, Ysop
Zubereitung: Gleiche Teile zu Tee mischen. Evtl. einige Tropfen Argentum phosphoricum dil D12 zusetzen
Anmerkung: Morgens und nachmittags eine Tasse

Therapiekonzepte
Allgemein und Psychotherapie

Mut und Willensstärke durch Kräuter

von Olaf Rippe

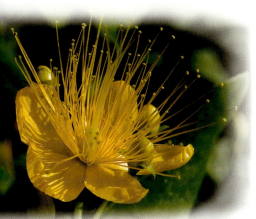

Johanniskraut, Bock'sche Foto: Margret Madejsky

„Jede benötigte Veränderung kann bewirkt werden, sobald die richtige Kraft in richtigem Maß auf die richtige Weise mit den richtigen Mitteln auf das richtige Objekt gerichtet wird."
(A. Crowley)

Gewöhnlich kommen Patienten mit körperlichen und seelischen Erkrankungen wie Rheuma, Herzleiden, Hautkrankheiten, Depressionen oder Schlafstörungen in die Naturheilpraxis.

Dies ist aber nur eine Seite des Praxisalltags, denn manchmal konfrontieren Patienten den Therapeuten mit Problemen, die über das Gewohnte hinausgehen. Beispielsweise kann unser Patient auch das Bedürfnis nach einem Rezept haben, das ihm mehr Redegewandtheit schenkt oder es kommt ein Buchautor, dem nach seinem letzten Bestseller nichts mehr einfällt oder es erscheint ein Geschäftsmann, dessen Umsatz eingebrochen ist und der nun ein Erfolgsrezept wünscht. Auch Unentschlossenheit, Schüchternheit, Stottern, Denkhemmung oder mangelndes Selbstvertrauen können einen Therapeuten ganz schön ins Schwitzen bringen. Körperliche Symptome sind dabei häufig nur ein Ausdruck seelischer Verletzungen oder unerfüllter Sehnsüchte. Will man hierbei helfen, stößt man als Nicht-Psychotherapeut scheinbar schnell an Grenzen.

Sucht man in den üblichen Listen nach entsprechenden Arzneimitteln, ist man jedenfalls selbst sehr schnell entmutigt. Da gibt es zwar Dutzende von Schnupfenmitteln, aber beispielsweise keines das einen vor dem finanziellen Ruin rettet, weil es einem die nötige neue Idee eingibt. Als Fan von Listen zugelassener Mittel nach den Richtlinien der Kommissionen D oder E kann man sowieso gleich das Handtuch werfen, ganz nach dem Motto: Die Psyche gehört dem Psychologen. Höchstens die „klassische Homöopathie" kennt einige medikamentöse Lösungsansätze. Das gewohnte Arsenal an Therapiekonzepten kann man jedenfalls getrost vergessen. Therapeutische Phantasie ist hier gefragt, da es Patentlösungen nicht gibt.

Das Ens spirituale

Jeder Mensch determiniert sich selbst durch seine Gedanken und Gefühle. Ist das Denken und Fühlen geprägt von Lebensfreude, stellen sich weniger Krankheiten ein, und das Leben bietet mehr Glücksmomente und Erfolgsaussichten als bei Pessimismus oder Lebensüberdruß.

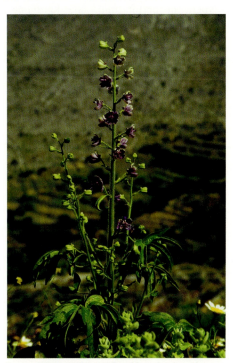

In der Homöopathie ist Staphisagria eines der wichtigsten Mittel bei bösen Folgen von Streit, Ärger und Beleidigungen. Foto: Margret Madejsky

Heute ist diese Korrelation zwischen der inneren Geistwelt und körperlichen Zuständen Forschungsgebiet der Psycho-Neuro-Immunologie, allerdings ist dieser Zusammenhang schon lange bekannt.

So nannte der Arzt und Naturforscher Paracelsus (1493 bis 1541) fünf Ursachen von Krankheiten: Umweltfaktoren, Lebensweise, Konstitution, Psyche und Glauben. Den Einfluß der Psyche nannte er „Ens spirituale".

„Achtet (...) darauf, daß darunter kein Teufel, noch sein Werk oder seine Sippschaft begriffen wird, denn der Teufel ist kein Geist, ein Geist ist auch kein Engel, ein Geist ist, was unseren Gedanken ohne Materie im lebendigen Leibe entspringt." (Paracelsus)

Zu seiner Zeit war dies eine wichtige Erkenntnis, denn schnell waren bei seelischen Problemen Dämonen die Ursache, wobei Paracelsus sehr wohl von der Existenz astraler Wesenheiten und der Wirkung von Magie überzeugt war.

Interessant ist seine Sichtweise, daß beliebige Krankheiten wie Immunstörungen oder Herzkrankheiten durch das Denken verursacht, aber auch verhindert werden können. „Wenn der Spiritus leidet, so leidet der Leib, denn er macht sich im Leibe geltend und ist doch nicht im Leibe. Zweierlei Krankheiten gibt es, das sind die materiellen und die spiritualen." (Paracelsus) Die Psychosomatik ist also keine Erfindung unserer Zeit.

Neben der persönlichen Sichtweise der Welt kann auch der Wille eines anderen Menschen einen krank machen, sofern dieser stärker als der eigene ist; dies kann durchaus auch unwissentlich geschehen. „Wenn die Geister einander verletzen, so muß der Leib des geschädigten Geistes den Schaden tragen, den der Geist empfangen hat. Wenn ein Geist den anderen krank macht, dann entstehen geistige Krankheiten, die man körperlich empfindet." (Paracelsus)

Therapiekonzepte
Allgemein und Psychotherapie

Man denke dabei nur an Zeitphänomene wie Mobbing, die zu den absurdesten körperlichen Beschwerden führen können. In der Homöopathie finden sich solche Zustände z.B. unter dem Stichwort „böse Folgen von Kummer, Ärger und Beleidigungen", mit den Hauptmitteln Ignatia, Natrium muriaticum und Staphisagria (alle ab D12).

Eigene negative Gedanken sind also genauso potentiell krankmachend wie die Gedanken anderer, wenn sie Macht über einen haben. Der optimistische und selbstbestimmte Mensch ist für Paracelsus somit die Voraussetzung für Gesundheit. Zu seiner Zeit nutzte man dazu vor allem bestimmte Kräuter, von denen man sich magischen Beistand erhoffte – die Verschrei- und Berufskräuter.

Schutzengel in Pflanzengestalt

Bevor man die Natur und ihre Geschöpfe durch wissenschaftliche Analysen entzauberte, galt jedes Naturphänomen als beseelt. Der Mensch kommunizierte mit Göttern, Elementarwesen und Pflanzengeistern wie mit seinesgleichen, deren Einflüsse je nach Lebenssituation, förderlich oder schädlich sein konnten. Unter den vielen astralen Wesen hat es aber immer schon einige gegeben, die in jedem Fall hilfreich sind und einen vor Unglück schützen. Als „Schutzengel" fördern sie unseren Mut und unsere Willensstärke, um den eigenen Lebenszielen näherzukommen.

Diese Geistwesen stehen häufig in Verbindung mit gewissen Pflanzen, die man seit alter Zeit als Verschrei- und Berufskräuter bezeichnet. Unter Verschreikräutern sind Pflanzen zu verstehen, die einen vor Verfluchung und Verhexung bewahren, während Berufskräuter vor dem negativen Einfluß nichtmenschlicher Wesen schützen, die einen berufen, bzw. besessen machen. Häufig sind die schutzmagischen Kräuter gleich beides in einem.

Einige Beispiele der seit grauer Vorzeit gebräuchlichen Pflanzen: Alraune (Mandragora officinarum), Arnika (Arnica montana), Baldrian (Valeriana officinalis), Beifuß (Artemisia vulgaris), Bernstein (Succinum), Scharfes Berufskraut (Erigeron acer), Betonie (Betonica officinalis), Buchsbaum (Buxus sempervirens), Dill (Anethum graveolens), Dost (Origanum vulgare), Echter Ehrenpreis (Veronica officinalis), Eisenkraut (Verbena officinalis), Engelwurz (Angelica silvestris), Gelber Enzian (Gentiana lutea), Kreuzblättriger Enzian (Gentiana cruciata), Erzengelwurz (Angelica archangelica), Holunder (Sambucus nigra), Johanniskraut (Hypericum perforatum), alle Kardengewächse (z.B. Witwenblume = Knautia arvensis), Königskerze – alle Arten, Echtes Labkraut (Galium verum), Mahonie (Berberis aquifolium), Mariendistel (Silybum marianum), Mistel (Viscum album), Quendel (Thymus serpyllum), Rainfarn (Tanacetum vulgare), Salbei (Salvia officinalis), Schlehe (Prunus spinosa), Silberdistel (Carlina acaulis), Teufelsdreck (= Stinkasant; Ferula asa foetida), Thymian (Thymus vulgaris), Wacholder (Juniperus communis), Weißdorn (Crataegus oxyacantha), Wermut (Artemisia absinthium), Ysop (Hyssopus officinalis), Aufrechter Ziest (Stachys recta).

Die Kräuter wurden als Amulette in Beuteln, in Gürtel eingenäht, als Kropfbänder oder als Schmuck, z.B. am Hut, getragen, in Kleider eingenäht, in die Wohnräume und Stallungen gehängt, über Türen und Fenster angebracht, geräuchert, als Kopfkissen gebraucht, oder man verwendete sie innerlich.

Noch heute werden die meisten Pflanzen und Anwendungsarten in Brauchtum und Volksmedizin verwendet.

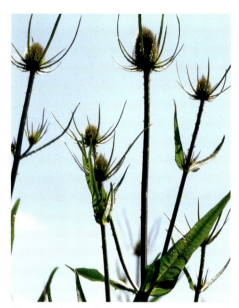

Die wilde Karde gehört wegen ihrer aufrechten Gestalt und ihren Dornen zu den Heilmitteln bei „Ich-Schwäche". Foto: Margret Madejsky

Über die Signaturen von Verschrei- und Berufskräutern

Die genannten Pflanzen offenbaren dem Sensitiven ihre besonderen Eigenschaften durch ihre Signaturen. Einige zeigen eine anthropomorphe Gestalt, die als Verkörperung von hilfreichen Erdgeistern gilt (Alraunen- und Enzianwurzel). Andere haben einen lichtvollen Blütenaufbau, ein Zeichen ihrer stimmungsaufhellenden Wirkung (Arnika, Holunder, Johanniskraut). Manche beeindrucken durch ihre klare Struktur und majestätische Größe, die Würde und innere Stärke vermitteln (Engelwurz, Kreuzblättriger Enzian, Königskerze). Andere beeinflussen die Sinne durch ihren starken Geruch, der das Böse vertreibt (Rainfarn, Salbei, Teufelsdreck, Thymian, Wermut). Manche haben zähe Stengel und schwertförmige Blätter, beides Zeichen, um widerstandsfähiger zu werden (Beifuß, Eisenkraut, Witwenblume). Nicht wenige sind stachelig (Disteln, Schlehe, Wacholder, Weißdorn). Sie machen die verletzliche Seele wehrhafter gegenüber schädlichen Einflüssen.

Um Mut und Willensstärke im Menschen zu erzeugen, sind die genannten Eigenschaften der Pflanzen unverzichtbar, da sich nach den Vorstellungen der Sympathiemagie diese bei Gebrauch auf den Menschen übertragen.

Ein willensstarker und mutiger Mensch zeichnet sich durch Optimismus, Zähigkeit,

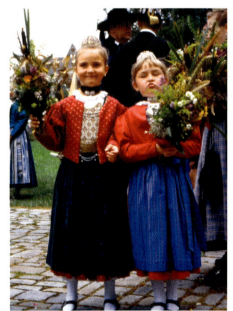

Noch immer werden zu Mariä Himmelfahrt Kräuter geweiht, die als schutzmagische Buschen im Herrgottswinkel aufgehängt das Haus vor dunklen Mächten schützen sollen.
Foto: Margret Madejsky

Therapiekonzepte
Allgemein und Psychotherapie

Härte, Kraft, Aufrichtigkeit (aufrechte Kraft), Würde, Charisma und diplomatisches Geschick aus. Wenn man diese Eigenschaften nicht hat und in unserer geschäftigen Welt der Ellbogen überleben will, sollte man auf Verbündete unter den wohlwollenden Hilfsgeistern der Natur nicht verzichten.

Neben der psychischen Wirkung zeigen alle Pflanzen auch eine körperliche, zum Beispiel als Roborantien (führen Lebensenergie zu), Immunstimulanzien (fördern auch die seelische Abwehr), Herz-Kreislauf-Tonika (Mutige haben keine kalten Füße), Cholagoga und Choleretica (die Galle ist das Marsorgan des Willens), Lungenmittel (Lungenkraft = Lebenskraft), Nierenmittel (die Niere ist das Venusorgan der Angst); nicht wenige sind hormonell ausgleichend und wirken gleichzeitig anxiolytisch.

Von den erwähnten Mitteln gegen Verhexung und Dämonen möchte ich die Engelwurz hervorheben, da sich in ihr die lichten Kräfte besonders deutlich zeigen.

Engelwurz – ein Kraut „gegen Zauberey und bös Gespenst"

Nur die heilkräftigsten Pflanzen erhalten so ehrenvolle Namen wie die Erzengelwurz (Angelica archangelica), die auch „Heiliggeistwurzel" heißt.

Der Name wie auch die außergewöhnlichen Heil- und Schutzkräfte sollen sogar himmlischen Ursprungs sein. So schien es dem kräuterkundigen Tabernaemontanus noch, „als wenn der Heilige Geist selber oder die lieben Engel dem menschlichen Geschlechte diese heilsame Wurzel geoffenbart hätten".

Die Engelwurz beeindruckt durch ihre majestätische Größe. Sie kann bis zu drei Meter emporstreben und prachtvolle Kugeldolden bilden, die sie in der Gestik erhobener Arme trägt; die Waldengelwurz (Angelica silvestris) ist zwar etwas kleiner, doch nicht weniger beeindruckend. Im Zwielicht der Dämmerung verwandelt sich das anmutige Gewächs mit den hell schimmernden Blütendolden in eine mit dem Wind tanzende Waldnymphe. Sie ist daher auch eine Zeigerpflanze für Plätze des Lichts.

Im Volksglauben galt die Angelika als eine der zauberwidrigsten Pflanzen: „Etliche Leute sind beredet (= verflucht)/ wo sie diese Wurzel bey ihnen tragen/ soll ihnen keine Zauberey oder böß Gespenst schaden mögen/und alle Fantaseyen und böse erschröckliche Träum und Nachtgespenst hinwegtreiben." (Tabernaemontanus)

Ihre beschützende Eigenschaft erkennen Signaturkundige an den Hüllblättern, die die Blütendolden vor Außeneinflüssen bewahren und dem Gewächs vor der Blüte ein geradezu madonnenhaftes Aussehen verleihen.

Weitere Signaturen, die auf astrale Eigenschaften hindeuten, sind der leicht violett angelaufene und glatte Stengel, der mit einer mehligen Schicht umhüllt ist. Normalerweise zeigen Giftpflanzen wie die Tollkirsche Violettfärbungen, doch die harmonisch geformten und gelappten Blätter, der aromatische, würzige und brennende Geschmack (deutet auf das Element Feuer) sowie die großen, lieblich duftenden Blütendolden und der lichte Standort zeigen die gutmütige Natur der Engelwurz.

Mit ihr als Helferpflanze braucht man die Dunkelheit jedenfalls nicht mehr zu fürchten. Sie vertreibt die Dämonen der Melancholie und schadet überhaupt allen finsteren Mächten. Außerdem erhellt sie den Geist, erwärmt die Seele, reinigt die Aura und verbessert nicht zuletzt die persönliche Ausstrahlung.

Kräuterkundige schätzen die Angelika, die im Volksmund auch „Angstwurz" heißt, schon lange bei nervösen Beschwerden wie Schlaflosigkeit, Hypochondrie, Hysterie und Melancholie. Ein bewährtes Präparat mit Engelwurz zur Behandlung von Angst- und Unruhezuständen mit Erschöpfung ist "Echtronerval" (Weber & Weber).

Doch die Erzengelwurz zählt keineswegs nur zu den Pflanzen für die Seele. Ihre

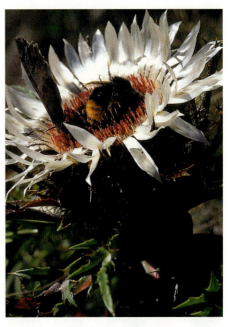

In den Alpenländern hängen Silberdisteln noch immer als schutzmagischer Schmuck über vielen Türen.   Foto: Margret Madejsky

komplexen Inhaltsstoffe (ätherische Öle, Cumarine, Flavonoide, Gerbstoffe) verleihen der Wurzel eine umfassende Heilkraft. Einige ihrer Namen deuten dies bereits an:

„Brustwurz": Die abwehrsteigernde und auswurffördernde Wurzel ist Bestandteil mancher Hustentees; schon Paracelsus rühmte den Pflanzensaft als „höchste Arznei gegen innere Infektionen". Eine wichtige Indikation ist das Pfeiffersche Drüsenfieber. Infizierte leiden nicht nur unter totaler Müdigkeit, sondern auch unter dem Verlust jeglicher Lebensfreude. Entmutigt glauben sie, nie mehr eine Leistung im Leben erbringen zu können.

„Theriakwurz": Die Erzengelwurz ist traditioneller Bestandteil von Lebenselixieren wie Theriak oder „Klosterfrau Melissengeist".

„Giftwurz": Schon im Mittelalter sprach man der Angelika eine giftwidrige Wirkung zu; vor allem Bergarbeiter schätzten sie sehr. Bis heute bewährt sie sich zur Ausleitung von Blei und Amalgam; Schwermetalldepots im Körper fördern nicht gerade den Unternehmungsdrang.

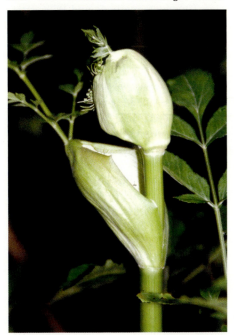

Die Hüllblätter der Engelwurz gelten als Signatur des Schutzes.   Foto: Margret Madejsky

Therapiekonzepte
Allgemein und Psychotherapie

„Magenwurz": Die Angelikawurzel gehört zu den Amara und bringt die Verdauungssäfte ins Fließen; sie ist daher Bestandteil von Bitterschnäpsen wie dem „Afra-Balsam" der Hofapotheke St. Afra in Augsburg. Heilkundlich haben sich Wurzelzubereitungen bei Verdauungsschwäche, Altersmagen, Blähungen, Bauchspeicheldrüsenschwäche, Darmdysbiose und Darmpilzen bewährt; sämtliche Erkrankungen gehen mit Willensschwäche einher.

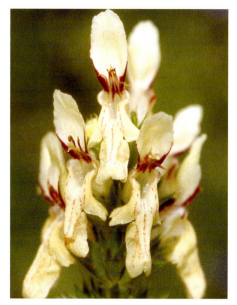

Der Aufrechte Ziest (Stachys recta) gilt in der Herbalmagie als einer der wirkungsvollsten schutzmagischen Kräuter. Foto: Margret Madejsky

Auraschutz für ängstliche und hysterische Menschen
Neben Engelwurz besteht ein mögliches Therapiekonzept (Rezept siehe Kasten) aus dem Herz- und Schockmittel Arnika, im Volksmund „Kraftwurz" genannt.
Der Seelentröster Baldrian, die heilige Pflanze des germanischen Lichtgottes Baldur, beruhigt den verängstigten Menschen. Sein pheromonartiger, muffiger Geruch ist unserem Hautschweiß sehr ähnlich und suggeriert menschliche Nähe; Valeriansäure entsteht auch bei der Zersetzung von Hautschweiß.
Beifuß, bei den Indianern „Geisterbanner" genannt, hält negative Strahlungen auf Abstand. Im Volksbrauchtum hängt man ihn als Blitzschutz unter das Dach. Er hieß bei den Germanen „Mugwurz", weil man glaubte, daß er unüberwindliche Kräfte auf den Menschen übertragen würde. Seine Wirkung entfaltet die Pflanze besonders im Nervensystem. In der Homöopathie werden höhere Potenzen (D12 bis D30) bei Folgen von Schock und bei neurologischen Krankheitsbildern nach Kopftraumen verwendet.
Der Holunder schützt durch seine schweißtreibende Wirkung vor astralen Wesenheiten, die sich in der Aura festsetzen. Er gilt als traditioneller Schutzbaum für Haus und Hof und als Verkörperung der germanischen Schutzgöttin Holle/Holda.
Das sonnenhafte Johanniskraut, im Volksmund treffend „Fuga daemonum" (Teufelsflucht) genannt, ist sogar von wissenschaftlicher Seite unumstritten ein Meister im Kampf gegen dunkle Mächte. Nur heißen die Dämonen der Melancholie heute Depressionen.
Die Silberdistel schmückt noch immer in den Alpen viele Türen von Bauernhäusern. Sie soll die Bewohner vor Luftgeistern schützen, die Seuchen bringen. Die antibiotische Wirkung konnte aufgeklärt werden (Carlinaoxyd). Paracelsus nutzte die Pflanze als Amulett, um stärkende Astralkräfte auf den Menschen zu übertragen.
Teufelsdreck (Asa foetida) gilt in der Homöopathie als eines der besten Mittel gegen Hysterie. Die dämonenwidrige Wirkung ist besonders in Persien und Indien bekannt, wo es als Gewürz vor Dschins (Luftdämonen) schützt.
Weißdorn mit seinen Flavonoiden und kardiotonisch wirkenden Aminen ist nicht nur ein gutes Mittel zur Kräftigung von Herz und Kreislauf (Herz = Ich-Organ), es entgiftet auch den Herzmuskel von Toxinen (Stachelsignatur). Seine weiß-rosa Blüten sind zudem eine Signatur seiner ausgleichenden Wirkung auf die Stimmung.
Der Aufrechte Ziest gilt unter „Geisterjägern" als besonders wirksame Waffe. Er eignet sich für „unnatürliche Schäden", die plötzlich über den Menschen herfallen (Panikattacken). Pharmakologisch ist die Pflanze – wie so vieles – nahezu unerforscht.

Löwenmut und Durchsetzungskraft eines Widders

Eine weitere Möglichkeit, aus der Vielfalt an Kräutern einige zum Thema Mut und Willensstärke zu finden, ist die Zuordnung nach Elementen und Planeten.
Suchen wir nach einer Entsprechung zu den Elementen, zeigt sich Willensschwäche und Mutlosigkeit als Übermaß der Elemente Wasser (Phlegma) und Erde (Melancholie), die man durch substantielle Gaben von Mitteln der Elemente Luft (Sanguiniker) und vor allem Feuer (Choleriker) ausgleicht. Ist man allerdings vom Temperament her feurig, genügen bereits geringe Mengen feuriger Mittel oder Tiefpotenzen, um die eigene Natur zu verstärken.
Dem Element Feuer sind die kosmischen Kräfte von Sonne (Ich-Stärke und Mut), Mars (Durchsetzungskraft und Willensstärke) und Jupiter (Selbstbeherrschung, Charisma und Ausdauer) zugeordnet:

Sonne
Signaturen – gelbe bis orangene und rote Farbe; klarer Aufbau; warmer, würziger Geruch und Geschmack.
Beispiele – Arnika (auch Uranus; ab D6; Schockmittel; Patient macht eine gute Miene zum bösen Spiel; Streßmittel und Adaptogen), Bernstein (ab D6; siehe dort), Bohnenkraut (Urtinktur; Tonikum; Anregung der Nebennieren), Dill (auch Merkur; Urtinktur; „Dill, da kann die Hex nit wie sie will"; Schutzmagie; Gladiatoren rieben sich mit Dillöl ein, um stark zu sein), Johanniskraut (alle Potenzen; siehe die unzähligen Untersuchungen zur antidepressiven Wirkung), Lorbeer (auch Jupiter; Urtinktur bis D4; Siegessymbol des Sonnengottes Apollon), Safran (ab D4; stimmungsausgleichend; bei Überdosierung Tod durch Totlachen).

Auraschutz
besonders zur Behandlung von ängstlicher Hysterie
Rp.
Angelica archangelica dil. D1
Arnica dil. D6
Artemisia vulgaris D2
Asa foetida dil. D12
Carlina acaulis D2
Crataegus Urtinktur
Ferrum sidereum D6
Hypericum perforatum Urtinktur
Sambucus nigra Urtinktur
Stachys recta Urtinktur   aa 10.0
M.D.S.: 3 x tgl. 15 bis 20 Tropfen; bei Bedarf wiederholen.
Über die Apotheke bei Spagyra mischen lassen.

Therapiekonzepte
Allgemein und Psychotherapie

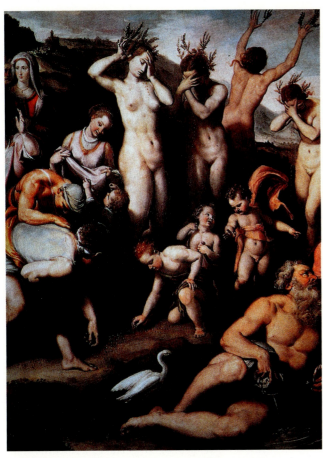

Aus Trauer um ihren Bruder Phaethon verwandelten sich die Sonnentöchter in Pappeln, und ihre Tränen wurden zu Bernstein (Santi di Tito, 1603)

Mars
Signaturen – gelbe und rote Farbtöne; Pflanzen mit Stacheln, Dornen oder Brennhaaren; scharfer oder bitterer Geschmack; nach alter Tradition alle Giftpflanzen (auch Saturn).
Beispiele – Aconitum (auch Saturn; ab D6; Schockmittel; Panikattacken in Menschenmengen und in Gegenwart Fremder), Beifuß (auch Mond und Merkur; Urtinktur und Potenzen; wirkt wie ein Blitzableiter), Eleutherokokkus (auch Neptun; Urtinktur; Adaptogen; wenn man sich wie gelähmt fühlt), Gelsemium (auch Mond und Uranus; ab D6; das beste Mittel für alle Hasenfüße), Quendel (auch Venus; Urtinktur; Tonikum), Schlehe (Urtinktur; Kreislauftonikum; bei seelischer und körperlicher Ermattung durch negative Strahlungen), Silberdistel (auch Mond; Urtinktur; Schutzmagie; bei chronischer Erschöpfung), Strychnos nux vomica (ab D4; Tonikum in Tiefpotenzen; höhere Potenzen wenn die Selbstbeherrschung fehlt; vergleiche Strychninum phosphoricum D6 bis D12 bei Blackout), Thymian (Urtinktur; starkes Tonikum; das griechische Wort für Wille hat den gleichen Wortstamm wie der Pflanzenname), Wacholder (Urtinktur und Tiefpotenzen; Tonikum; unser Wort quicklebendig kommt vom germanischen Qëckholter für Wacholder).

Jupiter
Signaturen – gelbe, aber auch tiefblaue Farbtöne; harte Hölzer und Wurzeln; majestätische Gestalt; bitterer Geschmack.
Beispiele – Alraune (auch Saturn; ab D4; Adaptogen; Immunstörungen; Schutztalisman), Berberitze (auch Mars; Urtinktur bis D12; Erschöpfungssyndrom und Depression), Eiche (Urtinktur; Immunstörungen, Kraftlosigkeit), Eisenkraut (auch Mars; Urtinktur; siehe dort), Engelwurz (auch Sonne; Urtinktur; siehe dort), Gelber Enzian (auch Sonne; Urtinktur; Ich-Schwäche; chronische Darmprobleme), Kreuzblättriger Enzian (Urtinktur; konzentriert die Gedanken auf das Wesentliche), Odermennig (auch Sonne und Merkur; Urtinktur; Leberdepression durch Toxine), Ysop (auch Merkur; Urtinktur; Durchhaltemittel; stärkt die Gedankenkraft), Wegwarte (Urtinktur; Leberdepression durch Toxine; Patient traut sich nichts zu).

Bernstein – der universelle Schutztalisman unserer Vorfahren

Unter den Heilmitteln des Elements Feuer und der Sonne ist der Bernstein (Succinum) einer der wertvollsten Vertreter. Glücklicherweise liefert Staufen-Pharma ihn in Ampullenform bis D200, Spagyra auch als Dilution und Globuli bis D200 und Weleda als Verreibung D6 und D10.

Der gelb bis braunrot leuchtende Bernstein ist bekanntlich gar kein Stein, sondern ein fossiles Harz, das aus Verletzungen und Vermodern verschiedener Bäume, vor allem der Bernsteinkiefer (Pinus succinifera; succus = Saft), entstand.

Ein antiker Mythos erklärt die Entstehung anders: Eines Tages übergab der griechische Sonnengott Helios seinem Sohn Phaethon die Zügel des Sonnenwagens. Der unerfahrene Sohn war dieser Aufgabe aber nicht gewachsen. Einmal fuhr er zu hoch, so daß die Menschen auf der Erde froren, ein anderes Mal kam er der Erde zu nah, und alle Felder verbrannten. Zeus war darüber so erzürnt, daß er Phaethon mit einem Blitz erschlug. Aus Trauer verwandelten sich seine Schwestern in Pappeln, und ihre Tränen wurden zu Bernstein.

Dieser Mythos läßt sich durchaus auf die Praxis übertragen. Bernstein eignet sich besonders, wenn Schicksalsschläge und Trauer einen völlig entmutigen (D30). Höhere Potenzen sind auch zur Behandlung von Patienten geeignet, die sich zu unreif oder unfähig fühlen, die selbstgesteckten Hürden des Lebens zu meistern.

Eine seiner Eigenschaften, die mit Sicherheit schon den Steinzeitmenschen beeindruckte, ist die Möglichkeit, ihn durch Reibung elektrostatisch aufzuladen. Die Griechen nannten ihn deswegen „Elektron", und die Sammelgebiete im hohen Norden hießen „Elektriden". Vor allem wegen dieses Merkmals gebrauchten die Germanen ihn als schutzmagischen Schmuck, meistens als Halskette, da er das Böse anzieht und den Träger somit vor schädlichen astralen Schwingungen bewahrt.

Zu den besonderen Eigenschaften gehört auch die Brennbarkeit des Bernsteins. Zündet man ihn an, entsteht eine helle Flamme mit aromatischem Duft. Das Harz war daher, zusammen mit anderen Räucherstoffen wie Wacholder, Hauptbestandteil ritueller Weihräucherungen zu Ehren der Sonne, durch die man sich den Segen der lichten Götter sichern wollte (siehe Kasten).

Das Merkwürdigste sind aber wohl die Einschlüsse (Inclusen) im Bernstein. Für unzählige Insekten, Blüten oder Gräser ist das Harz bis heute zum Grab geworden. Vielleicht liegt hierin das Geheimnis, warum Bernstein oft als Grabbeigabe gebraucht wurde. Selbst die Toten sollte er auf ihrer gefährlichen Reise durch das Jenseits schützen.

Diese Signaturen zeigen, daß sich Bernstein vor allem dazu eignet, das verdunkelte Gemüt wieder mit den Sonnengöttern in

Therapiekonzepte
Allgemein und Psychotherapie

> **Wie man Ängste ausräuchert**
> Bernstein und weitere ausgewählte Räucherstoffe helfen bei Angst- und Beklemmungszuständen. Das Rezept besteht aus Mitteln, die man traditionell gegen Behexung und Dämonen gebraucht. Die Räucherung gibt einem das Gefühl, von höheren Mächten beschützt zu sein.
> Die Mischung beinhaltet Bernsteinsplitter (1/2 Teil), Engelwurzsamen (2 Teile), Beifuß (2 Teile), Kiefernharz (2 Teile) und Wacholdernadeln (31/2 Teile); die Zutaten sind, bis auf Bernstein (Mineralienfachhandel), im Kräuterladen (z.B. im Kräuterparadies Lindig; www.phytofit.de) oder in der Apotheke erhältlich.
> Die Mischung in einem feuerfesten Gefäß auf Räucherkohle streuen und vor kniffligen Aufgaben oder nach Schicksalsschlägen, am besten abends nach Sonnenuntergang, räuchern.

Kontakt zu bringen. Schon Plinius sah im „Elektron" ein wirksames Mittel gegen Wahnsinn und Angst in jedem Alter.
Menschen, für die der Sonnenstein ein Heilmittel ist, fühlen sich wie eine in Bernstein eingeschlossene Mücke, bewegungsunfähig und dem Schicksal hilflos ausgeliefert. In der Tat hat sich Succinum D30 bei Hysterie, Depression und Phobien, vor allem Platzangst, bewährt (siehe Boericke).

Eisenkraut – Ritteramulett und Diplomatenmittel

Mit seinem bitteren Geschmack, seinem zähen vierkantigen Stengel und seinen schwertförmigen Blättern ist das Eisenkraut (Verbena officinalis) geradezu der Prototyp eines feurigen Mittels mit Mars- und Jupitercharakter.
Schon in der Antike stand das Eisenkraut in hohem Ansehen. Bei Plinius lesen wir: „Das ist die Pflanze, mit der unsere Gesandten zum Feinde gehen, mit der der Tisch des Jupiters abgestaubt wird, unsere Häuser gereinigt und vor Unglück geschützt werden."
Römische Gesandte hießen auch Verbenaria, die das gleichnamige Kraut in ihren Taschen bei sich tragen mußten. Mit der heiligen Pflanze des Jupiters berührten sie auch Friedensverträge, die bekanntlich meistens zu Gunsten von Rom ausgingen. Mit Recht kann man das Eisenkraut daher als Diplomatenmittel bezeichnen. Diese besondere Wirkung läßt sich noch heute wunderbar nutzen, beispielsweise bei Behördengängen, Gehaltsverhandlungen oder Prüfungen, besonders mündlichen. Dazu kann man einige Tropfen der Tinktur einnehmen oder sich getrocknetes Kraut in die Taschen stecken. Ganz Pfiffige benutzen es gleich als Jackenfutter, nach dem Motto: Das ganze Leben ist wie eine Behörde, deren unbestechliche Beamte man austricksen muß.

Lange Zeit war es auch üblich, daß Ritter Eisenkraut als Schutzamulett bei sich trugen, um hieb- und stichfest zu sein. Als Ergänzung hatten sie etwas Thymian bei sich, der ihnen den Mut zur Schlacht verlieh, und ein Stück Hämatit (Eisenoxyd), der sie vor Verletzungen schützte. Als neugieriger Therapeut sollte man solche Rezepte natürlich ausprobieren, selbstverständlich auch einmal an sich selbst, um die Schlachten des Lebens erfolgreich zu schlagen.

Nimmt man Eisenkraut ein, stellt sich ein Gefühl der Gelassenheit, Ich-Stärke und inneren Ruhe ein, die auf andere völlig überzeugend wirkt. Ob man wirklich hieb- und stichfest wird, sei dahin gestellt. Was aber bisher Dutzende Patienten berichteten war, daß scheinbar aussichtslose Unterfangen zum Erfolg führten.

Vielleicht liegt das Geheimnis des Eisenkrauts in der allgemein entkrampfenden und regulierenden Wirkung auf die Schilddrüse, die wissenschaftlich bestätigt werden konnte. Eisenkraut enthält unter anderem das Iridoidglykosid Verbenalin, das

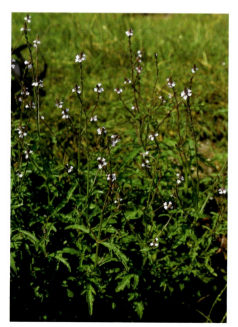

In der Antike galt Eisenkraut als ein Symbol für die Macht Roms. Foto: Margret Madejsky

> **Durchsetzung und Diplomatie**
> Rp.
> Gelsemium dil. D6
> Gentiana cruciata D6
> Hyssopus officinalis Urtinktur
> Thymus serpyllum Urtinktur
> Verbena officinalis Urtinktur aa 20.0
> M.D.S: 3 x tgl. 20 Tropfen; bei Bedarf wiederholen. Über die Apotheke bei Spagyra mischen lassen.
> Zusätzlich: Eleuterokokkus, z.B. als "Taigutan" Tropfen (Dr. Mewes Heilmittel).
> Prunus spinosa, Summitates Urtinktur, 2-3 x tgl. 10 Tropfen und Hämatit Trit. D6, 3 x tgl. eine Messerspitze Pulver evtl. in etwas Wasser auflösen; beide Mittel von Weleda.

wahrscheinlich für die antithyreotrope Wirkung verantwortlich ist, indem es sich an den TSH-Rezeptoren anlagert oder sich mit TSH verbindet. In höherer Dosierung kann Eisenkraut allerdings auch die Schilddrüse anregen (siehe Wichtl und Madaus).

Wo die entspannende und willensstärkende Wirkung noch von Nutzen ist, kann man im Handwörterbuch des deutschen Aberglaubens nachlesen. Dort heißt es, daß man Eisenkraut bei sich haben soll, wenn man auf Freiersfüßen wandelt. Ähnliches finden wir in den Schriften des Thurneysser, einem Schüler des Paracelsus: „Verbeen (Eisenkraut), Agrimonia (Odermennig), Modelgeer (Kreuzblättriger Enzian), Karfreitags graben hilft Dir sehr, daß Dir die Frauen werden hold, doch brauch kein Eisen, grabs mit Gold."

Tatsächlich hat sich Eisenkraut bei Erwartungsängsten aller Art außerordentlich bewährt. In der zarten blaßvioletten Blüte findet sich auch eine Signatur, die eine Wirkung als „Charmingmittel" andeutet.

Therapiekonzepte
Allgemein und Psychotherapie

Wie man seinen Kopf am besten durchsetzt

Aus der Vielfalt an Möglichkeiten soll das nachfolgende Rezept zeigen, wie man eventuell verzagten Patienten voller Selbstzweifel helfen könnte (siehe Kasten). Selbstverständlich sollte man immer zusätzlich einige individuelle Mittel auswählen. Das Rezept besteht zur Hauptsache aus Sonnen-, Mars- und Jupitermitteln.

Nach der Lobeshymne auf Eisenkraut ist es selbstverständlich, daß es das Hauptmittel darstellt. Unser Diplomatenkraut bewirkt die notwendige innere Ruhe und Gelassenheit, um mit Charme seine Ziele durchzusetzen. Eisenkraut sorgt vor allem auch dafür, daß man nicht hochmütig wirkt.

Eine wichtige Ergänzung bildet das Pfeilgiftgewächs Gelsemium (Gelber Jasmin).

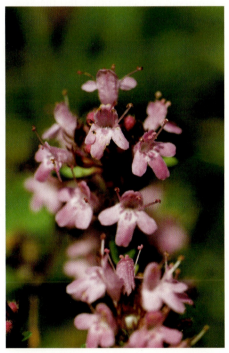

„Quandel mach mir Handel" – lautet ein alter Spruch, der auf die tonisierende und willensstärkende Wirkung des Quendels hinweist.
Foto: Margret Madejsky

Seine Giftigkeit erfordert eine homöopathische Dosierung nicht unter D4. Gelsemium ist eines der besten Mittel für „Hasenfüße", die kurz vor dem entscheidenden Einsatz kneifen wollen. Es hilft bei Lampenfieber, besonders mit nervösem Durchfall. Bewährt hat sich Gelsemium auch bei Angst vor Verabredungen und bei bösen Folgen von Schreck, Furcht oder aufregenden Neuigkeiten. Gelsemium verhindert vor allem Muskelzittern, nervöses Herzklopfen, weiche Knie und kalte Füße.

Alternativ oder als Ergänzung kann man Argentum nitricum D12 verwenden, besonders wenn unterbewußte Ängste zu Panikreaktionen führen.

Ein bewährtes Handelspräparat bei Erwartungsängsten ist "Psy-stabil" Tropfen (Pekana).

Die blausäurehaltige Schlehe ist ein Tonikum für Herz und Kreislauf. Gleichzeitig schützt sie vor negativen Strahlungen aller Art, während die eigene Ausstrahlung verbessert wird. Als Ergänzung eignet sich Hämatit (Eisenoxid), der wie eine eiserne Rüstung wirkt.

Quendel vermittelt Mut und Tatkraft. Ein altes Sprichwort besagt: „Quandel mach mir Handel". Zudem stärkt das Kraut die Lungenkraft, gibt also einen langen Atem, um sich besser durchbeißen zu können.

Eleutherokokkus, ein dorniger Verwandter von Efeu und Ginseng, gilt als bestes Adaptogen, um mit Streß fertig zu werden, besonders wenn man sich wie gelähmt fühlt. Unter Sportlern ist er ein beliebtes Dopingmittel, da er die körperliche Kraft und die Konzentrationsfähigkeit steigert. Versuche in Rußland haben gezeigt, das Akkordarbeiter nach Einnahme von Eleutherokokkus mehr Leistung und weniger Ausschuß produzierten.

Der Kreuzblättrige Enzian bewirkt ebenfalls eine erhöhte Konzentration und einen klaren Gedankenfluß. Er regt auch die Kreativität des Geistes an und macht charmant.

Ysop stärkt die Leistungsfähigkeit von Körper und Geist derart, daß man noch aufrecht steht, während alle anderen schon vor Erschöpfung umfallen. Damit eignet sich das Rezept auch für schwierige Verhandlungen in Industrie und Politik.

Weitere Tips für Schüchterne

Einige der Kräuter, die einen diplomatisch und selbstsicher machen, sind auch gute Hilfsmittel für Schüchterne, wenn es gilt, beim anderen Geschlecht in die Offensive zu gehen, beispielsweise Eisenkraut, Gelsemium und Quendel.

Einen besonders lässigen Eindruck hinterläßt man, wenn man zusätzlich Kava-Kava (Piper methysticum) und Patchouli (Pogestemon patchouly) gebraucht. Wie viele andere Kräuter, die die Angst vor dem ersten Rendezvous nehmen, zeichnet sich Patchouli durch einen Duft aus, der an Schweiß erinnert; weitere Beispiele wären Baldrian (Valeriana officinalis) und Muskatellersalbei (Salvia sclarea).

Als Ergänzung eignen sich Sandelholz (Santalum album) und Thulsi (Ocimum sanctum; nur als Topfpflanze und ätherisches Öl im Handel), auch unter dem Namen „heiliger Basilikum" bekannt. Beide spielen in tantrischen Ritualen eine wichtige Rolle. Während man Sandelholz zu Eh-

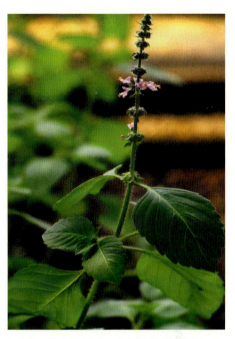

In Indien findet sich der „heilige Basilikum" vor allem neben Tempeln zu Ehren tantrischer Götter. In der ayurvedischen Medizin wird er unter anderem als sexuelles Tonikum gebraucht.
Foto: Olaf Rippe

Das erste Rendezvous
Rp.
Ambra dil. D6
Patchouly D4
Piper methysticum D6
Rosa centifolia Urtinktur
Sumbulus moschatus dil. D4
Vanilla D2 aa 10.0
Turnera diffusa D1
Verbena officinalis
Urtinktur aa ad 100.0
M.D.S.: Bei Bedarf 30 Tropfen; über die Apotheke bei Spagyra mischen lassen. Das Rezept eignet sich für beide Geschlechter.

Therapiekonzepte
Allgemein und Psychotherapie

ren der Liebesgötter meistens räuchert, soll man von Thulsi täglich ein Blatt essen, damit die Kundalinienergie stetig am Fließen ist. Es existiert eine Doktorarbeit, in der Thulsi mit Eleutherokokkus verglichen wird und in der die adaptogene Wirkung beider Pflanzen bestätigt werden konnte (Nörr).

Aus der Indianermedizin kommen weitere Pflanzen wie Damiana (Turnera diffusa), deren hanfähnliche Wirkstoffe die Seele entspannen und für das Liebesspiel empfänglich machen, oder Potenzholz (Muira puama).

Besonders intensiv wirkt Yohimbé (Urtinktur bis D3 oder als Tee), ein Krappgewächs aus Afrika, das nicht nur ein vorzügliches sexuelles Tonikum ist, sondern auch alle anderen Sinne ganz auf Vergnügen einstellt.

Weitere Mittel für Schüchterne sind balsamisch riechende Stoffe wie Moschuswurzel (Sumbulus moschatus), Tonca (Dipteryx odorata), Vanille (Vanilla planifolia) oder die tierischen Substanzen Moschus (ab D4) und Ambra (ab D4), alles bewährte Mittel in der Homöopathie bei sexueller Neurasthenie. Auch die Rose (Rosa centifolia oder R. damascena), Sinnbild der Liebe, sollte in keinem Liebesrezept fehlen.

Wenn man auf den Mund gefallen ist

Aber was nutzt einem alle Diplomatie und Gelassenheit, wenn man im entscheidenden Moment einfach kein Wort herausbringt oder nur ins Stottern gerät.
Doch auch dagegen gibt es einige Kräuter. Diese machen nicht nur Mut zum Reden, sondern beeinflussen auch die Art der Rede und lassen einen die richtigen Worte finden.
Ein netter Nebeneffekt ist, daß Kräuter, die unsere Ausdrucksfähigkeit stärken, allgemein kräftigend auf die Atmungsorgane wirken und vor allem auch Nacken- und Schulterverspannungen lösen. Die Angst sitzt bekanntlich im Nacken und führt dort zu schmerzhafter Verkrampfung, wenn sie nicht ausgedrückt werden kann.

Einige der bevorzugten Kräuter bei Redehemmung sind: Betonie (Betonica officinalis), Eisenkraut (Verbena officinalis), Lavendel (Lavandula officinalis), Odermennig (Agrimonia eupatoria), Sängerkraut (Erysimum officinale), Taubenskabiose (Succisa pratensis), Witwenblume (Knautia arvensis), Ysop (Hyssopus officinalis); alle genannten Pflanzen zeigen eine oder mehrere Signaturen des Götterboten Merkur (z.B. schlanke Gestalt, lanzettförmige Blätter, blaue Blütenfarbe).

Aus der Mineralwelt sind die besten Ergänzungsmittel Lapis lazuli (D12; Aluminiumsilikat mit Eisensulfidanteil von Homoeoden) und Pyrit (Eisensulfid; D6 von Weleda und Spagyra; Injektionen mit Pyrit D8 (Weleda) bei Stottern und Angstkomplex zwischen den Schulterblättern).

Das beste Mittel aber kommt aus der Indianermedizin Nordamerikas – die Wollnarzisse.

Lachnanthes – Die Lust am Reden

Lachnanthes tinctoria, die Wollnarzisse, gehört zur kleinen Familie der Haemodoraceen, die den Liliengewächsen nahesteht. Sie wächst in küstennahen Feuchtgebieten (Mond-Signatur) im Osten Nordamerikas, v.a. in Florida.
Die immergrüne Sumpfpflanze hat schmale, lanzettförmige Blätter, ist einstielig und trägt im Sommer wollige weiße Blüten (Mond/Merkur-Signatur). Die Wurzel ist tiefrot, daher auch der Name Rotwurzel; der Geschmack ist ätzend scharf (Mars-Signaturen).

Traditionell wird die Wurzel oder das Kraut verwendet; die Homöopathie nimmt die ganze Pflanze zu Beginn der Blüte. Wirkstoffe sind bisher unbekannt.
Je nach Dosis wirkt ein Teeauszug oder die Tinktur aufheiternd und geistig anregend, gefolgt von Gereiztheit, Übelkeit, Schwindel, Benommenheit und lichtabhängigem Kopfschmerz. Als Dosis sind daher ca. 3 bis 10 Tropfen der Urtinktur oder die D2 zu empfehlen. Die Symptome einer Überdosierung ähneln einer leichten Tollkirschenvergiftung. Leider liefert keine Firma mehr die Urtinktur, doch auch die D3 wirkt zufriedenstellend.

Wie Belladonna wird auch die Wollnarzisse bei Fieber, Entzündungen, Bronchitis, Laryngitis und Kopfschmerz gebraucht. Allgemein gilt sie als Tonikum der Lungenkraft. Ferner ist Lachnanthes ein hervorragendes Schmerzmittel bei Schulter- und Nackenrheuma. Hierin zeigt sich ein Zusammenhang zum Schulterhochstand und zur Nackensteifigkeit bei Angstzuständen.

Boericke nennt die Symptome: eiskalter Körper mit Schweiß und Frösteln zwischen den Schulterblättern mit Rückenschmerzen, alles Symptome eines Angstkomplexes (vergleiche Wasserdost = Eupatorium cannabinum).

Das eigentlich Interessante ist aber die psychische Wirkung von Lachnanthes. Das Volk der Semiolen schätzte das Kraut als belebendes Tonikum. Ehrfurchtsvoll nannten sie die Pflanze „Geistkraut", weil es ihnen einen Kontakt mit den Ahnen ermöglichte.

Bei Stammestreffen nutzten sie die Pflanze, um die richtigen Worte zu finden, die Brillanz der Sprache zu verbessern und um den Redefluß zu erhöhen. Überhaupt gab ihnen die Pflanze erst den Mut, eigene Gedanken ohne Stottern in die richtigen Worte zu fassen.

Die Wirkung ist beeindruckend. Die Worte sprudeln förmlich aus einem heraus. Reden wird zum Genuß, und auch der Humor kommt nicht zu kurz. Dabei kann man feststellen, daß man beim Reden viel weniger vom Kopf gesteuert ist, sondern die Worte aus dem Bauch heraus kommen. Man wird also authentisch beim Reden und wirkt dadurch erst wirklich überzeugend.

Nur keine Panik!

Auf den Inseln im Südpazifik braut man aus den Wurzeln des Rauschpfeffers (Piper methysticum) ein Gebräu namens Kava-Kava. Es wird vor allem als Sedativum zur Schlafförderung und zur Linderung von Ängsten und Schmerzen bei Krankheitszuständen aller Art verwendet.

Die eigentliche Domäne ist aber die gesellschaftliche Funktion des Trankes. Die Ethnologen Cox und Balick (siehe Literatur) beschreiben eindrucksvoll die Kavazeremonien, durch die Gemeinschaftsgefühle entstehen und Konflikte verhindert werden. Das Getränk dient zur Begrüßung Fremder und ist fester Bestandteil von Treffen, an denen die Gemeinschaft strittige Fragen klärt. Durch das gemeinsame Trinkritual entstehen freundschaftliche Gefühle, und Feindseligkeiten werden verhindert.

Keineswegs ist aber nur das Ritual für die Wirkung verantwortlich. Inzwischen konnte man die Zusammensetzung der Pflanze aufklären. Das Pfeffergewächs enthält 15 Kava-Lactone, unter denen das Kavain zu

Therapiekonzepte
Allgemein und Psychotherapie

den wirksamsten zählt, da es am leichtesten die Blut-Hirnschranke überwindet. Die Lactone wirken schmerzstillend, leicht narkotisierend und beruhigend, wobei der Geist außerordentlich klar bleibt und alle Sinne wie geschärft sind.

Inzwischen gehört Kava-Kava zu den viel verwendeten Anxiolytika, da weder eine Abhängigkeit noch ein Hang-over auftreten. Es hilft bei nervlichen Überreizungen und Erwartungsängsten und ist ein ideales Mittel bei Panikattacken vor Prüfungen, Vorstellungsterminen oder öffentlichen Auftritten.

Leider hat der Lobbyismus der Pharmamultis und die Unwissenheit der Behörden dazu geführt, daß man Kava-Kava nur noch potenziert verwenden darf (ab D6).

Ein bewährtes Komplexpräparat bei Angst- und Unruhezuständen ist beispielsweise "Metakaveron N" (Metafackler). Ein weiteres Präparat ist „Psy-stabil" von Pekana, das neben Kava-Kava noch weitere angstlösende und stimmungsausgleichende Mittel enthält. „Die Inhaltsstoffe (...) sind so abgestimmt, daß eine heitere Gelassenheit bei klarem Gedankenfluß auftritt, welche ermöglicht, den Tagesanforderungen uneingeschränkt gewachsen zu sein (Beipackzettel)." Die Worte entsprechen tatsächlich der Realität. Nicht nur Prüflingen, sondern auch Patienten mit Krankheitsphobie, Schauspielern, Rednern oder Künstlern, die ängstlich auf das leere Blatt Papier starren, konnte mit diesem Mittel geholfen werden. Auch wenn die Wirkung von Kava-Kava pharmakologisch bestätigt werden konnte, ist die Wirkung doch scheinbar deutlich stärker während eines gemeinsamen Trinkrituals, das Balick und Cox mit einer japanischen Teezeremonie vergleichen.

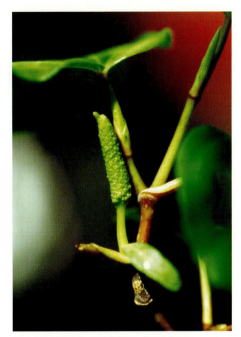

Kava Kava (Piper methysticum) gehört zu den besten anxiolytischen Heilkräutern.
Foto: Margret Madejsky

Strenge Regeln und bewegende Worte des Stammesführers zu Beginn bewirken, daß die Anwesenden sich miteinander verbunden fühlen: „Unser Treffen ist wie die Spitzen zweier Wolken, die über den Himmel ziehen. Unser Treffen ist wie die Paarung der Meeresschildkröten, schweigend, bewegungslos, aber heilig. Unser Treffen ist heilig wie der erste Tau, heilig wie der erste Lichtstrahl, der die neu erschaffene Erde füllte. Unser Treffen ist heilig wie die Begegnung von Gebirge und Meer, die zur Sonne blickten und sie fragten, warum sie Tränen des Regens aus dem Himmel vergoß. Die gleichen Berge und die Wogen des Meeres sind heute morgen von unserem Treffen bewegt. Das Meer ist heilig, die Erde ist heilig, unser Versammlungshaus ist heilig, und mit Zittern richten wir unsere Worte an die Heiligkeit und Würde derer, die uns zuhören."

Literatur

Bächtold-Stäubli, Hanns (Hrsg.): „Handwörterbuch des deutschen Aberglaubens", 1987, Walter de Gruyter.
Balick, Michael J./Cox, Paul Alan: „Drogen, Kräuter und Kulturen", 1997, Spektrum Akademischer Verlag.
Boericke, William: „Homöopathische Mittel und ihre Wirkungen", 1986, Verlag Grundlagen und Praxis.
Grieve, M. Mrs.: „A Modern Herbal", 1996 Barnes & Noble Books; Reprint von 1931.
Madaus, Gerhard: „Lehrbuch der Biologischen Heilmittel", 1990 Mediamed Verlag, Reprint von 1938.
Madejsky, Margret/Rippe, Olaf: „Heilmittel der Sonne", 1997, Peter Erd Verlag.
Müller-Ebeling, Claudia/Rätsch, Christian/Storl, Wolf-Dieter: „Hexenmedizin", 1998, AT Verlag.
Nörr, Heidrun: „Phytochemische und pharmakologische Untersuchungen der Adaptogendrogen Eleutherokokkus senticosus, Ocimum sanctum ...", 1993, LMU München, Fakultät für Chemie und Pharmazie.
Rätsch, Christian: „Enzyklopädie der psychoaktiven Pflanzen", 1998, AT Verlag.
Rippe, Olaf: „Pflanzen und ihre kosmischen Heilkräfte", 10/97, Zeitschrift Naturheilpraxis.
Rippe, Olaf: „Die fünf Entien des Paracelsus", 5/98, Zeitschrift Naturheilpraxis.
Rippe, Olaf: „Homöopathie mit Edelsteinen", 7/98, Zeitschrift Naturheilpraxis.
Rippe, Olaf: „Die vier göttlichen Wurzeln der Existenz", 10/98, Zeitschrift Naturheilpraxis.
Schlegel, Emil: „Religion der Arznei", 1987, Sonntag Verlag.
Seligmann, Siegfried: „Die magischen Heil- und Schutzmittel aus der belebten Natur", 1996, Verlag Reimer.
Tabernaemontanus, Jacobus Theodorus: „Kräuterbuch", 1993, Kölbl Verlag, Reprint von 1731.
Wagner, Hildebert: „Pharmazeutische Biologie", 1993, Gustav Fischer Verlag.
Wichtl, Max (Hrsg.): „Teedrogen", 1989, Wissenschaftliche Verlagsgesellschaft.
Wieshammer, Rainer: „Der 5. Sinn", 1996 Foltys-Verlag (Neuauflage bei Goldmann im Herbst/99).

EVERSBUSCH-APOTHEKE

✓ Kompetenz in Naturheilkunde, besonders Homöopathie und Heilpflanzen
✓ Rezepturen nach Margret Madejsky, sorgsame Herstellung aus hochwertigen Grundstoffen
✓ Beschaffung auch ausgefallener homöopathischer Mittel

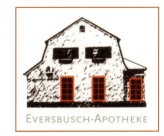

Eversbusch-Apotheke | Apothekerin Alexandra Nemeth e.K.
Eversbuschstr. 92 | 80999 München | Tel.: 0 89/812 21 59 | Fax: 0 89/812 33 28

Therapiekonzepte
Niere

> *„Was unter Venus ist, heilt die Nieren"*
>
> *(Paracelsus)*

Wenn einem etwas an die Nieren geht

von Olaf Rippe

In der modernen Heilkunde versteht man unter den Aufgaben der Niere zur Hauptsache die Harnbildung, die Ausscheidung harnpflichtiger Substanzen, die Regulierung von Wasser- und Elektrolythaushalt sowie die Steuerung des Säure-Basegleichgewichts und die Produktion renaler Hormone. Diese lebenswichtigen Funktionen sind aber nur die nach außen gerichtete Nierenfunktion. Die zweite, nach innen gerichtete Wirkung, ist eine seelisch-geistige, denn woher kommt sonst die Volksweisheit, daß einem etwas an die Nieren gehen kann.

Astralkörper und Nierenfunktion

Nach den Vorstellungen der traditionellen abendländischen Medizin ordnet man die Niere dem Element Luft zu. Dieses besonders geistartige Element steht am intensivsten mit den kosmischen Kräften in Verbindung. Die Luft ist das geistartige Fluidum, das alles umgibt und in allem enthalten ist. „Es kann niemand leugnen, daß die Luft allen körperlichen und wesentlichen Dingen, die auf der Erde wachsen und geboren werden, das Leben gibt. Es (die Luft) ist nichts anderes als ein geistiges Wesen, ein unsichtbares und ungreifbares Ding, ein Geist und ein geistiges Ding. Wie es nichts Körperliches gibt, das nicht einen Geist in sich verborgen führt, so gibt es auch nichts, was nicht verborgen ein Leben in sich hat und lebt. Denn was ist auch das Leben anderes als ein geistiges Ding" (Paracelsus).

Das Element Luft herrscht über unseren unsichtbaren Sternenleib, den man auch Astralleib nennt (astrum = Stern). „In diesem Lichte erkennen wir, daß es noch eine andere Hälfte des Menschen gibt, und daß der Mensch nicht Blute und Fleisch allein ist, sondern noch einen zweiten Körper hat, der für die leiblichen Augen zu fein ist" (Paracelsus). Der Astralleib, den Paracelsus „viehischen Leib" nannte, ist unser Gefühlskörper, er hat sein energetisches Zentrum in der Niere.

Die Elemente Wasser und Erde, mit ihren Hauptorganen Leber und Lunge, vollziehen ihre vegetativen Funktionen eher unbemerkt. Das Element Luft, als Regent über die Gefühlswelt, empfinden wir dagegen sehr intensiv. Unsere Leidenschaftlichkeit

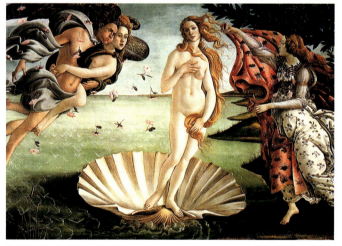

In der astrologischen Medizin ordnet man die Nieren, aber auch die Libido und die Beziehungsfähigkeit, der Liebesgöttin Venus zu.

steht zudem in direkter Beziehung zu unserer kosmischen Natur. So verursacht der Mars im Menschen Willenskraft, aber auch Zorn, die Venus Zärtlichkeit, aber auch Eitelkeit, der Saturn Geduld, aber auch Melancholie. Grundsätzlich ist die Welt der Gefühle eine polare Welt. Sie ist wie eine Waage, die zwischen zwei Extremen hin und her schwingt. Stets pendeln die Gefühle zwischen Liebe und Hass, Selbstüberschätzung und Verzagtheit, mal ist man Himmel hoch jauchzend und dann wieder zu Tode betrübt.

Die Emotionalität hat ihren Spiegel in der Harnbildung, in der Polarität von Verdünnung und Konzentration. „Auf physischer Ebene spielt sich hier ab, was im seelischen Gebiet sein Korrelat hat in der Polarität von Geiz und Verschwendung, Freude und Trauer, Erregung und Stumpfheit. Das ganze Seelenleben ist eben polar veranlagt. Dies sind Abwandlungen der Urpolarität von Sympathie und Antipathie" (Husemann).

Die eigentliche seelische Stoffwechselarbeit entsteht aber erst durch die Zusammenarbeit der Elemente Feuer und Luft. Das Element Feuer ist mit Selbstwahrnehmung und Reflexion verbunden, das Hauptorgan ist das Herz. Für die Verflechtung von Ich-Bewußtheit und Gefühlswelt hat der Volksmund ebenfalls eine Weisheit parat – die Prüfung auf Herz und Nieren. Dies sind schicksalhafte Erfahrungen, die man immer als bedrohlich empfindet. Was das Herz „wahrnimmt", muß die Niere verarbeiten. Gelingt dies nicht, wird man vom Fremden überwältigt. Die Seele entzündet sich regelrecht am Feuer des Fremden. Dabei kann es sich um eine kleine Flamme handeln, die nur eine vorübergehende Launenhaftigkeit bedeutet. Es kann sich aber auch ein unbeherrschbarer Flächenbrand entwickeln – früher nannte man diesen Zustand Besessenheit.

Somit wird verständlich, warum unterdrückte Gefühle, vor allem Angstzustände, irgendwann zu Nierenleiden führen und man umgekehrt, emotionale Störungen auch mit Nierenmitteln behandeln sollte. (siehe Tabelle Seite 126)

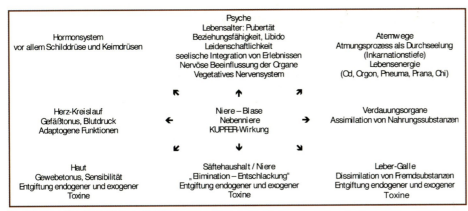

Grafik: Funktionskreis Niere – Kupfer

Die kosmische Natur der Niere und die Angst

Gefühle bilden die seelische Brücke zwischen ICH und DU. Die spirituelle Nierenfunktion besteht in der Verarbeitung der sinnlichen Eindrücke, die das Du in uns hinterläßt. Je nach dem, wie gut dies funktioniert, empfinden wir unser Seelenleben als harmonisch oder disharmonisch. Die Nieren sind unser „Gefühlsorgan" und als solches sind sie ein Spiegel unserer Beziehungs- und Liebesfähigkeit.

Aus astrologischer Sicht zeigen sich hierbei Gemeinsamkeiten mit den Qualitäten des Sternzeichens Waage und der Planetenkraft Venus.

Die Waage steht für das Streben nach Harmonie und Ausgleich. Es ist das Zeichen von Diplomatie, Kompromißfähigkeit, und Kooperationsbereitschaft. Die Ziele sind innere Ruhe, Ausgeglichenheit, Friedfertigkeit und Mitmenschlichkeit. Es ist das Zeichen der Ehe und Partnerschaft (siebtes Haus). Die Waage steht für Ästhetik und „die Kunst zu leben".

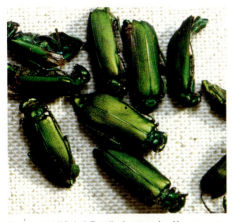

Cantharis hilft bei Entzündungen der Harnorgane, aber auch bei erotischer Manie.
Foto: Margret Madejsky.

Die Liebesgöttin Aphrodite/Venus herrscht über das Zeichen Waage und damit auch über die Nierenfunktion. Paracelsus schrieb hierzu: „Die Nieren haben die Art der Venus (...) und die Wirkung der Venus erstreckt sich darauf, die Früchte der Erde hervorzubringen. Ebenso dient die Kraft der Nieren den Früchten im Menschen (...). Und wie die Venus entzündet wird durch Empfang der Kraft vom Ens Magnum, so empfangen die Nieren vom Sinne des Menschen."

Paracelsus beschreibt die Venus als Fruchtbarkeitsgöttin (Früchte der Erde), die über unsere Liebe und Libido herrscht (Früchte des Menschen). Ihre lebensspendende Energie bezieht die Venus direkt aus der Schöpferkraft (Ens magnum), mit der sie im Prinzip identisch ist. Auf gleiche Weise steht die Nierenfunktion in Beziehung zu unserer Wahrnehmungsfähigkeit (Astralleib), durch die sich der Geist mit dem Göttlichen verbinden und schöpferisch tätig werden kann.

Die Liebesgöttin ist aus dem Schaum des Meeres geboren, ein Symbol für den Bezug zur Welt der Gefühle. Ihre Entstehung zeugt von der polaren Natur der Gefühle. Wie der Mythos erzählt, entmannte Kronos/Saturn seinen Vater Uranos aus Eifersucht und Mißgunst und warf den Penis ins Meer. Aus der Vereinigung mit dem Quell des Lebens entstand die unvergleichbar schöne Aphrodite. Doch Schönheit kann auch eine Schwäche bedeuten. Stets ist Aphrodite darauf bedacht, als die Schönste zu gelten und Nebenbuhlerinnen müssen ihre Eifersucht und Eitelkeit fürchten.

Hiervon erzählt auch das Märchen von der schönen Königstochter Psyche. Es ist eine Allegorie der Seele auf der Suche nach göttlicher Liebe. Zugleich beschreibt die Geschichte eine Initiation in die Geheimnisse des Schicksals und die Welten des Bewußtseins.

Die Schönheit Psyches rief Aphrodites Eifersucht hervor. Ihr Sohn Amor sollte den Geist der Prinzessin verwirren. Doch die Liebe von Psyche und Amor durchkreuzte Aphrodites Rachepläne. Allerdings blieb die Liebe durch das Ränkespiel der Liebesgöttin zunächst unglücklich. Psyches schwieriger Weg zur Erfüllung ihrer Sehnsucht entführte sie aus dem Reich der Liebe in die verborgensten Winkel dieser Welt. Sie entdeckte die phantastischen Welten der Feen und Geister, aber auch Angst, Einsamkeit, Zweifel und unendliche Traurigkeit. Doch Sie konnte ihre Ängste überwinden und die scheinbar unlösbaren Aufgaben der Göttin Aphrodite meistern, die sie sogar in die Unterwelt führten. Von Persephone sollte sie der Liebesgöttin einen Krug, gefüllt mit göttlicher Schönheit, bringen. Weil sich Psyche in der Totenwelt zu benehmen wußte, bekam sie ihn auch. Neugierig wie sie war, schaute sie allerdings auf dem Rückweg hinein und sofort übermannte sie ein tödlicher Schlaf, denn nur den enthielt

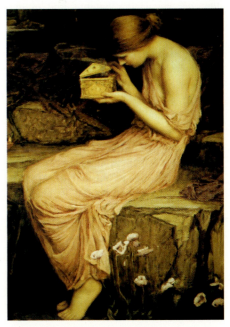

Psyche öffnet die goldene Schachtel, die den Odem des Todes enthält. Zu ihren Füßen wächst Schlafmohn, die Blume des Vergessens. In der Homöopathie zählt Opium zu den wichtigen Schockmitteln, vor allem in Verbindung mit Apathie und geistiger Verwirrung. J.W. Waterhouse, 1903.

Therapiekonzepte
Niere

Tabelle: Einige Psychomittel für die Praxis

Ambra D6 bis D30	Brennende und juckende Beschwerden der Harnorgane, trüber Urin. Enuresis. Ängstlichkeit, Schüchternheit und Menschenscheu mit leichtem Erröten. Haftet an Unangenehmes an mit mangelndem Lebensmut und Weinerlichkeit. Böse Folgen unglücklicher Liebe. Nervosität
Apis D12 bis D30	Blasenschwäche; Entzündungen der Harnorgane mit brennenden und stechenden Schmerzen. Extreme Gefühlsverwirrung mit Denkblockade. Erotische Manie wechselt mit totaler Gleichgültigkeit. Weinerlichkeit und Selbstmitleid. Böse Folgen unglücklicher Liebe. Eifersucht. Furcht, Wut, Kummer und Sorgen plagen die Seele.
Argentum nitricum D12 bis D30	Splitterartige, schrecklich schneidende Schmerzen in den entzündeten Harnwegen; Inkontinenz; Prostataadenom. Sexuelle Schwäche bei furchtsamen und nervösen Menschen. Macht alles in Hektik. Phobien mit irrationalen Handlungsmustern. Lampenfieber
Cantharis D6 bis D30	Unerträglicher Harndrang und extremer Schmerz. Heftige Entzündungen der Harnorgane. Ängstliche Ruhelosigkeit, oft mit extremer Wut. Akuter manischer Anfall; wildes sexuelles Verlangen. „Ruft eine heftige Störung im Animalbereich hervor, indem es die Harn- und Sexualorgane bes. angreift, ihre Funktion pervertiert, heftige Entzündungen u. wildes Delirium verursacht, welches Tollwutsymptome vortäuscht" (Boericke).
Conium D6 bis D30	Inkontinenz, Blasenlähmung; Kanzerose. Altersmittel. Böse Folgen sexueller Enthaltsamkeit und eines moralischen Lebenswandels. Endogene und reaktive Depression, z.B. nach Tod des Lebenspartners. Einsamkeit und Fatalismus.
Digitalis D6 bis D30	Entzündungen der Harnorgane. Harndrang mit scharfe, schneidende, brennenden und pulsierenden Schmerzen; „als ob ein Strohhalm hin- und hergezogen würde" (Boericke). Angstvolle Niedergeschlagenheit wegen der Zukunft. Nervöse Gefühle im Solarplexus.
Gelsemium D6 bis D12	Blasenschwäche mit reichlich klarem Urin; Frösteln und Zittern beim Harnlassen. Verhaltung. Böse Folgen von Schreck, Furcht, aufregenden Neuigkeiten. Lampenfieber. Mattigkeit und Apathie.
Lycopodium D12 bis D30	Harnverhaltung; Polyurie nachts; Rückenschmerzen beim Wasserlassen; Weinen beim Harnlassen; sexuelle Schwäche. Melancholischer, ärgerlicher Typ, mit Angst vor Einsamkeit. Mal eigenwillig und hochmütig, dann wieder verzagt und ohne Selbstvertrauen. Fürchtet Zusammenbruch; Sorgenvoll.
Natrium muriaticum D12 bis D30	„Psychoblase"; mal kann man Urin nicht halten, dann muss man wieder ewig warten, besonders in Gegenwart anderer. Böse Folgen von Kummer, Furcht, Ärger. Depression; will nicht getröstet werden; reizbar, will allein sein. Enuresis, z.B. nach Scheidung der Eltern.
Pulsatilla D6 bis D30	Harndrang, vor allem im Liegen; Entzündung mit Brennen; Enuresis; Blasenschwäche bei Bauchpresse. Spastik nach Harnlassen. Weinerlicher, furchtsamer, unentschlossener Typ. Angstkomplex. Will viel Sympathie und Zuwendung. Fürchtet anderes Geschlecht. Extreme Stimmungsschwankungen. Libido-Störungen, spez. in der Pubertät
Staphisagria D12 bis D30	Entzündungen der Harnorgane mit Brennen. Drang und Schmerz nach Wasserlassen. Steinleiden. Erfolgloser Drang. Nervöse Blase bei Frischvermählten. „Gefühl, als ob ein Urintropfen ständig die Harnröhre herunterliefe" (Boericke). Prostataadenom. Entzündung nach Koitus. Böse Folgen von Ärger und Beleidigungen, besonders in Partnerschaften. Heftige Wutausbrüche. Empfindlichkeit gegenüber der Meinung anderer. Gedanken drehen sich um Sexualität.

das Gefäß. So wurde sie von Amor gefunden, der sie wieder belebte und in den Olymp brachte. Unter dem Beifall aller Gottheiten, auch von Aphrodite, konnten sie endlich ihre Hochzeit feiern und ihre Liebe wurde unsterblich. Schließlich gebar sie Amor eine Tochter, Voluptas, die Göttin der Lust (am Leben).

In der Astrologie hat die Venus vor allem eine Beziehung zur Pubertät, also dem Erwachen der Libido. Sie steht für Hingabe, Liebe, Selbstsicherheit, Sinnlichkeit, Schönheit und für die gefühlsmäßige Ausrichtung auf die Umwelt. Ihr Ziel ist eine harmonische Beziehung zur Umwelt. Werden diese Wesenseigenschaften unterdrückt, kommt es zur Ausbildung eines Angstkomplexes mit manchmal paranoiden Zügen. Das Verehrungswürdige wird zum Haßobjekt.

Die lichte Seite der Venus ist das Streben nach Liebe, die dunkle Seite ist der Haß, der Zweifel und die Angst. Die Niere bezeichnet man auch als „Angstorgan".

In der Hermetik haben sämtliche paarig angelegten Organe einen Bezug zur Partnerschaft, also neben den Nieren z.B. auch Gehirn, Lunge, Schilddrüse, Eierstöcke und Hoden.

Probleme im zwischenmenschlichen Bereich drücken sich auf Dauer als Krankheiten dieser Organe aus, vor allem von Niere und Blase. In der Schrift der Firma Strath zu ihrem Nierenpräparat „Solidago-Strath comp.", wird dieser Zusammenhang eindrücklich beschrieben (Strath-Labor, Strathstr. 5–7, 93093 Donaustauf): „Besonders belastet werden Nieren und Blase durch Angst und Unruhe. (…) Seelischer Druck, hervorgerufen durch andauernde Erwartungs- und Versagensängste, geht mit der Zeit in einen körperlichen Druck über und findet insbesondere in einem konstitutionell an sich geschwächten Nieren-Blasen-Bereich seinen Niederschlag. Die spontane körperliche Reaktion auf den inneren Druck bei ängstlicher Erregung zeigt sich im Drang zum Wasserlassen z.B. vor Prüfungen. Die Entleerung der Blase ist ein Entspannungsersatz für das Unvermögen, loslassen zu können. Bei Kindern erfolgt die Entladung der Seelenspannung nicht selten durch nächtliches Bettnässen. Werden Ängstlichkeit und ständige sorgenvolle Achtsamkeit zu einem Dauerzustand, so kann dies zu chronischer Trägheit der Nieren und bleibender Überempfindlichkeit der Blase führen. So wie die gefüllte unter Druck stehende Blase uns auffordert, den Inhalt zu entleeren, so können Beschwerden im Nieren-Blasen-Bereich eine Aufforderung dafür sein, durch Loslassen von Angst oder Bereinigung von Problemen, speziell in der Beziehung zum DU, seelischen Druck abzubauen."

Therapiekonzept bei Enuresis nocturna (Bettnässen)

Folgendes Therapiekonzept bewährte sich bei einem 14 Jährigen Mädchen, das zeitlebens unter Enuresis nocturna litt, übrigens wie ihr Vater, als er im gleichen Alter war. Gleichzeitig bestand große Schulangst. Der Erfolg stellte sich schon nach ca. 14 Tagen ein und blieb seitdem stabil.

- „Psy-stabil" Tropfen (Pekana), mehrmals täglich 10 bis 15 Tropfen. Das Präparat hat sich in der Behandlung von nervlichen Überlastungen und Angstneurosen bewährt (Bettnässen ist i.d.R. ein ungelöster familiärer Angstkomplex).
- „Trienoct" Tropfen (Pekana), nachmittags und abends 15 Tropfen. Das Mittel eignet sich zur Behandlung von Enuresis nocturna und Blaseninkontinenz.
- Kalium phosphoricum D12, 1 Mal täglich 5 Tropfen; Hauptmittel bei Blasen-

störungen in Verbindung mit nervöser Furcht, Hysterie, Depression, oft bei gleichzeitigen Schulproblemen.
- **Cuprum metallicum praeparatum D30 (Weleda)**, alle zwei Tage 5 Tropfen; entspannt die Seele und erleichtert die Integration unterdrückter Emotionen. (weitere mögliche Mittel, siehe Tabelle „Psychomittel für die Niere").

Die Nierenstrahlung

Die wichtigste Funktion der Venus im Menschen ist das Streben nach Ausgleich und Harmonie. Hierfür ist es notwendig, sämtliche Außeneinflüsse, sei es auf der Nahrungs-, der Atmungs- oder der Sinnesebene, energetisch zu verarbeiten.

Die nach innen gerichtete Aufgabe der Niere ist es nun, das Fremde zu etwas Eigenem zu machen. Rudolf Steiner nannte diesen Prozess „Nierenstrahlung", diese kann zu stark oder zu schwach sein. Die möglichen Krankheitsbilder sind wie die Gefühle polarer Natur (siehe hierzu die Schriften von A. Selawry und V. Bott). „Diese Nierenstrahlung ist zunächst ein dynamisches übersinnliches Geschehen, das aber bis in die Substanz hineinwirkt. Mitt-

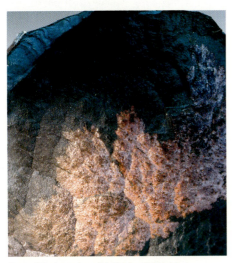

Arsen ist eines der wichtigsten Mittel bei Schwächezuständen, gepaart mit Angst und Unruhe.   Foto: Olaf Rippe

ler dieses Hineinwirkens sind schließlich die Hormone" (Husemann).

Die zu schwache Nierenstrahlung führt zur körperlichen und seelischen Erschlaffung. Man kann auch von einer „Inkarnationsschwäche" sprechen. Das Fremde wird mangelhaft decodiert und assimiliert. Auf der körperlichen Ebene kann dies zu Asthenie mit Niederblutdruck und Magerkeit führen; übermäßige Blähungen sind typisch. Der Hypotonus zieht sich durch den ganzen Körper, vom Willen, über die Muskulatur, zur Herz-Kreislauffunktion, bis zur Sexualität. Es besteht eine Neigung zu Allergien mit Anergie („nervös erschöpft") und zur Gewebeerschlaffung mit Varikosis. Auf der psychischen Ebene führen die unverdauten Seelenerlebnisse zu einer launischen, eher schizoiden Persönlichkeit, zu übermäßiger Angst und zu einer egozentrischen Geisteshaltung. Unverarbeitete Gefühle wirken wie seelische Parasiten, um die der Geist zwanghaft kreist.

Therapeutisch sind tonisierende, roborierende Maßnahmen erforderlich, die gleichzeitig die Stimmung aufhellen und den Willen stärken:

Gut geeignet sind Eisenverbindungen wie Ferrum sidereum D6/D12 (Meteoreisen), das man auch als Inkarnationsmetall bezeichnet. Es stärkt den Willen, die Abwehr und allgemein die Lebenskraft; gut geeignet ist das Präparat „Meteoreisen" von Wala (enthält auch Phosphor und Quarz). Eisen hat eine starke Affinität zum Venusorgan Niere, schließlich ist der eiserne Mars der Geliebte der schönen Aphrodite.

Ein weiteres wichtiges Mittel ist Arsen und seine Verbindungen. Es wirkt allgemein roborierend und entgiftend, also auch entlastend auf den Nierenstoffwechsel. Das Arzneimittelbild von Arsen zeigt zahlreiche Symptome einer schwachen Nierenstrahlung: große Erschöpfung und Schwäche, schon nach der leichtesten Anstrengung; böse Folgen von Schreck, Furcht und Sorgen. Arsen ist angezeigt bei allen degenerativen Veränderungen, besonders im Nervensystem und bei allen brennenden und fressenden Symptomen.

Bewährte Arsenverbindungen sind Levico, ein tonisierendes, arsensaures Heilwasser aus der Nähe von Trento, („Levico comp." Glob. und Amp., von Wala) und Skorodit, ein natürliches Eisenarsenat, zur Stärkung des Willens und des Kreislaufs („Skorodit comp." Amp. und Glob. von Wala) Sehr belebend wirken auch Säuren; im Prinzip sind alle Säuren Schwächemittel (Acidum phosphoricum, Acidum sulfuricum, Acidum citricum, jeweils D6 bis D12).

Eine schwache Nierenstrahlung bedeutet immer auch eine Schwächung der Ich-Kraft, mit mangelndem Selbstvertrauen und Streßresistenz. Der Patient fühlt sich von den Prüfungen des Lebens auf Herz und Nieren überfordert. Zur Behandlung der Ich-Schwäche eignet sich vor allem Gold, z.B. „Aurum/Apis regina comp." (Amp., Glob. von Wala): Das Sonnenmetall Gold stärkt das Immunsystem und hellt die Stimmung auf, es gibt einem Zuversicht und Selbstvertrauen.

Ein weiteres bewährtes Präparat ist „Sanguisol" (Tropfen von Soluna; siehe Naturheilpraxis 5/02; „Die Sonne im Menschen"). Es enthält neben Gold und Johanniskraut noch Weißdorn und Wiesenknopf zur Herz- und Gefäßstärkung sowie Safran, von dem Paracelsus meinte, es wäre das beste Mittel gegen die Melancholie.

Die zu starke Nierenstrahlung führt zur körperlichen und seelischen Verkrampfung. Sie „beruht auf einem überaktiven, kräftigen Astralleib, der verstärkt eingreift und zu gesteigertem Stoffwechsel, beschleunigter Zirkulation und erhöhter Tonisierung führt" (Selawry).

Ein Überangebot an decodierter Substanz führt zu gehäuften Ablagerungen, beziehungsweise zu Entzündungen, sofern die Depots gefüllt sind. Mögliche Krankheitsbilder sind beispielsweise Fettsucht, Struma, Meteorismus, Sodbrennen, Bluthochdruck, chronische Nierenleiden mit Ödembildung, Thrombosen, Sklerose und Steinbildung.

Ferner kommt es zu Krampfleiden, z.B. Menstruationskrämpfen, Darmspasmen, spastischer Bronchitis, Asthma, Muskelkrämpfen oder Angina pectoris. Auch die „echte" Migräne gehört hierzu; eine Heilung muß unbedingt über eine Nierentherapie erfolgen (Paracelsus).

„Auf seelischem Gebiet sind Menschen mit einer zu intensiven Nierenstrahlung meist aktive, emotional erregbare Naturen von eher pyknischer Konstitution" (Husemann). Sie neigen zu Hysterie, nervösen Schlafstörungen und zu Suchtkrankheiten. Solche Personen wollen ständig die Realität gestalten. Sie sind wenig hingebungsvoll oder vertrauensselig und seelisch verkrampft.

Aus therapeutischer Sicht benötigt man vor allem eine sedierende, spasmolytische und resolvierende Therapie. Sehr wohltuend ist in solchen Fällen die entspannende Wirkung der Melisse, als Tee, Tinktur oder als Destillat. Ein Wundermittel für Verkrampfte ist der Melissengeist, eine alchimistische Zubereitung aus Gewürzpflanzen, die man astrologisch Sonne und Venus zuordnet,

Therapiekonzepte
Niere

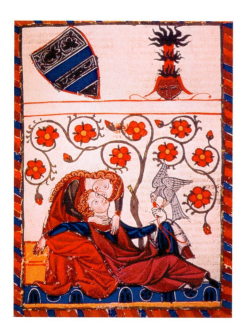

Mit ihrer lieblich duftenden Blüte (Venus) und ihrer Dornen (Mars), vereinigt die Rose in sich die Gegensätze von Männlich und Weiblich. Rosenblätter in Teerezepten und Rosentinktur in Mischrezepten runden Rezepte für die „Nierenpsyche" ab. Höfisches Liebespaar mit Rosen; 13 Jh.

z.B. als „Balsamischer Melissengeist" von Weleda (siehe hierzu auch den Artikel von Michael Schmid: „Die Melisse und ihr Geist", Naturheilpraxis 4/01).
Ähnlich wirken manche alkaloidhaltige Pflanzen, allerdings nur in potenzierter Form oder als spagirische Zubereitung, da sie in substanzieller Form zu einer Intensivierung der Nierenstrahlung führen. Alkaloide bewirken eine „Lockerung des Astralleibes" und zwingen die Niere zu einer verstärkten Tätigkeit. Besonders entkrampfend auf den Astralleib wirken Nicotiana tabacum D6/D12, Nux vomica D6/D12 und Atropa belladonna D12.
Zu den bewährten Krampfmitteln gehört auch die Kamille. Während man Blütenpräparate eher bei entzündlichen Prozessen im Stoffwechsel verwendet, eignen sich Zubereitungen aus der Wurzel zur Behandlung von Störungen mit Nervenbezug; verwendet wird „Chamomilla, Radix" D3 bis D30 von Weleda.
Weitere Ergänzungsmittel findet man unter den Rosengewächsen, da die ganze Pflanzenfamilie der Venus untersteht, z.B. Frauenmantel (Alchemilla vulgaris) und Gänsefingerkraut (Potentilla anserina), das „Krampfkraut" des Kräuterpfarrers Künzle.

„Ein weiteres Heilmittel für diese Störungen ist Carbo vegetabilis (Pflanzenkohle; Carbo Betulae D1 bis D30 von Weleda). Wenn eine Pflanze verkohlt, wird alles Leben eliminiert, nur die von der Kohle aufrechterhaltene Struktur bleibt übrig. Im übrigen ist die Brennbarkeit der Kohle und die Gasabsorptionsfähigkeit, ein Hinweis auf die Beziehungen zum Luftigen. Carbo ist ein „Atmer". Carbo hilft dem Astralleib, innere Atmungsprozesse zu übernehmen. (...) Mit Carbo Equiseti arvensis (D3 bis D15, Schachtelhalmkohle von Weleda) zeigt die Therapie ganz besonders auf die Nieren" (V. Bott).
Aus der Mineralwelt eignet sich Zinn (Stannum metallicum D6/D12). Das Metall des Jupiters hat einen Bezug zum Wässrigen und eignet sich zur Strukturierung bei dysplastischen Prozessen und zur Lebertherapie. Es gehört zu den therapeutischen Grundregeln, daß eine Nierentherapie immer Lebermittel erfordert und umgekehrt; ein bewährtes Zinnpräparat in diesem Zusammenhang ist „Metaheptachol N" von Meta-Fackler.
Zink, z.B. als Zincum metallicum (D6/12) oder Zincum valerianicum (D6/12), hat dagegen eine beruhigende Wirkung und ist dem Kupfer sehr ähnlich; Paracelsus ordnete beide der Venus zu.
Antimon und seine Verbindungen verwendet man vor allem wegen der resolvierenden Wirkung, wenn die zu starke Nierenstrahlung zu Ablagerungen führt. Die Firma Phönix nutzt die reinigende Wirkung von Antimon in zahlreichen Präparaten, z.B. „Phönix Tartarus III/020" (siehe Tabelle). Die Firma Soluna liefert mit „Splenetik" ein weiteres wichtiges Resolvens.

Die Heilkraft des Kupfers
Hauptmittel bei Störungen der Nierenstrahlung ist Kupfer (Cuprum metallicum), das man der Venus zuordnet. „Kupferprozesse steuern den gesamten Stoffwechsel, bis in den Luft- und Wärmestoffwechsel. Sie fördern die Verdauung, den intermediären Aufbau-Stoffwechsel, Eiweißbildung und Blutbildung; die venöse Zirkulation (Venus – Venen), die Nieren- und Nebennierenfunktion, die Thyreoideafunktion, den Stoffwechsel und die Erregbarkeit des vegetativen wie des Zentralnervensystems und der Muskulatur, den Stoffwechsel des Knochensystems und der Haut. (...) Bezeichnend für Kupfer sind undefinierbare Magenschmerzen bei gesteigerten Sensationen des Sonnengeflechts nach Schreck, Schock und vor allem nach Todesfällen" (Selawry). Typisch sind solche Erscheinungen auch beim Drogenentzug, z.B. von Nikotin.
Die zu schwache Nierenstrahlung läßt sich mit Olivenit anregen, einem natürlichen Kupferarsenat, das allgemein die Nierenfunktion stärkt und ein sanftes Powermittel für Neurastheniker mit Hypotonus ist (D6/D12 von Weleda).
Anregend wirkt auch Cuprit (D6, D12 von Weleda), ein natürliches Kupferoxid. Die tiefrote Färbung erinnert eher an eine Eisenverbindung. Die „Kupfersalbe rot" (Wala) eignet sich zur Energetisierung von Muskulatur und Organen sowie zur Anregung der Wärmeprozesse. Hierzu reibt man die Salbe speziell im Nierenbereich, an den Hand- und Fußgelenken sowie der Fußsohle ein. Allgemein kann man sie zur

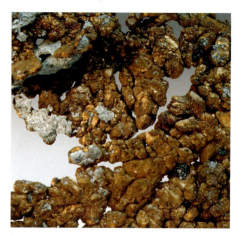

Das Venusmetall Kupfer ist das Hauptmittel bei einer gestörten Nierenstrahlung. Foto: Olaf Rippe

Streichmassage im Bereich des Nieren- und Blasenmeridians verwenden.
Hauptsächlich gebraucht man aber Kupfer bei einer zu starken Nierenstrahlung (Cuprum metallicum D12, D30), zu der vor allem Männer neigen, während Frauen eher eine zu schwache Nierenstrahlung haben und mehr Eisenverbindungen benötigen.
Kupfer wird vor allem bei Krampfleiden verwendet, die meistens auf eine Erhöhung der Nierenstrahlung hindeuten. Das Venusmetall nennt man auch Krampfmetall. Außer dem reinen Metall, kann man auch kolloidales Kupfer verwenden. Als solches ist es Bestandteil von „Renalin" (Soluna), dessen Wirkung sämtliche Venusprozesse abdeckt, also neben Nierenleiden, vor allem auch Krampfleiden.

Gut geeignet bei Krämpfen ist auch Kupferacetat Cuprum aceticum D4, D6, D12). Man gewinnt es, indem man Malachit in Essigsäure löst. Das Ergebnis ist eine tiefblaue Substanz, mit einer starken sedierenden und spasmolytischen Wirkung (Indikationen sind z.B. asthmtoide Bronchitis, Asthma, Pseudokrupp, Dysmenorrhoe).

In der Psychotherapie hat sich auch der Dioptas bewährt, ein grünes Kupfersilikat (Ampullen D6, D20, D30). In höheren Potenzen fördert es die Integration unangenehmer Erlebnisse. Vor allem läßt es einen Handlungsmuster verstehen und man erkennt besser die Zusammenhänge zwischen scheinbar Getrenntem. R. Steiner weist darauf hin, dass Kupfer die Fähigkeit zum analogen Denken verstärkt. Dioptas ist das beste Mittel für die „Nierenpsyche". Entweder spritzt man das Präparat im Nierenbereich oder man löst den Inhalt einer Ampulle in ca. 1/2 Liter Quellwasser auf und trinkt dies innerhalb von 3 Tagen.

Kupfersulfat (Cuprum sulfuricum = Chalkosin D6, D12) wirkt hingegen eher im Stoffwechsel, also bei Verdauungsstörungen, Darmdysbiose, Strumabildung, Entzündungen im Nierenbereich und bei Steinbildungstendenz.

> „Du wirst dir merken, daß ein steinbrechendes Mittel einen Stein leicht bricht" (Paracelsus).

Was den Stein bricht

Eine typische Folge erhöhter Nierenstrahlung ist die Bildung von Nieren- und Blasensteinen. Paracelsus nannte die mineralischen Ausfällungen (Koagulation) aus dem Wäßrigen Tartarus; er schrieb: „Wenn der Magen kräftig ist, dringt das Reine zu den Gliedern, um sie zu ernähren, das Unreine tritt mit dem Stuhl aus. Wenn der Magen

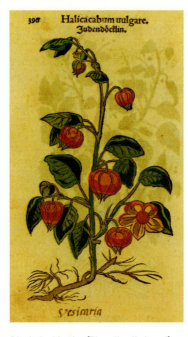

Die Judenkirsche (Physalis alkekengi) nutzte Paracelsus zur Behandlung von Nieren- und Blasensteinen. Holzschnitt, 16. Jh.

schwach ist, schickt er auch das Unreine zu der Leber; hier geht auch eine Scheidung vor sich. Wenn die Leber kräftig ist, scheidet sie richtig und sie schickt zugleich das Schleimige mit dem Harn zu den Nieren. Wenn hier eine gute Scheidung ist, ist es richtig, wenn nicht, so bleibt hier jenes Schleimige und Steinige zurück und koaguliert sich zu Sand, was ich Tartarus nenne."

Unter Tartarus verstand Paracelsus jede Art von Ablagerung, vor allem aber Gicht, Rheuma, Sklerose, Arthrose und Steine.

Frauen neigen bekanntlich eher zu Gallensteinen, also zum Tartarus im Organ des Mars. Männer neigen hingegen eher zu Nierensteinen, dem Organ der Venus.

Die Galle hat eine Beziehung zur Wut. Gallensteine könnte man auch als unterdrückte Wut oder „Ärgersteine" bezeichnen. Männer haben dagegen eher Probleme mit der Sozialität und mit ihrem Gefühlesausdruck, speziell der Angst, die sie gerne unterdrücken, eine der Ursachen für eine Nierensteinbildung.

„Konzentrieren sich die Partnerkonflikte, so entsteht erfahrungsgemäß eine Neigung zur Bildung von Nierensteinen. Der Körper reagiert entsprechend, indem er Stoffe, die eigentlich ausgeschieden werden sollten, konzentriert und kristallisiert. Nach der Statistik haben Männer viel häufiger Nierensteine als Frauen, weil die Verwirklichung der Harmonie für den Mann an sich schwieriger ist als für die Frau" (Anmerkungen zu „Solidago-Strath comp.", Strath-Labor).

Man konnte nachweisen, daß es bei Schreck und Schock zu mineralischen Ausfällungen in den Nierentubuli kommt. Nierensteine heißen also zu Recht auch „Angststeine".

Paracelsus war der Ansicht, daß vor allem der Flußkrebs der Steinbildung entgegenwirkt. Er schrieb: „(...) Merket euch vom Krebs. Er hat eine vortreffliche Art in sich, die Feuer der Hitze zu löschen (...). Außerdem hat er ein Arcanum in sich, um den Tartarus zu lösen. (...) Es (der Krebs) treibt Gries und Sand, auch den reißenden Stein gewaltig durch den Harn aus dem Menschen aus. Es läßt überhaupt keinen Stein (tartarum) im Menschen wachsen, sondern es vertreibt ihn mit Gewalt."

Im „Arzeney-Schatz" des Johann Schröder, einem Apothekerlexikon aus dem Jahr 1685, findet man folgende Ausführungen: „Die Krebse kühlen, feuchten, stillen den Schmerzen, figieren die tobenden Geister. Daher gebrauchet man sie in der Hitz/und Schmerzen des Haupts und der Nirn (...). Die Krebs-Augen (...) kühlen/trocknen/zermalmen den Stein / resolvieren den Tartarus und das coagulirte Geblüt/darum gebraucht mans im Grieß/Seitenstechen (= Leberstechen)/Keuchen (= Asthma)/der Colic (...). Die Krebs-Augen (...) zeuget im Krebs neue Schalen/und macht daß die al-

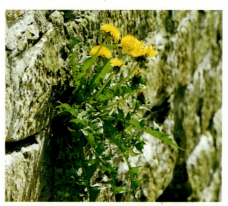

Die steinbrechende Kraft des Löwenzahns ist eine Signatur für seine Wirkung bei Steinleiden.
Foto: Margret Madejsky.

ten herunter fallen/daher er ein Erneurungs-Mittel kann genannt werden (...). Das mit Spir. Virid.Aer. oder ZitronenSafft bereitete (also in Säure gelöst) Magisterium ist allen anderen vorzuziehen."

Der sogenannte Krebsstein ist ein Kalkkonglomerat, der bei der „Häutung" eine Rolle spielt. Bei der regelmäßigen Abstoßung seines Panzers lagert der Krebs Kalk im Kopfteil seines Verdauungsapparates ab. Zur Neubildung seines Panzers löst er den Kalk wieder auf. Dies ist ein perfektes Beispiel für die Forderung des Paracelsus, daß die Heilmittel den Vorgängen im Körper möglichst entsprechen sollen.

Rudolf Steiner griff diese Gedankengänge auf und schuf mit „Renodoron" (Ampullen und Tabletten von Weleda) eine Arznei

Therapiekonzepte
Niere

speziell gegen Nieren- und Blasensteine. Neben Krebsstein enthält es noch Flintstein/Feuerstein. Dabei handelt es sich um eine zu Stein gewordene kugelförmige Ausscheidung von Kleinstlebewesen, mit scharfen Bruchkanten, also um das Eben-

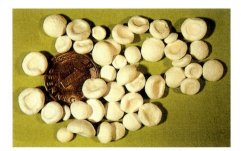

Der Krebs produziert während seine „Häutung" sogenannte Krebssteine, die man seit Jahrhunderten als Heilmittel bei Nieren- und Blasensteinen verwendet. Aus „Flußkrebse in Bayern", Bay. Landesamt für Wasserwirtschaft.

bild eines Nierensteins. Inzwischen bietet die Firma Weleda eine galenisch verbesserte Variante von „Renodoron" an: „Silex-Lapis Cancri solutus" Dil. D4, D6, D15).
Nach Paracelsus ist die Judenkirsche (Physalis alkekengi, Urtinktur bis D4) eine gute Ergänzung; Boericke schreibt: „Deutliche Harnsymptome bestätigen den Gebrauch

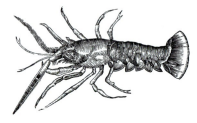

Schon Paracelsus kannte den Flußkrebs als Heilmittel bei Nierenleiden. Aus „Fischbuch" von Conrad Gesner, 16. Jh.

von Alters her bei Grieß, Lithiasis; deutliche diuretische Wirkung. (...) Harnwege: Scharf, faulig, verhalten oder reichlich. Polyurie. Plötzliche Unfähigkeit, den Urin zu halten. Nächtliche Inkontinenz. Enuresis."
Paracelsus gebrauchte ferner Goldrute, Dill, Meisterwurz, Betonie, Tausendgüldenkraut und Wacholder. Zur Auflösung eignet sich auch das Firmenmittel „Juniperus/Berberis comp." Kapseln (Wala) und Antimon („Phönix Tartarus III/020" Tropfen von Phönix oder „Splenetik" von Soluna).
Weitere Ergänzungsmittel kommen vor allem aus der Pflanzenwelt. Der Sauerklee (Oxalis acetosella D12) begünstigt beispielsweise durch seinen Oxalsäuregehalt die Steinbildung. Als Homöopathikum ist er jedoch ein Mittel bei Steinleiden und zudem eine vortreffliche Arznei bei Status nach Schock. Einige Pflanzen können sogar in Mauerritzen und auf nacktem Stein überleben, eine Signatur ihrer potenziellen Heilkraft; Beispiele sind Steinbrech (Saxifraga granulata) und Löwenzahn (Taraxacum officinale).

Tabelle: Kupferpräparate des Handels

Präparat / Firma	Zusammensetzung	Wirkprofil
Asthma Injectopas Ampullen (Pascoe)	Cupr. acet. D6, Drosera D1, Ephedra D1, Hyoscy. D2, Eriod. calif. D2	Spasmolytisches Mittel, speziell bei Asthma und asthmatoider Bronchitis
Bombapect forte Hustentropfen (Hevert) Tropfen	Ammi visn. D2, Coccus cacti D2, Codeinum phos. D4, Conium D4, Cupr. acet. D4, Drosera D2, Guajac. D4, Hyoscy. D4, Kalium sulph. D4, Quebracho D2	Trockener, krampfhafter Reizhusten
Cuprum aceticum comp. Ampullen (Wala)	Cupr. acet. D5, Nicot. tabac. D9, Renes D5	Ableitungsmittel – Krampfleiden, speziell Asthma, Migräne
Pertudoron 2 Tropfen (Weleda)	Cupr. acet. D3	Asthma, Bronchitis; im stündlichen Wechsel mit Pertudoron 1
Phönix Solidago II/035B Tropfen (Phönix)	Bolus alba mittels Acid. sulf. D2, Ant. crud. D8, Arnica e flor. D2, Aur. chlor. D5, Camphora, Cupr. sulf. D4, Dig. D4, Hell. viridis D4, Merc. subl. corr. D6, Juniperus Ø, Sold. virg. Ø, Spiraea ulmaria Ø, Urtica D2	Entzündliche Prozesse der ableitenden Harnwege; allg. zur besseren Ausscheidung harnpflichtiger Substanzen. Tartarische = gichtisch-rheumatische Diathese, Lithiasis, Rheuma
Phönix Tartarus III/020 Tropfen (Phönix)	Bolus alba mittels Acid. sulf. D2, Ant. crud. D8, Arnica e flor. D2, Aur. chlor. D5, Camphora, Chel. maj. D3, Cor. rubr., Kal. nitr., Cupr. sulf D4, Dig. D4, Hell. vir. D4, Juniperus Ø, Kal. nitr. D3, Merc. subl. corr. D6, Orthosiphon Ø, Sol. virg. Ø, Spiraea ulmaria, Tartarus crudus, Zinc. met. D8	allg. zur besseren Ausscheidung harnpflichtiger Substanzen. Tartarische = gichtisch-rheumatische Diathese, Lithiasis, Rheuma (zus. mit Phönix Solidago II/035B, Tropfen)
Pulmo Hevert Bronchialcomplex (Hevert); Tropfen	Ammi visnaga Urtinktur; Bell. D4, Cor. rubr. D8, Cupr. met. D8; Grindelia D4, Lobelia inflata D3, Sticta D4	Spastische Bronchitis
Renalin Tropfen (Soluna)	Betula folium, Bursae pastoris herba, Equisti herba, Graminis rhizoma, Ononidis herba und radix, Petroselini fructus und radix, Solidaginisvirgaureae herba, Uvae ursi folium, Sarothamnus, Cuprum colloidale Grenzflächen (Mykosen, Allergien),	Entzündliche Prozesse der ableitenden Harnorgane und Harnwege, Tartarische Diathese, Lithiasis; Begleitmittel bei Enuresis, renaler Hypertonie, Allergien, Kanzerose, Chronische Krankheiten an Entgiftung von Schwermetallen
Renes / Borago comp. Ampullen, Globuli (Wala)	Bindegewebe D5, Borago D5, Cupr. acet. D5, Ductus thoracicus D5, Funiculus umbilicalis D5, Mesenchym D5, Renes D5	Ableitungsmittel bei lymphatischer Diathese; Lymphödem
Renes / Cuprum Ampullen (Wala)	Cupr. met. D7, Renes D5	Allg. bei Erkrankungen der Harnorgane und Harnwege; Asthma; innere Unruhe (erhöhte Nierenstrahlung)
Solidago comp. S Ampullen (Heel)	Solid. D3, Berb. D4, Vesica urinae D8, Pyelon D10, Ureter D10, Urethra D10, Tereb. D6, Hydrarg. bichlor. D8, Acid. ars. D28, Cupr. sulf. D6, Bucco D8, Hep. sulf. D10, Caps. D6, Orthosiph. D6, Equisetum hiemale D4, Par. brav. D6, Canth. D6, Apisinum D8, Bapt. D4, Natriumpyruvat D10, Pyrog. D 198, Sarsap. D6, Colibac. D13, Coxackie D8, Arg. nitr. D6	Akute und chronische Erkrankungen der Nieren und Harnwege, Zystitis, Zystopyelitis, Lithiasis, Enuresis, Prostata-Adenom, Incontinentia, Nephrosklerose; Anregung der Nierenausscheidung
Spascupreel Tabletten, Ampullen, Suppositorien (Heel)	Coloc. D4, Amon. brom D4, Atrop. sulf. D6, Veratr. D6, Mag. phos. D6, Gels. D6, Pass. inc. D2, Agar. D4, Cham. D3, Cupr. sulf. D6, Acon. D6	Spasmen und Kolikschmerzen

Literatur
Bott, Victor:
Anthroposophische Medizin, Bd. I/II; 1982, Haug-Verlag

Husemann, Friedrich / Wolff, Otto:
Das Bild des Menschen als Grundlage der Heilkunst, Bd. I/II/III; 1986, Verlag freies Geistesleben

Rippe, Olaf / Madejsky, Margret / Amann, Max / Ochsner, Patricia / Rätsch, Christian:
Paracelsusmedizin; 2001, AT-Verlag.

Selawry, Alla: Metallfunktionstypen in Psychologie und Medizin; 1985, Haug-Verlag

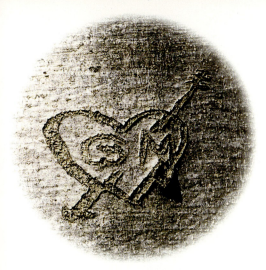

Das Herz – Organ der Selbsterkenntnis

von Olaf Rippe

**„Wie die Sonne auf die Erde wirkt, so wirkt das Herz auf den Leib"
Paracelsus (1493 bis 1541)**

Zur Zeit des Paracelsus war das Herz noch die Heimat der Seele. René Descartes, der im Herzen eine Maschine sah, war noch nicht geboren und unser mechanistisches Weltbild Zukunft.

Aber selbst im heutigen Zeitalter der Handys und des Internets zeugt der Volksmund noch von der Verbundenheit des Herzens mit unseren Seelenzuständen.

Wir kennen beherzte, herzliche und herzlose Menschen. Im Gespräch schütten wir unser Herz aus. Besonderes liegt uns am Herzen. Erinnerungen bewahren wir im Herzen auf. Sorgen fallen wie ein Stein vom Herzen. Kummer bricht einem das Herz, und schon so mancher hat sein Herz verloren. Besonders deutlich ist die menschliche Gestik: Wenn wir zu jemandem über uns sprechen und dabei auf uns deuten, dann berühren wir unsere Brust auf Herzhöhe.

Der Mensch identifiziert sein Selbst also mit seinem Herzen, deshalb bezeichnet man es in der hermetischen Heilkunde auch als „Ich-Organ". Empfindlich wie ein Seismograph reagiert es auf jede Veränderung der Stimmungslage.

Wenn man bedenkt, daß 50% der Todesursachen in der westlichen Welt Herz-Kreislauf-Erkrankungen sind, dann scheint dieser Seismograph bei den meisten Menschen ein permanentes Erdbeben anzuzeigen.

Die Ursachen liegen in der Entfremdung des Menschen von der Natur und in der Verdinglichung natürlicher Prozesse. Seitdem der Mensch die Götter aus der Natur verbannte und er nicht mehr ihrer Weisheit folgt, ist sein Herz einsam geworden. Die mangelnde Zwiesprache von Mensch und Natur läßt das Herz bluten, bis es erschöpft zusammenbricht.

Hinzu kommt die Hektik unserer Zeit, von Husemann passend „Angina temporis" genannt, in der selbst das schnellste Herz irgendwann auf der Strecke bleiben muß. Folgende kleine Geschichte soll dies unterstreichen: Ein alter Indianer fuhr zum ersten Mal in seinem Leben mit einem Auto. Nach einigen Kilometern wurde er unruhig und bat den Fahrer anzuhalten. Er stieg aus, setzte sich an den Straßenrand und fing an zu beten. Schließlich wurde der Fahrer ungeduldig und forderte den alten Mann auf, wieder einzusteigen. Dieser antwortete: „Ich muß erst warten, bis meine Seele nachkommt."

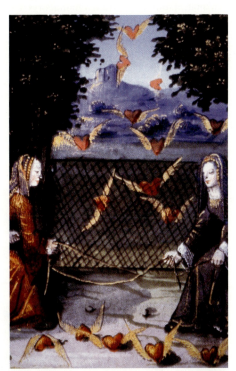

Das Herz ist das Symbol der Liebe; Darstellung aus dem 15 Jh.

Herzerkrankungen sind also keine mechanischen Defekte, sondern ein Ausdruck unserer seelischen Befindlichkeit. Sie entstehen, wenn die Lebensweise nicht der inneren Wahrheit entspricht und sie keinem natürlichen Rhythmus folgt.

Das Herz als Sonnenorgan

Paracelsus vergleicht das Herz mit der Sonne, dem leuchtenden Mittelpunkt unseres Planetensystems. Aus dem Licht der Sonne wird alles geboren, von ihrem Feuer alles belebt. Ihr Lauf durch Tag und Jahr und der dadurch bedingte Wechsel zwischen Licht und Dunkelheit, Wärme und Kälte läßt alles Leben in ihrem Rhythmus schwingen. Die Sonne ist aber weit mehr als nur ein strahlender Himmelskörper oder ein kosmischer Taktgeber. Der Astronom Johannes Kepler sah in ihr noch den Wohnort der Vernunft und eine Quelle der Harmonie. Auch Paracelsus wußte: „Von der Sonne empfangen wir das natürliche Licht der Weisheit."

Das Symbol der Sonne entspricht unserem heliozentrischen Weltbild. Es besteht aus einem Kreis mit einem Punkt in der Mitte. Der Punkt stellt die Sonne als Herz unseres Planetensystems dar, der Kreis die um sie laufenden Planeten. Analogien zum Sonnensymbol finden wir in der zentralen Stellung des Herzens (Punkt) im Kreislaufgeschehen (Kreis). Diastole und Systole entsprechen den Rhythmen der Sonne. Weitere Analogien wären das „Ich-Bewußtsein" (Punkt) und die Beziehung zur Umwelt (Kreis).

Die Götter, die man mit der Sonne assoziiert, zeigen ebenfalls das Prinzip der Selbsterkenntnis.

So standen beispielsweise über dem Tempel der griechischen Orakelgottheit Apollon in Delphi die Worte: „Erkenne Dich selbst." Apollon war es auch, der nach seinen Verfehlungen gegenüber den olympischen Gottheiten die Weisheit formulierte: „Alles mit Maß, nichts im Unmaß."

Das richtige Maß zu finden ist auch die Aufgabe des Herzens. Rhythmisch vermittelt es zwischen Anspannung und Entspannung. Die Bedeutung der rhythmischen Funktionen begreift man am besten durch ihre Gegenpole. Auf der einen Seite ist dies der Takt, der stetig dasselbe Muster

Therapiekonzepte
Herz-Kreislauf

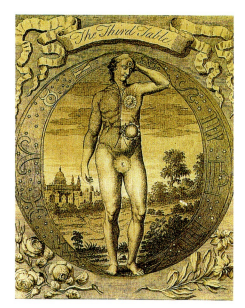

Der Mensch als Mikrokosmos;
D.A. Dreher, 1764

beschreibt, auf der anderen Seite die Arrhythmie, mit ihren chaotischen Bewegungsstrukturen. In der goldenen Mitte steht der Rhythmus, der sich flexibel den Anforderungen des Körpers anpaßt.

Neben dem Herzen, dem „Ich-Bewußtsein" und dem Sozialverhalten entsprechen der Sonne auch die Körpertemperatur und die körpereigene Abwehr.

Die Stellung der Sonne im Tierkreis zum Zeitpunkt der Geburt ist zudem ein Ausdruck für das jeweilige Temperament und die Identitätsmuster, denen eine Person folgt.

Störungen in der Ausprägung des Sonnenprinzips im Menschen manifestieren sich als psychische Probleme und Krankheiten. Sie werden als Übermaß oder Mangel dargestellt.

1. Übermaß: Verhaftetsein im Materiellen, Neigung zur Verblendung und Selbstüberschätzung sowie zur Selbstzerstörung und zur Zerstörung anderer, Egoismus, apoplektische Konstitution, Plethora, Hypertonie, Sklerose, Herzstreß, Infarkttyp, Entzündungsneigung, übermäßige Hitze.

2. Mangel: Hang zur Spiritualität, mangelnder Realitätsbezug, Neigung zur Selbstzerknirschung, mangelndes Selbstvertrauen, Ängstlichkeit, Asthenie, Hypotonie, Erschöpfungssyndrom, ständiges Frösteln, Anämie, Infektbereitschaft.

Im harmonischen Zustand der „Besonnenheit" ermöglicht das solare Prinzip ein hohes Maß an Erkenntnis, Spiritualität und Mitgefühl sowie die Fähigkeit zu sozial verantwortlichem Handeln.

Die Heilmittel des Herzens

1. Tonika

Sie regen das Feuerprinzip an und werden vorzugsweise bei einem Mangel des Sonnenprinzips verwendet, z.B. „Ich-Schwäche", Asthenie, Hypotonie, Erschöpfung und Folgen von Infektionen, die sich am Herzen bemerkbar machen. Die nachfolgenden Mittel sollte man wegen möglicher Schlafstörungen abends nicht verwenden.

Zu den Herztonika gehören bitter und anregend schmeckende Pflanzen wie Berberis vulgaris Urtinktur (Berberitze), China D2/D4, Cnicus benedictus Urtinktur (Benediktenkraut), Iberis amara D3 (Bittere Schleifenblume), Kalmia latifolia D2 (Berglorbeer), Rosmarinus officinalis Urtinktur (Rosmarin) oder Teucrium chamaedrys D6 (Echter Gamander); Herzglykosidpflanzen schmecken bitter und wirken tonisierend (siehe Punkt 2).

Das müde Herz beleben auch blausäurehaltige Pflanzen wie Prunus laurocerasus Urtinktur (Kirschlorbeer) oder Prunus spinosa, Summitates Urtinktur (Triebspitzen der Schlehe von Weleda). Die Firma Wala stellt das Präparat „Prunuseisen" zur Herzvitalisierung nach Infektionen aus den Trieb-

> **Rezept 1**
> **Hypotonie mit nervöser Erschöpfung**
> Crataegus comp. 50.0
> Acidum phosphoricum dil. D6
> Leonurus cardiaca Urtinktur
> Levico dil. D2
> Prunus spinosa, Sum. Urtinktur
> Rosmarinus rec. dil. D1 aa ad 100.0
> M.D.S., 3x tgl. 20 bis 30 Tropfen;
> nicht abends nehmen
> (über die Apotheke bei Weleda mischen lassen)

spitzen der Schlehe und Hämatit (Eisenoxid) her. Die Schlehe zeigt mit ihren Stacheln auch die Signatur der Entgiftung.

Ebenfalls stachelig und damit den Herzstoffwechsel entlastend ist das Universalmittel Crataegus oxyacantha Urtinktur (Weißdorn).

Ein weiteres wichtiges Herztonikum und Adaptogen nach Überanstrengung ist Arnica montana D4 (Bergwohlverleih).

Aus der Mineralwelt hat besonders Rubellit D6/D10 (Roter Turmalin von Weleda) eine kreislaufanregende Wirkung. Gleichzeitig wirkt er stark geistanregend, entspricht also der Idee der Selbsterkenntnis in der Herztherapie. Als Ergänzung eignet sich Acidum phosphoricum D6 (Phosphorsäure); sämtliche Säuren helfen bei Schwächezuständen, indem sie die katalytischen Prozesse im Körper anregen. Phosphor heißt übersetzt soviel wie Lichtträger, wiederum

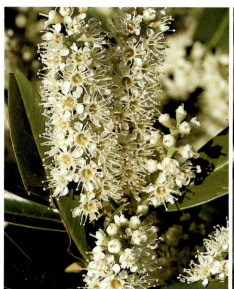 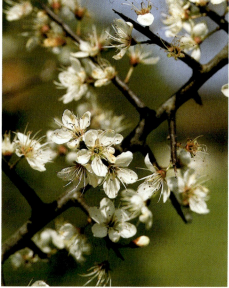

Blausäure in Kirschlorbeer (links) und Schlehe (rechts) wirkt tonisierend auf die Herzfunktion.
Fotos: Olaf Rippe (links) und Margret Madejsky (rechts)

Therapiekonzepte
Herz-Kreislauf

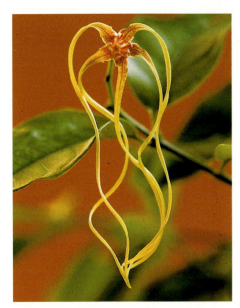

Strophanthus gehört zu den wichtigen Pflanzen mit Herzglykosiden. Als Homöopathikum wird er besonders zur Behandlung von Herzstreß verwendet. Foto: Olaf Rippe

ein Indiz, daß eine Herztherapie mit Erkenntnisprozessen einhergeht.

Weitere gute Dienste leistet Arsenicum album D6. In tiefen Potenzen regt es nicht nur den Kreislauf an, sondern es entgiftet auch nachhaltig den Herzstoffwechsel. Ähnlich wirken Levico D2/D4, ein arsenhaltiges Quellwasser aus der Nähe von Trient, und Skorodit D6 (Eisenarsenat von Weleda), die sich beide bei Kreislaufschwäche bewährt haben („Levico comp." und „Skorodit comp." von Wala).

2. Stoffe mit regulierender Wirkung auf Blutdruck und Herzrhythmus

Nach der Elementenlehre beeinflussen diese Mittel das Element Luft. Sie wirken je nach Dosierung anregend oder harmonisierend auf das Herzgeschehen. Die aufgeführten Stoffe sind in der Regel toxisch und erfordern daher eine vorsichtige Dosierung. Sie eignen sich vor allem zum Ausgleich des Sonnenprinzips. Anwendungsgebiete sind z.B. Cor nervosum, Basedowherz, Störungen durch Herztoxine (z.B. Nikotinherz), Hypertonie, Blutdruckschwankungen, Status nach Apoplex, Angina pectoris, Rhythmusstörungen und klimakterische Hitzewallungen.

Zu den regulierenden Herzmitteln gehören in erster Linie Herzglykosidpflanzen wie Digitalis purpurea ab D4 (Roter Fingerhut; besonders als Blütenpräparat Digitalis e floribus D4 bei psychosomatischen Herzbeschwerden) und Strophanthus ab D4 (Managerherz).

Weitere gebräuchliche Herzglykosidpflanzen sind Adonis vernalis D2/D4 (Adonisröschen; Maschinengeräusche des Herzens, Altersherz, Basedow), Convallaria majalis D2/D4 (Maiglöckchen; bei Angina pectoris, Nikotinherz und Status nach Kummer mit Herzsymptomen und agitierter Depression; Signatur der Psyche sind die weiße Blüte und der betäubende Geruch), Oleander D2/D4 (bei Insuffizienz mit Arrhythmie, Herzschmerzen und Temperaturlabilität) und Scilla maritima D2/D4 (Meerzwiebel; Herzödeme).

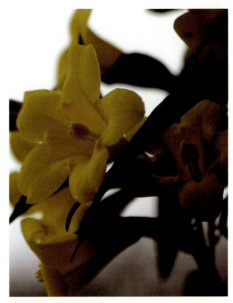

Das Pfeilgiftgewächs Gelsemium gehört zu den bewährten Arzneien der Herzangst Foto: Olaf Rippe

Herzglykosidpflanzen wirken auf den Herzmuskel tonisierend, regulieren die Herzfrequenz und erhöhen das Herzzeitvolumen. Ein empfehlenswertes Präparat zur "kleinen" Herzglykosidtherapie ist „Convastabil" von Klein. Ein weiteres Präparat zur äußerlichen Anwendung ist "Herzfluid" von Schuck; es enthält neben Adonis, Maiglöckchen, Weißdorn, Besenginster und Melisse auch ätherische Öle wie Bachnelkenwurz, Lavendel und Muskatnuß, zur Stärkung der Herzmuskeldurchblutung; hierzu im Herzbereich und auf der Kleinfingerseite des linken Arms einreiben.

Auch die stark giftige Familie der Loganiaceen (Pfeilgiftgewächse) gehört zu den

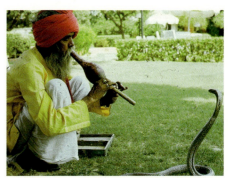

Das Gift der Kobra (Naja) enthält ein curareähnliches Cardiotoxin. Foto: Christian Rätsch

wichtigen Herzheilmitteln, beispielsweise Gelsemium D4/D12 (Gelber Jasmin), Ignatia D4/D12 (Ignatiusbohne), Nux vomica D4/D12 (Brechnuß) und Spigelia D4/D12 (Wurmkraut), die sich alle zur Behandlung von Herzrhythmusstörungen, Belastung durch Herztoxine und psychosomatischen Herzbeschwerden eignen.

Ein bewährtes Präparat bei leichten Herzrhythmusstörungen, Herzunregelmäßigkeiten und Beklemmungsgefühlen am Herzen ist "Rytmopasc" Tropfen (Pascoe); es enthält neben Weißdorn, Ginster und Goldlack auch noch alkaloidhaltige Pflanzen wie Apocynum, Germer und vor allem Gelsemium, das man bei allen Angstzuständen mit Herzsymptomen verwenden sollte. das Präparat eignet sich daher auch zur Bewältigung von Angst und Panik, die man am Herzen spürt.

Ähnliches wie für Pfeilgiftgewächse, gilt auch für die Familie der Solanaceen (Nachtschattengewächse). Dazu gehören

---

Rezept 2
Herzrhythmusstörungen infolge Nikotinabusus

Ammi visnaga Urtinktur	20.0
Cactus grandiflorus dil. D2	10.0
Convallaria majalis dil. D4	10.0
Crataegus e floribus Urtinktur	20.0
Naja dil. D8	10.0
Nux vomica dil. D6	10.0
Spartium scoparium Urtinktur	10.0
Strophanthus gratus dil. D6	10.0

M.D.S., 3mal tgl. 30 Tropfen (über die Apotheke bei Spagyra mischen lassen).

Zusätzlich „Aurum / Lavandula comp." Salbe (Weleda), mehrmals täglich Herzbereich einreiben und zur linken Kleinfingerseite hin ausstreichen.

Therapiekonzepte
Herz-Kreislauf

beispielsweise Atropa belladonna D4/D12 (Tollkirsche; bradykarde Rhythmusstörungen durch Erhöhung des Vagustonus; Status nach Apoplex), Hyoscyamus niger D4/D12 (Bilsenkraut; Rhythmusstörungen) und Nicotiana tabacum D6/D12 (Tabak; Gefäßkrämpfe und Rhythmusstörungen). Ein sehr gutes Präparat mit Bilsenkraut ist „Cardiodoron mite" von Weleda; es enthält zusätzlich Primula veris (Schlüsselblume) zur Stimmungsaufhellung und Herzvitalisierung sowie Onopordon (Eseldistel) zur Entgiftung.

Weitere häufig verwendete Pflanzen zur Regulationstherapie sind Aconitum napellus D6 (Eisenhut; Herzangst und Schock), Ammi visnaga Urtinktur (Ammei; verringert die Sauerstoffschuld des Herzens, daher bei Angina pectoris verwenden; als Ergänzung eignet sich Glonoinum D6), Arnica montana D12 (Bergwohlverleih; Hypertonie, Status nach Apoplex), Cactus grandiflorus Urtinktur/D4 (Königin der Nacht; Basedow, Herzangst), Coffea arabica D6/D12 (Kaffee; Rhythmusstörungen, Status nach Emotionen), Rauwolfia serpentina D4 oder der Wirkstoff Reserpinum D6 (Schlangenwurzel; bei Hypertonie und Gefäßkrämpfen),

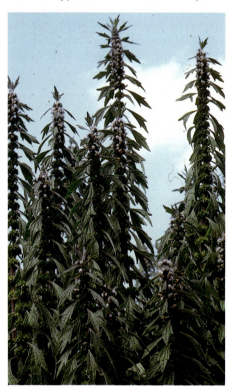

Die zart-rosa Blüte und der rhythmische Aufbau des Herzgespanns deuten auf die Verwendung bei psychosomatischen Herzbeschwerden.
Foto: Olaf Rippe

Spartium scoparium Urtinktur (Besenginster; Angina pectoris, Rhythmusstörungen, Herztoxine), Veratrum album D4/D12 (Weißer Germer; als Tonikum bei Kollaps in tiefen Potenzen, höhere Potenzen bei Tachykardie und Tabakherz) und Viscum album Urtinktur (Mistel; Hypertonie).

Aus dem Tierreich werden vor allem Schlangengifte verwendet, besonders Naja D6/D12 (Brillenschlange). Das Gift der Bril-

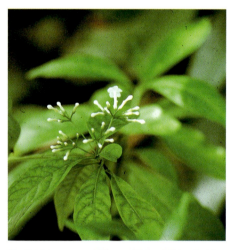

Die Schlangenwurzel (Rauwolfia) gehört selbst in potenzierter Form noch zu den besten Mitteln bei Hypertonie. Ein bewährtes Präparat mit Rauwolfia ist Rauwolfia Viscomp Tabletten oder Dilution von der Firma Schuck.
Foto: Olaf Rippe

lenschlange wirkt auf den Herzmuskel zunächst erregend, später lähmend. Dies ist auf ein curareähnliches Cardiotoxin zurückzuführen, das noch in großen Verdünnungen zu Herzstillstand führen kann. Das Gift enthält zudem blutdrucksenkende Substanzen. Zu den homöopathischen Indikationen zählen daher postinfektiöse Klappenfehler, Rhythmus- und Blutdruckstörungen sowie Angina pectoris. Der Patient ist in einer brütenden Stimmung. Eine weitere Indikation sind klimakterische Hitzewallungen.

Aus der mineralischen Welt ist besonders Cuprum metallicum D6/D12 (Kupfer) zur Behandlung von Gefäßkrämpfen und Rhythmusstörungen geeignet. Es wird auch als „Krampfmetall" bezeichnet.

Die Firma Wala liefert mit Rosenquarz D15 (Ampullen) eine wichtige Ergänzung zu den genannten Mitteln; Verwendung als Trinkampulle oder als Injektion in herzspezifische Punkte, z.B. H 3; N 23; M 13, 16, 36; KG 14, 15, 17 und zwischen die Schulterblätter.

> **Rezept 3**
> **Herzsensationen nach Liebeskummer**
> Ambra dil. D6
> Ignatia dil. D12
> Magnolia grandiflora dil. D4
> Rosa centifolia Urtinktur
> Verbena officinalis Urtinktur   aa 20.0
> M.D.S., 3mal tgl. 20 Tropfen
> (über die Apotheke bei Spagyra mischen lassen)
> Zusätzlich von Klein „Oxacant sedativ", 3mal tgl. 30 Tropfen; enthält Baldrian, Herzgespann, Melisse und Weißdorn

3. Sedativa

Während Tonika das Element Feuer anregen, geschieht durch Sedativa das Gegenteil, die Anregung des Elements Wasser. Die aufgeführten Mittel beruhigen und entspannen den Herzpatienten. Größtenteils sind sie ungiftig und erfordern ein hohe Dosierung. Die Anwendung erfolgt bei einem Übermaß des Sonnenprinzips. Sie ergänzen die Mittel, die unter Punkt 2 genannt sind, die in potenzierter Form ebenfalls sedieren. Anwendungsgebiete sind z.B. Hypertonie, Herzleiden mit Schilddrüsenüberfunktion, psychosomatische Herzbeschwerden mit Unruhe, leichte Herzkrämpfe oder Schlafstörungen bei gleichzeitigen Herzbeschwerden.

Zu den sedierenden Herzmitteln gehören zahlreiche weiß oder weiß-rosa blühende Pflanzen. Der Farbton ist zur Behandlung psychosomatischer Beschwerden besonders geeignet, vor allem wenn seelische Probleme mit Herzbeschwerden einhergehen. Hierzu gehören beispielsweise Crataegus oxyacantha Urtinktur (Weißdorn; Universalmittel), Leonurus cardiaca Urtinktur (Herzgespann; Unruhe bei gleichzeitigem Schwächegefühl), Lycopus europaeus Urtinktur (Wolfstrapp; Schilddrüsenleiden, Herzunruhe, Hypertonie), Magnolia grandiflora D1/D4 (Magnolie; Krämpfe, aussetzender Herzschlag, Herzbeklemmung), Melissa officinalis Urtinktur (Melisse; Schilddrüsenleiden, Tachykardie), Rosa centifolia D2/Rosa damascena Urtinktur (Rose; Psychotherapie, Libidoprobleme), Valeriana officinalis Urtinktur (Baldrian; Herzunruhe, Schlafstörungen), Verbena officinalis Urtinktur (Eisenkraut; enthält schilddrüsenregulierende Wirkstoffe).

Auch einige unter Punkt 2 genannte Mittel blühen in der Farbe des Herzens, z.B. Cac-

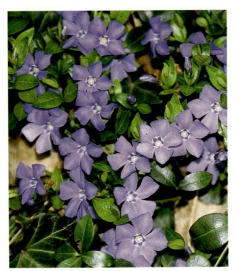

Die Blätter des blaublühenden Immergrüns enthalten den durchblutungsfördernden Wirkstoff Vincamin. Sie wurden früher auch als Kopfschmuck und Amulett gegen Vergeßlichkeit getragen. Foto: Margret Madejsky

tus grandiflorus (Königin der Nacht), Coffea arabica (Kaffee), Convallaria majalis (Maiglöckchen), Nicotiana tabacum (Tabak), Nerium oleander (Oleander) oder Rauwolfia serpentina (Schlangenwurzel).

Ein weiteres wichtiges Sedativum ist Passiflora incarnata Urtinktur (Passionsblume), besonders wenn das Leben ein unerträgliches Martyrium darstellt.

Der zuvor schon genannte Rosenquarz ist wegen seiner Farbe ein hervorragendes Ergänzungsmittel aus der mineralischen Welt. Andere rosafarbene Mineralien würden sich ebenfalls eignen, z.B. Rhodochrosit oder Rhodonit; leider liefert keine Firma potenzierte Präparate, jedoch kann man die genannten Steine auch als Schmuckketten tragen.

Silber (Argentum metallicum) und Silbernitrat (Argentum nitricum) haben in mittleren Potenzen ebenfalls beruhigende Eigenschaften. Als Mondmetall bildet Silber einen Gegenpol zu einem Übermaß an Sonne.

Aus der animalischen Welt werden vor allem Ambra D6 (Sekret vom Pottwal) und Moschus D6 (Drüsensekret des männlichen Moschustiers) als Mittel bei Herzstreß verwendet.

4. Antisklerotika

Sklerotische Veränderungen der Gefäße stellen ein chronisches Übermaß an Feuer und Sonne dar, das sich langsam, aber stetig in ein Übermaß an Erde verwandelt. In der astrologischen Medizin ordnet man daher diesen Zustand, neben der Sonne, vor allem dem Planeten Saturn zu. Der äußerste Planet unseres Sonnensytems, der zur Zeit des Paracelsus bekannt war, entspricht mit seiner kalten Natur den chronischen Krankheiten des Alters.

> **Rezept 4**
> **Arteriosklerose mit Schwindel und Nachlassen der Gedächtnisleistung**
> Conium maculatum dil. D12
> Ginkgo biloba Urtinktur
> Olea europaea Urtinktur
> Secale dil. D6
> Vinca minor dil. D2   aa 20.0
> M.D.S., 3mal tgl. 20 Tropfen;
> (über die Apotheke bei Spagyra mischen lassen)
> Zusätzlich von Weleda „Arnica/Betula comp.", 2mal tgl. 10 Tropfen;
> enthält Bleihonig

Die Sklerose könnte man am besten als ein erstarrtes Sonnenfeuer bezeichnen, denn vom Temperament her zeigt sich der Sklerotiker in jungen Jahren zwar etwas feurig, mit zunehmenden Alter neigt er aber immer mehr zur emotionalen Kälte und Apathie. Ferner hat er, anders als der rein apoplektische Typ, eher einen sturen Charakter mit wenig Tendenz zur Spontaneität.

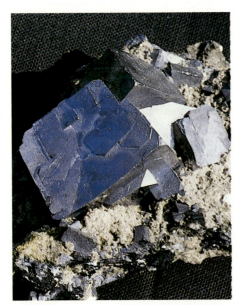

Als saturnale Erkrankung wird die Sklerose mit dem Saturnmetall Galenit (Bleiglanz) behandelt. Foto Olaf Rippe

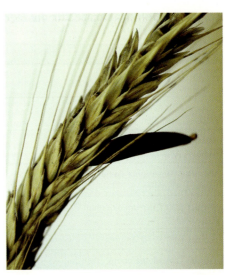

Mutterkorn (Secale cornutum) ist eine bewährte Ergänzung von Blei zur Behandlung von arteriellen Durchblutungsstörungen. Foto: Margret Madejsky

Neben der Sklerose eignen sich die meisten der nachfolgend aufgeführten Mittel auch zur Behandlung von allgemeinen Verschleißerscheinungen im Alter, vorzeitiger Vergreisung, Claudicatio intermittens, Morbus Raynaud, MS, Tinnitus und Herzschwäche mit Schweregefühl.

Zu den Mitteln bei einem Übermaß an Erde gehören beispielsweise die Ölbaumgewächse Fraxinus excelsior Urtinktur (Esche) und Olea europaea Urtinktur (Olivenbaum; auch bei Hypertonie).

Ein bewährtes Präparat mit Olea europaea ist „Antihypertonikum S" von Schuck, bei Blutdruckproblemen und/oder Sklerose. Es enthält auch Birke, Crataegus, Rhododendron und Viscum album. Eine wichtige Ergänzung bei gleichzeitigem Bluthochdruck ist RauwolfiaViscomp. Tabletten oder Dilution, ebenfalls von Schuck.

Ferner sollte man bei Sklerose über die Niere entgiften, z.B. mit Goldrutenpräparaten wie Nieral Tropfen (Schuck).

Therapiekonzept bei Hypertonie und Sklarose mit Arzneien der Firma Schuck:
1. "Nieral -Tropfen 100"; 3mal tgl. 20 Tropfen.
2. "RauwolfiaViscomp." Tropfen; 6Mal tgl. 10 Tropfen (oder 3mal tgl. 20 Tropfen).
3. "Antihypertonikum S" Dragees; 3mal tgl. 2 Dragees.

Ferner benötigt man Resolventien (Auflöser), z.B. Conium maculatum D6 (Schier-

Therapiekonzepte
Herz-Kreislauf

Bewährte Goldpräparate für die Herztherapie

Präparat / Firma	Anwendungsbereich
Aquavit (Soluna); Tropfen	Lebenselixier; Alterungserscheinungen, allg. Schwächezustände, Verdauungsschwäche; Wirkprinzip ähnlich Melissengeist; vitalisiert die Lebensgeister und erweckt die Lebensfreude.
Arnica D20 / Aurum D30 (Wala); Globuli, Ampullen	Schockfolgen; Angst, auch mit Schlaflosigkeit; Hypertonie; Apoplex u. Infarktnachsorge.
Aurum comp. (Wala); Globuli, Ampullen, Salbe	Entwicklungs- u. Verhaltensstörungen bei Kindern; zur Verwirklichung von Lebensidealen; Orientierungslosigkeit des Selbst. Herzstress.
Aurum / Apis regina comp. (Wala); Globuli, Ampullen	Stressmittel; Schicksalsschläge; nervöse Erschöpfungszustände; Depression; Stimmungsschwankungen mit Herzsymptomatik.
Aurum D10 / Ferrum sidereum D10 (Weleda); Ampullen	Lampenfieber, Angstzustände; stärkt die Zuversicht und den Willen; Einzelsubstanzen sind auch als Verreibung zur innerlichen Einnahme erhältlich.
Aurumheel (Heel); Tropfen	Psychosomatische Herzstörungen, Hypotonie, Nikotinherz; seelische Herzvergiftung u. innere Unruhe.
Aurum Lavandulae comp. (Weleda); Salbe	Herzsalbe bei psychosomatischen Herzbeschwerden und Herzangst; erleichtert bei seelischem Herzstress.
Cactus Similiaplex (Pascoe); Tropfen	Nervöse Herzbeschwerden mit Angstzuständen und nächtlicher Unruhe; Angina pectoris
Convallaria Löwe - Komplex Nr. 10 (Infirmarius - Rovit); Tropfen	Coronarinsuffizienz, Herzmuskelschwäche, Angina pectoris, Stenocardie, Herzarrhythmie, Tachycardie, Cor nervosum, Altersherz.
Cor-Injektopas N (Pascoe), Ampullen	Herzkrämpfe und Herzstress; Hypertonie.
Cordiak (Soluna); Tropfen	Begleitmittel bei allen psychogenen und körperlichen Herzleiden; bei Apoplex abends auch "Cerebretik" (Soluna; enthält Silber = Mond).
Crataegus comp. (Weleda); Tropfen	Herzstärkendes Mittel, bes. auch bei postinfektiösen Herzbeschwerden und Blutdruckschwankungen; psychosomatische Herzbeschwerden.
Herztropfen Schuck N (Schuck); Tropfen	Funktionelle und organische Herzbeschwerden; Herzkrämpfe und Herzklopfen; Hypertonie, Angina pectoris; postinfektiöse Herzbeschwerden
Olibanum comp. (Weleda); Ampullen und Tropfen	Seelische Befindlichkeitsstörungen mit Herzsymptomatik; auch bei traumatischen Schädigungen des ZNS; Status nach Schock und Apoplex
Sanguisol (Soluna); Tropfen	Herzsymptome im Sonnengeflecht; regt den Kreislauf an; bei Blutarmut und allgemeiner Lebensschwäche.
Vicordin Goldtropfen (Pascoe); Tropfen	Klimakterische, arteriosklerotische und nervöse Herzstörungen, Herzschwäche, Alterzherz.

ling; Resolvens; Vertigo) oder Imperatoria ostruthium Urtinktur (Meisterwurz) sowie die stacheligen Herzpflanzen wie unter Punkt 1 beschrieben.

Zu den häufig verwendeten Mitteln gehören auch Ginkgo biloba Urtinktur und Vinca minor D2 (Immergrün) bei Cerebralsklerose sowie Secale cornutum D6 (Mutterkorn) bei arteriellen Gefäßkrämpfen. Letzteres ist enthalten in „Secale/Bleiglanz comp." von Wala und in "Metaginkgo" von Metafackler. Beide Präparate enthalten zudem Blei und eigenen sich zur Behandlung von Claudicatio intermittens.

Mit Blei (Galenit = Bleisulfid) kommen wir auch zum vielleicht wichtigsten Heilmittel bei Sklerose. Es zeigt mit seiner Giftigkeit und lichtabweisenden Natur am intensivsten die lebensverneinenden Züge eines ausgeprägten Saturnprinzips. Üblicherweise wird in der Homöopathie das reine Metall Plumbum metallicum D12/D30 verordnet. Als Schwefelverbindung "Galenit" bekommt Blei allerdings ein etwas sonnenhafteres Wesen, mit stark resolvierenden Eigenschaften. Aus der anthroposophischen Medizin kommt eine besondere Methode, das Saturnmetall Blei mit den Lebenskräften der Sonne zu verbinden – die Vereinigung von Blei mit Honig (Plumbum mellitum D12/D30). Hierzu schmilzt man das Metall und bringt es in eine Wabenform (Formprinzip der Sonne), die man mit Honig füllt, den man auch als stoffgewordenes Sonnenlicht bezeichnen kann. Das gleiche geschieht nochmals mit Zucker anstelle von Honig. Anschließend wird das Gemisch gemahlen und potenziert. Das jede lebendige Strahlung abschirmende, glanzlose Blei ist jetzt mit dem Licht der Sonne angereichert und ein regelrechter Jungbrunnen für die Gefäße.

5. Das Sonnenmetall Gold

Paracelsus schrieb über Gold: „Die Sonne hat das Gold gezeugt und wirkt in ihm. (...) Eine so große Kraft ist im Golde, daß es alles Kranke wieder herstellt. (...) Gold befeuert den Lebensgeist, kräftigt Herz und Geblüt und verleiht Größe und Stärke."

In der hermetischen Heilkunde verkörpert sich die Kraft der Sonne am stärksten im Gold (Aurum metallicum). Damit ist es das wichtigste Mittel zur Behandlung von Herzleiden und den damit verbundenen seelischen Störungen.

Therapiekonzepte
Herz-Kreislauf

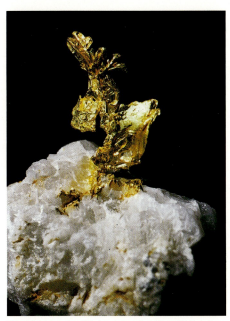

Das Gold ist der König unter den Metallen und das wichtigste Mittel der hermetischen Heilkunde bei Herzleiden. Foto: Olaf Rippe

Schon der Name belegt die kosmische Natur von Gold: Aurum metallicum heißt Metall des Lichts (Aur = Licht).
Gold ist der König der Metalle. In seinen Eigenschaften ist es wahrhaft majestätisch. Wie die leuchtende Sonne, so unvergleichlich ist der Glanz des Sonnenmetalls; von allen Metallen reflektiert es im natürlichen Zustand das Licht am stärksten. Anders als sonstige Metalle kommt Gold in der Natur praktisch nur gediegen vor. In seinem Glanz will es alleine sein und duldet deshalb keine Vereinigung mit anderen Stoffen. Auch seine Beständigkeit ist einmalig. Während archäologische Funde aus anderen Metallen längst vom Zahn der Zeit gezeichnet sind, ist selbst Jahrtausende alter Goldschmuck so strahlend wie zum Zeitpunkt seiner Herstellung. Weitere Geheimnisse sind die schwere Löslichkeit, Geschmeidigkeit und Schwere von Gold.
Wegen seiner Eigenschaften galt das Sonnenmetall von jeher als Attribut göttlicher Allmacht. Goldene Äpfel machten die Götter unsterblich und goldene Waffen unbesiegbar. Auf der Suche nach dem Gral oder dem Goldenen Flies verzehren sich die Helden der abendländischen Geschichte. Die Opfergaben der drei Magier aus dem Morgenland an Jesus waren Gold, Weihrauch und Myrrhe („Aurum comp." von Wala und Olibanum comp. von Weleda; siehe Tabelle).

Allerdings hat sich die spirituelle und kultische Bedeutung von Gold heute verflüchtigt. In unserer Gesellschaft ist Gold zu einem Symbol für die Maßlosigkeit irdischer Macht verkommen. Aus zierlichem Goldschmuck wurden plumpe Goldbarren, die in den Tresoren der Banken ein armseliges Dasein fristen. Als Heilmittel ist Gold aber immer noch von unschätzbarem Wert.

Aurum metallicum D4 bis D8 = Mangel des Sonnenprinzips

Tiefpotenzen von Gold verleihen Erdenschwere und fördern den Kontakt zur Seelenmitte. Sie eignen sich für hektische Menschen ohne Feingefühl, die weltfremd und verschwendungssüchtig sind. Stetig suchen sie nach Glaubenssystemen, die ihnen eine bessere Welt versprechen. Sie sind meistens „Ich-schwach", extrovertiert und distanzlos. Ihre Sinne sind überreizt, und häufig sind sie gestreßt bis zur totalen Erschöpfung.
Therapeutische Indikationen sind z.B. Anämie, Hypotonie, Herzschwäche, Herzentzündungen, Abwehrschwäche und Infektanfälligkeit.
Dosierung: Verabreichung tagsüber, nicht am Abend; ca. 2- bis 3mal pro Tag 5 Tropfen.
Kontraindikation: Tiefpotenzen können eine bestehende Depression oder Suizidneigung verstärken. Nicht bei Hypertonie anwenden.

Aurum metallicum D10 bis D15 = Ausgleich des Sonnenprinzips

Mittlere Potenzen fördern den Ausgleich der Körperfunktionen. Sie verbessern das Selbstwertgefühl und schenken Lebensfreude. Sie eignen sich auch zur Behandlung von Angstzuständen mit Herzbeteiligung. Mit ihrer Hilfe begreift man das Sonnenprinzip der Harmonie.
Sie werden vor allem bei wechselnder Symptomatik von Mangel und Übermaß des Sonnenprinzips verwendet sowie bei Herzrhythmusstörungen, labiler Körpertemperatur, Blutdruckschwankungen, Herzkrämpfen und psychosomatischen Herzleiden.
Dosierung: Verabreichung morgens oder mittags; ca. 1- bis 2mal pro Tag 5 Tropfen, bis alle drei Tage eine Dosis; zum Abschluß einer Therapie zur Stabilisierung von Heilergebnissen.

Aurum metallicum D20 bis D30 = Übermaß des Sonnenprinzips

Hochpotenzen durchlichten den Geist. Sie eignen sich für Menschen, deren Bewußtsein im Materiellen verhaftet ist. Häufig sind sie egoistisch, geizig, geprägt von Existenzängsten und einem tiefen Mißtrauen gegenüber ihren Mitmenschen. Spiritualität und Kräfte außerhalb des sinnlich Wahrnehmbaren, sind für sie Fremdworte. In ihrem Gefühl, von Gott und der Welt verlassen zu sein, neigen sie zur Selbstzerstörung durch Alkohol oder sonstige Drogen. Nicht selten begehen sie Suizid.
Weitere Indikationen sind Hypertonie, Sklerose, Apoplex, Gicht, Rheuma und zu schnelle Alterungsprozesse.
Dosierung: Verabreichung morgens oder mittags; ca. alle 3 Tage bis 1mal pro Woche und seltener 5 bis 10 Tropfen; vorzugsweise am Sonntag, dem Tag der Sonne.
Kaum ein Mittel hat mehr Macht über die Depression als das Gold. Es bringt Leichtigkeit in die erdenschwere Seele und gibt dem Menschen wieder ein Bewußtsein über seine wahre Herkunft und Natur. Der Alchimist Basilius Valentinus beschrieb die Natur des Menschen mit den Worten: „Als ein Kind der Sonne gilt der edle und königliche Mensch, geziert mit einer Strahlenkrone der Weisheit, einer Sonnenscheibe der Weltherrschaft und dem goldenen Schwert der Gerechtigkeit, weise, sanftmütig, großmütig und beherzt."

Literatur

Bott, Victor: Anthroposophische Medizin Bd. 1 und 2; Haug Verlag 1982
Husemann, Wolf: Das Bild des Menschen als Grundlage der Heilkunst Bd. 1, 2 und 3; Verlag Freies Geistesleben, 1986
Madejsky, Margret; Rippe Olaf: Heilmittel der Sonne; Peter Erd Verlag, 1997
Madejsky, Margret: Schlangen in Mythos und Heilkunst; Naturheilpraxis 11/97
Rippe, Olaf: Pflanzen und ihre kosmischen Heilkräfte; Naturheilpraxis 10/97
Rippe, Olaf: Die vier göttlichen Wurzeln der Existenz; Naturheilpraxis 10/98
Schramm, Henning M.: Heilmittel – Fibel zur anthroposophischen Medizin; Novalis-Verlag 1997
Selawry, Alla: Metall-Funktionstypen in Psychologie und Medizin; Haug Verlag 1991
Vogel, Heinz-Hartmut: Die vier Hauptorgane; Verlags GmbH Bad Boll 1995
Wagner, Hildebert; Wiesenauer, Markus: Phytotherapie; Gustav Fischer Verlag 1995

Therapiekonzepte
Herz-Kreislauf

Die Sonne im Menschen
Das Herz in der traditionellen abendländischen Medizin

von Olaf Rippe

„Man sieht nur mit dem Herzen gut, das Wesentliche bleibt dem Auge verborgen."
Antoine de Saint-Exupéry

Das Herz – Maschine oder Heimat der Seele?

Einige Jahre, nachdem der englische Arzt William Harvey 1616 den Blutkreislauf entdeckte, meinte René Descartes, das Herz gleiche der Mechanik einer Uhr oder eines Springbrunnens. 1929, knapp 300 Jahre später, legte man den ersten Herzkatheter, 1958 setzte man den ersten Herzschrittmacher ein und 1967 folgte die erste Herztransplantation.

Doch was war das Herz, bevor die Wissenschaftler der Renaissance ihr mechanistisches Weltbild formulierten und damit die Triumphe der Chirurgie einläuteten?

Jahrtausende lang glaubte der Mensch an einen beseelten Leib, dessen geistiges Zentrum das Herz war. Im Totenkult unserer Vorfahren bestattete man das Herz häufig auf besondere Weise in eigenen Gefäßen, da man es als Träger magischer Seelenkräfte verstand und an dessen Unsterblichkeit glaubte. „Die Ägypter waren davon überzeugt, daß im Herzen des Menschen sein Gewissen wohnt. Deshalb wird beim Totengericht der Verstorbene vor die Seelenwaage geführt. Hier wird sein Herz von Anubis und Horus gegen das Symbol der Wahrheit – das ist die hockende Göttin Maat mit Federkrone – gewogen. Der Schreibergott Thot vermerkt das Ergebnis auf einer Rolle, vor ihm sitzt der Totenfresser, ein Mischwesen, der das Herz frißt, falls es als zu leicht befunden wird" (M. Reich-Ranicki). (Abb. 2)

Noch Hildegard von Bingen sprach vom Herzen als Heimat der Seele („domus animae"). Sie glaubte, daß vom Herzen unsere Gedanken ausgehen, die im Gehirn auf seltsame Weise umgeformt werden. Ähnliches vermutete Paracelsus: „Wisset nun ferner vom Sitz und der Stätte der Seele, daß sie im Herzen sitzt, mitten im Menschen."

Hätte man niemals an dieser Weltsicht gezweifelt, es wäre sicher zu keiner Herztransplantation gekommen. Nur weil man es wagte, das Tabu der Totenruhe zu brechen und weil man die Seele aus dem Körper verbannte, konnte ein Leonardo da Vinci seine anatomischen Studien durchführen und nur solche Studien machten die Entdeckungen Harveys möglich.

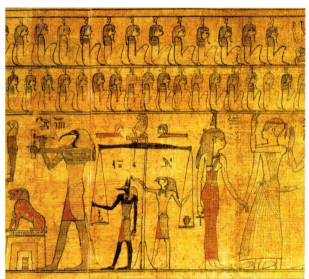

Abb. 2: „Die Seelenwaage"; ägyptischer Papyrus

Doch etwas sollte einen vielleicht nachdenklich stimmen: Heute stirbt in den Industrieländern jeder Zweite an Herz-Kreislaufkrankheiten, dies ist aber erst seit einigen Generationen der Fall und unter „Naturvölkern" ziemlich selten. Ist es nicht verwunderlich, daß, je mehr man dem Herzen die Seele raubte, es umso häufiger erkrankte? In einer entzauberten und technokratisierten Welt, in der das Herz ein austauschbares, seelenloses Ding ist, kann es nur zu Stein erstarren. Doch „die Seele ist ein Feuerauge, oder ein Feuerspiegel, darin sich die Gottheit hat geoffenbaret (...). Sie ist ein hungrig Feuer und muß Wesenheit haben, sonst wird sie ein hungrig finster Tal" (J. Böhme, zit. n. A. Roob).

Die Beziehung von Makro- und Mikrokosmos

Im ausgehenden Mittelalter war der Mensch noch kein Ding, sondern ein Abbild des Kosmos. Das Herz war nicht bloß ein Organ, sondern vom kosmischen Licht der Sonne beseelt. Selbst die Entdeckung astronomischer Gesetzmäßigkeiten konnte dieses Weltbild zunächst nicht erschüttern.

1543 veröffentlichte Nikolaus Kopernikus seine Vorstellungen über das heliozentrische Weltbild. Die Sonne als Zentrum der Planeten kannte man in der hermetischen Astrologie allerdings schon lange vorher. (Abb. 3)

Die göttliche Ordnung der kosmischen Kräfte wie sie auch Kopernikus geläufig war, nennt man chaldäische Reihe. Sie beginnt mit dem Mond, der von der Erde aus gesehen am schnellsten durch den Tierkreis läuft und endet mit Saturn, dem entferntesten der damals bekannten Wandelplaneten. Die Sonne nimmt dabei die goldene Mitte ein: Erde – MOND – Merkur – Venus – SONNE – Mars – Jupiter – SATURN.

Als Renaissance-Mensch und Astronom abstrahierte Kopernikus diese Weltsicht. Er verließ in Gedanken die Erdenmutter, von der aus man bis dahin die Welt betrachtet hatte und schaute in das Universum wie es bisher nur Gott vorbehalten war. Doch er war ebenfalls Astrologe und Anhänger der kabbalistischen Wissenschaft, und als solcher vertrat auch er die Idee einer höchsten Intelligenz, die den Lauf der Gestirne lenkt.

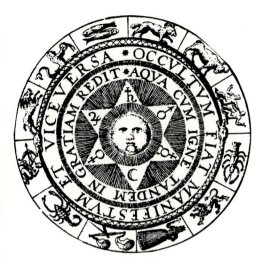

Abb. 3: Das Hexagramm der Planeten mit der Sonne als Mittelpunkt. Ausschnitt aus dem Titelkupfer „Opus medico-chymicum", 1618, von Johann Daniel Mylius.

Der Mensch als Abbild des Kosmos

Der englische Alchimist Robert Fludd veröffentlichte in seinen Schriften 1619 eine Abbildung, die den Menschen als ideales Abbild des Kosmos zeigt.

Wir sehen einen Menschen, der von einem Kreis umgeben ist, dessen Mittelpunkt im Geschlecht liegt. Der Kreis mit einem Punkt in der Mitte ist das astrologische Symbol der Sonne. Im oberen Teil ist der Kreis hell, im unteren dunkel. Der Mensch ist durch eine vertikale und eine horizontale Linie in vier Abschnitte geteilt.

Der Kreis mit einem Kreuz ist ein uraltes Symbol für die Harmonie von Geist und Materie und für den Lauf der Sonne durch den Tierkreis; man findet es bereits als steinzeitliche Felszeichnung. Durch die zwei Tagundnachtgleichen ist das Jahr in eine dunkle und eine helle Zeit geteilt, durch die zwei Sonnenwenden entstehen vier gleiche Abschnitte, die vier Jahreszeiten.

Das Ganze bildet auch eine Analogie zum Horoskop. Dieses ist ebenfalls in vier Abschnitte unterteilt, den Lebensaltern. Der Kreis symbolisiert die Sternzeichen, der Mittelpunkt ist die Erde auf der wir stehen, er ist gleichzeitig der Mensch wie er in den Kosmos schaut. Das Sternzeichen, das zum Zeitpunkt der Geburt im Osten aufgeht, bildet den Aszendenten, die schöpferische Ausdrucksfähigkeit des Menschen, dargestellt durch die rechte Hand, die in das Dunkel greift. (Abb. 4)

Ebenfalls von Bedeutung ist der oberste, nördlichste Punkt, der Medium Coeli, der im Horoskop die Berufung anzeigt. Dieser Punkt wird von einem leuchtenden Strahlenkranz berührt, in dem der geheime kabbalistische Name Gottes „iod-he-vau-he" geschrieben steht. Dies ist „ein heiliges Wort, das dem Sterblichen (...) den Schlüssel zu allen göttlichen und menschlichen Wissenschaften gibt" (Papus). „Iod" ist der geistige Ursprung der Schöpfung. Das erste „he" ist die Dualität oder der Raum. „Vau" ist die dialektische Beziehung von Geist und Materie; das Göttliche ist also in Wahrheit eine Trinität. Das zweite „he" ist der Übergang von der metaphysischen in die physische Welt, der Mensch als Abbild des Kosmos.

Die vier Buchstaben deuten auch auf die vier Elementarkräfte Feuer, Wasser, Luft

Diese Kraft und die Sonne sind in der hermetischen Astrologie miteinander identisch. Kopernikus schrieb hierzu: „In der Mitte aber von allem steht die Sonne. Denn wer wollte diese Leuchte in diesem wunderschönen Tempel an einem anderen oder besseren Ort setzen als dorthin, von wo aus sie das Ganze zugleich beleuchten kann? Zumal einige sie nicht unpassend das Licht, andere die Seele, noch andere den Lenker der Welt nennen. Trismegistos bezeichnet sie als den sichtbaren Gott, die Elektra des Sophokles als den Allessehenden. So lenkt in der Tat die Sonne, auf dem königlichen Thron sitzend, die sie umkreisende Familie der Gestirne." (zit. n. Bauer/Dümotz/Golowin).

Nach hermetischer Vorstellung ist der Himmel, der Makrokosmos, nach den gleichen Gesetzmäßigkeiten aufgebaut wie die Erde, der Mikrokosmos, wobei der Mensch mit der Erde identisch ist.

Wenn es also am Himmel ein energetisches Zentrum gibt, die Sonne, dann muß es dies auch auf der Erde und damit im Menschen geben. Paracelsus schrieb hierzu: „Das Herz ist die Sonne, und wie die Sonne auf die Erde und sich selbst wirkt, also wirkt auch das Herz auf den Leib und sich selbst. Und ist dieser Schein auch nicht der der Sonne, so ist er doch der Schein des Leibes, denn der Leib muß an dem Herzen Sonne genug haben (...). Alles, was im Menschen ist, hat sein Leben durch die Sterne, und durch die Sonne lebt das Herz der großen Welt, es lebt auch das Herz der kleinen Welt."

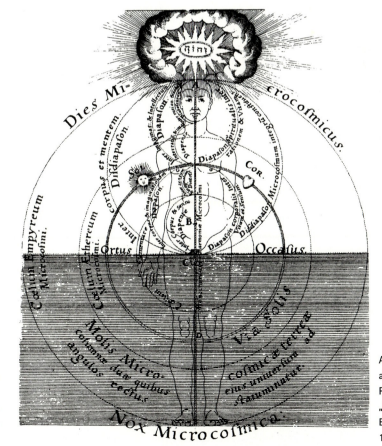

Abb. 4: Der Mensch als Mikrokosmos. Robert Fludd, „Utrisque Cosmi", Band II, Oppenheim, 1619.

und Erde hin. Diese bilden die geistige Grundlage des Lebens; ihr Ursprung ist etwas Fünftes, die Quintessenz (hier: die Strahlenkrone).

Im Menschen bilden diese vier Kräfte vier geistartige Leiber aus. In unserem Bild sind dies einerseits die vier Kreise um das Geschlecht als Mittelpunkt, andererseits die vier kleinen Kreise im oberen Körperbereich, die nur zur Hälfte angedeutet sind.

Im Innersten finden wir als einzig sichtbaren, den physischen Lieb. Dieser korrespondiert mit der Mineralwelt und dem Element Erde; seine Qualitäten sind zusammenziehend, verhärtend und kalt.

Der Zweite ist der Lebensleib, er umschließt den Bauchraum. Seine unsichtbare Aufgabe ist die Erhaltung der Vitalität. Er korrespondiert mit der Pflanzenwelt und dem Element Wasser. Die Qualitäten sind formgebend und ebenfalls kalt.

Der Astralleib bildet den dritten Körper, der mit unserer animalischen Gefühlsnatur verbunden ist und den man dem Element Luft zuordnet. Er umschließt den Brustraum und seine Qualitäten sind Expansion und Wärme.

Der vierte Körper, der den Kopfbereich umfaßt, ist der vernunftbegabte, mentale Leib, der nur dem Menschen eigen ist. Man ordnet ihn dem Element Feuer zu und seine Qualitäten sind Strahlung und Wärme.

Es ergibt sich somit eine Polarität. Auf der einen Seite sind dies die kalten Elemente Erde und Wasser, auf der anderen die warmen Elemente Luft und Feuer.

Es gibt aber auch etwas Drittes, den Übergang zwischen Wärme und Kälte, das eine gewisse Ähnlichkeit mit der Quintessenz hat. Diese Brücke ist in unserem Bild die Sonnenbahn des Herzens.

Diese Bahn ist bewußt so gezeichnet, daß sie nicht nur im Herzbereich liegt, sondern auch das Zwerchfell umfaßt, das den Thorax in Oben und Unten teilt. Der Punkt, in dem sich die polaren Prinzipien treffen, ist die Verbindung zweier Kreise, die im lichten oberen Körperbereich eine Acht bilden. In der chinesischen Medizin ist dies der Akupunkturpunkt „Konzeptionsgefäß 17" (KG 17), der Meisterpunkt der Himmelsenergie oder des Chi. Er befindet sich in der Mitte des Brustbeins.

Im übertragenen Sinne inkarniert an diesem Punkt die unsterbliche Seele und verbindet sich mit dem Körper. Nur weil die Seele bei der Geburt in die Dunkelheit hinabsteigt, ordnet sich die Materie nach kosmischen Vorbild an. Jeder Atemzug und jeder Herzschlag ist eine Erinnerung an die Polarität von Geburt und Tod, Wärme und Kälte.

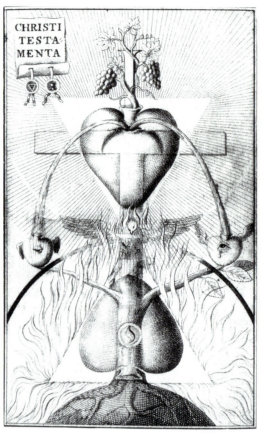

Abb. 5: Die Verwandlung der Seele durch die Erkenntnis Gottes. Jacob Böhme, „Theosophische Wercke", 1682.

Rhythmus als Träger des Lebendigen

Eine Gemeinsamkeit der Brustorgane Herz und Lunge ist das Rhythmische. Einatmen und Ausatmen der Lunge gleichen Diastole und Systole des Herzens. Um das Wesen des Rhythmischen zu begreifen, muß man sich nur die Abwesenheit vorstellen. Das Ergebnis ist wiederum eine Polarität. Auf der einen Seite wäre dies der Takt, die immer gleichbleibende, sich wiederholende Bewegung, auf der anderen Seite das chaotische Zufallsprinzip, die Arrhythmie. Der Takt zeigt ein Überwiegen von Kälte, das Arrhythmische dagegen ein Überwiegen von Wärme. Das Wesen des Rhythmischen ist jedoch die Neigung zum Ausgleich, der fließende Wechsel zwischen Wärme und Kälte, Ausdehnung und Zusammenziehung, je nach physiologischer Notwendigkeit. Der Rhythmus bildet also wie die Sonne, die goldene Mitte, er ist die vollendete Harmonie. Wie Rudolf Steiner formulierte, trägt der Rhythmus das Leben.

Krankheitsprozesse sind immer disharmonisch, sie sind entweder ein dauerhaftes Überwiegen von Zusammenziehung und Kälte (Erde – Wasser) oder von Auflösung und Wärme (Luft – Feuer). Typische Beispiele für das Überwiegen von Kälte sind Sklerose, Hypotonie und Neurasthenie. Hypertonie, Hysterie und Entzündung haben dagegen einen hitzigen Charakter.

Denkt man länger darüber nach, stellt man überrascht fest, daß das Rhythmische eigentlich nicht erkranken kann, es kann höchstens seiner kompensierenden Funktion nicht mehr gerecht werden. Dies ist allerdings immer ein lebensbedrohlicher Zustand.

Das Rhythmische Prinzip hat aber nicht nur eine physiologische Bedeutung, sondern auch eine geistige, zahlreiche Göttermythen und Heldensagen, die mit der Sonnenkraft in Beziehung stehen, zeugen davon.

In der germanischen Mythologie der Weltentstehung gab es am Anfang Kälte und Dunkelheit im Norden, Hitze und Helligkeit im Süden. Feuer und Eis bilden die ursprüngliche Polarität des Lebens. Heiße Winde schmolzen das Eis und die fallenden Tropfen wurden lebendig durch die Kraft, die das Feuer sandte. Das Leben wurde also nur durch die harmonische Mischung der Gegensätze möglich. So entstand der Riese Ymir, der zugleich männlich (warm) und weiblich (kalt) war.

Bei dem römischen Dichter Ovid lesen wir, wie Phaeton, der Sohn des Sonnengottes Helios, einst seinem Vater den Sonnenwagen raubte, der von vier (!) Pferden gezogen wurde. Die Pferde symbolisieren die Elemente und Himmelsrichtungen, der Wagen dagegen die Quintessenz, das fünfte Element.

Jung und unbe„sonne"n wie er war, beherrschte Phaeton die wilde Natur der Himmelsrosse nicht. Einmal fuhr er zu hoch am Himmel und das Leben auf der Erde erfror, das andere Mal fuhr er zu tief

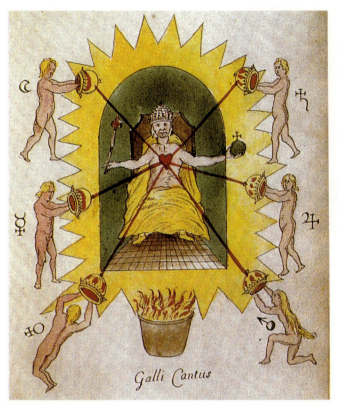

Abb. 6: Das Gold als König der Metalle. La Sagesse des anciens, 18. Jh.

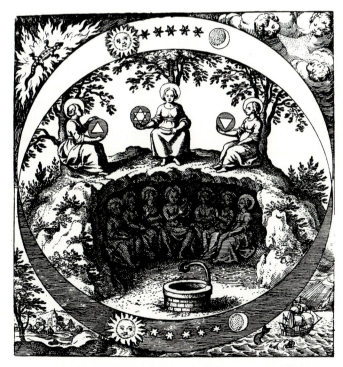

Abb. 7: Die sieben Metalle in der Erde. In der Mitte sitzt der Sonnengott Apollon mit der Leier, als Symbol für das Gold. Die vier Elemente sowie die Planetenprinzipien umrahmen das Geschehen. Auf der Erde findet der alchimistische Umwandlungsprozeß vom Stoff zur Arznei statt. Musaeuum Hermeticum, 1749.

und verbrannte die ganze Natur. Zeus war darüber so erbost, daß er den Jüngling kurzerhand tötete.

Ein anderer Mythos erzählt von der Flucht des Ikarus aus dem Labyrinth, in dem man den menschenfressenden Minotaurus gefangen hielt. Da ein normales Entrinnen unmöglich war, bastelte der einfallsreiche Vater Daidalos ihnen Flügel aus Federn und Wachs. Besorgt, schärfte er seinem Sohn ein, weder zu hoch, noch zu tief zu fliegen, da sonst entweder die Sonne das Wachs schmelzen oder das Wasser die Flügel zu schwer machen würde. Doch als Ikaros seine Be„geist"erung nicht mehr zügeln konnte und zu hoch flog, da schmolz das Wachs, so daß er ins Meer stürzte und starb.

Die drei ausgewählten Geschichten offenbaren das Geheimnis des rhythmischen Prinzips, das ist das richtige Maß oder die richtige Mischung. Dies war ebenfalls eine der Botschaften des griechischen Lichtgottes Apollon, den man wie Helios mit der Sonne assoziierte: „Alles mit Maß, nichts im Unmaß."

Erkenne Dich selbst

Auf den Toren zu den Tempeln des Lichtgottes Apollon in Delphi standen die Worte: „Erkenne dich selbst", denn das Erkennen bewirkt das richtige Maß, die Mäßigung, das Erkennen.

Auf der Suche nach Erkenntnis vollbrachte Herakles zwölf Heldentaten, die ihn in andere Welten führten und mit wilden Fabelwesen kämpfen ließen. Der Mythos ist nichts anderes als der Weg der Sonne durch den Jahreskreis. Er symbolisiert jedoch auch den Menschen als solchen, der in verschiedenen Inkarnationen die Qualitäten der einzelnen Sternzeichen durchlebt, um seine Einmaligkeit von ganzem Herzen zu begreifen.

Es ist daher auch kein Zufall, daß Jesus zwölf Jünger hatte und nicht elf oder fünfzehn. Sie sind die Sternzeichen, und Jesus ist als Dreizehnter die Sonne, beziehungsweise der erwachte Mensch.

Die mythologischen Überlieferungen des Abendlandes sind geprägt von der Idee des erwachten Individuums und seiner Suche nach einer Harmonie mit dem Göttlichen. Der Held abendländischer Mythen folgt dabei der Stimme seines Herzens. Der Gralsmythos ist hierfür ein Beispiel.

Am Hof von König Artus erschienen den zwölf (!) Rittern der Tafelrunde einst Engel mit einem verschleierten Kelch, dem goldenen Gral. Aber die Götterboten verschwanden wieder und hinterließen nicht nur verdutzte, sondern auch völlig verzückte Ritter. Sie waren sich sofort einig, nach diesem wundervollen Kelch zu suchen, um ihn ohne Schleier in seiner ganzen Wahrheit zu sehen. Allerdings sollte dies jeder für sich versuchen. Die Ritter begaben sich also jeder allein an eine andere Stelle des dunklen Waldes, der sie umgab. Kein Pfad sollte ihnen zeigen, wohin die Reise gehen würde. Nur so konnten sie ihrem Anspruch gerecht werden, ein Abenteuer zu erleben, wie es zuvor noch kein Mensch durchlebt hatte. Bestehen konnte dieses Abenteuer aber nur derjenige, der der Stimme seines Herzens gehorchte, allen anderen blieb der Gral versagt.

Der Mythologe Joseph Campbell vergleicht den Gral mit einem unerschöpflichen Füllhorn göttlicher Lebenskraft. Der Kelch ist die Quelle im Zentrum des Universums, aus dem die ewigen Energien in die zeitliche Welt strömen. Aus dem Gral zu trinken, heißt die Wahrheit zu trinken, die jeder in seinem Herzen trägt.

Therapiekonzepte
Herz-Kreislauf

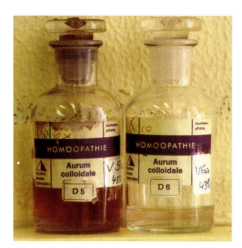

Abb. 8: Kolloidales Gold.   Foto: Olaf Rippe.

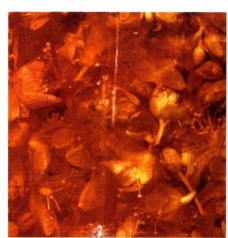

Abb. 9: Johannsikraut in Olivenöl.
Foto: Olaf Rippe.

Das Sonnenmetall Gold

Da in der hermetischen Entsprechungslehre Gold und Sonne miteinander identisch sind, konnte der Gral nur aus diesem Metall bestehen.

Gold ist der König unter der Metallen. Schon der Name des Sonnenmetalls zeugt von einer besonderen Verehrung: „Aurum metallicum" (= Gold) heißt „Metall des Lichts" (Aur = Licht) und heilige Worte wie Aura, Aum oder Amen leiten sich davon ab. In der Kabbala ist das Wort „Aur" ein Synonym für den Geist Gottes.

Von allen Metallen reflektiert Gold im natürlichen Zustand Licht am stärksten. Es kommt, im Gegensatz zu den anderen Metallen, fast nur gediegen vor. Wie ein König duldet es keine Vermischung mit unedleren Stoffen. Auch seine Beständigkeit ist einmalig. Während archäologische Funde aus anderen Metallen längst vom Zahn der Zeit gezeichnet sind, erstrahlt selbst Jahrtausende alter Goldschmuck wie zum Zeitpunkt seiner Herstellung. Auch ist kein anderes Planetenmetall so geschmeidig und anpassungsfähig.

Gold gehört zu den seltensten Stoffen der Erde, obwohl es nahezu überall in Spuren vorkommt. Seine weite Verbreitung in Gesteinen, Meerwasser, Atmosphäre und im Organischen, macht es aus hermetischer Sicht zum stofflichen Träger (Matrix) göttlicher Bewußtseinskräfte. Gold ist natürlich auch ein Spurenelement, besonders goldhaltig sind Leber, Gehirn und Milz. Es fördert unter anderem die Anreicherung der Blutzellen mit Sauerstoff und koordiniert die Leistungen von Nervensystem und Abwehr.

Gold ist beseelt vom Geist der Sonne. Es wundert von daher nicht, wenn Paracelsus der Meinung war, daß das Sonnenmetall gegen alle Krankheiten wirken kann, die durch die anderen Planeten verursacht werden: „Wir können auch verstehen, daß die Quinta Essentia Auri wegen ihrer spezifischen Wirkung und wegen der Kraft, die sie dem Herzen verleiht, imstande ist, gegen alle Gestirne zu wirken" (Paracelsus).

In der Therapie haben sich vor allem mittlere Potenzen von Gold bewährt („Aurum metallicum praeparatum" D12 von Weleda). Damit spricht man besonders das Rhythmische im Menschen an. Die Lichtkraft des Goldes bewirkt ein verbessertes dynamisches Fließgleichgewicht und damit Gesundheit, führt also auf den goldenen Mittelweg zwischen Takt und Chaos. Auch fördert man mit Gold die Lebenskraft; traditionell ist es Bestandteil von Lebenselixieren. Vor allem aber bewirkt Gold eine größere seelische Gelassenheit sowie mehr Bewußtheit über das Selbst. „Eine so große Kraft ist im Golde, daß es alles Kranke wieder herstellt (...). Das Gold befeuert den Lebensgeist, kräftigt Herz und Geblüt und verleiht Größe und Stärke" (Paracelsus).

> **Danziger Goldwasser**
> Je ein Teelöffel Kardamomfrüchte, Korianderfrüchte und Sternanis, zusammen mit einer Handvoll Rosenblüten, einer Stange Zimt, fünf Gewürznelken, einigen Wacholderbeeren, einer Prise Macis, sowie einigen Zitronen- und Pomeranzenschalen, in 0,7 Liter Schnaps mit 170 g Zucker ansetzen. Das Gemisch stellt man für sechs bis acht Wochen in die Sonne; täglich schütteln, anschließend abfiltrieren und umfüllen. Wer die Möglichkeit hat, kann das Ganze jetzt noch destillieren, wodurch sich die Heilkraft nochmals verstärkt. Anschließend etwas Blattgold hinzufügen, das bei Zusatz von etwas Speisestärke sogar schwebt. Die Dosis variiert von einigen Tropfen bis zu einem Likörglas täglich.

Aurum metallicum D6 bis D10	Aurum metallicum D12 bis D15	Aurum metallicum D20 bis D30
Tiefpotenzen verleihen Erdenschwere und fördern den Kontakt zur Seelenmitte; Inkarnationsschwäche; Kinderheilkunde; für hektische Menschen ohne Feingefühl; Altruismus; Verschwendungssucht; Extrovertiertheit; Distanzlosigkeit; bei Überreiztheit der Sinne und Erregung	Mittlere Potenzen zum Ausgleich der Planetenkräfte und Körperfunktionen; bei wechselnder Symptomatik; verbessern Selbstwertgefühl; geben Lebensfreude; für positives Denken; bei Angstzuständen mit Herzbeteiligung; sie lassen das Sonnenprinzip der Harmonie begreifen	Hochpotenzen durchlichten; Wirkung geistbetont; Verhaftetsein im Materiellen; Erdenschwere; Altersheilkunde; Egoismus; Geiz; Mißtrauen; Existenzangst; Depression; erstarrte Lebensform und Denkweise; Selbstzerstörung (Sucht, Suizid); Gleichgültigkeit gegenüber der Umwelt
Anämie; Hypotonie; Herzschwäche; Herzentzündungen; Abwehrschwäche; Infektanfälligkeit; juvenile Akne; entzündliche Hautleiden wie Neurodermitis	Herzrhythmusstörungen; labile Körpertemperatur; Blutdruckschwankungen; Herzkrämpfe; psychosomatische Herzleiden	Hypertonie; Sklerose; Apoplex; Gicht; Rheuma; zu schnelle Alterungsprozesse; chronisch trockene Hauterkrankungen wie Psoriasis; bei Quecksilbervergiftung
Verabreichung täglich morgens und mittags. Wichtig! Tiefpotenzen können eine bestehende Depression oder Suizidneigung verstärken. Nicht bei Hypertonie anwenden	Verabreichung täglich morgens, bis alle drei Tage eine Dosis; zum Abschluß einer Therapie zur Stabilisierung von Heilergebnissen	Verabreichung morgens; ca. alle 3 Tage bis 1 Mal pro Woche und seltener; vorzugsweise am Sonntag, dem Tag der Sonne

Wirkung der unterschiedlichen Goldpotenzen

Einige Goldarzneien für die Praxis

Schon der arabische Arzt Avicenna gebrauchte Gold als herzstärkende Arznei. Es führt dem Sonnenorgan vor allem Lebensenergie zu und wirkt ganz allgemein prophylaktisch als Schutz vor Krankheitszuständen, die im chronischen Verlauf das Herz angreifen würden. Paracelsus bemerkte hierzu: „Das Herz begehrt nichts anderes, nur seine Stärkung. Was für das Herz widerwärtig ist und womit es beladen wird, das soll genommen werden. Von selbst ist es zu schwach, was ihm täglich zustößt, zu widerstehen. Daher soll es durch Arznei gestärkt werden".

Zu den herzstärkenden Arzneien gehört zum Beispiel das „Danziger Goldwasser", ein Lebenselixier mit sonnenhaften Gewürzkräutern und Goldflittern. Früher gab es das Elixier in jeder Apotheke. Heute ist es leider fast vergessen, doch man kann es sich sehr leicht selbst herstellen (siehe Kasten).

Ein weiteres Lebenselixier, das auf Paracelsus zurückgeht, ist „Aquavit" von der Firma Soluna. Es enthält Spuren von Goldchlorid. Dies gewinnt man, indem man Gold mit einem Gemisch aus Salzsäure und Salpetersäure, dem sogenannten Königswasser, in Lösung bringt.

Max Amann beschreibt in dem Buch „Paracelsusmedizin" die Herstellung von trinkbarem Gold, dem „Aurum potabile", nach den Angaben des Paracelsus: „Durch das Korrosivum (Königswasser) wird das Gold getötet und in die sulfurische Tetrachlorogoldsäure verwandelt. Diese Goldlösung wird jetzt in ein Lebenswasser (Aqua Vitae) gebracht, das man aus (...) Gewürzen und Kräutern, besonders Melisse, Vitriol, Honig und Weinstein in Branntwein herstellt und zehn Tage am Rückfluß gekocht hat. Die Mischung aus Goldsalz und Aquavit wird einen Monat lang am Rückfluß gekocht. Hierbei wird das Goldchlorid zum kolloidalen tiefroten Gold reduziert, das in Lösung bleibt." Blutrot ist in der Alchimie die Farbe der Vollkommenheit, die Farbe des Lebens. Alexander von Bernus, der Gründer der Firma Soluna, erweiterte die Rezeptur vor allem um Geist bewegende Substanzen mit einer tonisierenden und allgemein roborierenden Wirkung.

Bestandteil ist beispielsweise die Engelwurz, ein bewährtes Carminativum. Über die Wirkung von Engelwurz als Berufs-

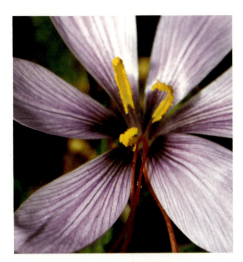

Abb. 10: Safran (Crocus sativus) ist laut Paracelsus die beste Arznei gegen die Trauer. Man nennt es auch das Gold unter den Gewürzen.
Foto: Olaf Rippe.

und Verschreikraut – dies sind Pflanzen, die gegen Hexerei und Dämonen wirken –, schrieb der Kräuterkundige Tabernaemontanus: „Etliche Leute sind beredet (= verflucht)/wo sie diese Wurzel bey ihnen tragen/soll ihnen keine Zauberey oder böß Gespenst schaden mögen/und alle Fantaseyen und böse erschröckliche Träum und Nachtgespenst hinwegtreiben."

Um die psychotherapeutische Wirkung noch weiter zu verstärken, enthält „Aquavit" auch Johanniskraut, das man früher „Fuga daemonum" (Teufelsflucht) nannte. Paracelsus schrieb über diese wahrhaft sonnige Pflanze: „Es ist eine Universalmedizin für den ganzen Menschen (...). Die Adern auf den Blättern sind ein Zeichen, daß Perforata alle Phantasmata im Menschen und auch außerhalb austreibt (Nervensignatur). Merket euch (...), daß Phantasmata eine Krankheit ohne Körper und Substanz ist. Nur im Geist wird ein anderer Geist geboren, von welchem der Mensch regiert wird. Wenn nun dieser Geist geboren wird, gibt er dem Menschen andere Gedanken, ein anderes Gebaren ganz wider die angeborene Natur und Sinnlichkeit. Gegen diese Krankheit sind nicht viele Arzneien von Gott bestimmt."

Weitere Bestandteile von „Aquavit" sind Nervina wie Lavendel, Ysop und vor allem Melisse, denn sie „ist von allen Dingen, die die Erde hervorbringt, die beste Pflanze für das Herz" (Paracelsus).

Besonders Doldenblütler wie Anis, Kümmel, Koriander und Meisterwurz sind weitere Pflichtbestandteile; sie sind unentbehrlich wegen ihrer Stoffwechsel aktivierenden Wirkung. Ferner sind enthalten: Kubeben, Galgant, Ingwer, Wacholder, Majoran, Pfeffer sowie die Bittermittel China und Tausendgüldenkraut, dem besten Arkanum für die Leber, wie Paracelsus meinte.

Tonika wie Rosmarin, Salbei, Ysop, Muskat- und Colanuss, schaffen eine wahrhaft königliche Arznei, die nicht nur bei Herzschwäche, Inappetenz, mangelnder Rekonvaleszenz und chronischer Müdigkeit wirkt, wie sich inzwischen bis Taiwan herumgesprochen hat. Vor kurzem bestellte ein Händler und Heiler aus dem fernen Land ein Muster bei Soluna, mit der Bitte, um eine kurze Wirkungsbeschreibung. Etwas in Erklärungsnot geraten, gab man als Indikation „Aphrodisiakum" an. Inzwischen hat der gleiche Kunde schon mehrmals einige Tausend Flaschen bestellt, was hoffentlich zukünftig die Schildkröten-, Schlangen- und Nashornbestände schonen wird.

Fast schon ein Universalmittel bei Herzleiden ist „Cordiak", von Soluna. Es enthält wie „Aquavit", Goldchlorid sowie die Nervina Johanniskraut und Melisse. Weitere

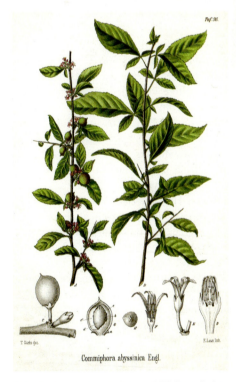

Abb. 11: Zusammen mit Gold und Weihrauch, ist das Harz des Myrrhebaums ein Geschenk der drei Könige aus dem Morgenland an Jesus. Kolorierter Stich, 19 Jh.

Therapiekonzepte
Herz-Kreislauf

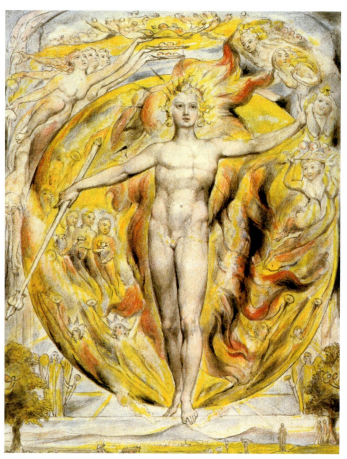

Abb. 13: Der erwachte Mensch als Sonnenkönig. William Blake, 1816.

wichtige Bestandteile sind die Blüten, Blätter und Früchte von Weißdorn, der heute vielleicht beliebtesten Herzheilpflanze. Wie viele weitere Rosengewächse offenbart sie ihren gutmütigen Charakter durch eine harmonische Blattform und durch einen ästhetisch reizvollen Aufbau der Blüte.

Die Fünfzahl der Blüte findet sich sehr häufig bei psychogen wirkenden Arzneipflanzen. Der weißrosa Farbton ist typisch für viele Herzpflanzen. Wir finden ihn beispielsweise auch beim ebenfalls enthaltenen Herzgespann, einer bewährten Heilpflanze bei psychosomatischen Herzkrankheiten mit Angstzuständen.

Mit dem blutrot blühenden Wiesenknopf enthält das Mittel ein weiteres Rosengewächs, das vor allem die Gefäße stärkt, während der Rosmarin Geist, Körper und Seele erfrischt.

Daß auch die Rose selbst enthalten ist, verdankt sie wohl kaum ihrer Herzwirkung. Blüte und Blattform offenbaren die liebliche und entspannende Kraft der Venus, während Stängel und Dornen auf die Zähigkeit und Wehrhaftigkeit des Mars hinweisen. Die Harmonie der Gegensätze, die sich in der Rose, aber auch im Weißdorn offenbaren, fehlt dem Herzkranken sehr häufig. Nicht selten reiben ihn die Widersprüche zwischen den eigenen Sehnsüchten und den Anforderungen, die „liebe" Mitmenschen an ihn stellen, völlig auf.

So ist „Cordiak" nicht nur eine herzstärkende Arznei bei Herzschwäche, Altersherz und Blutdruckstörungen, sondern auch bei psychosomatischen Herzbeschwerden. Letztere gehen oft mit Schlafstörungen und Beklemmungsgefühlen einher. Der Betroffene hat das Gefühl, dem Leben nicht mehr gewachsen zu sein. Das Herz kann tagsüber vor lauter Streß nicht schnell genug schlagen, oft überschlägt es sich dabei oder setzt gleich einige Schläge lang aus, und abends findet es nicht die wohlverdiente Ruhe. Typisch ist dieser Zustand übrigens bei Opfern von Mobbing und nach schockierenden Verlusterlebnissen.

Für die Reflexzonentherapie bei Herzleiden liefert Weleda eine Goldsalbe mit Lavendel- und Rosenöl („Aurum/Lavandula comp." Ungt.). Am besten reibt man neben dem Brustbein und dem Herzbereich, auch noch den Bereich zwischen den Schulterblättern ein, die sogenannte „Inkarnationszone". Eine Therapie am Rücken ist vor allem sinnvoll, wenn Vergangenes einen bedroht, während sich die Angst vor Zukünftigem vor allem im Brustbereich bemerkbar macht. Wenn Depressionen das Licht des Herzens verdunkeln, dann empfiehlt sich das Goldpräparat „Sanguisol" von Soluna. Neben den Bestandteilen von „Cordiak" enthält es zusätzlich Safran. Eine Tinktur aus dem Gold unter den Gewürzen ist blutrot. Die gleiche Farbe zeigt sich auch im Gold, in den Blüten des Wiesenknopfs, den Früchten des Weißdorns und im Johanniskraut; daher auch der Name des Präparats (sanguis = Blut, sol = Sonne).

Paracelsus meinte über Safran: „Davon einen Tropfen in Vinum Vitae, und dies ist die höchste Freude des Herzens für Alte, Kranke, Melancholische und Schwermütige."

Safran hat sämtliche Eigenschaften der Sonne. Richtig dosiert, erwärmt es die Seele und macht „fröhlich und gut Geblüt" (Lonicerus). Überdosierungen sind dagegen giftig und mancher soll sich dabei schon totgelacht haben.

Zum Abschluß soll mit „Aurum comp." von Wala (Glob., Amp., Ungt.) noch ein Mittel erwähnt werden, dessen Zusammensetzung vielleicht zunächst etwas skurril anmutet. Es besteht aus Gold, Weihrauch und Myrrhe (Weleda liefert ein ähnliches Präparat unter der Bezeichnung „Olibanum comp."). Es handelt sich dabei keineswegs um einen Weihnachtsscherz. Das Mittel eignet sich zur Behandlung von Streßfolgen mit Herzbeteiligung. Eigentlich wurde es aber zur Therapie von Kindern mit geistigen und körperlichen Entwicklungs- sowie Kontaktstörungen entwickelt. Die Indikationen werden verständlich, wenn man über die Symbolik der Rezeptur nachdenkt.

Die drei Gaben der Magier aus dem Orient an den neugeborenen Jesus sollen seine göttliche Herkunft unterstreichen. Es ist kein Zufall, daß die Geburt zur Wintersonnenwende stattfand, dem kürzesten Tag des Jahres, an dem gleichzeitig jedes Jahr die Sonne neu geboren wird.

Weihrauch wird noch heute als kultisches Räucherwerk genutzt, um eine Verbindung zur Welt des Astralen herzustellen; gleichzeitig ist es eine Dankesgabe an das Göttliche. Mit Myrrhe salbte man früher Gottkönige. Gold symbolisiert das stoffgewordene göttliche Licht, von dem jeder etwas in sich trägt, wir nennen es das ICH.

Nicht ohne Grund kamen die drei Magier aus dem Orient. In Sonnenkulten betet man nach Osten und am Lauf der Sonne soll sich der Mensch „orient"-ieren, denn: „Als ein Kind der Sonne gilt der edle und königliche Mensch, geziert mit einer Strahlenkrone der Weisheit, einer Sonnenscheibe der Weltherrschaft und dem goldenen Schwert der Gerechtigkeit, weise, sanftmütig, großmütig und beherzt" (Basilius Valentinus).

Therapiekonzepte
Frauenheilkunde

Post-Pill-Syndrom
Anregungen zur Behandlung von Folgeschäden der Antibabypille

von Margret Madejsky

Der Siegeszug der Antibabypille

Der erste Ovulationshemmer, "Anovular", eroberte Anfang der siebziger Jahre den europäischen Markt und führte trotz der damals noch weitreichenden Nebenwirkungen zu einer wahren Revolution der Verhütungspraxis. Die Frau, die vor der "Pillen-Ära" noch die Folgen von vorehelichem Geschlechtsverkehr weitgehend alleine tragen mußte, hatte nun ein Kontrazeptivum an der Hand, das sie mit großer Sicherheit vor ungewollter Schwangerschaft und vor dem damit verbundenen sozialen Abstieg oder den gesundheitlichen Risiken einer Abtreibung bewahrte.

In wenigen Jahrzehnten verdrängte die Pille zunehmend die anderen, bis dahin üblichen Verhütungsmethoden. Bereits 1984 haben in der ehemaligen BRD schätzungsweise vier Millionen Frauen, d.h. ca. 32% aller Frauen im fortpflanzungsfähigen Alter die Pille eingenommen und heute geht man von etwa 50% aus.

Der Preis der Freiheit

Daß die hormonellen Kontrazeptiva mit Nebenwirkungen behaftet sind, wußte man schon immer. Die Antibabypille wurde daher stetig weiterentwickelt. Durch geringere Dosierungen und zyklusgerechtere Zusammensetzung wurden Pillenpausen, die dem Hormonsystem eine Regeneration von den hochdosierten synthetischen Hormonen ermöglichen sollten, schließlich scheinbar überflüssig.

Doch trotz aller Bemühungen ist die Liste der Nebenwirkungen lang geblieben und auf den zwei DIN A 4 Seiten, die diese in der Roten Liste (O 10) in Anspruch nimmt, bleiben Folgeschäden, die nach Absetzen der Pille noch weiterbestehen könnten, unerwähnt.

Nach Absetzen der modernen Ovulationshemmer kommt es laut den Statistiken nur noch in 1-2 Prozent (= von vielen Millionen Frauen!) zu einer länger als sechs Monate dauernden Amenorrhoe und diese soll auch nur bei entsprechender Disposition mit der Pille in Verbindung gebracht werden können. Als prädisponiert für eine sogenannte "Post-pill-Amenorrhoe" (=Over-Suppression-Syndrom) gelten vor allem Frauen mit verzögerter Menarche, Oligomenorrhoe, Corpus-luteum-Insuffizienz, anovulatorischen Zyklen und untergewichtige Frauen oder solche, die unter Anorexia nervosa leiden.

Gewiß ist die monatelange Amenorrhoe nach Absetzen der Pille als besonders schwerwiegende Folgeerscheinung relativ selten. Bei einer gesunden Frau normalisiert sich der Zyklus meist innerhalb von ein bis drei Monaten. Da aber der höchste Prozentsatz der Pillenkonsumentinnen mit bis zu 75% in der Altersgruppe unter 20 Jahren liegt, sind entsprechend viele "für Folgeschäden Prädisponierte" darunter. Die meisten Fälle von Anorexia nervosa treten in der Altersgruppe unter 20 Jahren auf. Und viele junge Frauen steigen inzwischen vor dem 16. Lebensjahr in den hormonellen Teufelskreis ein, ohne einen eingespielten Zyklus zu haben.

Am häufigsten suchen Frauen naturheilkundliche Hilfe, die nach Absetzen der Pille ungewollt kinderlos bleiben oder unter Zyklusstörungen (bspw. A-, Hypo-, Oligomenorrhoe oder prämenstruelles Syndrom) leiden. Gerade bei der ungewollten Kinderlosigkeit - bei der es sich meist um ein multifaktorielles Geschehen handelt - taucht erstaunlich häufig die frühzeitige und oft jahrelang Pillen-Einnahme als mögliche Ursache in der Anamnese auf.

Laut Döring werden rund 80% der Frauen mit Kinderwunsch innerhalb von sechs Monaten nach Absetzen der Pille schwanger. Allerdings werden ca. 10% auch ein Jahr nach Absetzen der Pille noch nicht schwanger und die Frauen, die zu diesen 10% gehören, berichten nicht selten, daß sich ihr Zyklus nach der Pille nie wieder richtig erholt habe.

Wenn das weibliche Hormonsystem nach der Pille wieder aus dem Tiefschlaf erweckt werden soll, dann muß die Therapie genau dort angreifen, wo die Pille den Organismus beeinflußt hat: auf allen Ebenen gleichzeitig!

Nicht alle Patientinnen zeigen das Vollbild des Post-pill-Syndroms mit hypophysär bedingten Zyklusschwankungen, prämenstruellen Beschwerden, geschädigter Leber und chronisch-rezidivierenden Vaginalmykosen. Daher müssen auch nicht alle Frauen mit allen Mitteln behandelt werden. Aber es lohnt sich, für einige chronische Fälle ein umfassendes Therapieprogramm zu erstellen, das im Einzelfall dem individuellen Beschwerdebild angepaßt werden kann.

Therapiekonzepte
Frauenheilkunde

Homöopathikum	Typ	Zyklus	Blut	PMS	Libido	Sonstiges	Ergänzungsmittel
Agnus Castus Mönchspfeffer	Deprimiert, erschöpft, frigide	D6: Hypo- u. Oligomenorrhoe (Ø: Polymenorrhoe)	Alle Variationen möglich	D2-6: Akne, Herpes, Mastodynie, depressive Verstimmung	Abscheu vor Coitus	Hautleiden u. Zyklusstörungen nach Pille; Sterilität inf. Gestagenmangel	Phyto: Basilikum, Beifuß, Damiana, Rosmarin Homöo: Puls., Phosph, Sep. Iso: Corpus luteum, Hypophysis
Apis mellifica Honigbiene	hastig, hektisch, linkisch	D4: Amenorrhoe mit Nach-unten-ziehen, als ob die Regel kommen wolle	Meist hell mit Klumpen	D4-12: Unruhe	Normal bis erhöht	Hals u. Bauch berührungsempfindlich; Schilddrüsendysfunktion; Zysten	Phyto: Johanniskraut, Melisse Homöo: Graph, Ign, Nat. mur, Puls Iso: Ovarium, Thyreoidea
Calcium carbonicum Kalziumkarbonat	Fett, frostig, furchtsam, schlaff; oft blond	D12-30: Amenorrhoe (D6: Regel zu früh, reichlich u. lang)	Membranös, intermittierend	D12-30: Mastodynie, Frost, Kopfschmerz, Kolik, reizbar, Rückenschmerz	Schwäche nach Coitus	Hypophysen- u. Schilddrüsendysfunktion; Anämie, Erkältlichkeit, Polypen, Fettsucht, ...	Phyto: Beifuß, Blasentang, Rosmarin Homöo: Graph, Phosph, Puls Iso: Hypophysis, Ovarium, Thyreoidea
Graphites Reißblei	Fett, faul, frostig, frigide, verstopft	D12-30: A-, Hypo u. Oligomenorrhoe, Anämie	wässrig, wundmachend	D12: Mastodynie, gußartiger Fluor, Obstipation, Hautleiten	Empfindungslos	Hypothyreose, Hautleiden, Erkältlichkeit, Fettsucht, Anämie	Phyto: Beifuß, Blasentang, Liebstöckel, Rosmarin Homöo: Ang. castus, Calc, Puls, Sep Iso: Hypophysis
Magnesium carbonicum Magnesiumkarbonat	Eßstörungen; Bulimie; launisch, erschöpft, empfindlich	D6-12: Hypomenorrhoe; auch Oligo- u. Amenorrhoe; Regeldrang (im Rücken)	Dunkles Blut; braun, pechartig, klumpig, nachts	D-6-12: Angina, Freßlust, Hautleiden, Obstipation, Kopf- u. Rückenschmerz, Unruhe	Verlangen nach Geborgenheit	Folgen von extremer Fürsorge (auch Heimweh!); Magenstörungen (Hyperazidität)	Phyto: Basilikum, Melisse Homöo: Ang. castus, Phosph, Puls, Sep Iso: Hypophysis
Natrium muriaticum Kochsalz	Streß, Kummer, verklemmt, oft magersüchtig	D12-30: Notstands- u. Fluchtamenorrhoe; Hypo- u. Oligomenorrhoe der Eßgestörten	Membranös, blaß oder dunkel, auch dünn	D12-30: Alles schlimmer, Kopfschmerz, Depression, Reizbarkeit, Trauer, ...	Schmerz beim Coitus	Trockene Schleimhäute, Hitzeempfindlichkeit, Hyperprolaktinämie, Hyperthyreoidismus	Phyto: Basilikum, Damiana, Melisse Homöo: Apis, Berb, Calc, Ign, Puls, Sep Iso: Hypophysis, Thyreoidea, Prokatiin
Phosphorus Gelber Phosphor	Furchtsam (Alleinsein, Gewitter, ...),	D6-12: amenorrhoe; Fluor statt Periode; Hypomenorrhoe, auch zu früh u. zu lang; Zwischenblutungen	Membranös; hellrot, wässrig	D6-12: Alles schlimmer vor der Regel; Harndrang, weinerlich	auch Nymphomanie	Leberstörungen nach Pille; Uteruspolypen	Phyto: Mariendistel, Melisse Homöo: Ang. castus, Calc, Puls Iso: Corpus luteum, Hepar Ovarium
Pulsatilla pratensis Kuhschelle	Schwammig, frostig, launisch, weinerlich, oft blond, regligiös; „Apriltag"	D4-12-30: A-, Hypo- u. Oligomenorrhoe; Fluor oder Nasenbluten statt Periode, Steingefühl u. Regelrang; scheinschwanger	Wechselt; blaß, dick, braun, schwarz, klumpig, ...	D4-12: Depression, Unruhe, Stimmungsschwankungen, Rückenschmerzen, Bauchauftreibung, Reizblase, Durchfall, Ödeme, ...	Abneigung gegen Männer	Wechselnde Beschwerden, v.a. Unterleib, Magen-Darm, Lunge; Akne bei Zyklusstörungen	Phyto: Beifuß, Blasentang, Rosmarin Homöo: Agn. castus, Calc, Graph, Phosph Iso: Corpus luteum, Hypophysis Ovrium
Sepia officinalis Beutel v. Tintenfisch	Xantippe: garstig, launisch, frustriert; oft dunkler, stark behaarter Typ	D6-12-30: A-, Hypo- u. Oligomenorrhoe; auch zu frühe, lange u. reichliche Menstr.; Zwischenblutungen	Meist hellrot, stinkend, membranös	D6-12: Harndrang, Rückenschmerzen, Abwärtsdrängen, Reizbarkeit, Fluor, Frostigkeit; Brüste berührungsempfindlich	Schmerz beim Coitus	Leberstörungen, Bindegewebsschwäche (Senkungsbeschwerden, Varizen, ...), Hirsutismus	Phyto: Basilikum, Damiana, Johanniskraut, Mariendistel Homöo: Agn. castus, Nat. mur, Phosph Iso: Corp. lut., Ovar., Gl. suprarenalis Testosteronum

Tabelle: Differentialdiagnose der wichtigsten Homöopathika

Isopathie: "Gleiches mit Gleichem"

Nach diesem isopathischen Grundsatz erfolgt die Verordnung von krankheitsauslösenden Erregern oder auch Stoffen. In unserem Fall ist die Antibabypille, die sich aus synthetischen Östrogenen und Gestagenen zusammensetzt, die Ursache und die Nosode "Oestro/Gesta.-Comb." von Staufen-Pharma (= Oestro/Gesta-Combi von Spagyra) das Mittel der Wahl, denn es handelt sich um eine der Pille nachgebildete pflanzliche Hormonkombination. Ähnlich wie in der Homöopathie wird also eine Arznei verabreicht, die in "größeren Mengen" die Beschwerden verursachen könnte, die sie in "homöopathischen Dosen" beheben soll. Dabei sollte man beachten, daß die physiologischen Hormonkonzentrationen im Körper sich im Bereich einer zwölften Dezimalpotenz bewegen, so daß eher die Hochpotenzen für die Behandlung von Pillenschäden in Frage kommen. Am besten verordnet man die D30 über mehrere Wochen hinweg.

Oestro/Gesta-Comb. erweist sich in der Praxis immer wieder als sanftes Hormonregulans, das man prinzipiell bei allen Beschwerden versuchen kann, die sich auf die Pille zurückführen lassen. Zum Beispiel empfiehlt Schlüren bei "Frigidität durch Antibabypille" alle 14 Tage eine Injektion von Oestro-Gesta D30. Aber auch bei vaginaler Candidose wird es von einigen Gynäkologen neben der antimykotischen Lokaltherapie verordnet.

In tiefen bis mittleren Potenzen (D6, D12, D15) und häufigeren Gaben hat sich Östro-Gesta sogar bei klimakterischen Hitzewallungen bewährt. Auch das verfrühte oder erschwerte Klimakterium ist ein Problem, das unter den Frauen, die jahrelang mit der Pille verhütet haben, häufiger zu sein scheint.

Interessant ist in diesem Zusammenhang der Fall eines Heilpraktikers, der, als er unter nervösen Schweißausbrüchen litt, die Nosode Östro-Gesta sozusagen als "Simile" einnahm. Eine einmalige Dosis der Hochpotenz verschaffte ihm anhaltende Erleichterung!

Es bleibt abzuwarten, ob nicht gerade diese Nosode noch einmal zu einem Konstitutionsmittel avancieren wird. Noch ist die Antibabypille mit 35 Jahren relativ "jung" und es existieren folglich auch keine Studien über Langzeitfolgen, die auch die Post-pill-Generation erfassen würden. Die meisten Studien erstrecken sich nur über einige Jahre, so daß wir es im Grunde mit einem der größten laufenden Arzneiversuche zu tun haben, dessen endgültige Ergebnisse noch ausstehen.

Homöopathie: „Ähnliches mit Ähnlichem"

Wenn Frauen nach Absetzen der Pille Zyklusstörungen haben oder ungewollt kinderlos bleiben, dann werden ihnen meist Präparate mit Mönchspfefferfrüchten (= Keuschlamm, Agnus castus) empfohlen. Doch der Mönchspfeffer ist beim Post-Pill-Syndrom keineswegs immer angezeigt. Das Eisenkrautgewächs wurde Jahrhunderte lang von Mönchen zur Dämpfung ihres Geschlechtstriebes gebraucht. Agnus castus macht nämlich "keusch wie ein Lamm". Eine triebdämpfende Wirkung haben die hochdosierten Agnus-castus-Präparate allerdings auch auf die Frau, was nicht nur bei unerfülltem Kinderwunsch ein zusätzliches Hindernis darstellen kann, sondern auch zu depressiver Verstimmung führen kann.

Weniger bekannt ist, daß der Mönchspfeffer eine die Menstruation verzögernde Wirkung hat. Laut Madaus kann es durch Agnus castus zu einer Verzögerung der Menstruation um bis zu fünf Tage kommen. Mit der phytotherapeutischen Anwendung kann eine positive Beeinflussung des Zyklus folglich nur bei der zu häufigen und zu starken Menstruation erzielt werden, wohingegen die nach der Pille häufiger zu beobachtende A-, Oligo- und Hypomenorrhoe eigentlich eine Kontraindikation darstellt.

Beim Post-pill-Syndrom genügen meist Tiefpotenzen (z.B. Agnus castus D2 bis D6), die auf sanfte Weise die Gelbkörperproduktion und den Zyklus regulieren, jedoch ohne Triebdämpfung. Manchmal erreicht man mit einer Tiefpotenz sogar raschere Zyklusregulierung als eine Monate lange Einnahme hochdosierter Monopräparate erreichen konnte.

Ein ebenso wertvolles und viel gebrauchtes Homöopathikum ist auch Pulsatilla, die Küchenschelle. Den meisten dürfte Pulsatilla als Polychrest bei Frauenleiden mit starken Stimmungsschwankungen bekannt sein. Die Launen und die Beschwerden der Frau, für die Pulsatilla als Konstitutionsmittel in Frage kommt, wechseln entsprechend ihrer Blütezeit so, wie man es vom typischen Aprilwetter erwartet.

Pulsatilla hat eine ähnliche Macht wie die Pille, denn sie kann unfruchtbar machen. Schon der Volksmund sagte von ihr, man dürfe sie nicht über die Schwelle ins Haus bringen, weil sonst die Hühner keine Eier mehr legen würden und das, obwohl sie zu den sonst hochverehrten ersten Blütenpflanzen des Frühlings gehört. Warum? Einerseits handelt es sich um eine alte Abtreibungspflanze. Andererseits bestätigt die Forschung den alten Aberglauben: Laut Rhighetti wurde Pulsatilla C1000 an trächtigen Albinoratten als Interzeptivum, d.h. als homöopathische "Morning-After-Pille" getestet. Das Ergebnis der Untersuchung läßt auf eine Revolutionierung der Geburtenregelung hoffen, denn ausnahmslos bei allen Ratten, die ihre Dosis rechtzeitig bekamen, wurden die Embryonen von der Schleimhaut resorbiert.

Die homöopathische Pulsatilla ist vor allem in den Fällen von Unfruchtbarkeit angezeigt, wo eine ausgeprägte Verschlimmerung der Beschwerden vor der Regel imponiert, also meist eine Gelbkörperschwäche vorliegt. Man hat in wissenschaftlichen Untersuchungen Pulsatilla C30 oder C200 mit einem allopathischen Progesteronpräparat verglichen und konnte bei der Pulsatilla-Gruppe ähnliche Veränderungen der Gebärmutterschleimhaut und an den Eierstöcken der getesteten Ratten registrieren, wie sie unter der Medikation von dem Gelbkörperhormon beobachtet worden war.

Darüberhinaus ist sie ein wichtiges Emmenagogum. Im homöopathischen Arzneimittelbild finden sich A-, Hypo- und Oligomenorrhoe, die in den meisten Fällen von "Steingefühl" im Unterleib und "Drang, als ob die Regel kommen wolle" begleitet wird. Vor allem die Tiefpotenzen sind menstruationsfördernd und werden in der Geburtshilfe auch zur Wehenförderung gebraucht. Stauffer empfiehlt zur Menstruationsförderung die Hochpotenz, doch dann muß die Konstitution unbedingt übereinstimmen. Als Konstitutionsmittel kommt Pulsatilla nicht nur, aber eher für blonde, blauäugige, sanftmütige und weinerliche Frauen in Frage.

Aber auch, wenn das richtige Simile gewählt wurde, kann man nach der Antibabypille oft eine außerordentliche hormonelle Reaktionsstarre beobachten. Hier führen, wie so oft, mehrere Wege zum Ziel. Zum einen wirken die subkutan injizierten Homöopathika weit intensiver als die oral verabreichten, weshalb die Eingangsbehandlung eines Post-Pill-Syndroms in der Regel mit topographischen Injektionen beginnt (z. B. Initialbehandlung mit Oestro/Gesta-Comb. D30 Amp. von Stauffen-Pharma oder mit Pulsatilla D6 bis D30). Der gesamte Beckenbereich bietet sich als

Therapiekonzepte
Frauenheilkunde

Reflexzone für den Unterleib an, aber wirksamer ist die gezielte Injektion in bestimmte Akupunkturpunkte, z. B. in den KG 4. Wenn sich die geschulte Patientin die Spritzen selbst verabreichen will, dann kann sie den KG 4 selbst erreichen.
Zum anderen kann man die bestehende Blockaden mit Phytotherapie lösen.

Unterstützung aus dem Pflanzenreich

Da die meisten Frauen, die nach Absetzen der Pille die Praxis aufsuchen, eine zu schwache, zu seltene oder gar ausbleibende Menstruation haben, ist man versucht, diese Störung mit Emmenagoga zu behandeln. Doch viele emmenagoge Pflanzen fördern die Menstruation durch eine Steigerung der Beckendurchblutung. Die Ursache der Zyklusstörung wäre damit jedoch nicht behoben, denn der Hauptangriffspunkt einer Behandlung von Folgeschäden der Antibabypille muss die Hypophyse sein. Eine der wichtigsten Pflanzen zur Anregung des Zyklus nach Absetzen der Pille ist daher der Beifuß (Artemisia vulgaris). Der Korbblütler ist nach der griechischen Mondgöttin Artemis benannt, die als Hebamme und "Große Mutter" verehrt wurde. Als Heilpflanze blickt der Beifuß auf eine Jahrtausende lange Heiltradition zurück, denn er wurde bereits von den Kelten und Germanen als Heilkraut gebraucht und zählt weltweit zu den wichtigsten Schamanenpflanzen.

Tabernaemontanus schreibt: "Wann ein Weibsperson ihre Zeit nicht recht hat / die nehm ein Handvoll Beyfuß / laß den in einer halben Elsasser Maß Weins den dritten Theil einsieden / und trinke davon Abends und Morgens / jedesmal ein guten Becher voll warm".

Der Beifuß ist bis heute das wirksamste Emmenagogum und Blutreinigungsmittel für Frauen. Beifuß fördert die Menstruation und entgiftet nebenbei noch tiefgreifend, in dem er - kurmäßig getrunken - den Harn mehrt, die Verdauung anregt und stinkenden Schweiß aus den Poren treibt. In der Französischen Literatur findet man Hinweise darauf, daß der Beifuß sogar die Hypophyse anregt und gerade das ist das Ziel unseres Bestrebens.

Bei einer langwährenden Amenorrhoe wird man die Teekur mit Beifuß auch lange durchführen und durch Hypophysen aktivierende Mittel (z. B. Hypophysis D6 bis D12 und Phyto-L von Steierl Pharma) ergänzen müssen. Erfahrungsgemäß genügt es aber, wenn man die Patientin anhält, sich täglich eine Kanne Beifußtee (ca. 1/2 Liter) zuzubereiten und im Lauf des Tages zu trinken. Sofern die Blutung über Monate hinweg ausgeblieben war, sollte diese Kur mindestens zwei Monate lang durchgeführt werden. Bei der zu schwachen Regelblutung genügt es dagegen oft, jeweils etwa eine Woche vor der Menstruation Beifußtee zu trinken. Bei Unfruchtbarkeit nach Antibabypille sollte der Tee schließlich nur in der ersten Zyklushälfte zur Anregung des Eisprungs zum Einsatz kommen.

Auch Rosmarin hat einen guten Ruf als Frauenpflanze und ist oft Bestandteil sogenannter. Frauentees. Sein Name soll sich von der keltischen "Rosmerta" ableiten, die als weiblicher Hermes gesehen wurde. Der Begriff Hormon leitet sich von Hermes ab, denn Hermes hatte in der Götterwelt eine ähnliche Funktion wie die Hormone im Körper: beide sind "Boten", "Antreiber" oder im Übertragenen Sinn Vermittler zwischen Oben (Hypophyse) und Unten (Eierstöcke).

Rosmarin ist nicht nur ein allgemeines Kreislauftonikum, sondern auch ein Frauentonikum, da es die Eierstöcke anregt, Eisprung und Menstruation fördert. Madaus führt Rosmarin als eines der wichtigsten Emmenagoga auf. Vor allem die Urtinktur von Alcea oder die Tinktur von Caelo zeigen durchschlagende Effekte bei der Behandlung der Post-Pill-Amenorrhoe, wenn man sie lange genug gibt und eine der Reaktionslage der Patientin entsprechende Dosis wählt. Als hilfreich erweist sich hier oftmals folgende Teemischung aus dem Kräuterladen, die das Blut wieder ins Fliessen bringen kann: Beifußkraut, Damianablätter, Liebstöckelwurzel und Rosmarin je 50 g mischen; ein bis zwei Teelöffel der Mischung pro Tasse heiß überbrühen, etwa zehn Minuten ziehen lassen, abseihen und über den Tag verteilt zwei bis vier Tassen trinken (ca. 1/2 bis 3/4 Liter täglich), zunächst sechs bis acht Wochen lang.

Unerläßlich ist es schließlich, die geschädigten Organe direkt zu erreichen.
Die Hypophyse (HVL) und die Eierstöcke waren während der Pilleneinnahme in einem hormonellen Zwangskorsett und müssen erst wieder zur eigenständigen Hormonproduktion angeregt werden. Neben der hormonellen Aktivierung durch Homöopathie und Phytotherapie hat sich auch die Organtherapie bewährt. Schon Hildegard von Bingen (s. Literaturverzeichnis) hat sie empfohlen, in dem sie unfruchtbaren Frauen riet, "die Gebärmutter eines Schafes oder einer Kuh" zu kochen und zu essen. Wenn wir heute homöopathisch aufbereitete Organe wie Hypophysis oder Ovarium verordnen, gehen wir ähnlich vor. Wir zeigen dem Körper auf sanfte Weise, welches Organ er regulieren, bzw. anregen soll. Die tiefpotenzierten Organpräparate (D4-6) gehören hierbei noch in den Bereich der Substitutionstherapie, während die mittleren Potenzen (D12) regulierend in den Zyklus eingreifen und das betreffende Organ anregen. Nach der Pille wird in den meisten Fällen Hypophysis D12 benötigt, das sich auch hervorragend als Begleitmittel zu einer Konstitutionsbehandlung mit Pulsatilla, Graphites, Natrium chloratum oder Sepia eignet, die nach Absetzen der Pille Tendenz zu schwacher oder ausbleibender Regel haben.

Auch Ovarium regt in Tiefpotenzen die Eierstöcke zuverlässig an und kann die Östrogenproduktion anregen und die Fruchtbarkeit steigern. Wala bietet zur Zyklusregulation "Ovaria comp." in Form von Globuli und Ampullen an. Das anthroposophische Komplexmittel enthält eine goldene Kette der Mondheilmittel: Silber, Bienenkönigin und Eierstock jeweils in Tiefpotenzen. Ovaria comp. von Wala hat sich daher sehr bewährt zur Anregung der weiblichen Hormone bei Zyklusschwankungen, Unfruchtbarkeit und vorzeitigen Wechseljahresbeschwerden.

Nicht zuletzt sei noch Hepar, die Leber erwähnt, denn die synthetischen Hormone der Antibabypille wurden während der Einnahme von der Leber abgebaut und belasteten die Leber, weshalb die Pille bei Leberschäden kontraindiziert ist. Nach jahrelanger Pillen-Einnahme ist daher im Behandlungsbeginn oftmals eine regenerierende Lebertherapie angezeigt, die man unter anderem mit der kurmäßigen Einnahme von Hepar D6 zusammen mit Zubereitungen aus der Mariendistel (z. B. Legalon von Madaus oder Sily-Sabona) gestalten kann.

Therapiekonzepte
Frauenheilkunde

Agnus castus Pentarkan, Tabl. (DHU; Agnus castus Ø, Pulsatilla D3, Rosmarinus D2, Apis mell. D3)	Schöne Zusammensetzung mit gelbkörperregulierenden und menstruationsfördernden Pflanzen und Homöopathika. Bei Neigung zu schwacher Blutung und prämenstruellen Beschwerden wie Ödeme.
Löwe Komplex Nr. 14 Ovaria, Tropfen (Infirmarius-Rovit; Ovaria D8, Agnus castus D4, Alchemilla D4, Aloe D4, Chelidoinium D4, Mitchella D4, Pulsatilla D4)	Bewährter Komplex zur Anregung der hormonellen Achse, v. a. wenn nach Absetzen der Pille Eisprünge ausbleiben oder krampfartige Menstruationsbeschwerden wiederkehren. Eignet sich als hormonregulierendes Begleitmittel in der Fruchtbarkeitsbehandlung von Frauen ab 35; hier ist eine längerfristige Einnahme über mind. 3 Zyklen angebracht.
Magnesium sulfuricum / Ovaria comp., Glob., Amp. (Wala; Magnes. Sulf. D4, Funiculus D4, Hypophysis D4, Ovaria D4, Bryonia D2, Viscum album D4, Apis mell. D3, Vespa D3, Arnica D1, Stannum met. D8)	Bewährtes Zystenmittel, das bei funktionellen Eierstockszysten, aber auch als Begleitmittel bei PCO oder bei Ovarialzysten nach hormoneller Überstimulation im Rahmen schulmedizinischer Fruchtbarkeitstherapien sowie bei Zysten nach Antibabypille hilfreich ist. Sollte über mehrere Zyklen hinweg zwei Mal wöchentlich subkutan injiziert werden (z. B. in den KG 4) und zusätzlich zwei Mal täglich eingenommen werden. Eignet sich als Begleitmittel zu Zysten- und Sykosemitteln wie Apis oder Medorrhinum.
Mastodynon Tabl., Tropfen (Bio-norica; Agnus castus Ø, Caulo-phyllum D4, Cyclamen D4, Ignatia D6, Iris D2, Lilium tigrinum D3)	Bewährter Komplex bei prämenstruellem Syndrom nach Absetzen der Pille. Hilfreich bei Menstruationskopfschmerz, Mastodynie und Stimmungsschwankungen vor der Regel, das Mittel kann aber auch bei Unfruchtbarkeit infolge von Gelbkörperschwäche versucht werden.
Matrigen I aktivierend, Tropfen (Soluna; Frauenmantelkraut, Kamillenblüten, Schachtelhalm, Taubnesselblüten, Calciumazetat)	Mild menstruationsförderndes und zyklusregulierendes Destillat. Geeignet zur unspezifischen Aktivierung des weiblichen Hormonsystems. Bei schwacher Regelblutung nach Absetzen der Pille hat sich die langfristige Einnahme in Beifußtee über drei Zyklen hinweg bewährt.
Melissa/Phosphorus comp., Dil. (Weleda; Agnus castus D2, Corpusluteum D4, Majorana D3, Melissa D3, Mucilago Levistici D2, Phosphorus D6, Pulsatilla D6)	Bewährter Komplex bei Gelbkörperschwäche nach Antibabypille. Hilfreich bei prämenstruellem Syndrom mit Wassereinlagerungen, krampfartigen Menstruationsbeschwerden und Unfruchtbarkeit infolge von Corpus-luteum-Insuffizienz (klumpig-fetziges Menstrualblut, treppchenförmiger Temperaturanstieg, Brustschwellung und Gesichtsödeme vor der Regel). Begleitmittel zur Konstitutionsbehandlung mit Phosphorus oder Pulsatilla.
Menodoron Dil. (Weleda; Origa-num Fruct./Herb., Quercus Cort., Capsella bursa-pastoris Herb., Achillea Flos, Urtica dioica, Flos)	Bewährter pflanzlicher Komplex zur Anregung der Gelbkörperbildung nach Antibabypille, speziell bei Neigung zu krampfartigen Menstruationsbeschwerden (Dysmenorrhoe membranacea) sowie bei Neigung zu starken Blutungen (vor allem bei Spiralblutungen und funktionelle Blutungen.)
Ovaria comp., Amp. oder Glob. (Wala; Apis regina D4/5, Argentum metallicum D5, Ovaria D4/7)	Bewährt zur Anregung der Keimdrüsentätigkeit nach Antibabypille, bei Unfruchtbarkeit, bei frühzeitigem Klimakterium oder bei leichten Beschwerden im Beginn des Wechsel und als Begleitmittel bei Magersucht. Vorsicht: Bei Myomen, Zysten und bei Sykosis kontraindiziert.
Phyto-L Tropfen (Steierl; Chelidonium D5, Silybum marianum D5, Agnus castus D5)	Bewährter Komplex bei hypophysär bedingten Zyklusstörungen und Gelbkörpermangel. Hilfreich, wenn sich der Zyklus seit Absetzen der Pille verkürzt hat (z. B. 24-Tage-Zyklen). Bei prämenstrueller Akne nach Absetzen der Pille zusammen mit Steiroderm (Steierl) einige Monate lang.

Post-Pill-Syndrom: Einige bewährte Komplexmittel

Soll man Prophylaxe betreiben?

Eine Frage, die oft gestellt wird, ist die, was man tun kann, um sofort nach Absetzen der Pille einen regulären Zyklus zu erhalten.
Natürlich sollte sich eine gezielte Behandlung am Symptomenbild der Patientin orientieren. Bevor die Menstruation also mit allen Mitteln gefördert wird, sollte man daher einen Zyklus lang nur beobachten, um zu sehen wie der Körper von selbst reagiert. Oft fehlt den Patientinnen nach jahrelanger Pilleneinnahme die Erinnerung an ihren ursprünglichen Menstruationszyklus, so daß man im Voraus nur schlecht einschätzen kann, mit welchen Folgeschäden konkret gerechnet werden muß. Wenn die Patientinnen dennoch das dringende Bedürfnis nach einer vorbeugenden Therapie verspüren, verordnet man am besten Oestro-Gesta-Comb. D30 gemeinsam mit Hypophysis D12 und ergänzt dies eventuell noch mit einem individuell erstellten Teerezept.

Literatur:
*Döring: "Empfängnisverhütung" vom Thieme-Verlag, ISBN 3 13 326508 3
*Schlüren: "Homöopathie in der Frauenheilkunde" vom Haug-Verlag, ISBN 3-7760-1276-5
*Madaus: "Lehrbuch der Biologischen Heilmittel" v. Mediamed Verlag / Fa. Madaus
*Righetti: "Forschung in der Homöopathie" v. Burgdorf-Verlag, ISBN 3-922345-39-5
Schlüren: Homöopathie in Frauenheilkunde und Geburtshilfe; Haug Verlag, Heidelberg 1977, ISBN 3-7760-1276-5

Therapiekonzepte
Frauenheilkunde

Wenn die Hormone verrückt spielen ...

Praxiserfahrungen mit pflanzlichen Hormonregulantien bei psychischen Leiden

von Margret Madejsky

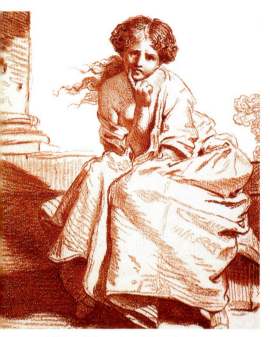

„Mélancolie" von Jean Massard, 1785

Depressionen, Stimmungslabilität sowie andere psychische Beschwerden sind oftmals hormonell bedingt und lassen sich dementsprechend gut mit hormonell regulierenden Pflanzen oder Homöopathika beeinflussen.
Zu den hauptsächlichen psychischen Störungen mit hormoneller Ursache zählen zum Beispiel prämenstruelle Stimmungsschwankungen oder Wechseljahrsdepressionen, aber auch Schilddrüsenleiden gehen meist mit seelischen Krisen einher. Dieser Beitrag will daher die wichtigsten Hormonregulantien vorstellen und Anregungen für den Umgang mit psycho-hormonellen Störungen geben.

In meiner Frauenpraxis bin ich oft mit den psychischen Verstimmungen meiner Patientinnen konfrontiert. Dabei sind viele Frauen längst auf Johanniskraut als Antidepressivum gestoßen und haben meist schon vor Behandlungsbeginn eines der Handelspräparate ausprobiert – leider allzuoft ohne nennenswerte Effekte. Trotz aller wissenschaftlicher Erkenntnisse über die aufhellende Wirkung von Hypericum perforatum verordne ich nur recht selten Johanniskraut gegen Depressionen und dann meist nur als Begleitmittel. Zweifelsohne ist Hypericum eine wunderbare Sonnenpflanze für die Seele, aber die lichtsensibilisierenden Eigenschaften hypericinhaltiger Zubereitungen wie auch die unbefriedigenden Effekte bei speziellen Formen von Depressionen zwingen einen oft, andere Wege zu beschreiten.

Bevor nun einige Möglichkeiten der Stimmungsaufhellung durch Hormonregulation vorgestellt werden, sei noch ein bewährtes Antidepressivum genannt, das man bei depressiver Verstimmung nicht oft genug empfehlen kann: Aurum/Apis regina comp. (Wala). Im Gegensatz zu den üblichen Johanniskraut-Präparaten beruht die Wirkung dieses anthroposophischen Komplexpräparates eben nicht nur auf Inhaltsstoffen, sondern vielmehr auf dem Synergismus sich ergänzender Sonnenheilmittel; Hypericum ist in D2 enthalten, so dass auch bei Dauereinnahme keine Lichtsensibilisierung erfolgt. Immer wieder verblüfft der rasche Wirkungseintritt. Besonders nach subkutanen Injektionen (KG 17 / M 36) kann man erstaunliche Sekundeneffekte beobachten: Gemobbte Frauen, die wegen Nervenzusammenbruch gekommen waren, verließen lachend die Praxis, frisch Getrennte gingen mit neuem Lebensmut zu ihren Anwaltsterminen, und eine Patientin bemerkte kürzlich, daß ihr Aurum/Apis regina comp. schon in der ersten Einnahmewoche spürbar besser geholfen hätte als drei Jahre Psychotherapie. Die stimmungsaufhellende, entkrampfende und kraftspendende Wirkung wird von sensiblen Frauen oft schon nach Einzeldosen von 10 bis 20 Globuli wahrgenommen. Die besten Effekte lassen sich erzielen, wenn man diese Sonnenmedizin „im Aufgang der Sonne und bei Morgenröte oder in der Morgendämmerung" (Paracelsus) einnimmt, während die mondhaften Heilmittel zur Anregung der Keimdrüsen (z.B. Ovaria comp. von Wala) ihre beste Wirkung bei abendlicher Einnahme entfalten.

PMS und die Krisenzeit vor der Regel

Ein häufiges Frauenproblem stellt das prämenstruelle Syndrom (PMS) dar, das stets mit mehr oder weniger ausgeprägten psychischen Beschwerden einhergeht. Am häufigsten berichten betroffene Frauen über verstärkte Aggressivität oder Sensibilität, über Depressionen, Existenzangst oder Stimmungslabilität, über Weinerlichkeit oder Streitsucht in den Tagen vor den Tagen. Nicht zuletzt verschlimmern sich sogar Essstörungen vor der Regel. Das PMS belastet aber keineswegs nur die Betroffene selbst, es sorgt auch im sozialen Umfeld für Verwirrung, so dass der Gelbkörperregulation eine weitreichende psychosoziale Bedeutung zukommt.

Mit Hilfe von gestagenartig wirkenden Naturheilmitteln lassen sich zyklisch wiederkehrende Seelenkrisen oder auch prämenstruelle Heißhungerattacken beseitigen oder zumindest abmildern. Doch ebenso individuell wie das Beschwerdebild sind auch die heilkundlichen Lösungsansätze.

Mönchspfeffer macht keusch wie ein Lamm

Bei prämenstruellen Beschwerden aller Art denken die meisten Phytotherapeuten wohl zuerst an den Mönchspfeffer (Vitex agnus castus). Seine gestagenartigen und prolaktinsenkenden Eigenschaften konnten

Therapiekonzepte
Frauenheilkunde

schließlich in zahlreichen wissenschaftlichen Studien belegt werden und erweisen sich auch in der Praxis immer wieder als hilfreich. So wie sich aber nicht jede Depression mit Johanniskraut heilen läßt, wird auch der Mönchspfeffer nicht allen Frauen mit prämenstruellen Beschwerden helfen.

Relativ häufig hört man von Frauen, die wegen PMS ein Agnus-castus-Präparat verordnet bekommen haben, dass sie während der Einnahme eine allgemeine oder sexuelle Unlust verspürten. Insbesondere Frauen, die wegen Kinderwunsch Mönchspfeffer bekamen, berichteten immer wieder über eine Verstärkung psychischer Beschwerden. Bei Paaren mit längerwährendem Kinderwunsch ist das Sexualleben ohnehin schon gestört und erfährt durch triebdämpfende Pflanzen wie Agnus castus eine zusätzliche Belastung. In solchen Fällen ist es eleganter, auf niedrigdosierte Agnus-castus-Komplexe mit gestagenregulierender Wirkung auszuweichen (z.B. Mastodynon von Bionorica oder Melissa/Phosphorus comp. von Weleda oder Phyto L von Steierl).

Solche Nebenwirkungen lassen sich leicht aus der traditionellen Verwendung des Mönchspfeffers ableiten. Agnus castus ist mindestens seit der Antike als Anaphrodisiakum für beide Geschlechter in Gebrauch: „Keusch heißt der Strauch, weil ihn die Frauen an den Thesmophorien, den alljährlichen Festen zu Ehren der Demeter, als Lager benutzten, um ihre Keuschheit zu bewahren. Hera, Hüterin der Ehe, soll unter einem Keuschlammstrauch geboren worden sein" (Baumann). Alle alten Kräuterkundigen kannten die anaphrodisierende Wirkung, so schrieb beispielsweise Lonicerus in seinem Kreuterbuch von 1679 über den Keuschbaum: „Wer dieser Blätter undersich in sein Bettstatt legt/ dem vertreibt es alle Fleischliche Anfechtung. Ist vielleicht deß Strohes/ darauf die Barfüsser Münch liegen. Diser Beerlin eins Quintlins schwer mit Wein getruncken/zuvor gestossen/(...)/ löschet die Begierde der Ehelichen Wercke aus."

Wer einmal in mediterranen Flußtälern dem Mönchspfeffer begegnet, kann seine dämpfende Wirkung leicht selbst wahrnehmen: Reibt man ein wenig an den Blättern, so entströmt diesen erst ein balsamischer und dann ein betäubender Duft, der nichts Erhellendes an sich hat. Das heißt natürlich

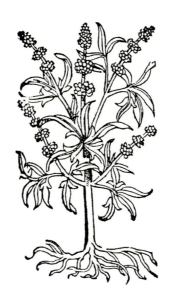

Agnus-castus-Darstellung aus dem Kräuterbuch von Adamo Lonicero, 1679: „Der Same genützt/ benimmt die Wassersucht/legt die Unkeuschheit."

nicht, daß diese alte Kultpflanze nicht auch ihre heilkundlichen Einsatzgebiete hätte. Agnus castus wirkt zum Beispiel bei Frauen, die unter Dauerstreß stehen, zuverlässig prolaktinsenkend und reguliert in solchen Fällen auch Zyklusstörungen oder lindert prämenstruelle Begleiterscheinungen wie Brustschmerzen. Auch bei Nymphomanie leistet diese Pflanze gute Dienste. Zum Beispiel half der Mönchspfeffer einer Patientin, die völlig verzweifelt war, weil sie während einer Prüfung einen Orgasmus hatte und sich deswegen schon vor der nächsten Prüfung fürchtete. Abhilfe brachte eine „weiß-blaue" Mischung aus Lavendel, Mönchspfeffer und Passionsblume, die ihre Erregung zügelte und ihr innere Ruhe verlieh.

Eigentlich sollten Mönchspfeffer-Präparate nur dann hochdosiert verordnet werden, wenn spezielle Symptomen-Komplexe vorliegen, zum Beispiel:
- Gelbkörperinsuffizienz + Neigung zu Polymenorrhöe + erhöhter Sexualtrieb
- Hyperprolaktinämie + Mastodynie oder Mastopathie + Zyklusschwankungen (hier auch bei A- und Oligomenorrhöe indiziert)

Alchemilla – ein Schutzmantel für die Frau

Wesentlich sanfter als der Mönchspfeffer, aber ebenso zuverlässig gelbkörperregulierend wirkt der Frauenmantel (Alchemilla vulgaris). Die besten Wirkungen lassen sich mit der langfristigen Einnahme von Zubereitungen aus der Frischpflanze erzielen (z.B. frisch gesammeltes Teekraut oder Alcea Alchemilla Urtinktur). Während die gestagenbedingten Symptome nach Absetzen von Mönchspfeffer-Präparaten oft schon nach kurzer Zeit wiederkehren, harmonisiert Alchemilla die hormonelle Achse dauerhafter und ohne Nebenwirkungen. Insbesondere die regelmäßige Einnahme von Alchemilla Urtinktur von Alcea vermag prämenstruelle Stimmungsschwankungen auszugleichen, Unterleibskrämpfe zu lindern, die Fruchtbarkeit zu steigern und zahlreichen Frauenleiden entgegenzuwirken. Das einhüllende Wesen des Frauenmantels macht in den kritischen Tagen vor der Regel spürbar gelassener und friedfertiger. So kam es sogar schon vor, daß sich der Ehemann einer PMS-Patientin bedankte, weil seine Frau durch die gelungene Gelbkörperregulation wie ausgewechselt war. Statt wie sonst vor der Regel nach Haaren in der Suppe zu suchen, zu mäkeln oder zu keifen, zeigte sie sich dank Alchemilla ausgeglichener und zufriedener als sonst. Solche Erfahrungsberichte lassen vermuten, daß so manche Ehe, die in aller Regelmäßigkeit prämenstruellen Krisen ausgesetzt ist, durch eine Hormonregulation gerettet werden könnte.

Astrologisch ordnet man den Frauenmantel den weiblichen Prinzipien Venus (Rosengewächs) und Mond (Guttation) zu. Durch

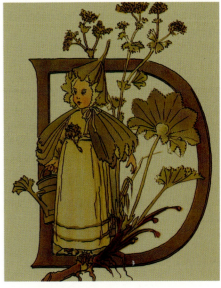

Bei prämenstrueller Stimmungslabilität wirkt Alchemilla wie ein Schutzmantel für die Psyche.

Therapiekonzepte
Frauenheilkunde

die Kombination mit anderen venusischen Heilmitteln lässt sich dahereine Wirkungsverstärkung erreichen. Am häufigsten kommen als Ergänzungsmittel homöopathische Kupferverbindungen (Kupfer = Venusmetall) zur Entkrampfung von Körper und Seele in Frage, aber auch kupferspeichernde Pflanzen wie Gänsefingerkraut, Ignatia oder Nux vomica ergänzen die ausgleichende Wirkung der Alchemilla.

> Alchemilla Urtinktur
> Corpus luteum dil. D8 aa 20,0
> Ambra dil. D4
> Antimonium crudum dil. D6
> Cuprum metallicum dil. D8
> Ignatia dil. D4
> Magnesium carbon. dil. D6
> Pulsatilla dil. D12 aa 10,0
> Von Spagyra mischen lassen
> D.S.: 3 x tägl. 10 bis 20 Tropfen

Insbesondere Ignatia erweist sich oft als ideales Begleitmittel bei prämenstruellen Stimmungstiefs, während das Gänsefingerkraut wie auch Nux vomica zusammen mit Alchemilla eher die Krampfneigung lindern. Der Frauenmantel reguliert die Gelbkörperschwäche und deren körperliche wie auch seelische Begleiterscheinungen zwar oft auch im Alleingang, aber bei der bereits erwähnten Verschlimmerung von Essstörungen vor der Regel lohnt es sich ebenfalls, sie zu ergänzen. Mit folgender Rezeptur ließ sich beispielsweise die Frequenz von prämenstruellen Heißhungeranfällen reduzieren und steigendes Wohlbefinden erreichen:

Neben dem Frauenmantel gibt es nur wenige gelbkörperregulierende Pflanzen. Madaus führte zum Beispiel Sonnenblumenblüten und die Brutknospen der Tigerlilie auf (Lilium tigrinum ist auch in Mastodynon enthalten). Aber auch das Stigmasterol von Soja zeigte in Versuchen eine gestagenartige Wirkung, und die Schafgarbe beeinflußt die Gelbkörperphase ebenfalls (Réquena). Doch die wichtigste Begleitung und Vertiefung zur Alchemilla ist und bleibt Pulsatilla.

Pulsatilla – Hilfe für Tränentiere

Die Küchenschelle (Pulsatilla) zählt zu den wichtigsten Frauenheilpflanzen der Homöopathie. Was die Gelbkörperregulation angeht, so führt Righetti einen interessanten Versuch aus den Siebziger Jahren auf: Ratten bekamen entweder Pulsatilla C30 oder C200 oder das Progesteronpräparat Lutocyclin. „Die statistisch signifikanten Veränderungen verschiedener Parameter der Eierstöcke, Gebärmutter und Schilddrüse unter Pulsatilla glichen jenen von Lutocyclin und ließen eine Progesteronwirkung vermuten." (Righetti)

Die Progesteronwirkung darf nicht nur vermutet werden, Homöopathen nutzen sie längst schon bei der Behandlung des PMS. Es sind keineswegs nur die Hochpotenzen hilfreich. In der einen oder anderen Form hilft Pulsatilla fast allen Frauen, die unter dem PMS leiden. Angaben über Bauchauftreibung und Völlegefühl vor den Tagen sowie eine Neigung zu eher spärlicher Blutung führen eher zu den Tiefpotenzen (D4–D6). Bei Ödemen im Gesicht oder in den Beinen, Brustschwellung und Stimmungsschwankungen vor der Regel sind dagegen oft mittlere Potenzen (D12) angezeigt, während man die höheren Potenzen den „echten" Pulsatilla-Frauen vorbehält, die häufig blond und blauäugig sind und unter heftigen Stimmungsschwankungen leiden, die an den Wetterwechsel an einem Apriltag erinnern. Frauen, für die Hochpotenzen in Frage kommen, sind zum Teil in der ganzen zweiten Zyklushälfte anlehnungsbedürftig, aufgeschwemmt, leiden vermehrt unter Heißhungeranfällen mit anschließendem schlechtem Gewissen und sind extrem leicht zu Tränen geneigt. Echte Pulsatilla-Patientinnen plündern daher oft die Tempodepots in der Praxis, weil schon die Frage „Wie geht's" – besonders im Prämenstruum – Sturzbäche von Tränen ins Fließen bringt. Pulsatilla ist eben unser „Tränchen im Knopfloch". Wir erkennen sie auch daran, daß sie in Frauen den Mutterinstinkt und in Männern den Beschützerinstinkt weckt. In solchen Fällen sind manchmal Potenzakkorde angezeigt, die auf seelischer wie auch hormoneller Ebene gleichermaßen angreifen. Am häufigsten kommen jedoch mittlere Potenzen zum Einsatz (D12), da diese einen ausgleichenden Effekt auf die zweite Zyklushälfte zeigen, zuverlässig die Seelenwogen glätten und schon so manches Mal Progesteronpräparate ersetzen konnten.

Während Alchemilla und Kupfer aggressive Frauen sanftmütiger und weiblicher machen, bringt die Kombination von Alchemilla und Pulsatilla einen hormonellen Reifungsprozeß in Gang, weshalb man damit auch Essstörungen sowie Launenhaftigkeit oder Schüchternheit in der Pubertät mitbehandeln kann.

Bei ausgeprägtem prämenstruellem Syndrom oder auch bei Kinderwunsch ist es sinnvoll, den weiblichen Rhythmen entsprechend in zwei Phasen vorzugehen:

1.) In der ersten Zyklushälfte, vom Ende der Blutung bis zum Eisprung, regt man die Östrogene an, z. B. mit Beifuß- oder Damianablättertee, mit Löwe Komplex Nr. 14 Ovaria (Infirmarius-Rovit) oder / und mit Ovaria comp. (Wala).

2.) In der zweiten Zyklushälfte, vom Eisprung bis zur folgenden Blutung, regt man die Gelbkörperbildung an, z. B. mit Alcea Alchemilla Urtinktur, Pulsatilla (D4–

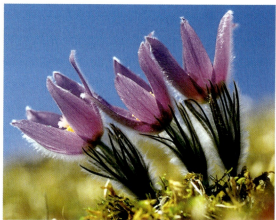

Küchenschellenblüte auf dem Beckerbichl bei Andechs: Pulsatilla glättet Stimmungsschwankungen vor der Regel und zeigt stets einen ausgleichenden Effekt auf die Gelbkörperphase.
Foto: Margret Madejsky

D30), Corpus luteum (D2 - D6) oder mit Mastodynon (Bionorica).

Eine solche biphasische Vorgehensweise ist vor allem nach langjähriger Einnahme der Antibabypille angebracht. Je nachdem wie lange die Beschwerden vorhanden waren, kann man schon nach ein bis zwei Zyklen mit Linderung rechnen, wobei es sich zur Stabilisierung des Therapieerfolges immer lohnt, ein bis zwei Zyklen über die Beschwerdefreiheit hinaus zu behandeln.

Therapiekonzepte
Frauenheilkunde

Mit den Östrogenen sinkt die Laune

Nicht nur Gestagenmangel, sondern auch Östrogenmangel kann zu psychischen Beschwerden führen. Wenn ab den Wechseljahren die Östrogenproduktion sinkt, dann sinkt die Lebenslust im allgemeinen gleich mit. Manche Frauen berichten, dass sie beinah von heute auf morgen keine sexuelle Lust mehr verspüren, unter Antriebslosigkeit leiden und in Depressionen rutschen. Aufgrund der Antibabypille wird die östrogenabhängige Depression leider auch bei jüngeren Frauen immer häufiger (siehe „Post-Pill-Syndrom").

Doch Östrogene oder östrogenartig wirkende Substanzen sind im Pflanzenreich weit verbreitet. Nur ist es nicht immer angebracht, gleich zu substituieren. Vor allem beim Klimakterium praecox relativ junger Frauen und nach Antibabypille lohnt es sich, die körpereigene Hormonproduktion so lange wie möglich anzuregen, statt dem Hormonsystem durch Substitution die Arbeit abzunehmen. Hierzu kommen viele keimdrüsenanregende Heilpflanzen in Frage, zum Beispiel: Angelika, Basilikum, Beifuß, Damiana, Liebstöckel, Raute oder Rosmarin.

Gerade beim Post-Pill-Syndrom, bei dem die gesamte hormonelle Achse ausgebremst ist, zählt Beifuß (Artemisia vulgaris) zu den Kardinalheilpflanzen. Réquena wies darauf hin, daß Beifuß gleichermaßen östrogenisierend wie auch gestagenregulierend wirkt. Von den Frauen werden Teekuren als tiefgehende Reinigung für Körper und Seele empfunden. Die Wirkung dieser alten Frauenheilpflanze läßt sich knapp beschreiben: Beifuß öffnet und bringt ins Fließen. Das Kraut der Mondgöttin Artemis regt nicht nur Kreislauf, Hypophyse und Keimdrüsen an, es öffnet auch alle körpereigenen Entgiftungswege, so dass Giftstoffe über Urin, Stuhl, Schweiß und Menstruationsblut ausgeschieden werden können. Im Laufe einer Teekur zeigt sich der universell entgiftende Effekt oft durch stinkende Ausscheidungen bei gleichzeitig steigendem Wohlbefinden. Besonders hilfreich sind Beifuß-Kuren, wenn die Menstruation zunehmend schwächer geworden oder gar für einige Monate ausgeblieben ist, was nicht selten mit einer depressiven Verstimmung einhergeht.

Eine Schizophrene erzählte mir einmal ihre Geschichte: Sie hatte wieder Stimmen gehört und vertraute sich mir an, weil sie sich nicht schon wieder schneiden wollte – ihre Arme waren bereits mit zahllosen Narben übersät. Als ich sie fragte, warum sie sich denn schneiden müsse, sagte sie, daß die

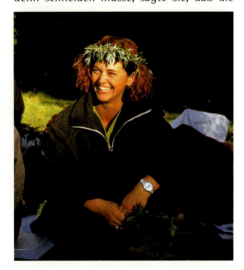

Mit Beifuß bekränzte Kräuterhexe: Das Gürtlerkraut ist eine altbayerische Entgiftungspflanze für Frauen. Beifußkuren regen Hypophyse sowie Keimdrüsen an und hellen die Stimmung auch auf hormonellem Weg auf. Foto: Margret Madejsky

Stimmen aufhören, sobald das Blut fließt. Also fragte ich, ob sie während der Regelblutung auch Stimmen hört. Sie antwortete, daß die Stimmen noch nicht da waren, als sie noch eine Regel hatte. Ihre Krankheit brach nämlich erst dann richtig aus, als ihre Menstruation allmählich versiegte. Wenn dies auch ein extremes Beispiel ist, so begegnet uns dieses Phänomen in ähnlicher und natürlich stark abgeschwächter Form doch relativ oft in der Praxis. Durch die Anregung von Eisprung und Menstruation könnten viele Depressionen und andere psychische Leiden gelindert oder auch geheilt werden. Neben den genannten hormomimetischen Pflanzen sei daher noch auf Ovaria comp. (Wala) als Ergänzung zu Beifuß hingewiesen. Egal ob PMS, Unfruchtbarkeit oder präklimakterische Zyklusschwankungen – Ovaria comp. regt die Keimdrüsen an, wirkt östrogenisierend und bringt dadurch meist auch die Seele wieder ins Lot. Im Beginn der Wechseljahre wirkt dieser mondhafte Komplex vitalisierend auf die Keimdrüsen, so daß eine Hormonsubstitution damit in vielen Fällen umgangen werden kann. Weil es in den Wechseljahren nicht selten auf allen Ebenen gleichzeitig zu kriseln beginnt, kann man zum Beispiel morgens Aurum/Apis regina comp. verordnen, um Sonnenkraft in die Seele zu bringen, und abends Ovaria comp., um die Hormone anzuregen. Wegen der Silberkomponente in Ovaria comp. sollte das Mittel bei Myomen oder Zysten nicht langfristig eingenommen werden. In solchen Fällen wechselt man lieber zu anderen Keimdrüsen anregenden Mitteln (z. B. Löwe Komplex Nr. 14 Ovaria).

Pflanzliche Östrogene – Quelle ewiger Jugend

Erst wenn sich die körpereigene Hormonproduktion nicht mehr ausreichend anregen läßt, ist eine Hormonsubstitution angesagt. Hierzu stehen uns zahlreiche Präparate mit pflanzlichen Hormonen oder hormonartig wirkenden Pflanzen zur Verfügung (siehe „Hormonell wirksame Pflanzen"). Am bekanntesten sind wohl Zubereitungen aus Silberkerze (Cimicifuga racemosa) und Rhapontik-Rhabarber (Rheum rhaponticum). Während Rheum rhaponticum (z.B. in Form von Phytoestrol) Erfahrungsberichten zufolge mehr den körperlichen Wechseljahresbeschwerden wie Schweißausbrüchen oder Hitzewallungen entgegenwirkt, scheint Cimicifuga tiefer auf seelische Prozesse einzuwirken. Die

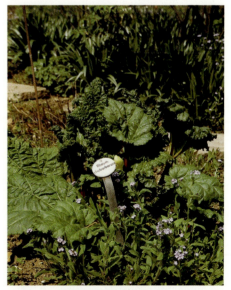

Rhapontik-Rhabarber im Botanischen Garten, München: Das enthaltene Diäthylstilöstrol Rhaponticin eignet sich zur sanften Hormonsubstitution im Klimakterium. Foto: M. Madejsky

Therapiekonzepte
Frauenheilkunde

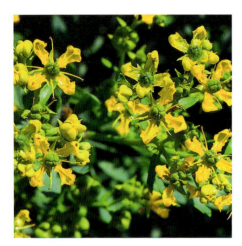

Blühende Weinraute: Die östrogenartige Wirkung wurde schon von Tabernaemontanus beschrieben: „Weinrauten gessen oder getruncken/ (...) /und vertreibet die unmäßige Unkeuschheit/ist eine heilsame un gesunde Artzney vor die Geistlichen/ und diejenigen/so Keuschheit zu halten gelobet haben/ sonderlich aber den Mannspersohne / (...) /den Weibern aber mehret es die Lust zur Unkeuschheit/ (...) /derowegen die geistlichen Weibspersohnen/Jungfrauen und Wittiben/den Gebrauch der Rauten fliehen und vermeiden sollen." Foto: Margret Madejsky

Signaturen der Silberkerze – ihre weißen, duftenden Blüten und die schlanke Gestalt – weisen auf Mond- und Merkurkräfte hin,

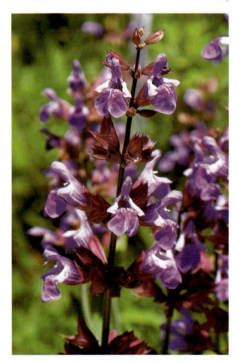

Salbeiblüten: Bei Wechseljahresbeschwerden wirkt Salbei östrogenähnlich, schweißhemmend und nervenstärkend. Foto: Margret Madejsky

weshalb die Pflanze besonders bei Stimmungslabilität in Frage kommt. Die Stimmungsschwankungen können bei Cimicifuga ebenso heftig sein wie bei Pulsatilla (Merkurpflanze), wobei sich Cimicifuga-Damen weitaus schwatzhafter zeigen. Ständig wechselnde Beschwerden, vor allem der Wechsel zwischen körperlichen Beschwerden wie Migräne oder Nackenschmerz und psychischen Symptomen wie Jammerstimmung oder Depressionen seit Ausbleiben der Menstruationsblutung können zu Cimicifuga leiten, die schon in allen Potenzen östrogenartige Wirkung zeigte. Cimicifuga (D4) bewährte sich aber nicht nur in den Wechseljahren, sondern auch bei der Wochenbettdepressionen, die ebenfalls auf einen Östrogenabfall zurückgeht.

Doch auch Hopfen, Raute oder Salbei übernehmen Teilfunktionen der Östrogene und hellen die Stimmung auf. Ein typischer Effekt von östrogenähnlich wirkenden Pflanzen ist, daß sie den Geschlechtstrieb der Männer dämpfen und den der Frauen steigern. So war beispielsweise die Raute im Mittelalter verpönt, weil sie bei Frauen „unkeusche Begier weckt". Ähnliches weiß man aus Hopfenanbaugebieten: Während die männlichen Hopfenpflücker abends der Schlafsucht anheimfielen, strömten die Hopfenpflückerinnen in die Nachbarorte aus, um sich zu amüsieren. Aber nicht nur das Triebleben erfährt durch östrogenartige Pflanzen wie Hopfen oder Raute neuen Aufschwung, das ganze Lebensgefühl wird besser, vergleichbar mit dem hormonellen Stimmungshoch rund um den Eisprung.

Nur wenige Pflanzen bilden aber Hormone, die mit den körpereigenen Östrogenen identisch sind. Der Granatapfel (Punica granatum), Baum der Aphrodite und Symbol der ewigen Jugend, gehört zu den altbekannten Östrogenbildnern. Vor allem in arabischen Ländern verzehrt man Granatapfelkerne seit Urzeiten, „um jung zu bleiben". Die Signatur ist eindeutig: Schneidet man einen Granatapfel in der Mitte durch, dann gleicht die samenreiche Frucht dem Eierstock mit seinen zahlreichen Keimzellen. In den Granatapfelsamen fand man schon vor Jahrzehnten Östron, ein schwach wirksames Östrogen, das mit den in den Keimdrüsen gebildeten weiblichen Hormonen identisch ist und sich zur Hor-

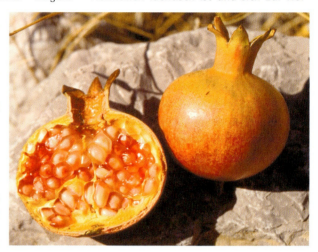

Der samenreiche Granatapfel, Symbol der Fruchtbarkeit und der ewigen Jugend, erinnert an einen Eierstock mit Keimzellen. Der Apfel der Aphrodite ist eine reichhaltige Quelle pflanzlicher Östrogene – in den Samen fand man reines Östron.
 Foto: Margret Madejsky

monsubstitution eignen würde – bislang werden diese Phytoöstrogene jedoch kaum naturheilkundlich genutzt. Dafür liegen inzwischen zahlreiche Berichte von experimentierfreudigen Frauen vor, die aus den frisch zerquetschten Samen einen alkoholischen Auszug angefertigt und diesen dann eingenommen haben. Ergebnis: In der Regel genügen ein- bis zweimal täglich 20 Tropfen der Samentinktur (nicht im Handel!), um Stimmungstiefs zu glätten, und nebenbei bessern sich körperliche Beschwerden wie Hitzewallungen, sexuelle Unlust oder Scheidentrockenheit.

Wenn die Schilddrüse entgleist

Besonders bei therapieresistentem PMS sowie bei heftigen Wechseljahresbeschwerden lohnt es sich, die Schilddrüse mitzubeachten. Eine latente Schilddrüsenfehlfunktion geht ab dem Wechsel gerne in manifeste Formen über und Autoimmunerkrankungen wie Basedow oder Hashimoto-Thyreoiditis nehmen zu. Während die Hormonwerte häufig noch in der Norm sind, weist neben dem positiven Antikörpertest die Symptomatik auf die Schilddrüse: Betroffe-

Einige bewährte Firmenmittel für psycho-hormonelle Störungen

* **Agnolyt** (Madaus; Agni casti fruct.): Bei Regeltempoanomalien, Mastodynie und PMS indiziert. Wirkt v. a. gelbkörperregulierend und prolaktinsenkend.
* **Alchemilla comp.** (Alcea; Alchemilla Urtinktur, Lycopus europ. Urtinktur, Ribes nigr. Urtinktur, Salvia Urtinktur, Allium cepa D6): Zur Stärkung des Yin-Pols, v. a. bei Wechseljahrsbeschwerden mit Neigung zu leichter Hyperthyreose.
* **Cimicifuga comp.** (Weleda; Onopord., Prim. off., Hyoscyamus D2, Bryophyllum D1, Cim. D5, Leonurus card. D2): Indiziert bei klimakter. Hitzewallungen, Stimmungsschwankungen sowie bei Neigung zu Herzsensationen und Hysterie.
* **Conium-Salbe N** (DHU; Conium D3): Reguliert die Aktivität endokriner Drüsen; daher auch bei Mastodynie/Mastopathie indiziert. Bewährt bei Neigung zu nächtlichen Erregungszuständen und thyreogenen Schlafstörungen.
* **Hewethyreon** (Hevert; Hedera helix D8, Jodum D15, Leonurus card. Urtinktur, Lycopus virginicus Urtinktur, Spongia D3, Thyreoidinum D12): Bewährtes Schilddrüsenregulans bei Neigung zu Überfunktion.
* **Ignatia comp.** (Wala; Ignatia D3, Bryophyllum D2, Lachesis D11): Im Klimakterium bes. bei hysterischen Zuständen und Stimmungslabilität indiziert.
* **Löwe Komplex Nr. 14 Ovaria** (Infirmarius-Rovit; Ovaria D8, Agnus castus D4, Alchemilla D4, Aloe D4, Chelidonium D4, Mitchella D4, Pulsatilla D4): Zur Anregung von Hypophyse und Eierstöcken bei Post-Pill-Syndrom und im Wechsel.
* **Mastodynon N** (Bionorica; Agn. D1, Caulophyll. D4, Cycl. D4, Ign. D6, Iris D2, Lil. tigr. D3): Bewährt bei Sterilität und Zyklusstörungen infolge von Gelbkörperinsuffizienz sowie bei prämenstruellem Syndrom mit Mastodynie, Stimmungslabilität, Menstruationskopfschmerz oder Ödemneigung.
* **Melissa/Phosphorus comp.** (Weleda; Agnus castus D2/3, Corpus luteum D4, Majorana D3, Melissa D3, Mucilago lev. D2/3, Phosphorus D6, Pulsatilla D6): Bewährt zur Gelbkörperregulation nach Pille, bei Kinderwunsch oder bei PMS mit Neigung zu Ödemen, Blähbauch und Stimmungsschwankungen.
* **Oestrolut** (Rheum Urtinktur, Cimicifuga D1, Lilium tirgrin. D1, Agnus castus Urtinktur, Melissa D1): Mildes Hormonregulans mit östrogen- und gestagenartigen Pflanzen; geeignet zur Dauermedikation leichter Wechseljahrsbeschwerden.
* **Oestro/Gesta.-Comb.** (Staufen-Pharma; der Antibabypille nachgebaute Östrogen-Gestagen-Kombination pflanzlichen Ursprungs): Bei Folgeschäden von Antibabypille (D12–D30) und als Begleitmittel im Klimakterium (D6–D12).
* **Ovaria comp.** (Wala; Apis regina D4/5, Argentum met. D5, Ovaria D4/7): Bewährt zur Anregung der Keimdrüsen in der Pubertät, bei Magersucht, bei Sterilität (ovarielle Insuffizienz), bei Zyklusschwankungen nach Antibabypille oder in den Wechseljahren. Die abendliche Einnahme dieser mondhaften Arznei fördert den Eisprung sowie die weiblichen Rhythmen und regt die körpereigene Hormonproduktion an. Ovaria comp. wirkt östrogenisierend und ist daher kontraindiziert bei Endometriose, Myom oder Ovarialzysten.
* **Phyto L** (Steierl; Chelidonium D5, Silybum marianum D5, Vitex agnus-castus D5): Bewährt bei Hypophysenschwäche (z. B. nach Antibabypille) sowie bei Neigung zu kurzen Zyklen (z. B. 24-Tage-Zyklen), mild gelbkörperregulierend.
* **Remifemin** (Schaper & Brümmer; Cimicifuga): Bewährtes Phyto-Hormonpräparat für die Wechseljahre, vor allem bei Neigung zu Hitzewallungen. Die Wirkung tritt erfahrungsgemäß nach zwei bis sechs Wochen ein.
* **Remifemin plus** (Schaper & Brümmer; Hypericum, Cimicifuga): Bei klimaktischen Beschwerden, z. B. Hitzewallungen und depressive Verstimmung.
* **Spongia/Aurum/Pulsatilla comp.** (Wala; Spongia D9, Testa ovi D9, Sacch. cand. D9, Aurum met. D9, Sepia D6, Pulsatilla D4): Bei klimakterischen Beschwerden mit Neigung zu Hysterie und Stimmungsschwankungen; gutes Begleitmittel bei Schilddrüsenfehlfunktion infolge von Autoimmunerkrankungen.

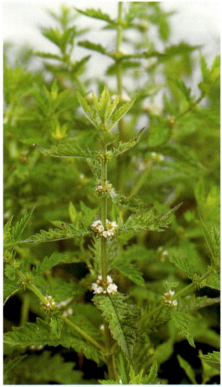

Blühender Wolfstrapp an einem Flußufer: Das Kraut enthält Lithospermsäure mit prolaktinsenkender und antithyreotroper Wirkung.

Foto: Olaf Rippe

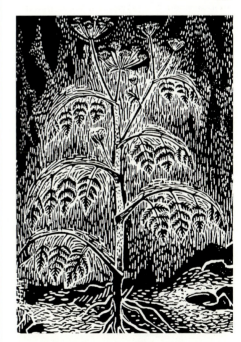

Conium-Zeichnung von Walther Roggenkamp; aus Heilpflanzenkunde Bd. I von Wilhelm Pelikan: Je nach Art der Anwendung dämpft oder reguliert Schierling die Aktivität endokriner Drüsen und eignet sich daher zur Begleitbehandlung der Mastopathie oder Hyperthyreose.

Therapiekonzepte
Frauenheilkunde

ne klagen etwa über spontane Erregungszustände, massive Schlafstörungen, nächtliche Wallungen und Schweissausbrüche. Sie sind in der Regel hitzeempfindlich und leiden vielleicht unter Beengungsgefühlen, meiden zum Beispiel enge Räume, enge Rollkragenpullis, Aufzüge, usw. Man erkennt die Schilddrüsenpatientin allerdings oft auch an den hektischen Flecken am Hals. In solchen Fällen zeigt die Schilddrüsenregulation gewöhnlich bessere Wirkung als die Östrogensubstitution. Nicht selten reagieren Frauen mit Schilddrüsenfehlfunktion sogar mit verstärkter Reizbarkeit auf Östrogengaben.

Auch starke Düfte, besonders von Hopfen, Baldrian und Knoblauch, oder auch östrogenisierende Aromaessenzen (z.B. Muskatellersalbei) werden bei Hyperthyreose eher als unangenehm empfunden.

Nun wäre es aber falsch, die Schilddrüse einfach nur zu dämpfen. Das unliebsame Rebound-Phänomen, d.h. die Verstärkung der Symptomatik nach Absetzen des Mittels, ist von antithyreotropen Heilpflanzen wie dem Wolfstrapp (Lycopus europaeus u. virginicus) lange schon bekannt und ein Argument, es wiederum zuerst auf anderem Weg zu versuchen. Mit Wolfstrapp lässt sich die akute Überfunktion günstig beeinflussen, zum Beispiel wenn die Pa-

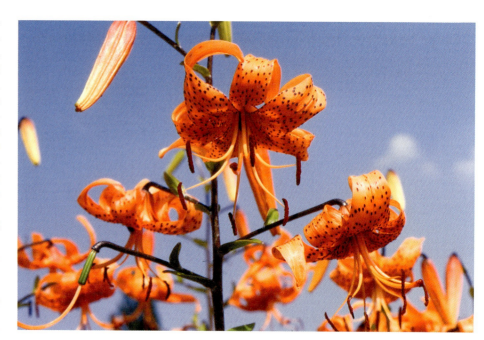

Tigerlilie. Foto: Olaf Rippe

tientin derart hormonell entgleist und verwirrt ist, daß sie den therapeutischen Anweisungen nicht mehr folgen könnte. Davon abgesehen lohnt es sich, sanfte Wolfstrapp-Präparate zu bevorzugen; z. B. Alchemilla comp. von Alcea, das den Yin-Pol stärken soll und bei leichter Überfunktion spürbar gelassener macht.

Gute Heilerfolge lassen sich auch mit dem Schierling (Conium maculatum) erzielen, der sich als Phytotherapeutikum bei externer Anwendung als ideale Begleitung einer Konstitutionstherapie erweist. Vor allem übernervöse Schilddrüsen-Patientinnen, für die Apis mellifica oder Lachesis als Konstitutionsmittel in Frage kommt, lassen sich mit Conium-Salbe N (DHU) besänftigen; z. B. mit Conium-Salbe N (DHU) oder bei entzündlichen Prozessen mit Lymphdiaral Drainagesalbe (Pascoe). Die abendliche Einreibung der Schilddrüse reguliert die Schilddrüse sanft und kann zuweilen sogar Thyreostatika erübrigen. Frauen, die solche Einreibungen durchführen, berichten, dass sie besser schlafen, ruhiger und konzentrierter geworden seien.

Hierzu noch ein kleiner Fall: Eine Frau (28 J.) litt einige Monate unter nervösen Schüben mit Herzklopfen, innerem Zittern und Unkonzentriertheit, was sie auf Stress in der Arbeit zurückführte. Als sie einmal eine „Erkältung" bekam und das Fieber nicht mehr sinken wollte, ging sie ins Krankenhaus und ließ sich durchchecken. Die Ärzte stellten fest, daß sie eine Thyreotoxikose hatte und wollten wegen Verdacht auf Schilddrüsenkrebs sogleich operieren. Sie verließ das Krankenhaus und fand den Weg in die Naturheilpraxis. Parallel zu den vom Hausarzt verordneten Thyreostatika begann sie eine Behandlung mit Apis D30, mit einem Wolfstrapp-Präparat (Mutellon von Klein) und mit Conium-Salbe (DHU). Der Arzt kontrollierte ständig die Hormonwerte und paßte die Thyreostatika gut an. Schon nach wenigen Wochen konnten die Thyreostatika ausgeschlichen werden und Mutellon durch eine individuelle Mischung ersetzt werden, wobei die abendliche Einreibung der Schilddrüse fast ein Jahr lang fortgesetzt wurde. Die Patientin ist inzwischen seit mehreren Jahren beschwerdefrei und nimmt auch keine Schilddrüsen-Medikamente mehr ein. Sie macht einen gesunden und ausgeglichenen Eindruck.

Sicher wäre es interessant, bei speziellen psychiatrischen Fällen ebenfalls eine Schilddrüsenregulation durchzuführen. Man sieht nämlich psychotische Schübe des öfteren in Verbindung mit hormonellen Störungen wie Schilddrüsenfehlfunktion auftreten, wobei die behandelnden Psychiater sich leider nur selten zu einer eingehenden Hormondiagnostik bewegen lassen. Vielleicht würde man Schilddrüsenantikörper finden, welche die psychischen Entgleisung erklären könnten.

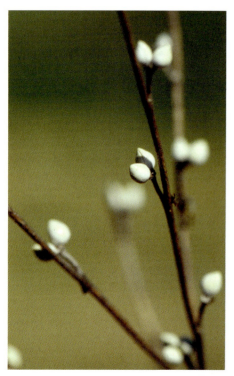

Steinsame. Foto: Margret Madejsky

Übersicht: Einige hormonell wirksame Pflanzen

- **Angelika** (Angelica archangelica u. A. sinensis): Erwärmt den ganzen unteren Menschen; regt Verdauung, Eisprung und Östrogenproduktion an und sollte daher mittzyklisch als Fruchtbarkeitstee getrunken werden. Der Beiname "Angstwurz" deutet an, dass die Engelwurz bei psychischen Leiden bis hin zu psychotischen Schüben versucht werden sollte. Wegen der lichtsensibilisierenden Wirkung nicht zur Dauereinnahme geeignet!

- **Basilikum** (Ocimum basilicum): Mild östrogenartig, regt Eisprung und Libido an. Wurde schon von Paracelsus zur Fruchtbarkeitssteigerung junger Frauen empfohlen. Sollte in Speisen verarbeitet oder als Urtinktur gebraucht werden.

- **Beifuß** (Artemisia vulgaris): Regt Östrogen- und Gestagenproduktion an; z. B. nach Antibabypille indiziert. Teekuren fördern Eisprung, Menstruation und Entgiftung (siehe Text).

- **Damiana** (Turnera aphrodisiaca): Allgemeines und sexuelles Tonikum der Maya; Tee oder Extrakte regen Eisprung und Libido an.

- **Färberginster** (Genista tinctoria): Genistein wirkt schwach östrogenartig; wirkt sich in Mischungen positiv auf klimakt. Herzrhythmusstörungen aus.

- **Frauenmantel** (Alchemilla vulgaris): Wirkt mild gestagenartig (siehe Text).

- **Ginseng** (Panax ginseng): Allg. und sexuelles Tonikum mit schwach östrogenartiger Wirkung; eher für Männer.

- **Granatapfel** (Punica granatum): Enthält im Samen Östron (siehe Text).

- **Hopfen** (Humulus lupulus): Zubereitungen aus frischen Hopfenzapfen wirken östrogenähnlich; dämpfen den Geschlechtstrieb von Männern und steigern die Libido bei Frauen.

- **Leguminosen** (Pueraria mirifica): Thailändisches Sexualtonikum; enthält Miröstrol.

- **Melisse** (Melissa officinalis): Wirkt mild östrogenartig und antithyreotrop.

- **Mönchspfeffer** (Vitex agnus castus): Aufgrund der dopaminergen und prolaktinsenkenden Wirkung tritt ein relativer Gestageneffekt ein (siehe Text).

- **Raute** (Ruta graveolens): Die östrogenartige Wirkung dämpft ähnlich wie Hopfen den Geschlechtstrieb der Männer und steigert den der Frauen. Indiziert bei A-/Dysmenorrhoe sowie bei frühzeitigem Klimakterium.

- **Rosmarin** (Rosmarinus officinalis): Regt die Keimdrüsentätigkeit an, wirkt mild aphrodisierend, fördert in der ersten Zyklushälfte den Eisprung (= östrogenisierend) und in der zweiten Zyklushälfte die Menstruation.

- **Salbei** (Salvia officinalis): Wirkt mild östrogenartig und schweißhemmend; daher bei Wechseljahrsbeschwerden mit Hyperhidrosis indiziert, z. B. als Tee, Urtinktur oder Badezusatz.

- **Schierling** (Conium maculatum): Hemmt die Aktivität endokriner Drüsen (siehe Text).

- **Silberkerze** (Cimicifuga racemosa): Meistgebrauchte Heilpflanze mit östrogenartiger Wirkung (siehe Text).

- **Schafgarbe** (Achillea millefolium): Wirkt laut Réquena gestagenartig.

- **Sonnenblume** (Helianthus annuus): In den Blüten fand man östrogenartige wie auch gestagenartig wirkende Substanzen (Madaus).

- **Steinsame** (Lithospermum officinale): Indianisches Verhütungsmittel; enthält antigonadotrope und prolaktinsenkende Lithospermsäure.

- **Tigerlilie** (Lilium tigrinum): Die frischen Brutknospen zeigten antiöstrogene Wirkung (Madaus); die relative Gestagenwirkung wird in Form von Mastodynon z.B. bei PMS genutzt.

- **Wolfstrapp** (Lycopus europaeus u. L. virginicus): Enthält Lithospermsäure mit antithyreotroper und prolaktinsenkender Wirkung (z.B. in Form von Mutellon von Klein).

- **Yamswurz** (Dioscorea macrostachya): Enthält das Steroidsaponin Diosgenin, das früher für die Pille isoliert wurde. Dioscorea zählt zu den ayurvedischen Heilmitteln bei Sexual- und Hormonproblemen. Bei durch Gelbkörpermangel bedingten Leiden (z.B. Dysmenorrhoe) wird Natural Progesteron Salbe empfohlen (halbsynthetisch; verschreibungspflichtig).

Literaturtips & Quellen

AIGREMONT: Volkserotik und Pflanzenwelt; Express Edition, Berlin 1987
BAUMANN, H.: Die griechische Pflanzenwelt; Hirmer Verlag, München 1993
BECKMANN, D. u. B.: Alraun, Beifuß und andere Hexenkräuter; Campus Verlag, Frankfurt 1990
BROOKE, E.: Kräuter für Frauen; Fischer Verlag, Münsingen 1994
GRAF, F.: Ganzheitliches Wohlbefinden – Homöopathie für Frauen; Herder Verlag, Freiburg 1994
HÖFLER, M.: Volksmedizinische Botanik der Germanen; Verlag für Wissenschaft und Bildung, Berlin 1990
HUIBERS, J.: Frau sein... Frau bleiben; Aurum Verlag, Freiburg 1983
MADAUS, G.: Lehrbuch der biologischen Heilmittel; Mediamed Verlag, Ravensburg 1987
MADEJSKY, M.: Post-Pill-Syndrom, Naturheilpraxis 6/1995
MADEJSKY, M.: Hexenpflanzen, Naturheilpraxis 10/1997
MADEJSKY, M.: Alchemilla, Naturheilpraxis 10/98
MADEJSKY, M./RIPPE, O.: Heilmittel der Sonne, Verlag Peter Erd, München 1997
MÜLLER-EBELING/RÄTSCH/STORL: Hexenmedizin; AT Verlag, CH-Aarau 1998
NISSIM, R.: Naturheilkunde in der Gynäkologie; Orlanda Frauenverlag, Berlin 1984
PELIKAN, W.: Heilpflanzenkunde; Philosophisch-Anthroposophischer Verlag Goetheanum, CH-Dornach 1958
RÄTSCH, CH.: Heilkräuter der Antike, Diederichs Verlag, München 1995
RIGHETTI, M.: Forschung in der Homöopathie; Burgdorf Verlag, Göttingen 1988
SCHLÜREN, E.: Homöopathie in der Frauenheilkunde; Haug Verlag, Heidelberg 1992
STRAUSS/PETRI: Praktische Gynäkologie, Walter de Gruyter, Berlin 1991
WAGNER, H.: Pharmazeutische Biologie; Fischer Verlag, Stuttgart 1993
WEISS, R. F.: Lehrbuch der Phytotherapie; Hippokrates Verlag, Stuttgart 1991
WICHTL, M.: Teedrogen; Wissenschaftl. Verlagsges., Stuttgart 1989
WORWOOD, V. A.: Liebesdüfte; Goldmann Verlag, München 1990
ZIMMERMANN, W.: Praktische Phytotherapie; Sonntag Verlag, Stuttgart 1994

Therapiekonzepte
Frauenheilkunde

Alchymilla – die Allhelferin unter den Frauenkräutern

von Margret Madejsky

„... drum heb' die Schätze, der Du kannst, eh man sie ganz vergißt!" (Hans Fink)

Zu den vergessenen Heilpflanzen zählt der Frauenmantel nicht wirklich. Allerorts loben Volksheilkundige „Unser aller Frauen Heil" in höchsten Tönen und empfehlen das Kraut als „Universalspezifikum" bei Frauenleiden. Phytopharmakologen kommentieren dies mit den ernüchternden Worten: „Gynäkologische Indikationen gehen auf volksmedizinische, wissenschaftlich nicht gesicherte Vorstellungen zurück"(Wichtl) – denn man billigt der Droge gerade mal eine adstringierende Wirkung zu. Die immer größer werdende Kluft zwischen der Volksmedizin und einer nach wissenschaftlicher Anerkennung strebenden Phytotherapie wird also am Frauenmantel besonders deutlich. Während die einen die alte Heilpflanze dem Vergessen preisgeben, bevor diese überhaupt richtig untersucht worden ist, gehen die anderen oftmals allzu unkritisch mit ihr um. Daher will dieser Beitrag den Frauenmantel in das Licht einer ganzheitlichen Heilpflanzenkunde rücken und Anregungen geben, wie sich dieses alte Mutterkraut wieder in eine zeitgemäße, abendländische Frauenheilkunde integrieren läßt.

Die geheimnisvolle Schwester der Rose

Im Frauenmantel fließt blaues Pflanzenblut, denn er entstammt dem edlen Geschlecht der Rosengewächse. Sappho besang die Rose einst als die „Königin der Blumen" – in ihr vereinen sich Farbenpracht, ästhetische Formen und „der vollkommenste aller Düfte" (Pelikan). Lieblicher Duft entströmt aber auch der blühenden Kirsche, der Circe in Baumgestalt, und mit betörendem Aroma tränkt die Wiesenkönigin die Luft an lauen Sommerabenden.

Rosengewächse entführen uns in das Reich der Sinnenfreuden. Sie verwöhnen nämlich auch unseren Gaumen mit köstlichsten Früchten wie Äpfeln, Aprikosen, Erdbeeren, Himbeeren oder Pfirsichen, denn das Prinzip der Fruchtbarkeit wirkt in ihnen. Nicht zuletzt gehören zahlreiche Heilpflanzen den Rosazeen an: Gänsefingerkraut, Nelkenwurz, Odermennig, Schlehe, Tormentill, Weißdorn, Wiesenknopf und viele mehr.

Wir haben es jedenfalls mit einer besonders freundlichen Familie zu tun, die kaum zur Giftbildung neigt.[1] Im Gegensatz zu den Nachtschattengewächsen, in denen ein betäubender Pflanzengeist wohnt, oder den Doldenblütlern, die das Sonnenfeuer in Form von Furanocumarinen in sich tragen, strahlen Rosengewächse eine wohltuende Harmonie aus.

Alchimistin unter den Rosengewächsen

Der Frauenmantel lockt weder mit betörendem Blütenduft, noch mit süßen Früchten. An seinen Naturstandorten zeigt er sich ganz bescheiden, verbirgt sich im dichten Grün fetter Wiesen, oft an halbschattigen Wald- oder Wegrändern. Für die meisten bleibt er daher nur ein grünes Kräutlein mit unscheinbaren Blüten.

Wenn aber Sonnenstrahlen auf das „Taublatt" treffen, schimmern die Wasser-

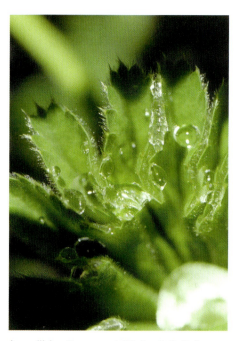

Jugendliches Frauenmantelblatt mit Guttation
Foto: Margret Madejsky

tröpfchen am Blattrand wie eine Perlenkette und offenbaren seine einzigartige Schönheit. Dieses bezaubernde Lichtspiel zog wohl zuerst die Neugier auf „Sinau", die Pflanze, die immer Tau trägt.

Als die Natur noch das einzige Buch war, in dem Kräuterkundige lesen konnten, mußte aufgefallen sein, daß es sich nicht um denselben Tau handelt, der in den frühen Morgenstunden die Wiesen benetzt. Der Frauenmantel scheidet das Wasser nämlich durch feine Poren am Blattrand aus (siehe „Einige Signaturen der Alchemilla").

Schon die Druiden begehrten dieses Pflanzenwasser, denn es diente ihnen zur rituellen Reinigung bei kultischen Handlungen. Im Mittelalter sammelten auch die Alchimisten die Wassertröpfchen vom „Synnaw" – waren diese doch von der Pflanze gefiltertes und verfeinertes Wasser, also eine Art natürliches Destillat. Sie verwendeten den „Sonnenthau"[2] zur Bereitung des „Steins

Therapiekonzepte
Frauenheilkunde

> **Namen:** Alchemilla xanthochlora = A. vulgaris = gemeiner Frauenmantel; Alchemilla alpina = Alpenfrauenmantel, Silbermantel
>
> **Namen, die sich auf die Heilkraft bei Frauenleiden beziehen:** Aller Frauen Heil, Frauenhilf, Frauentrost, Jungfernwurz, Marienblümli, Marienmantel, Milchkraut, Mutterkraut, Unser Frowen Mantel
>
> **Namen, die sich von der Blattform ableiten:** Bettlersmantel, Frauenhäuble, Frauenmänteli, Gänselatschen, Jungfernmantel, Löwenfuß, -tapen oder -tatzen, Mäntlichrut, Marienmantel, Muttergottesmäntli, Planta leonis, Trauermantel, Unser Frowen Mantel, Unser Lieb Frauen Mantel, Weiberkittel
>
> **Namen, die sich auf das Guttationsphänomen beziehen:** Alchemistenkraut, Alchimilla, Alchymilla, Himmelstau, Perlkraut, Regendachl, Sin(n)au (sin = immer, au = Wasser), Sindau, Sindouwe, Sinäugl, Sonnenthau, Synauwe, Synnaw, Taubecher, Taublatt, Taumänteli, Taurosenkraut, Tauschüsselchen, Tränenschön
>
> **Sonstige Namen:** „Gewittergras", weil Frauenmantelkränze an Fenstern, Türen oder auf dem Dachfirst angebracht, vor Blitzschlag schützen sollten. „Nimm-ma-nix" deutet auf die Verwendung als hexenwidriges Verschreikraut gegen den Milchzauber hin. „O(h)mkraut" bezieht sich auf die zusammenziehende und entzündungswidrige Heilkraft; denn das Wort O(h)m bezeichnete einst eine entzündete Hautstelle, bzw. eine Geschwulst (Marzell).

Die germanische – besonders wirksame und schmackhafte (!) – Zubereitungsart war das Sieden der Kräuter in Met.[3] Alte Segenssprüche wie der folgende wurzeln vielleicht auch in dieser Zeit: „Wem ein Kind zerbrochen (Abortus), der nehme Sinau und halte es warm zu den Gemächten." (Madaus)

Neben dem Frauenmantel zählten aber auch Eisenkraut, Hanf, Holunder, Labkraut, Lilie, Linde, Quendel, Rose, Schafgarbe oder Schlafmohn zu den Attributen der alten Göttinnen. Im Zuge der Christianisierung wurden Friggas Symbolpflanzen der Jungfrau Maria unterstellt. Berauschende Pflanzen wie der Hanf paßten natürlich nicht so gut zur keuschen Muttergottes. Dafür gab der heilkräftige und symbolträchtige Frauenmantel eine ideale Marienblume ab, denn er „pflanzt sich, ganz im Sinne der unbefleckten Empfängnis, nur eingeschlechtlich fort" (Arens). Und weil die Alchemilla das Wasser aus dem Boden aufnimmt, es reinigt und schließlich wieder an den Himmel abgibt, wollten die Christen im „Himmelstau" sogar den Läuterungsprozeß der Seele erblicken.

Sammeln im Frauendreißiger

Mit der zunehmenden Christianisierung entbrannte auch der Streit, wann der Frauenmantel denn nun gesammelt werden soll. „Die Zeit seiner Destillierung ist Wurzel und Kraut mit aller Substanz gehackt / und im Ende des Meyen / oder zwischen den zweyen unser lieben Frauen Tagen gebrant" – empfahl einst Lonicerus.

Wie so viele Pflanzen, die zuvor im Fruchtbarkeitskult der Frigga eine Rolle spielten, hielt man nun auch den „Marienmantel" erst dann für besonders heil- und schutzkräftig, wenn er zu Maria Himmelfahrt kirchlich geweiht worden war. Die alten Fruchtbarkeitsfeste fanden aber ursprünglich um den Augustvollmond herum statt, und die Kräuterbuschen waren eigentlich heidnische Lebensruten, deren Berührung die fruchtbarkeitsspendende und heilende Kraft der Vegetation auf die Menschen übertragen sollte.

Bis heute sammeln einige traditionstreue Klosterapotheken die Himmelfahrtskräuter im Frauendreißiger[4], der mit dem 15. August beginnt und mit Maria Geburt am 8. September endet. Für die neuen Christen war dies nach wie vor eine naturmagische Zeit, in der noch allerlei heidnischer Heil- und Fruchtbarkeitszauber betrieben wurde.

Kraftfutter für Muttertiere

Bauern schätzen den Frauenmantel von jeher als heilkräftiges und nahrhaftes Futterkraut, besonders für Milchvieh und Pferde. Er läßt die Tiere nicht nur schneller trächtig werden, sondern verbessert auch die Heuqualität und heilt den Durchlauf. Volksheilkundige loben das Kraut vor allem als Kraftfutter für Muttertiere: „Weibliche Haustiere kommen nach dem Werfen schneller wieder zu Kräften und können ihre Jungen besser mit Milch versorgen, wenn sie Frauenmanteltee eingeflößt bekommen." (Weidinger)

Was für das Vieh gilt, mußte auch für die Menschen gelten! Daher liest man in alten Kräuterbüchern zum Beispiel: „Frauenmantel, zwischen den zwei Frauentagen gesammelt und geweiht, hilft den Frauen, die unbärhaftig (unfruchtbar) sind." Über die fruchterhaltende Kraft wußte Kräuterpfarrer Künzle ebenfalls Wunderbares zu berichten: „Das Frauenmänteli stärkt die Muskeln der Frau in geradezu auffallender Weise. Einer Frau im Glarnerland, wel-

der Weisen", jener geheimnisumwobenen Substanz, die alle unedlen Metalle in Gold und jede Krankheit in Gesundheit verwandeln soll.

Von Friggas Blume zum Marienmantel

Daß Alchemilla vor allem die Krankheiten der Frauen in Gesundheit wandeln kann, sieht man ihr an: Das schüsselartige Blatt, in dessen Mitte eine Wasserperle ruht, erinnert an den weiblichen Schoß, der die Leibesfrucht trägt. Wegen seiner Kraft gegen Frauenleiden weihten die vorchristlichen Hebammen und Kräuterweiber „Unser Frowen Mantel" der Liebes- und Fruchtbarkeitsgöttin Frigga. Die Germanen verehrten sie einst als Spenderin des Ehesegens und brachten ihr Milch- und Räucheropfer dar, damit sie über die Gebärenden wachte. Mit dem Frauenmantel hatte die Göttin den Frauen ein Kraut geschenkt, das die Macht besaß, Blutungen zu stillen oder Geburtswunden zu schließen.

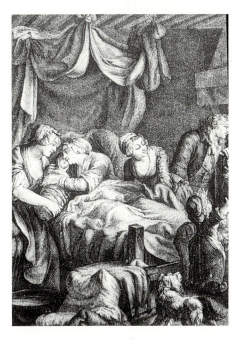

Szene im Kindbett (Stich): In der Volksmedizin gilt der Frauenmantel als bewährtes Teekraut für die Wöchnerin

Therapiekonzepte
Frauenheilkunde

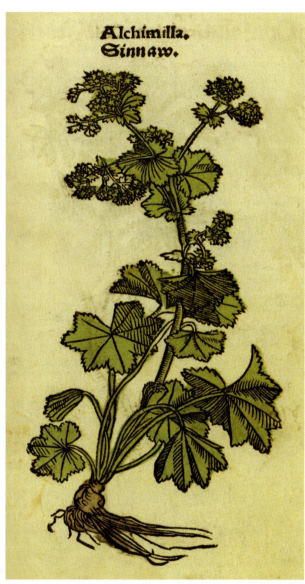

Alte Frauenmantel-Darstellung aus dem „Kreüterbuch" Christoph Egenolph (1552)

Signaturkundige erkannten wohl an den zähen Blattnerven und an der zusammenziehenden Eigenschaft, daß die „Jungfernwurz" das Bindegewebe strafft. Im 17. Jahrhundert kursierten daher für unser heutiges Verständnis abenteuerlich klingende Rezepte wie die folgenden:

„Vor die langen hangenden Dütten: Nimm Sinnaukraut / und seude es im Regenwasser zum halben Theil ein / seihe es dann durch / und netze ein zweyfach oder vierfach leinen Tuch darinn / und lege es über die Brüst." (Tabernaemontanus)

Oder: „So einem Weibe der Hals der Mutter zu schlipfferig / erlöchert und zu weit offen stünde / also daß sie nicht empfangen könne / und der Saamen wieder von ihr liefe / der soll Sinnaukraut zu Pulver stossen / und zwanzig Tag lang alle Morgen 1 Löfflein voll desselbigen mit Wein / oder aber mit einer Brühen warm trincken / das wird sie wieder zu recht bringen." (Tabernaemontanus)

Gewiß gäbe es noch viel Wundersames über dieses Kräutlein zu berichten, das im Volksmund nicht umsonst „Aller Frauen Heil" heißt. Doch zum Trost der Männer sei noch gesagt, daß der „Marienmantel" doch nicht ganz so unschuldig ist wie sein Ruf: Im Alpenraum verzehren die Alten das Kraut nämlich, weil es keineswegs nur die weiblichen Organe stärkt, sondern auch aufgrund der enthaltenen Phytosterine die Potenz erhält.

Anwendungsbeschränkungen

Unter unerwünschten Wirkungen führt Hager auf: „Seltene Fälle von Leberschäden durch die im Frauenmantelkraut enthaltenen Tanningerbstoffe." Dies scheint den meisten Autoren übertrieben.

Ebenso übertrieben ist es, Schwangeren von diesem Frauenkraut gänzlich abzuraten: „Vermeiden Sie dieses Kraut während der Schwangerschaft, da es den Uterus stimuliert", schreibt Ody. Doch gerade in der Schwangerschaft leistet dieses Mutterkraut doch so gute Dienste!

In der Praxis ergeben sich die Anwendungsbeschränkungen eher aus den Indikationen. So wird man eine Pflanze, die bei Durchfall Linderung bringt, selbst wenn sie den vielversprechenden Namen „Aller Frauen Heil" trägt, nicht den zu Verstopfung neigenden Patientinnen verordnen. Dies ist insbesondere bei der Anwendung in der Spätschwangerschaft zu beachten, da Verstopfung zu den häufigeren Beschwerden der Hochschwangeren zählt, und betrifft auch den vielgerühmten Himbeerblättertee.

Wie bei vielen gerbstoffhaltigen Rosengewächsen (z.B. Blutwurz, Gänsefingerkraut, Odermennig) wirkt sich die hochdosierte und längerfristige Einnahme von Frauenmanteltee eher hemmend auf die Regelblutung aus.

Bei extrem Magenempfindlichen oder bei ausgeprägter Verstopfung kann man den Frauenmantel natürlich trotzdem in Sitzbädern, Spülungen oder Zäpfchen verwenden, und man wird bei längerfristiger Einnahme statt des Tees lieber auf die Urtinktur ausweichen, die erfahrungsgemäß bestens vertragen wird (z. B. Alcea Alchemilla Urtinktur).

Wissenswertes über Wirkstoffe und Wirkungen

Inhaltsstoffe der Alchemilla vulgaris

Das getrocknete Kraut enthält 5 bis 8% Gerbstoffe, vor allem Ellagitannine (3,5% Agrimoniin, 1,2% Pedunculagin und 0,9% Laevigatin) und wenig Gallotannine. Im selbst gesammelten und nur kurz getrockneten Kraut konnte man knapp 13% Gerbstoffe nachweisen: „Eine Abnahme des Gerbstoffgehalts bei Lagerung ist zu erwarten, so daß höhere Werte für frisch getrocknete Ware nicht ungewöhnlich sind." (Schimmer u. Felser) Außerdem fand man in der Droge 2% Flavonoide, u.a. Quercetin (Hager, Wichtl), sowie Spuren von Salicylsäure (Hager) und etwas ätherisches Öl (Braun). In den Blüten kommen ca. 3% Leukocyanidin vor (Hager). Im Petrolätherextrakt stieß man auf Phytosterine (Hager). Dagegen wurden über die von manchen

che schon 10 Geburten durchgemacht hatte, wobei die letzten drei sie zwischen Leben und Tod brachten, prophezeiten die Ärzte, die 11. Geburt werde ihr den sicheren Tod bringen. Die 11. Geburt kam wirklich, brachte jedoch keineswegs den Tod, war auch keine Fehlgeburt, sondern die leichteste und beste von allen elfen, und das Kind war das schönste und stärkste von allen; wie war dies nun gekommen. Die gute Frau hatte auf den Rat eines Kräutermannes vom dritten Monat an täglich eine Tasse Frauenmänteli getrunken."

Jungfernwurz für die ewige Jugend

Den Frauen leistete dieses Kraut freilich auch auf anderen Gebieten große Dienste.

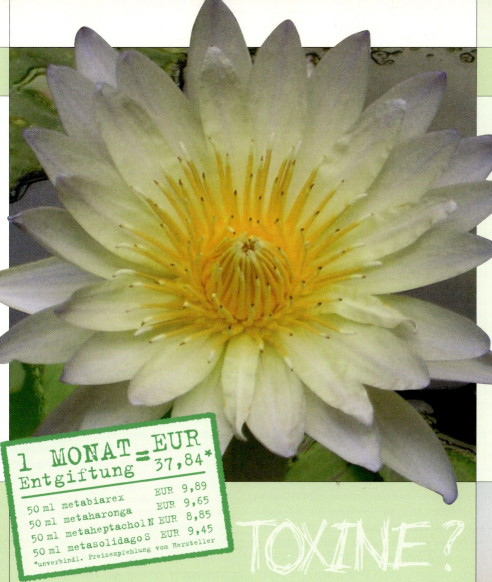

Infektiöse Krankheiten hinterlassen im Organismus zwar nicht den Erreger, wohl aber dessen Toxine.

metabiarex® baut diese Giftblockaden im Mesenchym ab, eine Voraussetzung für die Therapie vieler infektbedingter, chronischer Leiden.

Berücksichtigen Sie dabei auch die Therapie der Bauchspeicheldrüse, denn sie gilt nach KUNST als das toxinaffinste Organ des Körpers.

1 MONAT Entgiftung = EUR 37,84*

50 ml metabiarex EUR 9,89
50 ml metaharonga EUR 9,65
50 ml metaheptacholN EUR 8,85
50 ml metasolidagoS EUR 9,45

*unverbindl. Preisempfehlung vom Hersteller

TOXINE?

KEINE ENTGIFTUNG OHNE DRAINAGE!

Bauchspeicheldrüse schützen • Leber unterstützen • Elimination wasserlöslicher Toxine fördern

metabiarex® Zusammensetzung: 10 g (= 10,2 ml) Mischung: Acidum formicicum Dil. D2 5,0 g, Echinacea purpurea Dil. D1 1,0 g, Medorrhinum Dil. D30 0,1 g, Pyrogenium-Nosode Dil. D15 0,2 g, Sulfur Dil. D200 0,1 g, Syphilinum-Nosode Dil. D30 0,1 g, Tabacum Dil. D6 0,2 g, Tuberculinum pristinum-Nosode Dil. D30 0,1 g, Vaccininum-Nosode Dil. D30 0,1 g, Vincetoxicum Dil. D3 0,5 g. **Warnhinweis:** Enthält 14,3 Vol.-% Alkohol. **Anwendungsgebiete:** Vor allem angezeigt als Konstitutionsmittel; zur unspezifischen Reiztherapie bei chronisch-entzündlichen Erkrankungen wie z.B. chronischer Bronchitis, Kehlkopfentzündung, Bindehautentzündung; zur Anregung der körpereigenen Abwehrsysteme. **Gegenanzeigen:** Bei Überempfindlichkeit gegen einen der Wirk- oder Hilfsstoffe oder gegen Korbblütler nicht anzuwenden. Aus grundsätzlichen Erwägungen nicht anzuwenden bei progredienten Systemerkrankungen wie Tuberkulose, Leukosen, Kollagenosen, Multiple Sklerose, AIDS-Erkrankung, HIV-Infektion und anderen Autoimmun-Erkrankungen. Nicht anwenden bei Alkoholkranken. **Nebenwirkungen:** In Einzelfällen können Überempfindlichkeitsreaktionen auftreten. Für Arzneimittel mit Zubereitungen aus Sonnenhut wurden Hautausschlag, Juckreiz, selten Gesichtsschwellung, Atemnot, Schwindel und Blutdruckabfall beobachtet.
metaharonga Zusammensetzung: 10 g (= 10,8 ml) Mischung: Asa foetida Dil. D3 0,2 g, Eichhornia Dil. D2 3,0 g, Haronga Ø 0,2 g, Nux vomica Dil. D4 2,0 g, Okoubaka Dil. D2 2,0 g, Syzygium jambolanum Ø 0,1 g, Taraxacum Dil. D1 0,2 g. 1 g entspricht 40 Tropfen. **Warnhinweis:** Enthält 51,5 Vol.-% Alkohol. **Anwendungsgebiete:** Registriertes homöopathisches Arzneimittel, daher ohne Angabe einer therapeutischen Indikation. **Gegenanzeigen:** Bei akuter Bauchspeicheldrüsenentzündung und bei Alkoholkranken nicht anzuwenden. **Nebenwirkungen:** Eine erhöhte Sonnenlichtempfindlichkeit ist besonders bei hellhäutigen Personen möglich.
metaheptachol®N Zusammensetzung: 10 g (=10,5 ml) Mischung: Berberis Dil. D2 1,0 g, Carduus marianus Ø 0,1 g, Chelidonium Dil. D6 1,0 g, Flor de piedra Dil. D6 0,3 g, Picrasma excelsa, Quassia amara Dil. D2 1,0 g, Stannum metallicum Dil. D8 0,5 g. **Warnhinweis:** Enthält 34 Vol.-% Alkohol. Die **Anwendungsgebiete** entsprechen den homöopathischen Arzneimittelbildern. Dazu gehören: Chronische Störungen des Leber-Galle-Systems. **Gegenanzeigen:** Bei Alkoholkranken nicht anzuwenden.
metasolidago®S Zusammensetzung: 10 g (= 10,0 ml) Mischung: Anguilla anguilla Dil. D6 1,5 g, Lespedeza capitata Dil. D4 0,5 g, Lytta vesicatoria Dil. D6 0,5 g, Ononis spinosa Dil. D2 0,5 g, Solidago virgaurea Dil. D2 0,5 g. **Warnhinweis:** Enthält 22 Vol.-% Alkohol. Die **Anwendungsgebiete** leiten sich von den homöopathischen Arzneimittelbildern ab. Dazu gehören: Funktionelle Störungen im Bereich der Nieren und harnableitenden Organe. **Gegenanzeigen:** Bei Überempfindlichkeit gegen tierisches Eiweiß und bei Alkoholkranken nicht anzuwenden.
meta Fackler KG, Biologische Heilmittel, D-31832 Springe, Tel.: (0 50 41) 94 40-10, Fax: (0 50 41) 94 40-49, http://www.metafackler.de. Stand: 03/2005

Unter der Telefon-Nr. (0 50 41) 94 40-10 können Sie kostenlos Entgiftungskalender für Ihre Patienten anfordern!

Therapiekonzepte
Frauenheilkunde

> **Auszug aus der Monographie der Kommission E**
> (BAnz Nr. 173 vom 18.9.1986)
> **Anwendungsgebiete**
> Leichte, unspezifische Durchfallerkrankungen.
> **Gegenanzeigen**
> Keine bekannt.
> **Nebenwirkungen**
> Keine bekannt.
> **Dosierungen**
> Soweit nicht anders verordnet: mittlere Tagesdosis 5–10 g Droge; Zubereitungen entsprechend.
> **Art der Anwendung**
> Zerkleinerte Droge für Aufgüsse und Abkochungen sowie andere galenische Zubereitungen zum Einnehmen.
> **Dauer der Anwendung**
> Sollten die Durchfälle länger als 3 bis 4 Tage anhalten, ist ein Arzt aufzusuchen.
> **Wirkungen**
> Adstringierend.

Autoren aufgeführten Bitterstoffe nie nähere Angaben gemacht.

Die Inhaltsstoffe der Alchemilla alpina

Silbermantelkraut zeichnet sich gegenüber dem gewöhnlichen Frauenmantelkraut durch einen höheren Gerbstoffgehalt aus: „Den Arten dieser Sektion ist gemeinsam, daß sie stark bitter und zusammenziehend schmecken und daher vom Weidevieh gemieden werden." (Schimmer u. Felser) Madaus fand neben „viel" Gerbstoffen einen Harzkörper, Lezithin, Öl- und Linolsäure und Phlobaphen. Trotz der intensiven Strahlenexposition geht keiner der Autoren auf einen möglicherweise höheren Flavonoidgehalt von Alchemilla alpina ein.

Welche Alchemilla wählt man nun?

Alchemillae alpinae herba hat von der Kommission E eine Negativmonographie erhalten. Darum lassen wir Kräuterpfarrer Künzle diese wichtige Praxisfrage beantworten: „Es (das Frauenmänteli) hat eine vornehme, hochadelige Schwester: das Silbermänteli (Alchemilla alpina), das dieselben Eigenschaften in noch stärkerem Grade besitzt." Sofern eine stärkere Gerbstoffwirkung erwünscht ist, hat er auf jeden Fall recht. Leider ist der Silbermantel nur unzureichend untersucht und ist auch nicht so leicht als Extrakt oder Urtinktur erhältlich, so daß er in vielen Rezepturen durch den gewöhnlichen Frauenmantel ersetzt werden muß. Gartenvarianten sollte man allerdings nicht arzneilich gebrauchen, da über sie weder Erfahrungen noch Untersuchungen vorliegen.

Sammelempfehlungen

Für den Tee kann das blühende Kraut (ohne Guttation!) während einer Schönwetterphase von Mai bis August gesammelt werden, am besten bei zunehmendem Mond, wenn die Säfte aufsteigen. Manche Autoren empfehlen das schnelle Trocknen im Ofen bei 40 bis 50°C. Dabei verdunsten aber viele Aromastoffe, die sicher auch an der Wirkung beteiligt sind. Am besten trocknet man schonend auf Seide oder Leintüchern im Schatten.

„Dieses Kraut wäret ein ganzes Jahr unversehrt an seiner Natur / und ist doch frisch gebraucht besser dann dürr." (Lonicerus)

Für Kräutertropfen wird das blühende Kraut (eventuell mit Wurzel) gesammelt, gesäubert und geschnitten mindestens vier Wochen lang in 50%igem Alkohol ausgezogen. Wer das Guttationswasser mitverarbeiten möchte, sollte mehr Alkohol verwenden (55 bis 60%). Nach astrologischen Gesichtspunkten wäre ein Mond im Skorpion, im Krebs, im Stier oder in der Waage ideal zum Sammeln und Verarbeiten.

Wirkungen und Anwendungsgebiete

Adstringierend (zusammenziehend): Frauenmantelkraut zählt zu den Gerbstoffdrogen mit adstringierender Haupt-wirkung. Es wird als Teedroge bei leichten Durchfällen empfohlen und findet als Lokaltherapeutikum auch bei Entzündungen des Mund- oder Rachenraumes sowie des Genital- und Analbereiches Anwendung.

Angioprotektiv (gefäßschützend): „Schließlich liegt noch eine französische Arbeit über eine Untersuchung an der Ratte vor. Sie zeigt eine Hemmwirkung des Auszugs auf proteolytische Enzyme in vitro und in vivo und postuliert eine Schutzwirkung für die Gefäße." (Schimmer u. Felser) Die Gefäßwirkung führt man auf das Hauptflavonoid Quercetin zurück; dieses könnte aufgrund der intensiven Sonnenexposition im Silbermantel vermehrt vorkommen.

Antibakteriell (wachstumshemmend auf Bakterien): „Die antibakterielle Wirkung wäßriger und wäßrig-ethanolischer Auszüge ist mehrfach festgestellt worden. Sie gilt auch für die im Handel befindlichen Tinkturen und Extrakte. Wir haben eine Wachstumshemmung bei einem Staphylococcus aureus-Stamm und bei einem Bacillus subtilis-Stamm nachweisen können." (Schimmer u. Felser) Dies legt die Anwendung als Lokaltherapeutikum in Form von Spülungen oder Zäpfchen bei bakteriellen Scheideninfektionen nahe. Inzwischen wird auch eine antimykotische und antivirale Wirkung der im Frauenmantel enthaltenen Gerbstoffe diskutiert (Scholz).

Antihämorrhagisch (blutungshemmend): „Eine rumänische Arbeitsgruppe untersuchte die Wirksamkeit von Alchemilla-Zubereitungen bei juveniler Menometrorrhagie an 341 jungen Mädchen zwischen 11 und 17 Jahren. Ein antihämorrhagischer Effekt bei prophylaktischer Anwendung konnte sichergestellt werden. Bei längerer Anwendung des Fluidextraktes und nach höheren Dosen konnten keine Nebeneffekte beobachtet werden." (Schimmer u. Felser) Die hemmende Wirkung auf die Menstruationsblutung führt man ebenfalls auf den Gerbstoffgehalt zurück.

Antimutagen (tumorhemmend): „Gerbstoffhaltige Extrakte der Droge zeigen antimutagene Wirkungen. Wäßrige Drogenauszüge erwiesen sich als starke Antioxydantien." (Wichtl)

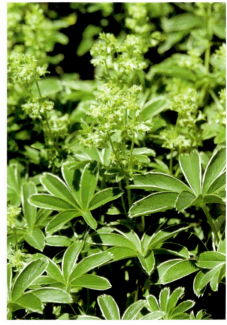

Alchemilla alpina
„Gebirgskräuter sind Sonnenkinder." (Weidinger)
Foto: Margret Madejsky

„Möglicherweise fördern diese Ellagitannine die Immunantwort durch direkte Beeinflussung sowohl der Tumorzellen als auch eigener immunkompetenter Zellen. So konnte kürzlich gezeigt werden, daß (...) das in vielen Rosoideen-Arten vorkommende dimere Ellagitannin Agrimoniin die Bildung von Interleukin 1 induziert." (Scholz)

Agrimoniin kommt in der Teedroge nur in geringen Mengen vor. Die gehaltvolleren Fluidextrakte oder Urtinkturen kann man dagegen bei Präkanzerosen in Vaginalzäpfchen einarbeiten.

Antirheumatisch (entzündungshemmend bei Rheuma): „Die Lyophilisate aus den Urtinkturen von Alchemilla, Equisetum und Ilex zeigen (...) einen mindestens genauso starken entzündungshemmenden Effekt wie die Antiphlogistika Hydrocortison, Phenylbutazon bzw. Diclofenac-Na." (Paper, Müller, Franz)

Spasmolytisch (krampflösend): Wagner und Wiesenauer führen Alchemilla vulgaris immerhin unter den pflanzlichen Antidysmenorrhoika auf.

Der leicht spasmolytische Effekt (Braun) geht möglicherweise auf eine gestagenartige Wirkung zurück (Requena) und ist vor allem bei prophylaktischer Anwendung in der letzten Woche vor Blutungseintritt zu erwarten.

Einige Signaturen der Alchemilla

Blattbetonung: „Zum Hauptorgan ist das Blatt gemacht. Das Blattartige verschmilzt also in gewisser Weise mit dem Blütenhaften bei der Alchemilla, und in dieser eigentümlichen Durchdringung wird man die Signatur dieser Pflanze suchen müssen, um ihre Heilwirkung zu begreifen. Die menschliche Gegenregion zu diesem Zusammenhang ist in rhythmischen Prozessen zu finden, die aber nicht in der rhythmischen Sphäre von Herz und Lunge, sondern in jenem ins Stoffwechselgebiet geschobenen rhythmischen Organ gegeben ist, dem Uterus." (Pelikan)

Blattform: Die meist sieben- bis neunlappigen Blätter, die edel gesägt und in der Jugend rosettenartig gefaltet oder gefächert sind, werden oft mit dem weiblichen Schoß verglichen, für den die Alchemilla seit langem als Heilmittel gilt.

Zähe Blätter: Zerreißt man ein Frauenmantelblatt, dann zeigt es sich zäh und fa-

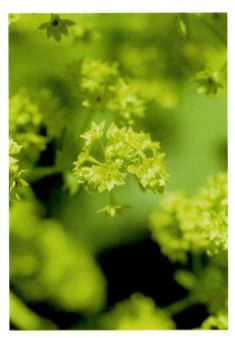

Frauenmantelblüten:
Die unscheinbaren Blüten tragen die Farbe der Venus Foto: Margret Madejsky

serig. Dies deutet auf die das Bindegewebe kräftigende Eigenschaft hin; daher zum Beispiel bei Erschlaffungszuständen der Beckenorgane empfohlen. Alchemilla bewährte sich als pflanzliches Begleitmittel zur homöopathischen Sepia oder zu Stannum, also eher für venöse Frauentypen mit Senkungsbeschwerden oder zur Förderung der Rückbildung der Gebärmutter nach der Geburt.

Unscheinbare Blüten: Die unscheinbaren Blüten tragen ein gelbliches Grün, die Farbe der Venus, und deuten auf Regenerationskraft hin.

Unfruchtbare Blüte: Fruchtbarkeitsfördernde Kräfte zeigen sich bspw. in der Vielsamigkeit (Granatapfel, Hafer). Weil sich der Frauenmantel vorwiegend ungeschlechtlich vermehrt und weil er nur wenige Samen bildet, wirkt er auch nicht östrogenartig, sondern hat eher mit der Fruchterhaltung zu tun (gestagenartig).

Behaarung: Behaarte Stengel und Blätter deuten auf die Strukturkraft der Kieselsäure hin; daher besonders bei chronisch-entzündlichen Frauenleiden wie zum Beispiel Leukorrhoe bewährt.

Wetteranzeiger: Bei trockener Witterung sind die Staubbeutel (Antheren) geöffnet, bei Regen schließen sie sich. In der Reaktion auf die Luftfeuchtigkeit (Mond) zeigt sich die Verwandtschaft zur Gebärmutter (Mondorgan), die sich ebenfalls rhythmisch öffnet und schließt. Hierin manifestiert sich auch der Einfluß auf die Mondblutung.

Guttationsphänomen: Aus den Wasserdrüsen (Hydathoden) am Blattrand sondert Alchemilla vor allem in den Morgenstunden und bei hoher Luftfeuchtigkeit Wasser ab (Guttation). Der Mond als Regent über alle Flüssigkeiten stellt den Bezug zur weiblichen Sexualsphäre her (Gebärmutter, Keimdrüsen, Schleim-haut). Weil die Pflanze „schwitzt", also ausgleichenden Einfluß auf den Wasserhaushalt zeigt, beeinflußt sie auch das „Schwitzen" in den Wechseljahren.

Geschmack: Aus dem zusammenziehenden Geschmack leiten sich die festigenden und austrocknenden Kräfte ab, die man bei Blutungen, Wunden, Geschwüren oder Durchfällen nutzt.

Standort: Alchemilla bevorzugt halbschattige, feuchte Wiesen, Weg- und Waldränder. Wie so viele Pflanzen, die feuchten Grund benötigen (z.B. Mädesüß, Silberweide), lindert auch der Frauenmantel die Leiden, die in dieser feuchten Kälte entstehen, wie zum Beispiel Rheuma. Um sich vor Fäulnisbakterien oder Pilzbefall zu schützen, bildet der Frauenmantel Gerbstoffe aus, deren antibiotische Wirkung man bspw. bei leichteren Durchfällen nutzt.

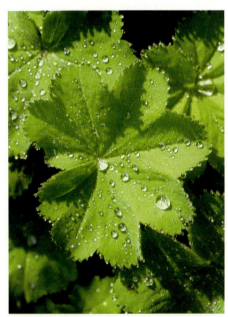

Frauenmantel mit Guttation.
Die Gesichtsabreibung mit dem Taublatt: ein beliebtes Kosmetikum, das jugendliche Frische verleiht Foto: Margret Madejsky

Therapiekonzepte
Frauenheilkunde

Alchemilla-Rezepte für ein Frauenleben

Ausfluß
„Sinnau-Safft etliche Tage des Morgens / jedesmal 2 Loth getruncken / und des Abends auch so viel / dienet wider den weissen Mutterfluß." (Tabernaemontanus)
Frauenmantelzäpfchen[5]
Alcea Alchemilla Urtinktur 10%ig
Oleum aeth. Geranii gtt. III
Oleum aeth. Rosae verum gtt. I
Massa supp. ad. 20,0
M. f. vag.supp. à 2 g, Nr. X. D. S. Bei Bedarf bis zu täglich 1 Zäpfchen einführen.
Anmerkung: Diese Vaginalzäpfchen dienen der Vaginalpflege sowie zur Rezidivprophylaxe bei Neigung zu bakteriellen Scheidenentzündungen oder zur Nachbehandlung einer Vaginalcandidose. Die Zäpfchen verflüssigen sich rasch und sind daher auch bei Scheidentrockenheit hilfreich. Ihr Rosenduft steigert das weibliche Selbstvertrauen und das sexuelle Wohlbefinden.

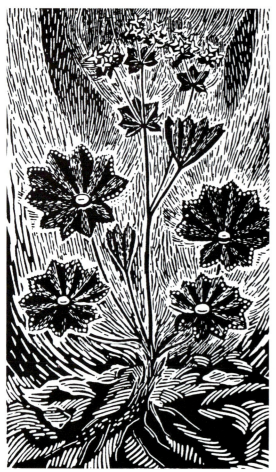

Alchemilla-Zeichnung von Walther Roggenkamp (aus Heilpflanzenkunde Bd. I von Wilhelm Pelikan)

Regelkrämpfe
„Alchemilla steht für die Bejahung der weiblichen Rhythmen und des Frauseins." (Kalbermatten)
Kräutertee bei funktioneller Dysmenorrhoe
Frauenmantelkraut (Alchemillae herba cc.)
Gänsefingerkraut (Anserinae herba cc.)
Schafgarbenblüten (Millefolii flores cc.) je 100 g
M. f. spec.; drei bis vier Eßlöffel der Mischung mit einem halben Liter siedendem Wasser überbrühen, 5 bis 10 Minuten ziehen lassen, mit Honig gesüßt über den Tag verteilt trinken.
Anmerkung und Ergänzung: Die Kombination dieser Frauenkräuter wirkt krampflösend auf die glatte Muskulatur und eher hemmend auf den Blutfluß, so daß sie nur bei normaler oder zu starker Blutung eingesetzt werden sollte. Dieser Menstruationstee sollte bereits eine Woche vor Eintritt der Blutung gebraucht werden. Ergänzend wäre an bewährte Krampfmittel wie Spascupreel Tabletten (Heel) oder an das Krampfmetall Kupfer zu denken (Cuprum met. praep. D12; Weleda).

Blutungen
„Von der Berg-Sinnaw getruncken, stellet allerley bluten" (Matthiolus)
Kräutertee bei zu starker Blutung
Brennesselblätter (Urticae folia cc.)
Hirtentäschelkraut (Bursae pastoris herba cc.)
Schafgarbenkraut (Millefolii herba cc.)
Silbermantelkraut (Alchemillae alpinae herba cc.) je 50 g
M. f. spec.; vier Eßlöffel der Mischung mit einem halben Liter kochendem Wasser überbrühen, 5 bis 10 Minuten ziehen lassen, mit wenig Honig gesüßt über den Tag verteilt trinken.
Anmerkung und Ergänzung: Die mild blutungsregulierende Eigenschaft des Alpenfrauenmantels wird hier durch bewährte Blutstiller wie Hirtentäschel und Schafgarbe ergänzt; Brennesselblätter regen die Blutbildung an. Die beste Wirkung ist zu erwarten, wenn dieser Tee in der ganzen zweiten Zyklushälfte getrunken wird. Zusätzlich 2x tgl. 1 Messerspitze Hämatit D6 Trit. (Weleda) oder 2x tgl. 20 Glob. Calc. carb./Cortex Quercus (Wala); bei Myomblutungen evtl. Berberis/Uterus comp. Amp. (Wala).

Empfängnisförderung
"The distilled water drank for twenty days together, helps conception, and to retain the birth, if the women do sometimes sit in a bath made of the decoction of the herb." (Culpeper)
Mischung bei Gelbkörpermangel
Agnus castus Urtinktur (Mönchspfeffer)
Alchemilla vulgaris Urtinktur (Frauenmantel)
Calcium carbonicum dil. D6 (Muschelkalk)
Corpus luteum dil. D6 (Gelbkörper) aa 20,0
Cuprum metallicum dil. D12 (Kupfer)
Pulsatilla dil. D12 (Küchenschelle) aa 10,0
M. D. S.; original Staufen-Pharma; 3x tgl. 20–30 gtt.
Anmerkung und Ergänzung: Die Mischung wirkt anregend auf die Produktion von Gelbkörperhormonen. Unfruchtbarkeit ist jedoch ein multifaktorielles Geschehen – man denke daher auch an Schwermetallbelastung, körperliche wie auch seelische Überforderung, A- oder Hypospermie, Frigidität, Hyperprolaktinämie, postinfekt. Tubenverschluß, Sperma-Allergie ... In der ersten Zyklushälfte kann man die Keimdrüsentätigkeit bspw. mit Ovaria comp. glob. (Wala) anregen. Die Spermienproduktion könnte man mit Testes comp. glob. (Wala) und mit Horvibidon (Horvi) steigern.

Schwangerschaft
„Alchemilla ist die Pflanze der gesunden Geburt, der raschen Wundheilung nach der Geburt, der Blutstillung in diesem Gebiete." (Pelikan)
Tee zur Kräftigung des Uterus (nach Madaus)
Frauenmantelkraut (Alchemillae herba cc.) 100 g
Zwei bis vier Teelöffel mit ca. 200 ml kochendem Wasser überbrühen, 10 Minuten ziehen lassen, 2 Tassen täglich.
Erläuterung und Ergänzung: In der Schwangerschaft wird der Frauenmanteltee durch Brennesselblättertee, frische Säfte, Kräuterblut oder Hämatit Trit. D6 (Weleda) sowie Aufbaukalk (Weleda) ergänzt. Die Frauen fühlen sich dadurch wohler und leiden seltener unter Übelkeit. Einige Wochen vor der Niederkunft mengt man dem Frauenmantelkraut zu gleichen Teilen Himbeer-

Therapiekonzepte
Frauenheilkunde

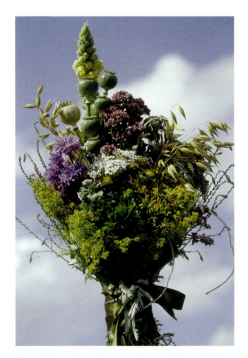

Frauenkräuterbusch   Foto: O. Rippe

blätter hinzu und verabreicht diese Mischung im Wechsel mit ein bis zwei Tassen Milchbildungstee (Anis, Fenchel, Kümmel, Koriander).

Wochenbett
„Jede Kindbetterin sollte 8 bis 10 Tage fleißig recht viel von diesem Kraut trinken. Manche Kinder hätten noch ihre Mutter und mancher geschlagene Witwer seine Frau, wenn sie diese Gottesgabe gekannt hätten." (Künzle)
Kräutertee für die Kindbetterin
Brennesselblätter (Urticae folia cc.)
Frauenmantelkraut (Alchemillae herba cc.)
Himbeerblätter (Rubi Idaei folia cc.)
Johanniskraut (Hyperici herba cc.)
Melissenblätter (Melissae folia cc.)
Schafgarbenblüten (Millefolii flores cc.) zu gleichen Teilen mischen.
Ein bis zwei Teelöffel der Mischung pro Tasse (ca. 200 ml) heiß überbrühen, 8 bis 10 Minuten ziehen lassen, abseihen und evtl. im trinkwarmen Zustand mit echtem Bienenhonig süßen; einige Tage vor Eintritt der Regelblutung zwei bis vier Tassen täglich trinken.
Anmerkung und Ergänzung: Teemuffel können auch zwei Mal täglich sieben Tropfen Alcea Alchemilla Urtinktur versuchen. Bei Neigung zu Dysmenorrhoe kann die Urtinktur auch mehrere Monate lang eingenommen werden und wird ideal ergänzt durch Cuprum metallicum praeparatum Trituration D6 (Weleda).

Senkungsbeschwerden
„Dieses Kraut in Regenwasser / (...) / gesotten / und mit demselbigen Wasser die heimlichen Oerter der Weiber gewaschen / dringt es dieselbigen zusammen / als wann sie Jungfrauen wären." (Tabernaemontanus)
Kräutertee bei Senkungsbeschwerden
Frauenmantel (Alchemillae herba)
Gänsefingerkraut (Anserinae herba)
Goldrutenkraut (Solidaginis herba)
Himbeerblätter (Rubi Idaei folia)
Johanniskraut (Hyperici herba)
Silbermantel (Alchemilla alpinae herba) je 50 g mischen. Ein bis wei Teelöffel der Mischung pro Tasse (ca. 200 ml) heiß überbrühen, 8 bis 10 Minuten ziehen lassen, im trinkwarmen Zustand evtl. mit Honig süßen; zwei bis drei Tassen täglich mindestens acht Wochen lang.
Anmerkung und Ergänzung: Die Rosengewächse wie auch das „Hartheu" (Johanniskraut) sind zur Kräftigung des Bindegewebes enthalten, wobei Johanniskraut auch der „Erschlaffung" der Seele entgegenwirkt. Goldrute lindert die bei Gebärmuttersenkung typischen Blasenbeschwerden. Die Teemischung muß jedoch lange getrunken werden, wobei alle vier bis sechs Wochen eine Kurpause angebracht ist; in dieser Zeit kann die Frau bspw. auf Zinnkraut-Tee wechseln. Zusätzlich kann man das Bindegewebe durch Sitzbäder, abwechselnd mit Frauenmantel und mit Zinnkraut, und durch eine Kur mit Senecio comp., Suppositorien (Wala) straffen.

Einschlafförderung
„Der Tee vom Frauenmänteli ist lieblich und angenehm; mit Schlüsselblüemli gemischt, geht er über den chinesischen Tee und ist weit gesünder als dieser; er beruhigt die Nerven und gibt gesunden Schlaf." (Künzle)
Beruhigender Abendtee
Frauenmantel (Alchemillae vulg. herba)
Schlüsselblumenblüten (Primulae cum Cal. flores tot.)
Weißdornblätter (Crataegi cum Flor. folia) zu gleichen Teilen mischen. Ein bis zwei Teelöffel pro Tasse heiß überbrühen, 8 bis 10 Minuten ziehen lassen; ein bis zwei Tassen am Abend.
Anmerkung und Ergänzung: In der Volksmedizin bewährlich sich Frauenmantelkraut wie auch Schlüsselblumenblüten ebenfalls bei nervösen Kopfschmerzen. Weißdorn heißt im Volksmund „Schlafdorn". Bei Bedarf kann man den Tee bspw. durch Hopfenkapseln von Galactopharm ergänzen.

Wechseljahresbeschwerden
„Sinnau ist einer temperierten Eigenschafft zwischen der Kält und Wärme / also daß er nicht zuviel kältet noch zu viel wärmet." (Tabernaemontanus)
Teemischung für die Wechseljahre
Frauenmantel (Alchemillae vulg. herba) 3 Teile
Hopfendrüsen (Lupuli glandulae) 2 Teile
Lavendelblüten (Lavandulae flores) 1 Teil
Melissenblätter (Melissae folia) 1 Teil
Rosenblüten (Rosae centifol. flores tot.) 1 Teil
Salbeiblätter (Salviae off. folia cc.) 2 Teile
Walnußblätter (Juglandis folia cc.) 1 Teil
Ein bis zwei Teelöffel der Mischung pro Tasse heiß überbrühen, 8 bis 10 Minuten ziehen lassen, zwei bis drei Tassen täglich.
Anmerkung und Ergänzung: Das volksmedizinische Basisrezept, das von Hebammen zum Abstillen empfohlen wird, besteht aus östrogenähnlich wirkenden Hopfenzapfen, schweißhemmenden Salbei- und Walnußblättern. Weil der Frauenmantel selber „schwitzt", darf er nicht fehlen. Seelentröster wie Lavendel, Melisse und Rose verleihen der Mischung Duft und Farbe. Bei Bedarf kann man den Tee Löwe Komplex Nr. 14 Ovaria (Infirmarius-Rovit) oder mit Ovaria comp. (Wala) ergänzen; bei heftigeren Hitzewallungen sollte man zusätzlich Remifemin (Schaper & Brümmer) verordnen und die Schilddrüse checken lassen.

Einige Frauenmantel-Präparate für die Praxis

Alchemilla Urtinktur (Alcea)
Speziell zubereitete Frischpflanzentropfen. Anwendungsgebiete: Menstruationsbeschwerden und Zyklusschwankungen, Dysmenorrhoe, PMS, Unfruchtbarkeit oder Fehlgeburtsneigung infolge von Gelbkörperschwäche, Libidoschwäche, Fluor albus, Ovarialzysten oder Myom.

Alchemilla comp. Tropfen (Alcea)
Zusammensetzung: Alchemilla Urtinktur, Lycopus europ. Urtinktur, Ribes nigrum Ur-

Therapiekonzepte
Frauenheilkunde

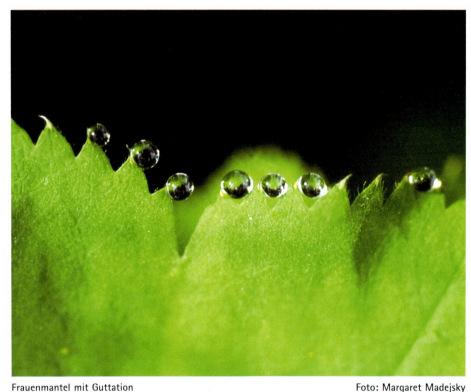

Frauenmantel mit Guttation   Foto: Margaret Madejsky

tinktur, Salvia Urtinktur, Allium cepa D6.
Anwendungsgebiete: Wechseljahrsbeschwerden, Hitzewallungen, Prämenstruelles Syndrom. Zur Stärkung des Yin-Pols.

Löwe-Komplex Nr. 14 Ovaria (Infirmarius-Rovit)
Zusammensetzung: Ovaria sicc. D8, Agnus castus D4, Alchemilla vulg. D4, Aloe D4, Chelidon. D4, Mitchella rep. D4, Puls. D4.
Anwendungsgebiete: Klimakterische Beschwerden, Dysmenorrhoe, mangelnde Libido, Fruchtbarkeitssteigerung.

Matrigen I (Soluna)
Zusammensetzung: Spagyrische Essenz aus Alchemillae herba, Equiseti herba, Lamii albi flos, Matricaria flos, Calc. carb. praecipitat.
Anwendungsgebiete: Frauenleiden mit der Anlage zu Menstruationsverhaltung und Krämpfen.

Matrigen II (Soluna)
Zusammensetzung: Spagyrische Essenz aus Alchemillae herba, Bursae pastoris herba, Lamii albi flos, Millefolii herba, Quercus cortex, Calc. carb. praecipitat.
Anwendungsgebiete: Frauenleiden mit der Anlage zu starker Menstruationsblutung und der Tendenz von zu häufig wiederkehrender Menstruation.

Steirocall Lösung (Steierl)
Zusammensetzung: Acid. silicic. dil. D12, Calc. carb. dil. D12, Calc. phosph. dil. D12, Acorus calamus dil. D6, Equisetum arv. dil. D6, Ilex aquifol. dil. D6, Symphytum dil. D6, Alchemilla vulg. dil. D6.
Anwendungsgebiete: Arthrosen, Bandscheibenschäden, schlechte Kallusbildung, Osteoporose, degenerative Prozesse im Bereich der Wirbelsäule.

Anmerkungen
1 Manche Rosengewächse bilden, v.a. im Samen, cyanogene Glykoside; in der Unterfamilie der Rosoideae kommen sie nur in Spuren vor.
2 Tabernaemontanus nennt den Frauenmantel „Sonnenthau", weil er „zu jeder Zeit mit schönen hellen Wassertröpflein gefunden wird". Manche sehen in der Drosera, die ihren enzymhaltigen Verdauungssaft auf ähnliche Weise absondert, das eigentliche Alchimistenkraut. In der Alchimie entspricht die Verdauung noch der Putrefactio, während das Guttationsphänomen schon der Purificatio nahekommt.
3 In den Met gehen mehr Pflanzeninhaltsstoffe über, weil Honig und Alkohol Medizinpferde sind. Heißes Wasser löst nur die wasserlöslichen Wirkstoffe (z.B. Gerbstoffe), Met löst sowohl wasser- als auch fettlösliche Wirkstoffe.
4 Im Kalender des Klosters Tegernsee aus dem 15. Jahrhundert heißt es sinngemäß: „Um Maria Himmelfahrt sollen die Kräuter und Wurzeln der Apotheken gesammelt werden." Der Frauen-dreißiger endet eigentlich am 14. September, dem Tag der Kreuzerhöhung – erst dann sind es dreißig Tage.
5 Bezugsquellen: Eversbusch-Apotheke, Eversbuschstr. 92, 80999 München, Tel. 089-8122159 Fax 089-8123328 oder Linden- Apotheke, Kellerstr. 38, 85276 Pfaffenhofen, Tel. 08441-76464 Fax 08441-83958

Literaturtips & Quellen
ARENS, D.: Sechzig einheimische Wildpflanzen in lebendigen Porträts; DuMont Buchverlag, Köln 1991
BELZ, S.: Heilkräuterinfo – Frauenmantel; Apotheke am Rathaus, Bückeburg 5/1994
BOCK, H.: Kreütterbuch; J. Rihel, Straßburg 1577
BRAUN, H.: Heilpflanzen-Lexikon für Ärzte und Apotheker; Gustav Fischer Verlag, Stuttgart 1987
BRUNFELS, O.: Kreüterbuch; Straßburg 1532
CULPEPER, N.: Culpeper's Complete Herbal; Foulsham, London
FUCHS, L.: Kreüterbuch; Basel 1543
HÄNSEL, R.: Phytopharmaka; Springer-Verlag, Berlin 1991
HÄNSEL, R./KELLER, K./RIMPLER, H./ SCHNEIDER, G.: Hagers Handbuch der pharmazeutischen Praxis; Springer Verlag, 1969
HAHN, G.: Bewährte Arzneipflanzen in der Frauenheilkunde; Erfahrungsheilkunde 9/1990
HOPPE, H. A.: Drogenkunde Bd. 1; Walter de Gruyter, 1975
KALBERMATTEN, R.: Kompendium der CERES-Heilmittel; CERES AG, CH-8580 Hefenhofen
KROEBER, L.: Das neuzeitl. Kräuterbuch; Hippokrates Verl., Stuttgart 1948
KÜNZLE, J.: Chrut und Uchrut; Unterberger Verlagsbuchhandlung, Feldkirch 1935
LONICERUS, A.: Kreuterbuch; M. Wagner, Frankfurt 1679
MADAUS, G.: Lehrbuch der biologischen Heilmittel; Mediamed Verlag, Ravensburg 1987 (Nachdruck der Ausgabe Leipzig 1938)
MARZELL, H.: Geschichte und Herkunft der deutschen Arzneipflanzen; Hippokrates Verlag, Stuttgart 1938
MURPHY, R.: Lotus Materia Medica; Lotus Star Academy, 1995
PELIKAN, W.: Heilpflanzenkunde; Philosophisch-anthroposophischer Verlag am Goetheanum, Dornach 1958
REQUENA, Y.: Acupuncture et phytothérapie; Maloine S.A. Editeur, Paris 1983
SCHIMMER, O./FELSER, C.: Alchemilla xanthochlora Rothm. – der Frauenmantel; Zeitschrift f. Phytotherapie 13, Hippokrates, Stuttgart 1992
SCHOLZ, E.: Pflanzliche Gerbstoffe – Pharmakologie und Toxikologie; Deutsche Apothekerzeitung Nr. 34, 25.8.1994
WAGNER, H.: Pharmazeutische Biologie; G. Fischer Verlag, Stuttgart 1993
WAGNER, H./WIESENAUER, M.: Phytotherapie – Phytopharmaka und pflanzliche Homöopathika; G. Fischer Verlag
WEIDINGER, H.-J.: Heilkräuter anbauen, sammeln, nützen, schützen; Verlag Carl Ueberreuter, Wien 1983
WEISS, R.: Lehrbuch der Phytotherapie; Hippokrates Verlag, Stuttgart 1990
WICHTL, M.: Teedrogen; Wissenschaftl. Verlags GmbH, Stuttgart 1989
ZIMMERMANN, W.: Praktische Phytotherapie; Sonntag Verl., Stuttgart 1994

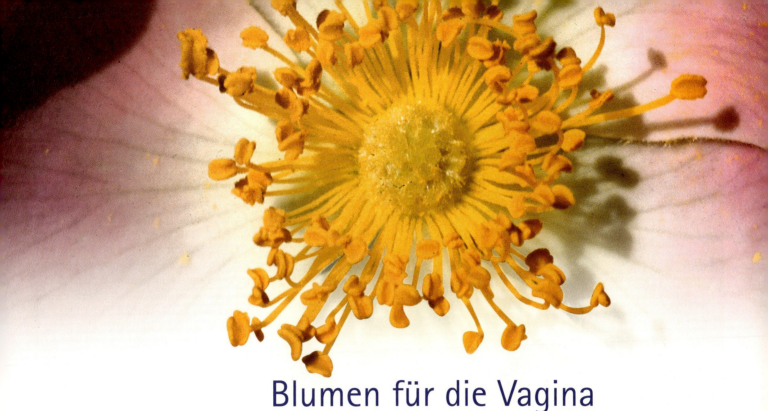

Blumen für die Vagina

Praxiserfahrungen mit Craurosis vulvae

von Margret Madejsky

Definition

Bei der Craurosis vulvae, auch Vulvadystrophie oder Weißfleckenkrankheit genannt, handelt es sich um eine chronische Hauterkrankung der Übergangsschleimhäute im Genitalbereich. Die Ursachen sind unbekannt und nur manchmal münden chronische Entzündungen in eine Craurosis vulvae. Man unterscheidet zwischen:

a) Hyperplastischer Vulvadystrophie: Diese Verlaufsform kommt eher bei Mädchen oder jungen Frauen vor und geht mit Verhornung der Scheidenhaut mit Plaques-Bildung (Leukoplakie) einher.

b) Atrophischer Vulvadystrophie (Lichen sclerosus): Diese Verlaufsform kommt häufiger ab der Menopause vor, wobei die Haut eher pergamentartig beschaffen ist.

Bei beiden Verlaufsformen kann die Hautoberfläche rissig, entzündet und ekzematös sein. Vaginaler Juckreiz sowie Brennen, Scheidentrockenheit und Schmerzen beim Geschlechtsverkehr sind Begleiterscheinungen beider Verlaufsformen und führen evtl. zu Verwechslungen mit Scheidenpilz.

Kraurose leitet sich vom griechischen „krauros" = „trocken", „geschrumpft" ab und Lichen heißt soviel wie Flechte. Wir haben es also mit einer Hauterkrankung zu tun, die am Genital auftritt, aber doch ein wenig an Neurodermitis oder an Schuppenflechte erinnert. Wegen der Leitsymptome wie Juckreiz und ekzematöse Hautveränderung vergleichen manche Gynäkologen die Craurosis auch mit einer „Neurodermitis der Schleimhäute", wobei die Scheidenhaut genaugenommen keine Schleimhaut ist. Neben dem zum Teil sehr heftigen Juckreiz imponieren vor allem das Brennen und die große Berührungsempfindlichkeit. Die Betroffenen berichten über Scheidentrockenheit, wobei von kleinen Rissen oder Kratzwunden hart-

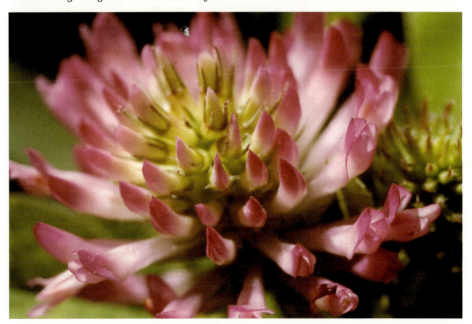

Rotklee: Aufgrund seiner östrogenartigen Wirkung eignet sich der Rotklee als heimischer Ersatz für Soja wie auch zur milden Hormonsubstitution ab dem Wechsel Foto: Margret Madejsky

Therapiekonzepte
Frauenheilkunde

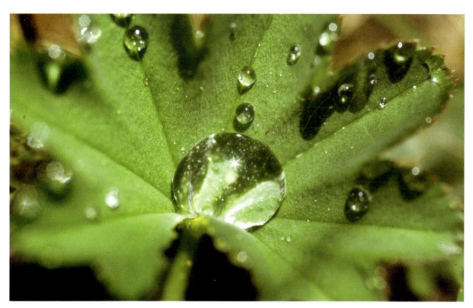

Frauenmantel: Die Alchemilla ist auch bei Craurosis ein „Stein der Weisen", der in Sitzbädern, Teemischungen oder Vaginalzäpfchen regenerierend, reizlindernd und gewebekräftigend wirkt
Foto: Margret Madejsky

näckige Entzündungen ausgehen. Manche Craurosis-Patientin wird im Verlauf derart berührungsempfindlich, daß eine gynäkologische Untersuchung zum Horrortrip werden und zu heftigen Schmerzen führen kann.

Da die Ursachen weitgehend unbekannt sind, beschränken sich die meisten Gynäkologen auf die symptomatische Behandlung von Jukkreiz und Entzündung. Häufig wird eine Lokalbehandlung mit Kortison angeboten. Außerdem sind in der Lokaltherapie Testosteron-Salben und Östrogen-Salben üblich, wobei Testosteron bei jungen Mädchen nicht angebracht ist, da es zu Klitorishypertrophie führt, und vor Östrogen-Salben sei vor allem bei Verhornungstendenz zu warnen, da diese die Atrophie eher fördern. Doch endgültige Heilung wird auf diesen Wegen selten erreicht. Vielversprechend sind dagegen Therapiekonzepte, die Homöopathie und Phytothera-

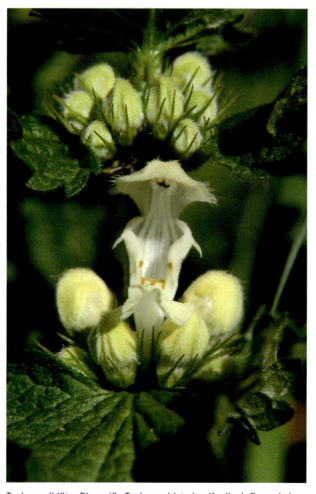

Taubnesselblüte: Die weiße Taubnessel ist eine Kardinalpflanze bei Craurosis, sie lindert Brennen, Juckreiz und Wundheitsgefühl.
Foto: Margret Madejsky

pie miteinander verknüpfen. Doch bevor man medikamentös herangeht, sollten lokale Störfaktoren erkannt und beseitigt werden. Tampons wie auch Binden sind bei Craurosis Tabu, weil sie das Milieu verschlechtern: Tampons fördern die Verhornung der Scheidenhaut, und Binden verursachen mikrobenfreundliche Stauwärme. Empfehlenswert ist dagegen das Einlegen loser Baumwollwatte, die während der Menstruation je nach Bedarf so breit und hoch geschichtet werden kann, wie frau es eben braucht. Auch häufiges Waschen mit Seife oder Intimlotionen schädigt die zarte Scheidenhaut, so daß das Genital am besten nur einmal alle ein bis zwei Tage mit Wasser oder Kräutertee oder verdünnter Molke (z.B. 1–2 EL Molke in einer großen Tasse Ringelblumentee) gewaschen werden sollte. Wenn man nun noch die Synthetikunterwäsche aus dem Kleiderschrank verbannt, bestehen gute Aussichten auf Regeneration.

Anti-Aging mit Pflanzenöstrogenen

Als erste Alternative zu den östrogenhaltigen Salben seien Pflanzenhormone genannt, die kurmäßig eingenommen und/oder zur Lokalbehandlung gebraucht werden können. Hierfür kommen zum Beispiel Isoflavone aus Soja oder Rotklee in Frage oder Cimicifuga-Extrakte, die bei langfristiger Einnahme bzw. Anwendung gute Fern- wie auch Lokalwirkungen zeigen. Vor allem die Kleearten wie der einheimische Rotklee (Trifolium pratense) oder Weißklee (Trifolium repens) sind den Soja-Produkten in jedem Fall vorzuziehen, denn nicht umsonst sind unsere Wiesen voller Klee. Hier gilt nämlich die alte Regel der Heilkunst: Wo das Übel, da ist das Heilmittel (Ubi malum, ibi remedium).

Die hormonelle Wirkung der Kleearten scheint in der Landwirtschaft schon lange bekannt zu sein, denn wer Milchvieh hat weiß, daß ein zu hoher Anteil an Weißklee im Futter die Kühe aufgrund des zu hohen Östrogengehalts unfruchtbar macht. In der ungarischen Volksmedizin gilt der Wiesenklee-Preßsaft dagegen als Heilmittel gegen Sterilität – hier scheinen Dosis und Dauer der Anwendung über die Wirkung zu entscheiden. Jedenfalls lobt man die Rotklee-

Therapiekonzepte
Frauenheilkunde

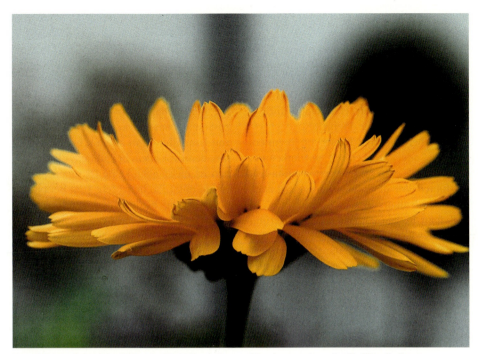

Ringelblume: Calendula fördert in Sitzbädern oder zur Waschung gebraucht die Wundheilung
Foto: Margret Madejsky

Rosenzäpfchen

Trifolium pratense Urtinktur (Spagyra)
Lamioflur (Heel) aa 10%ig
Cutis feti D4, 1 Ampulle (Wala)
Oleum Rosae verum q.s.
M. f. vag. supp. à 1 g, Nr. XXX
D.S.: Eine Woche lang abends ein Zäpfchen einführen, danach noch einige Wochen lang alle zwei bis drei Tage ein Zäpfchen einführen. Zäpfchen kühl aufbewahren!
Das Präparat Lamioflur ist inzwischen nicht mehr lieferbar und kann durch die Hautfunktionstropfen ersetzt werden.

Hautfunktionstee

Erdrauchkraut 20 g, Frauenmantelkraut 50 g, Ringelblumenblüten 20 g, Rotkleeblüten 20 g, Stiefmütterchenkraut 50 g, Taubnesselblüten 20 g und Tausendgüldenkraut 20 g mischen; 2 Teelöffel der Mischung mit 200 ml kochendem Wasser überbrühen, 8 bis 12 Minuten ziehen lassen, abseihen und am besten ungesüßt vor oder zwischen den Mahlzeiten trinken. Sechs bis acht Wochen lang täglich 1/2 bis 3/4 Liter, danach eventuell mit einer großen Tasse (ca. 250 ml) täglich noch einige Wochen lang fortfahren.

blüten in Kräuterläden bei Wechseljahrsbeschwerden, doch sie entfalten ihre beste Wirkung in Mischungen (siehe Rezeptkasten). Die verjüngende Wirkung des östrogenhaltigen Rotklees wird auch längst in der Kosmetik genutzt. Bereits einige Wochen nach der Anwendung kosmetischer Salben mit

Firmenpräparat	Anwendungsgebiete
Calendula-Essenz (Wala; Calendula off., Flos)	Bewährt zur Lokalbehandlung von Wunden und gereizter Scheiden-/Haut. 1 EL auf 1/4 Liter Wasser für Umschläge, Waschungen oder als Zusatz für Sitzbäder.
Dyskrasit Trituration D6 (Weleda; Antimonsilber)	Indiziert bei chronisch-entzündlichen Prozessen am Übergang von Haut zu Schleimhaut.
Fluorit Trituration D6 oder D12 (Weleda; natürliches Calciumfluorid = Flußspat)	Bewährtes Schüsslersalz bei Bindegewebsschwäche und Hautfunktionsstörungen. D6 eignet sich für „Dünnhäuter" (Pergamenthaut) und D12 bei „Dickhäutern" (Verhornung).
Lamioflur Tropfen (Heel; Lamium alb. D4, Kreosot. D6, Geum urban. D5, Alumina D12, Laphat. D6, Platin. D12, Alchemilla D3, Natrium carb. D6, Asterias D6, Hepar sulf. D4, Acid. nitr. D6, Hydrastis D4, Mezer. D4, Viola D4)	Bewährter Komplex zur Sanierung der Scheidenhaut und der Schleimhäute bei Neigung zu Ausfluß, bei chron.-entzündlichen Prozessen, als Begleitmittel bei Ovarialzysten oder Zellveränderungen am Muttermund (Pap). Wichtig: Da Lamioflur nicht mehr im Handel ist, muss man die Rezeptur von Spagyra herstellen lassen (siehe Hautfunktionstropfen).
Menoflavon Kapseln (Pascoe; Isoflavone aus Rotklee)	Heimischer Soja-Ersatz. Zur milden Östrogensubstitution ab dem Wechsel geeignet.
Oestrolut (Jura KG; Rheum Ø, Cimicifuga D1, Lilium tigrin. D1, Agnus castus D1, Melissa D1)	Schöne Östro-Gesta-Rezeptur, die sich zur sanften Östrogensubstitution bewährt hat.
Phyto Soya Vaginalgel (Arkopharm; Sojaextrakt)	Von Gynäkologen empfohlen zur Lokalbehandlung von Östrogenmangel, z. B. bei Scheidentrockenheit.
Rosmarinus/Prunus comp., Gelatum (Wala; Anus D4/8, Prunus spinosa, Conchae D8, Cutis D4/8, Funiculus D4, Lavandula aeth., Pars fetalis D4, Pudendum D4/8, Rosmarini aeth., Salviae aeth., Stannum D8, Urtica urens D2)	Bewährt zur reizlindernden und regenerierenden Lokaltherapie chronisch-entzündlicher und dystropher Prozesse im Genital-Analbereich; z. B. bei Anal-Fissuren, Damm-Ekzem oder vaginalem Juckreiz indiziert.
Vulpur spag. Tropfen (Pekana; Argentum nitr. D4, armoracia D4, Cinnamomum D2, Kreosotum D5, Thlaspi D1, Calendula Ø, Millefolium Ø, Salvia Ø)	Komplexmittel zur innerlichen und/oder äusserlichen Anwendung bei Entzündungen der genitalen Schleimhäute oder der Scheidenhaut.
Zilly Weihrauchcreme (Zilly; indischer Weihrauch)	Bei chronischer Reizung im Genitalbereich mit Juckreiz bewährt. Verbessert Gewebedurchblutung und Wundschluß, wirkt reizlindernd, mild antibakteriell und antimykotisch.

Tabelle 1:

Therapiekonzepte
Frauenheilkunde

> **Hautfunktionstropfen für den Urogenitaltrakt**
>
> Die Rezeptur lehnt sich stark an das ehemalige Lamioflur von Heel an, so dass diese Spezialanfertigung von Spagyra als Ersatz für den vom Markt genommenen Komplex versucht werden kann.
> Acidum nitricum D6
> Alchemilla vulgaris Ø
> Aluminium oxydat. D12
> Daphne mezereum D4
> Hydrastis D4
> Kreosotum D6
> Lamium album Ø
> Natrium carbonicum Dil. D6
> Platinum D12
> Viola tricolor Ø aa 10,0 ml
> Über die Apotheke von Spagyra mischen lassen D.S. zwei bis drei Mal täglich 20 bis 30 Tropfen. Im Behandlungsbeginn drei Monate kurmäßig einnehmen, danach eventuell zwei Mal jährlich sechs Wochen lang.

Rotklee-Extrakt auf der Gesichtshaut sind deutlich weniger Falten vorhanden. Östrogene Wirkung wie auch der resultierende Anti-Aging-Effekt legen die Anwendung bei Craurosis nahe, denn diese tritt nicht nur, aber häufiger bei jungen Mädchen oder älteren Frauen mit eher niedrigem Östrogenspiegel auf.

Der Rotklee brachte beispielsweise einer 65jährigen Patientin rasche Linderung ihrer Beschwerden, die auf eine beginnende Craurosis zurückzuführen waren. Die Patientin berichtete über zunehmende Scheidentrockenheit und Schmerzen beim Geschlechtsverkehr, die sich seit Ausbleiben der Menstruation über Monate hinweg verschlimmert hatten. Ihr Mann konnte nur noch ein bis zwei Zentimeter eindringen, dann wurde es schmerzhaft. Weil sich die Patientin bereits in der Menopause befand, wurde die Behandlung begonnen mit zweimal täglich einer Kapsel Menoflavon von Pascoe und lokal ergänzt durch Rosenzäpfchen (siehe Rezeptkasten). Schon nach drei bis vier Wochen war deutliche Besserung erreicht, und die Sexualität kann inzwischen wieder beschwerdefrei ausgelebt werden. Die Therapie wurde mit täglich einer Kapsel Menoflavon und Rosenzäpfchen bei Bedarf fortgeführt.

Nicht immer heilt die Craurosis so rasch und dauerhaft aus. Wie die Neurodermitis, so verläuft auch die Craurosis gerne schubweise, verschlimmert sich bei Streß und reagiert – wie andere Hautleiden auch – auf Ernährungsfehler. Wenn also nach einer vorübergehenden Besserung Brennen, Juckreiz oder Trockenheit wiederkehren, dann sollte man die Therapie trotzdem fortführen. Wie die Haut, so unterliegt auch die Scheidenhaut Vier-Wochen-Zyklen, so daß man bei diesem zur Chronifizierung neigenden Leiden am besten zwei bis drei Monate durchtherapiert, danach kann man bei erfolgter Besserung eine Erhaltungstherapie oder einen Wechsel erwägen.

Bei fortgeschrittenen Fällen sollte man die Behandlung unbedingt durch eine Schleimhautsanierung und Sitzbäder ergänzen. Interessant ist in diesem Zusammenhang folgender Fall: Eine 60jährige berichtete, daß ihre letzte Menstruation mit 45 Jahren erfolgte, und daß sie früher viel mit Scheidenpilz zu kämpfen hatte. Nach jahrelanger sexueller Abstinenz hatte sie wieder einen Partner und empfand ihre Scheide bei den ersten Malen „wie geschrumpft". Ferner litt sie unter der typischen Scheidentrockenheit und Brennschmerzen beim Verkehr. Das vom Gynäkologen verordnete Cortison linderte nur ein wenig die Begleitentzündungen. Das alternative Therapiekonzept erwies sich nach einem vorübergehenden Rückfall als heilsam und ist auf die Dauer von bis zu einem Jahr angelegt:

a) Kur mit Pflanzenhormonen: Menoflavon (Pascoe) zweimal täglich 1 Kapsel.
b) Langfristige Schleimhautsanierung: Lamioflur (Heel) zweimal täglich 25 Tropfen im Mund zergehen lassen oder in etwas Wasser einnehmen.
c) Regenerierende Sitzbäder: Frauenmantelkraut, Ringelblumenblüten, Rotkleeblüten, Sanikel, Spitzwegerichblätter, Taubnesselkraut und Wundklee zu gleichen Teilen mischen. Fünf gehäufte Eßlöffel mit zwei Liter kochendem Wasser überbrühen, etwa 20 Minuten ziehen lassen, abseihen und dem Sitzbad beimengen; zwei- bis dreimal wöchentlich, eventuell unter Zusatz von Vulpur spag. Tropfen von Pekana und/oder Bio-Molke.
d) Östrogenisierende und regenerierende Vaginalzäpfchen: Lamioflur (Heel) und Klimadynon Lösung (Bionorica) zu gleichen Teilen 10%ig, Cutis feti D4, 1 Ampulle (Wala), Oleum aeth. Rosae verum q.s.; M. f. vag. supp. à 1g Nr. XXX. D.S.: 1 Zäpfchen abends einführen, mindestens vier Wochen lang; danach mit zweimal wöchentlich 1 Zäpfchen fortführen.

Die Lokalbehandlung mit Rosenzäpfchen zusammen mit der kurmäßigen Einnahme von Lamioflur kann allein schon vieles lösen, denn vor allem bei jüngeren Patientinnen ist meist noch keine Östrogen-Substitution nötig. So berichtete zum Beispiel eine Frau, die beide Mittel etwa ein Jahr lang konsequent angewendet hatte, überglücklich von ihrer Heilung. Sie war Anfang Dreißig, als ihre Craurosis ausbrach. Zehn Leidensjahre hatten sie sehr demoralisiert. Ihre Gynäkologen hatten ihr keinerlei Aussicht auf Besserung gegeben, und in den Kliniken ließ man zum Teil bis zu einem Dutzend Assistenzärzte an ihr vorbeidefilieren, die aus Studienzwecken einen Blick auf ihr entblößtes Genital werfen durften. Vielleicht können sich manche vorstellen, wie erniedrigend solche Situationen sein können, zumal das Thema Weiblichkeit bei Craurosis-Patientinnen ohnehin ein wunder Punkt ist. Interessant ist an diesem Fall auch noch die Tatsache, daß es sich wiederum um eine rotblonde und hellhäutige Patientin handelte. Eine Gynäkologin wies mich einmal darauf hin, daß dieser Typus häufiger betroffen ist, und in der Tat findet sich, daß alle „echten" Craurosis-Fälle rotblond und/oder hellhäutig sind. Das Haut-Schleimhaut-Organ ist bei diesem Typus einfach der Schwachpunkt und sollte auch nach Abklingen der akuten Beschwerden gepflegt werden, zum Beispiel mit einem Hautfunktionstee und/oder mit Carotin-Gaben. Langfristig haben auch Schüssler-Salze (z.B. Calcium fluoratum = Fluorit) in Kombination mit Lamioflur einen guten vorbeugenden Effekt.

Literaturempfehlungen
Madejsky, M.: Alchemilla; Goldmann Verlag, München 2000.
Schlüren, E.: Homöopathie in der Frauenheilkunde; Haug Verlag, Heidelberg 1992.
Zerykier, S.: Rotklee als Phytohormon-Kosmetikum; Gyne Nov. 2002

Bezugsquellen für die Rosenzäpfchen:
Eversbusch-Apotheke
Ansprechpartner Michael Aigner
Eversbuschstr. 92, 80999 München
Tel. 089-8122159, Fax -8123328

Therapiekonzepte
Verdauungsorgane

Die Laus auf der Leber

Psychische Symptome bei Erkrankungen von Leber und Galle; ihr Hinweischarakter zur Auswahl geeigneter Heilmittel

von Olaf Rippe

Das Temperament (Duden: »die gehörige Mischung«) zeigt im wahrsten Sinne des Wortes die »Temperatur« eines Menschen an und kann als eine Art Barometer seiner Seele gesehen werden. Die traditionelle abendländische Vier-Elementen-Lehre mit ihrer Einteilung der Natur in die Kräfte von Feuer (warm-trocken), Luft (warm-feucht), Wasser (kalt-feucht) und Erde (kalt-trocken) bildet die Grundlage der Temperamentenlehre.

Überwiegt eines der Elemente im Menschen, so hat er ein Temperament entsprechend der Wesensart des jeweiligen Elements; beim Choleriker Feuer (gr. Chole = Galle), beim Sanguiniker Luft (lat. Sanguis = Blut), beim Phlegmatiker Wasser (gr. Phlegma = Dampf), beim Melancholiker Erde (gr. Melancholia = Schwarzgalligkeit).

Das Organsystem Leber-Galle spielt bei der Entstehung der verschiedenen Gemütsnaturen eine besonders wichtige Rolle, da dieses Organsystem ist der Hauptregulator unseres emotionellen Befindens ist. Störungen dieses Systems bringen uns seelisch aus dem Gleichgewicht. Diese Anschauung stammt aus sehr alter Zeit.

Aus babylonischer Zeit stammt der Spruch »möge sich deine Leber glätten« als Ausdruck für den Wunsch, der Angesprochene möge sein seelisches Gleichgewicht wiederfinden.

Desgleichen lehrt die chinesische Medizin, die Leber sei Sitz der Seele. Im alten China zeigte der Henker nach Hinrichtung eines Verbrechers dessen Leber dem Publikum, um pathologische Größe und Aussehen dieses Organs als Ursache seines Fehlverhaltens zu demonstrieren.

In unserem Kulturkreis spricht man bei emotioneller Instabilität davon, daß dem Betroffenen eine Laus über die Leber gelaufen ist oder seine Galle überläuft.

Die Polarität von Leber und Galle

Das Organsystem Leber – Galle hat neben Stoffwechselfunktionen (Aufbau lebenswichtiger Stoffe, Abbau von Schadstoffen) und der Regulierung des Flüssigkeitsorganismus, als weitere wichtige Aufgabe die Steuerung unseres Energiehaushaltes; es regelt das Wechselspiel zwischen Entspannung (Funktion der Leber) und Anspannung (Funktion der Galle).

Leber und Galle können in bezug auf den Tonus (Spannungszustand) des Menschen also als polare Gegensätze gesehen werden. Diese Gegensätzlichkeit zeigt sich auch in der unterschiedlichen Zuordnung von Leber und Galle nach der abendländischen Vier-Elementen-Lehre. Die »kühle« Leber wird dem Element Wasser (kalt-feucht) zugeordnet, die »warme« Galle, in der Leber gebildet, dagegen dem Element Feuer (warm-trocken). Somit findet in der Leber ein physiologischer und energetischer Umwandlungsprozeß statt, von dem schon Paracelsus wußte, als er schrieb: »Die Leber ist der Alchimist im Bauche«.

Solange sich Feuer und Wasser, diese scheinbar unvereinbaren Gegensätze, in einem Fließgleichgewicht befinden, ist der Mensch gesund.

Ist dieses Gleichgewicht gestört, wird der Mensch entweder von Wasser oder von Feuer dominiert.

Bei einem Überwiegen der Elementeneigenschaften von Wasser entwickelt sich eine zu große Feuchtigkeit und Kälte im Organismus. Körperliche sowie geistige Erschlaffung ist die Folge; der Mensch wird hypoton. Bei Fortschreiten dieser »Auskühlung« des Menschen kommt es infolge von Alterungsprozessen zu einer langsam zunehmenden Austrocknung des Organismus; der Mensch wird kalt und trocken, beides Eigenschaften des Elements Erde. Man könnte dies mit der Umbildung von Wasser (kalt-feucht) zu Eis (kalt-trocken) unter dem zu starken Einfluß von Kälte vergleichen. Mit dem Element Erde ist der ausgemergelte, gebrechliche und alte Mensch verbunden, aber auch vorzeitige Alterungserscheinungen, wie sie für den chronisch Leberkranken typisch sind.

Anders zeigt sich die Situation bei einem Überwiegen der Eigenschaften des Feuerelements. Hier findet eine übergroße Erhitzung und damit verbunden eine Austrocknung statt. Der Mensch gerät in den verkrampften Zustand eines körperlichen und geistigen Hypertonus.

Anders als bei Wasser, geht das Feuer durch einen Verlust von Wärme in Erde über. Auch hier wird der Mensch kalt und trocken wie es für das Alter typisch ist. Allerdings ist die Umwandlung von Feuer zu Erde schnell und plötzlich, z. B. durch einen Apoplex.

Bleibt nur noch das Element Luft mit seinem warm-feuchten Aggregatszustand übrig. Es hat am wenigsten mit unserem Thema zu tun, dennoch soll es kurz charakterisiert werden.

Die Wärme gibt dem Menschen genügend Lebenswillen, die Feuchtigkeit genügend Kraft zur Regeneration. Er erfreut sich seines Lebens bis zuletzt. Dieses Ende kommt dann aber meist sehr plötzlich, z. B. durch einen Herzinfarkt. Hierin zeigt sich die Verwandtschaft zwischen Luft und Feuer.

Dennoch galt das sanguinische Temperament (Überwiegen von Luft) in den antiken Vorstellungen als der wünschenswerteste Zustand. Dies findet seine Begründung in der negativen Einstellung antiker Autoren gegenüber alten Menschen. So meinte z. B. Platon, daß der Mensch spätestens mit 63 Jahren von der Bühne des Lebens abtreten solle, sofern sich Zeichen der Gebrechlichkeit einstellen, um nicht dein Allgemeinwohl zur Last zu fallen. Dies galt natürlich nicht, wenn der Mensch, wie Platon selbst, die Altersweisheit sein eigen nennen konnte.

Leber – Galle, das Organsystem der Emotionen

Ein Ungleichgewicht zwischen Wasser/Leber und Feuer/Galle führt zu typischen emotionalen Fehlentwicklungen.
Überwiegt das Wasserelement, entwickelt der Mensch ein phlegmatisches und depressives Temperament – er erschlafft. Dagegen entwickelt sich bei Überwiegen des Feuerelements ein cholerisches Temperament – der Mensch verkrampft sich.

Die Cholerik

Jeder kennt den typischen Choleriker, dem ständig eine Laus über die Leber läuft. Gallsüchtig, mit Haaren auf den Zähnen, treibt unseren Patienten sein luesinisches Temperament von einem Wutanfall zum nächsten. Es bedarf nur eines kleinen Tropfens, um seine Galle zum Überlaufen zu bringen. Nicht selten endet so ein Temperamentsausbruch in der Zerstörung wenn nicht von sich selbst, dann von anderen, bestenfalls geht nur das Mobiliar zu Bruch. Mit seinem unbeugsamen Herrscherwillen vernichtet er alle Widerstände. Seine Devise lautet: »Ich bin das Wort, die Macht und die Herrlichkeit«.
Die Krankheiten des Cholerikers sind rot, trocken und heiß und haben einen plötzlichen und dramatischen Verlauf (z.B. akute Krankheiten mit hohem Fieber).
Auch beeinflußt die Cholerik das Herz-Kreislauf-System negativ.
Wenn ihn nicht wegen seines Hypertouns ein Apoplex plötzlich dahinrafft, dann vielleicht eine Gallenkolik mit einem akutem Abdomen als Folgezustand, verursacht durch seine Gallensteine, im Volksmund auch »Ärgersteine« genannt, oder seine ausgesprochene Vorliebe für Wein, Weib und Gesang wird ihm zum Verhängnis.
Häufig klagt der Choleriker über eine Versteifung im Schultergürtel und nicht selten leidet er unter rechtsseitiger Migräne, Schwindel und Benommenheit.

Das Phlegma – die Melancholie

Der Phlegmatiker dagegen zeigt in allen Lebensfunktionen Trägheit und Langsamkeit. Als Psoriker neigt der Phlegmatiker besonders zu Depressionen, die man auch als »Leberdepression« bezeichnet. Sein Leitsatz heißt – »ich kann nicht, ich will nicht, laßt mir meine Ruhe«. Ständige Sorgen, Erschöpfung und Lethargie sind seine Hauptprobleme.
Den Phlegmatiker plagen Willensschwäche und Ohnmacht gegenüber den Anforderungen des Lebens. Er neigt besonders zu Verdauungsschwäche sowie zu kalter und chronischer Symptomatik und zu ödematösen Schwellungen.
In späteren Stadien entwickelt sich aus der kalten und feuchten Natur des Phlegmatikers die kalte und trockene Natur des Melancholikers. In diesem Zustand erhöht sich die Neigung zu chronischen Lungenerkrankungen wie Emphysem oder Bronchiektasie und es verstärkt sich die Ca-Latenz im Patienten.

Das Wechselspiel von Cholerik und Phlegma

Scheinbar bilden Cholerik und Phlegma/Melancholie unüberbrückbare Gegensätze. Es läßt sich jedoch immer wieder beobachten, wie der Phlegmatiker, nachdem man ihn lange genug gereizt hat, einen spontanen cholerischen Gefühlsausbruch hat; allerdings hat er vor den Folgen große Angst. Es entspricht nicht seiner Natur, sich Widerständen mit Gewalt zu nähern.
Auch den Choleriker prägt die Angst, allerdings ganz anders als den Phlegmatiker. Er hat Angst vor dem Zusammenbruch seiner Lebensenergie, was er im Kleinen immer wieder als plötzliche Erschöpfung und als spontanen Depressionsausbruch erlebt. In dieser erzwungenen Ruhe kann er aber nichts mit sich anfangen. Um diesem Zustand auszuweichen, greift er immer wieder zu Stimulantien, stürzt sich in Arbeit oder sucht sonstige Ablenkungen und dies meistens bis zur totalen Erschöpfung.
Drastisch formuliert, haben Phlegmatiker und Melancholiker Angst vor dem Leben, Choleriker dagegen Angst vor dem Tod.
Der Choleriker lebt deswegen ganz auf der Tagseite des Lebens. Sein Bestreben gilt der Durchsetzung seiner Ich-Vorstellungen. Dies erfordert einen Verbrauch seiner Lebensenergie, analog der abbauenden Funktion der Gallensäuren.
Der Phlegmatiker dagegen pflegt auf der Nachtseite des Lebens zu stehen. Er verzichtet zugunsten des bewahrenden Prinzips, analog der aufbauenden Stoffwechselfunktion der Leber, auf die Durchsetzung seiner Ich-Vorstellungen.

Diese Beziehung von Cholerik und Phlegma zur Tag- und Nachtseite des Lebens spiegelt die Prometheussage wider: Prometheus brachte den Menschen das Feuer vom Himmel (das Feuer symbolisiert das Ich-Bewußtsein des Menschen). Dafür wurde er von den Göttern zur Strafe an einen Felsen des Kaukasus geschmiedet (er wird somit gleichsam an die körperliche Daseinsform gebunden). Täglich kam von nun der Adler des Zeus und nagte an seiner Leber (Symbol für die energiezehrenden Tätigkeiten des Ich). Nun ist die Leber aber ausgesprochen regenerationsfreudig. Besonders nachts, in der Zeit, in der unser Ich ruht, findet eine Regeneration der Leber und damit ein vegetativer Aufbau statt. Und so wuchs die vom Adler angefressene Leber des Prometheus in jeder Nacht auch prompt wieder nach.

Zinn – Metall der Leberfunktionen

»Zinn gleicht der Leber, sein Wesen ist ganz wie sie« (Paracelsus). Eines der wichtigsten Heilmittel der Leber ist daher Stannum metallicum (Zinn).
Zinn ist relativ untoxisch; es ist wahrscheinlich ein lebensnotwendiges Spurenelement.
In homöopathischer Zubereitung hat es die Fähigkeit, die Leberfunktionen und damit ein Übergewicht des Elements Wasser wieder ins Gleichgewicht zu bringen.

Zinn in Hochpotenzen D15 bis D30

Dem Menschen, der Zinn in Hochpotenzen braucht, ist Verantwortungsgefühl und Tatkraft abhanden gekommen. Seine Stimmung ist ängstlich, mutlos und traurig. »Es besteht eine zunehmende Abneigung gegen jede Art von Beschäftigung, sei es im Beruf, sei es zu Hause« (Kent).
»Zinn beinflußt mentale und psychische Störungen, deren Ursachen in Funktionsstörungen der Leber oder des Gehirns beruhen« (Selawry).
Dieser Patient ist gerne übergewichtig, denkschwach und leidet unter Konzentrationsmangel, Tagträumerei, Leeregefühl im Kopf, hepatogener Depression, Willenshemmung, seelischer Verletzlichkeit und Hypochondrie.
Scheinbar ganz im Gegensatz zum bisher Beschriebenen, hat sich Zinn in Hochpotenzen auch bei einem Menschen mit großtuerischem, herablassendem und anmaßendem Charakter mit Ehrsucht, Prunk-

sucht und Herrschsucht bewährt. Diese Eigenschaften sind allerdings immer mit einem phlegmatischen und depressiven Grundcharakter verknüpft. Wurde er lange genug gereizt, bekommt er einen Anfall von Jähzorn. Dies allerdings nur für kurze Zeit, da es seinem Ruhebedürfnis widerspricht, aggressiv zu sein.

Neben dem Metall Zinn hat sich als Alternative in der Psychotherapie der hepatogenen Depression Arandisit D30 von der Firma Weleda bewährt, ein natürlich vorkommendes Zinnsilikat. Siliziumverbindungen verstärken den Bezug zum Nervensystem.

Zinn in Tiefpotenzen D6 bis D12

Physische Schwäche ist charakteristisch für die Anwendung von Stannum metallicum in Tiefpotenzen.

Mit seinen dunklen Augenringen sieht der Patient blaß und elend aus. Seine Muskulatur ist schwach, womit jegliche Anstrengung zu einem Martyrium wird.

Die Tendenz zur Erschlaffung zeigt sich in Bindegewebsschwäche (z.B Uterussenkung, Hämorrhoiden, Krampfadern), schwacher Verdauung oder Schwäche der Brustorgane.

Neben Tiefpotenzen von Sulfur, Hepar sulfuris oder Arsenicum album wird Zinn auch zur Entgiftung von Schwermetallen, besonders Amalgam, verwendet. Diese sind häufig verantwortlich für eine konstitutionelle Entwicklung in Richtung Phlegma oder Melancholie.

Zinn in mittleren Potenzen D12 bis D15

Diese wirken allgemein regulierend auf die Leberpsyche und werden besonders bei chronischen Lungen- und Gelenkserkrankungen verwendet.

Besonders Stannum jodatum D12 hat sich bei Emphysem und Bronchiektasie bewährt.

Begleitmittel zur Zinntherapie

Zur Einleitung einer Metalltherapie mit Zinn, beziehungsweise zu deren Begleitung als Drainagemittel sollten »vegetabilisierte Metalle« (Pflanzendüngung mit metallischen Lösungen) der Firma Weleda verwendet werden. "Taraxacum Stanno cultum" (Löwenzahn/Zinn) wirkt besonders bei willensgehemmten Menschen und bei Leberdepression, "Cichorium Stanno cultum" (Wegwarte/Zinn) dagegen bei Zuständen durch Ärger, die sich negativ auf das seelische Befinden auswirken, z. B. Depression als Status nach Ärger.

Zur Organregeneration und um die Mittel leberspezifisch wirksam werden zu lassen (Kanalisation nach Dr. Nebel), empfiehlt es sich, Hepar bovis D4 (potenzierte Leber vom Rind) als Organmittel zusammen mit Zinnpräparaten zu verschreiben (z.B. als Arandisit D15 / Hepar bovis D4 Amp. oder Hepar – Stannum Amp., Dil., von Weleda).

Als Begleitmittel zur Zinntherapie mit Hochpotenzen hat sich Metahepat N (Ampullen von meta-Fackler) oder Hepar 202 N (Ampullen von Staufen Pharma) bewährt. Eine Inketion macht man besten im Bereich der Leber, aber auch am Rücken unterhalb der Schulterblätter und im Bereich des Blasenmeridians (B18)

Die Präprate enthalten neben Stannum metallicum in tiefen Potenzen zur organotropen Therapie die wichtigsten Hilfsmittel wie Carduus mariauns (Mariendistel) oder Phosphorus zur Leberregeneration und -energetisierung.

Weitere Zinnpräparate zur Lebertherapie sind "Metamarianum B12" (Tropfen von Metafackler), zur gleichzeitigen Behandlung von Verdauungs- und Leberschwäche. "Metaheptachol N" (Tropfen von Metafakkler) eignet sich dagegen bei Leberfunktionsstörungen mit Beteiligung der Galle, z.B. bei Gallensteinbildung.

Die »verdunkelte« Seele, die sich häufig als Folge des Phlegmas einstellt, läßt sich erfahrungsgemäß auch begleitend mit Mitteln behandeln, die durch ihre Eigenschaften erwärmend und antidepressiv wirken. Typische Kennzeichen dieser Mittel sind z. B. ihre gelbe Farbe und ihr häufig bitterer Geschmack. Beispiele wären verdauungsfördernde Mittel wie Angelica archangelica, A. silvestris ø (Engelwurz), Berberis vulgaris ø bis D4 (Berberitze), Centaurium erythrea ø (Tausendgüldenkraut), Gentiana lutea ø (Gelber Enzian) oder Choleretika wie Curcuma longa ø (Gelbwurz) und Cynara scolymus ø (Artischocke).

Aurum metallicum D6 (Gold), Rosmarinus officinalis ø (Rosmarin) oder Acidum phosphoricum D6 (Phosphorsäure) können zusätzlich als kreislaufanregende Mittel bei Erschöpfung an Leib und Seele verwendet werden.

Bei besonders therapieresistenten Fällen kann zur Anregung der Leberfunktionen die Hepatitis Nosode D30 in seltenen Gaben als Zwischenmittel, also z. B. einmal pro Woche und seltener, verwendet werden. Auf Empfehlung von Dr. Reckeweg soll man diese Nosode als Reaktionsmittel bei hartnäckigen Ermüdungs- und Erschöpfungszuständen verwenden, auch wenn sämtliche Leberwerte normal sind.

Das Gesamtbild des chronisch Leberkranken spiegelt auch eine Nierenschwäche wieder; die Niere ist der Sitz der »Lebensessenz«. Deshalb sollte neben einer Lebertherapie bei einem Erschöpfungssyndrom immer auch die Niere energetisch gestärkt werden. Dies geschieht am besten mit Cuprum metallicum D6 (Kupfer), dem Metall der Niere, bzw. mit Kupferverbindungen wie Olivenit D6 (natürliches Kupferarsenat von Weleda). Auch pflanzliche Nierenmittel wie Apium graveolens ø (Sellerie) sollte man ergänzend zu einer Zinntherapie verwenden. Apium graveolens ist übrigens ein ausgezeichnetes Aphrodisiakum, das unser Phlegmatiker bei seiner schwachen Sexualität sicher gut gebrauchen kann.

Eine Reihe weiterer wichtiger Mittel gegen das Phlegma und gegen die Melancholie finden sich unter den psorischen Homöopathika. Je nach Arzneimittelbild kommen z. B. in Frage: Ambra, Calcium carbonicum, Conium, Graphites, Ignatia, Naja, Natrium muriaticum, Pulsatilla oder Staphisagria, letzteres besonders bei Status nach Ärger und Beleidigungen.

Eisen – Metall der Gallenfunktionen

Eines der wichtigsten Heilmittel der Galle ist Ferrum metallicum (Eisen). Eisen spielt in unserem Leben eine besonders wichtige Rolle. Ohne Eisen wäre die Welt und damit der Mensch blaß, blutleer und willenlos. Eisen ist wichtig für die Blutbildung (Hämoglobin). für Kreislauf und Atmung (Oxidation), für Muskelarbeit (Myoglobin), Lichtschutz, Abwehr- oder Nervenfunktionen. Das Eisen gibt dem Organismus die notwendige Wärme, die er zum Leben braucht und dies nicht zuletzt durch die Gallenfunktion. Ist die Galle aktiv, »so hat der Mensch viel Feuer in sich, denn die Galle macht Feuer« (Paracelsus). Mit genügend Feuer/Galle, hat der Mensch ausreichend Mut, sich den Anforderungen des Lebens zu stellen; es verleiht ihm Entschlossenheit, Tatkraft und Willensstärke. Die Galle ist das Organ des Willens.

Therapiekonzepte
Verdauungsorgane

Die Charaktereigenschaften des Feuers finden sich in den Mythen über Kriegsgötter (Mars) und Helden (Siegfried); ihre Attribute sind die Rüstung und das Schwert. Mit aller Entschlossenheit bezwingen sie jegliche Widerstände.

Das Eisen spielt in der Kultur des Menschen also eine ganz wesentliche Rolle. Mit Hilfe des Eisens hat der Mensch auf kriegerische Weise die Welt erobert. Aus Eisen sind aber auch die Ketten geschmiedet, mit denen Prometheus von den Göttern an die Felsen des Kaukasus gefesselt wurde.

Wie vorher beschrieben, symbolisiert die Kette und der Fels die Gebundenheit an die materielle Existenz; Eisen wird deshalb auch als Inkarnationsmetall bezeichnet.

Bei einem Übermaß an Eisen ist der Mensch zu stark im Materiellen und Irdischen verhaftet, bei einem Mangel zu schwach.

Eisen in Hochpotenzen D15 bis D30

Nimmt das Feuer und damit das Eisen im Menschen überhand, entwickelt sich das cholerische Temperament mit all seinen zerstörerischen Tendenzen wie sie zuvor beschrieben wurden. »Paracelsus spricht von einem Sieden der Galle, die gleich dem Wein alle Säfte beherrscht und den Zorn gebiert« (Selawry).

»Eisentypen sind Tatmenschen, die von klein an nach Beschäftigung verlangen. Sie brauchen körperliche Anstrengung, um ihre geballte Energie zu entladen, treiben gern Sport, vor allem Wettkampf, und suchen sich selbst immer wieder zu überbieten« (Selawry). Man könnte sagen, sie wären »Eisenbesessene«. Typischerweise hat der Eisentyp oft die Rolle des Anführers. Überläßt man ihm diese Rolle nicht freiwillig, wird er alles daransetzen, diese zu erlangen. Weiter beschreibt Selawry den Patienten, der Eisen in Hochpotenzen braucht, als tollkühnen Draufgänger, unlogisch, instinktiv, aggressiv, parteiisch, rebellisch, destruktiv, jähzornig, ohne jede Selbstkontrolle, selbstberauscht, eigensinnig, streitsüchtig, waghalsig, voller Ehrsucht, explosiv, grob, voreilig, kopflos und ständig in Zeitnot.

Physisch entspricht dies einer »Blutfülle«, Hypertonie, heißen und trockenen Entzündungen sowie einer gesteigerten Gallenproduktion mit der Neigung zu heftigen krampfartigen Schmerzen und rezidivierender Entzündung.

Eisen in Tiefpotenzen D6 bis D12

Der »Eisenverlassene« dagegen ist anämisch, verbittert, gehemmt und deprimiert. Dies entspricht in etwa dem Phlegma, wie vorher beschrieben. Bei Hypotonie, Selbstunsicherheit, Angst und Entschlußunfähigkeit hat sich neben Ferrum metallicum D6 auch Skorodit D6 (Eisenarsenat von Weleda) bewährt, auch als "Skorodit comp." (Ampullen, Globuli von Wala).

Das Auftragen einer Eisensalbe auf der Gallengegend (Ferrum metallicum Salbe 5% von Weleda) ist hierbei eine wirkungsvolle Unterstützungstherapie.

Bei Anämie empfiehlt sich die Anwendung von Hämatit D6 (Eisenoxyd von Weleda). Hämatit wird auch als Blutstein bezeichnet. Ritter verwendeten ihn früher als Amulett um hieb- und stichfest zu sein. Die Verbindung von Hämatit mit der Schlehe (Prunus spinosa), einer Dornenpflanze, unter anderem mit Blausäurederivaten als Wirkstoff, hat sich bei Rekonvaleszenzschwäche bewährt (Prunuseisen von Wala).

Eisen in mittleren Potenzen D12 bis D15

Diese Potenzstufen werden für eine allgemein ausgleichende Eisentherapie verwendet. Besonders aber sollte mit dieser Potenz begonnen werden, wenn der Patient einem stetigen Wechsel seiner Stimmung unterworfen ist.

Begleitmittel zur Eisentherapie

Aurum metallicum (Gold), das Metall des Herzens, entspricht dem Erscheinungsbild der Cholerik. Der Eisentyp wird, falls seinen zerstörerischen Tendenzen zu enge Grenzen gesetzt werden, seine Gewalt gegen sich selbst richten; ein Aspekt, der besonders durch Aurum metallicum abgedeckt wird. Auch die spontanen Anfälle von selbstzerstörerischer Depression sind typisch für die Anwendung von Gold. Aurum metallicum D12 bis D30 im Wechsel mit Ferrum metallicum D30 macht den Choleriker »be-sonne-ner« und sozial verträglicher.

Eine Reihe weiterer Nervina wirken auf den Choleriker beruhigend. Sie sollte man vor allem dann verordnen, wenn ein geistiger Zustand der Verwirrung, kombiniert mit Schlafstörungen und Herz-Kreislauf-Problemen wie Bluthochdruck vorliegt. Beispiele wären: Ballota nigra ø (Schwarznessel), Citrus aurantium ø (Bitterorange), Convallaria majalis ø bis D4; (Maiglöckchen), Fillpendula ulmaria ø (Mädesüß), Melilotus officinalis ø (Honigklee), Origanum majorana ø (Majoran), Peumus boldus ø (Boldo), Valeriana officinalis ø (Baldrian), Viscum album ø (Mistel) und Vitis vinifera ø (Wein).

Hat der Choleriker dauernde Schmerzen unter dem unteren Winkel des rechten Schulterblatts (Reflexzone von Leber/Galle), Migränesymptome über dem rechten Auge, und neigt er noch dazu zu Spasmen der ableitenden Gallenwege, sollte man Cheildonium majus (Schöllkraut) verschreiben.

Als Mohngewächs enthält es entkrampfend wirkende Stoffe. Allerdings schmeckt die Pflanze ausgesprochen scharf-bitter und sollte von daher eher in D4 verwendet werden, da ansonsten der Reiz zu stark werden könnte. Dies gilt besonders wenn Gallensteine vorhanden sind.

Ferner sollte man an den bitter schmeckenden Wermut (Artemisia absinthium) denken. Er fördert die Ausscheidung der Galle (Vorsicht bei Gallensteinen) und soll, laut alten Kräuterbüchern, besonders hilfreich bei »gallsüchtigen Weibern« sein; dies allerdings nur tropfenweise als Urtinktur oder als D6.

Eine Silbersalbe (Argentum metallicum praeparatum Salbe 5% von Weleda) eignet sich besonders gut, um die entzündete Galle zu beruhigen, die typisch für unseren Choleriker ist.

Dieses kühlende Prinzip des Silbers erfüllt auch Stellaria media (Vogelmiere), die als Kompressen bei Gallenblasenentzündung aufgelegt wird; übrigens ein Ratschlag von Kräuterpfarrer Künzle aus seinem Buch »Chrut und Unchrut«.

Trotz seiner Schärfe wirkt auch Raphanus sativus (Rettich) eher kühlend. Ähnlich wirkt Taraxacum officinale (Löwenzahn). Auch er wirkt kühlend, trotz seines sonnenhaften und warmen Aussehens. Neben seiner großen Bedeutung als Universalmittel für akute Oberbauchbeschwerden (Leber, Galle, Pankreas, Dünndarm) ist er auch ein großartiges Psychotherapeutikum.

Literatur

Selawry, Alla: Metall-Funktionstypen in Psychologie und Medizin (Haug Verlag)

Husemann, Friedrich: Das Bild des Menschen, Band I-III (Verlag Freies Geistesleben)

Therapiekonzepte
Verdauungsorgane

Das Organ des Lebens

Die Leber in der traditionellen abendländischen Medizin

von Olaf Rippe

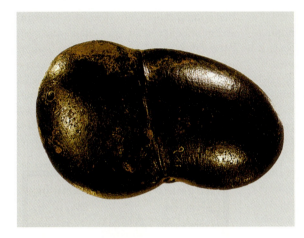

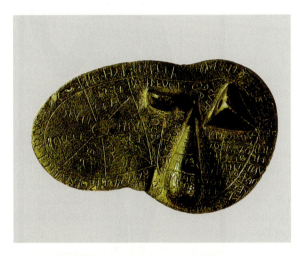

Etruskisches Modell einer Schafsleber zum Erlernen der Eingeweideschau. Zahlreiche Namen von Gottheiten sind auf der Oberfläche eingeritzt, wobei die Einteilung den Himmelsrichtungen entspricht. Ca. 1. Jh. v. u. Z.; aus dem Ausstellungskatalog „Orakel", Museum Rietberg, Zürich

Die Eingeweideschau

In der Antike verstand man unter Glück und damit auch unter Gesundheit eine Harmonie zwischen den eigenen Willensvorstellungen und dem Willen der Götter. Krankheit war daher eine Folge von Streitigkeiten zwischen Menschen- und Götterwelt. Wer sich über die höchsten Mächte erhob, der mußte ihren Zorn fürchten.

Einem höheren Willen kann man sich aber nur fügen, wenn man ihn kennt. Also gebrauchte man die Kunst der Divination (Wahrsagekunst), die in antiken Zeiten nur von Priesterärzten ausgeübt werden durfte. Nur Seher konnten feststellen, ob die eigenen Absichten dem Willen der Götter entgegenstanden oder nicht.

Da die ganze Natur vom göttlichen Willen gezeichnet war, gab es die verschiedensten Divinationstechniken. Manche Götter offenbarten sich durch Blitze oder im Vogelflug, manche im Rascheln von Bäumen, andere im Knistern von Räucherwerk oder durch die berauschte Ekstase medial veranlagter Menschen. In Mesopotamien, Griechenland und vor allem bei den Etruskern war die Eingeweideschau von Opfertieren allerdings die bevorzugte Methode, wobei die Betrachtung der Leber (Hepatoskopie) besonders beliebt war; erste Zeugnisse dieser Tradition werden auf das 3. Jahrtausend v. u. Z. datiert.

Aus dem Verhalten des Opfertiers und aus der Beschaffenheit der Leber konnte man darauf schließen, ob das Opfer angenommen wurde und ob die Götter einem gewogen waren. Durch Anrufungen und duftendes Räucherwerk aus Balsam und Harzen stellte man sicher, daß die Götter ihren Willen der Leber eingravierten. Um zu wissen, welche Gottheit Antwort gab, teilte man die Leber in verschiedene Sektoren ein. Bei den Etruskern waren dies die vier Himmelsrichtungen, die den Elementenkräften Feuer, Luft, Wasser und Erde entsprachen. Diese unterteilte man wiederum in vier Abschnitte, so daß insgesamt 16 Bereiche entstanden, von denen allein der Donnergott Tinia/Zeus, der Mächtigste unter den Göttern, drei Bereiche beseelte. In der hermetischen Medizin wird die Leber allgemein dem Jupiter zugeordnet (siehe unten).

Warum gerade die Leber in der Divination so beliebt war, erklärt sich aus der antiken Vorstellung, daß sie das Organ des Denkens und Fühlens war. Sie galt als Sitz der Seele und der Lebenskraft.

Diese Idee findet sich auch in der antiken Weltsicht der Elementenlehre wieder, wie sie von Empedokles im 5. Jahrhundert v. u. Z. entwickelt wurde.

Die Leber und das Wirken des Elements Wasser

Auf Polybos, dem Schwiegersohn des Hippokrates, geht die Weiterentwicklung der Elementenlehre zur Säftelehre zurück. In dem Werk „De Natura Hominis", das mit Sicherheit Polybos zuzuordnen ist (Daems, 2001), heißt es: „Der Körper des Menschen enthält in sich Blut, Schleim, gelbe und schwarze Galle, und diese machen die Natur des Körpers aus, und wegen dieser (Säfte) ist er krank bzw. gesund."

Nun waren es also nicht länger Götter, die über Gesundheit und Krankheit entschieden, sondern die richtige Mischung der Säfte (humores). Medizinphilosophen lösten die Vormacht der Priesterärzte langsam, aber stetig ab, doch die zentrale Stellung der Leber blieb, denn sie galt als das Zentralorgan der Säfte.

Die auf den Elementen basierende Temperamentenlehre beruht auf den Vorstellungen des griechischen Arztes Galen. Er schrieb: „Überwiegen des galligen Saftes bewirkt Verstand und Scharfsinn (Feuer, Leber), Überwiegen des schwarzgalligen Beständigkeit und Gesetztheit (Erde, Milz), Überwiegen des Blutes Einfalt und Naivität (Luft, Herz); der Schleim hat keine Wirkung auf Charakter und Intelligenz (Wasser, Ge-

Naturheilpraxis Spezial 175

Therapiekonzepte
Verdauungsorgane

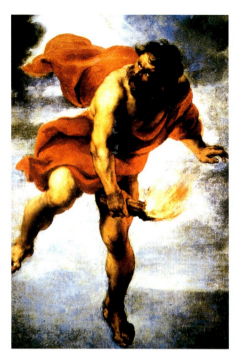

Prometheus bringt den Menschen das Feuer.
Jan Crossiers, 17. Jh.

hirn)" (zit. nach Daems, 2001). Die klassischen Begriffe der Temperamente wie Choleriker oder Melancholiker tauchten laut Daems aber erst im Mittelalter auf.

Krankheit, so stellte man sich damals vor, beruht also auf einer falschen Säftemischung, die zur Säfteentartung (Dyskrasie) führt. Diese entsteht durch das Überwiegen eines Saftes, den man folgerichtig entleeren muß (Evakuationstherapie). Diese Vorstellung hat sich bis heute in der Humoralmedizin erhalten können. Immer noch gelten schweißtreibende, galleableitende oder harntreibende Mittel als Kardinalmethoden des Heilens.

Jahrhundertelang war die Säftelehre unumstritten. Erst Paracelsus wagte eine grundlegende Kritik. Er propagierte auch andere Möglichkeiten der Entstehung von Krankheiten, wie psychische und soziale Einflüsse, das Wirken der Gestirne oder die Wirkung von Toxinen, die bei ihm aber nicht gleichbedeutend mit den vier Säften waren.

Er sah im Wirken der Elemente etwas rein Übersinnliches, das die Entstehung des Lebens ermöglicht, eine Korrespondenz zwischen Element und Saft lehnte er dagegen mehr oder weniger ab. Auch die Temperamente führte er nicht auf das Wirken eines Saftes zurück, sondern auf die Gestirne. Er schrieb: „Nicht die Galle verursacht den Zorn, sondern der Mars. Dieser bringt die Galle zum Überlaufen. (...) Richtig kann man nur sagen, daß jemand ein saturnischer oder ein lunatischer Charakter ist. Denn unsere Charaktereigenschaften werden vom Gestirn hervorgerufen."

Dennoch sprach er von den Elementen als den Müttern des Lebens. Seine Vorstellungen führten später zu völlig neuen Zuordnungen.

Feuer und Wasser bilden die Grundpolarität der Elemente und damit der Existenz. Symbolisch haben sie das gleiche Gewicht. Die unsichtbare Luft bildet die Brücke zwischen den Polen. Sie ist die Trägerin der schöpferischen Urkräfte. Wie Paracelsus ausführte, ist sie in „allen körperlichen und wesentlichen Dingen, die auf der Erde wachsen und geboren werden, das Leben gibt. Sie ist nichts anderes als ein geistiges Wesen, ein unsichtbares und ungreifbares Ding, ein Geist und ein geistiges Ding. Wie es nichts Körperliches gibt, das nicht einen Geist in sich verborgen führt, so gibt es auch nichts, was nicht verborgen ein Leben in sich hat und lebt. Denn was ist auch das Leben anderes als ein geistiges Ding."

Das Ergebnis des Zusammenwirkens von Feuer, Wasser und Luft ist die Stoffwerdung oder die Erde, die von ihnen befruchtet wird. Einmal befruchtet, erzeugt sie alles aus sich selbst, um das Leben zu erhalten.

Die Elemente sind allerdings in ihrem Wesen unsichtbar und übersinnlich, sie bilden also die spirituelle Grundlage der Naturreiche. Aus dem dichtesten der Elemente, der Erde, stammen die chemischen Stoffe, aus denen sich die Materie aufbaut. Das Element Wasser verbindet diese Stoffe auf energetische Weise und bildet die Grundlage organischen Lebens. Als Naturreich ordnet man dem Wasser die Pflanzenwelt zu. Die Luft beseelt die Natur und bildet die Grundlage für das Tierreich. Das Feuer vergeistigt die Welt und ist dem Menschen zugeordnet.

Nach den Vorstellungen des Paracelsus sind alle Existenzformen wie Buchstaben, aus denen sich das Wort Mensch zusammensetzt. Er besteht also aus Mineral, Pflanze und Tier. Diese drei Reiche bilden die Basis für das Besondere, das der Mensch verkörpert.

In der anthroposophisch orientierten Medizin, die auf den Vorstellungen des Paracelsus beruht, entwickelte man diese Idee weiter.

Das Element Erde bildet die physische Grundstruktur des Menschen; diesem Element ordnet man die Lunge zu.

Den unsichtbaren Lebensimpuls, das Wachsen und Vergehen und damit den Chemismus sowie das Phänomen der Regeneration, findet man im Element Wasser. In der anthroposophisch orientieren Heilkunde bezeichnet man dies Idee auch als Ätherleib oder Bildkräfteleib. Das Hauptorgan des Elements Wasser ist die Leber. Damit schließt sich der Kreis, denn wieder ist es die Leber, in der sich die Lebenskraft am deutlichsten manifestiert. Will man also das Leben erhalten oder sich von Krankheiten erholen, muß man primär die Leber

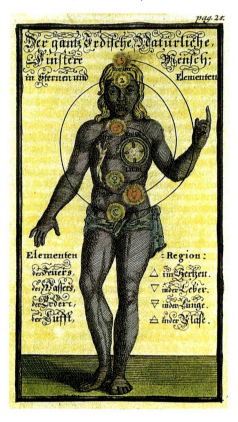

„Der gantz irdische natürliche finstere Mensch in Sternen und Elementen", von Johann Georg Gichtel (aus „Theosophia Practica", 1696). Die Planeten sind als Spirale wie die sieben Chakren angeordnet und mit den sieben Untugenden bezeichnet. Durch Erkenntnis und Anwendung der sieben Planetenmetalle sollen sie sich in Tugenden verwandeln. Dem Jupiter ist das Stirnchakra zugeordnet, da er neben der Leber auch mit dem Denken assoziiert wird. Wichtig ist auch die Zuordnung der Elemente zu den vier Hauptorganen (Leber = Element Wasser).

therapieren. Von den möglichen Heilmitteln eignen sich hierzu besonders pflanzliche Arzneien, da die Pflanzenwelt dem Element Wasser zugeordnet wird.

Wie regenerationsfreudig die Leber ist, erfahren wir durch den Mythos des Titanen Prometheus. Dieser brachte dem Menschen so nützliche Künste wie Astronomie, Medizin und Alchimie bei, die er zuvor von Athene erlernt hatte. Gegen den Willen des Zeus lehrte er den Menschen auch heimlich die Kunst, das Feuer zu gebrauchen (Symbol für das geistige Erwachen). Zur Strafe kettete ihn Zeus an die Felsen des Kaukasus. Täglich fraß ein Geier von seiner Leber, doch jede Nacht wuchs sie wieder nach.

Das Ganze hatte aber nicht nur für Prometheus ein übles Nachspiel. Für den Bruder des Titanen, Epimetheus, hatte Zeus eine besonders böse Überraschung parat, weil dieser sich ebenfalls gegen ihn verschworen hatte. Er schuf ihm das wunderschöne, aber einfältige und boshafte Weib Pandora. Von seinem Bruder gewarnt, nahm Epimetheus das Geschenk zunächst aber nicht an. Erst als üble Gerüchte Prometheus in ein schlechtes Licht rückten, mißachtete er den Rat seines Bruders und heiratete Pandora. In ihrer Einfalt öffnete Pandora eine Büchse, die Prometheus seinem Bruder zur Aufbewahrung übergeben hatte und in die er das Böse gebannt hatte. Sämtliche Sterbliche werden seitdem von Krankheit und Leidenschaften geplagt. Doch aus weiser Voraussicht hatte Prometheus noch etwas in die Büchse getan – die Hoffnung auf Besserung.

Die leidenschaftliche Gefühlswelt der Menschheit, die in der Büchse der Pandora enthalten war, korrespondiert mit dem Element Luft. Dieses vergeistigte Element im Menschen steht in direkter Beziehung zur Welt der Gestirne und wird daher Astralkörper genannt (astrum = Stern). Es ist der animalische Anteil in uns; Paracelsus nannte ihn den viehischen Leib. Hauptorgan ist die Niere.

Bleibt als letztes noch das Element Feuer. Es bildet die Grundlage unseres Ich-Bewußtseins und ist nur dem Menschen eigen. Es ist das Element, das uns am stärksten mit dem Göttlichen, dem Logos, verbindet. Das Hauptorgan ist das Herz.

Wie alt dieses Wisen ist, zeigen z.B. die Schriften des Paracelsisten Johann Georg Gichtel, einem Schüler von Jakob Böhme (s. Abb.).

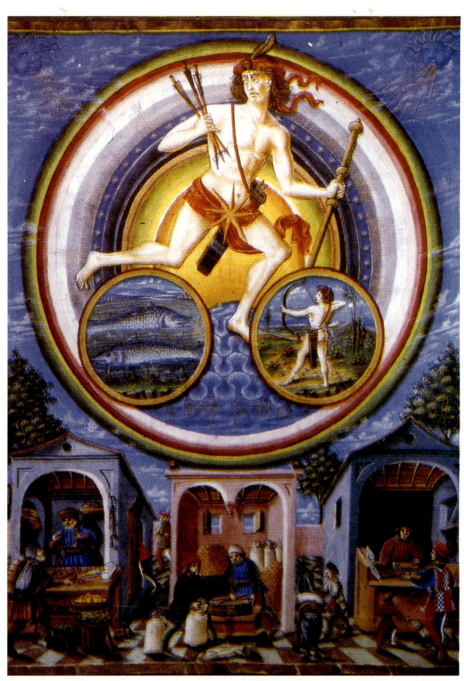

Jupiter/Zeus, Träger der Weltenweisheit und oberste Gottheit des Olymp; astrologische Darstellung aus dem 15. Jh.

Der innere Alchimist

Wegen ihrer zentralen Stellung im Säftehaushalt ist die Leber an sämtlichen Stoffwechselgeschehen mehr oder weniger beteiligt, da sie alle direkt oder indirekt mit dem Bildekräfteleib zusammenhängen. Doch nicht immer hat ein Krankheitsgeschehen seine Ursache im Stoffwechsel. Paracelsus formulierte fünf mögliche Krankheitsursachen und entsprechend fünf Wege des Heilens, abgesehen von der Chirurgie, die er gesondert betrachtete (siehe hierzu „Die fünf Entien des Paracelsus"; NHP 5/98).

Die erste Ursache nannte er „Ens astrale". Mögliche Ursachen sind z.B. Umweltfaktoren wie Klima, Störzonen oder Mondphasen. Die Therapie besteht in einer unspezifischen Reiztherapie, z.B. mit abwehrsteigernden Mitteln oder mit Lebenselixieren.

Therapiekonzepte
Verdauungsorgane

Tabelle: Jupiter und seine Wirkungen

Grundnatur	Denken, Gemütsruhe, Vernunft, Einsicht, Weitsicht (Weltbild), Charakterstärke, Gerechtigkeitssinn, Standfestigkeit
Organzuordnungen	Leber, Gelenke, Gewebe, spez. Bindegewebe, Gewebeflüssigkeiten
Funktion	Plastizität, Steuerung des Chemismus und der Entgiftung
Pathologie	Gedächtnisprobleme, Störungen des Denkvermögens und des Temperaments, Dysplastik, Varikosis, Gewebeveränderungen, alle Leberleiden, Stoffwechselkrankheiten, Ablagerungen und Chronifizierung von Leiden, Gelenksleiden, Störungen im Wasserhaushalt, Ödeme

Eine weitere Möglichkeit ist das „Ens naturale". Hier liegt die Ursache in individuellen Dispositionen. Die Therapie besteht in einer Konstitutionstherapie mit alchimistischen Präparaten, besonders mit speziell zubereiteten Metallen.

Die dritte Möglichkeit ist das „Ens spirituale". Hier liegt die Ursache in der psychischen Struktur und der Lebensweise des Betroffenen und in psychosozialen Gegebenheiten. Magie, Psychologie und psychisch wirkende Arzneien bilden die Heilwege.

Die vierte Möglichkeit bezeichnete Paracelsus als „Ens dei". Dies sind die unheilbaren Krankheiten oder das Karma des Menschen, das vom Therapeuten nicht gelöst, sondern bestenfalls gelindert werden kann und das dem Wirken höherer Mächte unterliegt.

Die letzte Möglichkeit ist für unser Thema besonders interessant, das „Ens veneni". Hier liegt die Ursache in der Wirkung von Nahrung, mangelnder Stoffwechselleistung und vor allem in einer mangelnden Entgiftung von Toxinen.

Da der Mensch das am höchsten entwickelte Naturreich darstellt, er seine Nahrung aber aus den niederen Naturreichen bezieht, muß er das „Fremde", das immer potenziell toxisch wirkt, in etwas Menschenhaftes umwandeln. Verantwortlich für diese Verwandlungsprozesse ist der „innere Alchimist", der die Spreu vom Weizen trennt. Darunter verstand Paracelsus sämtliche Stoffwechselprozesse, vor allem aber die Leistung von Magen, Leber und Niere.

Tabelle: Jupitermetall Zinn (Stannum metallicum)

Allgemeine Wirkung von Stannum metallicum	Überheblicher Charakter, Herrschsucht mit Tendenz zu Manie und Jähzorn (D12 bis D30). Unbesonnenheit, Distanzlosigkeit, Depression (D6 bis D12). Denkblockaden; Gedächtnisschwäche (D6 bis D12). Zum Ausgleich bei entzündlichen und degenerativen verhärtenden Erkrankungen (rheumatische Diathese; D12); zur Vermeidung von Ablagerungen; bei Ergußbildung in Körperhöhlen und Gelenken (D12; zus. mit Bryonia); allg. bei Leberleiden (D6 bis D12); Darmdysbiose; Varikosis (D6); Gewebeschwäche; akute und chronische Gelenksleiden wie Tendovaginitis, Arthritis und Arthrose (D6 bis D12); Schlottergelenke; Migräne, vor allem rechtsseitige (auch an Chelidonium denken); dumpfe Neuralgien, chronische Ekzeme wie Neurodermitis und Psoriasis; Erschöpfungssyndrom; Skoliose. **Tiefpotenzen** 5% bis D8: wirken über den Leberstoffwechsel. Sie fördern Aufbau und Quellungsprozesse und wirken austrocknenden, dysplastischen oder degenerativen Prozessen entgegen. **Mittlere Potenzen** D12: beeinflussen dystonische Zustände und wirken auf die Atmungsorgane. **Hochpotenzen** D20 bis D30: wirken über das Nervensystem. Sie fördern Formprozesse, Austrocknung und Ausscheidung.
Zinnverbindungen und Zubereitungen	**Arandisit** (Zinnsilikat; Weleda): Bei psychischen Veränderungen in Zusammenhang mit Leberleiden; Leberdepression; D6/D12. **Kassiterit** (Zinnoxyd, Zinnstein; Weleda): Wirkung auf das Nervensystem; D2 bis D10. **Stannum mellitum** (Zinnhonig; Weleda): Spez. Zubereitung von Zinn mit Honig und Rohrzucker zur Behandlung chronischer Zinnprozesse, z.B. Arthrose und chronischen Leberleiden. **Stannum metallicum praeparatum** (Zinnspiegel; Weleda): Spez. Zubereitung als Destillat; allg. zur Behandlung von Zinnprozessen. Organotrop D6 bis D12; funktiotrop D12; als Konstitutionsmittel D30. **Stannum jodatum** (Zinnjodid; DHU oder Staufen-Pharma): Bei chronischen Schleimhaut- und Lungenleiden mit Gewebeveränderungen, z.B. Emphysem (D12).
Zinnpräparate des Handels	**Disci comp. cum Stanno** Globuli, Ampullen (Wala): Schmerzhafte Deformationen der Wirbelsäule. **Gnaphalium comp.** Ampullen, Globuli (Wala): Otosklerose, Morbus Menière, Tinnitus. **Hepar 202** Ampullen (Staufen-Pharma): Allg. zur Leberentgiftung; Injektionen über dem Leberbereich und unter dem rechten Schulterblatt. **Hepar - Stannum** Ampullen (Weleda): Zur Injektionstherapie im Leberbereich bei chronischen Leberstörungen, z.B. Fettleber, Hepatose und Zirrhose. **Kalium Chloratum II Similiaplex** Tabletten (Pascoe): Eitrige Entzündungen der oberen Luftwege (Sinusitis, Bronchitis). **Metahepat** Ampullen (Metafackler): Bewährt zur Eigenbluttherapie bei Leberleiden und chronischen Hautleiden sowie zur Entgiftung. **Metaheptachol N** Tropfen (Metafackler): Leber- und Galleleiden; Dysbiose; Allergie; Hautleiden; Pruritus. **Metamarianum B 12** Tropfen (Metafackler): Darmdysbiose und Leberleiden; Erschöpfungssyndrom. **Metasilicea N** Tropfen (Metafackler): Bindegewebe- und Bänderschwäche, Varikosis, allg. bei Dysplastik. **Metasymphylen** Tropfen (Metafackler): Allg. bei Rheuma und Gelenksleiden, spez. der großen Gelenke und als Begleitmittel bei Knochenleiden wie Osteoporose. **Stannum comp.** Trit. (Weleda): Akute und chronische Gelenkserkrankungen; Rheuma. **Stannum metallicum Salbe** (Weleda): Ergußbildung; Gelenksleiden (lokale Anwendung) und bei Leberdepression (nächtlicher Leberwickel). **Stannum D8/Succinum D6 Augentropfen** (Weleda): Zur Begleitbehandlung bei Glaukom.

Er schrieb: „Wenn der Magen kräftig ist, dringt das Reine zu den Gliedern, um sie zu ernähren, das Unreine tritt mit dem Stuhl aus. Wenn der Magen schwach ist, schickt er auch das Unreine zu der Leber; hier geht auch eine Scheidung vor sich. Wenn die Leber kräftig ist, scheidet sie richtig und sie schickt zugleich das Schleimige mit dem Harn zu den Nieren. Wenn hier eine gute Scheidung ist, ist es richtig, wenn nicht, so bleibt hier jenes Schleimige und Steinige zurück und koaguliert sich zu Sand, was ich Tartarus nenne."

Unter Tartarus verstand Paracelsus Ablagerungen von Toxinen, die zu chronischen Krankheiten führen wie Steinbildung, Sklerose, Gicht, Rheuma, aber auch alle dysplastischen Prozesse wie Arthrose.

Neben der richtigen Scheidung ist die Funktion der Entgiftungsorgane besonders wichtig, vor allem von Leber, Pankreas, Galle und Darm sowie von Niere, Haut, Lunge, aber auch funktionelle Entgiftungsvorgänge wie die Menses spielen eine Rolle (siehe hierzu die Schriften von Bernhard Aschner und Heinrich Honegger).

Ist der innere Alchimist zu schwach und funktionieren die Ausscheidungen nicht richtig, kommt es zum Tartarus, dem eine „Digestio" oder innere Fäulnis vorausgeht, die Mutter aller chronischen Krankheiten.

Der Heilweg ist damit deutlich vorgegeben. Zunächst muß der innere Alchimist selbst gestärkt werden, zum Beispiel durch Amara (Bittermittel). Paracelsus schätzte vor allem Tausendgüldenkraut und Bitterorange, da sie nicht nur die Scheidekraft des Magens, sondern auch die der Leber anregen.

Als zweite Stufe sind Leber-Galle-Arzneien erforderlich, also Cholagoga und Choleretika. In der Regel haben sie eine gelbe Signatur und entsprechen damit der „gelben Galle" aus der Säftelehre, bspw. Berberitze, Schöllkraut und Gelbwurz. Sie öffnen vor allem die „verstopfte" Leber und wirken somit gallebildend und -treibend. Bei einem Übermaß an „gelber Galle" darf man sie nur sehr vorsichtig anwenden, oder man gebraucht sie gleich potenziert, bzw. als Destillat. Ihr Hauptanwendungsgebiet in höherer Dosierung ist vor allem das „Verbrennen" der „schwarzen Galle". Weitere Signaturen von Antidyskratika mit Leberwirkung sind Klettfrüchte, Stacheln und Dornen; Beispiele wären Mariendistel, Be-

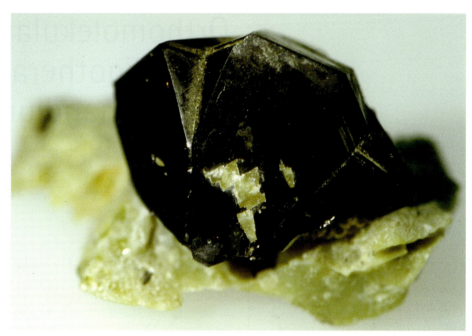

Das Jupitermetall Zinn, hier als Kassiterit (Zinnoxyd). Foto: Olaf Rippe

nediktenkraut, Berberitze, Odermennig oder Nelkenwurz.

Als dritte Stufe benötigt man Diuretika, die ebenfalls nach Möglichkeit eine gelbe Signatur haben und den Leberstoffwechsel entlasten, z.B. Goldrute und Liebstöckel.

Die vierte Stufe besteht in der Anregung von weiteren Entgiftungsmechanismen, z.B. durch Diaphoretika oder Emmenagoga.

Das Jupiterorgan Leber und das Zinn

Nach hermetischer Vorstellung ist der Mensch ein Mikrokosmos, in dem sich Sonne und Mond sowie die fünf Wandelplaneten Merkur, Venus, Mars, Jupiter und Saturn in sieben Hauptorganen verkörpern. Die Leber ordnet man dabei dem Jupiter zu. In der Astrologie bezeichnet man Jupiter auch als das „große Glück", in der Antike nannte man ihn den Königsstern und Träger der Weltenweisheit. Paracelsus schrieb hierzu: „Und der Jupiter gleicht dem Planet der Leber (...). Ihr sollt wissen, wenn die Leber nicht da wäre, da gäbe es nicht Gutes im ganzen Leibe. Gleich Jupiter wirkt sie und mildert wie er durch seine Güte alles Ungestüm."

Das Ungestüm ist die Dyskrasie aus einer mangelnden Stoffwechselleistung, bzw. Entgiftung wie zuvor besprochen.

Nach dem Gesetz der Korrespondenzen ordnet man den Planeten nicht nur Organe zu, sondern auch die Welt der Heilmittel. Eine besonders intensive Planetenwirkung finden wir in den Metallen, die man vor allem als Konstitutionsmittel verwendet. Pflanzliche oder tierische Arzneien verstärken nach dieser Vorstellung das Wirken der Metalle. Dem Jupiter ordnet man dabei das Zinn zu.

Das Jupitermetall wäre demnach die beste Leberarznei und bei allen sonstigen Prozessen angezeigt, bei denen das Wirken Jupiters eine Rolle spielt (siehe Tabelle und die Schriften von Alla Selawry).

Wie sehr sich dieses alte Wissen bis heute erhalten konnte, zeigt sich in den Indikationen von Arzneimitteln mit Zinn als Bestandteil.

Literatur
Daems, Willem F. – Streifzüge durch die Medizin- und Pharmaziegeschichte; Dornach 2001.
Orakel (Ausstellungskatalog); Museum Rietberg, Zürich 1999.
Ranke-Graves, Robert von – Die Götter Griechenlands; Hamburg 1981.
Rippe, Olaf zus. mit Madejsky, Margret/Amann, Max/Ochsner, Patricia/Rätsch, Christian – Paracelsusmedizin; Aarau, 2001.
Selawry, Alla – Metallfunktionstypen in Medizin und Psychologie, Heidelberg 1985.

Therapiekonzepte
Verdauungsorgane

Orthomolekulare Medizin und Oligotherapie in der Leberbehandlung

Mit vergleichenden Angaben zur Anwendung von Diät, Homöo- und Phytotherapie

von Max Amann

> *Die Leber ist das Hauptorgan für den Stoffwechsel im Körper, der „Alchimist im Bauche".*
>
> *(Paracelsus)*

Als Entgiftungsorgan muß die Leber im Laufe des Lebens sehr viel chemische Belastung aus körpereigenen Quellen und der Umwelt wegstecken; hinzu kommt wohl bei jedem eine mehrmalige Infektion mit Virushepatitis.

Man kann annehmen, daß bei praktisch jeder Person ab vierzig die Leber behandlungsbedürftig ist, bei Jüngeren mindestens bei jedem Dritten. Gegen die vorzeitige Zerstörung der Leber hat die Natur zwei Hilfsmittel gefunden: Erstens die zehnfache Überdimensionierung des Leberparenchyms über die physiologisch notwendige Größe hinaus und zweitens die außerordentliche Regenerationsfähigkeit dieses Organs. Ist die Krankheit heilbar, kann man Leberleiden in einer Woche deutlich bessern und in einem Monat ausheilen; nur in schweren chronischen Fällen braucht man ein Vierteljahr zur Ausheilung. Nicht heilen können wir Neubildungen und fortgeschrittene Leberzirrhose.

Ratschläge zur Leberbehandlung sind überliefert, soweit schriftliche Quellen zurückreichen. Auch die Naturvölker können die Leber behandeln, in der Regel mit Kräutern. Hydrastis stammt aus dem Arzneischatz der Irokesen, Boldo aus dem der südamerikanischen Araukaner.

Die bittere Signatur der Leberkräuter ist allgemein bekannt, ebenso ihre Wirkung bei Vergiftungen oder psychischen Problemen.

Ebenfalls seit sehr alter Zeit bekannt ist die Behandlung mit Mineralien und Metallen. Die tibetische Medizin verwendet bei „heißen" (entzündlichen) Leberleiden Zinnober und metallisches Kupfer, bei „kalten" (degenerativen) Leberleiden Rost (Limonit, Eisenhydroxid).

Im Lauf der Jahrhunderte entwickelten sich folgende Therapieverfahren und Arzneimittelgruppen:

Phytotherapie. Sie ist immer noch die wichtigste Form der Lebertherapie und völlig unentbehrlich.

Die **Leberdiät.** Zusammen mit der Kräuterbehandlung dürfte sie sehr weit zurückreichen.

Erst seit zweihundert Jahren ist es möglich, Naturstoffe in großer Zahl zu isolieren, ihre Struktur aufzuklären und sie synthetisch herzustellen. Dies machte **Vitamine und vitaminähnliche Stoffe** (bei diesen ist eine Zufuhr durch die Nahrung nicht lebensnotwendig) als Leberheilmittel zugänglich.

Homöopathie. Das Heilen mit Arzneien in speziell zubereiteten Kleinstdosen ist ebenfalls erst zweihundert Jahre alt. Es ist bei der Leberbehandlung eine gute Ergänzung der Phytotherapie, um die Konstitution des Patienten zu verbessern. Wichtige Mittel sind beispielsweise Arsenicum album, Berberis, Chelidonium, Hydrastis, Lycopodium, Nux vomica, Ptelea trifoliata, Phosphorus, Raphanus sativus, Sulfur, teilweise bis zu Hochpotenzen.

Die Verwendung von **Metallen, Mineralien und ihren alchimistischen Zubereitungen** ist dagegen Jahrtausende alt. Die größten Fortschritte in der Herstellung dieser Arzneimittel verdanken wir Paracelsus.

Gleichzeitig mit der Entdeckung der Vitamine im vorigen Jahrhundert wurde eine größere Anzahl Elemente, hauptsächlich Metalle, als lebensnotwendige Stoffe erkannt, und es wurden neue Heilverfahren und Techniken der Zubereitung entwickelt, die ihre Grundlagen in der Alchimie haben. Diese sind die **anthroposophische Medizin** und die aus Frankreich kommende **Oligotherapie.** Beide dieser Therapiesysteme verfügen über Arzneimittel, die in der Leberbehandlung anzuwenden dringend ratsam ist.

Balneotherapie: Die Leber spricht gut auf geeignete Heilwässer an. Diese enthalten gewöhnlich Schwefel in verschiedenen Verbindungsformen. Das berühmteste Leberbad der Welt ist Vichy – den Asterixlesern als Aquae calidae bekannt.

Topographische Therapieverfahren zur Leberbehandlung: Akupunktur, Injektion in Akupunkturpunkte, z.B. von Kupferverbindungen; Einreibung von Salben oder ätherischen Ölen in die in Frage kommenden Reflexzonen (Lebergebiet, zwischen Wirbelsäule und rechtem Schulterblatt usw.).

Orthomolekulare Medizin. Zur Leberbehandlung mittels Heilpflanzen und Homöopathie gibt es reichlich Literatur.

Anliegen des Artikels ist es, die Therapiemöglichkeiten an der Leber mittels der Orthomolekularen Medizin aufzuzeigen, also mit höheren Dosen von Vitaminen, vitaminähnlichen Stoffen sowie Mineralien und Spurenelementen. Bei Spurenelementen (Mangan, Kobalt, Kupfer, Zink, Selen usw.) genügen zur Therapie recht kleine Mengen, etwa im Bereich homöopathischer Dilutionen D4 bis D8 zur Erzielung einer therapeutischen Wirkung.

Spezialpräparate aus Mineralien oder Spurenelementen sind keine Homöopathika, sondern nach Gesichtspunkten der Alchimie oder Spagirik hergestellt. Die interessantesten, die Oligotherapeutika Frankreichs, sind derzeit nur als Importe erhältlich, was umständlich und kostspielig ist. Man kann sich aber weitgehend mit homöopathischen Tiefpotenzen gleicher Konzentration und gleichen Mischungen aus den Einzelmitteln behelfen, wie sie in den oligotherapeutischen Originalen vorliegen. Betriebsgeheimnisse bei der Herstellung bleiben dabei leider nicht berücksichtigt (haben die meisten Pharmafirmen).

Bei der Leber-/Gallentherapie ist die gleichzeitige Anwendung mehrerer verschiedener Heilweisen unentbehrlich. Auch bei anderen Leiden zeigt sich in den Industrieländern zunehmend die Notwendigkeit eines solchen Vorgehens, also der Zwang zur Polypragmasie.

Der Artikel soll deshalb nicht nur die im Titel genannten Heilverfahren bekannter machen, sondern enthält auch Querverweise zu bewährten pflanzlichen und homöopathischen Einzelmitteln.

Ebenfalls erwähnt sind einige zusammengesetzte Industriemittel mit interessanter Rezeptur oder Herstellungsweise.

Um anspruchsvollere Therapie betreiben zu können, braucht der Heilkundige einen kooperativen Apotheker. Dieser kann ihn von der völligen Abhängigkeit von nett verpackten, sehr großzügig kalkulierten Fertigarzneimitteln befreien, indem er ihn über Arzneibücher und entsprechende Lieferlisten des Großhandels aufklärt. Auch bei Medikamenten sollte man die Ware kaufen und nicht die Werbung. Der Weg wird dann frei zu einer handfesten Therapie mit erträglichen Preisen.

Der Ruf der orthomolekularen Medizin ist durch die hundertfach auftretenden Firmen für „Nahrungsergänzungsmittel" ruiniert worden, und zwar durch deren Werbung und Vertriebsweise. Lassen Sie ihre Patienten Multivitamin- bzw. Mineralpräparate in der Apotheke besorgen, ein tüchtiger Apotheker stellt einen Preisvergleich an und weiß, welches die wertvollen, galenischen Formen sind. Zum Vergleichen der Preise sehen Sie sich in der Roten Liste z.B. das Verhältnis Wirkstoffmenge/Preis bei den vielen Vitamin-E-Präparaten an. Sie werden Preisdifferenzen bis zum Verhältnis 1:10 finden.

Die Organuhr in Diagnostik und Therapie von Leberleiden

Nach den Vorstellungen der TCM ist die Maximalzeit der Leber (in der sie am meisten Energie hat) die Zeit von 1 bis 3 Uhr morgens; läuft in der Leber ein entzündlicher Prozeß ab, so tritt dann eine Verschlimmerung ein mit Alpträumen, Aufwachen, Heißhunger usw.

Die Minimalzeit der Leber (mit einem Minimum an Energie) ist von 13 bis 15 Uhr. Bei einer Leberinsuffizienz ist der Erkrankte in dieser Zeit, besonders nach einer handfesten Mahlzeit, völlig erledigt. „Dem Herrn Inspektor tut's so gut, wenn er nach Tisch ein wenig ruht" (Wilhelm Busch): An dieser Stelle hat der Künstler einen glatzköpfigen, schwammig-fetten Lebertyp dargestellt.

Es gibt noch einen dritten Zeitpunkt, an dem sich Leberleiden, besonders chronische, bemerkbar machen: etwa von 16 bis 17.30 Uhr. In dieser Zeit bekommt der Patient seine Leberdepression und ist nicht fähig, ernsthaft zu arbeiten. Dieser Zeitpunkt ist der günstigste, um Leberarzneien zu verabreichen.

Die Leber regeneriert nachts, während der vagotonen Phase. Kann man Lebertherapeutika nicht wie oben verwenden, sollte man sie abends nehmen. Dies gilt besonders für vagoton wirkende Arzneimittel wie die Cholinsalze.

Die Heilverfahren im einzelnen

Phytotherapie: Die Heilpflanzen sollen hier nur am Rande erwähnt werden.
Bittere Mittel: Andorn, Berberitze, Gamander, Kardobenediktenkraut, Wasserdost, Zaunrübe.
Süße Mittel: Erdrauch, Löwenzahn, Melisse, Ringelblume.
Sonstige Mittel: Artischocke, Bärlappkraut, Boldo, Brennessel, Goldrute, Kohl, Mariendistel, Odermennig, Salbei, Schöllkraut, viele weitere Leberpflanzen.

Die Pflanzen haben teilweise eine sedierende Wirkung bei Hepatitis (Beispiele: Andorn, Artischocke, Boldo, Erdrauch, Odermennig, Schöllkraut), teilweise eine tonisierende bei Hepatose (Beispiele: Chinarinde, Kardobenediktenkraut, Gamander, Mariendistel, Salbei, Wasserdost). Manche wie Berberitze oder Kohl eignen sich zur Behandlung von Leberproblemen aller Art.

Es ist unbedingt erforderlich, die Phytotherapie der Leber mit Kräutermischungen zu betreiben. Fertigarzneimittel des Handels sind größtenteils Einzelmittel, nämlich Extrakte aus Mariendistel. Diese zeigen gute Wirkung, schöpfen aber den Arzneischatz nicht aus. Sehr viel besser geeignet sind Mischrezepte, z.B. Metamarianum B12 oder Metaheptachol N (beide von Metafakkler).

Die Wirkstoffe der Mariendistel sind Flavonoide, die durchlichtend auf Stoffwechsel und Psyche wirken. Aufhellend und aktivierend wirken z.B. auch Boldo und Gamander, die zu wenig verschrieben werden. Die günstige Leberwirkung haben auch die Flavonoide aus Birkenblättern und Ringelblume.

Aromatherapie: Ätherische Öle werden in der Spagirik als Merkur des Sulfur definiert, müßten also theoretisch gute Leberheilmittel sein. Größere Mengen innerlich gegeben belasten aber die kranke Leber. Zur Leberbehandlung gibt die Literatur viele Öle an, u.a. Anis, Fenchel, Engelwurz, Liebstöckel, Orange, Mandarine, Zitrone, Bohnenkraut, Lavendel, Majoran, Minze, Quendel, Rosmarin, Salbei, Thymian, Ysop, Geranium, Palmarosa, Rose, Ingwer, Pfeffer. Man verwendet sie als Tinktur oder Tee aus der ölhaltigen Pflanze in nicht zu hohen Dosen oder die reinen Öle zur Einreibung an Reflexzonen in fettem Öl gelöst. Naheliegend ist Einreibung über der Leber. Zum Sedieren nimmt man die milden Öle, zum Tonisieren die scharfen. „Allein die Dosis macht daß ein Stoff ein Gift ist" (Paracelsus).

Die Leberdiät hat Ähnlichkeit mit der Phytotherapie.

Bittere Stoffe: Löwenzahnsalat, Zichoriensalat

Süße Stoffe: Melisse, Lakritze, Ringelblume (als Tees)

Viele leberfreundliche Nahrungsmittel sind schwefelhaltig: Kohl, Zwiebel, Knoblauch, Rettich, Steckrübe, Meerrettich, Brunnenkresse, Kapuzinerkresse, Löffelkraut und der modische Rucolasalat. Vom Standpunkt der Alchimie liegt in diesen Lebensmitteln nicht der heiße alchimistische Sulfur vor wie in scharfem Senf, sondern eine kühlere Abart, der sogenannte Wasserschwefel. Dieser schmeckt weniger bis kaum scharf, dafür etwas bitter. Wasserschwefel wirkt entzündungswidrig und regenerierend zugleich. Kleieprodukte guter Qualität sind

Therapiekonzepte
Verdauungsorgane

wegen des Gehaltes an B-Vitaminen, Vitamin E und Inosit zu empfehlen.
Die Volksmedizin verwendet in der Leberdiät noch reichlich Magerquark (bis zu 250 g/Tag) und trübes Weißbier (1 bis 2 Flaschen/Tag).
Orthomolekulare Medizin im engeren Sinn: Leberbehandlung mit ausreichend hohen Dosen von Vitaminen und vitaminähnlichen Stoffen sowie Mineralien (die Behandlung mit kleineren Dosen von Metallen und Nichtmetallen wird unter 5 besprochen).
Welche Stoffe zur Erhaltung des Lebens zugeführt werden müssen, wie hoch der Bedarf ist und welche (bei organischen Stoffen) chemische Struktur vorliegt, wurde erst im Lauf des zwanzigsten Jahrhunderts bekannt. Diese Entwicklung ist übrigens noch nicht abgeschlossen. Mit an Sicherheit grenzender Wahrscheinlichkeit sind noch nicht alle Vitamine und Spurenelemente bekannt. Aus der Kenntnis der Formeln der Vitamine ergab sich die Möglichkeit, sie künstlich und preiswert herzustellen.
Nach Kenntnis der Stoffe, deren Zufuhr lebensnotwendig ist, konnten auch Tabellen des Minimalbedarfs erstellt werden. Diese haben einen Pferdefuß: Bestimmt ist der Minimalbedarf eines gesunden Menschen, der weder körperlich noch geistig arbeitet. Die Angaben zum Ascorbinsäurebedarf sind viel zu niedrig; bei Streß ist es sinnvoll, die vierfache Menge der bei B-Vitaminen angegebenen Minimalwerte zuzuführen. Eine weitere Komplikation ist der Unterschied zwischen Literaturangaben wichtiger biologisch aktiver Inhaltsstoffe in Lebensmitteln und dem Gehalt, den man tatsächlich vorfindet. Ich war dreizehn Jahre als Analytiker in der biologischen Forschung tätig – u.a. Lipide aller Art, Vitamine, Gerontologie – und weiß deshalb Bescheid. Sieht man in den Mund verschiedener Probanden, kann man bei zwanzig Prozent der Bevölkerung einen echten Skorbut diagnostizieren; einen ernsten Magnesiummangel vermute ich bei vierzig Prozent der Bevölkerung. Kann man nicht unbegrenzt Zeit und Finanzmittel in die tägliche Nahrung investieren, sollte man tatsächlich an Nahrungsergänzungspräparate denken. Nicht ganz wenige meiner Patienten haben beruflich in den Vereinigten Staaten zu tun. Diese decken ihren Jahresbedarf an solchen Zubereitungen dort für ein paar Dollar. Vielleicht ergibt sich bei uns aber nach den harten Strafen für die Vitaminhersteller demnächst eine Verbilligung der gängigen Einzelstoffe und Mischungen. Die orthomolekulare Medizin, im wesentlichen von Linus Pauling geschaffen, beruht auf der Überlegung, daß Stoffe bei Zufuhr in Dosen weit über dem Tagesbedarf eine therapeutische Wirkung haben könnten. Dies hat sich voll bewahrheitet, wobei es teilweise auch Begrenzungen in der Dosishöhe gibt. So sind die Vitamine A und D giftig, von den lebensnotwendigen Elementen sind Kupfer, Zink, Chrom, Selen giftig. Man muß also eine Dosis unter der Toxizitätsgrenze wählen.

Einige Stoffe der orthomolekularen Medizin in der Lebertherapie

B-Vitamine: Die wasserlöslichen Vitamine sind bekanntlich Coenzyme, also unentbehrlicher Bestandteil vieler Enzyme. Auch bei gemischter Diät ist die Bilanz nicht so gut, wie man anzunehmen geneigt ist. Reichliche Zufuhr unterstützt die Stoffwechselfunktionen der Leber und fördert damit auch die starke Selbstheilungstendenz dieses Organs. Die zahlreichen Multivitaminpräparate der Roten Liste sind durch ihre niedrigen Dosierungen nur als Nahrungsergänzungsmittel geeignet, weniger als Arzneimittel. Hochdosierte Vitamine zeigen neue therapeutische Eigenschaften und sind damit Arzneimittel im engeren Sinn über ihre physiologische Funktion hinaus.
Einige höher dosierte B-Vitamin-Fertigarzneimittel: B-Komplex forte – Hevert; Vitamin-B-Komplex forte – ratiopharm; Neuro-Lichtenstein-Injektionslösung. Diese enthalten die Vitamine B1, B6 und B12. Multimulsin und Geriartiemulsin der Fa. Mucos sind nicht so hoch dosiert, zeigen aber wegen sehr guter Resorption eine beachtliche Wirkung.
Von hochdosiertem Vitamin B12 existieren zahlreiche Einzelmittel, die auch an der chronischen Leber sehr gute Wirkung zeigen. Vitamin B12 ist kobalthaltig und bildet rote Kristalle; beides Hinweise, daß diese Substanz im Sinne der Alchimie dem Prinzip Sulfur, das den Stoffwechsel beherrscht, zuzuordnen ist. Vitamin B12 wird leider im Leistungssport als Dopingmittel mißbraucht.

B-Vitamine zeigen therapeutische Eigenschaften frühestens bei Dosen, die dem zehnfachen Tagesbedarf entsprechen. Teilweise ist eine Dosierung in Höhe des hundertfachen Tagesbedarfs möglich.

Vitamin E: Der Vitamincharakter dieser Substanz ist für viele Tiere gesichert, nicht aber für den Menschen. Die Literatur gibt einen Tagesbedarf von ca. 15 mg an. Vitamin E ist eines der ganz großen Universalheilmittel mit Wirkung auf Herz, Leber, sonstige Parenchymorgane und Bindegewebe. Es hat eine energisch reinigende Wirkung auf alle Gewebe, vergleichbar mit der Wirkung der Homöopathika Arsenicum album und Thuja. Mittels Vitamin E überstanden die Versuchstiere sonst tödliche Dosen von Auspuffgasen, Stickoxiden und Ozon. Die Substanz fördert die Zellteilung außerordentlich, was die Leberwirkung erklärt. Gottseidank ist Vitamin E billig geworden und natürliches Vitamin E durchaus erschwinglich. Eine therapeutische Wirkung zeigt sich frühestens bei einer Tagesdosis von 250 mg/Tag, die auch bei guter Kost durch Ernährung nicht zu erreichen ist. Übliche Therapiedosis ist 500 mg/Tag, ausnahmsweise und nicht länger als einen Monat 1 g/Tag. Dies bezieht sich auf das synthetische d, l,-a- Tocopherolacetat, das 80% der Aktivität von natürlichem Vitamin E aufweist. Die reinigende Wirkung von Vitamin E muß etwas mit seiner sehr guten Wirkung bei Autoimmunkrankheiten, Rheuma, Arthrose und sonstigen Bindegewebserkrankungen zu tun haben. Nicht wenige Orthopäden schätzen es. Ein sehr gut wirkendes Präparat ist E-Mulsin der Fa. Mucos, das leider recht teuer ist.
Vitamin E ist in der Lebertherapie unentbehrlich, sowohl bei entzündlichen wie degenerativen Prozessen. Keine Wirkung zeigt es bei Karzinom. Vom Standpunkt der Alchimie ist Vitamin E stark vom Prinzip Sulfur geprägt und deshalb besonders zur Therapie des Sulfurorgans Leber geeignet. Astrologisch ist es der Sonne zugeordnet.

Lecithin und Cholin: Cholin ist ein Aminsalz mit der Formel $(CH_3) N + Anion -$. Handelsüblich ist Cholinchlorid und Cholinbitartrat. Die Lecithine sind Phospholipide, das sind Verbindungen aus Fettsäuren, Glyzerin, Phosphorsäure und Aminen, meist Cholin.

Phospholipide und damit auch Cholin sind lebensnotwendig, doch kann sie der Körper selbst synthetisieren. Zufuhr von Lecithin oder Cholin erspart dem Stoffwechsel die Syntheseleistung, das Tetramethylammoniumion (s.o) aufzubauen. Es ist also ein vitaminähnlicher Stoff. Cholin und Lecithin unterstützen durch die Entlastung der Leber die Selbstheilung dieses Organs ganz außerordentlich. Cholinsalze muß man im Pharmaziegroßhandel bestellen: Cholinum chloratum DAB 10 100g oder Cholinum bitartaricum DAB 10 100 g. Cholinchlorid schmeckt abscheulich, Cholinbitartrat angenehm säuerlich. Tagesdosis ist 0,5 bis 2,0 g. Diese Salze sind leicht wasserlöslich, ich habe die Menge als einmalige Tagesdosis nachmittags oder abends verschrieben. Cholin hat als Muttersubstanz des Acetylcholins eine cholinerge Wirkung. Neigt ein Patient zu Durchfall, so verstärkt sich diese Tendenz; man kann Cholin auch mit Erfolg bei hartnäckiger Verstopfung verschreiben.

Die Leberindikationen von Cholin: Fettleber, pathologische Leberwerte, toxische Schäden an der Leber, besonders auch durch starke Medikamente verursachte, Virushepatitis, Leberzirrhose. Wie die großen Leberheilmittel Magnesium und Vitamin E zeigt Cholin auch eine günstige Wirkung bei Herzleiden.

Lecithin hat eine schwächere Wirkung als Cholin. Man verschreibt es, falls der Patient Cholin nicht verträgt.

Fertigarzneimittel finden sich in der Roten Liste unter 48 Hepatika und 73 Roborantia/Tonika. Beispiele: Essentiale forte, Buerlecithin.

Auch Lecithin ist billig im Pharmaziegroßhandel zu erhalten: Lecithinum e Soja pulv. (Instantform) 100 g, 250 g, 1 kg. Die Tagesdosis ist 1,5 bis 5 g.

Vom Standpunkt der Alchimie sind Lecithin und Cholin dem Prinzip Merkur zugeordnet; die Stickstoffverbindung Cholin hat eine Beziehung zum Azoth des Paracelsus und zum Element Luft.

Flavonoide: Diese sind Blütenfarbstoffe, sie kommen aber auch in Blättern und Samen vor. Dies ist auch der Fall bei dem Flavonoidgemisch, das den Wirkstoff der Mariendistel darstellt. Es gibt eine große Zahl Extraktpräparate aus der Mariendistel, die zu Recht oft verschrieben werden. Wie Cholin eignen sie sich zur Behandlung von Leberleiden aller Art, besonders bei chronischen Leiden und schlechtem Energiestatus im Sinn der TCM.

Andere Flavonoide mit Leberwirkung: Rutin („Vitamin P"), hergestellt aus Sophora japonica oder Buchweizen; in der Roten Liste als Einzelmittel oder in Mischpräparaten. Auch die in Birkenblättern reichlich enthaltenen Flavonoide haben Leberwirkung, desgleichen der Blütenfarbstoff der Ringelblume.

Magnesium: Das Lichtmetall Magnesium, astrologisch der Sonne zugeordnet, ist im Stoffwechsel der Hansdampf in allen Gassen. Derzeit sind 300 Enzymreaktionen bekannt, an denen es beteiligt ist (merkurieller Aspekt in der Alchimie). Es verbrennt mit starker Lichtentwicklung und heißer Flamme (Sulfuraspekt). Nicht überraschend ist, daß Magnesium außer seiner Heilwirkung bei Herzleiden auch gute Wirkung an der Leber zeigt, besonders bei Vorliegen von vegetativen Störungen und Leberdepression. Eine Behandlung mit handfesten Dosen ist sinnvoll. Magnesiummangel ist diagnostisch nicht leicht aufzudecken. Er führt nicht nur zu Stoffwechselschäden, sondern ruiniert auch den Immunapparat. Magnesium ist extrem krebsfeindlich. Will man keines der zahllosen übertreuerten Fertigarzneimittel verschreiben, liefert der Pharmaziegroßhandel Magnesiumchlorid-Magnesium chloratum cryst PhEur. 100 g/250 g/1 kg. Es ist billig, aber bitter. Außerdem: Magnesiumhydrogencitrat-Magnesium citricum purum DAC 100 g/250 g/1kg. Dieses ist angenehm säuerlich und gut zu nehmen. Beide Magnesiumsalze sind gut wasserlöslich, Tagesdosis 1 bis 4 g.

Homöopathie und Oligotherapie

Die **Homöopathie** der Leber soll nur am Rand erwähnt werden. Ich hatte gute Erfolge mit Acidum sulfuricum D6, Asperula odorata D3–6, Berberis ab D3, Chelidonium ab D3, China D3, Hydrastis D4–6, Kalium carbonicum D6–12, Lycopodium D6-Hochpotenzen, Magnesium chloratum D6–D12, Magnesium fluoratum D6, Nux vomica D6 und höher, Phosphorus D6 und höher, Ptelea trifoliata D3, Raphanus sativus D6, Taraxacum D6, Stannum D6. Die Tiefpotenzen sind eigentlich als Phytotherapie anzusehen. Mit kleinen Dosen der Arznei, D3 tropfenweise gegeben, habe ich in Mischung mit echten Homöopathika (D6 und höher) in Mischrezepten aus fünf oder zehn Mitteln viele Heilerfolge erzielt.

Wirklich gute Heilerfolge kann man mit kleinen Arzneidosen auch mittels Metallen und Nichtmetallen in spezieller Zubereitung erzielen. Es gibt in Frankreich ein spezielles Heilsystem, die **Oligotherapie**. Diese verwendet Metallgluconate und Nichtmetalle in spezieller Zubereitung, in „physiologischer Salzlösung". Es handelt sich nicht um Homöopathika, sondern eher um spagirische Zubereitungen. Die Indikationen dieser Mittel sind auch nicht identisch mit den Angaben in Lehrbüchern der Homöopathie oder der orthomolekularen Medizin. In Frankreich gibt es ein halbes Dutzend Firmen, die Oligotherapeutika herstellen. Die wichtigste ist die Fa. Labcatal (Montrouge), die die sog. Oligosols herstellt. Bis Ende der 80er Jahre wurden diese Präparate in Deutschland von der Firma Galmeda unter dem Namen Mikroplex vertrieben. Von der Wirkung dieser Mittel waren meine Patienten stark beeindruckt. Als der Vertrieb in Deutschland eingestellt wurde, haben sie die gesamten Vorräte des Großhandels an von mir verschriebenen Mitteln einfach aufgekauft. Ich stellte meine Therapie auf homöopathische Verbindungen des gleichen Verdünnungsgrades um, was auch ganz gut funktioniert hat. Meist habe ich die Potenz D6 verwendet. Wichtigstes Oligosol ist Manganese-Cuivre-Oligosol. Ich habe es meistens durch die Kombination Cuprum arsenicosum D6–Manganum peroxydatum D6 oder Manganum sulfuricum D6 ersetzt und bei Leberleiden weitere Lebermittel pflanzlicher Herkunft in Tiefpotenzen zugesetzt.

Claude Binet weist in seinen Publikationen auf die großartige Wirkung des Kupfers bei chronischen Infektionen aller Art hin, auf die stimulierende Wirkung des Mangans (und chemisch ähnlichen Magnesiums) bei Insuffizienzen, z.B. Leberinsuffizienz. Bei dem Präparat Mangan-Kupfer beschreibt er eine reinigende Wirkung auf alle Gewebe. Will man die Wirkungsrichtung von Metallen auf bestimmte Organe richten, gelten folgende Regeln:

◆ Wirkung auf Parenchymorgane haben Arsenite, Arsenate, Hypophosphite, Acetate, Sulfate.
◆ Wirkung auf Hohlorgane haben freie Metalle, Oxide, Carbonate.

Therapiekonzepte
Verdauungsorgane

- Wirkung auf Nervensubstanz haben Fluoride, Phosphate.
- Oxide sind energiezuführende Stoffe.
- Halogenide haben mehr Wirkung auf Parenchym und Drüsen.

Die Idee, Mangan und Kupfer gleichzeitig zu verschreiben, kommt aus astrologischen Überlegungen. Es ist nicht üblich, Eisen (Mars) und Kupfer (Venus) gleichzeitig zu verwenden. Das sehr eisenähnliche Mangan hat aber Mars- und Merkurcharakter, dadurch wird eine Kombination möglich. Der Autor hatte hundertfach bei verschiedenen Leiden, nicht nur der Leber, damit Erfolg. Bei Leberleiden hatte ich oft Erfolg mit einer weiteren Kombination:

Cuprum arsenicosum D6 und Stannum metallicum D6. Astrologisch ist dies die gleichzeitige Verwendung von Venus- und Jupitermitteln.

Es gibt mehrere Dutzend weitere Oligotherapeutika in Frankreich. In der Lebertherapie verwendet wird von diesen noch Mangan allein, Magnesium (Binet: „Das dynamische Metall"), Mangan-Kobalt, Kupfer-Gold-Silber und Schwefel.

Spagirische und Fertigarzneimittel in der Leberbehandlung: Fa. Weleda – Chelidonium Ferro cultum, Chamomilla Cupro culta, Cichorium Stanno cultum, Taraxacum Stanno cultum, Vitis comp.; Fa. Soluna – Hepatik, Renalin.

Oligotherapie mit Nichtmetallen

Der Schwefel: Alchimie und Spagirik kennen drei Prinzipien: Merkur, das Flüchtige; Sulfur, das Brennende; Sal, das Feste. Die Leber ist als Stoffwechselorgan stark vom Prinzip Sulfur geprägt. Wird nach Paracesus sympathisch behandelt, sind sulfurische Arzneien die Mittel der Wahl. Hierzu gehören Schwefelverbindungen, mehr oder weniger alle Metalle und scharfe oder bittere Kräuter. Umwandlungen haben auch mit dem Prinzip Merkur zu tun. Gute Lebertherapie berücksichtigt beide Prinzipien, wie erwähnt, manifestiert sich Merkur in B-Vitaminen und Cholin. Sulfur verschreibt man nicht als homöopathischen Sulfur oder als Senföle, sondern in milderer Form, als Wasserschwefel (bei Diät beschrieben) oder Sulfat: Acidum sulfuricum, Magnesium sulfuricum, Natrium sulfuricum.

Die Oligotherapie verwendet verdünntes Natriumthiosulfat. Dieses kann man durch Natrium thiosulfuricum D4 ersetzen. Natriumthiosulfat ist ein wirksames Antidot bei Schwermetallvergiftung.

In der Oligotherapie muß deshalb bei Verwendung von Schwermetallen und Schwefel ein mehrstündiger Abstand die Gaben trennen; hierauf hat Binet hingewiesen, der bei der Lebertherapie sowohl Metalle als auch Schwefel für unentbehrlich hält.

Literaturangaben
Binet, Claude: Oligo-éléments et Oligothérapie. St.-Jean-de-Braye 1981
– Vitamines et Vitaminothérapie. St.-Jean-de-Braye 1981
– Therapeutique homéopathique. St.-Jean-de-Braye 1977
Maury, E. A.: Drainage in Homeopathie. Rustington o. J.
Pauling, Linus: Das Vitaminprogram. München 1992
Requena, Yves: Acupuncture et Phytothérapie, Band 1–3. Paris 1983–1985
Scholten, Jan: Homöopathie und die Elemente. Utrecht 1997
Vannier, Leon: La Pratique de l'Homéopathie. Paris 1979
Angaben zur Oligotherapie finden sich bei Requena und in allen Schriften Binets.
Firmenschriften: Galmeda, Mikroplex, Biokatalytische Therapie funktioneller Störungen. Etwa 1980
Mucos, Präparateverzeichnis
Soluna, Spagyrik in der täglichen Praxis

Therapiekonzepte
Verdauungsorgane

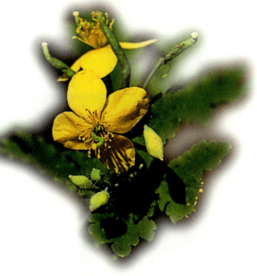

Schöllkraut;   Foto: Margret Madejsky

Die Signaturen der Leberheilpflanzen am Beispiel Schöllkraut

von Margret Madejsky

„Was ein Glied präformiert, hat von Natur starken Trieb in dieses Glied zur Stärkung und Erhöhung seines Lebens, Lungenkraut: Lungen; Borragen: Augen; Orchis: Testikel; Nymphenblätter: Uterus; Zäpfleinkraut: das Zäpflein; Nabelkraut: den Nabel; Anacardium: das Herz; Wegerich: die Musculos; Hirschzunge: die Milz; Edelleberkraut: die Leber; Schöllkraut: die Gall; Bilsensamenschötlein: die Zähn; Hohlwurz: den Magen usw."

(Johann Cudrio von Tours 1659; zitiert nach Schlegel)

Die Signaturenlehre wird im allgemeinen als Arzneilehre definiert, bei der das Äußere einer Pflanze, beispielsweise Blütenfarbe oder Blattform, auf das Innere, also auf Wesen und Wirkung, schließen läßt. Gerade auf dem Gebiet der Leberheilpflanzen beweist die Signaturenlehre einmal mehr ihre Gültigkeit, denn alle gebräuchlichen Phytotherapeutika für Leber und Galle sind als solche „gezeichnet".
Nach der Signaturenlehre sind Pflanzen, die gelb blühen, gelbe Wurzeln oder gelb färbende Säfte haben, Heilmittel für die Gelbsucht. Paradebeispiel für eine gelbblühende Arzneipflanze ist das Schöllkraut. Schon Paracelsus bemerkte: „Warum ist Chelidonia eine Arznei bei Gelbsucht. Wegen seiner Anatomie ..." (Bd. II, S. 279). Unter Anatomie verstand der Meister der Signaturenlehre zum einen die Blattform, auf die wir später noch eingehen werden, und zum anderen die Farbe. „Die Natur hat jedem Kraut eine besondere Farbe in den Blumen und Blättern gegeben und du willst sagen, daß es nur zufällig und ohne Grund in einem Kraut anders als in dem anderen ist" (Paracelsus Bd. I, S. 658).

Das gelbe Prinzip der Leberheilpflanzen

Die gelbe Farbe der Schöllkrautblüten, der Wurzeln und des Milchsaftes zeigt Sympathie zur Gelbsucht. Interessant ist nun, daß eben diese Farbsignatur ihre Gültigkeit bis in die Chemie hinein beweist. Die für die orangegelbe Farbe des Milchsaftes verantwortlichen Alkaloide Berberin und Chelidonin sind nämlich das galletreibende Prinzip des Schöllkrauts. Analog wirken auch andere gelbe Pflanzenfarbstoffe auf Leber und Galle. Beispielsweise sind Schmuck-

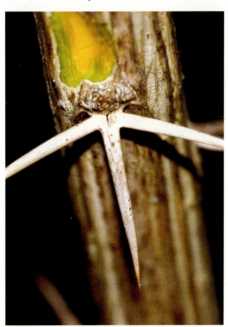

Berberitze; Blüten, Holz, Wurzel und Pflanzensaft der Berberitze sind gelb. Die Farbe des Jupiter, der im Menschen über die Leber regiert, zeichnet viele Leberpflanzen aus   Foto: Olaf Rippe

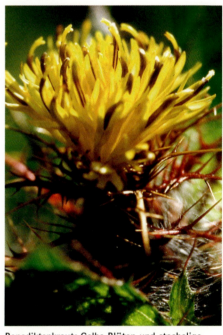

Benediktenkraut; Gelbe Blüten und stachelige Blätter zeigen Sympathie zu Gelbsucht und stechenden Schmerzen, wie sie bei Gallensteinen vorkommen   Foto: Olaf Rippe

drogen wie Katzenpfötchen oder Ringelblumen nicht grundlos obligater Bestandteil volksmedizinischer Leber-Galle-Teemischungen, ihren Flavonoiden (von lat. flavus = gelb) wird eine galletreibende Wirkung zugesprochen (Wichtl 1989). Auch Gewürzpflanzen wie der Gelbwurz kommt aufgrund des gelben Farbstoffes Curcumin eine cholagoge und choleretische Wirkung zu (Weiß 1991). Dementsprechend wirken andere gelbfärbende Gewürze wie Curry-Mischungen oder Safran ebenfalls galletreibend, was Gallensteinpatienten bestätigen können.
Astromedizinisch ordnet man die gelbe Farbe der Sonne, aber auch dem Jupiter zu, der über die Leber regiert[1]. Daher verwundert es nicht, daß auffällig viele bewährte Leberheilpflanzen gelb blühen: Benedik-

Therapiekonzepte
Verdauungsorgane

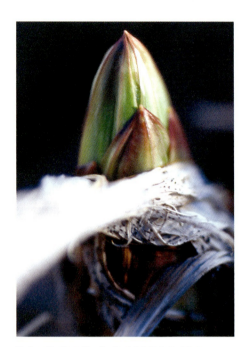

Gelber Enzian; Ein Enziantrieb bohrt sich im Frühling durch ein altes Blatt – ist dies vielleicht die Signatur, die auf die Sympathie zu stechenden Schmerzen hinweist? Foto: Margret Madejsky

tenkraut, Berberitze, Enzian, Goldrute, Johanniskraut, Katzenpfötchen, Löwenzahn, Odermennig, Ringelblume, Schöllkraut und Wermut. In letzter Konsequenz läßt dies vermuten, daß viele weitere Pflanzen, die das gelbe Prinzip in sich tragen, potentielle Heilpflanzen für Leber und Galle sind. Wichtig ist im Grunde nur, ob sich die gelbe Signatur an einer freundlichen Ringelblume oder an einer Giftpflanze wie Gelsemium zeigt, denn dies hat Auswirkung auf Dosis und Art der Anwendung. Schließlich ist die Farbe nicht die einzige Signatur und sollte daher nur im Zusammenhang mit den übrigen „Zeichen" betrachtet werden. Paracelsus erblickte im orangegelben Milchsaft des Schöllkrauts noch einen weiteren Fingerzeig seiner Lehrmeisterin Natur: „Wie eine Frau ihre Menstruation hat, so hat es auch diese Wurzel und das Kraut; das beweist die Anatomie. Wenn man es aufschneidet, fließt ein Saft, der dem Menstrualblut gleicht aus." Dieser Signatur wegen sollte Schöllkraut in der Frauenheilkunde viel intensiver erprobt und genutzt werden. Einige bewährte Komplexmittel für Frauen enthalten bereits Chelidonium („Phyto-L" von Steierl oder "Löwe Komplex Nr. 14 Ovaria" von Infirmarius-Rovit). Bei Dysmenorrhoe, Myomen, Zysten oder bei (rechtsseitigem) Menstruationskopfschmerz ist es ratsam, eine Leberstütze mit Chelidonium zu verordnen (z.B. "Cholhepan" von Schuck oder "Hepatik" von Soluna), denn diese Frauenleiden gehen, vor allem nach jahrelanger Einnahme synthetischer Hormone, nicht selten mit Leberschwäche einher. Es muß nicht unbedingt eine Gelbsucht sein, die uns zur Wahl einer gelben Heilpflanze führt. Wie die Arznei, so ist auch der Kranke auf vielfältige Weise „gezeichnet" – beispielsweise können nach künstlichen Hormonen vermehrt Leberpigmente im Auge auftreten, oder die Hand wird insgesamt trockener und faltiger, vor allem sind die Innenseiten der Finger mehr oder weniger stark längsgerillt, und im Extremfall, also bei Fettleber oder Zirrhose, können die Fingernägel milchig weiß werden. Für Paracelsus waren die sichtbaren Krankheitssymptome „Früchte der Krankheit", und der Arzt sollte in der Natur nach ähnlichen „Früchten" suchen.

In der Gynäkologie könnte das Schöllkraut ebenfalls gute Dienste leisten, denn bei dem Beinamen „Warzenkraut" handelt es sich schließlich auch um eine Signatur, also ein Zeichen im weitesten Sinn. Daher könnte Chelidonium neben Thuja zu den Kardinalpflanzen bei Papillomen gehören. Ähnlich wie der Lebensbaum in den Früchten das Bild der Warze trägt, kann man

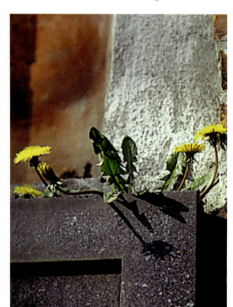

Löwenzahn auf Grabstein; „Nach der Signaturenlehre ist die gelbe Färbung (des Löwenzahns) das äußere Zeichen, das auf die Brauchbarkeit bei Gelbsucht hinweist" (Rudolf Hänsel; Phytopharmaka 1991).
Foto: Margret Madejsky

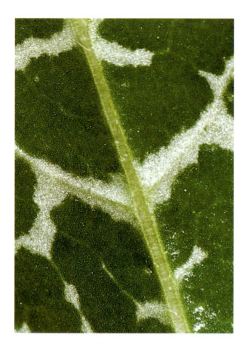

Mariendistelblatt; Die milchig weißen Flecken entlang der Blattnerven zeigen die Lymphheilpflanze an. Mariendistel ist vielleicht wegen dieser Signatur in Lymphmitteln wie „Lymphdiaral" von Pascoe enthalten.
Foto: Margret Madejsky

auch in den jungen Blütenknospen des Schöllkraut die Warzenform wiedererkennen[2].

Was die Steine bricht

Doch damit sind die Signaturen dieser weitverbreiteten Ruderalpflanze keineswegs erschöpft. Wie so viele Mauerblümchen besitzt auch das Schöllkraut steinbrechende Kräfte, denn: „Du wirst dir merken, daß ein steinbrechendes Mittel einen Stein leicht bricht" (Paracelsus Bd. I, S. 930). Die steinerweichenden Kräfte kann man nämlich sehen: Um die Wurzeln von Löwenzahn oder Schöllkraut findet man manchmal haarfeine Risse im Mauerwerk. Die Wurzeln sondern nämlich Säuren ab und erweichen auf diese Weise im Lauf der Zeit sogar Betonplatten. Wenn sich eine Signatur derart augenfällig präsentiert, dann ist es naheliegend, bei Gallengrieß oder -steinen nicht einfach nur irgendeinen Gelbblüher zu verordnen, sondern den Bezug zum Mineralischen mitzubeachten, also bei der Wahl der Heilpflanze das Wachstum in Mauerritzen oder auf steinigem Boden mitzubeachten.

Therapiekonzepte
Verdauungsorgane

Dem Schöllkraut ähnlich, zeigt auch die Berberitze Sympathie zum Gallenstein, unter anderem wegen ihrer harten Wurzel. Der Münchener Heilpraktiker Dr. Max Amann erzählt gerne, dass sich einmal eine Patientin, die ihm etwas schuldig geblieben war, anbot, ihm eine selbstgegrabene Berberitzenwurzel zu zerkleinern. Der Ehemann machte sich also mit der Kreissäge an der getrockneten Wurzel zu schaffen und verschliß dabei gleich mehrere Sägeblätter!

Somit zeigen die Heilpflanzen für Leber und Galle durch ihre Signaturen unterschiedliche Wirkungsschwerpunkte. In den Dornen der Berberitze spiegeln sich beispielsweise auch stechende Beschwerden wider, wie sie bei Cholelithiasis oder auch bei Hepatitiden vorkommen. Wenn also die Betroffenen über stechende Schmerzen klagen, dann verordnet man eben dornige oder stachelige Leberpflanzen wie Benediktenkraut, Berberitze oder Mariendistel, denn in den Stacheln und Dornen erblicken wir Spiegelbilder der Krankheit. Lange vor Hahnemann forderte Paracelsus: „In keiner Weise wird eine Krankheit durch entgegengesetzte Mittel geheilt, sondern nur durch ihr ähnliche" (Bd. III, S. 457).

Ferner wies Paracelsus darauf hin: „Was die Gelbsucht macht, heilt auch die Gelbsucht" (Bd. II, S. 389) – wobei es nach Paracelsus allein von der Dosis abhängt, ob eine Pflanze giftig oder heilkräftig ist. Dies er-

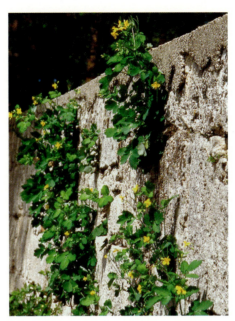

Das genügsame Schöllkraut kann aus kleinsten Mauerritzen wachsen, eine Signatur der steinbrechenden Wirkung. Foto: Margret Madejsky

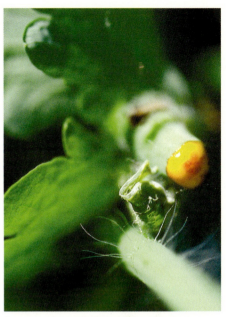

Der gelb-orangene Milchsaft ist eine Signatur, der auf die „gelben" Säfte der Galle hindeutet. Foto: Olaf Rippe

innert mich an die Krankengeschichte meines Vaters, der vor mehr als zehn Jahren plötzlich unter Gallenkoliken litt. Eine Naturheilärztin verordnete ihm daraufhin einen Schöllkrautextrakt. Durch die Einnahme der galletreibenden Schöllkrauttropfen bekam er jedoch mehrmals täglich heftige Gallenkoliken. Also wurde der Extrakt abgesetzt und durch einen Arzneikomplex mit homöopathisch verdünntem Schöll-

kraut ersetzt (ehemals „Metahepat", heute "Metaheptachol N" von Meta Fackler). Daraufhin endeten die Gallenkoliken sofort, und bei den folgenden Ultraschallkontrollen wurde der Gallengrieß immer kleiner, und nach einer mehrmonatigen Kur mit diesem Komplex war der Grieß verschwunden und es trat dauerhafte Beschwerdefreiheit ein.

Wegbegleiter der Zivilisation

Die Tatsache, daß uns das Schöllkraut bis zur Haustür folgt, birgt eine weitere Botschaft in sich. Um es wiederum mit den Worten des Paracelsus auszudrücken: „Wo Krankheit, da Arznei, wo Arznei, da Krankheit" (Bd. I, S. 378). Weil Schöllkraut zu den Wegbegleitern der Zivilisation gehört und indem es scheinbar allen Umweltgiften trotzt, zeigt es seine Kräfte gegen sogenannte Umwelterkrankungen[3]. In der Signaturenlehre spielen ja meist zwei Motive eine Rolle: Entweder man sucht nach Ähnlichkeiten zwischen Krankheit und Arznei, wie wir sie bei den gelben Pflanzen und der Gelbsucht finden. Oder man will sich mit der Pflanze etwas Fehlendes einverleiben, beispielsweise möchte man mit der Einnahme von Schöllkraut auch dessen Resistenz gegenüber Umweltproblemstoffen erwerben.

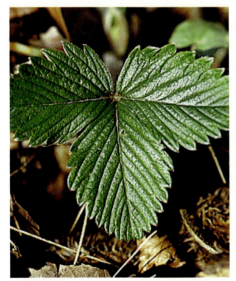

Erdbeerblätter; „Alles, was runde, doch zerteilte, oder grob zerkerbelte Blätter hat, das hat Sympathie zur Leber, als Erdbeerkraut (...)" (Johann Cudrio von Tours, 1659; zitiert nach Schlegel) Foto: Margret Madejsky

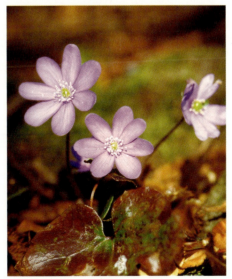

Leberblümchen; Die Blätter des „Edelleberkraut" sind dreilappig und zeigen damit anatomische Verwandtschaft zur Leber, die ebenfalls in drei Lappen unterteilt ist. Foto: Margret Madejsky

Therapiekonzepte
Verdauungsorgane

Heilpflanze	Lebersignatur und Anwendung
Benediktenkraut (Cnicus benedictus)	Gelbe Blüten (≈ Gelbsucht) und Stacheln (≈ stechende Schmerzen). Als Bitterdroge in Leber-Galle-Tees sowie in wenigen Leberfunktionsmitteln enthalten (z.B. „Cheiranthol" von Klein).
Berberitze (Berberis vulgaris)	Gelbe Blüten und gelber Saft (≈ Gelbsucht), sehr hartes Holz (≈ Neigung zu Verhärtung, bzw. Steinbildung); dreizählige Dornen (≈ stechende Schmerzen). Der Wurzeldekokt wurde von Kneipp bei Leberentzündung, Gelbsucht und Gallenleiden empfohlen. Phytotherapeutisch sowie homöopathisch gebraucht man Berberis bei hepatogener Verdauungsschwäche sowie zur Rezidivprophylaxe von Gallensteinen (z.B. mit "Metaheptachol" von Meta Fackler)). Das gelbfärbende Alkaloid Berberin wirkt cholagog (Hänsel 1991).
Enzian, gelber (Gentiana lutea)	Gelbe Blüten und Wurzeln (≈ Gelbsucht), bitterer Geschmack (Galle). Zur Entlastung des Leberstoffwechsels bei Virusinfekten (z. B. „Metavirulent" von Meta Fackler). Bei hepatogener Verdauungsschwäche zusammen mit Wermut in „Gentiana comp." von Strath.
Erdbeere (Fragaria vesca)	Dreilappige Blätter (≈ Organbezug). Die Blätter sind Bestandteil vieler Hausteemischungen. Erdbeerblätter sind bei Leberschwäche mit Durchfallneigung indiziert. Erdbeer- und Weinblätter sind kombiniert in „Hepatodoron" Tabl. von Weleda, das die anthroposophische Basistherapie bei chronisch-entzündlichen und degenerativen Lebererkrankungen wie Zirrhose bildet.
Fieberklee (Menyanthes trifoliata)	Dreilappige Blätter (≈ Organbezug). Seltener Bestandteil volksmedizinischer Lebertees. Homöopathisch sind Urtinktur, bzw. Tiefpotenzen bei Kopfschmerzen indiziert (z.B. „apo-Dolor" von Pekana) und entlasten den Leberstoffwechsel bei fieberhaften Infekten.
Goldrute (Solidago virgaurea)	Gelbe Blüten (≈ Gelbsucht) und Wachstum entlang von Straßen und Bahngleisen (≈ Toleranz gegen Umweltgifte). Das Kraut entlastet die Leber und enthält „Vit. P", das Gefäßpermeabilität vermindert, weshalb Solidago eine ideale Ergänzung zu Leberfunktionsmitteln ist.
Johanniskraut (Hypericum perforatum)	Gelbe Blüten (≈ Gelbsucht), harter Stengel (≈ Neigung zu Verhärtung), perforierte Blätter (≈ stechende Schmerzen). Volksmedizinisch bei Leberschwellung (Rotöl-Einreibung). Innerlich regen Rotölkuren die Ausscheidung von Gallengrieß an (Vorsicht: Kolikgefahr!). Hypericum ist bspw. in den Leber-Galle-Komplexen „Cheiranthol" und „Marianon" von Klein enthalten.
Katzenpfötchen (Helichrysum arenarium)	Gelbe Blüten (≈ Gelbsucht), Wachstum auf sandig-steinigem Boden (≈ Bezug zum Gallengrieß). Die Blüten dienen als Schmuckdroge in volksmedizinischen Leber-Galle-Tees. Die Flavonoide wirken choleretisch (Wichtl 1989).
Leberblümchen (Hepatica nobilis)	Hepatica leitet sich von hepar = Leber ab, wegen der an eine Leber erinnernden Blattform. Das Kraut wird volksmedizinisch bei Gallensteinen und Leberschwellung in Teemischungen getrunken und ist Bestandteil des Leberfunktionsmittels „Hepatik" von Soluna.
Löwenzahn (Taraxacum officinale)	Gelbe Blüten (≈ Gelbsucht), Unkraut (≈ Vitalitätsspender), Ruderalpflanze (≈ Umweltresistenz), hohler Stengel (≈ Antidyskratikum), Überdüngungsanzeiger (≈ Tendenz zu Fettleber). Künzle empfahl den Wurzeldekokt zum Lösen von Gallensteinen. Die Wurzel wirkt choleretisch, verbessert auch die Galleproduktion in der Leber (Madaus 1938). Löwenzahn ist Bestandteil blutreinigender Frühjahrskuren (Wurzeltee, junge Blätter als Salat) sowie von Leberfunktionsmitteln wie „Hepatik" von Soluna oder „Chelidonium-Strath". Taraxacum reinigt alle Bauchorgane und hat sich bei ebenso bei Bauchspeicheldrüsenschwäche mit Blähungen bewährt (z. B. "Metaharonga" von Meta Fackler).
Mariendistel (Silybum marianum = Carduus marianus)	Purpurne Blüten (≈ Farbe des Mars, Gallenbezug), Dornen (≈ stechende Beschwerden) und Kulturbegleiter (≈ Umweltresistenz). Kardinalpflanze für die Leber. Bestandteil vieler Leberfunktionsmittel ("Cholhepan" von Schuck, „Hepatik" von Soluna, „Metamarianum B12" von Meta Fackler). Ferner zur Prophylaxe und Therapie toxischer Leberschäden indiziert (z.B. „Card. mar. Kapseln" von Weleda) sowie zur Dauertherapie chronisch-degenerativer Lebererkrankungen wie Fettleber, Hepatitis und Leberzirrhose.
Odermennig (Agrimonia eupatoria)	Gelbe Blüten (≈ Gelbsucht), Klettfrüchte (≈ Entgiftungssignatur). Heißt „Leberklette"; ist Bestandteil volksmedizinischer Haus- und Leber-Galle-Teemischungen und bewährter Leberfunktionsmittel (z.B. „Hepatik" von Soluna, „Metamarianum B12" von Meta Fackler). Wegen des Gerbstoffgehalts eher bei Leberschwäche mit Durchfallneigung indiziert.
Ringelblume (Calendula officinalis)	Gelbe Blüten (≈ Gelbsucht). Schmuckdroge für Lebertees. Volksmed. und spagyr. Begleitmittel bei Krebs (z. B. "Alcangrol" von Soluna). Die gelben Blütenfarbstoffe erwiesen sich als choleretisch (Wichtl 1989) und die Saponine wirken blutfettsenkend (Hänsel 1991).
Schöllkraut (Chelidonium majus)	Gelbe Blüten und Wurzeln, orangegelber Milchsaft und dreilappige Blätter zeigen die Leberheilpflanze an (siehe Text). Dioskurides empfahl den Dekokt bei Gelbsucht. Paracelsus rühmte Chelidonium bei Gelbsucht und Gallenleiden. In der Phytotherapie wie auch in der Homöopathie ist Schöllkraut das Kardinalmittel bei Leber-Galle-Erkrankungen. Für die choleretische Wirkung sind die gelbfärbenden Alkaloide Berberin und Chelidonin verantwortlich. Chelidonium bewährt sich bei Cholelithiasis (z. B. „Metaheptachol" von Meta Fackler), zur Gallenstein-Rezidivprophylaxe (z.B. „Cholhepan" von Schuck oder „Metamarianum B12" von Meta Fackler) sowie bei hepatogenen Schlafstörungen und rechtseitiger Migräne (z. B. „Hepatik" von Soluna oder "Chelidonium Ferro cultum" von Weleda).
Wermut (Artemisia absinthium)	Gelbe Blüten (≈ Gelbsucht) und bitterer Geschmack (Gallenbezug). Bewährt bei Völlegefühl und (Fett-)Verdauungsschwäche sowie zur Anregung der Cholerese und besseren Nahrungsverwertung (z.B. „Gentiana-Strath" oder "Metamarianum B12" von Meta Fackler.

Therapiekonzepte
Verdauungsorgane

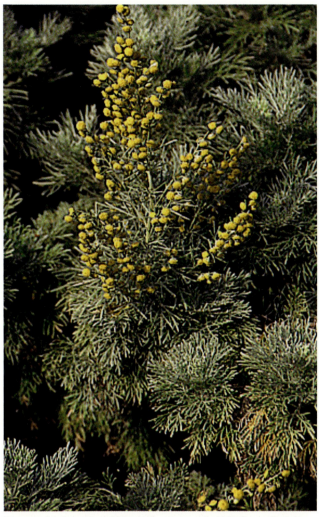

Wermut; An den gelben Blüten erkennt man die Heilpflanze für Leber und Galle. Dioskurides lobte Wermut als vorzügliche Arznei für böse, gallsüchtige Weiber.   Foto: Margret Madejsky

Das genügsame und umweltresistente Chelidonium eignet sich in der Tat, um bei Umweltbelastung die Leber offenzuhalten. Daß es einen eher öffnenden und somit sekretionsfördernden Charakter hat, läßt sich durch eine Geschmacksprobe erfahren. Die Droge schmeckt in der Regel bitter und läßt einem das Wasser im Mund zusammenfließen. Wenn man dagegen am orangegelben Milchsaft leckt, der am Rand eines zerrissenen Blattes austritt, dann überwiegt die Schärfe. Im Gegensatz zum bitter und scharf schmeckenden Schöllkraut, das spürbar die Säfte ins Fließen bringt, also öffnet, hat der Odermennig, die „Leberklette" der Volksmedizin, eher eine zusammenziehende Wirkung. Odermennig wirkt wegen der Gerbstoffe spürbar austrocknend und zeigt damit, daß dieser Gelbblüher eher für den Leberschwachen mit Durchfallneigung geeignet ist.

Nicht zuletzt blüht das Schöllkraut viele Monate, und seine Blätter sind ähnlich wie beim Salbei bis in den Winter grün, dann jedoch saftarm. Im übertragenen Sinn heilt alles, was lange währt, insbesondere die chronischen Zustände[4]. Gerade bei chronischen Leberleiden sind Erschöpfungszustände üblich, und die entsprechenden Heilpflanzen gehören dann entweder zu den lebenskraftspendenden Unkräutern, oder sie zeigen durch rote Farbe, Dornen oder Schärfe[5], daß sie dem kraftspendenden Mars unterstellt sind, der im Menschen über die Galle regiert.

Anatomische Verwandtschaft

Schließlich zeigen Schöllkraut wie auch andere Leberheilpflanzen noch anatomische Verwandtschaft mit dem Zielorgan. Das dreilappige Blatt zeigt nämlich gewisse Ähnlichkeit zur Leber, die ebenfalls in drei Lappen unterteilt ist. Neben dem Schöllkraut weisen auch Erdbeere, Fieberklee, Leberblümchen und das fast vergessene Brunnenlebermoos diese Signatur auf. Die Blattform ist immerhin eine der ursprünglichsten Signaturen. Weltweit und zu allen Zeiten haben die Naturvölker wie auch unsere Volksmediziner an der Blattform erkannt, ob es sich um eine Heilpflanze für Leber oder Lunge handelt. Paracelsus griff diese Art der Heilmittelfindung aus der Volksmedizin auf: „(...) ich habe über 80 Bauern gekannt, die die Kräuter nur wegen ihrer Form und Anatomie mit den Krankheiten verglichen haben, und sie haben vor meinen Augen damit wunderbar und gut geholfen" (Bd. I, S. 672). Er führte den Vergleich der Anatomien von Mensch und Pflanze immerhin als seiner sieben Erkenntniswegen auf: „Ferner sind auch die (Arznei-) Künste aus der Anatomie genommen worden, daß Form und Form zusammenfallen und daß die Form anzeigt, wozu die verschloßene Kraft gut ist, die unter der Form verborgen liegt" (Bd. II, S. 321).

Wenn sich die Natur dem Menschen also wirklich mitteilen will, dann muß der Schlüssel zur Arznei auch einer sein, den bereits der Urzeitmensch zu gebrauchen wußte. Farbe zu Farbe oder Form zu Form sind also uralte und bewährte Wege der Heilmittelfindung.

Anmerkungen

1. Jupiter ist die höhere Oktave der Sonne. Beispiele für gelbblühende Sonnenpflanzen sind Adonisröschen, Johanniskraut, Königskerze oder Schlüsselblume. Ein viel helleres Gelb als das der Heilpflanzen für Leber und Galle (Jupiter) oder für Herz-Kreislauf und Stimmung (Sonne) wird dem Neptun unterstellt und findet sich an Astralpflanzen wie der Trollblume.
2. Der Beiname „Warzenkraut" wie auch das Bild der Warze in den Blütenknospen hat mich angeregt, Selbstversuche zu starten. Ich fand Chelidonium D2 Tabletten von DHU für die lokale Anwendung geeignet, bspw. bei Warzen am Muttermund oder in der Scheide.
3. In Griechenland gehört beispielsweise die Mariendistel zu den Unkräutern.
4. In Pflanzen, die wie das Schöllkraut fast schon immergrün sind, wirkt auch Sal, das Feste, was den Bezug zu chronischen Krankheiten herstellt. Immergrüne unterstehen ferner Saturn, dem Herrn über chronische Krankheiten, und sind daher Arzneien für Altersleiden.
5. Schöllkraut zeigt durch seinen scharfen Milchsaft Zugehörigkeit zu Mars und wird von Weleda daher als vegetabilisiertes Metall angeboten (Chelidonium Ferro cultum Amp./Dil).

Literatur

Croll, O.: Von den innerlichen Signaturn oder Zeichen aller Dinge, Johann Friedrich Weißen u. Gottfried Tampach, Frankfurt a. M. 1623
Hänsel, R.: Phytopharmaka, Springer-Verlag, Berlin/Heidelberg 1991
Madejsky, M.: Signaturlehre, NHP 11/1997
Madejsky, M.: Die Botschaften der Zaunkräuter, NHP 4/2001
Paracelsus: Sämtliche Werke (Aschner-Ausgabe), Anger Verlag Eick, 1993
Pelikan, W.: Heilpflanzenkunde, Anthroposophischer Verlag am Goetheanum, CH-Dornach 1958
O. Rippe, M. Madejsky, M. Amann, P. Ochsner, Ch. Rätsch: Paracelsusmedizin, AT Verlag, CH-Aarau 2001
Schlegel, E.: Religion der Arznei, Joh. Sonntag Verl., Regensburg 1987
Wagner, H.: Pharmazeut. Biologie, G. Fischer Verl., Stuttgart 1993
Weiss, R.: Lehrbuch der Phytotherapie, Hippokrates Verlag, Stuttgart 1990
Wichtl, M.: Teedrogen, Wissenschaftl. Verlagsges., Stuttgart 1989

Therapiekonzepte
Verdauungsorgane

Der innere Alchimist

Hinweise zur Therapie von Krankheiten der Bauchspeicheldrüse

von Olaf Rippe

„Der Alchimist unter den Menschen, der so viel vermag wie der im Menschen, dem mangelt es nicht an Kunst. Denn an dem Alchimisten der Natur mag sich jeder Alchimist ein Beispiel nehmen."

Paracelsus

„Scheide die Erde vom Feuer"

Die uralte Weisheit „Du bist, was Du ißt" hat auch in unserer Zeit nichts von ihrer Gültigkeit verloren. Nahrung ist die Grundlage des Lebens. Damit sich ein Butterbrot in Lebensenergie verwandelt, bedarf es jedoch sehr komplexer Stoff„Wechsel"vorgänge. Grundvoraussetzung ist die völlige Zerstörung und Umwandlung der materiellen Struktur der Nahrungssubstanzen durch die Verdauungsorgane. In der Alchimie nennt man diesen Vorgang Transmutation.

Wie es in alten alchimistischen Schriften heißt, löst sich dadurch das feinstoffliche Feuer (Essenz) von der grobstofflichen Erde (Materie).

Dieser Schritt ist vor allem auch deshalb nötig, weil das Materielle der Nahrung nicht mit den körpereigenen Schwingungen identisch und daher potentiell toxisch ist.

In der Nahrung ist also beides – Gift und Essenz.

Doch zum Glück gibt es die Verdauungsorgane, die Paracelsus als „inneren Alchimisten" bezeichnete. Dieser ist „ein so großer Künstler, daß er die beiden voneinander scheidet. Das Gift steckt er in einen Sack und das Gute gibt er dem Leib. (...) Er scheidet das Gute vom Bösen, er verwandelt das Gute in eine Tinktur, die er dem Leibe eingibt, auf daß er lebe."

Unter den Verdauungsdrüsen ist vor allem das Pankreas wesentlich an der Bildung und Verwertung von Lebensenergie beteiligt.

Bekanntlich dient im Pankreassaft, immerhin 1 bis 1,5 Liter pro Tag, die Lipase zur Spaltung der Fette, das Trypsin zur Spaltung der Eiweißkörper und die Amylase zur Spaltung der Kohlehydrate.

Die Pankreaswirkung erfolgt in drei Stufen: In der „kephalischen Phase" kommt es zur Stimulation auf nervalem und hormonalem Weg vor und während der Nahrungsaufnahme. Schon der Gedanke an Essen, spätestens aber der angenehme Duft der Lieblingsspeise bewirkt eine Sekretion des Pankreassaftes.

Nach der Nahrungsaufnahme erfolgt während der „gastrischen Phase" die weitere Stimulation durch gastrointestinale Hormone.

Die dritte, „intestinale Phase" geschieht nach dem Übertritt des sauren Mageninhalts in das Duodenum. Sympathisch adrenerge Nervenfasern hemmen schließlich die Pankreassekretion.

Das Pankreas ist jedoch nicht alleine am Verdauungsprozeß beteiligt. Neben dem Magen tragen auch Leber-Galle und Darm wesentlich zum Gelingen bei.

„Die Mutter aller Krankheiten"

Das optimale Zusammenspiel sämtlicher Bauchorgane ist vor allem auch zur Neutralisierung und Ausscheidung von endogenen Toxinen nötig, die bei jedem Stoffwechselprozeß anfallen. Werden diese Vorgänge gestört, kommt es durch einen Toxinstau zu einem wahren Teufelskreis, den man seit der Antike als Dyskrasie (Säfteentartung) bezeichnet. Paracelsus nannte ihn Tartarus, weil der Kranke leidet wie im Fegefeuer, er schrieb hierzu: „Wenn der Magen kräftig ist, dringt das Reine zu den Gliedern, um sie zu ernähren, das Unreine tritt mit dem Stuhl aus. Wenn der Magen schwach ist, schickt er auch das Unreine zu der Leber; hier geht auch eine Scheidung vor sich. Wenn die Leber kräftig ist, scheidet sie richtig und sie schickt zugleich das Schleimige mit dem Harn zu den Nieren. Wenn hier eine gute Scheidung ist, ist es richtig, wenn nicht, so bleibt hier jenes Schleimige und Steinige zurück und koaguliert sich zu Sand, was ich Tartarus nenne."

Unter dem Begriff Tartarus verstand Paracelsus in erster Linie Ablagerungen und verhärtende Krankheitsprozesse durch eine mangelnde Toxinausscheidung, z.B. Steinbildung in Galle, Nieren und Blase, aber auch Gicht, Rheuma, Diabetes, Störungen der Darmperistaltik, Sklerose, Hautleiden, Asthma sowie psychische Krankheiten, besonders die Melancholie, oder Symptome wie Jucken und Brennen. In der Humoralmedizin entspricht der Begriff Tartarus am ehesten der gichtisch-rheumatischen Diathese.

Über die Ursache des Tartarus schrieb Paracelsus weiter: „Wenn der Alchimist krank ist, daß er das Gift nicht mit vollkommener Kunst vom Guten zu scheiden vermag, dann geht Giftiges und Gutes gemeinsam in Verwesung über und dann entsteht eine Digestio. Dann folgt daher die Corruptio (Verderbnis = Dyskrasie). Das ist die Mutter aller Krankheiten."

Die Tendenz zu „tartarischen Leiden" nimmt zunächst rein physiologisch mit zunehmendem Alter zu, weil der innere Alchimist immer schwächer wird. An dieser Stelle sei angemerkt, daß sich die meisten Geriatrika auch zur Behandlung von chronischen Stoffwechselleiden eignen, z.B. Engelwurz, Kalmus oder Ingwer – sie sind immer Bestandteile von Lebenselixieren wie dem Melissengeist.

Weitere Ursachen sind in der Lebensweise (z.B. Alkoholabusus) und den Ernährungsgewohnheiten (z.B. Fast-food) zu suchen, aber auch in Resttoxinen nach Infektionen (z.B. Salmonellosen, Coxsackie-Viren, Impftoxine), die vor allem Leber und Pankreas belasten.

Hinzu kommt noch die oft falsche, bzw. ungenügende Behandlung von Krankheiten, besonders die Unterdrückung von Krankheitssymptomen durch allopathische Maßnahmen.

Wie in der Humoralmedizin üblich, sollte eine Heilung jedoch immer von innen nach außen erfolgen. Der Krankheitsreiz wird auf diese Weise von den edlen zu den unedlen Organen abgeleitet, das heißt in Richtung Haut und Schleimhaut.

Umweltfaktoren als Krankheitsreiz

Heute muß sich unser Alchimist auch noch mit Antibiotika, Hormonen und anderen Arzneirückständen oder mit Pestiziden und Schwermetallen abplagen. Als Alltagsgifte lauern sie praktisch überall, in der täglichen Nahrung, im Trinkwasser, in der Atemluft, in Kleidung oder in Wohnräumen. Unter dieser dauernden Belastung droht der Zusammenbruch ganzer Organsysteme, vor allem aber der Pankreasfunktionen, denn „die Bauchspeicheldrüse gilt erfahrungsgemäß als das toxin-affinste Organ des ganzes Körpers" (M. Kunst).

Die Wirkung exogener Toxine besteht vor allem in der Blockade von enzymatischen Reaktionen sowie der Degeneration und Entartung von Geweben. Erschwerend kommt hinzu, daß die Vergiftung in der Regel schleichend erfolgt und daher therapeutische Maßnahmen oft erst sehr spät erfolgen.

Dies ist ohnehin ein Problem, denn: „Pankreaserkrankungen sind trotz intensiver Forschungsarbeiten diagnostisch schwer faßbar und vor allem in ihrer wahren Ätiologie und umfassenden Charakterisierung noch immer in einem gewissen Dunkel." (H.-H. Vogel) Daher werden sie oft bei der Diagnosestellung übersehen und leider auch häufig unzureichend behandelt.

Dabei gehören besonders die chronisch-entzündlichen Krankheiten der Bauchspeicheldrüse zu den häufigen Krankheitsbildern. In der Praxis gilt die Regel: „Je uncharakteristischer die Beschwerden und je

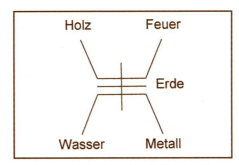

Das Symbol für den Menschen in der chinesischen Medizinphilosophie

dürftiger die objektiven Befunde beim Vorliegen einer abdominellen Erkrankung sind, desto wahrscheinlicher ist das Vorliegen einer chronischen Pankreatitis." (Hansen, zitiert nach Vogel)

Folgen einer gestörten Pankreasfunktion sind beispielsweise Maldigestion und -absorption und dadurch bedingte Mangelzustände mit Neigung zur Erschöpfung. Energiemangel ist für das Pankreassyndrom kennzeichnend, oft kommt es zum spontanen Leistungsknick nach Infektionen durch eine mangelnde Entgiftung von Erregertoxinen (z.B. Pfeiffersches Drüsenfieber).

Typisch sind heftige Blähkoliken und Motilitätsstörungen des Darms, wobei eine Obstipation oder eine Neigung zu Diarrhoe oder beides im Wechsel vorkommen kann. Ebenfalls typisch sind Entartungen auf der Symbiontenebene, z.B. Pilzleiden von Darm, Haut und Schleimhaut.

Ferner stehen Allergien, Autoimmunleiden und alimentäre Hautleiden wie Urtikaria und Neurodermitis in direktem Bezug zu einer toxischen Pankreasbelastung.

Nicht zuletzt sind die oben genannten Zivilisationsgifte, die zur Degeneration des Pankreasgewebes beitragen, eine der wichtigsten Ursachen für die dramatische Zunahme von Diabetes mellitus.

Die goldene Mitte

Das zuvor beschriebene Symptomenbild kennt man in der chinesischen Medizin als Störung des Elements Erde, dem man die Organe Magen, Milz und Pankreas zuordnet. Weitere Assoziationen sind der süße Geschmack und alle Gelbtöne.

Als goldene Mitte harmonisiert das Element Erde die Beziehung zwischen den Yang-betonten Elementen Holz und Feuer, die den oberen Menschen ausmachen, und den Yin-betonten Elementen Metall und Wasser, die besonders im unteren Menschen wirken (siehe Abbildung).

Pankreas und Milz sind vor allem für das Immungedächtnis verantwortlich und für das Qi (Lebensenergie) aus der Nahrung zuständig. Zusammen mit dem Qi aus der Atmung entsteht daraus die „Abwehrenergie Wei". Die Wirkung gleicht einer „inneren Mutter", die für die Energieverteilung verantwortlich ist und den ganzen Menschen ernährt und stabilisiert.

Störungen des Elements Erde werden in der Literatur wie folgt beschrieben:

Typus Milz-Pankreas: Schmutzig-gelbe Haut- und Gesichtsfarbe; rasche Ermüdbarkeit bei körperlicher und geistiger Arbeit; Apathie; Teilnahmslosigkeit; Schlaffheit der Muskulatur und des Bindegewebes; Gasbauch; Heißhunger und Sättigungsgefühl nach wenigen Bissen; Druck- und Völlegefühl im Bauch; Magenschmerzen und Erbrechen nach dem Essen; Neigung zu Durchfall; Parästhesien; Müdigkeits- und Schweregefühl in den Beinen. Oft kommt es gleichzeitig zu Störungen im Funktionsbereich des Magens: jede seelische Erregung schlägt auf den Magen; nervöse Reizbarkeit; Herzklopfen; Schlaflosigkeit; Depressionen; Störungen der Peristaltik; Kopfschmerzen (Brett vor dem Kopf; Schmerzen im Nacken und bei Erschütterungen).

Milz-Pankreas-Leere: Magerer, grüblerischer, verärgerter Dyspeptiker von blaßgelbem Aussehen. Hauptklagen: große Müdigkeit, Gedächtnisschwäche, Konzentrationsmangel, Blähungen, Durchfall, Druck- und Völlegefühl, Ödeme nach Stehen, Unruhe in den Beinen, Abneigung gegen Kälte, Vorliebe für Süßes (wird aber nicht vertragen), Tränensäcke.

Milz-Pankreas-Fülle: Der fette Gourmand mit Neigung zu Wassereinlagerungen (aufgedunsen). Er ist gutmütig und willensschwach, neigt zu Zwängen und Depression und leidet häufig unter schlechtem Schlaf mit Alpträumen.

Auffallend an der Auflistung sind die zahlreichen psychischen Symptome. „In der altchinesischen Medizin galt das Organ PI (= Milz-Pankreas) als der Sitz des Intellekts." (H. Schmidt) Es beeinflußt allgemein die

Therapiekonzepte
Verdauungsorgane

Hirntätigkeit, besonders aber das Denk- und Konzentrationsvermögen.
Grübeln, Schwermut und Sorgen werden als Folgen von Störungen des Elements Erde betrachtet.
Die Verbindung zum Nervensystem entsteht vor allem durch die Bildung von Insulin und Glucagon in den „Langerhansschen Inseln" des Pankreas, durch die eine direkte Wirkung in den oberen Menschen hinein erfolgt.
Als Organ der Mitte harmonisiert die Bauchspeicheldrüse das Fließgleichgewicht zwischen dem oberen geistigen und dem unteren körperlichen Pol. Die ausgleichende Funktion zeigt sich auch in der anatomischen Nähe zum Sonnengeflecht, dem energetischen Zentrum des Menschen.
Nur wenn die exokrinen und endokrinen Zellverbände ungestört funktionieren und sich der obere und der untere Pol im Gleichklang befinden, sind unsere Geistesfunktionen wach, und nur dann können wir mit Schwung den täglichen Anforderungen gerecht werden.
Doch was tun, wenn das Pankreas seinen Aufgaben nicht mehr gerecht werden kann?

„Metaharonga" – ein Lichtblick in der Pankreastherapie

Das homöopathische Kombinationspräparat „Metaharonga" von der Firma Metafackler ist ein gutes Beispiel für eine ausgewogene Rezeptur mit Wirkung auf das Pankreas.
Die Bestandteile sind alle pflanzlichen Ursprungs und stammen aus Europa, Arabien, Afrika, Asien und Südamerika. Dies ist durchaus sinnvoll, wenn man bedenkt, daß moderne Ernährungsgewohnheiten häufig multikulturell sind und nicht wenige Verdauungsstörungen Folgen von Darminfekten im Ausland sind, speziell in tropischen Gegenden.
„Eine alte Regel der Heilkunst lautet: ‚Ubi malum, ibi remedium' (Wo das Übel, da ist auch das Heilmittel). (...) Wenn man sich in den Tropen eine Infektionskrankheit zugezogen hat, dann werden die heimischen Gewächse kaum Kräfte gegen das Leiden entwickelt haben. Jetsetter heilt man daher am besten mit exotischen Heilpflanzen. Die ‚neue' Regel lautet: verordne die Heilmittel der Gegend, aus der die Krankheit kommt." (M. Madejsky)

„Metaharonga" sollte auf jeden Fall in keiner Reiseapotheke fehlen, da es besonders zur Behandlung von Durchfallerkrankungen geeignet ist.
Allgemein stärkt die Arznei die Funktionen des „inneren Alchimisten". Sie stimuliert die Lebenskraft und wirkt sogar als indirektes Aphrodisiakum, schließlich sind Toxine eine der Hauptgründe für das Erlahmen der Liebeskraft.
Die Wirkung der Rezeptur ist toxinbindend, entzündungswidrig, pankreotrop und cholagog, also entgiftend und anregend auf die Säftebildung von Pankreas und Galle.
Bei den häufig gleichzeitig auftretenden Beschwerden im Bereich von Leber und Galle hat sich die Kombination mit den Präparaten „Metaheptachol N" oder „Metamarianum B12" bewährt.
Gleichzeitig werden durch „Metaharonga" die endokrinen Funktionen des Pankreas angesprochen, daher eignet sich das Mittel auch zur begleitenden Behandlung von Diabetes.
Es regeneriert zudem die Darmflora, wirkt also antidyskratisch und eignet sich zur Begleittherapie bei Pilzleiden, alimentären Allergien, z.B. Neurodermitis und Urtikaria oder Colitis.
Bei nervösem Reizmagen, Sodbrennen und Gastritis empfiehlt sich eine Kombination mit „Metaventrin N".
Bei Verdauungsproblemen mit gleichzeitigen seelischen Spannungszuständen sollte man auch an „Metakaveron N" denken. Die Kombination mit „Metaharonga" hat sich besonders in der Behandlung von Naschsucht und anderen Eßstörungen wie Magersucht oder Bulimie bewährt.
„Metaharonga" eignet sich außerdem als Begleitmittel in der Konstitutionstherapie mit Hochpotenzen, deren Wirkungsrichtung vor allem auf Verdauungsstörungen und/oder Allergien ausgerichtet ist; Beispiele sind Antimonium crudum, Argentum nitricum, Calcium carbonicum, Graphites, Hydrastis, Iris versicolor, Lycopodium, Nux vomica oder Sulfur.
Auch bei der Anwendung von Darm-, Infektions- und Impfnosoden oder von potenzierten Pestiziden und Antibiotika sollte man auf eine Drainage des Pankreas mit „Metaharonga" nicht verzichten.
Generell empfiehlt sich die Verabreichung zu den Mahlzeiten, z.B. auch in Tee. Ein Beispiel für einen reinigenden Darmtee wäre: Gänsefingerkraut 50.0, Odermennig 50.0, Ringelblume 20.0, Sanikel 50.0, Schafgarbenblüten 50.0, Tausendgüldenkraut 10.0, Walnußblätter 20.0. (die Kräuter bekommt man im Fachhandel, z.B. unter www.phytofit.de.)
Die umfassende Wirkung von „Metaharonga" wird verständlich, wenn man die Zusammensetzung genauer betrachtet.

Eichhornia crassipes (Pontederiaceae)

Die blauviolett blühende Wasserhyazinthe, Eichhornia crassipes, stammt ursprünglich aus Südamerika und wurde im 19. Jahrhundert wegen ihrer schönen Blüte praktisch in alle tropischen Gegenden verschleppt. Dort fürchtet man sie inzwischen wegen ihrer rasanten Vermehrung als „Wasserpest", weil sie ganze Flußläufe in kürzester Zeit verstopfen kann und praktisch unausrottbar ist.
Als Signaturen deuten die blaue Farbe, der Bezug zum Element Wasser und der sanfte, aromatische Geschmack auf eine entzündungswidrige Wirkung hin, während das enorme Wuchern eine Signatur großer Vitalkraft ist, die sich bei Gebrauch auf den Menschen überträgt.
In der Volksmedizin tropischer Breiten wird sie vor allem bei Leiden der Verdauungsdrüsen verwendet. „Von den Eingeborenen im Orinokogebiet erfuhr Schwabe (Entdecker der homöopathischen Arzneiwirkung), daß diese die oberirdischen Teile der Pflanze in zerhackter Form unter die Nahrungsmittel mischen, wenn sie Blähsucht, Appetitlosigkeit und andere Verdauungsstörungen beseitigen wollten." (H. Schoeler)
Tierversuche konnten eine anregende Wirkung auf die exokrine Pankreasfunktion bestätigen. So stieg die Menge an Pankreassaft stark an (bis 200 %). Zu Anfang zeigt die Pflanze eine Sekretin-ähnliche Wirkung, später wirkt sie ähnlich Pankreozymin (H. Schoeler).
Indikationsgebiete sind z.B. Roemheld Syndrom, Pankreasinsuffizienz, chronische Pankreatitis, Maldigestion, Malnutrition, Störungen nach Hepatitis, Postcholezystektomie-Syndrom, Anorexie, Meteorismus, Völlegefühl, Übelkeit.
„Nach homöopathischer Vorschrift hergestellte Potenzen aus der ganzen, frischen Pflanze von Eichhornia Urtinktur erwiesen

Therapiekonzepte
Verdauungsorgane

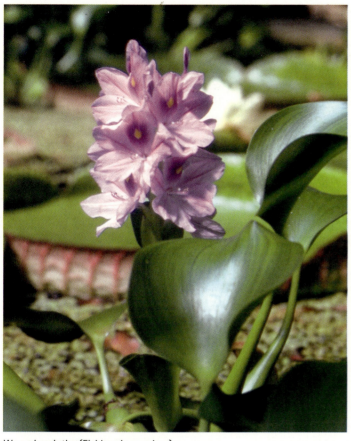

Wasserhyazinthe (Eichhornia crassipes)

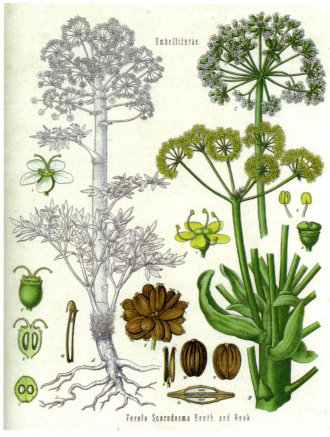

Stinkasant oder Teufelsdreck (Ferula asa foetida)

Foto: Bruno Vonarburg (Abb. aus Köhler's Atlas der Medizinalpflanzen)

sich in der D2 als optimal (als solche Bestandteil von ‚Metaharonga'). D3 war oft wirkungslos und D1 häufig von laxierender Wirkung." (H. Schoeler)

Interessant sind auch Untersuchungen im Geobotanischen Institut Düsseldorf, wo man herausfand, daß die Wasserhyazinthe Blei, Cadmium und andere Schwermetalle aus verseuchten Gewässern im Pflanzengewebe anreichern kann. Sie wurde bereits mehrfach mit Erfolg zur Reinigung von Gewässern eingesetzt – ob man diese Tatsache auch zur Gewebeentgiftung nutzen kann, wurde zwar bisher scheinbar noch nicht untersucht, ist jedoch naheliegend.

Ferula asa foetida (Apiaceae)

Prometheus soll einst das himmlische Feuer dem Menschen in einem hohlen Pflanzenstengel gebracht haben. Möglicherweise war die göttliche Fackel der stattliche Doldenblütler Ferula asa foetida („ferula" = Trägerin).

Im Volksmund heißt die gelbblühende Pflanze Stinkasant („foetida" = stinkend) oder Teufelsdreck. Verständlich werden die Namen, wenn man einmal die Wurzel anritzt und den getrockneten Milchsaft riecht oder schmeckt. Danach weiß man, warum der Geruch die Geister vertreiben soll.

Schon in antiker Zeit verwendete man das braungelbe getrocknete Harz (= „asa") als Räucherstoff oder Amulett zur Behandlung von Besessenheit und zum Exorzismus. Selbst Paracelsus schwärmte von der Wirkung als Geisterbanner.

Der Geruch ist knoblauchartig und stechend. Schon nach kurzer Zeit erfüllt er den ganzen Raum, und dies für längere Zeit. In hoher Verdünnung riecht das Harz jedoch sehr angenehm lieblich und blumig, und es wundert einen nicht mehr, daß es sich in der Parfümerie großer Beliebtheit erfreut, z.B. ist es Bestandteil von Chanel No. 5.

Der Geschmack der Urtinktur ist unverdünnt ebenfalls sehr unangenehm, penetrant, bitter, scharf, herbwürzig und erhitzend. Noch nach Stunden sind die Geschmacksknospen beleidigt. Und doch ist es ein beliebtes Gewürz in den Regionen, aus denen es stammt, vor allem in Persien, Pakistan und Indien, dies jedoch nur gebraten, dann schmeckt es sogar für westliche Gaumen angenehm würzig. Im Englischen heißt die Pflanze schließlich nicht umsonst „Food of the Gods".

Der Stinkasant gibt übrigens dem Präparat „Metaharonga" seinen eigentümlichen Geschmack und Geruch, und dies trotz einer homöopathischen Verdünnung (D3).

Hauptwirkstoffe sind schwefelhaltige ätherische Öle, die man ähnlich auch in Knoblauch und Zwiebel findet. Nach der Signaturenlehre entspricht der Wirkstofftyp dem alchimistischen Sulfur, von dem Paracelsus meinte, daß er jeden Krankheitskeim verbrennen würde. Analog dem Mineral Schwefel ordnet man auch alle Gelbtöne sowie alle bitter, scharf oder würzig schmeckenden Stoffe dem Sulfurprinzip zu.

Traditionell verwendet man den Stinkasant vor allem als Digestivum, Choleretikum, Carminativum und Spasmolytikum. Indikationen sind z.B. Appetitlosigkeit, Blähkolik

Therapiekonzepte
Verdauungsorgane

und Störungen der Darmperistaltik (hartnäckige Verstopfung, aber auch stinkender Durchfall mit Blähungen).

Aus der ayurvedischen Medizin stammt die Anwendung als Analgetikum und Sedativum bei Neuralgien, nervösen Organstörungen wie Reizmagen und -darm (Colon irritabile) oder Cor nervosum. Weitere lohnende Anwendungsgebiete sind Allergien (Asthma, juckende Hautleiden), Hysterie (Globus hystericus) und Hypochondrie.

Nach ayurvedischen Vorstellungen eignet sich Stinkasant auch zur Stärkung der Lebenskraft und als Aphrodisiakum, da es alle Körperkanäle öffnet und reinigt (Zoller, A./Nordwig, H.).

Harungana madagascariensis = Haronga (Hypericaceae)

Aus Ostafrika und Madagaskar stammt Harungana madagascariensis, nach dem das Präparat „Metaharonga" benannt und in dem es als Urtinktur enthalten ist.

Es handelt sich um einen Baum, der zur Familie der Hypericaceen gehört, zu der auch unser einheimisches Johanniskraut zählt.

Haronga enthält einen orangenen Milchsaft, der sich an der Luft blutrot färbt und auch der Tinktur eine entsprechende Färbung verleiht. Nach der Signaturenlehre zeigt dies eine Sympathie zum Blut und zur Sonne mit ihrer belebenden Kraft.

Wie sein berühmter Verwandter Johanniskraut enthält Haronga das rotgefärbte Hypericin. Der Wirkstoff ist wahrscheinlich für die allgemein bekannte antimikrobielle und antidepressive Wirkung verantwortlich und vielleicht auch der Grund, warum sich durch „Metaharonga" schon nach kurzer Zeit die Stimmung erheblich aufhellt.

Der Geschmack von Haronga ist wegen des hohen Gehalts an Gerbstoffen stark adstringierend. Gerbstoffe „bilden mit Eiweißstoffen, Schwermetallionen und Alkaloiden in Wasser schwerlösliche Verbindungen (... und) wirken durch die Bildung einer Koagulationsmembran in den obersten Schichten der Schleimhaut (...) reizmildernd, entzündungswidrig (...) und bakterizid. (...) Der hypoglykämische Effekt einiger Gerbstoffe beruht vermutlich auf einer Hemmung von Leberenzymen (...). Angewendet werden Gerbstoffe (...) innerlich bei Magen- und Darmkatarrh, hyperacider Gastritis, Diarrhöen sowie als Antidot bei Alkaloid- und Schwermetallvergiftungen." (H. Wagner)

Experimentell konnte mit Haronga eine Sekretionserhöhung von Magen, Galle und Pankreas nachgewiesen werden.

Auch wenn man in der afrikanischen Volksmedizin nur wenig von Wirkstoffen weiß, vertraut man dort schon lange auf die Heilwirkung und kaut die Pflanze nach fetten Mahlzeiten und trinkt einen Tee aus den Blättern bei Durchfall, Blähungen und fieberhaften Infekten.

Okoubaka aubrevillei (Octonemataceae)

Fast schon magisch erscheint die Heilwirkung von Okoubaka aubrevillei. Dabei handelt es sich um einen Baum aus Westafrika mit gelben Früchten und bis zu 15 Zentimeter langen Stacheln im Blütenbereich. Die Stachelsignatur ist ein typisches Kennzeichen von Antidyskratika, zu denen Okoukaba zählt.

Dabei handelt es sich um eine geheimnisumwitterte Arznei der Medizinmänner, die aus der Baumrinde ein Pulver herstellen, das als ein unschätzbares Mittel gegen jegliche Art von Vergiftung gilt. Am besten soll man nach einem Gastmahl vorsichtshalber einen Teelöffel voll von diesem Pulver einnehmen, sofern man sich der echten Freundschaft des Gastgebers nicht ganz sicher ist. Dieses Pulver soll jedes Gift sofort unwirksam machen (M. Kunst).

Wenn man mit ungewohntem oder verdorbenem Essen konfrontiert ist, was bekanntlich nicht nur während Tropenreisen geschehen kann, ist Okoubaka auf jeden Fall das Mittel der Wahl; es ergänzt Arsenicum album D12 oder Cuprum arsenicosum D6 bei Vergiftungen durch Nahrungsmittel mit Durchfällen.

Die Wirkung erklärt sich durch Gerbstoffe, die der Tinktur einen adstringierenden und holzigen Geschmack geben.

Pharmakologische Untersuchungen zeigten eine Wirkung bei gramnegativen und grampositiven Bakterien; im Granulozyten-Test nach Brandt zeigten Extrakte eine Steigerung der Phagozytose von 12% bis 28%, vor allem mit den Potenzen D2 bis D4 (in „Metaharonga" als D2 enthalten). Die Wirkung und Zusammensetzung ist der einheimischen Tormentill sehr ähnlich (H. Wagner/B. Kreutzkamp/K. Jurcic).

Indikationsgebiete sind beispielsweise Störungen der Verdauungsorgane wie Appetitlosigkeit, Übelkeit, Erbrechen, Blähungen, Roemheld-Syndrom, Sodbrennen, Rauchergastritis, Enteritis, entzündliche und geschwürige Magen-Darm-Leiden und Diabetes.

Auch zur Darmsanierung nach Gaben von Antibiotika und bei resttoxischen Zuständen nach Darminfektionen sowie bei einer Blockade des Ferment- und Enzymhaushalts durch Insektizide hat sich Okoubaka sehr bewährt.

Es eignet sich auch zur Behandlung von Zellentartungen (Status nach Chemotherapie) und allen Arten von Allergien, vor allem atopischen Ekzemen und Heuschnupfen sowie hartnäckiger Akne.

Man sollte Okoubaka daher häufig verwenden, vor allem wenn die Similefindung schwierig ist (E. Schlüren).

Strychnos nux vomica (Loganiaceae)

Die Brechnuß, Strychnos nux vomica, stammt aus Südostasien und gehört zur Familie der Pfeilgiftgewächse; verwendet werden die Samen.

Laut Gerhard Madaus war die Brechnuß bei Rademacher ein beliebtes Mittel gegen Leberleiden, Gallenfieber, Ikterus (...) und Vomitus. Bei Blähkoliken verwendete er sie immer zusammen mit Asa foetida.

Den perfekten Synergismus beider Mittel berücksichtigt auch die Firma Metafackler in dem Präparat „Metaharonga" (enthalten in D4). In Mischrezepten sollte man Nux vomica vor allem auch deshalb verwenden, weil es den Magen zur Resorption anderer Arzneien anregt (Madaus).

Die extrem bittere Tinktur enthält die hochgiftigen Alkaloide (1,5–5%) Strychnin und Brucin. In therapeutischen Dosen steigert Strychnin den Muskeltonus und wirkt anregend auf Atmung und Kreislauf.

Vor allem in der ayurvedischen Medizin wird Nux vomica deshalb als Tonikum und Aphrodisiakum verwendet, aber auch bei uns gab es bis vor einigen Jahren strychninhaltige Liebespillen in der Apotheke.

Solche Reaktionen kann man von homöopathischen Potenzen natürlich nicht in einer solchen Intensität erwarten, und doch gehört Nux vomica zu den heute am meisten verschriebenen Homöopathika.

Während substantielle Dosen eher anregen, wirken potenzierte Zubereitungen vor allem entspannend und entgiftend auf die Verdauungsorgane und das Nervensystem.

An Nux vomica sollte man immer denken, wenn Toxine in das Nervensystem gewandert sind und dort Unheil anrichten.

Dabei kann es sich z.B. um Reizmittel wie Nikotin, Alkohol oder andere berauschende Substanzen wie Opiate handeln, aber auch um allopathische Arzneien, Anästhetika oder Insektizide. Folgen sind beispielsweise Schlafstörungen, migräneartige Kopfschmerzen oder andere Krampfleiden, Überreiztheit der Sinne bis hin zu charakterlichen Veränderungen mit Depressionen und extremer Gereiztheit.

Neuerdings diskutiert man eine erhöhte Durchlässigkeit der Blut-Liquor-Schranke für Neurotoxine durch Elektrosmog, vor allem durch Handys und Mobilfunkmasten. Die Folgen sind in vielen Fällen dem Arzneimittelbild von Nux vomica verblüffend ähnlich.

Ausführlich beschrieb bereits Samuel Hahnemann in der „Reinen Arzneimittellehre" das homöopathische Symptomenbild von Nux vomica: „... daß diejenigen Personen, die sie öfters bedürfen, welche sehr sorgfältigen, eifrigen, feurigen, hitzigen Temperamentes sind, oder tückischen, boshaften, zornigen Gemüts. (...) Unter andern finden viele chronische Leiden, auch die von vielem Kaffee- und Weintrinken, besonders bei gewöhnlichem Aufenthalte in Stubenluft, auch die von anhaltenden Geistesarbeiten entstandenen Übel durch diesen Samen Hülfe (...). So passet diese Arznei auch dann am vorzüglichsten, wenn das Befinden des Kranken früh am schlimmsten ist und wenn er schon früh um 3 Uhr aufwacht, dann mehrere Stunden mit Zudrang unabweislicher Ideen wachen muß und erst am hellen Morgen unwillkürlich in einen Schlaf voll schwerer Träume gerät, von welcher er ermüdeter, als sich abends niederlegte, ungern aufsteht, so wie auch bei denen, welche abends mehrer Stunden vor Schlafzeit

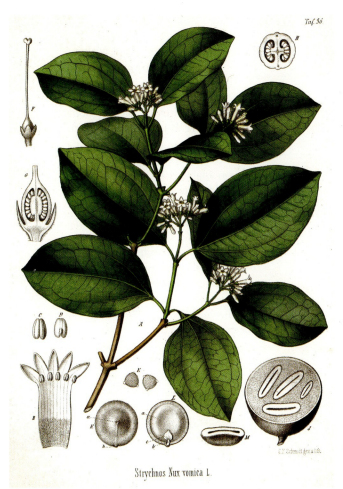

Brechnuß (Strychnos nux vomica; Kupferstich, 19 Jh.)

sich des Einschlafens, selbst sitzend, nicht erwehren können."

Die Brechnuß ist ein ideales Heilmittel für den gestreßten modernen Menschen mit seiner hektischen und ungesunden sitzenden Lebensweise und seinem Hang zum Abusus von Reizmitteln.

Es eignet sich auch zur Behandlung von Beschwerden durch Zorn und enttäuschtem Ehrgeiz. Häufig findet man den Patiententyp in leitenden Positionen im Marketingbereich und der Medienbranche oder unter Selbständigen, die einem ständigen Leistungsdruck ausgesetzt sind.

Natürlich schlägt der Streß irgendwann auf den Magen. Folgen sind z.B. Magenkrämpfe schon nach kleinen Mengen Nahrung, eine gestörte Darmperistaltik mit Wechsel von Verstopfung und Durchfall, Flatulenz, Übelkeit, Brechreiz, Sodbrennen, saures, bitteres Aufstoßen, Unverträglichkeit von Süßigkeiten und Reizstoffen wie Kaffee, bei gleichzeitig starkem Verlangen danach.

Syzygium cumini (Myrtacee)

Obwohl die Jambolanapflaume, Syzygium cumini, in ihrer Heimat Indien und Südostasien eine bekannte und beliebte Nahrungs- und Heilpflanze ist, liegen leider nur wenig Informationen über mögliche Wirkmechanismen vor.

In der Volksmedizin Asiens verwendet man Samen und Rinde seit Urzeiten wegen ihres hohen Gerbstoffgehalts vor allem als Adstringens bei Durchfall.

Bekannt ist auch die blähungstreibende und blutzuckersenkende Wirkung. Die Urtinktur ist deshalb auch Bestandteil von „Metaharonga".

Wie zuvor schon beschrieben, können Toxine zur Degeneration des Pankreasgewebes führen. Sie sind damit auch eine der Hauptursachen für die Zunahme von Diabetes mellitus.

Taraxacum officinale (Compositae)

Aus der Volksmedizin Europas stammt der Löwenzahn, Taraxacum officinale. Er ist seit Urzeiten traditioneller Bestandteil der Frühjahrskur zur Entgiftung von Stoffwechselschlacken. Hierzu sammelt man vor allem die Blätter, die sich als eßbares Wildgemüse eignen, aber auch die Wurzeln. In der Homöopathie gebraucht man die ganze Pflanze vor der Blüte (enthalten in „Metaharonga" als D1). Als Ruderalpflanze verzaubert der Löwenzahn mit seinen sonnengelben Blüten praktisch jede Mauerritze. Hieraus haben Signaturkundige unter anderem seine steinbrechende Wirkung abgeleitet, die sich in der Praxis immer wieder bestätigt hat (M. Madejsky).

Sein massenhaftes Auftreten auf unseren Wiesen ist vor allem auf eine extreme Überdüngung zurückzuführen, die den Boden irgendwann völlig auslaugt. Mit seiner Pfahlwurzel holt er jedoch Nährstoffe aus der Tiefe in höhere Bodenschichten, was ihn zu einem Bodenheiler macht (W.-D. Storl). Rudolf Steiner bezeichnete den Löwenzahn sogar als Himmelsboten, der da-

Therapiekonzepte
Verdauungsorgane

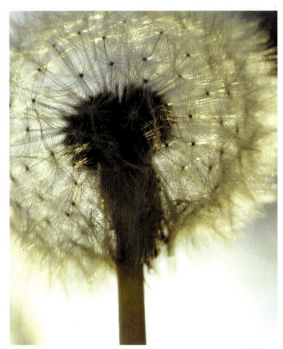

Löwenzahnsamen — Foto: Olaf Rippe

für sorgt, daß kosmische Kräfte die Erde beseelen und verjüngen können. Ganz ähnlich ist seine regenerierende Wirkung als Arznei.

Die gelbe Farbe und der bittere Geschmack sind Signaturen für eine Heilpflanze mit Bezug zum Stoffwechsel und zur Leber, deren Funktionen er anregt, dies gilt auch für die Bauchspeicheldrüse und die Nierenfunktion. Daß der Löwenzahn auch die Ausscheidung harnpflichtiger Substanzen anregt, belegen Volksnamen wie „Brunzblume" oder „Bettseicherkraut".

Das Hauptangriffsgebiet von Taraxacum ist jedoch die Leber. „So wirkt das Mittel günstig bei allen Hepatopathien wie Leberschwellung, Hepatitis, Lebererkrankungen mit Wundheitsschmerz und galligen Diarrhöen, Cholezystopathien, auch Cholelithiasis, Ikterus und Hämorrhoiden, ferner bei gastrischen (...) Fiebern. Charakteristisch für die homöopathische Verordnung ist die Lingua geographica. Wichtig ist das Mittel auch bei der Behandlung von Diabetes mellitus. (...) Weiter wird es bei (...) mangelnder Fettverdauung, Flatulenz (und) Enteropathien gegeben" (G. Madaus).

Weitere Indikationen sind alimentäre Hautleiden und Allergien, vor allem Akne, Neurodermitis, Urtikaria und Heuschnupfen.

Löwenzahn entgiftet und verjüngt aber nicht nur das Immunsystem, er überträgt auch eine enorme Lebenskraft.

Georg Oshawa, der Begründer der Makrobiotik, war bei seinem ersten Besuch in Deutschland so von der Pflanze fasziniert, daß er sogar meinte: „Wo diese herrliche Pflanze wächst, braucht man keinen Ginseng einzuführen." (zit. nach W.-D. Storl)

„Und nicht zu vergessen, ist der Löwenzahn auch ein Heilmittel für Herz und Sinne! Wir brauchen uns nur einmal die Zeit zu nehmen und uns unter einem strahlendblauen Himmel mitten in das samtige Gold einer blühenden Löwenzahnwiese zu legen. Wenn wir es zulassen und uns der leuchtenden, duftenden, summenden Wiese ganz hingeben, dann fallen die täglichen Bedrängnisse von uns, dann öffnet sich ein Himmelstor. Allein schon der Honigduft der Blüten macht uns trunken, gibt der Seele Flügel." (W.D. Storl)

Literaturhinweise/Internet

- Aschner, B. (Hrsg.): Paracelsus, Sämtliche Werke; Anger-Verlag Eick, 1993
- Kunst, M.: „Okoubaka, ein neues homöopathisches Arzneimittel"; Allg. Homöop. Zeitung, 1972/3
- Madaus, G.: Lehrbuch der biologischen Heilmittel; Mediamed Verlag, 1990
- Madejsky, M.: „Signaturenlehre: Botschaften der Zaunkräuter", München: Zeitschrift Naturheilpraxis 04/01, Pflaum Verlag
- Rippe, O.: „Die fünf Entien des Paracelsus: Über die Ursachen der Krankheiten und die Wege zur Heilung"; München: Zeitschrift Naturheilpraxis 05/98, Pflaum Verlag
- Rippe, O.: „Entgiftung mit Heilkräutern"; Hochheim – Massenheim: Zeitschrift CO'MED 07/01, CO'MED Verlagsgesellschaft
- Rippe, O./Madejsky, M./Amann, M./Ochsner, P./ Rätsch, Chr.: Paracelsusmedizin; AT-Verlag, 2001
- Schlüren, E.: „Okoubaka Aubrevillei – Ein klinischer Erfahrungsbericht"; Allg. Homöop. Zeitung, 1991/6
- Schmidt, H.: Akupunkturtherapie; Hippokrates-Verlag, 1978
- Schoeler, H.: „Über die Wasserhyazinthe" - Eichhornia crassipes"; Allg. Homöop. Zeitung, 1973/1
- Steinegger, E./Hänsel, R.: Pharmakognosie; Springer-Verlag 1992
- Storl, W.-D.: Heilkräuter und Zauberpflanzen zwischen Haustür und Gartentor; AT-Verlag, 1996
- Vogel, H.-H.: Organe der Ich-Organisation; Verlags GmbH Bad Boll, 1996
- Wagner, H.: Pharmazeutische Biologie; Gustav Fischer Verlag, 1993
- Wagner, H./Kreutzkamp/B., Jurcic, K.: „Inhaltsstoffe und Pharmakologie der Okoubaka aubrevillei Rinde"; Planta Medica, 1985
- Zoller, A./Nordwig, H.: Heilpflanzen der Ayurvedischen Medizin; Haug-Verlag, 1997
- www.gudjons.com
- www.lerevenant.de
- www.natura-naturans.de
- www.praxis-mettler.de
- www.simillimum.net
- www.tu-darmstadt.de

Der Autor bedankt sich bei der Firma DHU für die freundliche Unterstützung.

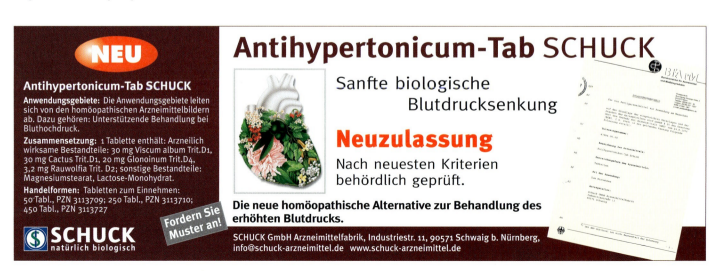

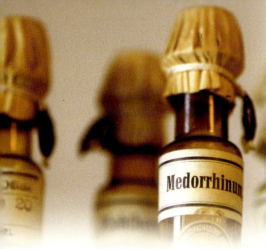

Therapiekonzepte
Immunsystem und Entgiftung

Nosodentherapie und Drainage

Anwendungsmöglichkeiten zur Prophylaxe und bei postinfektiöser Symptomatik

von Olaf Rippe

Definition: Nosoden sind homöopathische Präparate, die aus Mikrobenkulturen, Viren, pathologischen Sekreten oder Exkreten und aus pathologischem Zellgewebe hergestellt werden. Heute werden auch häufig potenzierte Allopathika, Umwelttoxine und Allergene unter diesem Begriff geführt.

Ihre erste Blütezeit erlebte die Nosodentherapie Anfang des 19. Jahrhunderts. Im Jahre 1833 führte Hering mit einem Präparat aus den Hautaffektionen der unbehandelten Krätze, Psorinum genannt, eine Arzneimittelprüfung durch und führte dieses Mittel als erste Nosode in die Materia Medica ein.

Bis heute sind Hunderte weiterer Nosoden hinzugekommen, die inzwischen einen festen Platz in der homöopathischen Therapie haben.

Verwendungsmöglichkeiten von Nosoden

Nosoden werden vor allem als Reaktionsmittel verwendet, besonders bei Krankheiten der Konstitution, degenerativen Erkrankungen, Autoaggressionskrankheiten, Allergose und dyskratischen Zuständen, die in eine chronische Phase übergehen.

Reaktionsmittel, zu denen auch einige Polychreste der Homöopathie wie z. B. Sulfur gehören, sind immer dann erforderlich, wenn trotz gut gewählter Therapie diese nicht richtig anschlägt. Beispiele hierfür wären eine Vorbehandlung durch Allopathika, z. B. Status nach Antibiotikatherapie, oder eine Einwirkung stark wirkender Umwelttoxine, z.B. Amalgam, die körpereigene Ausscheidungs- und Abwehrvorgänge blockieren.

Somit ergeben sich weitere wichtige Anwendungsbereiche für Nosoden, nämlich eine Umstimmungstherapie bei retoxisch gehemmten Erkrankungssymptomen (Status nach Unterdrückung) und eine Anregung der Ausscheidung von im Mesenchym abgelagerten Toxine.

Diese Zustände gehören zur täglichen Praxiserfahrung. Die Zahl der Patienten, bei denen gut gewählte Mittel versagen, nimmt in besorgniserregender Weise zu, genauso wie die Anzahl der Patienten, die unter Beschwerdebildern leiden, welche eindeutig auf vorangegangene Erkrankungen zurückzuführen sind, was insbesondere bei bakteriellen und viralen Infektionen zu beobachten ist.

Zur Auswahl der Nosoden

Die Auswahl von Nosoden erfolgt nach unterschiedlichen Kriterien:

1. Nach dem Simileprinzip
Sofern ein Arzneimittelbild existiert, werden Nosoden nach den Regeln der Homöopathie durch Repertorisation ausgewählt, z.B. Psorinum oder Medorrhinum. Leider ist dies nur bei wenigen Nosoden möglich.

2. Nach der anamnestischen Ähnlichkeit
Auch wenn kein Arzneimittelbild existiert, kann eine Ähnlichkeit zwischen Arznei und Symptom zur Auswahl führen, Beispiele hierfür wären Asthma-Nosode bei Bronchitis, Epstein-Barr-Virus-Nosode bei chronischer Müdigkeit, Herpes-zoster-Virus-Nosode bei segmentalen Neuralgien.

Hierzu zählen auch Symptome, die trotz scheinbar ausgeheilter Grunderkrankung auf diese zurückzuführen sind. Die Ursache liegt in der Wirkung von Resttoxinen, die im Körper persistieren und zu Störungen führen. Beispiele wären Grippe-Nosoden bei Kopfschmerzen nach Grippe, Herpes-zoster-Nosode bei Postzosterneuralgien, Echinococcinum-Nosode (Hundebandwurm) bei nervösen Tics. Sind Störungen auf eine Unterdrückungstherapie oder Impfung zurückzuführen, beruhen diese ebenfalls auf einer anamnestischen Ähnlichkeit.

3. Nach der aktuellen ätiologischen Ähnlichkeit
Hier erfolgt die Auswahl nach isopathischen Gesichtspunkten. Beispiel hierfür wären Grippe-Nosoden bei Grippe, Asthma-Nosode bei Asthma.

Dies ist die häufigste Anwendungsart von Nosoden, wobei sie aber keinesfalls die beste darstellt; durch das Fehlen zahlreicher Arzneimittelbilder aber ist es zu verstehen. Unter diesen Gesichtspunkt zählt auch die Anwendung von Autonosoden (vom Patienten selbst gewonnen), beispielsweise potenziertes Konjunktivalsekret bei Konjunktivitis, potenziertes Eigenblut bei Allergien. Nicht nur in der Humanmedizin, sondern auch in der Veterinärmedizin werden Autonosoden seit langem mit Erfolg eingesetzt.

Zur Verschreibung von Nosoden

Nosoden sind Reaktionsmittel und können bisweilen zu heftigen Reaktionen des Patienten führen. Dies ist einer der Gründe für die Scheu vieler Therapeuten, Nosoden einzusetzen. Unkontrollierbare Reaktionen lassen sich aber verhindern, wenn man folgende Kriterien bei einer Verschreibung beachtet:

1. Nosoden sollten nur mit einer ausreichenden Drainage und möglichst nur als Ergänzung zu einem Simillimum verabreicht werden.

Julian schreibt hierzu in seinem Buch »Materia medica der Nosoden«: »Nach der klinischen Auffassung der französischen Homöopathie soll man, wie dies auch sonst üblich ist, Tuberkulinum Koch nur dann verschreiben, wenn dafür gesorgt wird, daß eine Drainage nach der Technik von Nebel durchgeführt und zugleich das für den jeweiligen Zustand des Patienten passende Simillimum gesucht und angewendet wird. Das gilt für die gesamte Nosodenbehandlung.«

Therapiekonzepte
Immunsystem und Entgiftung

Aufbau eines Therapiekonzepts unter Einbeziehung von Nosoden

```
Anamnese / Repertorisation
Konstitutionsmittel / Simillimum nach homöopathischen Gesichtspunkten
Verabreichung in höheren Potenzen in einzelnen und seltenen Gaben
Verabreichung von Ergänzungsmittel und Reaktionsmitteln im Wechsel
```
⇩   ⇩

Metalle und Metallverbindungen	Nosoden
In der trad. abendl. Medizin als Konstitutionsmittel zu sehen. Verabreichung als Einzelmittel (ab D12) oder in Mischungen (bis D12)	Verabreichung als Einzelmittel in einzelnen und seltenen Gaben, zusammen oder im Wechsel mit Simillimum. Meist nicht unter einer D 30, niemals ohne Drainage

⇩

Drainage und/oder Kanalisationsmittel
(auch bewährte Firmenmittel)
Als Mischrezeptur Ø bis D6, selten D12 und höher (ca. 5 bis 10 Mittel)
1. Organmittel, entsprechen Locus minoris resistentiae
2. Tiefpotenzen des Simillimums = Potenzakkord
3. Allg. Mittel in Tiefpotenzen mit ausleitender Wirkung
4. Mittel, die das Hauptorgan des Simillimums stabilisieren (organotrope Wirkung)
5. zum Simillimum passende Ergänzungsmittel u. Reaktionsmittel

⇩

Ergänzende Maßnahmen wie z.B.
Homöosiniatrie; Neuraltherapie,
Akupunktur, speziell Ohr-,
Diätetische Maßnahmen,
Ausleitungsverfahren nach Aschner,
Manuelle Techniken / Massage

Mit einfachen Worten, keine Therapie mit Nosoden ohne Drainage. Da viele Kollegen diese Technik nicht kennen oder wegen ihrer dogmatischen Sturheit davon nichts halten, erklären sich die nicht selten dramatischen Erstverschlimmerungen in der homöopathischen Praxis.

2. Eine Verabreichung sollte, von einigen Ausnahmen abgesehen, nicht unter einer D30 erfolgen; bei miasmatischen Nosoden wie Tuberkulinum Koch sollten die Potenzen noch wesentlich höher gewählt werden.

3. Grundsätzlich werden Nosoden selten verabreicht.

4. Vor jeder erneuten Verabreichung einer Nosode sollte man Reaktionen abwarten. Häufig hat die Nosode nach wenigen Gaben, manchmal auch schon nach einer einzigen, ihre Aufgabe erfüllt.

5. Mit wenigen Ausnahmen sollten Nosoden als Einzelmittel gegeben werden. In der Regel sind eine, in Ausnahmefällen auch zwei oder drei Nosoden ausreichend. Mit einem entsprechendem Therapiekonzept sind mehrere Nosoden, die gleichzeitig verabreicht werden, in der Regel überflüssig.

Hieraus ergibt sich, dass man Firmenmittel mit Nosoden als Bestandteile, äußerst kritisch beurteilen und nur mit großem Bedacht einsetzen sollte. Wobei hier nicht verschwiegen werden soll, dass viele erfahrene Kollegen mit solchen Präparaten durchaus Erfolg haben.

Da viele Verschreiber ihre Mittel nach verschiedenen Testverfahren auswählen ist es leider nicht selten, daß sie alle gefundenen Nosoden in die Therapie einbauen. Dies sind nicht selten einige Dutzend.

Einen traurigen Rekord stellte dabei eine Kollegin in München auf. Sie verschrieb einer Patientin drei Flaschen Globuli zu jeweils 500 g, mit ungefähr hundert Polychresten in Hochpotenzen und weit über hundert Nosoden, ebenfalls in hohen Potenzen sowie Dutzenden weiterer Mittel in Tiefpotenzen. Von den jeweiligen Flaschen sollte die Patientin täglich je einen Teelöffel Globuli zu sich nehmen – Sie hat es überlebt!

Solche Fälle sind keineswegs so selten wie man zunächst glaubt. Bei Besuchen in der Firma Staufen-Pharma erfährt man beispielsweise, dass es Kollegen gibt, die 70 bis 100 Mittel und mehr in eine kleine 100 ml Flasche zwängen wollen.

Die Drainagetherapie

Unter einer Drainage wird eine Therapie zur Entgiftung von Toxinen verstanden, die durch Nosoden und/oder Polychreste gelöst wurden. Sie wurde von dem Schweizer Arzt Dr. Nebel Anfang dieses Jahrhunderts entwickelt und seitdem von vielen Homöopathen mit Erfolg verwendet. Wie zuvor schon erwähnt, ist es ratsam, eine Drainage grundsätzlich in ein Therapiekonzept einzubauen.

Eine Drainage entspricht dem Prinzip einer Ableitung schädlicher Stoffe von den »edlen« zu den »unedlen« Organen oder, anders gesagt, von innen nach außen. Mit »edlen« Organen sind z. B. Niere, Herz, Lunge, Leber und Gehirn gemeint, mit »unedlen« in der Regel Haut und Schleimhaut.

Es ist typisch für eine gelungene Drainage, daß sich die Ausscheidungen des Patienten, in zum Teil lästiger Weise verändern können, z. B. brennende, stinkende Ausscheidungen, verstärkte Schleimhautsekretion, Auftreten von flüchtigen Hauterscheinungen.

Wichtig ist, daß sich Organfunktionen dabei stabilisieren und trotz der lästigen Symptome sich die Stimmung des Patienten deutlich bessert.

Zum Thema Entgiftung sollten wir uns die mahnenden Worte des Kräuterpfarrers Kneipp ins Gedächtnis rufen, der einmal auf die Frage, welche drei Therapieverfahren er für die wichtigsten halte, geantwortet haben soll: »Erstens Entgiftung, zweitens Entgiftung und drittens Entgiftung.«

Die Mittel und Methoden der Drainage sind von Autor zu Autor recht verschieden. Es ist hier nicht der Platz, alle diese Methoden ausführlich zu beschreiben.

Therapiekonzepte
Immunsystem und Entgiftung

Bewährt hat sich in der Praxis folgendes Schema:

1. Verwendet werden vorwiegend Pflanzen (Urtinktur bis D6) und einige mineralische Produkte (D6 bis D12), in einer Mischung von ca. 3 bis ca. 10 oder 12 Mitteln.

Die Bestandteile solcher Mischrezepte sollten einen Bezug zum Erkrankungsbild haben, z. B. Nierenmittel zur Behandlung mit Zystitis-Nosode oder antibiotisch wirkende Mittel zur Behandlung mit Staphylococcinum-Nosode.

Auch bekannte regenerative Wirkungen spielen bei der Auswahl eine Rolle, z. B. die protektive und regenerierende Wirkung der Mariendistel (Carduus marianus) auf die Leberfunktionen bei der Behandlung mit Hepatitis- oder Cholelithiasis-Nosode.

Es bedarf zur Drainage keineswegs irgendwelcher »exotischen« Arzneien, die kein Mensch kennt. Man achtet bei der Auswahl auf bekannte Wirkungen der einzelnen Stoffe, z. B. schweißtreibend, harntreibend, galletreibend usw. und verwendet nur solche, die einem vertraut sind. Es sollte zu den Ansprüchen eines Therapeuten gehören, daß er die Mittel kennt, die er verschreibt und daß er sich dabei nicht ausschließlich auf irgendwelche Testverfahren verläßt.

Wer erst am Anfang seiner Praxis steht, kann auch auf bewährte Firmenmittel zurückgreifen. Bei den nachfolgenden Beispielen ist besonders dieser Gesichtspunkt berücksichtigt, wobei es ratsam ist, so schnell wie möglich zu einer individuellen Verschreibung zu wechseln, um dem jeweiligen Fall auch wirklich gerecht zu werden.

2. Eine Drainage erfolgt besonders über Niere, Leber-Galle, Lunge, Haut und Schleimhaut. Mittel mit einer ausleitenden Wirkung auf diese Organe sollten nicht fehlen. Eine Herzstütze, beispielsweise mit Weißdornpräparaten (z. B. "Oxacant mono" von Klein), sollte immer mit eingebaut werden.

3. Hat man durch Repertorisieren ein Simillimum gefunden und verschreibt es in höheren Potenzen, so kann das gleiche Mittel auch als Begleitmittel in tieferen Potenzen eingesetzt werden. Solche Potenzakkorde, wie sie besonders von der Firma Heel angeboten werden, haben sich überaus bewährt. Die tiefere Potenz drainiert dabei die höhere Potenz.

4. Folgende Mittel sollten wegen ihrer breiten Wirkung grundsätzlich zur Drainage in Betracht gezogen werden:

Agrimonia eupatoria (Odermennig), Arctium lappa (Klette), Arsenicum album ab D6 – allg. Arsenverbindungen, Antimonverbindungen ab D6 (z. B. auch Dyskrasit, Pyrargyrit, beide von Weleda), Acidum sarcolacticum D6 (Milchsäure) – allg. wirken alle Säuren ausleitend, Berberis vulgaris bis D4 (Berberitze), Carbo betulae D6 (Birkenkohle) – allg. Carbo-Präparate, Citrus limonum (Zitrone), Crataegus (Weißdorn), Eleutherococcus (Taigawurzel), Galium aparine (Klettenlabkraut), Rosa centifolia (Rose) – allg. Rosengewächse, Solidago virgaurea (Goldrute), Natrium muriaticum D12, Sulfur ab D6 – allg. Schwefelverbindungen, Taraxacum officinale (Löwenzahn), Urtica dioica (Brennessel) oder Urtica urens (Eiternessel).

Bei der Auswahl der Pflanzen fällt auf, daß viele von ihnen Dornen, Stacheln, Klettfrüchte oder Brennhaare haben, typische Kennzeichen (Signatur) entgiftender Pflanzen.

Nosoden zur Prophylaxe

Versuche haben vor allem die prophylaktische Wirkung von Nosoden bestätigt (siehe hierzu Marco Righetti).

Tiere, die mit einer Infektionsnosode vorbehandelt wurden, zeigten z.B. nach einer Überimpfung mit demselben Erreger keine oder nur geringe Symptome; desgleichen konnte eine signifikante Besserung erzielt werden, sofern infizierte Tiere mit der entsprechenden Nosoden vorbehandelt wurden.

Schon seit langem werden Nosoden auch in der Humanmedizin, sehr zum Verdruß der Allopathen, mit Erfolg zur Prophylaxe eingesetzt. Nachfolgend einige Beispiele:

Mit der Nosode Pertussinum D200 als einmalige Gabe, zusammen z. B. mit Corallium rubrum D4 (rote Koralle), 3x täglich eine Gabe oder mit "Pulmonik" (Soluna), kann für einige Zeit eine Prophylaxe gegenüber Keuchhusteninfektionen erzielt werden, wobei keine Immunität im Sinne einer Impfung erfolgt, sondern eine erhöhte Resistenz gegenüber dem Erreger.

Eine solche Resistenzsteigerung läßt sich z. B. auch mit Influencinum D200 (Mischnosode aus verschiedenen Grippestämme) gegenüber Grippeviren erreichen. Man verabreicht davon während des Winters etwa alle 4 Wochen eine Gabe, zusammen mit immunstimulierenden Mitteln wie z. B. Pascoleucyn Tropfen (Pascoe); Metavirulent N (Metafackler) enthält bereits Influencinum D30 und hat sich in der Grippetherapie sehr bewährt. Grippenosoden wirken relativ mild und können daher auch mehrmals am Tag eingenommen werden.

Besonders die Frage nach einem Schutz vor FSME bewegt viele Patienten. Hier hat sich in der Prophylaxe FSME D200 und Borrelia Nosode D200 bewährt. Die Verabreichung erfolgt als einmalige Gabe im Februar/März, Wiederholung ca. alle 8 Wochen. Ein immunstimulierendes Präparat (Pacoleucyn Tropfen von Pascoe, Meteoreisen von Wala) sollte ca. 14 Tage lang parallel dazu eingesetzt werden.

Bleibt noch die Frage, was zu tun ist, wenn ein Zeckenbiß in einem endemischen Gebiet erfolgte.

Hier empfiehlt sich prophylaktisch FSME D30 und/oder Borrelia-Nosode D30, dreimalige Gabe im Abstand von drei Tagen, zusammen mit einem Immunpräparat (Pascoleucyn), das mindestens zwei Wochen genommen werden sollte. Zusätzlich wird die Bißstelle mit Traumeel S Salbe (Heel) mehrmals täglich eingerieben.

Auch in der prophylaktischen Behandlung von Tropenkrankheiten haben sich Nosoden bewährt. So kann zur Hepatitisprophylaxe die Nosode Hepatitis D30, alle 7 Tage eine Gabe, zusammen mit Pankreaticum Tropfen (Hewert; enthält u. a. Okoubaka), 3x tgl. eine Gabe, verwendet werden, ähnlich wirkt "Metaharonga Tropfen (Metafckler).

Zur Behandlung von Hepatitis liefert Spagyra auch Hepatitis A, B und C.

Zur Malariaprophylaxe während einer kurzen Reise wird Malaria tropica D30, alle 7 Tage eine Gabe, zusammen mit und China D2 Tabletten, 2x tgl. eine Tablette, eingesetzt.

Muss man z.B. als Entwicklungshelfer längere Zeit in solchen Gebieten verbringen, empfiehlt sich die Malaria-tropica Nosode D200, alle 4 bis 6 Wochen eine Dosis; Chi-

Therapiekonzepte
Immunsystem und Entgiftung

na D2 wird parallel die ganze Zeit eingenommen.
Es sei hier nochmals betont, daß eine solche Therapie – wie im übrigen jede Prophylaxe – nicht ganz unumstritten ist. Eine Immunität im Sinne einer Impfung erfolgt nicht und ist auch nicht beabsichtigt.
Ebenso handelt es sich bei den vorgestellten Behandlungskonzepten ausschließlich um Vorschläge, die je nach Fall individuell überarbeitet und gehandhabt werden sollten. Das gilt auch für das nachfolgende Thema einer Therapie bei postinfektiöser Symptomatik.

Nosoden bei postinfektiöser Symptomatik

In der Praxis zeigen sich immer wieder Beschwerdebilder, die trotz scheinbar ausgeheilter Grunderkrankung auf diese zurückzuführen sind. Dies liegt an einer unzureichenden Ausheilung der Grunderkrankung und an Resttoxinen, die im Körper persistieren und zu Störungen führen.
Es handelt sich dabei nur zum Teil um echte Rezidive, z. B. bei Herpes-simplex-Infektionen, oder um Symptome, die typischerweise postinfektiös auftreten, z. B. Postzosterneuralgie.
Der größte Teil sind Beschwerdebilder, die, nur für das geübte Auge und nach ausführlicher Anamnese, mit Infektionen, die nicht selten jahrelang zurückliegen, in Verbindung gebracht werden können.
Zumeist handelt es sich dabei um Störungen, die ihre Ursache in bakteriellen und viralen Infektionen haben und die nicht selten zum Zeitpunkt der Ersterkrankung mit einer »Unterdrückungstherapie« (Antibiotika- oder Cortisoltherapie) behandelt wurden.
Als weitere Ursache lassen sich die Symptome nicht selten mit Impfungen in Zusammenhang bringen. Beispiel hierfür wären Gemütsaffektionen wie übergroße Nervosität und Konzentrationsstörungen, Gelenkschmerzen oder auch neurologischen Störungen nach FSME-Impfung.
Handelt es sich bei den Störungen um Impffolgen, empfiehlt es sich, den entsprechenden Impfstoff als D200 einzusetzen, auch wenn die Impfung jahrelang zurückliegt. Die Auswahl der Drainagemittel erfolgt nach der Wirkungsrichtung der Impfung (z. B. Pertussis – Lungenmittel, Typhus – Darmmittel, FSME – Nervenmittel) und nach dem vorliegenden Beschwerdebild. Außerdem sollte, je nach Symptomenbild, auch an Mittel gedacht werden, die sich allgemein bei Impfschäden bewährt haben, wie z. B. Kalium muriaticum, Meteoreisen, Silicea, Sulfur, Thuja, alle in höheren Potenzen (ab D30) und in seltenen Gaben.
Handelt es sich bei den Beschwerden um Folgen einer Antibiotikatherapie, wird ein entsprechendes Antibiotikum als D30 eingesetzt. Testungen ergeben häufig auch andere Antibiotika als das ursächliche. Reckeweg empfiehlt noch die Paracoli Nosode.
Als Folge einer Antibiotikatherapie, beziehungsweise einer Infektion des Magen-Darm-Trakts, kann es zu einer massiven Dysbiose des Darms mit schmierigem stinkendem Stuhl, ständigen Blähungen und Pilzbefall kommen, nicht selten auch zu Nahrungsmittelallergien und allergischen Erscheinungen der Haut, die sich als äußerst therapieresistent zeigen.
Als Zusatztherapie kommen deswegen besonders Sulfur als Potenzakkord, Metamarianum B12, Metahanronga (beide Metafackler) oder Pankreaticum Tropfen (Hewert) in Frage.
Bei einer Dysbiose des Darms haben sich aus der Phytotherapie folgende Pflanzen bewährt:
Gerbstoffdrogen wie Okoubaka, Quercus robur (Stieleiche) und Potentilla erecta (Tormentill), ätherische Öldrogen wie Acorus calamus (Kalmus), Allium sativum (Knoblauch), Alpinia officinarum (Galgant), Zingiber officinalis (Ingwer) und Scharfstoffdrogen wie Imperatoria ostruthium (Meisterwurz). Ein Präparat in dieser Richtung zur Sanierung des Darms ist Aquavit von Soluna.
Als weitere Folge von Darminfektionen zeigen sich besonders häufig Gemütsstörungen wie Depression und geistige wie körperliche Erschöpfung, aber auch erhöhte Reizbarkeit und Aggression.
Neben den oben genannten Mitteln kommen hier besonders die intestinalen Nosoden nach Paterson in Frage.
Als Beispiel für eine Behandlung von Infektionsfolgen soll nochmals der Keuchhusten dienen. Häufig zeigen sich nach der Infektion jahrelange Anfälligkeit der Atemwege für weitere Infektionen, nicht selten auch Allergien der Atemwege wie Asthma.

Zur Therapie werden die Nosoden Pertussinum D200 im Wechsel mit Asthma D30 (bei Asthma) oder Tuberkulinen wie Aviaire D30 (bei Anfälligkeit der Atemwege), eventuell auch Tuberkulinum Koch D200 und höher, verwendet.
Gute Drainagemittel wären z. B. Arsenicum album D6, Corallium rubrum D4 (rote Koralle), Drosera rotundifolia D2 (Sonnentau), Echinacea (Sonnenhut), Pulsatilla D6 (Küchenschelle), Spongia D12 (Meerschwamm), Vincetoxicum autumnale D4 (Schwalbenwurz) sowie alle Flechten (Flechtenhonig von Weleda). Als Ergänzung oder Alternative können auch Firmenmittel wie Pertudoron I und II (Weleda) bei akuter Symptomatik oder Bronchi/Plantago comp. (Wala) bei akuter wie chronischer Symptomatik verwendet werden.
Ein letztes Beispiel soll zeigen, wie man mit Nosoden bestimmte Fälle von Unfruchtbarkeit von Frauen behandeln kann. Diese sind nicht selten eine Folge von Infektionen der Genitalorgane, die mit Antibiotika behandelt wurden.
Konstitutionell kommt bekanntlich eine Reihe von Mitteln in Frage.
Unfruchtbarkeit zeigt sich aber meistens als ziemlich therapieresistent und Konstitutionsmittel erweisen sich in ihrer Wirkung als unzureichend.
Gerade hier leisten Nosoden als Reaktionsmittel Vorzügliches, besonders die Nosoden Fluor albus D30, Trichomonadenfluor D30, mykotischer Fluor D30, chronische Zystitis/Endometriose D30, Myom D30 und Medorrhinum D200 im Wechsel mit z. B. Tetracyclin D30.
Manche Gynäkologen verwenden diese Mittel auch zur direkten Behandlung entsprechender Leiden mit großem Erfolg.
Als Drainagemittel bieten sich an: Agnus castus D4 (Mönchspfeffer), Argentum metallicum D6 bis D12 (Silber), Argentit D6 (Silbersulfid, Weleda), Sepia D6 bis D12; geeignete Firmenmittel wären Berberis/Uterus comp. (Wala), Majorana Vaginalgel (Wala) sowie Matrigen I oder II. (Soluna).

Literatur
* P. Cornelius: Nosoden und Begleittherapie (Pflaum Verlag)
* O. Julian: Materia medica der Nosoden (Hang Verlag)
* H.H. Reckeweg: Homoeopathia antihoiiiotoxica Aurelia Verlag
* M. Righetti: Forschung in der Homöopathie (Burgdorf Verlag)

Pflanzen mit antiviraler Wirkung

von Max Amann

Nicht alle Therapeuten halten Zubereitungen aus Pflanzen für Heilmittel. Andere wieder halten solche Zubereitungen im Zeitalter der Chemotherapie für veraltet. Die Heilkundigen, die Arzneimittel aus Pflanzen verwenden, bilden folgende zwei Gruppen:

Anhänger der Erfahrungsheilkunde

Diese haben das in vielen Jahrtausenden gesammelte Informationsmaterial von der Heilwirkung bestimmter Pflanzen studiert und die Richtigkeit der Therapieangaben überprüft. Diese Art des Vorgehens hat den Vorteil, daß man behandeln kann, ohne die Ursache der Krankheit oder den Mechanismus der Heilung zu kennen.

Anhänger der von der orthodoxen Medizin und der zeitgenössischen Wissenschaft geprägten Naturheilkunde

Für sie beruht die Heilwirkung einer Pflanze auf ihrem Gehalt an einem oder mehreren Wirkstoffen, die mit geeigneten Methoden isolierbar sind und deren chemische Struktur und Wirkungsweise aufgeklärt werden können. Auf diese Weise kann dem Wissenschaftsgläubigen nahegebracht werden, daß die Phytotherapie ein rationelles Heilverfahren ist und nicht auf Suggestion beruht. Die meisten Hochschulen der Welt und weitere Forschungseinrichtungen arbeiten seit Jahrzehnten intensiv an der Suche nach Pflanzenwirkstoffen, ihrer Isolierung, der Aufklärung ihrer chemischen Struktur und der Untersuchung ihrer Wirkungsweise. Die in den letzten 20 Jahren erzielten Fortschritte sind erstaunlich, doch ist erst ein Bruchteil aller weltweit bekannten Heilpflanzen untersucht. In schon untersuchten Pflanzen werden fortwährend weitere Wirkstoffe entdeckt, und es ist nicht unwahrscheinlich, daß ganze Wirkstoffgruppen noch nicht bekannt sind. Schon bekannte Inhaltsstoffe haben sicher vielfach Wirkstoffeigenschaften, die wir noch nicht einmal ahnen.

Dieser Artikel soll keine erschöpfende Auskunft über den Stand der wissenschaftlichen Phytopharmakologie geben, betreffend die Stoffe mit antiviraler Wirkung aus Pflanzen, sondern einige Hinweise aus Veröffentlichungen, Praxisbeobachtungen sowie Überlegungen, bei welchen Pflanzen Aussicht auf eine antivirale Wirkung besteht. Von der wissenschaftlichen Öffentlichkeit wenig beachtet, erscheinen immer wieder Artikel über die antivirale Wirkung von Pflanzenauszügen. Eine Veröffentlichung aus dem Jahr 1978 fand bei 178 untersuchten Heilpflanzen 75 Arten mit virustatischer Wirkung. Die Resonanz solcher Veröffentlichungen, die eigentlich zur Entwicklung neuer Fertigarzneimittel zur Bekämpfung viraler Erkrankungen hätte führen müssen, war praktisch Null. Denn Hersteller synthetischer Arzneimittel sind nur am Vertrieb ihrer sehr kostspieligen Produkte interessiert, und Firmen, die Naturheilmittel herstellen, können nach dem Arzneimittelgesetz von 1976 die Zulassung neuer Produkte nicht mehr finanzieren. Der naturheilkundlich tätige Therapeut ist deshalb auf die Anwendung der wenigen schon existierenden Fertigarzneimittel (z. B. Esberitox) angewiesen oder er muß sich selbst Rezepte zusammenstellen aus pflanzlichen Einzelmitteln, die sich im Verkehr befinden. Hierzu braucht er einen tüchtigen Apotheker, der die Lieferlisten des Pharmazie-Großhandels kennt und imstande ist, Rezepte auszuführen. Erhältlich sind knapp 500 Tinkturen und Fluidextrakte (ohne homöopathische Urtinkturen) und knapp 800 getrocknete Pflanzen.

Pflanzeninhaltsstoffe mit virustatischer Wirkung

Teilt man die therapeutisch wirksamen Pflanzeninhaltsstoffe nach ihrer chemischen Struktur in Gruppen ein, so stellt man fest, daß sich antiviral wirkende Stoffe

> 1. Gerbstoffe - Melisse
> 2. Saponine - Gänseblümchen
> 3. Flavonoide - Birke
> 4. Alkaloide - Chinarinde
> 5. Iridoidglykoside - Ehrenpreis
> 6. ätherische Öle - Eukalyptus
> 7. Polysaccharide - Echinacea
> 8. sonstige Stoffe, z.B. Hypericin - Johanniskraut

in den meisten Wirkstoffgruppen finden. Im folgenden werden Gruppen von Inhaltsstoffen mit besonders vielen virusinaktivierenden Vertretern genannt und als Beispiel jeweils eine Pflanze, die stärker wirkende antivirale Stoffe dieses Typs enthält.

An diesen Beispielen ersehen Sie das Vorkommen antiviral wirkender Stoffe in vielen der am meisten gebrauchten Heilpflanzen. Auch bei chemisch sehr ähnlichen Inhaltsstoffen kann diese Wirkung stark schwanken. Ferner schwankt der Wirkstoffgehalt nach Jahreszeiten und Jahrgängen. Viel problematischer aber ist der Verlust von Wirkstoffen bei der Aufarbeitung des Pflanzenmaterials. Die Wirkstoffe, z. B. Saponine, sind chemisch empfindlich und thermolabil. Die Kräuter des Handels sind aber wärmegetrocknet; Tinkturen und Fluidextrakte werden nach Vorschrift aus ge-

Therapiekonzepte
Immunsystem und Entgiftung

trockneten Kräutern hergestellt. Nur homöopathische Urtinkturen sind, falls möglich, aus frischen, die auch zum optimalen Zeitpunkt geerntet wurden. Falls finanziell tragbar, ist es ratsam, antivirale Rezepte aus diesen zusammenzustellen.

Es gibt mit Sicherheit Tausende von Erkrankungen viraler Genese, deren Erreger noch unbekannt sind. So gut wie gesichert ist beispielsweise, daß der Brustkrebs des Menschen und die multiple Sklerose als Ursachen (wohl weitverbreitete) Virusinfektionen haben. Auch die Arteriosklerose gilt als virale Erkrankung. Die Annahme, daß bei jeder bösartigen Neubildung eine Virusinfektion einen der auslösenden Faktoren darstellt, hat viel für sich.

Die Suche nach Beweisen für obige Theorien hat erst begonnen. Es fehlen auch Untersuchungen einer möglichen prophylaktischen Wirkung der Inhaltsstoffe bei den beispielsweise genannten Erkrankungen.

Bewiesen ist bereits, daß die stark antiviral wirkenden Pflanzeninhaltsstoffe gewöhnlich auch eine Wirkung gegen Krebszellen haben. Hierzu liegt bereits eine größere Zahl Veröffentlichungen (Untersuchung in vitro/in vivo und an Freiwilligen) vor. Dieses außerordentlich interessante Phänomen kann folgendermaßen gedeutet werden:

1. Durch allgemein immunstimulierende Wirkung Zerstörung von Viren und Krebszellen.

2. Falls tatsächlich Krebs eine virale Erkrankung ist, durch Inaktivierung der Krebsviren.

Wirkungsmechanismus am Beispiel von:

Echinacea, bes. E. purpurea
- Die allgemeine Wirkung, auch gegen Bakterien, beruht auf einer Mitogenstimulation mit Anstieg von IgM und Zytokinspiegeln,
- allgemein antivirale Wirkung durch Interferoninduktion, die zu erhöhter Produktion der virustatischen Interferone führt;
- direkte Wirkung gegen das Herpes-simplex- und das Influenza-Virus.

Die Wirkung gegen weitere Virustypen muß noch untersucht werden.

Ringelblume
Auszüge aus der Ringelblume (altes Krebsmittel)
- erhöhen die Phagozytose und
- zeigen (in vitro und vivo) eine zytotoxische Wirkung gegen die verschiedensten Typen von Tumorzellen. Diese bewirken die Triterpensaponine.

Der Praktiker kennt die bakterizide, antimykotische und virustatische Wirkung der Ringelblume, doch sind dem Referenten hierzu keine wissenschaftlichen Veröffentlichungen bekannt. Übrigens zeigen Seifenkraut und Quillaja ähnliche Wirkungen wie die Ringelblume.

Pflanzen, die bei viralen Erkrankungen helfen können

Abkürzungen und Zeichen:
(Rp) Pflanze ist rezeptpflichtig
(§) Krankheit darf nur vom Arzt behandelt werden
(§?) Abklären, ob meldepflichtige Krankheit vorliegt

1. Immunstimulierende Pflanzen

Eine immunstimulierende Wirkung ist nicht identisch mit antiviraler oder bakterizider Wirkung.

Die immunstimulierende Wirkung einer Pflanze ist meistens komplex und wirkt fördernd auf mehrere Abwehrmechanismen. So fördert Baptisia die Phagozytose sowie die Lymphoblastenbildung; hierdurch erhöht sich die Zahl der T-Zellen und der Antikörpertiter. Manche Pflanzen enthalten gleichzeitig immunstimulierende und immunsuppressive Stoffe; beispielsweise wirkt das ätherische Öl von Kassiazimt immunstimulierend, die nichtflüchtigen Stoffe im wäßrigen Auszug immunsuppressiv. Süßholz wurde früher als immunsuppressiv eingestuft (cortisolartige Wirkung), ist aber erwiesenermaßen immunstimulierend. In manchen Pflanzengattungen wirken die einzelnen Arten unterschiedlich, Beispiel: Angelica acutiloba wirkt immunstimulierend, A. sinensis immunsuppressiv. - Ein typischer Immunstimulator ist Echinacea.

2. Allgemein virustatisch wirkende Mittel

Diese kann man in Rezepten aller Krankheiten gesicherter oder angnommener viraler Genese verwenden. – Eine typische, antiviral wirkende Pflanze ist Meisterwurz. Die später zu dieser Gruppe genannten Pflanzen haben möglicherweise eine Wirkung gegen onkogene, das sind krebserzeugende Viren.

3. Spezifische Mittel gegen bestimmte virale Erkrankungen

Es werden hier auch Leiden angegeben, die der Heilpraktiker nicht behandeln darf. Dargestellt werden soll das therapeutische Potential der angegebenen Pflanzen. - Beispiel für die spezifische Wirkung einer Pflanze: Lakritze inaktiviert AIDS-Viren.

In Rezepten können Pflanzenpräparate aus den drei genannten Gruppen beliebig gemischt werden, wobei die Rezepte zwischen drei und zehn Einzelmittel enthalten sollten. Ratsam ist, spezifischen Mitteln auch Mittel aus 1. und 2. zuzusetzen.

Zu 1.: Pflanzen, deren immunstimulierende Wirkung wissenschaftlich erwiesen ist

Arnika (Arnica montana) – Benediktenkraut (Cnicus benedictus) – Blasentang (Fucus vesiculosus) – Brennessel (Urtica dioica) – Echinacea (E. angustifolia, E. purpurea) – Engelwurz, Ostasiatische (Angelica acutiloba) - Eleutherokokkus (Acanthopanax senticosus) – Ginseng (Panax ginseng) – Indigo, wilder (Baptisia tinctoria) – Kermesbeere (Phytolacca americana) – Lebensbaum (Thuja occidentalis) – Mistel (Viscum album) – Oleander (Nerium oleander) - Ringelblume (Calendula officinalis) – Sägepalme (Sabal serrulata) – Süßholz (Glyzyrrhiza glabra) – Gelber Tragant (Astracalus mongolicus) – Wasserdost (Eupatorium cannabinum) – Zimt (Cinnamomum cassia).

Zu 1.: Pflanzen, deren immunstimulierende Wirkung anzunehmen ist

Berberitze (Berberis vulgaris) – Chinarinde (Cinchona spp) – Engelwurz (Angelica silvestris, A. archangelica) – Enzian, alle Arten (Gentiana spp) Haarstrang, (Peucedanum officinale, P. oreoselinum) – Liebstöckel (Ligusticum levisticum, L. wallichii) – Meisterwurz (Imperatoria ostruthium) Mutterwurz (Ligusticum mutellina, L. mutellinoides) – Quendel (Thymus serpyllum) – Sanikel (Sanicula europaea) - Thymian (Thymus vulgaris) – Tigerkraut (Hydrocotyle asiatica) – Wacholder (Juniperus communis) – Waid

Therapiekonzepte
Immunsystem und Entgiftung

Isatis tinctoria) - Zypresse Cupressus sempervirens).

Zu 2.: Allgemein antiviral wirkende Pflanzen (aus Literatur und eigenen Beobachtungen)

Benediktenkraut (Cnicus benedictus) - Bibernelle (Pimpinella major) - Echinacea (E. purpurea, E. angustifolia) - Eleutherokokkus (Acantopanax senticosus) - Engelwurz (Angelica archangelica, A. silvestris) - Gänseblümchen (Bellis perennis) - Gamander (Teucrium chamaedrys) - Geranum (Geranium odorantissimum), ätherisches Öl - Ingwer (Zingiber officinale) - Klette (Arctium lappa) - Meisterwurz (Imperatoria ostruthium) - Melisse (Melissa officinalis) - Osha (Ligusticum porteri) - Pfaffenhütchen (Euonymus europaea), giftig - Seifenkraut (Saponaria officinalis) - Storchschnabel (Geranium robertianum) - Thymian (Thymus vulgaris) - Waid (Isatis tinctoria) - Wasserdost (Eupatorium cannabinum) - Wetterdistel (Carlina acaulis) - Zimt (Cinnamomum cassia).

Zu 2.: Pflanzen, deren allgemein antivirale Wirkung anzunehmen ist

Berberitze (Berberis vulgaris) - Disteln (Cirsium spp, Carduus spp) - Eselsdistel (Onopordon acanthium) - Lebensbaum (Thuja occidentalis) Liebstöckel (Ligusticum levisticum) - Mädesüß (Filipendula ulmaria) - Rainfarn (Tanacetum vulgare) - Riementang (Laminaria saccharina, L. spp) - Rose (Rosa spp), alle Teile der Pflanze, ätherisches Öl) - Salbei, alle Arten (Salvia spp) - Zypresse (Cupressus sempervirens).

Zu 2.: Pflanzen, bei denen eine Wirkung gegen onkogene Viren anzunehmen ist

Bittersüß (Solanum dulcamara) - Braunwurz (Scrophularia nodosa) - Eselsdistel (Onopordon acanthium) - Eukalyptus (Eucalyptus globulus) - Gänseblümchen (Bellis perennis) - Porlinge (Polyporus spp) - Quecke (Agropyron repens) - Ringelblume (Calendula officinalis) - Storchschnabel (Geranium robertianum).

Zu 3.: Pflanzen mit spezifischer Wirkung

Virale Angina:
Alant (Inula helenium) - Bockshornklee (Trigonella foenum graecum) - Eiche (Quercus robur) - Rose (Rosa spp) - Storchschnabel (Geranium robertianum) - Süßholz (Glyzyrrhiza alabra) - Wacholder (Juniperus communis) - Waid (isatis tinctoria) - Thymian (Thymus vulgaris) - Walnuß (Juglans regia) - Ysop (Hyssopus officinalis).

Mumps:
Benediktenkraut (Cnicus benedictus) - Brennessel (Urtica dioica) - Engelwurz (Angelica spp) - Ginseng (Panax ginseng) - Ringelblume (Calendula officinalis) - Süßholz (Glyzyrrhiza glabra) - Wacholder (Juniperus communis) - Waid (Isatis tinctoria) - Zypresse (Cupressus sempervirens).

Zusätzlich Mittel der Listen 1 und 2 verwenden.

Mononukleose:
Mittel aus den Listen für Mumps und Herpes.

Katarrhalischer Infekt (Rhinoviren usw.) - Grippaler Infekt (§?) - Influenza (§) - Coxsackie (§):
Alant (Inula helenium) - Andorn (Marrubium album) - Bibernelle (Pimpinella major) - Birke (Betula alba) - Bohnenkraut (Satureja hortensis) - Boretsch (Borago officinalis) - Chinarinde (Cinchona succirubra) - Dachwurz (Sempervivum tectorum) - Dost (Origanum vulgare) - Dotterblume (Caltha palustris) - Echinacea (E. purpurea, E. angustifolia) - Engelwurz (Angelica spp) - Enzian, Gelber (Gentiana lutea) - Erle (Alnus glutinosa) - Esche (Fraxinus excelsior) - Eukalyptus (Eucalyptus globulus) - Fieberklee (Menyanthes trifoliata) - Gänseblümchen (Bellis perennis) - Gamander (Teucrium chamaedrys, T. scorodonia, T. scordium) - Gelsemium (Gelsemium sempervirens) (Rp) - Gundermann (Glechoma hederacea) - Heidekraut (Calluna vulgaris, Erica carnea) - Indigo, wilder (Baptisia tinctoria) - Ingwer (Zingiber officinale) - Kermesbeere (Phytolacca americana) - Meisterwurz (Imperatoria ostruthium) - Melisse (Melissa officinalls) - Quendel (Thymus serpyllum) - Salbei (Salvia officinalis) Schachtelhalm (Equisetum arvense) - Schwalbenwurz (Vincetoxicum hirundinaria), giftig - Seifenkraut (Saponaria officinalis) - Skabiose (Scabiosa columbaria) - Storchschnabel (Geranium robertianum) - Taubnessel (Lamium album) - Tausendgüldenkraut (Centaurium erythraca) - Thymian (Thymus vulgaris) - Wasserdost (Eupatorium cannabinum) - Wegerich, alle Arten (Plantago spp) - Wetterdistel (Carlina acaulis) - Ysop (Hyssopus officinalis) - Zimt (Cinnamomum cassia) - Zwiebel (Allium cepa).

Herpes simplex, Herpes zoster:
Bittersüß (Solanum dulcamara) - Blasentang (Fucus vesiculosus) - Bohnenkraut (Satureja hortensis, S. montana) - Brombeere (Rubus fruticosus), Blätter - Echinacea (E. purpurea, E. angustifolia) - Himbeere (Rubus idaeus) - Klette (Arctium lappa) - Melisse (Melissa officinalis) - Muskateller-Salbei (Salvia sclarea) - Pfaffenhütchen (Euonymus europaea) - Sarsaparilla (Smilax sarsaparilla) - Schachtelhalm (Equisetum arvense) - Seifenkraut (Saponaria officinalis) - Simaruba (Simaruba amara) - Stiefmütterchen (Viola tricolor) - Storchschnabel (Geranium robertianum) - Ulme (Ulmus campestris) - Ysop (Hyssopus officinalis) - Zypresse (Cupressus sempervirens).

Polio (§):
Adonis (Adonis vernalis), etwas giftig - Christrose (Helleborus niger) (Rp) - Fingerhut, Roter (Digitalis purpurea) (Rp) - Germer, Weißer (Veratrum album) (Rp) - Oleander (Nerium oleander), giftig - Schwalbenwurz (Vincetoxicum hirundinaria), giftig - Simaruba (Simaruba amara) - Strophanthus (Strophanthus kombé) (Rp) - sowie die allgemein antiviralen Mittel.

Infektiöse Hepatitis (§):
Andorn (Marrubium album) - Artischocke (Cynara scolymus) - Berberitze (Berberis vulgaris) - Boldo (Peumus boldus) - Ehrenpreis (Veronica officinalis) - Linde (Tilia spp), Blüte - Löwenzahn (Taraxacum officinale) - Melisse (Melissa officinalis) - Odermennig (Agrimonia eupatoria) - Orthosiphon (Orthosiphon stamineus) - Ringelblume (Calendula officinalis) - Rosmarin (Rosmarinus officinalis) - Schöllkraut (Chelidonium majus) - Waldmeister (Asperula odorata) - sowie die allgemein antiviralen Mittel.

Masern (§):
Berberitze (Berberis vulgaris) - Boretsch (Borago officinalis) - Bibernelle (Pimpinella major) - Echinacea (E. purpurea, E. angustifolia) - Eukalyptus (Eucalyptus globulus) - Hamamelis (Hamamelis virginiana) - Johanniskraut (Hypericum perforatum) - Kermesbeere (Phytolacca americana) - Kiefer (Pinus silvestris) - Klette (Arctium lappa) -

Therapiekonzepte
Immunsystem und Entgiftung

Kreuzblume, Bittere (Polygala amara) - Lungenkraut (Pulmonaria officinalis) - Mädesüß (Filipendula ulmaria) Quendel - (Thymus serphyllum) - Thymian (Thymus vulgaris) - Zimt (Cinnamomum cassia) - außerdem allgemein antivirale Mittel und insbesondere die allgemein immunstimulierenden Mittel.

Röteln:
Wie Masern

Windpocken:
Alant (Inula helenium) - Artischocke (Cynara scolymus) - Bibernelle (Pimpinella major) - Boldo (Peumus boldus) - Buchs (Buxus seinpervirens) - Klette (Arctium lappa) - Lavendel (Lavandula officinalis) - Löwenzahn (Taraxacum officinale) - Minze (Mentha spp) - Ringelblume (Calendula officinalis) Schafgarbe (Achillea millefolium).

AIDS (§):
Zur Information: Seit 1990 sind japanische und chinesische Veröffentlichungen erschienen, die an Zellkulturen von einer guten Wirkung folgender Pflanzen berichteten: Braunelle (Prunella vulgaris) - Johanniskraut, alle Arten (Hypericum spp, bes. H. perforatum) - Glänzender Lackporling (Ganoderma lucidum) - Rotalge (Schizymenia pacifica) - Süßholz (Glyzyrrhiza glabra), Veilchen, chinesisches (Viola yeodensis) und Castanospermum australe. Letztere Pflanze wirkt stark aktivierend auf die T4-Zellen. Die Suche nach einem Heilmittel gegen AIDS aus der Pflanzenwelt ist nicht aussichtslos.

Rezepte und Fallbeschreibung

Die angegebenen Rezepte sind ausschließlich Beispiele. Bei Anwendung sind die Rezepturen individuell zu erarbeiten und die Applikationen dem Fall entsprechend zu wählen.

1. Virusangina/Mischangina
Rp.
Calendula
Echinacea purpurea
Geranium robertianum
Inula helenium
Solidago virgaurea aa 20,0
M. mehrmals täglich mit verdünnter Lösung gurgeln, Lösung schlucken.

2. Herpes simplex
Patient hat nässende Einrisse in den Mundwinkeln. Immunstatus und Stoffwechsel unauffällig. Kein Vitamin-B2-Mangel.
Nach 4-wöchiger erfolgloser Behandlung mit Pilzmitteln kam ich auf die Idee, daß es ein persistierender H. simplex sein könnte.
Rp.
Echinacea
Geranium robertianum
Melissa aa 20,0
M. mehrmals täglich unverdünnt auftupfen, innerlich mehrmals täglich 15 Tropfen.
Ergebnis: Nach 2 Tagen ausgeheilt; Erkrankung nicht mehr wiedergekommen.

3. Patient hat handfeste **Erkältung mit Lungenbeteiligung**, Zustand des adynamischen Fiebers, Krankheit wird weder besser noch schlechter.

Rp.
Esberitox
Carduus benedictus
China
Inula helenium
Plantago major aa 20,0
M. mehrmals täglich einen Teelöffel in etwas Wasser.

4. Finanzschwacher Patient kränkelt dauernd vor sich hin, Erkältungen, Herpes, chronische Müdigkeit, HIVnegativ, keine Hepatitis C.
Patient soll sich im Kräuterladen Alantwurzel, Angelikawurzel, Melisse, Storchschnabel, Zimtpulver holen und zu Tee mischen. - Teezubereitung erklären.
2- bis 3mal täglich eine große Tasse.

5. Chronisches Müdigkeitssyndrom
Falls kein psychiatrischer Fall vorliegt, finden sich beim Patienten mit monotoner Regelmäßigkeit mindestens zwei höhere Antikörpertiter gegen Viren: Herpes, Grippe, M. Pfeiffer usw.
Behandlung: Sie setzen ein Rezept aus immunstimulierenden und allgemein antiviral wirkenden Mitteln zusammen. Für TCM-Kenner: Da alle viralen Erkrankungen nach den Regeln der traditionellen chinesischen Medizin Leere-Zustände darstellen, wählen Sie die energiezuführenden Mittel aus diesen Listen, z.B. Benediktenkraut, Brennessel, China, Eleutherokokkus, Ingwer, Rose usw.

Das Referat zeigt also, daß vielverwendete Arzneipflanzen oft auch antivirale Wirkung haben.

Therapiekonzepte
Immunsystem und Entgiftung

Behandlung der Pollenallergie

von Max Amann

Die Pollenallergie gehört zu den häufigsten Leiden überhaupt. Häufigkeit und Schwere der Fälle nehmen zu. Sie ist mehr als eine vorübergehende Unpäßlichkeit und besonders im beruflichen Bereich ausgesprochen störend und lästig. Ebenso wie jeder Stoff ein potentielles Antigen ist, kann jede Art Pollen eine Allergie auslösen. Betroffen sind Augen, Atemwege, also alle Schleimhäute, die mit dem Pollen in Berührung kommen, und auch die Haut. Häufigkeit und Stärke der allergischen Reaktion ist bei den einzelnen Pollenarten ganz verschieden. Sehr häufige Allergene sind die Pollen von Knäuelgras (Dactylis glomerata), Fuchsschwanz (Alopecurus pratensis), Quecke (Triticum repens), Hasel (Cor-ylus spec.) und Birke (Betula spec.); sehr starke Allergene sind, falls eine (nicht allzu häufige) Allergie dagegen vorliegt, der Pollen von Ragweed (Ambrosia artemisiaefolia, ein Einwanderer aus den Vereinigten Staaten), Beifuß (Artemisia vulgaris) und Spitzwegerich (Plantago lanceolata). Es gibt Patienten, deren Pollenallergie von Ende Januar bis in den Oktober dauert. Sie sind gegen viele Baum-, Kräuter- und Gräserpollen allergisch, besonders auch gegen Pollen von Sauergräsern, deren verschiedene Arten während der ganzen Vegetationsperiode blühen.

Mit billigen und harmlosen Naturmitteln kann man in der Regel nicht nur eine wesentliche Erleichterung bewirken, sondern auch innerhalb von drei Jahren eine weitgehende Ausheilung erreichen. Es gibt verschiedene Therapierichtungen, die kombiniert werden müssen.

Behandlung mit Mitteln der Homöopathie

1. Pollennosoden

Pollennosoden sind zur Behandlung unentbehrlich, müssen aber von anderen Arzneien begleitet werden. In Frage kommen die Potenzen D12, D30 und höher.
Lieferanten sind die Firmen Staufen-Pharma, Göppingen und Spagyra, A-5082 Grödig. Staufen liefert Blütenpollen I, Blütenpollen II, Getreidepollen, Gräserpollen und Unkrautpollen, Spagyra die gleichen Präparate und außerdem Blütenpollen I + II.
Die Pollenpräparate bestehen aus potenzierten Gemischen von wichtigen stärker allergenen Pollen, wobei zeitgleich blühende Arten außer für den Unkrautpollen gemischt werden.

Die zeitliche Abfolge der Anwendung:
1. Blütenpollen I (enthält u.a. Haselpollen) – ab Ende Januar
2. Blütenpollen II (enthält u.a. Birkenpollen) – ab Mitte April
3. Getreidepollen (enthält u.a. Pollen von Gerste, Hafer, Roggen, Weizen, Knäuelgras und Fuchsschwanz) – ab Anfang Juni, manchmal schon ab Mitte Mai
4. Gräserpollen (enthält u.a. die Pollen der im Sommer blühenden Gräser) – ab Anfang Juli
5. Unkrautpollen (enthält u.a. Pollen von Löwenzahn, Wegerich, Beifuß) – im Frühjahr und/oder Sommer, je nach Allergie

Im Sinne der Homöopathie – Heilen mit Ähnlichem – hat jedes potenzierte Pollenpräparat auch eine gewisse Wirkung bei Allergie gegen andere Pollenarten als im Präparat enthalten, doch ist dann die Wirkung deutlich geringer. Man sollte also, falls möglich, im Sinne der Isopathie therapieren.
Ich habe dem Patienten das für ihn in Frage kommende Pollenpräparat während seines Heuschnupfens zwei- bis dreimal täglich in der D12 verschrieben und für ca. zwei Monate außerhalb der Akutphase in gelegentlichen Dosen – etwa einmal wöchentlich oder seltener Globuli in der D30. In ganz chronischen Fällen verwendet man seltene gaben der D200, aber nur nach vorhergehender Behandlung mit tieferen Potenzen derselben Arzneien und mit potenzierten Antiallergika.

2. Homöopathika

2.1 Konstitutionsmittel
Die Konstitutionsmittel sind weniger zur Behandlung des Akutfalls geeignet als vielmehr zur Behandlung der Person des Allergikers. In Frage kommen die Mittel der Psora, der tuberkulinischen, der luesinischen und der allergischen Diathese in Hochpotenzen und in selteneren Gaben. Diese Therapie kann man außerhalb der Pollenflugzeit durchführen. Einige der in Frage kommenden Mittel: Arsenicum album, Lachesis, Luesinum, Lycopodium, Psorinum, Pulsatilla, Stannum, Sulfur, Tuberkulinum usw.

2.2 Spezielle Mittel gegen Allergie
Dies sind allgemeine und spezielle Homöopathika, die nicht als Konstitutionsmittel verwendet werden oder keine solchen sind.

2.2.1 Immunmodulatoren
Der Allergiker leidet nicht an einer überschießenden Immunreaktion, sondern an einem Immunapparat, der eine fehlerhafte

Therapiekonzepte
Immunsystem und Entgiftung

Immunantwort produziert. Harmlose Antigene lösen Allergien aus, während gleichzeitig die Immunantwort gegen Eindringlinge ausbleibt. Der Allergiker ist deshalb in der Regel oft erkältet usw.

Eine immunsuppressive Behandlung ist als Kunstfehler zu betrachten. – Auch die Gegensensibilisierung ist ungeschickt; es werden große Mengen IgG zusätzlich gebildet, und sie ist ausgesprochen zeitaufwendig und teuer. Dem Behandler und bestimmten Firmen der Pharmaindustrie bringt sie allerdings einiges ein.

Wir müssen den Immunapparat des Allergikers weder schwächen noch stärken, sondern ihn intelligenter machen. Die Homöopathie kennt eine ganze Reihe von Immunmodulatoren, die dies leisten können. In der Regel muß man diese Stoffe in höheren Potenzen verordnen, weil sie in tiefer Potenz die Allergie verstärken würden.

Nachfolgend einige Immunmodulatoren:
Histaminum hydrochloricum D12 und höher: Es ist absolut unentbehrlich bei der Behandlung von Allergien. In potenzierter Form über der D10 zeigt diese Substanz, die bekanntlich die allergische Sofortreaktion hervorruft, den homöopathischen Umkehreffekt in perfekter Form und wirkt, im Sinne der Homöopathie, günstig auch bei anderen Formen des allergischen Geschehens, also auch beim Arthustyp und der verzögerten Reaktion.

IgE dil D12 wirkte bei der Behandlung von multiplen Allergien Wunder, ist aber nicht mehr im Handel.

Säuren, beispielsweise Acidum sarcolacticum D6 oder Acidum sulfuricum D6. Alle Säuren sind Schwächemittel, die genannten sind Regulatoren des Stoffwechsels, den man bei Allergien auf jeden Fall in Ordnung bringen sollte.

Corallium rubrum D6, D12, Echinacea D12, Phytolacca D6, D12: Diese drei Mittel verschreibt man in den genannten Potenzen zur Immunmodulation. Sie sind in diesen Potenzen für Allergiker gut, die sehr oft erkältet sind. Tiefere Potenzen wirken zunehmend immunstimulierend.

Cuprum arsenicosum D6 und Manganum aceticum D6 ergänzen sich sehr gut; sie haben eine energisch reinigende Wirkung, was zu einer Normalisierung des Immunstatus führt.

Nebenwirkungen: Verbesserung des Zustands der Schleimhäute, gesteigerte Resistenz gegen Infektionen, vermehrte körperliche und geistige Leistungsfähigkeit. Weitere Mittel zur Immunmodulation: Equisetum arvense D12, Calcium carbonicum D12, Hepar sulfuris D12, Lachesis D12, ACTH D12, D30, Cortisonum D12, D30.

Den Heilerfolg einer immunmodulierenden Behandlung kann man durch das Verschwinden der krankhaften Symptome feststellen, aber auch durch Bestimmung des IgE-Spiegels im Blut, der beim Gesunden bekanntlich gering ist, beim Allergiker nicht selten hundertfach höher.

2.2.2 Einige spezielle Pollenallergiemittel (s. das jeweilige AMB)

Ailanthus glandulosa = Ailanthus altissima D6 – Augen, obere Atemwege, allg. Schleimhäute; Justitia adhatoda = Adhatoda vasica D6 – Lungenmittel Nummer 1 des Ayurveda, Heuasthma; Corallium rubrum D6 – obere Atemwege; Arum triphyllum D6 – Nase, Hals; Allium cepa D6; Sabadilla D6, D12 – Kratzen, Niesreiz; Euphrasia D6, D12 – Augen, ist bisweilen allergen; Tartarus stibiatus D12 – Verschleimung; Antimonium arsenicosum D6 – dramatische Lungenbeschwerden; Ambrosia artemisiaefolia D12 (nicht tiefer) – heftige Allergiesymptome; Arsenum jodatum D6 – Brennen der Atemwege; und nicht wenige weitere Mittel.

Rezeptbeispiel zur Akutbehandlung der Allergie gegen mehrere Arten Gräserpollen

Rp Acidum sarcolacticum dil D6
    Adhatoda vasica dil D6
    Ailanthus altissima dil D6
    Echinacea dil D12
    Galphimia glauca dil D12
    Getreidepollen dil D12
    Gräserpollen dil D12
    Histaminum hydrochloricum dil D12
    Manganum aceticum dil D6
                                je 10,0

MDS während Allergieperiode 2–3x tgl. 20 Tropfen in Wasser, danach noch einige Wochen 1x tgl. 20 Tropfen
In der Apotheke von Spagyra mischen lassen

Einige Firmen liefern gemischte Arzneien in Mengen von 50 ml und 100 ml, was viel billiger ist als eine Mischung durch den Apotheker.

Nichthomöopathische Behandlung

1. Mittel zur raschen Milderung akuter Allergie-Symptome ist das Horvitrigon der Fa. Horvi-Enzymed (Firmensitz in Holland).
Die Mittel dieser Firma sind sehr wirksam, harmlos und rezeptfrei.

Rp Horvitrigon liq. 0,5 m 30 ml
Bei Allergie 2–5 x (–10 x) tgl. 5 Tropfen, unverdünnt auf die Zunge träufeln,
evtl. 1 Tropfen in jedes Nasenloch einbringen
Bei nicht extremer allergischer Reaktion hält die Wirkung gewöhnlich vier Stunden an.

Das Präparat ist eine nichthomöopathische Zubereitung aus Buschmeistergift.

2. Ergänzende Behandlung mittels Akupunktur
Bei starken Schüben von Pollenallergie, hervorgerufen beispielsweise durch viel Wind, und gleichzeitigem Aufblühen vieler Pflanzen durch plötzlichen Temperaturanstieg reicht die medikamentöse Therapie nicht aus; man muß weitere Maßnahmen ergreifen.

Die Methode der Wahl ist zusätzliche Akupunktur; besonders Ohrakupunktur.

Man benutzt Elektroakupunktur mit aufgesetzter Elektrode oder setzt Dauernadeln; besser sind Kugelpflaster, weil die Punkte bei Allergie teilweise sehr empfindlich sind.

Wichtigster Punkt ist der Allergiepunkt (Nr. 78, Histaminpunkt).
Weitere Punkte sind Nr. 13 (Cortison), Nr. 22 (ACTH), 34, 55, 95 (Nieren-), Streß-, Valium-, Thymuspunkt, die Neuzone Allergie am Schädel über dem Ohr und die Punkte der betroffenen Organe. (Näheres in den Lehrbüchern der Ohrakupunktur.)

Eine prophylaktische Behandlung in den vierzehn Tagen vor dem voraussichtlichem Beginn des Heuschnupfens ist möglich.

Therapiekonzepte
Immunsystem und Entgiftung

Leben auf halber Flamme

Praxiserfahrungen mit Pfeifferschem Drüsenfieber

von Margret Madejsky

Definition, Inkubation und Verlauf

Die infektiöse Mononukleose, auch Pfeifferches Drüsenfieber genannt, wird durch das Epstein-Barr-Virus ausgelöst. Die Inkubationszeit liegt bei ein bis sechs Wochen. Übertragen wird das Virus durch den Speichel von Erkrankten oder Virusträgern, wobei am häufigsten Jugendliche und junge Erwachsene erkranken. Ferner hat die Mononukleose einen Frühjahrs- und Herbstgipfel, und es gibt verschiedene Verlaufsformen.

Die meisten Infektionen bleiben subklinisch und werden als banale Erkältung mit Halsschmerz verkannt. Ein Teil der Infizierten leidet unter Fieber um die 38 bis 39 Grad, Angina mit weißlichen Belägen, partieller oder generalisierter Lymphdrüsenentzündung mit kleinen derben Lymphknoten und Milzschwellung, ab der zweiten Woche tritt eventuell ein masernartiger Ausschlag hinzu.

Vor allem bei Abwehrgeschwächten und im Erwachsenenalter neigt die Mononukleose zur Chronifizierung. Dann mündet eine Infektion vielleicht nach grippeähnlicher Erkrankung mit Lymphbeteiligung in extreme Erschöpfung, die unbehandelt viele Monate anhalten kann, oder es bleibt eine dauerhafte Lymphknotenschwellung zurück. Wenn auch die Durchseuchungsrate sehr hoch ist, so zählt das Epstein-Barr-Virus doch zu den onkogenen Viren, es wurde u.a. mit Leukämie, Morbus Hodgkin und Lymphom in Verbindung gebracht.

Aufmerksam wurde ich auf das Pfeiffersche Drüsenfieber, als vor mehr als zehn Jahren die erste Patientin mit der Diagnose „Pfeiffer" kam und den Rat ihres Hausarztes wie folgt zitierte: „Da müssen Sie eben auf halber Flamme weiterleben." Sie hatte sich nach eigener Aussage von einer schweren Erkältung mit Halsschmerz und Lymphknotenschwellung nicht mehr erholt und litt seither unter totaler Erschöpfung und depressiver Verstimmung. Jeder Eimer und jede Einkaufstasche schien doppelt so schwer zu wiegen, und jegliche Freizeitaktivität wurde fortan wegen extremer Mattigkeit gemieden. Sonst nicht so zimperlich, ging die Patientin erst zum Arzt, als sie merkte, daß sie sich von dieser „Erkältung" gar nicht mehr erholen würde, und als ihre Lebenslust in Folge der andauernden Energielosigkeit stetig sank. Der Arzt stellte mittels Bluttest Antikörper gegen das Epstein-Barr-Virus fest und gab der Patientin nichts als den zitierten und nicht gerade ermutigenden Ratschlag mit auf den Weg.

Nach einer Eingangsanamnese, die abgesehen von einer familiären Thromboseneigung wenig Auffälliges lieferte, entschieden wir uns für folgendes Behandlungskonzept:

1. Die Basis bildeten damals Pascotox Tropfen, die leider vom Markt genommen wurden. Das Komplexmittel hatte sich bei Virusinfektionen aller Art bewährt. Heute kann man auf Pascoleucyn (Pascoe) ausweichen.

2. Neben der immunstimulierenden Basis bot sich noch Thymus Mucos als spezifische Antwort auf die Virusinfektion an. Heute weicht man auf Thym-Uvocal Kapseln (Strathmann) aus.

3. Außerdem erhielt die Patientin für sechs Wochen einmal wöchentlich eine Gabe der Nosode Pfeiffersches Drüsenfieber D30 von Staufen-Pharma.

4. Schließlich bekam sie noch Phosphorus D30, das sich als eines ihrer Konstitutionsmittel erwies und ohnehin zu den besten Erschöpfungsmitteln der Homöopathie zählt.

Ergebnis: Die Patientin spürte schon nach wenigen Tagen, daß es aufwärts geht, und war nach etwa vier Wochen wieder so fit wie vor der Infektion.

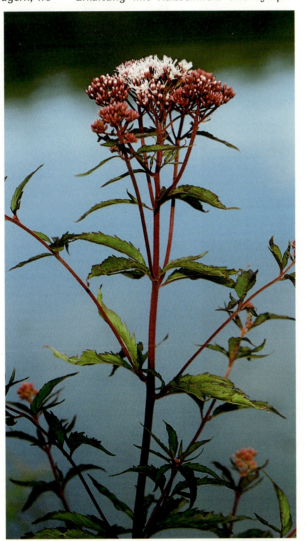

Wasserdost – Wie andere immunstimulierende Heilpflanzen gedeiht auch der Wasserdost bevorzugt auf sogenannten Störzonen und zeigt damit seinen Bezug zum Immunsystem. Der Korbblütler ist eine bewährte Pflanze mit antiviraler Wirkung und dient als heimischer Echinacea-Ersatz   Foto: Margret Madejsky

Therapiekonzepte
Immunsystem und Entgiftung

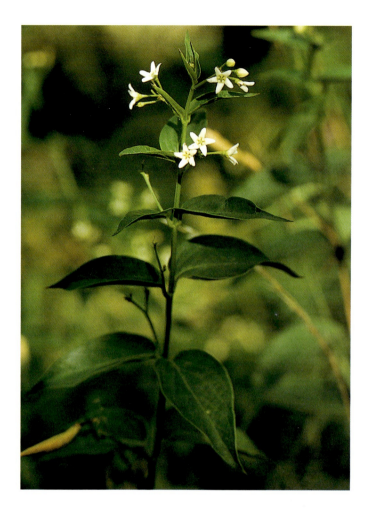

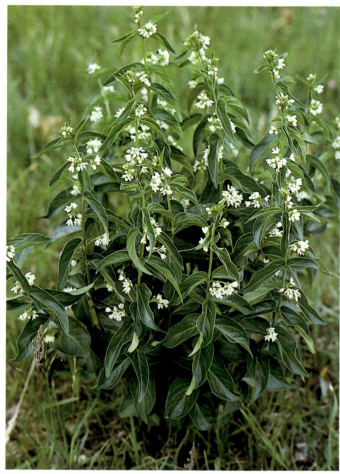

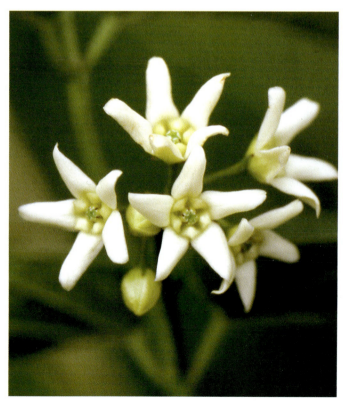

Schwalbenwurz – „Diß ist ein herrliche wurtzel wider alle gifft, von gantzer substantz vnd eygenschafft, daher sie auch im Latein Vincetoxicum, das ist, ein sigerin des giffts genandt wird, derhalben mag man sie wider die Pestilenz sicherlich brauchen, im wein trincken, und darauff schwitzen" (Matthiolus 1563)

Fotos: Margret Madejsky

Leitsymptom Erschöpfung

Durch diesen Fall sensibilisiert, achtete ich fortan mehr auf das Leitsymptom Erschöpfung und veranlaßte bei Schwachezuständen nach grippeähnlicher Erkrankung, oder wenn im Umkreis Infektionen aufgetreten waren, eine Blutuntersuchung auf Epstein-Barr-Virus, die fast immer positiven Befund brachte. Natürlich können Erschöpfung oder Antriebslosigkeit auch andere Ursachen haben, beispielsweise Eisenmangel, andere unerkannte Infektionen wie Borreliose oder Hepatitis C, Impfschäden, Schlafstörungen, larvierte Depression, Erkrankungen von Herz, Leber, Nieren, Darm oder Schilddrüse ... Aber die Trias grippeartige Erkrankung Lymphbeteiligung – nachfolgende Adynamie legt den Verdacht auf Pfeiffer nahe.

In den letzten Jahren scheint die Infektion häufiger geworden zu sein, und das Pfeiffersche Drüsenfieber ist inzwischen ein wenig zum Schreckgespenst unter den Infektionskrankheiten avanciert. Betroffene, die nach langer Irrfahrt, nach Fehldiagnosen und ärztlichem Nichthandeln endlich in der

Naturheilpraxis landen, sind mitunter körperliche und seelische Wracks.
Beispielsweise war eine Patientin wochenlang arbeitsunfähig. Sie hatte zwei Monate vor Behandlungsbeginn eine Art Grippe mit Schluckbeschwerden, Gliederschmerz und leichtem Fieber durchgemacht.
Mehr oder weniger ständiges Krankheitsgefühl sowie eine extreme Mattigkeit mit Schwindel waren von dem Infekt übriggeblieben.
Daraufhin stellte man im Bluttest das Epstein-Barr-Virus fest. Ein Kollege versuchte sich an dem Fall, indem er einen Potenzakkord der Nosode Pfeiffersches Drüsenfieber verordnete, was jedoch keinerlei Veränderung bewirkte. Als die Frau, die ich seit Jahren kannte, schließlich zur Behandlung erschien, war ich entsetzt über das Bild, das sich mir bot. Sie schien etwa um zehn Jahre gealtert und war sozusagen sanatoriumsreif. Sie wankte mehr herein, als daß sie ging, und sie wirkte etwa so erschöpft wie eine an akuter Virusgrippe Erkrankte im Fieberdelir. Neben der extremen Erschöpfung klagte sie über ein Schwindelgefühl „wie auf einem schwankenden Schiff".

Das Therapiekonzept war dem erstgenannten Behandlungsversuch ganz ähnlich:
1. Pascotox Tropfen (Pascoe) 100,0; 3 x täglich 20 bis 30 Tropfen (inzwischen außer Handel, Ersatz: Pascoleucyn)
2. Thymus Mucos Tabletten (Mucos); 3 x täglich 1 Tablette (inzwischen außer Handel; Ersatz: Thym-Uvocal)
3. Engystol Tabletten (Heel); 3 x täglich 2 Tabletten
4. Meteoreisen Globuli (Wala); 3 x täglich 10 Globuli
5. Eleu Curarina Tropfen (Harras Pharma); 3 x täglich 20 bis 30 Tropfen

Ergebnis: Bereits in der ersten Woche trat spürbare und sichtbare Besserung ein. Nach etwa zwei Wochen konnte die Patientin bereits wieder mit neuem Elan arbeiten und wandern gehen.

Ritterrüstung fürs Immunsystem

Inzwischen scheinen sich jene Fälle zu häufen, in denen sich die Betroffenen un(-genügend) behandelt gar nicht mehr erholen, d.h. monatelang unter körperlicher und nicht selten auch seelischer Antriebslosigkeit leiden. Bei der Suche nach möglichen Heilmitteln stößt man auf homöopathische Arzneien, die Erschöpfung oder Mattigkeit als Leitsymptom haben und die bei richtiger Arzneiwahl auch spürbare Besserung bewirken.

Zum Beispiel kommt Conium in Frage, wenn von der Infektion leicht geschwollene, derbe oder verhärtete Lymphknoten, Erschöpfung und Schwindel geblieben sind. Darüber hinaus gilt Conium als Spezifikum gegen Drüsenkrebs und leistet auch in der Krebsprophylaxe gute Dienste.
Phosphorus paßt dagegen mehr für die leicht erschöpfbaren Dünnhäuter, die dunkle Augenringe und „Furcht vor Anstrengung wegen Erschöpfung" (Stauffer) haben. Bei der Adynamie nach Infektionen weicht man aber eher auf Tiefpotenzen der Phosphorsäure aus (z.B. Acid. phosph. D6), wobei auch andere Säuren sowie Phosphorverbindungen eine tonisierende Wirkung haben. Erfahrungsgemäß zeitigt ein vielschichtiges Vorgehen mit Nosode plus Simile auf der geistigen Ebene und immunmodulierende Komplexe sowie pflanzliche Arzneien auf der körperlichen Ebene die besten Heilerfolge.

Überaus bewährt hat sich beispielsweise „Meteoreisen Globuli" von Wala, das sich sowohl zur Grippeprophylaxe als auch zur Behandlung von Folgeschäden langwieriger Infekte sowie zur Immunmodulation bei Impfschäden eignet.
Dieses Komplexmittel wurde nämlich speziell gegen die bei Virusinfektionen typischen Schwächezustände entwickelt.
Es enthält neben dem Inkarnationsmetall Eisen, das sich hier in Form von Meteoreisen D11 findet, noch Phosphorus D5 und Quarz D11 (= Silicea).
Meteoreisen, die kosmische Eisenvarietät, stellt den Bezug zum plötzlich in unser System eindringenden Erreger her.
Ferner erdet das Eisen den kranken Menschen und vermittelt die Wehrhaftigkeit des Marsmetalls. Damit ist Meteoreisen wie eine Art Ritterrüstung für das Immunsy-

Heilpflanzenübersicht	
Bärlapp (Lycopodium clavatum)	Die Lymphsignatur findet sich in der Fähigkeit, Ausläufer zu bilden (Merkursignatur). Als immergrünes Moos wird Lycopodium auch Saturn unterstellt, der u.a. über die Milz regiert. Bärlapp wird in der Homöopathie u.a. bei Leberschwellung und Skrofulose gebraucht (z.B. in Form von Lymphdiaral von Pascoe).
Braunwurz (Scrophularia hederacea)	Wie der Name „Scrophularia" sagt, wurde die Braunwurz traditionell gegen Skrofulose gebraucht. Die Anwendung als Tee ist unüblich; Braunwurz ist bspw. in Itres spag. von Pekana enthalten.
Indigo, wilder (Baptisia tinctoria)	Die immunstimulierende Wirkung wird wie bei Thuja auf Polysaccharide zurückgeführt. Bewährter Bestandteil abwehrsteigernder Komplexe (z.B. Pascoleucyn von Pascoe).
Klebkraut (Gallium aparine)	Wildsalat und alte Lymphheilpflanzen. Wurde traditionell gegen Skrofulose gebraucht. Im frischen Kraut fand man krebsfeindliche Enzyme. Im akuten Krankheitsstadium zur Lymphentlastung geeignet (z.B. in Form von Itires spag. Tropfen von Pekana).
Lebensbaum (Thuja occidentalis)	Gilt aufgrund der Lignane und Polysaccharide als direkt antiviral. Regt Monozyten und Lymphozyten zur Freisetzung von Interleukin I und II an. Bewährtes Immunstimulanz bei viralen Infekten (z.B. in Form von Lymphatik von Soluna oder Pascoleucyn von Pascoe).
Mariendistel (Carduus marianus)	Die antihepatotoxische und antivirale Wirkung ist viel beschrieben. Mariendistel wirkt bei Virusinfekten energiespendend und entlastet Leber und Lymphe (z.B. in Form von Lymphdiaral von Pascoe).
Milzkraut (Chrysosplenium alternifolium)	Der Name kommt von den milzförmigen Blättern. Das sehr bittere Kraut wurde in der anthroposophischen Medizin zur Anregung der Blutbildung und als Begleitmittel bei Leukämie eingesetzt.
Schwalbenwurz (Vincetoxicum hirundinaria)	Galt im Mittelalter als universelles Gegengift und Mittel gegen Bisse toller Hunde. Geeignet zur Ausleitung von Virustoxinen nach Infekten sowie zur Behandlung von Impfschäden. Injektionskuren mit Engystol von Heel sind bewährt bei Reaktionsstarre des Immunsystems.
Taigawurzel (Eleutherococcus senticosus)	Adaptogen und Immunstimulanz, daher bei Virusleiden wie auch als Begleitmittel bei Krebsleiden. Eleu führt zu einer körperlichen und geistigen Leistungssteigerung sowie zu einer Vermehrung der T-Lymphozyten und der natürlichen Killerzellen (z.B. in Form von Eleu Curarina von Harras Pharma).
Walnuß (Juglans regia)	Walnuß wurde schon in der mittelalterlichen Kräuterheilkunde gegen Fieber und Skrophulose gebraucht. Für die antivirale Wirkung sind Gerbstoffe und vermutlich auch Bestandteile des ätherischen Öls verantwortlich. Walnußblätter gelten ferner als Spezifikum gegen Pestizidbelastung (= heimischer Okoubaka-Ersatz).
Wasserdost (Eupatorium perfoliatum und Eupatorium cannabinum)	Die immunstimulierende Wirkung der amerikanischen Art (E. perfoliatum) wird wie bei Thuja auf Polysaccharide zurückgeführt; die heimische Art (E. cannabinum) wirkt ähnlich und ist ebenso antiviral. Bewährt als Immunstimulanz bei viralen Infekten sowie als Adjuvans bei Impfschäden (z.B. in Form von Pascoleucyn von Pascoe).

Therapiekonzepte
Immunsystem und Entgiftung

stem zu sehen, und auf der seelischen Ebene stärkt es wie alle Eisenarzneien Antrieb und Willenskraft. (Falls die Erkrankung mit Kollapsneigung einhergeht, könnte jedoch auch Eisenphosphat passen, bspw. in Form von Vivianit Trit. D6 von Weleda, und bei Apathie mit dunklen Augenringen käme vielleicht eher Eisenarsenat z.B. in Form von Skorodit Trit. D6 von Weleda in Frage.) Dagegen soll Phosphor das Gefühl der Energielosigkeit bekämpfen. „Zum Phosphorgeschehen gehört die nervliche, bis zur Neurasthenie sich steigernde Schwäche, die sich auch beim sonst gesunden Menschen in einer raschen geistigen Erschöpfbarkeit äußert" (Heinz-Hartmut Vogel).

Abgerundet wird der Komplex durch Quarz, also Bergkristall, dessen Wesen man als strukturierend bezeichnen kann. Von der Kieselsäure ist bekannt, daß sie die Leukozyten aktiviert und daher auch zur Abwehrsteigerung von Mensch und Pflanze gebraucht wird. Für „Meteoreisen Globuli" gilt aber wie für viele Naturarzneien die Regel: Je länger die Grunderkrankung andauerte, oder je länger diese her ist, umso länger sollte das Mittel genommen werden, so daß es den Rekonvaleszenten oft wochenlang begleitet. Wegen der kreislaufanregenden Phosphorkomponente sollte man diesen Komplex nicht abends einnehmen, am besten nimmt man die letzte Dosis gegen 16 Uhr.

Neben den Hauptmitteln der Homöopathie wie Phosphor oder Phosphorsäure, Eisen, Meteoreisen, Eisenarsenat oder Eisenphosphat kommen zur Behandlung des Pfefferschen Drüsenfiebers aus dem Mineralreich nicht zuletzt noch die Antimon-Verbindungen in Frage (z.B. in Form von Splenetik von Soluna).

Laut Paracelsus ist Antimon eine irdische Verkörperung des Saturn, der auch „Herr der chronischen Krankheiten" genannt wird. Im Körper regiert Saturn über das Mineralische in uns, beispielsweise über die Knochen, und er herrscht ebenso über die Abbauprozesse, die in dem Saturnorgan Milz stattfinden.

Im Rahmen von Virusinfekten kommt es gelegentlich zur Milzschwellung, weshalb Antimon sowie Milzheilpflanzen wie Milzkraut (Chrysosplenium alternifolium) oder Immergrüne wie Thuja hilfreich sind.

Interessanterweise nehmen nach chronischen Entzündungen wie auch nach langwierigen Infekten die Milzzeichen in der Hand zu; man achte auf Querrillen auf den Innenseiten der Finger, wobei sich die echten Milzlinien vor allem auf der Innenseite der Mittel- und Grundglieder finden; Querrillen der Nagelglieder deuten dagegen eher auf Herde im Kopfbereich hin (z.B. HNO, Zähne).

Kunigundenkraut heilt zehrende Fieber

Ein hartnäckiges und bei Abwehrgeschwächten möglicherweise onkogenes Virus wie das Epstein-Barr-Virus erfordert in jedem Fall ein komplexes Vorgehen. Hier will das Immunsystem angeregt, die Milz

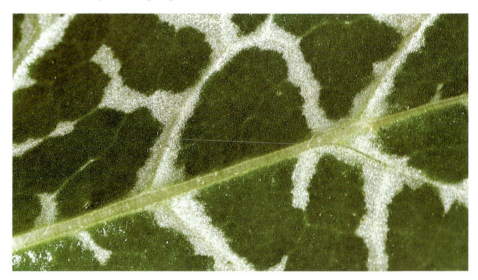

Mariendistel – Purpurne Blüte und milchweiße Blattzeichnung sind die Signaturen der Kraftspenderin und Lymphheilpflanze, die sich zur Entlastung von Leber und Lymphe bei Virusinfekten bewährt
Foto: Margret Madejsky

entlastet und die Lymphe gereinigt werden, und eben das ist und bleibt das Hoheitsgebiet der Phytotherapie. Zumindest sollten Homöopathie und/oder Isopathie unbedingt durch antivirale Heilpflanzen ergänzt werden. In Frage kommen hierzu vor allem Immunstimulanzien wie Baptisia, Eleutherokokkus, Eupatorium, Thuja und/ oder Vincetoxicum.

Der mit Efeu und Ginseng verwandten Taigawurzel (Eleutherococcus senticosus) konnte man eine adaptogene und immunstimulierende Wirkung nachweisen. Eleutherococcus steigert die körperliche sowie die geistige Leistungsfähigkeit, vermehrt die T-Lymphozyten wie auch die natürlichen Killerzellen (vgl. Nörr) und eignet sich daher sowohl zur Grippeprophylaxe als auch zur Behandlung von Virusinfekten oder Impfschäden (z.B. Eleu Curarina von Harras Pharma).

Der Lebensbaum (Thuja occidentalis) ist wegen seiner immunstimulierenden Wirkung lange schon Bestandteil abwehrsteigernder Pflanzenarzneien wie Esberitox von Schaper & Brümmer, Lymphatik von Soluna oder Pascoleucyn von Pascoe.

Inzwischen weiß man, daß Thuja aufgrund spezieller Lignane und Polysaccharide Monozyten und Lymphozyten zur Freisetzung von Interleukin 1 und 2 anregen kann. Außerdem erwiesen sich Bestandteile des ätherischen Öls wie auch die Polysaccharide als direkt antiviral. Polysaccharide sind ebenso an der immunstimulierenden Wirkung des wilden Indigo (Baptisia tinctoria) beteiligt, der wie Thuja häufiger Bestandteil abwehrsteigernder Naturarzneien ist.

Relativ unbekannt ist dagegen das Wirkprinzip der Schwalbenwurz (Vincetoxicum hirundinaria), die schon in der mittelalterlichen Heilkunde als Gegenmittel gegen Bisse von tollen Hunden empfohlen wurde – vielleicht verbirgt sich in dieser Indikation bereits ein Hinweis auf die antivirale Wirkung. Man hielt die schweißtreibende Schwalbenwurz für eine Art universelles Gegengift, was sich ja im latein. Namen „Vincetoxicum" widerspiegelt, und gebrauchte die Wurzel als Heilmittel wider die Pestilenz, wobei man darunter nicht nur die Pest, sondern auch andere, sich

Therapiekonzepte
Immunsystem und Entgiftung

Antivirale Firmenmittel

Archangelica comp., Salbe (Weleda; Allium sativum D2, Archangelica Presssaft, Cepa D2, Mel, Oleum aeth. Lavandulae, Oleum aeth. Pini, Oleum aeth. Rosmarini)	Vor allem bei schmerzhafter Lymphknotenschwellung im Rahmen von Infektions- und Kinderkrankheiten. Wirkt entzündungswidrig und entlastet die Lymphe; eignet sich eher für die akute Krankheitsphase.
Azinat = Solunat Nr. 3 (Soluna; Ferri oxid. Saccharatum 2,5 g, Silicea coll. 0,2 g, Tartarus stib. D3, spag. Antimondestillat 12,5 g)	Bewährter spagyrischer Komplex speziell bei Erschöpfungszuständen nach Virusinfekten oder Borreliose; wirkt ähnlich wie Meteoreisen Globuli.
Engystol Injektionslösung oder Tabletten (Heel; Vincetoxicum hirundinaria D6 + D10 + D30, Sulfur D4 + D10)	Der Komplex wurde von Dr. Reckeweg zur Entgiftung von Virustoxinen entwickelt. Indiziert bei Virusinfekten, postinfektiösen Schwächezuständen und Ekzemen.
Eupatorium Oligoplex, Tropfen (Madaus; Eupatorium perfoliatum D3, Aconitum D4, Bryonia D3, Echinacea angustifolia D2, Tartarus stibiatus D4, Veratrum album D4)	Indiziert bei fieberhaften Infekten mit Kollapsneigung. Der Komplex ist aufgrund seiner Zusammensetzung für die akute, fieberhafte Phase geeignet, und sollte bei Pfeiffer mit einem Lymphmittel kombiniert werden.
Horvitrigon Reintoxin Ampullen oder Liquidum (HorviEnzymed, Holland; enteiweißtes Gift des Buschmeisters, entspricht etwa einer Lachesis D6)	Bewährte antivirale Arznei, die in hartnäckigen Fällen 2 – 3 x pro Woche i.m. injiziert werden kann. Hilfreich bei Pfeiffer, Borreliose, Herpes, Zoster-Neuralgie, …
Itires spag., Salbe (Pekana; Arnica D2, Calcium fluoratum D8, Calcium jodatum D4, Clematis recta D3, Conium D3, Scrophularia D2, Aesculus Ø, Hedera helix Ø)	Bei Lymphknotenschwellung oder -verhärtung, auch im Rahmen von Infektions- und Kinderkrankheiten. Im Gegensatz zu Archangelica comp. eher in chronischen Fällen sowie bei Mastopathie indiziert.
Itires spag., Tropfen (Pekana; Barium carbonicum D8, Calcium jodatum D4, Cistus canadensis D3, Conium D6, Scrophularia D3, Echinacea Ø, Galium aparine Ø, Juglans regia Ø)	Bewährtes Lymphmittel, das eher für die chronischen Fälle mit Neigung zu verhärteten Lymphknoten und Schwindel passt. Kann bei veraltetem Pfeiffer zusammen mit Meteoreisen versucht werden.
Lymphdiaral Basistropfen (Pascoe; Taraxacum Ø, Calendula Ø, Arsen. alb. D8, Chelidonium D2, Leptandra Ø, Echinacea Ø, Phytolacca D2, Card. mar. D1, Condurango D2, Hydrastis Ø, Lycopodium D2, Sanguinaria Ø)	Bewährtes Komplexmittel zur Entlastung von Leber und Lymphe bei chronischen Infektionen. Wegen der gelben Rezeptur besonders für dunkle Lebertypen geeignet, auch begleitend zu Ausleitungskuren oder zur Leber- & Lymphentlastung bei Allergien bewährt.
Lymphatik (Soluna; Extrakt aus Guajaci lignum, Santali lignum rubrum, Sarsaparilla radix, Thuja occ. herba, Juglandis folium)	Begleitmittel bei akuten wie auch chronischen Lymphdrüsenentzündungen.
Metavirulent, Mischung und Injektionslösung (Meta Fackler KG; Influencinum Nosode D30, Acid. Lact. D15, Aconitum D4, Ferrum phosph. D8, Gelsemium D4, Luffa D12, Veratrum alb. D4, Gentiana lutea Ø)	Bewährt zur Prophylaxe und Behandlung von Influenza und anderen akuten grippalen Infekten, die mit Erschöpfung, Fieber, Kopf- und Gliederschmerz sowie Zerschlagenheitsgefühl einhergehen.
Meteoreisen Globuli und Amp. (Wala; Ferrum siderum D11, Phosphorus D5, Quarz D11)	Bei grippalen Infekten, verzögerter Rekonvaleszenz und allgemeiner Erschöpfung indiziert. Sollte lange fort genommen werden, bei chronischen Infekten eventuell monatelang. Ferner als Begleitmittel bei Kopfschmerz / Migräne der Blutarmen und Erschöpften indiziert.
Pascoleucyn Tropfen (Pascoe; Echinacea Ø, Baptisia Ø, Eupatorium perfoliatum Ø, Thuja Ø, Euphorbia cyparissias Ø, Lachesis D8, Tartarus stibiatus D3)	Guter Ersatz für das ehemals sehr bewährte Pascotox. Eignet sich zur Prophylaxe und Behandlung von Virusinfektionen. Ideale Basis in Kombination mit Meteoreisen und Thymus.
Splenetik (Soluna; Stibium sulfuratum nigrum, Kalium carbonicum, Tartarus depuratus, Tartarus stibiatus)	Indiziert bei Milzfunktionsstörungen und Adynamie. Vom Hersteller auch bei Reaktionsstarre des Immunsystems und als Begleitmittel bei Carcinom empfohlen. Besonders bei veralteten oder therapieresistenten Infekten indiziert.
Thym-Uvocal Kapseln und Injektionslösung. (Strathmann; Thymus-Peptide v. Rind 240/22 mg)	Empfehlenswertes Immunstimulans bei veralteten oder therapieresistenten Virusinfekten.

Therapiekonzepte
Immunsystem und Entgiftung

über die Luft ausbreitende (Tröpfchen-)Infektionen verstand. Heute unterstützt uns die Schwalbenwurz in der Behandlung langwieriger Virusinfekte in Form von Engystol von Heel. Einst ersann Dr. Reckeweg dieses Komplexmittel, weil er damit nach Infekten oder Impfungen Virustoxine ausleiten wollte. Dank der stark entgiftenden Schwefelkomponente, die nebenbei auch

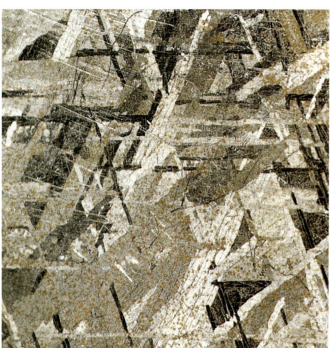

Meteoreisen – Wie der Meteorit in die Erdatmosphäre eindringt, so dringen auch Viren in unser System ein. Daher erkannte man im Meteoreisen eine Arznei gegen Erschöpfungszustände bei Virusinfekten   Foto: Olaf Rippe

Metalle wie Blei und Quecksilber mobilisiert, eignet sich das Mittel auch bei Reaktionsstarre des Immunsystems, wie sie nach häufigen Antibiotikagaben oder nach Impfungen vorkommen kann. Interessant ist vielleicht auch, dass Tierärzte Engystol mit großem Erfolg bei Katzenschnupfen einsetzen (z. B. 3 x täglich 1/2 Tablette ins Futter reiben) - denn von einem Placeboeffekt kann man hier nicht mehr sprechen.

Besondere Beachtung hat schließlich noch der Wasserdost verdient, der als Korbblütler dem Sonnenhut recht nahe steht. Der in Nordamerika vorkommende durchwachsene Wasserhanf (Eupatorium perfoliatum) wurde von den Indianern ursprünglich gegen Fieber gebraucht. Wie die nordamerikanische Art, so schmeckt auch der bei uns heimische Wasserdost (Eupatorium cannabinum) sehr bitter und hat daher vermutlich eine ganz ähnliche Wirkung als sein Verwandter aus Übersee. Immerhin führte schon Tabernaemontanus das „Kunigundenkraut" als Heilpflanze gegen langwierige Fieber und Erschöpfung auf und kannte auch deren heilsamen Einfluß auf Leber und Milz: „(Wasserdost) eröffnet und löset auf die Verstopfung der Leber und des Miltzes". Unter Rutengängern gilt der Wasserdost als Zeiger auf Störzonen. Er gedeiht bevorzugt auf feuchtem Grund, besonders auf Wasseradern, was eine Signatur der abwehrsteigernden Pflanze ist – andere Immunstimulanzien wie Eleutherokokkus, Efeu, Mistel oder Schwalbenwurz gedeihen ebenfalls auf sogenannten Störzonen. Eine weitere Signatur bieten die hanffähnlichen, lanzettlichen Blätter, die eine Zuordnung zu Merkur erlauben, der im Körper über den Stoffwechsel wie auch über die Lymphe mitregiert. Außerdem zeigt der extrem bittere Geschmack die starken Heilkräfte dieser Pflanze an. Angriffspunkte beider Wasserdost-Arten sind Immunsystem, Leber und Flüssigkeitsorganismus. Inzwischen führt man die immunstimulierende Wirkung auf Polysaccharide und Sesquiterpenlactone zurück (Hildebert Wagner). Als Immunstimulans hat sich der Wasserdost natürlich nicht nur bei Pfeifferschem Drüsenfieber, sondern auch bei den gefürchteten Asiengrippen, bei Influenza, bei Borreliose, bei Impfschäden usw. bewährt. Der durchwachsene Wasserhanf ist aber nur in wenigen Komplexen enthalten (z.B. Eupatorium Oligoplex, Ferrum phosph. comp. und Pascoleucyn). Der bei uns heimische Wasserdost ist dagegen leider fast ganz vergessen, obwohl er sich mit seinen üppigen Vorkommen in Auenwäldern, an Bachufern und feuchten Wegrändern geradezu als heimischer Echinacea-Ersatz anbietet. Falls möglich, sollte die ganze, gerade erblühende Pflanze mitsamt Wurzel bei zunehmendem Mond im Juli oder August geerntet, gesäubert, fein zerhackt und bspw. mit Weinbrand zu Kräutertropfen verarbeitet werden. Am besten schleicht man diese Arznei ein, indem man mit dreimal täglich zehn Tropfen beginnt und sich im Lauf einiger Tage auf die Maximaldosis von dreimal täglich einem Teelöffel steigert, was etwa vier Wochen lang beibehalten wird, sofern keine unerwünschten Reaktionen eintreten. Danach schleicht man die Tropfen entweder wieder aus, wenn man das Ziel, also Beschwerdefreiheit, erreicht hat, oder man führt die Einnahme bei Be-darf mit geringerer Dosis solange als nötig fort. Aufgrund der im heimischen Wasserdost enthaltenen Pyrrolizidinalkaloide eignet sich diese Heilpflanze jedoch nicht für Schwangere oder Stillende!

Da das Epstein-Barr-Virus eine spezielle Beziehung zur Lymphe hat, sollten neben abwehrsteigernden Pflanzen wie Eleutherococcus oder Eupatorium natürlich auch Lymphheilpflanzen wie Angelika, Braunwurz, Gundelrebe, Klebkraut oder Mariendistel zum Einsatz kommen (siehe Heilpflanzenübersicht). Schließlich wurde das Virus mit M. Hodgkin und anderen Lymphomen in Verbindung gebracht und scheint somit im Lymphsystem langfristig den größten Schaden anzurichten. Eben weil das Virus ein onkogenes Potential hat, sollte man eine Infektion auch dann ernst nehmen, wenn kaum Beschwerden auftreten, und je nach Abwehrlage einige Wochen lang Lymphe und Milz entlasten und die Abwehr steigern (siehe Tabelle S.211).

Literatur

Emond, R.T.D. u. Rowland, H.A.K.: Farbatlas der Infektionskrankheiten, Schattauer Verlag, Stuttgart 1988
Madaus, Gerhard: Lehrbuch der biologischen Heilmittel, Mediamed Verlag, Ravensburg 1987
Marzell, Heinrich: Wörterbuch der deutschen Pflanzennamen, Verlag von S. Hirzel, Leipzig 1943
Nörr, Heidrun: Phytochemische und pharmakologische Untersuchungen der Adaptogendrogen Eleuterococcus senticosus, Ocimum sanctum, Codonopsis pilosula, Rhodiola rosea und Rhodiola crenulata, München LMU 1993
Pelikan, Wilhelm: Heilpflanzenkunde Bd. 1, Philosoph.-anthroposoph. Verlag am Goetheanum, Dornach 1981
Rippe, Madejsky, Amann, Ochsner, Rätsch: Paracelsusmedizin, AT Verlag CH-Aarau 2001
Vogel, Heinz-Hartmut: Wege der Heilmittelfindung, Medizin Verlags GmbH, Bad Boll 1994
Wagner, Hildebert: Pharmazeut. Biologie II, Gustav Fischer Verlag, Stuttgart 1993
Wagner u. Wiesenauer: Phytotherapie; Gustav Fischer Verlag, Stuttgart 1995

Arzneischatz der Traditionellen Abendländischen Medizin

- Lebenselixiere
- Hexenpflanzen
- Schlangenmedizin
- Mineralien
- Edelsteine

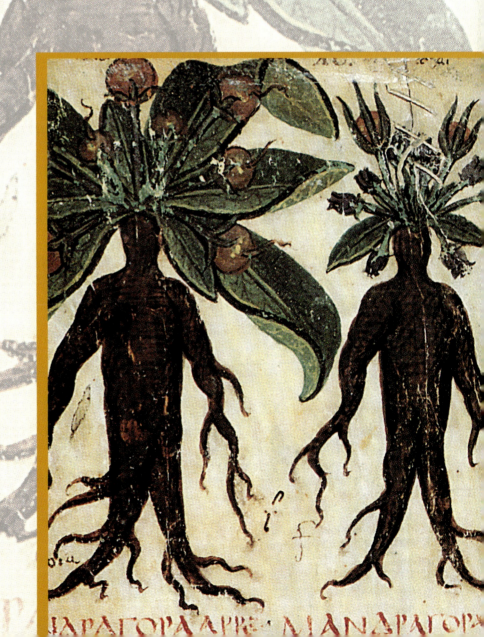

Arzneischatz der Traditionellen Abendländischen Medizin

"Der Arzt soll in der Erfahrung erfahren sein, da die Medizin nichts anderes ist als eine große sichere Erfahrung. (...) Das Wissen ist die Mutter der Erfahrung und ohne Wissen ist nichts da. (...) Die Erfahrung ist Kenntnis von dem, was mit Wissen erprobt wird. (...) Es soll nicht verstanden werden, daß ein Experiment Erfahrung ist, sondern daß Erfahrung ist, was mit Wissen gefunden, gelernt und gegeben wird."

Paracelsus

Arzneischatz
Traditionelle Abendländische Medizin

Pflanzen für ein langes Leben
Traditionelle und moderne Heilpflanzenrezepte für Elixiere

Von Max Amann

Der Duden definiert Elixier als »Auszug, Heiltrank, Zaubertrank, Verjüngungsmittel (Lebenselixier)«.

Cunrat Geßner schreibt 1583: »Die Wasser, von vilen stucken zusamen gesetzt/welche man Elixier/das ist/krafft Wasser/oder Wasser des Lebens/oder Guldinwasser nennet.«

Zur Geschichte

Rezepte zur Verlängerung des Lebens sind seit ältesten Zeiten allen Hochkulturen bekannt. Nach Entstehung des islamischen Großreiches erwiesen sich die arabischen Gelehrten als hervorragende Schüler der Kultur der europäischen Antike, Persiens und Indiens. Das übernommene Wissen integrierten sie auch in Medizin und Pharmazie zu einem einheitlichen Weltbild und bereicherten dieses außerordentlich durch eigene Beobachtungen und technische Entwicklungen. Die pharmazeutischen Fortschritte im islamischen Bereich sind charakterisiert durch das Aufblühen der Alchimie. Den europäischen Teilnehmern an den Kreuzzügen war die kulturelle Überlegenheit der islamischen Nationen klar; sie erwiesen sich ihrerseits als gelehrige Schüler der Araber. Mit Übernahme der arabischen Alchimie kam es in Europa zu einem Aufblühen des Apothekenwesens, gefördert vom Interesse der Großen und Mächtigen an stärkenden und lebensverlängernden Mitteln (Hofapotheken in Residenzen der Fürsten und Bischöfe). Etwa seit dem 14. Jahrhundert sind in Europa die Destillierkunst und der Alkohol (arabisch Al-Kohol) allgemein bekannt.

Herstellung

Elixiere sind besondere Zubereitungen aus Mischungen von Heilpflanzen, teilweise unter Zusatz von Metallen, Mineralien oder Tierprodukten. Die Techniken der Zubereitung sind durch die Vorstellungen der Alchimie festgelegt.

Ein wichtiger Sonderweg unter den alchimistischen Herstellungsverfahren ist die spagirische Zubereitung. Spagirik ist eine Zerlegung des Ausgangsmaterials in Präparate, in denen die drei Prinzipien der Alchimie - Merkur, das geistige, flüchtige - Sulfur, das seelische, brennende - Salz, das stoffliche, feste - einzeln angereichert vorliegen. Anschließend vereinigt man diese Fraktionen, um zu einem Produkt zu gelangen, das vollkommener als die Ausgangsstoffe ist. Bei spagirischer Zubereitung wird das Pflanzenmaterial häufig zunächst vergoren und anschließend der gebildete Alkohol zusammen mit weiteren flüchtigen Stoffen abdestilliert. Dieses Destillat enthält zusätzlich immaterielle Informationen über die Wesensart des Ausgangsstoffes, also den Pflanzengeist. Bei der Vergärung können Wirkstoffe zerstört werden, aber bisweilen auch neue entstehen, wie z. B. bei der Schlüsselblumenblüte.

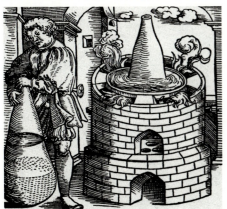

In der Art alchimistischer Operationen betreibt Paracelsus auch die Heilmittelzubereitung: Ingredienzen werden gereinigt, gelöst, ausgefiltert, verdampft, destilliert usw. Dieser Holzschnitt aus Brunschwigs Destillierbuch zeigt das Lösen von Substanzen im Wasserbad Das Wort Elixier leitet sich vom arabischen Al-Iksir ab.

Verwendet man nur das Destillat als Heilmittel, so fehlen nichtflüchtige Wirkstoffe, die die Hauptmasse des alchimistischen Sulfurs im Ansatz bilden, beispielsweise die Scharfstoffe. Das oben beschriebene Destillat enthält den alchimistischen Merkur und, falls die verwendeten Pflanzen ätherische Öle enthielten, auch einen Teil des alchimistischen Sulfurs. Das alchimistische

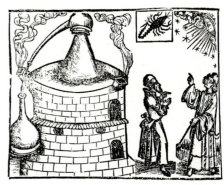

Der Mond im Skorpion während einer Destillation

Salz gewinnt man, indem man den unlöslichen Pflanzenrückstand verascht und das Aschensalz im Destillat löst, soweit dies möglich ist. Nach manchen Anleitungen wird auch die Flüssigkeit, die beim Gäransatz nicht überdestilliert ist, eingedampft, der Rückstand verascht und wird als Sulfur dem Präparat zugesetzt

Es ist weniger mühsam, aus Sulfur-reichen Pflanzen einfach eine alkoholische Tinktur herzustellen (diese enthält dann Merkur und Sulfur dieser Pflanzen, ohne daß eine Anreicherung und Vergeistigung erfolgt ist) und diese dem Destillat zuzusetzen.

Anwendungsbereiche

Die Elixiere sind für zwei Anwendungsbereiche gedacht.

1. Als unspezifisches Hilfsmittel für Krankheiten und Leidenszustände aller Art von Leib, Seele und Geist. Sie müssen dann

Arzneischatz
Traditionelle Abendländische Medizin

durch Medikamente ergänzt werden, die krankheitsspezifisch sind.

2. Als Mittel, um den Alterungsprozeß zu beeinflussen, also als lebensverlängernde Geriatrika. Auch bei dieser Anwendung müssen die spezifischen Bedürfnisse des einzelnen Patienten durch Ergänzungsmittel oder besser, durch eine personenspezifische Herstellung des Elixiers berücksichtigt werden.

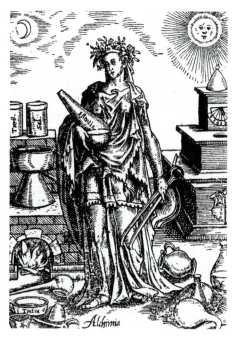

Personifizierte Darstellung der "Alchimia" (Holzschnitt aus der "Quinta Essentia" von L. Thurneysser zum Thurn, 1574)

Es sind Hunderte von traditionellen Elixierrezepten überliefert. Wie in der zeitgenössischen Medizin gab es Standardrezepte, die den Arzneispezialitäten der Roten Liste entsprechen und individuelle Rezepte, die Leibärzte für bestimmte Personen ausgearbeitet haben.

Fast alle Elixiere sind Auszüge aus einem Gemisch von Dutzenden einheimischer und exotischer Pflanzen; mineralische und tierische Bestandteile sind häufig.

Wirkstoffe in geriatrisch wirkenden Pflanzen

Flüchtige Stoffe

Diese kann man als Tinktur ausziehen oder durch Destillation trennen. Bei der Destillation kann man sie nach Alkoholzusatz als alkoholische Lösung (»Geist«) überdestillieren (Beispiel Melissengeist) oder durch Wasserdampfdestillation in reiner Form gewinnen (Beispiele sind ätherische Öle wie Rosen-, Ingwer-, Korianderöl usw.).

Nichtflüchtige Stoffe,

die in Wasser-Alkoholmischungen löslich sind. Beispiele: Scharfstoff aus Ingwer, Flechteninhaltsstoffe, Wirkstoffe von Ginseng.

Weitere Stoffe, die oft chemisch wenig stabil sind

Beispiele sind pflanzliche Wachstumshormone in aktivierten Knospen oder ganz jungen Blättern, Stoffe in Frühlingstrieben von Nadelbäumen.

Wahrscheinlich sind viele Wirkstoffe von Heilpflanzen unbekannt, weil sie bei traditioneller Aufarbeitung durch Trocknen, Erhitzen, Vergären zerstört werden. Die Stoffe dieser Kategorie sind nur durch schonende Tinkturherstellung aus Frischpflanzen extrahierbar. Sie sind nicht destillierbar.

Mineralische Bestandteile,

teils bei Tinkturherstellung gelöst, teils erst nach Veraschung der Pflanzen extrahierbar.

Ein geistiges Prinzip,

das analytisch nicht zu fassen ist, aber therapeutische Wirkungen entfaltet - der Pflanzengeist. Der Referent hält diesen in Qualität und Quantität für das Hauptagens der therapeutischen Wirkung von Pflanzen. Der Geist ist abhängig von Pflanzenart, Ort des Wachstums, Erntezeit, Pflanzenteilen. Dieser Geist ist mittels geeigneter Lösungsmittel (Wein, Essig, Alkohol-Wassergemisch, Zucker) extrahierbar. Bei schonender Destillation geht er in das Destillat über und kann so erheblich angereichert werden. Typische Geist-Zubereitungen sind im Kräuterbuch des Lonicerus (1679) beschrieben: Die im Mai gesammelten Frischpflanzen werden zerhackt, nach Wasserzusatz wird destilliert. Das Destillat wird durch Alkoholzusatz stabilisiert.

Schritte zur Herstellung von Elixieren

Erstellung des Rezepts

Die Bestandteile müssen zusammenpassen und klinisch einen breiten Bereich organischer Erkrankungen abdecken, und zwar vorzugsweise degenerativer und Stoffwechselerkrankungen. Das Rezept kann auch nach esoterischen Gesichtspunkten erstellt werden. Beispiel: Melissengeist.

Zubereitung

Am einfachsten ist der gemeinsame Auszug aus einem Pflanzengemisch, also die Herstellung einer Tinktur.

Ebenfalls recht einfach ist die Herstellung eines Destillats aus dem wertvollsten Teil einer besonders wirksamen Pflanze. Beispiel: Das Wasser der Königin von Ungarn (s. Rezeptteil).

Weit überlegen als Arzneimittel für chronische Leiden aller Art, also auch zur geriatrischen Behandlung, sind die spagirischen Zubereitungen, die sich in Europa im 16. und 17. Jahrhundert herausgebildet haben (mehrere Beispiele im Rezeptteil). »Darum so lern Alchimiam, die sonst Spagyria heißt, die lernt das Falsch scheiden vom Gerechten« (Paracelsus).

Das fertige Präparat

muß, besonders wenn es ein Destillat ist, noch reifen. Der Mensch ist mit seinen Sinnen fähig, diesen Prozeß zu verfolgen. Beispiel ist jeder frisch gebrannte Schnaps; er ist völlig ungenießbar.

Dieser Prozeß ist teilweise chemisch erklärbar. Der Reifeprozeß verläuft viel besser in Gegenwart geeigneter Feststoffe.

Beispiel: Reifen von Wein höherer Qualität im Eichenholzfaß. Beispiele von Reifemethoden für Elixiere: über Kieselgur oder Terra sigillata (Schwedenbitter), lagern über oberflächenreicher Goldfolie (Danziger Goldwasser). Letzterer Prozeß ist nur alchimistisch erklärbar.

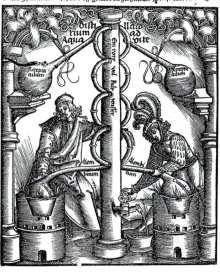

Destillationsapparate für aqua vitae (Aus: Hieronymus Brunschwygt, Liber de arte Distillandi de Compositis, 1507)

Wichtige Bestandteile von Elixieren – nach Herkunftsgebieten

Mitteleuropa
Bartflechte, Betonie, Bibernelle, Brennessel, Dachwurz, Edelraute, Eiche, Engelwurz, Enzian, Esche, Gamander, Ivakraut, Lärchenschwamm, Meisterwurz, Quendel, Rose, Schlangenknöterich, Tausendgüldenkraut, Wacholder.

Mittelmeergebiet
Alant, Bohnenkraut, Lavendel, Liebstöckel, Melisse, Myrrhe, Rose, Rosmarin, Safran, Salbei, Thymian, Ysop.

Zentral- und Ostasien
Anis, Ginseng, Koriander, Orange.

Südasien
Galgant, Gewürznelke, Kalmus, Kampfer, Kardamom, Kubeben, Muskat, Pfeffer, Zimt, Zitrone, Zitwer.

Mittel- und Südamerika
Aloe, Chinarinde, Weißer Zimt.

Die meisten Geriatrika Indiens und Chinas sind in Europa nicht erhältlich.

Einige historische Rezepte für Elixiere

Theriak (seit 1200)
Nach Duden: »Wichtigstes, opiumhaltiges Allheilmittel des Mittelalters«. Ursprünglich etwa 45 Bestandteile, auch Rezepte mit bis zu 200 Bestandteilen haben existiert.
Ein modernes, im Handel befindliches Rezept (Theriak sine opio): 6 g Engelwurz, 4 g Schlangenknöterich, je 1 g Kardamom, Myrrhe und Eisensulfat, 6 ml Sherry, 72 g gereinigter Honig, (nicht mehr enthalten 1 g Opium). Alle Bestandteile werden als Pulver gemischt und die Mischung im Wasserbad ausgezogen.

Das Wasser der Königin von Ungarn (1380; Rezept aus dem Großen Albert um 1500)
2 Teile frische Rosmarinblätter und je 1 Teil frische Blüten von Dost, Lavendel und Poleiminze läßt man an einem warmen Ort in Weinbrand drei Tage ziehen. Danach wird im Sandbad langsam abdestilliert bis kein Alkohol mehr übergeht. Zweimal wöchentlich morgens nüchtern (nicht abends) einen Teelöffel in Wasser nehmen.
Die Destillation läßt erkennen, daß vorliegende Version des Rezepts kurz vor 1500 entstanden ist. Es ist anscheinend bei dynastischen Heiraten verwendet worden, um einen größeren Altersunterschied der Ehepartner auszugleichen.

Aqua Vitae für Kaiser Friedrich III
(um 1460; aus Cunrat Geßner: von allerhand künstlichen und bewerten Oelen, 1583)
Eine Mischung aus Eibisch, Feigen, Galgant, Ingwer, Kampfer, Wurzel von Kardobenediktenkraut, Kubeben, Lavendel, Muskatnuß, Nelken, Paradieskörner, Rosinen, Salbei, Zimt, Zitwer, Zucker, Ysop, Endivien-, Holunderblüten- und Rosenwasser, Malvasierwein und Weinbrand in einem großen Glaskolben 16 Tage in die Sonne stellen, und zwar von 8 Tagen vor bis 8 Tage nach der Sommersonnenwende. Abseihen, eßlöffelweise einnehmen. Ein Beispiel für ein ohne Gärung und Destillation hergestelltes Elixier. Friedrich III. erreichte trotz eines sehr antreibenden Lebens ein Alter von 78 Jahren.

Lebenselixier des Leonhard Fioravanti (um 1500; aus Cunrad Geßner)
Eine Mischung aus Ackerminze, Aloe, Basilikum, Beifuß, Datteln, Enzianwurzel, Feigen, Galgant, Holunderblätter, Honig, Ingwer, Kubeben, Lorbeer, Majoran (Kraut und Samen), Mandeln, Moschus, Muskat, Nelken, Pfeffer (weiß und schwarz), Pfefferminze, Pomeranzenschalen, Poleiminze, Rosen (weiß und rot), Rosmarin, Salbei, Spiklavendel, Wacholderbeeren, Weinbeeren, Zirbelnüsse, Zitronenschalen, Zitwer und Zucker mit hochprozentigem Weingeist ausziehen; auf dem Wasserbad den Alkohol abziehen und diesen zwei Monate zirkulieren (das ist Kochen am Rückfluß). Dieses ist das Geriatrikum, ein alchimistischer Merkur.
Der flüssige Rückstand dieser ersten Destillation wird mit heißer Flamme weiter destilliert, wobei eine wäßrige rote Flüssigkeit übergeht, die ebenfalls zwei Monate zirkuliert. Dies ist ein Stoffwechselmittel, ein alchimistischer Sulfur.
Beide Mittel werden einzeln oder in Mischung innerlich und äußerlich gebraucht. Vom Geriatrikum wird alle drei Tage ein Quentchen (= ca. 4 g) eingenommen. Die Mischung ist ein Spezifikum für Apoplexie auch in schwersten Fällen.
Dieses interessante Rezept ist aufwendig in der Herstellung. Insbesondere zeigt es, daß auch der alchimistische Sulfur prinzipiell destillierbar ist.

Dr. Ernstsches Mittel
= schwedische Lebensessenz (um 1700)
20 g Aloe, je 10 g Engelwurz, Rhabarber (Rheum palmatum) und Theriak und je 2,5 g Enzian, Kalmus, Lärchenschwamm, Myrrhe, Safran und Zitwer 14 Tage in 0,5 l verdünntem Alkohol digerieren, dann filtrieren. Bei akuten Leiden 2x tgl. 10 Tropfen, zur Geriatrie 1 x wöchentlich einen Eßlöffel unverdünnt einnehmen. Dieses und ähnliche Rezepte werden in der Literatur oft erwähnt. Mitglieder der Familie Ernst sollen gewöhnlich weit über 100 Jahre alt geworden sein.

Die Frenette (seit ca. 1700),
ursprünglich in ganz Europa bekannt, jetzt nur mehr in Frankreich gebräuchlich, ist

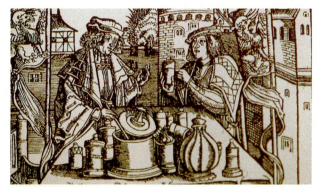

In alter Zeit wurde Theriak öffentlich zubereitet, um Fälschungen und Pfusch zu verhindern. Holzschnitt 1512

ein Weinauszug aus Eschenblättern (auch Rinde, Samen). 60 g Blätter in 1 l Weißwein guter Qualität (12% Alkohol) eine Woche ziehen lassen, filtrieren, süßen. Mehrmals täglich ein kleines Glas nehmen. - Vorschlag des Autors: Ganz junge Blätter mit 50%igem Alkohol einige Monate ausziehen; 1 x tgl. zwei Teelöffel. Auch von den Benützern der Frenette wird eine Lebensspanne bis zu 115 Jahren berichtet.

Melissengeist, Karmelitergeist (vor 1800)
Klosterfrau Melissengeist: Einem Gemisch von Melisse und Alant, Engelwurz, Enzian, Galgant, Ingwer, Kardamom, Kassiablüten, Muskatnuß, Nelken, Orangenschale, Pfeffer und Zimt wird Alkohol zugesetzt und abdestilliert. 1-3x tgl. einen Teelöffel (Rote Liste Nr. 48053).
Man könnte noch Anis, Fenchel, Koriander, Tonkabohne und Zitronenöl - also Lebkuchengewürze - zusetzen.
Dieses Rezept entstammt wohl ursprünglich der Medizin der Benediktinerklöster

Arzneischatz
Traditionelle Abendländische Medizin

des ausgehenden Mittelalters und ist offenbar nach astrologischen Gesichtspunkten zusammengesetzt.

Bei Selbstherstellung die pflanzlichen Bestandteile 3 Monate in erstklassigem Weinbrand oder einem Alkohol-Wasser-Gemisch (1 : 1) ziehen lassen, dann langsam bei niedriger Badtemperatur abdestillieren. Einige Monate reifen lassen.

Großer Schwedenbitter (Maria Treben)

Aloe, Bibergeil, »Diotöm« (Meisterwurz?), Eberwurz, Engelwurz, Enzian, Kalmus, Kampfer, Lärchenschwamm, Muskatblüte, »Muskatbohnen«, Myrrhe, Rhabarber, Safran, Sennesblätter, venezianischen Theriak, Terra sigulata (Terra sigillata = Bolus rubra), Tormentill und Zitwer mischen und das Gemisch zweimal hintereinander mit Korn (mind. 40% Alkohol) ansetzen. Die abgegossenen Auszüge mischen, filtrieren und mit Kandis und weißem Zucker süßen. Der große und der kleine Schwedenbitter von Maria Treben sind Varianten des Ernstschen Mittels mit sinnvollen weiteren Zusätzen.

Ihre Rezeptangaben enthalten einige Schreibfehler (im kleinen Schwedenbitter »Manner« - gemeint ist Manna cannelata) und Mengenangaben, die nicht richtig sein können.

Herstellung eigener Elixiere

Spagirisches Elixier

a) 170 g Mischung aus etwa gleichen Teilen Bohnenkraut, Melisse, Lavendel, Quendel, Rosmarin, Thymian und Ysop und 30 g Mischung aus etwa gleichen Teilen Ingwer, Galgant, Kalmus, Koriander, Kubeben, Muskatnuß, Nelken, Zimt und Zitronenöl zusammen längere Zeit in einem Gemisch aus 400 ml Alkohol und 400 ml Wasser ziehen lassen; gelegentlich umschütteln. Filtrieren und Alkohol abdestillieren (450 bis 500 ml). Dieser enthält Merkur und etwas Sulfur.

b) 200 g Mischung aus etwa gleichen Teilen Aloe, Berberitze, Eberwurz, Engelwurz, Gamander, Ginseng, Goldrute, Liebstöckel, Ringelblume, Rose, Schachtelhalm und Vogelmiere ebenfalls in einem Gemisch von 400 ml Alkohol und 400 ml Wasser wie oben beschrieben ausziehen. Filtrieren (550 bis 600 ml).

c) Pflanzenrückstände von a) und b) veraschen.

d) Miteinander vermischen: Destillat von a), Tinktur von b), Asche von c), 10 Lakritze und 1 g Gemisch von Ambra und Bibergeil.

Diese Mischung unter gelegentlichem Schütteln längere Zeit stehen lassen. Filtrieren.

e) Dem fertigen Präparat kann Goldfolie oder 10 ml Aurum colloidale dil. D4 zugesetzt werden.

Maximal 4 Wochen 1 x tgl. einen Eßlöffel in verdünntem Zitronensaft oder sortenreinem Wein guter Qualität (rot, weiß) nehmen, dann Pause machen.

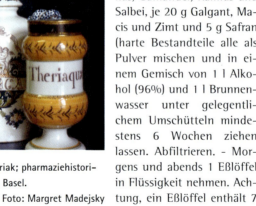

Gefäße für Theriak; pharmaziehistorisches Museum, Basel.
Foto: Margret Madejsky

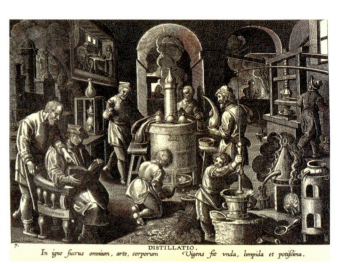

Labor mit Darstellung der Destillation. Stahlstich nach einer Vorlage von Jan van der Straet (Stradanus) um 1580.

Stark vereinfachte Rezeptur ohne Spagirik

Je 50 g Alant, Bibernelle, Bohnenkraut, Brennessel, Eleutherokokkus, Gamander, Kalmus und Salbei, je 20 g Galgant, Macis und Zimt und 5 g Safran (harte Bestandteile alle als Pulver mischen und in einem Gemisch von 1 l Alkohol (96%) und 1 l Brunnenwasser unter gelegentlichem Umschütteln mindestens 6 Wochen ziehen lassen. Abfiltrieren. - Morgens und abends 1 Eßlöffel in Flüssigkeit nehmen. Achtung, ein Eßlöffel enthält 7 ml Alkohol!

Die gleiche Mischung kann als Tee angewandt werden. Er muß täglich aufgebrüht werden. 15 Minuten ziehen lassen.

Kurdauer 4 Wochen, dann Pause.

Dem Kenner der alchimistischen Literatur fällt an den beschriebenen Zubereitungen auf, daß in keinem der Beispiele ein Vergärungsschritt durchgeführt wird. Diese Operation wäre grundsätzlich sinnvoll, da dabei das merkurielle Prinzip im Ansatz verstärkt wird.

Andererseits ist aber nach dem Gärungsvorgang der ursprüngliche Pflanzengeist nicht mehr vorhanden. Wir müssen das merkurielle Prinzip in spagirischen Zubereitungen auch deshalb nicht unbedingt verstärken, da wir bei der Tinkturherstellung ja einen stark merkuriellen Stoff, nämlich den Weingeist, zusetzen.

Beim Ausziehen der Tinkturen kann man verschiedene Wege gehen:

a) Wie beim Lebenswasser für Kaiser Friedrich Wärme und Sonnenstrahlung auf das Präparat einwirken lassen. Es kommt dann sicher zu chemischen Reaktionen zwischen den Inhaltsstoffen, die Ähnlichkeit mit einer Fermentation haben.

b) Ausziehen an einem dunklen Ort in der Wärme. Dies stellt alchimistisch eine Putrefactio (Fäulung) dar. Die alten Alchimisten vergruben ihre Behälter mit den Ansätzen zu diesem Zweck in faulendem Pferdemist.

c) Ausziehen an einem dunklen Ort ohne höhere Temperatur (an einem radiästhetisch nicht gestörten Platz). Für das Ausziehen unveränderten Pflanzengeistes ist dies wohl das beste Verfahren, vorausgesetzt, man zieht lange genug aus. Die Minimalzeit ist 6 Wochen (philosophischer Monat), besser sind Monate bis Jahre. Dieses Verfahren – bei Paracelsus übrigens auch als Fermentatio bezeichnet – führt außerdem zu den geringsten Verlusten an chemischen Wirkstoffen.

Literatur

*Cunrat Geßner: Von allerhand kunstlichen und bewerten Oelen/Wasseren/ und heimlichen Artzneyen/... 1583, Nachdruck Anliqua-Verlag Lindau, 1979

*Helmut Gebelein: Alchimie. Diederichs Verlag München, 1991

*Manfred M. Junius: Praktisches Handbuch der Pflanzen-Alchimie. Ansata-Verlag Interlaken, 1992

Arzneischatz
Traditionelle Abendländische Medizin

Nicht mehr erhältliche Heilpflanzen – nicht mehr bekannte Heilanzeigen:

Vergessene Heilpflanzen

Eine Auswahl aus der ziemlich langen Liste unserer Verluste

von Max Amann

Seit der Zeit des Paracelsus hat sich die Therapie mit chemisch hergestellten Stoffen stark entwickelt; zunächst mit einfachen Stoffen wie zum Beispiel Glaubersalz und seit Ende des neunzehnten Jahrhunderts mit immer komplizierteren Stoffen, die oft ohne vergleichbare Substanzen in der belebten Natur sind. Diese zeigen nicht selten sehr gute Wirkung bei den Leiden, für die sie entwickelt wurden, und sind dann oft unentbehrlich.

Krankheiten behandelt man aber schon seit zehntausenden von Jahren, vielleicht länger, mit Arzneien, die man in der Natur vorfand. In dieser langen Zeit hat sich bei allen Völkern der Welt ein gewaltiger Erfahrungsschatz angesammelt, der teilweise auch schriftlich fixiert wurde.

Die Naturheilkunde nützt diesen mit großem Erfolg, wie man bei Gesprächen mit naturheilkundlich Behandelten immer wieder feststellen kann.

Die Behandlung mit Naturprodukten steht nach wie vor vergleichbar neben der Behandlung mit synthetischen Stoffen, wobei in der Regel eine der beiden Behandlungsweisen die bessere ist, sehr oft sich aber schulmedizinische und naturheilkundliche Behandlung auch ausgezeichnet ergänzen. Infolge der gesellschaftlichen Entwicklung besteht bei den Entscheidungsträgern aber die Tendenz, die Naturheilkunde und damit auch die Phytotherapie als eine veraltete Form des Heilens einzustufen. Das führt auch in der Kräuterheilkunde zu ihrer Nichtbeachtung, Ablehnung und letztendlich Abschaffung. Tatsache ist, daß die Pharmaziefirmen laufend wertvolle Arzneien aus ihren Lieferprogrammen streichen müssen, weil die behördlichen Auflagen finanziell nicht mehr zu tragen sind.

Das Wissen der Kräuterbücher stammt aus antiken Quellen, der Klostermedizin, hauptsächlich aber aus der Volksmedizin. Diese Quelle ist jedoch durch den schnellen Verlust des mündlich überlieferten Wissens am Versiegen, ohne daß das Volkswissen vollständig dokumentiert werden konnte.

Einige Beispiele aus den Alpen:
1. Hauptsächlich in den Westalpen findet sich die Edelraute (Artemisia umbellliformis, A. genepi, A. glacialis), Genepi. Nach jahrhundertelangem übermäßigen Sammeln ist sie in ihren Beständen stark bedroht. Die Pflanzen haben ein einzigartiges Aroma, die Heilanzeigen sind die gleichen wie für Wermut, doch wirkt die Edelraute erheblich stärker. Die Sennen schätzen die Pflanzen als Arzneimittel für das Vieh, besonders bei Verletzungen. Einnahme von Edelraute erleichtert Schwerarbeit in größer Höhe (alpiner Bergbau – Sauerstoffbilanz). Erhalten geblieben ist der Genepischnaps (die Pflanze kann angebaut werden).
2. In den Ostalpen wird das Ivakraut oder Jochhieferle (Achillea moschata) sehr geschätzt. Diese Pflanze wirkt wie Schafgarbe, doch stärker. Sie ist ebenfalls sehr aromatisch, Vieharznei des Sennen, ebenfalls für Schwerarbeit im Gebirge und als Ivalikör im Handel.
3. Aus der Volksmedizin des Berchtesgadener Gebiets: Verwendung von Silberwurz (Dryas octopetala – Rosaceae) bei Schlaganfall. Die Pflanze ist bei /T/ als BergGamanderlen, Chamedrys montana aufgeführt mit den Indikationen von Gamander

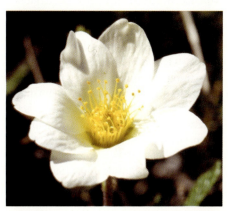

Silberwurz. Foto: Margret Madejsky

wie Gicht, Verstopfung der Leber, Pestilentz, Wassersucht, Husten, Keichen. Schlaganfall (halber Schlag) ist hierbei nicht erwähnt.

Nach den Gesichtspunkten der Alchimie sind die sulfurischen Heilmittel die wichtigsten. Sie werden zur Anregung des Stoffwechsels in höherer Dosis unter dem Gesichtspunkt der Antipathie verschrieben; bei akuten, entzündlichen Prozessen nach dem Prinzip der Affinität sympathisch in kleiner Dosis. (Die Lehre des Heilens mit Ähnlichem stammt nicht von Hahnemann, sondern geht auf Paracelsus zurück.)

Viele der halb oder ganz vergessenen Pflanzenarzneien sind sulfurischer Natur. Stark sulfurisch sind alle bitter-scharfen Doldenblütler, die würzig riechen und schmecken, und praktisch alle Arten der

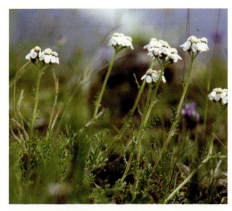

Moschusschafgarbe oder Ivakraut.
Foto: Olaf Rippe.

Arzneischatz
Traditionelle Abendländische Medizin

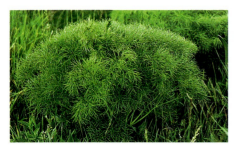

Echter Haarstrang. Foto: Hertha Amann

Gattung Gamander (Teucrium aus der Familie der Lippenblütler), besonders der Knoblauchgamander.

Einige der in alten Büchern als Heilmittel beschriebenen Heilpflanzen

Doldenblütler (Apiaceen)
Alle Apiaceen haben mehr oder weniger die Signatur des Elements Luft: Blütendolde, teilweise hohler Stengel, fein zerteilte Blätter. Der eigenartige Geruch und Geschmack, die Signaturen des Sulfurs darstellen, sind bei Haarstrang und Berg-Haarstrang besonders ausgeprägt. Man sollte diese beiden Pflanzen, wenn möglich, in der Homöopathie verwenden als Ergänzung zur Verschreibung von mineralischen Sulfurverbindungen wie Sulfur selbst, Acidum sulfuricum, Natrium sulfuricum und der Sulfide und Sulfate der Schwermetalle.

Die Gattung Haarstrang (Peucedanum)
Alle Arten dieser Gattung schmecken bitter-scharf und würzig-herb, Geruch und Geschmack der Pflanzen und von Zubereitungen daraus sind eigenartig und erinnern an organische Schwefelverbindungen. Die Alten sahen hierin eine Signatur des in den Pflanzen enthaltenen alchimistischen Sulfurs.

Meisterwurz (Peucedanum ostruthium)
ist noch wohlbekannt und mühelos zu erhalten; der homöopathische Name ist die alte Bezeichnung Imperatoria ostruthium, die Wurz aller Wurzen. Der Katalog der Heilanzeigen umfaßt bei Tabernaemontanus vier Seiten. Bis etwa 1750 galt sie als Universalmittel, auch für Krebs. Danach verlor sie ihren Ruf völlig; die Wahrheit liegt wie immer in der Mitte.
Die Meisterwurz wurde verwendet gegen Pestilenz, bei Viehseuchen, gegen Gifte aller Art, z.B. durch verdorbene Fische, Biß tollwütiger Hunde; Schlaganfall, Epilepsie, Ischias; das sind kalte Gebrechen der Nerven. Meisterwurz ist gegen die pestilentzisch Luft und treibt alles pestilentzisch Gift gewaltig durch den Schweiß und Harn aus /T/.
Die Pflanze scheint antivirale Eigenschaften zu haben. Im Theriak war sie unentbehrlich. Da Meisterwurz sehr heiß und trocken ist, wirkt er stark bei Phlegma, auf Verschleimung in den gesamten Atem-

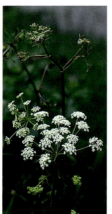
Berg-Haarstrang.
Foto: Hertha Amann

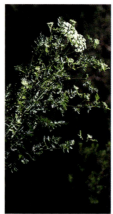
Berg-Sesel.
Foto: Hertha Amann

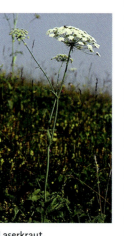
Laserkraut.
Foto: Hertha Amann

wegen. Hier ist er wirksamer als die verwandten Engelwurz und Liebstöckel /B/.

Echter Haarstrang (Peucedanum officinale), Bauern-Hirschwurz, Saufenchel, Schwefelwurzel.
Die alte Pharmazie hat eine Reihe von Doldenblütlern verwendet, die meist auch aus dem Arzneischatz der homöopathischen Firmen verschwunden sind. Ein ganz besonderer Schatz darunter ist der echte Haarstrang, früher sehr geschätzt. Er ist noch erhältlich bei DHU ab D4 und Spagyra ab D3.
Der ähnliche Berg-Haarstrang (Peucedanum oreoselinum) – Grundheil, Vielgut, schwarze Hirschwurz – ist derzeit noch bei DHU ab D4 erhältlich, bei Spagyra als Oreoselinum ab D3.
Nicht mehr im Handel sind der Berg-Sesel (Seseli libanotis), Hirschwurz, Heilwurz, Libanotis cretensis und der Hirschwurz (Peucedanum cervaria) – Hirschheil, schwarzer Enzian, Vielgut, weiß Hirtzwurz – und etwa ein Dutzend weiterer ähnlicher Doldenblütler.
Die großen Schwierigkeiten bei der Unterscheidung einzelner Umbelliferenarten machten auch den Altvorderen zu schaffen, wie aus der Namensgebung zu erkennen ist. Die Holzschnitte in den alten Kräuterbüchern lassen nicht immer exakte Artbestimmung zu, besonders auch, wenn versucht wurde, als Ergänzung zu dem sehr verbreiteten Kräuterbuch des Dioskurides Mittelmeerflora und einheimische Kräuter zu einem geschlossenen System zusammenzufassen.
Zur Verwendung von Hirschwurz, Hirschheil, Hirtzwurz bei den verschiedenen Doldenblütlern: Nach der Legende sucht der angeschossene Hirsch diese Pflanzen als Futter, um sich von der Verletzung zu heilen. Hierin ist wohl uralte Mythologie von Pflanzen enthalten, die dem Hirschgott (Cernunnos, der Grüne Mann) heilig waren. Real ist diesen Kräutern eine intensive, den Stoffwechsel aktivierende Wirkung zu eigen, die den Heilungsprozeß fördert.

Weitere Doldenblütler
Breitblättriges Laserkraut (Laserpitium latifolium) – Hirschwurzel, Weißer Enzian = Radix Gentianae albae = Radix Cervariae albae – war einst apothekenüblich als Tonikum, zur Ausleitung und als Krebsmittel.
Sehr geschätzt war auch der Bergkümmel (Laserpitium siler = Siler montanum), Berg-Laserkraut, dessen Anbau bereits im Capitulare de Villis angeordnet wird. Er wurde zum Erhitzen und Austrocknen nach Vor-

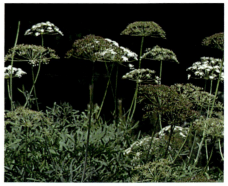

Berg-Laserkraut. Foto: Hertha Amann

Arzneischatz
Traditionelle Abendländische Medizin

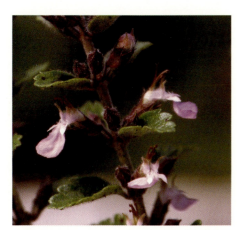

Echter Gamander. Foto: Margret Madejsky.

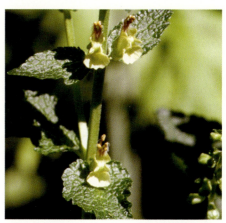

Salbei-Gamander. Foto: Olaf Rippe

stellung der Galenischen Medizin verwendet; bei Unterfunktion innerer Organe wie Lunge, Leber, Genitalorgane durch zu starkes Phlegma, auch bei Problemen mit dem Vieh, besonders Unfruchtbarkeit.

Ein Liebling der alten Medizin war die Bibernelle (Pimpinella major = Pimpinella alba Urtinktur), Theriakwurzel.

Alle deutschen Stämme kennen Verse, die auf die Schutzwirkung dieser Pflanze bei Seuchen hinweisen. Beispiel: „Eßt Kranewitt und Bibernell, so terbet ihr nicht gar so schnell." Ausführliche Heilanzeigen stehen bei Tabernaemontanus; darunter pestilenzisch Contagion, pestilenzisch Geblüt und Quecksilbervergiftung, allgemein Pestilentz, Tertiana und Quartana (Malaria, damals noch in ganz Europa vorkommend), die Franzosen (Syphilis), Problemwunden, Fisteln, Krebs und viele weitere.

Die Bibernelle ist ein Beispiel für Geriatrie im Sinne Galens: Der Mensch ist in der Jugend im sanguinischen warmen und feuchten Luftzustand, der über den heißen, trockenen cholerischen Status oder den phlegmatischen, verschleimten Wasserzustand in den melancholischen, kalten und trockenen Zustand des Alters übergeht. Mit Gewächsen von luftiger Signatur wie den Doldenblütlern, besonders wenn sie warm und würzig schmecken wie Bibernelle, läßt sich dieser Prozeß teilweise verlangsamen. Zum Glück sind noch im Handel: Radix Pimpinellae, Tinctura Pimpinellae und Pimpinella alba Urtinktur. Grund ist wohl die aphrodisierende Wirkung der Wurzel.

Liebstöckel (Levisticum officinale), Badkraut, ist allgemein wohlbekannt und in jeder Form leicht erhältlich. Die alten Kräuterbücher nennen viele Anwendungsmöglichkeiten, darunter außer den uns wohlbekannten auch als Lungenmittel bei starker Verschleimung mit zähem Schleim, bei stumpfen Traumen mit innerer Blutung, Ikterus, als Schmerzmittel, wider die Pestilentz und faulen vergifften Luft und die Bergknappen brauchen diese Wurzel für das böß Wetter und die gifftigen metallischen Schwaden und Dämpff/wann sie in die Bergwerck fahren/so trincken sie ein halb Löfflein voll dieser Wurtzel und Wein /T/. Bock verwendet ihn als Halsmittel und gegen die Melancholey.

Lippenblütler (Lamiaceae)
Die Gattung Gamander (Teucrium, teilweise vergessen)

Echter Gamander (Teucrium chamaedrys), im Handel zunehmend schwieriger zu erhalten, ist derzeit als Kraut und Chamaedrys ab D6 lieferbar.

Die nicht allzu häufige Pflanze wurde in vergangenen Jahrhunderten außerordentlich geschätzt als Heilmittel für Asthma, Leber, Niere, Milzschwellung, Malaria (Tertiana und Quartana), als Preservativ gegen die Pestilentz. Die Pflanze hat also eine immunstimulierende Wirkung. Die Angabe für blöd Gesicht bedeutet Verbesserung des Visus. Der Gamander ist das edelste Bittermittel der mitteleuropäischen Flora und

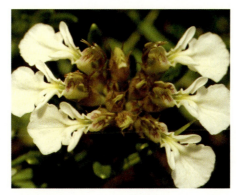

Berg-Gamander. Foto: Margret Madejsky.

deshalb in hochwertigen Bitterlikören enthalten. Ich verwende ihn bei Behandlung chronischer Leberleiden als Ergänzung zur homöopathischen Behandlung mit Lycopodium und Stannum.

Berg-Gamander (Teucrium montanum) – nicht mehr im Handel – heißt auch Berg-Rosmarin und wurde wie dieser verwendet; sowohl in der Küche als auch in der Therapie. In der Geriatrie ist die Wirkung durchaus mit der von Rosmarin vergleichbar.

Katzen-Gamander (Teucrium marum verum) ist als Heilmittel besonders in homöopathischer Zubereitung erhalten geblieben.

Salbeiblättriger Gamander, Waldsalbei (Teucrium scorodonia) ist noch gut bekannt und als Kraut sowie in homöopathischer Zubereitung im Handel. Im Gegensatz zum echten Gamander hat er in den Arzneischatz der anthroposophischen Firmen Eingang gefunden. Ursache ist der hohe Wert der Pflanze in der Kinderheilkunde. Vergessen ist, daß mit der Waldsalbei jede Tuberkulose außer einer Miliartuberkulose heilbar ist – in alter Zeit die Thüringer Geheimkur gegen Tuberkulose. Dies hat uns zu interessieren, weil seit dem Auftreten von Aids sich Tuberkulosestämme finden, die gegen alle üblichen Heilmittel einschließlich Rifampicin resistent sind.

Die Waldsalbei ist ein wirksames Mittel bei tuberkulinischer Diathese, Psora, Neurodermitis und Ekzemen. Im alten Österreich, besonders in Wien, war auch in Kreisen des Hochadels der Tod durch Tuberkulose ausgesprochen häufig. Die Ärzte einschließlich der Leibärzte der „Großen" waren, nicht bewandert in der Volksmedizin, diesem Leiden gegenüber so gut wie hilflos.

Knoblauchgamander, Lachenknoblauch **(Teucrium scordium)** ist erst seit einigen Jahren aus den Kräuterlisten und fast allen Homöopathielisten verschwunden. Die Fa. Spagyra liefert noch ab D1, die DHU ab D2 als Scordium.

H. Bock schreibt vom Lachenknoblauch folgendes: Reiniget alle innerlichen Glieder (die inneren Organe); ein gut Preservativ für die Pestilentz (Immunstimulator, gegen

die Ansteckung); bewegt allen Unrate so sich im Leib von kalter Verstopffung gesamlet hat (also Reaktions- und Ausleitungsmittel sulfurischer Natur).
Bei /T/ findet sich ein Rezept zur Prophylaxe bei Seuchen (Sterbensläuff, Sterbenszeit) aus etwa zwanzig Bestandteilen, darunter Diptam, Wiesenknöterich, Tormentill, Baldrian, Kalmus, Bibernelle, Benediktenkraut, Galgant, Zimt.
Der Lachenknoblauch war ein unentbehrlicher Bestandteil des Theriak.

Weitere Lippenblütler

Braunelle, Gottheil, St. Antonikraut (Prunella vulgaris), ein altes Universalmittel, besonders auch für Halsbeschwerden aller Art. Die völlig ungiftige Pflanze wirkt stark antibiotisch. Bei Tabernaemontanus findet sich ein Rezept zur Behandlung der Bräune (Diphtherie, daher der Name der Pflanze), wobei bei den Behandelten anscheinend keine Todesfälle auftraten. Noch in meiner Kindheit starb ein Fünftel der an Diphtherie Erkrankten, weil noch keine Antibiotika zur Verfügung standen.
Für Wohlunterrichtete verloren in alter Zeit verschiedene schwere Krankheiten, auch Seuchen ihre Schrecken. Wir sollten uns das alte Wissen zu eigen machen; es wäre

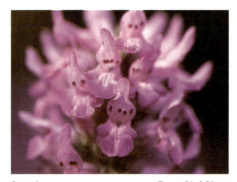
Betonie. Foto: Olaf Rippe

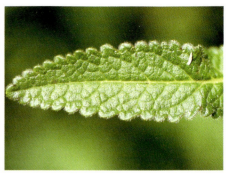
Betonienblatt. Foto Margret Madejsky

eine erfreuliche Ergänzung unserer modernen medizinischen Hilfsmittel.
Die Braunelle wurde auch verwendet bei Fieber aller Art, Lymphdrüsenschwellung, Leber-Gallen-Erkrankungen; sie galt als das beste Mittel gegen Ikterus; auch die Aphasie nach Schlaganfall wurde mit ihr behandelt.
Die Braunelle kommt auf der ganzen Nordhalbkugel vor und ist als XiaKuCao ein Arzneimittel der TCM. Diese verwendet sie bei Tuberkulose und Krebs. Die Pflanze zeigt auch eine gute Wirkung bei Aids. In Ostasienläden erhält man Kraut sehr billig, weil die chinesische Küche es als übliche Zutat in Suppen verwendet. In den Lieferlisten von DHU und SPAGYRA ist Prunella vulgaris noch aufgeführt.

Betonie, Bathengel, Heilziest (Betonica officinalis = Stachys betonica), nützlich beinahe zu allen presten inwendig des Leibs und auch außerhalb /B/, also ein altes Universalmittel. Es gibt eine Monographie vom Anfang des 18. Jahrhunderts. mit dem Titel Betonica, das ist ein Polychrest, die erste Verwendung des Wortes Polychrest (Vielnützer), ein von Hahnemann übernommener Begriff. Die Betonie wurde verwendet für Magen, Leber, Niere, Lunge, Milz, gynäkologische Leiden, allgemein bei unklaren Schmerzen, Asthma, zur Ausleitung durch Harn und Stuhl und bei Verschlechterung des Visus. Auch diese Pflanze könnte demnächst aus dem Arzneischatz verschwinden.

Gundermann, Gundelrebe (Glechoma hederacea): Alle alten Kräuterbücher sind voll des Lobs für die Kraft dieser Pflanze. Sie ist im Handel problemlos zu erhalten.
Sie wird außer zur Anwendung bei Leber, Lunge, Frauenleiden usw. auch als ausleitendes Mittel beschrieben für Personen, die beruflich mit Blei zu tun haben. Unter den Lungenleiden zeigt Gundermann Wirkung bei Tuberkulose, Eiterungen in der Lunge (der Name Gundermann bedeutet „Herr des Eiters"), Bronchiektasie und sogar bei Emphysem. Die Pflanze wurde auch zur Prophylaxe bei Seuchenzügen verwendet und ist lokal eines der besten Mittel bei Halsleiden und eiternden Wunden, hat also starke antibiotische Wirkung.
(Ausführliche historische Angaben zu Braunelle, Betonie und Gundermann im Phyto-Magister von P. Kaufhold)

Nutzung der Heilanzeigen

Um sich in alte Kräuterbücher einzulesen, ist viel Geduld vonnöten. Hat man die Hürden der Beschaffungsprobleme (die Seltenheit auch von Nachdrucken, der Preis), der Frakturschrift und des Umgangs mit einer altdeutschen Sprache überwunden, kommen die Schwierigkeiten der Identifizierung der abgebildeten Pflanzen, der Namenszuordnung (Beispiele: Wie viele Pflanzen heißen Hirschheil, wie viele Heil aller Schäden? Sind Benediktenkraut und Benediktenwurzel identisch?) und, als schwierigste, die Krankheitsbezeichnungen. Diese richten sich nach der Volkssprache oder nach den galenischen Vorstellungen von den Krankheitsursachen. Das Keichen ist Asthma. Eine verstopfte Leber ist noch zu verstehen, ebenso ein halber Schlag. Aber was ist das Gegicht, was ein fallender Siechtag, was der Tropfen? Einzige Hilfe ist das Buch von Max Höfler. Es ist teuer, nicht einfach darin nachzuschlagen und wird bald vergriffen sein. Das Herumlesen in den alten Büchern übt auf den Geduldigen aber eine zunehmende Faszination aus und wird mit schönen Heilerfolgen belohnt.

Immunologie

Begriffe wie Immunschwäche, Allergie, Immunmodulation, Autoimmunkrankheiten, auch Abwehrsteigerung oder Krebs (Neu-

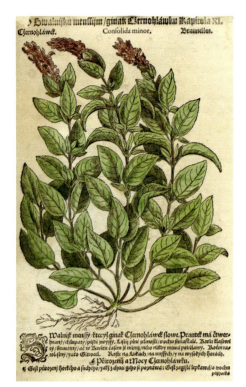
Kleine Braunelle. Kolorierter Holzschnitt aus dem Kräuterbuch des Matthiolus; 16. Jh.

bildung) sind neueren Datums. Krebs in alten Büchern steht für jede um sich fressende Krankheit, also auch eine vernachlässigte Wunde oder Nekrose. Man hat in alter Zeit, besonders bei Auftreten von Seuchen (vielerlei Krankheiten, alle als Pest bezeichnet), sehr konsequent Immunstimulation als Prophylaxe und Therapie betrieben, kannte außer innerlicher Behandlung auch schon Desinfektion durch Räuchern.

Im Stichwortverzeichnis der Kräuterbücher finden sich folgende Begriffe zu Leiden, an denen der Immunapparat beteiligt ist: Pestilentz (im Zeitalter der Seuchen wichtigster Begriff) auch mit dem Unterbegriff Preservativ oder Bewahrung; innerliche hitzige Fieber, nachlassende und wiederkommend Fieber, von letzteren dreitägige und viertägige (beide Malariaarten kamen noch überall in Europa vor); kalte Fieber, pestilentzische Beulen, Blattern, Geschwär, pestilentzische Fieber, strenge Pestilentz; schnelle Fieber; Sterbensläufft; böse Lufft, giftige Lufft, pestilentzische Lufft; Miltz, Miltzgeschwulst, Milzsucht und weitere.

Pestilen(t)z

Als Heilmittel werden mindestens 40 Pflanzen angegeben; es ist auch vermerkt, welche durch Schutzwirkung zur Prophylaxe geeignet sind und wie diese durchgeführt wird. Jedes Kräuterbuch enthält auch eine Reihe von Mischrezepten aus 10 bis 20 Pflanzen, die jeweils in den Monographien der wichtigsten Pflanzen gegen die Pestilentz oder deren Auftreten gegen die Pestilentz oder deren Auftreten durch böse Luft zu finden sind.

Eine Auswahl immunologisch wirkender Pflanzen aus den Kräuterbüchern von Carrichter, Bock, Lonicerus, und Tabernaemontanus: Andorn, Baldrian (innerlich und aromatherapeutisch zur Prophylaxe bei Seuchenzügen), Bibernelle (in allen Mischrezepten gegen Pestilentz), Beifuß, Boretsch, Diptam (in vielen Rezepten), Eberraute, Ehrenpreis (gegen böse Lufft, giftige und schnelle Fieber), Eisenkraut (Tertiana und Quartana), Einbeere, Gelber Enzian (in allen Rezepten), Kreuzblättriger Enzian (G. Cruciata, sehr geschätzt zu Prophylaxe und Therapie bei Seuchen), Engelwurz (Angelica sivestris, A. archangelika; standen in höchstem Ansehen als Prophylaktika, zur Behandlung der Pest, bei strenger Pestilentz, für schnelle Fieber, treibt die pestilentzische Vergiftung aus, unentbehrlich bei Mischrezepten; – Rp

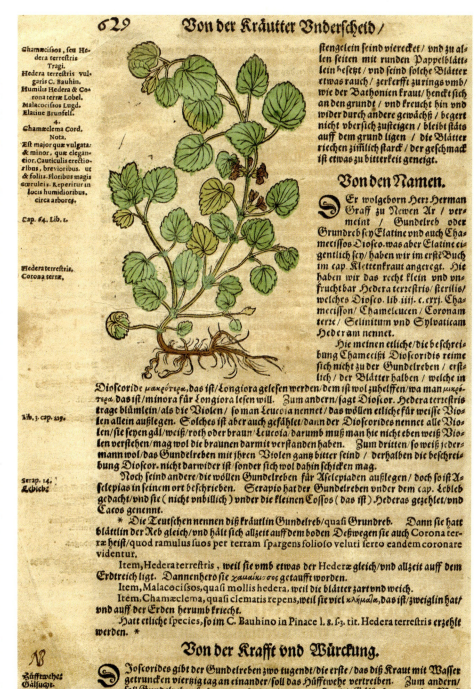

Gundermann. Kolorierter Holzschnitt aus dem Kräuterbuch des Hieronymus Bock; 16 Jh.

des Lonicerus ist Angelica/Gentiana/Dictamnus/ Absinthium/ Valeriana/ Tormentilla/ Imperatoria/Bolus/ Theriak für an Pestilentz Erkrankte; – Erdrauch, Gamander, Gauchheil, Gundermann, Johanniskraut (Tertiana, Quartana), Königskerze, Kardobenediktenkraut (gegen allerhand Schwachheiten, verhindert Ansteckung), Mariendistel, Mauerpfeffer, Meisterwurz (die Wurtz aller Wurzen stand in höchstem Ansehen, in allen Mischrezepten, gegen faule Fieber, gegen die schwarzen Blattern = Pest); Odermennig, Raute, Rose, Safran, Schafgarbe (behüt vor aller Krankheit), Schöllkraut (in vielen Mischrezepten, tötet alles pestilentzisch Gifft), Schwalbenwurz, Seerose, Teichrose, Tormentill (Tabernaemontanus: Es ist diese Wurzel durch langwierigen Gebrauch dermaßen wider die Pestilentz bewahrt worden,/ daß man heutigen Tages schier kein Recept findet/die pestilentzische Vergiftung zu verhüten oder den Menschen zu bewahren/oder aber das

Arzneischatz
Traditionelle Abendländische Medizin

pestilentzische Gifft auszutreiben/es muß die Wurtzel des Tormentills darbey seyn), Waid, Wacholder (etherisches Öl aus Beeren oder Holz, seit dem 16. Jhdt. im Handel, bei Sterbensläufft räuchern), Großer Wegerich, Wermut (gegen innerliche heimliche Fieber), Wetterdistel (gegen die Pest), Witwenblume (auch lokal auf Pestbeulen), Zaunrübe, Zitwer.

Eine immunologische Untersuchung der genannten Pflanzen wäre mühsam und kostspielig, würde aber sicher interessante Ergebnisse liefern. Die Suche nach Antibiotika aus Pilzen und Mikroben aber war und ist auch sehr kostspielig.

In oben stehender Liste fallen die vielen Pflanzen auf, deren Wirkstoffe Iridoidglykoside sind.

Feigwarzen

Die alte Medizin kennt eine große Anzahl von Pflanzen zur Behandlung von Feigwarzen (Feigblattern am Hindern). Es wäre wichtig, ihre Wirkung bei Krankheiten, die durch Problemviren verursacht werden, zu prüfen. Auffällig ist, daß ein Teil dieser Pflanzen auch eine gute Wirkung bei Herpes simplex und Herpes zoster zeigen. Das Feigwarzenvirus ist wie das Zostervirus nachweislich karzinogen. Auch viele der Feigwarzenmittel enthalten als Wirkstoffe Iridoidglykoside (s.o.).

Die Mittel sind hauptsächlich für äußerlichen, aber auch innerlichen Gebrauch gedacht. Verwendet werden Mischrezepte. Angegeben werden etwa vierzig Pflanzen, hiervon eine Auswahl: Baldrian, Beifuß, Braunwurz, Dill, Eisenkraut, Hauhechel (treibet die verborgenen Feigwarzen heraus und heylet sie /T/), Königskerze, Karde, Raute, Rosmarin, Schafgarbe, Scharbockskraut, Storchschnabel (hat gute Wirkung auch gegen Herpesviren), Tormentill, Großer Wegerich, Zwiebel. Die Übereinstimmung mit der Liste der Mittel gegen die Pestilentz ist beeindruckend.

Neurologie

Die alte Literatur enthält ebenso reichlich Angaben zur Behandlung neurologischer Leiden. Diese müssen häufig gewesen sein und der Bedarf an Heilmitteln entsprechend. Im Folgenden soll eine Auswahl der zur Behandlung des Schlaganfalls angegebenen Kräuter aufgelistet werden und eine Liste der Mittel zur Förderung der geistigen Fähigkeiten.

Schlaganfall

Zum Schlaganfall finden sich in den Stichwortverzeichnissen u.a. folgende Begriffe – Schlag (umfangreichste Liste), Ganzer und halber Schlag, kleiner Schlag (einseitige Gesichtslähmung), Schlagfluß, Paralysis, Tropfen (nach der galenischen Vorstellung erzeugt ein Tropfen im Gehirn den Schlaganfall), Hand Gottes, Sprach verloren – mit den Heilmitteln Anis, Bohnenkraut, Eberraute (zur Prophylaxe), Eiternessel, Engelwurz (zur Prophylaxe und Therapie /T/), Destillat von Johanniskraut, Destillat von Maiglöckchen, Lavendel und Spiklavendel (diese Blumen haben sonderlich große Tugend an ihnen), Nelkenwurz (ebenfalls bei Lähmung – Lieblingsmittel der Hildegard und des Paracelsus), Pfingstrosenwasser, Quendel, Raute (ist sehr berühmt fürn Schlag /L/) Schlüsselblume (Aphasie), Wermut, Ysop. Die Lippenblütler mit Gehalt an ätherischen Ölen sind also reichlich vertreten.

Anregung der geistigen Fähigkeiten

Die Register der Kräuterbücher enthalten folgende Stichwörter: Hirn reinigen, Haupt und Hirn stercken, Haupt und Hirn stercken außerhalb des Leibs (äußerliche Mittel und Aromatherapie), Gedechtnuß stercken, Sprachlose (alle /B/); Hirn befeuchten, erkältet Hirn, Hirnerquicken, blöd Hirn, böse Feuchte des Hirns, kalt blöd Hirn, kalt blöd schwindlicht Hirn, Hirn und Nerven stärken (Auswahl der Stichworte im /T/). – Man hat den Eindruck, daß sich unsere Vorgänger mit genauso vielen Krankheitsfällen mit Beteiligung des Hirns zu beschäftigen hatten wie wir heutzutage. – Ausgewertet sind nur die Stichwörter, die Anregung der geistigen Fähigkeiten angeben. Weitere, im Folgenden nicht berücksichtigte sind Haubt und Nervenschmerzen, Fantasey, Melancholey und dgl. (alle /T/).

Hier nun eine Liste von Mitteln, die auf den Geist anregend wirken, also Kräutlein wider das blöde Haubt und um das Gedächtnuß zu stärcken. Der Bezug zu Vorgängen im Zentralnervensystem bei fast allen genannten Pflanzen ist auch in unseren zeitgenössischen Lehrbüchern der Phytotherapie dargestellt, aber nicht in so eindeutiger Form zum vorliegenden Therapieziel. Betonie (Hirn stärcken, Gesicht schärfen), Dost, Ehrenpreis (ist sonderlich gut die Gedächtnuß/Haupt und Hirn zu stärcken /L/), Galbanum, Gewürznelke (stärkt Sinn, Gedächtnis und Hirn auch durch den Geruch /T/), Haselwurz (in Laugen gesotten, stärckt das Hirn und Gedächtnuß), Kamille, Kalmus (Sinn und Verstand schärpffen /T/), Kardobenediktenkraut, Kubeben (gegen allerhand kalte Hirnmängel), Lavendel und Spiklavendel (um Vernunft und Gedächtnuß zu schärpffen /T/) Maiglöckchenwasser (ungiftiges Destillat, loben alle Kräuterbücher), Majoran oder Majoranwasser (erweckt die schlaffende Lethargicos, erfrewet und stercket das Hirn und Gedechtnuß wunderbarlich /B/), Melisse (Weindestillat des Krauts, macht dem Menschen schnelle Sinn/und einen scharffen Verstand und Gute Gedächtnuß /L/), Minze (Geruch kreftigt das Hirn und sterckt das Gedächtnuß /B/, also Aromatherapie), Quendel (der Geruch sterckt das Hirn /B/; also Aromatherapie), Rose (besonders Rosenwasser, Rosenessig und Rosenzucker külen und stercken das Hertz und Hirn /B/), Rosmarin (besonders die Zuckerzubereitung scherpfft das Gesicht /B/, um das Hirn zu stärken, für kalte Krankheit /T/), Zimt (ist einer subtilen Substanz, erwärmet, eröffnet, macht dünn und stärcket alle innerlichen Glieder, stärckt Hertz und Haubt, für alte schwache Leute /T/).

Im Gegensatz zu den vielen auf uns überkommenen Mischrezepten gegen die Pestilenz finden sich in den alten Büchern keine zusammengesetzten für das blöd Hirn oder Verlust des Gedechtnuß.

Epilog

„Unsere Doctores brauchen das Kraut auch/wiewol sie nichts in der Schrift darvon wissen/lehrnen täglich von den Empirischen Weibern/die der Circes Künst können". – Bock, S. 76 unter „Ehrenbreiß" (Ehrenpreis)

Literatur

Hieronymus Bock (im Text /B/): Kreutterbuch, Straßburg 1577; Kölbl Reprint 1964
Bartholomäus Carrichter: Horn deß Heils Menschlicher Blödigkeit oder Kreutterbuch, Straßburg 1606; Kölbl Reprint 1981
Adamus Lonicerus (im Text /L/): Kreuterbuch, Ulm 1679; Kölbl Reprint 1962
Jacobus Tabernaemontanus (im Text /T/): Neu vollkommen Kräuterbuch, Erstauflage 1588
Max Höfler: Deutsches Krankheitsnamen-Buch 1899; Nachdruck bei Olms 1979
Ingo Wilhelm Müller: Humoralmedizin, Heidelberg 1993
Friedemann Garvelmann: Pflanzenheilkunde in der Humoralpathologie, München 2000
Max Amann: Dem Geist auf die Sprünge helfen, München 2000
O. Rippe et al.: Paracelsusmedizin, Aarau 2001
Peter Kaufhold: Phytomagister, München 2002

Arzneischatz
Traditionelle Abendländische Medizin

Hexenpflanzen – oder: Über die Zauberkünste der weisen Frauen

von Margret Madejsky

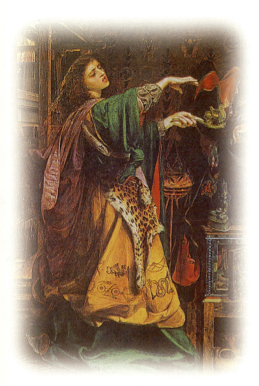

Stellen wir uns die altnordische „hagazussa"¹ einmal als weise Frau vor, die einst den Hag hütete, jenes verwunschene Naturheiligtum, das von Hagedorn sowie Hagerose begrenzt und von Hagebuchen beschattet war. Zur Ahnherrin der Hexen gingen Kranke und Ratsuchende, für die sie Tränke braute, Amulette anfertigte oder göttlichen Rat einholte. Sie war heidnische Priesterin wie auch kräuterkundige Hebamme und als solche mit den Zauberkräften der Pflanzen wohlvertraut. Begleiten wir nun die Urhexe auf der Suche nach ihren Kultpflanzen und Mutterkräutern.

Zur Zeit der hagazussa hieß das Bilsenkraut (Hyoscyamus niger) noch „Belinuntia" und war dem keltischen Sonnengott Belenus geweiht. Weit entfernt von der Möglichkeit pharmakologischer Analysen, genügte der Naturkundigen vielleicht noch ein einziger Blick, um zu erkennen, daß es sich um keine freundlich-strahlende Sonnenpflanze handelt. Violettschwarze Adern durchziehen seine blaßgelben, trichterförmigen Blüten, denen ein modrig-animalischer Geruch² entströmt.

Teufelsauge öffnet die Pforte der Wahrnehmung

Die indogermanische Namenswurzel „bhel" heißt soviel wie Phantasie – und diese beflügelt die altbekannte Initiationsdroge im wahrsten Sinne des Wortes. Bei entsprechender Dosierung schickt Bilsenkraut die Seele auf die Reise in ein Schattenreich. Zuweilen rufen schon ein bis zwei Blätter Halluzinationen hervor, die an die christliche Vorstellung vom gehörnten und bocksbeinigen Teufel erinnern; der Volksmund nennt das Bilsenkraut nicht umsonst „Teufelsauge".

Ein Mann schilderte seine Erfahrungen wie folgt: Während einer Wanderung durch Nepal kaute er zwei oder drei Blätter des ihm bis dahin unbekannten Bilsenkrauts, um seinen Vitaminbedarf zu decken. Kurze Zeit später bemerkte er gehörnte Wesen am Wegrand. Sie saßen auf den Mauern und beobachteten ihn stumm. Als ihm klar wurde, daß sie ihn besetzen wollten, zwang er sich, die unheimlichen Gestalten nicht zu beachten, um ihnen keine Macht über sich zu geben. Er wanderte weiter und fand im Flußbett seine Butterbrote wieder. Erfreut, weil hungrig, biß er herzhaft hinein. Doch die Brote waren Steine, an denen er sich beinahe die Zähne ausgebissen hätte. Erst am Ende des Tages ließen die Halluzinationen allmählich nach.

Der Ritt auf dem Zaunpfahl

Seelenreisen gehören weltweit und seit Jahrtausenden zu den schamanischen Künsten. Für die Urhexe, die man auch „striga³" oder „tunritha" (altnord. Zaunreiterin) nannte, waren sie Teil ihrer Kultpraktiken. Lange Zeit wagte nur sie es, den Zaun zu überschreiten, der von je her die magische Grenze zwischen der Geborgenheit der Sippe und der furchteinflößenden Wildnis darstellte.

> *Sumpf'ger Schlange Schweif und Kopf Brat' und koch im Zaubertopf: Molchesaug' und Unkenzehe, Hundemaul und Hirn der Krähe; Zäher Saft des Bilsenkrauts, Eidechsbein und Flaum vom Kaut: Mächt'ger Zauber würzt die Brühe, Höllenbrei im Kessel glühe!*
>
> Shakespeare, Macbeth

Ganz nah beim Zaun, der gleichermaßen die Eintrittspforte in die jenseitige Welt symbolisiert, fand die Priesterin das Bilsenkraut, das zu den Kulturfolgern zählt und eben deswegen mit zu den ersten Pflanzen gehörte, mit denen der Mensch überhaupt Erfahrungen sammeln konnte⁴. Vielleicht braute sie einen Met daraus, unter dessen Einfluß sie von ihrem gehörnten Vegetationsgott Cernunnos visionierte, der späterhin wie alle heidnischen Götter verteufelt wurde. Vielleicht räucherte sie das Kraut⁵, so wie es ihre griechischen Schwestern, die Orakelpriesterinnen in Delphi, taten, um mit den Göttern in Kontakt zu treten.

Die Initiation, die sie durch das bewußtseinserweiternde Gewächs erfuhr, ging jedenfalls – und geht heute noch – mit Nah-

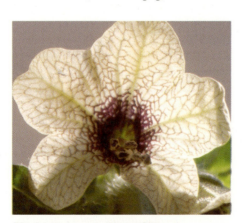

Die violettschwarz geäderten Blüten des Bilsenkrauts (Hyoscyamus niger) muten wie ein Tunnel ins Jenseits an; im Volksmund heißen sie „Teufelsaugen". Foto: Margret Madejsky

Naturheilpraxis Spezial 225

Arzneischatz
Traditionelle Abendländische Medizin

todeserlebnissen einher: Visionen von Tunneln, Naturgeistern, Tod oder Teufel verbinden sich mit dem Gefühl zu fliegen, zu schweben oder zu fallen. Jene drogeninduzierten Träume, die der Urhexe Einblicke in die Welt der Götter und Geister gewährten, machten sie in den Augen der Inquisitoren zur „Gespielin des Teufels". Als nordische Schamanin und Anhängerin der vorchristlichen Naturreligion wurde sie schließlich zur größten Bedrohung des aufkeimenden Christentums.

Schweinebohne macht Heidenspaß

Der sprichwörtliche Heidenspaß dürfte bei der Verwendung von Bilsenkraut nicht zu kurz gekommen sein. Im Gegensatz zum leibfeindlichen Eingott der Christen liebten die heidnischen Götter die geschlechtliche Lust. Die hagia bereitete daher zu ihren Kultfesten einen besonderen Trank, der je nach Dosis und Zusammensetzung entweder archaische Träume oder auch wilde Ekstase hervorrief. Bilsenkraut, das übersetzt soviel wie Schweinebohne bedeutet, war sicherlich Hauptbestandteil solcher berauschenden Kultgetränke.

Der körperlich wie psychisch entkrampfende und enthemmende Effekt des Bilsenkrauts ist schon lange bekannt. Noch im ausgehenden Mittelalter zogen die Brauereien das Bilsen wie auch andere Nachtschattengewächse in ihren Gärten und setzten es dem ursprünglichen „Pilsen" zu, um einen kräftigeren Rausch zu erzeugen. 1516 wurde schließlich das „Bayerische Reinheitsgebot" erlassen, das den Zusatz von Rauschpflanzen zum Bier verbot. Naturdrogenanhänger lassen sich davon bis heute nicht abschrecken und brauen sich immer noch „Bilsen-Met". Man erkennt sie daran, daß sie nackt durch die Natur „flitzen", weil es ihnen durch die Tropanalkaloide recht heiß geworden ist.

Für Unberufene ist der Ausflug in die andere Welt keineswegs harmlos: Nachtschattengewächse können Drogenpsychosen auslösen. Bei labilen Persönlichkeiten endete die „Hexenfahrt" daher schon so manches Mal in der Psychiatrie. Den meisten

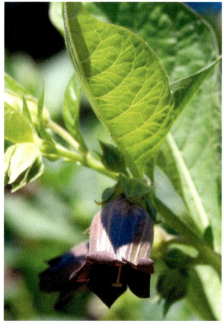

Die Tollkirsche (Atropa belladonna) macht nicht nur „doll" und geistersichtig, mit der alten Zauberpflanze kann man auch Krämpfe weghexen. Foto: Margret Madejsky

bleibt der Nachtschatten-Trip allerdings nur unangenehm in Erinnerung: Mundtrockenheit, Sehstörungen, motorischer Kontrollverlust, Kreislaufstörungen, Delirium und Kollaps sind vor allem an heißen Tagen vorprogrammiert.

Die Hüterin des alten Wissens

Druidenhatz und Hexenjagd waren leider so erfolgreich, daß wir nur noch vermuten können, wie und wofür die weisen Frauen das bizarre Nachtschattengewächs wirklich gebrauchten.

Wir dürfen annehmen, daß die hagazussa, die einst das druidische Erbe antrat, mit mächtigen Pflanzengeistern umzugehen wußte. Die Kelten wußten nämlich noch, daß in einer Giftpflanze eben zwei Geister wohnen: ein guter, den es zu befreien gilt, und ein böser, den man zügeln muß. Daß man den Giftgeist einer Pflanze durch umsichtiges Dosieren zügeln kann, dürfte der Frau im Hag kaum entgangen sein. Eine muskelentspannende, krampflösende und schmerzstillende Wirkung kann man schließlich schon bei kleinen, noch lange nicht halluzinogen Mengen der Droge[6] beobachten.

Ein kleiner Teil des alten Kräuterwissens klingt auch noch in den Volksnamen wie „Zahnkraut" oder „Schlafkraut" nach. Doch die Volksmediziner sind schon lange brav geworden und haben sich von den überaus wirksamen Giftpflanzen abgewandt. Nur gelegentlich verwenden sie das Bilsenkrautöl[7] noch zur schmerzlindernden Einreibung bei Gelenk- oder Muskelrheuma.

In der Vorzeit mußte es Hilfesuchenden jedenfalls wie Zauberei vorgekommen sein, wenn die hagazussa mit Hilfe eines Pflanzengebräus und unter Aufsagung von Beschwörungsformeln schmerzverursachende Krankheitsdämonen im Handumdrehen vertrieb. Zur richtigen Zeit, in der richtigen Absicht und in der entsprechenden Dosis wurde „belinuntia" in den Händen der weisen Frauen zur Zauberpflanze, mit der sie heilen oder auch töten, die Sinne trüben oder für die Anderswelt öffnen konnten.

Waldnachtschaden macht geistersichtig

Als die Nachfolgerinnen der hagazussa den Wald nach absonderlichen Kräutern und Wurzeln durchstreiften, mußten sie irgendwann auch der Tollkirsche (Atropa belladonna) begegnet sein. Der „Waldnachtschaden" soll zwar erst im Mittelalter zu uns gekommen sein, doch seine schwarzvioletten, süßlichen Beeren locken geradezu zum Verzehr, so daß man wohl rasch Erfahrungen gesammelt hat. Der Beiname „Teufelsbeeren" deutet schon an, daß man mit Tollkirschen ebenfalls die Wesen der jenseitigen Welt erblicken kann. Am Niederrhein nannte man sie sogar „Walkerbeeren", weil man glaubte, daß wer davon kostet, den Walküren anheimfällt.

HEXENSCHMIERE
(weniger zum Fliegen, mehr für den Heidenspaß!)

Man nehme folgende Salbengrundlage und gebe diese in einem Glas ins Wasserbad:
45 ml Jojobaöl / 30 ml Johanniskrautrotöl / 25 ml Mandel- oder Weizenkeimöl / 10 ml Bilsenkrautöl / 2 Teelöffel Lamecreme in Pastillen / 2 Teelöffen gelbes Bienenwachs. Wenn sich Lamecreme und Bienenwachs unter ständigem Umrühren vollständig aufgelöst haben, gibt man 5 bis 10 Tropfen 10 %iges äther. Rosenöl (vorher mit Alkohol verdünnen!) hinzu.
In ein zweites Glas, das nur ganz kurz ins Wasserbad gestellt wird, gebe man:
10 ml Bilsenkrauttinktur / 5 ml Tollkirschentinktur / 2ml Schierlingstinktur / 2ml Pfefferminztinktur / 15 ml Taubnesselblüten-Mazerat / 1 bis 2 Teelöffel Bienenhonig.
Schließlich wird der Inhalt des zweiten Glases in das erste Glas geschüttet und dieses Glas wird gut verschlossen kräftig durchgeschüttelt – fertig ist die Salbe!

Arzneischatz
Traditionelle Abendländische Medizin

Natürlich ist auch dieses Gewächs nicht ganz so böse wie sein Ruf. Erwachsene stecken ein bis zwei Tollkirschen im allgemeinen relativ unbeschadet weg. Trotzdem ist mit dem mächtigen Pflanzengeist nicht zu spaßen, denn Nachtschattengifte wirken bei jedem Menschen und zu jeder Zeit anders. Weil sie die körpereigene Wärmeregulation[8] stören, kann bei sensiblen Naturen und besonders an heißen Tagen bereits eine halbe Beere zu heftigen Kopfschmerzen und Hitzekollaps führen.

Ein Naturdrogenfreak berichtete, daß er wochenlang unter Sehstörungen litt, nachdem er sich mit zehn Tollkirschen berauscht hatte. Er hätte die Zusammenfassung von Hans Peter Dürr beherzigen sollen: *„Nachtschattengewächse machen uns heiß wie einen Rammler, blind wie eine Fledermaus, trocken wie einen Knochen, rot wie eine Runkelrübe und verrückt wie eine Henne."*

Weil Nachtschattengewächse die Schleimhäute stark austrocknen, lag es wohl nahe, daß man diese früher oder später in Salben einarbeitete und mit schleimhaltigen Pflanzen kombinierte. Ob solche Salben zuerst heilkundlich oder zur Rauscherzeugung genutzt wurden, weiß heute keiner mehr. Inzwischen gehört die Tollkirsche zu den wichtigsten homöopathischen Arzneien und dient zumindest den modernen Kräuterhexen als Zauberpflanze gegen Krämpfe aller Art[9].

Über Besenschmalz & Hexenschmiere

Bei den Nachfolgerinnen der *hagazussa* fand man gewiß den einen oder anderen Salbentiegel – allerdings meist nur mit Schweinsfett gefüllt. So besaß die Agnes Weiß, bekannter als „Hexe von Schongau", gleich siebenerlei Salben sowie eine Vielzahl von Pülverchen, Kräutern, Wurzeln und Früchten[10]. Zum „Hexentanz" taugte freilich nichts davon.

Bis heute spekuliert man über die genaue Zusammensetzung jener Geheimrezepte, die der Hexe Eulengestalt verliehen und ihre Seele zum Blocksberg trugen. In den Prozeßakten finden sich meist nur wirre Geständnisse, die den armen Frauen unter Folter abgezwungen wurden. Einige Rezepte entsprangen ganz offensichtlich der Phantasie gepeinigter Menschen, die in ihrer Not eben alle Giftpflanzen und Ungeheuerlichkeiten aufzählten, die ihnen gera-

---

HEXENSALBE des Giambattista della Porta (1538-1615)

- 4 Teile Lolium temulentum (Taumellolch = Schwindelhafer: neurotoxine; Adjuvans?)
- 4 Teile Hyoscyamus niger (Bilsenkraut: Tropanalkaloide; u.a. halluzinogen)
- 4 Teile Conium maculatum (gefleckter Schierling; Coniin; verändert die Hautsensibilität
- 4 Teile Papaver rhoeas (Klatschmohn; ungiftig; mild beruhigend)
- 4 Teile Lactuca virosa (Giftlattich; haut- & schleimhautreizender Saft; resorptionsfördernd?)
- 4 Teile Portulaca (Burzelkraut; ungiftig; schleimhaltig, entzündungswidrig, reizlindernd)
- 4 Teile Atropa belladonna (Tollkirsche; Tropanalkaloide; u.a. halluzinogen)

Pro Unze (=31,1 g) dieser öligen Schmiere wird eine Unze Opium beigemengt.
1 Skrupel (1,3 g) soll eine zweitägige „Reise" garanieren.

---

de einfielen, um die Wißbegier der Inquisitoren zufriedenzustellen. Vielleicht erklärt dies auch merkwürdige Listen wie folgende: *„Man nehme Mandragora, Tollkirsche / Bilsenkraut / Bittersüß und Stechapfel / darf auch Schilling / Giftlattich / und Mohn dabei sein / vermenge mit Katzenfett / Hundsfett / Wolfsfett / Eselsfett / Fledermausblut und Kinder-fett / um zu einer salbenartigen Konsistenz zu bringen."*

Sicherlich haben einige der Salbenrezepte, die seit dem 15. Jahrhundert kursierten, gewisse Effekte. Zahlreiche Selbstversuche experimentierfreudiger Menschen bestäti-

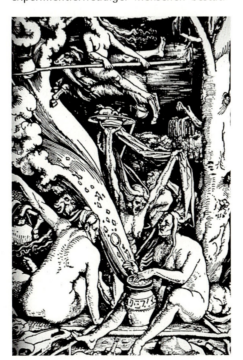

„Hexensabbat" von Hans B. Grien

gen die typische Rauschwirkung. Trotzdem ist zweifelhaft, ob die Urhexen wirklich alle Nachtschattengewächse und Giftpflanzen zusammen in ein Rezept mengten, um die Seelenreise anzutreten; bei gezielter Vorbereitung (z.B. Fasten) genügt jedenfalls Bilsenkraut allein. Häufig genannte Hexenpflanzen wie **Stechapfel** (Datura stramonium) und **Alraune** (Mandragora officinarum) waren der hagazussa darüberhinaus noch unbekannt. Die Heimat der sagenumwobenen Mandragora liegt südlich der Alpen, und der Stechapfel kam erst im Mittelalter zu uns.

Nicht alle Hexen wollten fliegen

„Hexe – Salbe – Flug – Sabbat" lautet heute noch die allgemeine Assoziationskette. Gehen wir lieber davon aus, daß das zaubermächtige Kräuterweib mit jeder „Salbe" eine ganz bestimmte Wirkung erzielen wollte. So erklären sich dann auch die sehr unterschiedlichen Rezepte.

In manchen Rezepturen finden sich zum Beispiel **Fünffingerkraut** (Potentilla reptans) oder **Tormentill** (Potentilla tormentilla). Der hohe Gerbstoffanteil dieser Rosengewächse – die Tormentill enthält bis zu 20 Prozent – würde die Resorption der psychoaktiven Tropanalkaloide verringern; Gerbstoffe verbinden sich mit Alkaloiden zu schwer resorbierbaren Komplexen. In „Flugsalben" wären also beide Pflanzen hinderlich. Dagegen wäre ihre keimtötende und zusammenziehende Wirkung in Form von Spülungen, Salben oder Tamponaden bei entzündlichen Unterleibsleiden durchaus hilfreich.

Eine der Hexerei bezichtigte Frau bekannte zum Beispiel: *„sie nehme reinfarn, nießwurz, haselwurz und brat es mit eim ei in butter, das gebe die salben"*[11]. Glaubt man der Aussage, dann sollte diese „Salbe" den Flug zum Hexentanz ermöglichen. Nun fällt aber als erstes auf, daß Ei in Butter gebraten sicherlich keine Salbe, sondern vielmehr ein Omelett ergibt! Betrachtet man die verwendeten Pflanzen näher, so handelt es sich wohl eher um ein bruchstückhaftes Geheimrezept zur Abtreibung als um eine „Flugsalbe".

Arzneischatz
Traditionelle Abendländische Medizin

Schon die Hildegard von Bingen (12. Jh.) empfahl den **Rainfarn** (Tanacetum vulgare) zur Menstruationsförderung. Im Volksmund hieß der Korbblütler „Muttergottesstab" und zählte zu den neunerlei Himmelfahrtskräutern, die im Mittelalter noch jeder Hebamme geläufig waren. Diese verwendeten das alte Gürtel- und Gebärkraut vor allem zur „Reinigung der Mutter"[12]. In größeren Mengen wirkt es jedoch ähnlich abortiv wie zum Beispiel Sadebaumspitzen[13]. Heute wissen wir, daß die emmenagoge bis abortive Wirkung auf dem Gehalt an Thujon beruht, der im ätherischen Öl bis zu 70% beträgt.

Die **Haselwurz** (Asarum europaeum) gehört ebenfalls zu den alten Abtreibungspflanzen. „Haselwurz bringt den Frauen ihre Krankheit", liest man beispielsweise bei Lonicerus. Das Aristolochiagewächs wirkt in erster Linie brecherregend (Asaron). Wendet man Haselwurz-Salben am Genital an, so bewirken diese eine starke Durchblutungssteigerung der Unterleibsorgane und fördern auf diese Weise die Austreibung der Leibesfrucht.

Bei der **Nießwurz** scheiden sich schließlich die Geister. Welches Gewächs gemeint war ist unklar, denn es kommen weiße Nieswurz (Veratrum album) sowie schwarze Nieswurz (Veratrum nigrum) in Frage, und die Christrose (Helleborus niger) hieß ebenfalls Nieswurz. Wie der Name schon sagt: die Nieswurz, und damit sind alle drei Gewächse gemeint, wirkt nieserregend. In Salben getan, würde sie wiederum durch Schleimhautreizung die Blutung herbeiführen.

Gebärkräuter & Liebfrauenbettstroh

In einem Atemzug mit der Hexerei hört oder liest man oft auch vom **Eisenkraut** (Verbena officinalis). Selbst wenn die alte Zauberpflanze immer noch von einem Hauch Magie umgeben ist – das Fliegen lehrt sie uns nicht. Der Name leitet sich ursprünglich von der ägyptischen Mondgöttin Isis ab, die wie alle Muttergöttinnen für die Geburt zuständig war. Das „Isiskraut" dient seit der Antike zum Geburtszauber und zählte lange Zeit auch in unseren Breiten zu den hauptsächlichen Mutterkräutern: „*Eisenkraut zu einem reinen Pulver gestossen / und ein Quintlein mit Wasser*

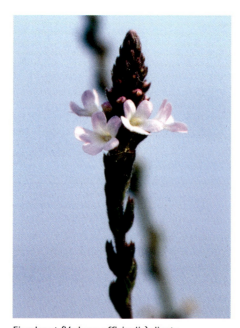

Eisenkraut (Verbena officinalis) diente den wegen Hexerei verfolgten Hebammen zum Geburtszauber. Foto: Margret Madejsky

vermischt / und warm getruncken / hilfft den Gebährenden leichtlich gebähren" (Tabernaemontanus). Kräuterkundige Hebammen fördern mit dem Kraut der Isis heute noch die Wehen[14].

Die meisten der im Zusammenhang mit Hexen genannten Pflanzen gehören zu den „*Gebär-*" oder „*Mutterkräutern*" und finden seit Jahrtausenden frauenheilkundlich Verwendung.

Einen Teil ihrer außerordentlichen Macht über Geburt wie Tod bezogen die Kräuterfrauen beispielsweise vom *Beifuß* (Artemisia vulgaris). Der nach der griechischen Mondgöttin Artemis benannte Korbblütler fördert je nach Dosis die Menstruation, lindert Unterleibskrämpfe und beschleunigt ebenfalls die Geburt. In großen Mengen eingenommen und mit Mutterkorn, Petersilie, Rainfarn, Raute oder Sadebaum kombiniert, diente der „bifot" sogar zur Abtreibung.

Die dritte Sonnwendpflanze im Bunde ist das **Johanniskraut** (Hypericum perforatum). Manche Inquisitoren flößten es den Hexen ein, um den Teufel auszutreiben[15] und damit sie endlich gestehen. Doch die wegen Hexerei verfolgten Hebammen wußten das „*Liebfrauenbettstroh*"[16] besser zu gebrauchen: Nach alter Tradition bereiteten sie den Gebärenden ein duftendes Lager daraus. Ein solches Kräuterbett sollte ursprünglich alle dämonischen Einflüsse von Mutter und Kind fernhalten. Nach moderner Erkenntnis ersetzten Kräuterlager wie auch magische Räucherungen schlichtweg die Raumdesinfektion. Immerhin konnten unsere Wissenschaftler in den Bettstrohkräutern antibakterielle Wirkstoffe nachweisen.

In einer Zeit, in der die Frauen ihre ureigenen Angelegenheiten wie Menstruation, Geburt oder Wochenbett noch keinem Gynäkologen anvertrauten, hielten die erfahrenen Kräuterweiber und Hebammen alle Fäden der Macht in ihrer Hand. Wen sonst als die weise Frau im Hag hätte eine Gebärende auch rufen können? Diese kannte eben einen Trank für den Kindersegen und einen dagegen.

Die Giftmischerin & Schadenszauberin

Allzugut paßte auch der giftige **Schierling** (Conium maculatum) zum christlichen Bild von der *„venefica"* (latein. *Giftmischerin*) oder *„malefica"* (latein. *Schadenszauberin*), die angeblich allerlei Unfug damit anrichtete. Als Mordgift hat sein Saft eine lange Tradition. Schon in der griechischen Antike bediente man sich seiner, um politische Gegner aus dem Weg zu räumen. So brachte er es als Todestrank des Sokrates schließlich zu traurigem Ruhm.

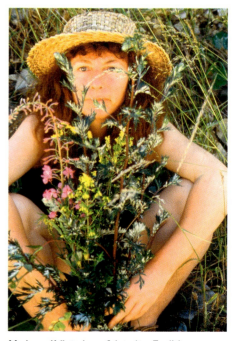

Moderne Kräuterhexe folgt alter Tradition: In ihrem Sonnwendbuschen finden sich alte Frauenkräuter wie Beifuß oder Johanniskraut.
Foto: Margret Madejsky

Doch was hat der „Tollkerbel" in Hexensalben zu suchen? Der Schierling gehörte in unseren Breiten mit zu den ersten Lokalanästhetika. Mit seinem betäubenden Saft bestrich man die Haut zum Beispiel vor Amputationen. Dies gab Anlaß zu der Spekulation, daß die Hexe, wenn sie sich damit salbte, das Gefühl hatte, sich in ein Tier zu verwandeln. Schierling verändert die Hautempfindung und verursacht ein Taubheitsgefühl[17], das in Kombination mit einem Nachtschattenrausch in der Tat Halluzinationen von Fell oder Federkleid bewirken kann. Manchmal vermittelt eine Schier-

> **DIE SIEBENFACHE HEXEREI**
> *Mit Todesstrafen belegte Geburtenkontrolle; Hexenhammer (1487)*
> 1. Ehebruch (auch Unzucht)
> 2. Männer begattungsunfähig zu machen
> 3. Kastration oder Sterilisation
> 4. Empfängnisverhütung
> 5. Homosexualität oder Sodomie
> 6. Abtreibung
> 7. Kindsmord
>
> Aus „Die Vernichtung der weisen Frauen"; Heinersohn u. Steiger; März

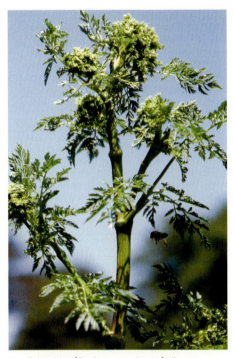

Der Schierling (Conium maculatum) diente den weisen Kräuterfrauen vermutlich zur Geburtenkontrolle.   Foto: Olaf Rippe

lingssalbe auch das Gefühl, als ob ein kühler Windhauch über die Haut bliese.
Für die kräuterkundige Hebamme dürfte jedoch eine weitere Wirkung viel interessanter gewesen sein. Schon die Hippokratiker wußten, daß der Schierling Drüsengewebe beeinflußt, denn sie gebrauchten ihn als Brustmittel, bei Hysterie und als Anaphrodisiakum. Lange Zeit empfahlen Ärzte den Schierling sogar als Schönheitsmittel. So riet beispielsweise Anaxilaos den Jungfrauen, sie sollten sich ihre Brüste mit Schierlingssaft bestreichen, damit diese nicht welken. Lonicerus schrieb: *„Wundscherling mit dem Saamen zerknirscht / auf die Brust der Frauen gelegt / macht ihr die Milch schwinden."* In manchen Gegenden verfuhren die Volksmediziner bis in unser Jahrhundert hinein so, wenn sie das Abstillen beschleunigen wollten. Ähnlich wie die Tollkirsche die Sekretion exokriner Drüsen hemmt, so drosselt der gefleckte Schierling die Tätigkeit endokriner Drüsen und gilt auch als Krebsheilmittel. Daher kann man bei Brustknoten oder bei Drüsenkrebs innerlich wie auch äusserlich Conium verordnen, z. B. als Conium Salbe 5% von Weleda und in Form von Lymphkomplexen, die Conium D4 bis D6 enthalten.

Die Kunst des Nestelknüpfens

Zu den mit Todesstrafen belegten Hexerei-Delikten gehörten immerhin Empfängnisverhütung, Impotentmachung und Kastration. Wir können also davon ausgehen, daß die mittelalterlichen Hebammen verschiedene Möglichkeiten der Geburtenkontrolle kannten.
Eines ihrer Geheimnisse dürften Schierlingssalben gewesen sein: Auf Glied und Hoden aufgebracht verzögert der Schierling den Samenerguß, senkt die Spermienproduktion, und in großen Dosen und über längere Zeit angewandt führt er sogar zu einer Art reversibler Kastration. Die Kirche wußte lange schon, daß man *„durch Schierling entmannt und jeder fleischlichen Zeugung abhold"*[18] werden kann.
Den kräuterkundigen Hebammen standen zum Nestelknüpfen (= Impotentmachung des Mannes) viele weitere Kräuter zur Verfügung. So glaubte man zum Beispiel vom **Giftlattich** (Lactuca virosa), daß er die Zeugungskraft hemmen und Schlaf bewirken könne. Vielleicht wurde er eben deswegen immer wieder als Bestandteil von Hexensalben aufgeführt. Nachahmenswert ist seine Anwendung allerdings nicht, da der Milchsaft Haut und Schleimhaut stark reizen kann.
Altbekannt ist auch die anaphrodisierende Wirkung der Seerosengewächse. Dem Mythos zufolge entstand die **weiße Seerose** (Nymphaea alba) aus einer eifersüchtigen Nymphe. Ägyptische Einsiedler sollen die Nixenpflanze einst angewandt haben, um das Zölibat leichter zu ertragen. Plinius empfahl sie bei *„erotischer Schlaflosigkeit"*, und Tabernaemontanus schrieb über die Seeblumen: *„Die Wurzel gesotten / und getruncken / beraubt den Menschen seines unkeuschen Gelüsts."* Ähnlich verhält es sich mit der **gelben Teichrose** (Nuphar luteum), aus deren betäubend duftenden Blüten die Franzosen einst das triebdämpfende „Eau de Nénuphar" gewannen. Vielleicht wußten die Hexen-Hebammen diese Zauberpflanzen zu nutzen, um den Frauen eine Gebärpause zu ermöglichen?

Weihbüschel wider das Berufen

Irgendwann im Laufe des 13. und 14. Jahrhunderts machte die einst so geachtete *hagazussa* den endgültigen Wandel zur gefürchteten *„hexe"* durch. Die heiligen Frauen im Hag, die ihre Weisheit von den Zwiegesprächen mit den Göttern bezogen, waren plötzlich des Teufels. Eben die Frauen, die man rief, wenn es um Heil-, Fruchtbarkeits- oder Geburtszauber ging, standen nun in dem Ruf, Hagel, Seuchen und Wahnsinn über die Sippe zu bringen, der

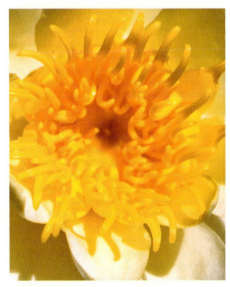

Seerosengewächse, hier Nymphea alba, dienten schon im Altertum zur Dämpfung des Geschlechtstriebes.   Foto: Olaf Rippe

Arzneischatz
Traditionelle Abendländische Medizin

Tabelle: Heilzauber mit Hexenpflanzen

Pflanze	Hauptwirkstoffe - Wirkprofil	Praxistips
Alraune (Mandragora officinarum; Nachtschattengewächs)	Tropanalkaloide: v. a. Scopolamin; in allen Pflanzenteilen ca. 0,4 %. Scopolamin-Wirkung: atropinähnlich (siehe Tollkirsche), jedoch steht die zentral dämpfende u. lähmende Wirkung im Vordergrund. Anmerkung: Neben dem Schlafmohn zählte die Alraune zu den ersten Betäubungsmitteln. Als Aphrodisiakum ist die nach der Erzhexe Kirke „Circea" benannte Pflanze nur noch von historischer Bedeutung. Zubereitungen bis einschl. D3 sind erst seit 1996 rezeptpflichtig.	„Mandragora D4" Amp. (Weleda) lindern Krämpfe und Schmerzen bei Hexenschuß, Dysmenorrhoe, Muskel- und Gelenksentzündungen. „Arnica/Symph. comp. Salbe" (Weleda) bewährte sich bei Gelenksentzündungen, nach Knochenbrüchen, Sehnenzerrung und Verstauchungen. Mandragorawein war einst als Krampf-, Schmerz- und Schlafmittel in Gebrauch
Bilsenkraut (Hyoscyamus niger; Nachtschattengewächs)	Tropanalkaloide: v. a. L-Hyoscyamin u. Scopolamin; der Alkaloidgehalt beträgt 0,08 % i. d. Wurzel, 0,17 % i. d. Blättern, 0,3 % i. d. Samen. Hyoscyamin-Wirkung: atropinähnlich (siehe Tollkirsche), jedoch 10 bis 20 Mal stärker parasympatholytisch; Hyoscyamin erregt die Großhirnrinde mehr, daher „Phantasiekraut". Überwiegt der Scopolaminanteil, dann wirkt es als „Schlafkraut". Anmerkung: Einst war das „Bilsen" ein beliebter Bierzusatz und für die Rauschwirkung des „Pilsen" verantwortlich.	„Primula Muskelnähröl" (Wala) hilft im Beginn des Hexenschuß sowie bei Myogelosen und wirkt aufbauend bei Muskelschwund nach Bettlägerigkeit oder Operationen. „Oleum Hyoscyami" (Hetterich) dient zur entzündungswidrigen, krampflösenden und schmerzlindernden Einreibung bei Dysmenorrhoe, Rheuma und Hämorrhoiden. Homöopathisch wird Hyoscyamus ähnlich wie Stramonium bei Epilepsie u. Krämpfen sowie bei religiös u. sexuell geprägten Manien gebraucht.
Eisenhut (Aconitum napellus; Hahnenfußgewächs)	Diterpen-. Nor-Diterpen-Alkaloide: v. a. Aconitin; in allen Pflanzenteilen. Der Alkaloidgehalt beträgt bis zu 2 % i. d. Knolle u. bis 1,2 % i. d. Blättern. Aconitin-Wirkung: Brennen und Taubheitsgefühl i. Mund, Schweißausbrüche, Frösteln, Parästhesien i. d. Fingern u. Zehen, pelziges Körpergefühl, Erbrechen, Darmkolik, schmerzhafte Lähmung der Skelettmuskulatur, Tod durch Atemlähmung; Letaldosis: 2 - 6 mg. Anmerkung: Zubereitungen aus Eisenhut wurden in der Antike als Mordgift gebraucht. In kleinen Dosen wirkt es lokalanästhesierend.	„Aconit Ohrentropfen" (Wala) ersetzen bei Otitis Antibiotikagaben. „Aconit Schmerzöl" (Wala) bewährte sich bei Neuralgien (z. B. Trigeminus-/Zoster-Neuralgie). In der Homöopathie ist Aconitum ein Hauptmittel bei Erkältungskrankheiten mit und ohne Fieber (Folgen von kaltem Wind oder Zugluft), Neuralgien, Angst, Schock, Tachykardien, ...
Schierling (Conium maculatum; Doldengewächs)	Piperidinalkaloide: Coniin; in allen Pflanzenteilen, in der inneren Fruchtwand bis zu 3,5 %. Coniin-Wirkung: ähnlich wie Nicotin (steigert u. a. die Adrenalin-Ausschüttung) und Curare; im Verlauf der Vergiftung kommt es zu Taubheitsgefühl in den Extremitäten, Kältegefühl, aufsteigender Lähmung der quergestreiften Muskulatur, Schwindel, Tod durch Atemlähmung. Anmerkung: Von Störck, der Leibarzt der Kaiserin Maria Theresia, führte im 18. Jh. Conium in die Krebstherapie ein, nachdem er zahlreiche Experimente und Selbstversuche durchgeführt hatte.	„Conium Salbe 5 %" (Weleda) bewährte sich bei Brustknoten und laut Hersteller bei Tumorschmerz. „Itires spag. Salbe" (Pekana) ist bei Mastopathie indiziert. „Conium Oligoplex" (Madaus) ist hilfreich bei zystischer Veränderung drüsiger Organe, z. B. Mastopathia cystica. Conium ist ein Antidyskratikum; ab D4 bei Hypochondrie, (Alters-)Schwindel, depressiver Verstimmung, Erschöpfung u. bei Präkanzerosen (v.a. der Drüsen).
Tollkirsche (Atropa belladonna; Nachtschattengewächs)	Tropanalkaloide: v. a. Atropin; der Alkaloidgehalt beträgt i. d. Früchten ca. 0,65 %, i. d. Blättern 0,5 bis 1,5 %, i. d. Blüten ca. 0,4 %. Atropin-Wirkung: parasympatholytisch; Hemmung der Speichel-, Schweiß-, Bronchialdrüsen u. der Magensäuresekretion sowie Erschlaffung der glatten Muskulatur von Uterus, Harn- u. Gallenblase. Vergiftungsverlauf: Mundtrockenheit, Pupillenerweiterung, Hitzegefühl, Sehstörungen, Tachykardie, Kopfschmerz, Fieber, Delirium, Koma, Tod durch Herz- und Atemstillstand. Anmerkung: Bei empfindlichen Personen u. bei Hitze kann bereits 1 mg zu Delirien und Koma führen.	„Chamomilla comp. Zäpfchen für Säuglinge und Kinder" (Weleda) bewährten sich als fiebersenkende, krampflösende und beruhigende Arznei bei Kinderkrankheiten und Zahnungsproblemen. „Belladonna Strath" (Strath) reguliert die Säuresekretion bei Gastritis oder Ulkus. Belladonna ist ein Polychrest; ab D4 bewährt bei Fieber, Krämpfen, Kinderkrankheiten (v. a. Scharlach), Sonnenstich, Hitzekopfschmerz, Parkinson.
Stechapfel (Datura stramonium; Nachtschattengewächs)	Tropanalkaloide: v. a Hyoscyamin u. Scopolamin; in jungen Pflanzen überwiegt letzteres. Der Alkaloidgehalt beträgt 0,38 % i. d. Blättern, 0,61 % i. d. Blüten, 0,58 % i. d. Samen. Stechapfel-Vergiftung: Symptome wie bei Tollkirsche, nur Gesichtsrötung u. Tachykardie können fehlen. Anmerkung: Zubereitungen aus Datura gehören zu den beliebten Suizid- u. Mordgiften u. sind heute noch als „K.-o.-Tropfen" in Gebrauch; 2728 Todesfälle von 1950 bis 1965 allein in Indien.	In den 70er Jahren waren Stechapfelblätter als Asthmazigaretten in Apotheken erhältlich. Heute ist Stramonium seltener Bestandteil homöopath. Komplexe wie „Asthmavowen" (Weber). Das Scopolamin ist Bestandteil von „Buscopan plus". In der Homöopathie ist Stramonium bei manisch-schizoiden Zuständen, bei Zwangsneurosen u. Puerperalmanie indiziert.

Arzneischatz
Traditionelle Abendländische Medizin

sie zuvor mit ihrer Erfahrung beigestanden hatten. Inzwischen weiß jedes kleine Kind: *„Sie war aber eine böse Hexe, die den Kindern auflauerte. Wenn eins in ihre Gewalt kam, so machte sie es tot, kochte es und aß es, und das war ihr ein Festtag."*[19]
Von dem Zeitpunkt an, als das Christentum in Mitteleuropa Fuß gefaßt hatte, war ein wirksamer Schutz vor dem Hexenzauber erforderlich. Eben jene Kräuter, die der Waldfrau oder Hebamme vormals zum Heilzauber dienten, gebrauchte man schließlich zur Abwehr ihres bösen Blicks. Sogar das Bilsenkraut wurde zum Schutz vor den Hexen über Stalltüren befestigt. Buschen aus duftenden Frauenkräutern, nun jedoch kirchlich geweiht, sollten der Hexe den Zugang zu Haus oder Stall verwehren.

Gewiß konnten nur Bruchteile des alten Wissens über die Kultpflanzen, Mutter- und Gebärkräuter der hagazussa die Scheiterhaufen überdauern. Doch aus den Überresten kann man einen Teil der Zauberkünste der weisen Frauen erneut beleben und nutzen.

1 Altnord. „hag" bedeutet Zaun und „hagia" bedeutet heilig; „hagazussa" wird auch mit im Wald hausendes Kräuterweib oder Priesterin übersetzt
2 Für den Geruch ist das „Leichengift" Putrescin verantwortlich, das eine Vorstufe der Tropanalkaloide Atropin und Hyoscyamin bildet
3 Latein. „striga" oder „strix" bedeutet Hexe wie auch Eule
4 Bilsenkraut gehört zu den magischen „Zaunkräutern" (Ruderalpflanzen), die in der Nähe menschlicher Behausungen zu finden sind; heute findet man Bilsenkraut manchmal auf Bauschutt
5 Griech. Synonyme für Bilsenkraut: „Phytonion" (abgeleitet von der delphischen Priesterin Phytia) u. „Apollinaris" (abgeleitet vom Orakelgott Apollon)
6 Mit kleinen Mengen sind 10 bis 20 Tropfen der mit 50 Prozent Alkohol aus der blühenden Frischpflanze bereiteten Tinktur gemeint
7 Oleum Hyoscyami (Erdnußöl-Kaltmazerat aus Bilsenkrautblättern; von Hetterich) ist z.B. Bestandteil von „Dr. Mausers Gelenköl"
8 Das Tropanalkaloid Atropin hemmt die Sekretion exokriner Drüsen wie z.B. Speicheldrüsen, Magenschleimhautdrüsen und Schweißdrüsen.
9 Als unbedenklich gelten drei- bis fünfmal täglich fünf Tropfen des mit 50 Prozent Alkohol aus dem frischen, blühenden Kraut hergestellten Alkoholauszugs; bspw. bei Unterleibskrämpfen, Gastritis oder Gallenkolik; spätestens wenn sich Mundtrockenheit einstellt, ist die maximale Heildosis erreicht
10 Identifiziert wurden z.B. Efeu, Eicheln, Haselnüsse, Hollerbeeren u. Anisfrüchte
11 Bekenntnis der Agnes Gerhart (1596); aus „Traumzeit" von Hans Peter Dürr
12 Damit ist der Gebrauch als Emmenagogum und zur Austreibung der Nachgeburt gemeint
13 Juniperus sabina enthält das wehenerregende ätherische Öl, das mit Thujon vergleichbare abortive Sabinol und zählte daher zu den meistgebrauchten Abtreibungsdrogen
14 Verbena officinalis enthält das wehenerregende Iridoidglykosid Verbenalin
15 Im 13. Jh. wurde Johanniskraut unter dem Namen „herba daemonisfuga" (Teufelsflucht) gehandelt
16 Hierzu zählten auch Keuschlamm, Labkraut, Quendel, Thymian, Waldmeister und Zist
17 Der blaue Eisenhut (Aconitum napellus) verändert die Hautempfindung auf ähnliche Weise; er muß allerdings wesentlich umsichtiger dosiert werden
18 Das Zitat stammt aus den „Philosophumena" des christl. Kirchenvaters Hippolytos
19 Aus „Hänsel und Gretel"; Grimms Märchen

Tip
Für Hexenpflanzen-Interessierte lohnt sich ein Ausflug zur Hexenpflanzen-Ausstellung (Freiland) der Blumenschule Engler & Friesch, Augsburger Str. 62, 86956 Schongau, Tel. 08861/7373; die Blumenschule verkauft und versendet auch zahlreiche Hexenkräuter im Topf.

Literaturauswahl

Allgemein:
Die Vernichtung der weisen Frauen, Gunnar Heinsohn und Otto Steiger; März (vergriffen)
Hexen, Katalog zur Ausstellung, Museum für Völkerkunde Hamburg, Clemens Zerling
Traumzeit – Über die Grenzen zwischen Wildnis und Zivilisation, Hans Peter Dürr; Syndikat EVA
Rausch und Realität; rororo (vergriffen)
Der Brunnen der Erinnerung, Ralph Metzner; Aurum
Das Reich Satans, Karl Frick; Akadem. Druck- u. Verlagsanstalt Graz
Lexikon der keltischen Mythologie, Botheroyd; Diederichs
Handwörterbuch des deutschen Aberglaubens; de Gruyter
Die große Mutter in ihren Tieren, Johnson; Walter

Phytopharmakologie und Heilkräuterkunde:
Giftpflanzen, Frohne und Pfänder; WVG
Lehrbuch der biologischen Heilmittel, Gerhard Madaus (vergriffen)
Pharmazeutische Biologie, Hildebert Wagner; Gustav Fischer
Phytopharmaka, Rudolf Hänsel; Springer
Teedrogen, Max Wichtl; WVG
Rauschgift-Drogen, Wagner; Springer
Heilmittel der Sonne, Madejsky u. Rippe; Erd
Deutsche Pflanzensagen, Ritter von Perger (vergriffen)
Chrut und Uchrut, Kräuter-Pfarrer Künzle (vergriffen)
Die magischen Heil- und Schutzmittel aus der belebten Natur, Siegfried Seligmann; Reimer
Volksmedizinische Botanik der Germanen, Max Höfler; VWB
Von Heilkräutern und Pflanzengottheiten, Wolf-Dieter Storl; Aurum
Zauberkräuter, Hans Schöpf; Adeva
Zauberpflanzen – Pflanzenzauber, Fritz-Martin Engel (vergriffen)
Urbock, Rätsch; AT
Zaubertränke und Hexenküche, Heidelore Kluge; Heyne (vergriffen)
Hexenkraut und Zaubertrank, Hartwig Abraham u. Inge Thinnes; Urs Freund
Der Hexengarten, Harold Hansen; Trikont dianus

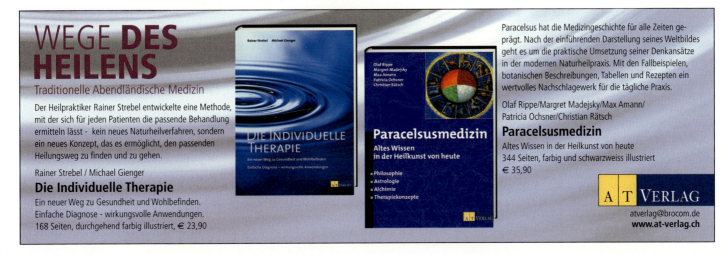

Arzneischatz
Traditionelle Abendländische Medizin

Schlangen in Mythos und Heilkunst

von Margret Madejsky

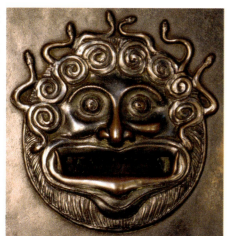

Foto: Olaf Rippe
Stuck-Villa München/Medusa.

Als Hüterin von Schätzen oder Geheimnissen begegnet uns die Schlange weltweit in Schöpfungsmythen und Legenden. Dem Volksmund zufolge trägt sie den Schlüssel zum Schatz im Maul – dahinter verbirgt sich das uralte Wissen von der Heilkraft des Schlangengifts, das schon in den alten medizinischen Hochkulturen als Lebenselixier galt. Seit Constantin Hering bereichern Polychreste wie Lachesis auch den Arzneischatz der Homöopathie. Kurz: Die Schlange ist keineswegs nur als Symboltier aufs engste mit der Heilkunst verknüpft.

Die Schlange und das Geheimnis des ewigen Lebens

Vor langer Zeit sandten die Götter den Menschen einen Boten, der ihnen das Geheimnis der Unsterblichkeit übermitteln sollte. Doch der Bote bekam während seiner Wanderung Durst und wollte sich an einer Quelle erfrischen, die von einer Schlange bewacht wurde. Als das schlaue Tier bemerkte, daß der Mann ein Geheimnis hütete, versprach sie ihm listig, ihn trinken zu lassen, sobald er sich ihr anvertrauen würde. So erfuhr die Schlange, daß sie sich nur häuten muß, um ewig zu leben.
Die sich häutende Schlange galt im Aberglauben verschiedener Völker als unsterblich, denn man sah in der Häutung die Erneuerung der Lebenskraft. Lonicerus schrieb daher noch: „Wenn sie die Haut will abstreiffen / gehet sie durch ein eng Loch eines Felsen / streicht also ihr Alter ab."[1]

Eine ähnliche Idee liegt der Darstellung als Ouroboros zugrunde: Die Schlange, die sich in den Schwanz beißt, verschlingt sich selbst und gebiert sich selbst. Sie stellt den Übergang des Todes in ein neues Leben dar und verkörpert in der Hermetik das Prinzip der Wiedergeburt.

Längst ist das Geheimnis um die Häutung gelüftet: Anders als beim Menschen, dessen Hautzellen stetig nachwachsen und auch ständig abschuppen, erfährt die Schlangenhaut enorme Wachstumsschübe, die alle Epidermiszellen gleichzeitig erfassen, so daß die Hornschicht schließlich als Ganzes abgestreift werden kann. Dennoch zeigt der Vorgang Signaturkundigen mondhaftes Wirken an und läßt vermuten,

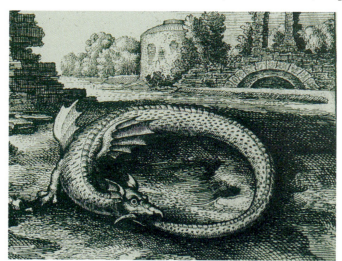

Ouroborus (Atalanta fugiens, 1618)

daß Schlangenarzneien außergewöhnliche Regenerationskraft übertragen.

„Ich will reisen als Gott,
wie ein Hirsch, wie ein Hengst,
wie eine Schlange, wie ein König –
stärker als alle" (gälisches Gedicht).

Schlangengift als Lebenselixier

Vor mehr als einem Jahrzehnt lernten mein Partner und ich im Sinai einen alten Beduinen namens Scheich Ali kennen. Sprühende Lebensenergie, stete Wachsamkeit und unzählige Lachfalten in einem sonnengegerbten Gesicht sind uns in Erinnerung geblieben wie auch folgende Erzählung: Einmal im Jahr, so verriet uns der Scheich, geht er mit seinem Kamel allein in die Wüste, um nach einer kleinen Baumschlange zu suchen. Sie lauert hinter Sträuchern oder schnellt aus Bäumen auf ihr Opfer herab und zählt zu den giftigsten Schlangen des Sinai. Ali schilderte uns lebhaft mit dem Messer gestikulierend, daß er das gebissene Glied notfalls abschneiden müsse, damit sich das tödliche Gift nicht im Körper ausbreitet.
So wie also unsereins im Frühling Brennesseln sammelt, fängt der Scheich eben einmal jährlich diese Schlange! Hat er sie überlistet, dann kocht er sie sieben Stunden lang und verzehrt sie. Schließlich durchlebt er in sieben Decken gehüllt eine Heilkrise[2] mit Schüttelfrost und Fieberdelirium. Jeden Morgen legt er eine der Decken beiseite. Wenn er am Morgen des siebten Tages erwacht und die letzte Decke entfernt, dann ist die Krisis überstanden, und Ali fühlt sich wie neugeboren.
Der Beduine folgt damit einer uralten Tradition. Im arabischen Sprachraum gilt der Genuß von Giftschlangen seit langem als Allheilmittel, das unverwundbar macht, ewige Jugend spendet und einen die Sprache der Tiere verstehen läßt.

Schlangenzubereitungen in der Volksmedizin

In unseren Breiten kommt man der Schlange nur noch selten auf die Spur. Zum Bei-

Arzneischatz
Traditionelle Abendländische Medizin

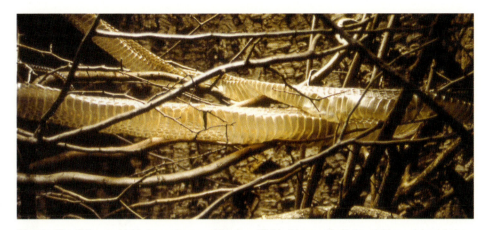

Abgestreiftes Schuppenkleid einer schwarzen Mamba: „Nichts ist, was die Natur nicht gezeichnet habe, und durch die Zeichen kann man erkennen, was im Gezeichneten verborgen ist" (Paracelsus). In der Häutung erkennen wir eine mondhafte Signatur, die auf die außergewöhnliche Regenerationskraft hindeutet, die den Schlangenarzneien innewohnt. Foto: Margret Madejsky

spiel bereiten die Alten in abgelegeneren Gebieten Mazedoniens bis heute Schlangenelixiere nach alter Tradition. So ist in einer der ansässigen Familien eine besondere Zubereitung in Gebrauch. Jeden Sommer wird eine „Orcha" (Giftschlange)[3] zusammen mit Paprika in Essig und Öl eingelegt. Während der Wintermonate essen dann alle regelmäßig von dem Paprika, in den die Heilkraft der Giftschlange übergegangen sein soll. Bemerkenswert ist die überdurchschnittlich hohe Lebenserwartung der Familienmitglieder: Fast alle konnten das 100. Lebensjahr überschreiten! Der 110 Jahre alte Urgroßvater führt dies neben frischer Luft, Quellwasser und karger Kost insbesondere auf das Schlangenrezept zurück.

Exotisch klingende Rezepturen dieser Art finden sich keineswegs nur in fernen Ländern. Im Alpengebiet gibt es vereinzelt noch ältere Heilkundige, die sich Giftschlangen als Lebenselixiere zubereiten. Im Vinschgau berichtete uns beispielsweise ein Mann, daß sein Großvater noch vor wenigen Jahren die am Sonnenberg heimische Aspisviper in Grappa angesetzt und kleine Mengen desselben regelmäßig zur Stärkung zu sich genommen habe. Mancherorts soll auch der geröstete Kopf der Kreuzotter zu einem Pulver verrieben worden sein, das dann bei Schlangenbiß auf die Wunde gestreut wurde und auch sonst bei Wunden oder Geschwüren als heilsam galt.

Solche Rezepte wurden meist über Jahrhunderte hinweg mündlich überliefert – oft mit Legenden ausgeschmückt. In Mitteleuropa begegnet uns die Schlange nämlich immer wieder als heilige Haus- oder Krönlschlange, die die Seele der Ahnen beherbergt und einst sogar Milchopfer erhielt. Dabei finden sich verblüffende Parallelen im Volksglauben der Araber und der Alpenländler. Durch den Genuß von Schlangenfleisch erhoffte man sich in unseren Breiten ebenfalls Unverwundbarkeit und ewiges Leben. Schließlich findet sich ein ähnliches Motiv schon in der Sage vom Drachentöter: Durch das Bad im Drachenblut wurde der Held unverwundbar – außer an der Stelle, wo sich das Lindenblatt befand.

Allesheilender Schlangen-Theriak

Scheich Alis Schlangenkur, „Orcha in Essig & Öl" oder der im Alpenraum gebräuchliche Vipernalkohol sind selten gewordene Relikte aus einer Heilepoche, deren Wurzeln Jahrtausende zurückreichen. Giftschlangen und Schlangengifte wurden bereits in den ersten schriftlichen Dokumenten der chinesischen Medizin erwähnt. Das sagenumwobene Reptil spielte jedoch auch in den medizinischen Hochkulturen Indiens, Ägyptens und nicht zuletzt im antiken Griechenland eine große Rolle. Alle bedeutenden Heiler vergangener Zeiten beschäftigten sich mit dem urzeitlichen Tier. So beschrieb schon der Arztvater Hippokrates (ca. 400 v. Chr.) die Wirkung von Schlangengift. Der griechische Arzt und Medizinreformator Galenos (2. Jh. v. Chr.) führte die Schlange schließlich in die abendländische Heilkunst ein. Seinerzeit enthielten zahlreiche Rezepte Giftschlangen, entweder zerkleinert oder als Ganzes. Zu königlichem Ruhm brachte es zum Beispiel der Theriak, das begehrteste mittelalterliche Allheilmittel, Universalgegengift, Potenzmittel und Verjüngungselixier. Ur-

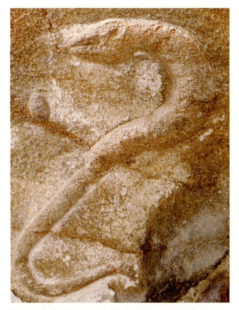

Steinrelief Schlange & Ei: Schlange und Ei, die Ursymbole der Fruchtbarkeit und der Wiedergeburt, zieren eine Klostermauer im Vinschgau. Einst meißelte man die Schlange als Symbol des ewigen Lebens und der Wiedergeburt auch auf Grabsteine. Foto: Olaf Rippe

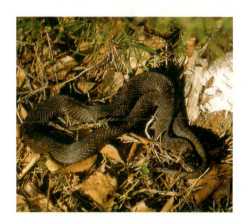

Kreuzotter: Volksmediziner wie auch Homöopathen nutzen das Gift der Kreuzotter (Vipera berus) heute noch auf vielfältige Weise. Foto: M. Drobny

sprünglich enthielt er neben mineralischen Substanzen (z.B. Eisensulfat) und pflanzlichen Bestandteilen (z.B. Angelikawurzel, Opium) auch noch Schlangenteile. Einerseits wollte man durch den Zusatz von Giftschlangen eine gewisse Immunität gegenüber allen möglichen Giften erreichen.

Arzneischatz
Traditionelle Abendländische Medizin

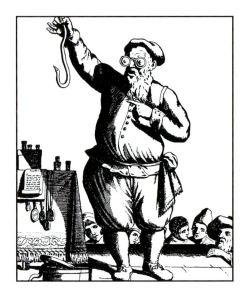

Theriakhändler mit Schlange (aus: „Der Arzt und die Heilkunst in alten Zeiten", Diederichs): Der Theriakhändler beweist die giftwidrige Wirkung seines Theriaks durch das Vorzeigen einer Schlange. Im Mittelalter erhoffte man sich durch den Zusatz von Giftschlangen zu Lebenselixieren Immunität gegenüber allen möglichen Giften zu erlangen.

Andererseits erhoffte man sich, auf diese Weise eben jene Eigenschaften auf den Menschen zu übertragen, die man der Schlange zusprach: Weisheit und unerschöpfliche Lebenskraft.

Symboltier der Heilkunst
Obwohl man der Schlange weltweit und seit Jahrtausenden besondere Heilkraft zusprach, wurde sie im Abendland erst im 5. Jahrhundert vor Christus untrennbar mit der Heilkunst verknüpft. Zu dieser Zeit kam in Griechenland der Asklepioskult auf. Asklepios, der Gott der Heilkunst, erschien den Kranken während des Heilschlafs zuweilen als Schlange. In seiner anthropomorphen Gestalt hielt er einen Stab, um den sich jene Schlange[4] wand, die ihm einst sein Vater Apollon sandte, um ihn in die Kräfte der Heilkräuter einzuweihen. Der göttliche Arzt besaß auch zwei Schalen voll Blut der Medusa, die ihm Zauberkräfte verliehen. Mit dem Blut der rechten Schale konnte er töten, und mit dem der linken konnte er Tote wiedererwekken. Die Metapher steht zum einem für die fließende Grenze zwischen Gift und Arznei; das griechische Wort „pharmakon" bezeichnete ursprünglich beides. Im Schlangengift ver-

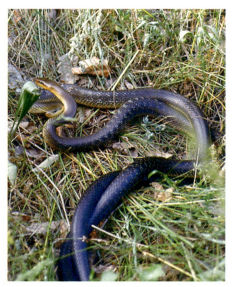

Aesculapnatter im Kampf: Die elegante Aesculapnatter ist das Symboltier der Heilkunst.
Foto: M. Drobny

einen sich diese scheinbaren Gegensätze zu einem Arkanum (wahre Arznei). Zum anderen ist die Schlange, die sich um den Aesculapstab windet und ihr Gift in eine Schale entleert, bis heute das Symbol der Heilkunst geblieben. Es versinnbildlicht die Macht des Heilers, der die feindlichen und todbringenden Kräfte, welche die Schlange verkörpert, für seine Zwecke gezähmt hat. Asklepios hatte jedoch seine Macht mißbraucht, um einen Sterblichen wieder zum Leben zu erwecken – er wurde deswegen vom erzürnten Zeus mit einem Donnerkeil getötet.

Rezept: Moderner Theriak*
Das mittelalterliche Lebenselixier enthielt ursprünglich mehrere Dutzend Bestandteile. Eine kräftigende und abwehrsteigernde Wirkung erreicht man auch mit wenigen Mitteln:
30 ml Vipera berus D8 (Gift der Kreuzotter), 50 ml Angelica archangelica Urtinktur (Erzengelwurz), 20 ml Pyrit Dil. D6 (Eisendisulfid) über die Apotheke von Spagyra mischen lassen und mit der gleichen Menge Sherrywein vermengen; vor Gebrauch kräftig schütteln. Vitalisierende Kur: Ein bis zwei Teelöffel täglich.

* Aus: „Heilmittel der Sonne" von Margret Madejsky und Olaf Rippe; Verlag Peter Erd.

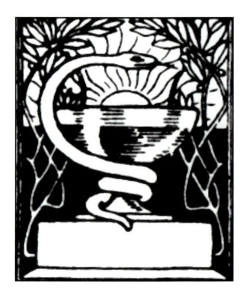

Schlange mit Kelch (ex libris)

Renaissance der Schlangentherapie
Anfang des 19. Jahrhunderts erlebte die Schlangentherapie eine Art Renaissance. Erste empirische Untersuchungen weckten die Hoffnung, in bestimmten Schlangengiften wirksame Arzneien für Virusinfektionen sowie für neurologische Erkrankungen gefunden zu haben. Doch bis dahin war deren heilkundliche Verwendung mit erheblichen gesundheitlichen Risiken wie zum Beispiel Herz-Kreislauf-Störungen oder mit allergischen Reaktionen bis hin zum anaphylaktischen Schock verbunden.
Constantin Hering (1800–1880), der Pionier der Schlangengift-Forschung, sah in der Homöopathie, die zu seiner Zeit immer größere Kreise zog, neue Möglichkeiten der Arzneizubereitung: „.... so wird man wünschen, die Menge des Giftes so verkleinern zu können, daß die Wirkung minder stürmisch werde und leichter wahrgenommen und beurteilt werden könne." Er vermutete, daß Schlangengifte außerordentliche Heilkräfte in sich bergen, und reiste, von fieberhaftem Forscherdrang getrieben, ins schlangengesegnete Surinam (1827–1833). Von dort berichtete er freudig: „Endlich hatte ich denn das Vergnügen den 28. Juli 1828 des Mittags eine, durch den kühnen Jäger zwar halb erschlagene, aber doch noch brauchbare, große, wirklich gräßliche Giftschlange zu erhalten. Es war Trigonocephalus Lachesis ... Ich machte sogleich anhalt ihr das Gift abzunehmen ... Ich hielt nun ein Papier mit einem hohlen Häufchen Milchzucker zum Empfange bereit, und fing so endlich das Tröpfchen auf.

Mangelzustände sicher erkennen und wirkungsvoll therapieren

Die preisgünstige und nebenwirkungsfreie Therapie mit Mineralsalzen erfreut sich heute, über 130 Jahre nach ihrer Entwicklung durch Dr. Schüßler, immer noch zunehmender Beliebtheit. Der Ausgleich von Mangelzuständen im Körper durch die Schüßler-Salze hilft nicht nur bei akuten Erkrankungen, sondern trägt auch zu einer vorbeugenden Gesundheitsvorsorge bei.

Die Autorin informiert einleitend über Entstehung und Verordnungsrichtlinien dieser Therapieform und beschreibt dann anhand hervorragender Farbfotos für jedes der 12 Salze, wie der Mangel an bestimmten Mineralsalzen mit Hilfe der Antlitzdiagnose unter Berücksichtigung der betreffenden Symptomatik erkannt und therapiert werden kann.

Differentialdiagnostische Hilfen zu einzelnen Phänomenen sowie ein ausführliches Indikationsverzeichnis machen das Buch zu einem unentbehrlichen Helfer in jeder Naturheilpraxis.

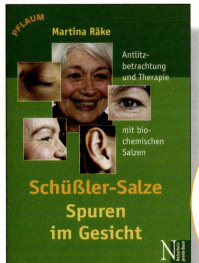

Martina Räke
**Schüßler-Salze –
Spuren im Gesicht**
Antlitzanalyse und Therapie mit biochemischen Salzen nach Dr. Schüßler
268 S. mit 130 Farbfotos. kart.,
EUR 36,-
ISBN 3-7905-0907-8

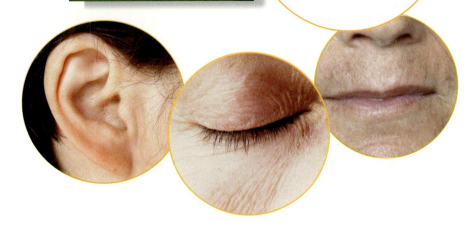

 *Weitere Bücher finden Sie auch im Internet: www.naturheilpraxis.de/shop/
Unser Online-Shop bietet die Möglichkeit, versandkostenfrei zu bestellen.*

Bestell-Coupon

 **Richard Pflaum Verlag GmbH & Co. KG, Kundenservice: Lazarettstr. 4, 80636 München
Tel. 089/12607-0, Fax 089/12607-333, e-mail: kundenservice@pflaum.de**

Ze: räke-nhp

___ Expl. Räke, Spuren im Gesicht (907)

❑ Bitte schicken Sie mir Ihr Gesamtverzeichnis zum Thema Naturheilkunde

_____
Name, Vorname

_____
Straße

_____
PLZ, Ort

_____
Telefon

_____
e-mail

_____
Datum, Unterschrift

Arzneischatz
Traditionelle Abendländische Medizin

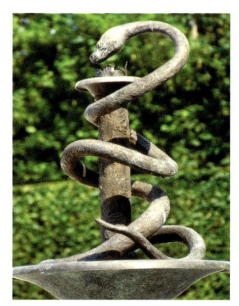

Brunnen im Medizinhistorischen Museum in Ingolstadt. Foto: Margret Madejsky

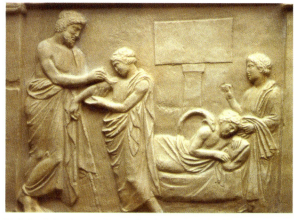

Heilritual mit einer Schlange. Medizinhistorisches Museum, Zürich. Foto: Olaf Rippe

Zehn solche Tröpfchen habe ich auf hundert Gran Milchzucker gebracht und damit sogleich verrieben eine Stunde lang. Davon aber zehn Gran wieder mit hundert, um die Verdünnung von etwa Hundertteilen zu erhalten ... mit dem 1/100 habe ich einige Versuche gemacht."[5]

Seinen ersten Selbstversuch machte Hering jedoch unfreiwillig: Beim Verreiben der Gifttropfen in Milchzucker atmete er nämlich den giftgetränkten Staub ein. Schon kurze Zeit später litt er bereits unter Halsschmerzen, denen schließlich die vielzitierten psychischen Leitsymptome wie Eifersucht, Argwohn und Redseligkeit folgten. Er unternahm viele weitere Arzneiprüfungen, zum Teil mit gerade noch toxischen Dosen, an sich selbst wie auch an 17 Mitprüfern und faßte die Ergebnisse schließlich zusammen. Seine Abhandlung über die „Wirkungen des Schlangengiftes" (1837), in der er auch einen Vergleich zwischen den Folgeerscheinungen von Bißverletzungen und Prüfsymptomen anstellte, bildet noch heute eine der Hauptquellen für die Anwendung von Schlangengiften in der Homöopathie.

Schlangengifte in der Homöopathie

Aus dem homöopathischen Arzneischatz sind Schlangengifte heute nicht mehr wegzudenken. Die Verdünnung vermochte in der Tat den Giftgeist der Schlange zu zügeln, und durch die Verschüttelung erreichte man eine Verstärkung der heilsamen Eigenschaften. Eben weil Schlangengifte Blut, Herz und Nerven schädigen, erwiesen sie sich in homöopathischer Form bald als Blut-, Herz- und Nervenheilmittel. Obwohl alle dem gleichen Zweck dienen, nämlich dem Lähmen, Töten und Verdauen des Beutetieres, weist jedes Schlangengift eine für die Unterart spezifische Zusammensetzung und Wirkung auf (siehe „Schlangengifte im Vergleich"). Dennoch finden sich Gemeinsamkeiten wie zum Beispiel Blutgerinnungsstörungen, Schling- oder Schluckbeschwerden oder Beengungsgefühle. Die homöopathischen Arzneimittelbilder sind allerdings so umfangreich, daß sie hier nicht erschöpfend behandelt werden können.

So wie die Giftschlangen einst begehrte Bestandteile lebensverlängernder Elixiere waren, so runden die homöopathischen Schlangenarzneien heute beispielsweise

---

Wissenswertes über Schlangengifte

Schlangengifte sind komplexe Protein-Enzym-Gemische. Da sich die Giftdrüse im Laufe der Evolution aus der Speicheldrüse entwickelt hat, dient das Sekret keineswegs nur als Kampfgift, es erleichtert auch die Verdauung der im Ganzen verschlungenen Beute. In der Trockenmasse finden sich über 90 Prozent Proteine, die man ihrer Wirkung und ihrem Zielorgan entsprechend bezeichnet:

- **Neurotoxine:** bewirken Lähmung – verhindern, daß das Beutetier entkommt
- **Cardiotoxine:** verursachen Herzstillstand – bewirken den Tod des Beutetieres
- **Hämotoxine:** führen zu Hämolyse und Hämorrhagien – dienen u.a. der Vorverdauung

Die Enzyme steigern die Resorption sowie die Wirkung der Proteine und fördern die Verdauung des Beutetieres.

Das frische oder getrocknete Speicheldrüsensekret mancher Giftschlangen wird vielfältig genutzt:

Zur Gewinnung von Antiseren:
Etwa 1/100 der Letaldosis eines Schlangengiftes wird Pferden injiziert; die Dosis wird im Verlauf der Immunisierung schrittweise erhöht. Das Pferd bildet daraufhin Antikörper, die aus dem Blutserum extrahiert werden und als spezifische Gegengifte dienen.

Als Ausgangssubstanz für Blutgerinnungstests:
Drei von 15 einfachen Blutgerinnungstests beruhen heute noch direkt auf Substanzen, die aus Schlangengiften gewonnen werden.

Zur Herstellung homöopathischer Schlangenarzneien:
Ausgangssubstanz für Homöopathika ist das frische oder (gefrier-)getrocknete Speicheldrüsensekret mit Proteinen und Enzymen.

Zur Herstellung von Reintoxinen:
Der Verdünnungsgrad der Reintoxine (enteiweißte Rohgifte; Spezialität der Heilmittelfirma Horvi) entspricht einer homöopathischen D6, und der Resteiweißgehalt beträgt 0,8 bis 2,0 Prozent. Die Wirkung der Reintoxine beruht auf Schlangenenzymen, die das Blut dünnflüssiger machen, dessen Fließeigenschaft verbessern und den Blutsäuregehalt regulieren.

Arzneischatz
Traditionelle Abendländische Medizin

Schlangenpräparate für die Naturheilpraxis*

Abwehrsteigerung & Allergien

apo-Infekt spag. (Tropfen oder Globuli von Pekana; Ailanthus gland. D3, Arg. nitr. D4, China D3, Lachesis D12, Vincetox. D1, Echinacea, Marrubium, Nasturt. aquat.): Bewährtes Kinderheilmittel zur Vorbeugung und Behandlung bakterieller und viraler Infekte wie Masern, Röteln, Scharlach usw.; vergleiche auch **Septonsil** von Pekana.

Echtrosept-T (Tabletten von Weber & Weber; Apis mell. D12, Bryonia D2, Echinacea D1, Eupatorium perf. D2, Lachesis D8, Thuja D1, Tropaeolum majus D1): Bewährter Komplex zur Prophylaxe und Behandlung von akuten grippalen Infekten, vor allem bei Infekkten mit Magen-Darm-Beteiligung oder bei Neigung zu Halsentzündungen.

Horvitrigon (Liquidum von Horvi-EnzyMed Holland; Reintoxin von Lachesis): Zur unspezifischen Abwehrsteigerung bei Allergien (z.B. Heuschnupfen), bei Virusinfektionen (z.B. Herpes, Pfeiffer) und zur Begleitbehandlung von Krebserkrankungen.

Lachesis comp. (Amp. oder Globuli von Wala; Belladonna D3, Hepar sulf. D7, Lachesis D11, Mercurialis D5): Bewährtes Akutmittel zur Behandlung von bakteriellen Infekten mit Fieber, Eiter und Sepsisneigung, z. B. Angina, Mastitis, Otitis, Abszesse,...

Pascoleucyn (Tropfen von Pascoe; Urtinkturen von Echinacea, Baptisia und Eupatorium perf., Thuja D1, Lachesis D8): Zur Prophylaxe und Therapie von grippalen Infekten mit bei Neigung zu Halsentzündung.

Blutdruck Herz-Kreislauf und Venen

Cardinorma spag. (Tropfen von Pekana; Arnica D4, Carbo veg. D8, Kalium carb. D4, Lachesis D8, Oleander D4, Tabacum D6, Boldo, Crataegus): Bewährtes Begleitmittel bei nervösen Herzbeschwerden, Rhythmusstörungen und Angina pectoris.

Lachesis Komplex Nr. 13 (Tropfen von Nestmann; Lachesis D12, Echinacea D4, Arnica D2): Geeignet zur Behandlung und Prophylaxe von Thrombosen sowie als Begleitmittel bei Sepsis.

Naja-Reintoxin (Liquidum von Horvi-EnzyMed Holland): Indiziert bei erhöhtem oder schwankendem Blutdruck.

Serpalgin Salbe (Horvi-EnzyMed Holland; Reintoxine von Vipera ammodytes, Lachesis muta und Naja tripudians): Bewährt zur Behandlung schmerzender Venen, auch bei Thrombose, sowie zur schmerzlindernden Einreibung bei Zoster-Neuralgie.

Wechseljahrbeschwerden

Agnus castus injekt-Hevert (Acid. oxal. D3, Agnus castus D3, Chelidonium D3, Chinin. phosph. D3, Cimicifuga D3, Ferrum bromat. D3, Hamamelis D2, Lachesis D8, Pulsatilla D4, Sepia D8, Zinc. valerian. D4): Bewährt im Beginn der Wechseljahre, besonders bei Neigung zu Gelbkörperschwäche, depressiver Verstimmung, Hitzewallungen mit Erschöpfungszuständen, usw.

Echtroklim-N Mixtur (Weber & Weber; Urtinkturen von Archangelica, Gentiana, Hypericum u. Melissa; Cimicifuga D4, Crocus D2, Gels. D4, Lachesis D8, Plumbum D8): Bewährter Komplex ab dem Wechsel, v. a. wenn psychische Beschwerden vorherrschen

Echtroklim Ignatia comp. (Amp. od. Glob. von Wala; Ignatia D3, Bryophyllum D2, Lachesis D11): Bewährtes Begleitmittel ab den Wechseljahren bei vorwiegend psychischen Beschwerden wie etwa bei seelischen Verkrampfungen, Verlustangst und Hysterie.

Echtroklim-N (Mixtur von Weber & Weber; Urtinkturen von Angelica, Gentiana, Hypericum und Melissa, Cimicifuga D4, Crocus D2, Gels. D4, Lachesis D8, Plumbum D8): Bei Wechseljahrsbeschwerden mit Hitzewallungen und depressiver Verstimmung.

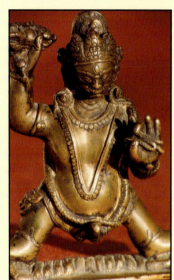

Schlangengott Naga. Foto: Olaf Rippe

Die Schlange und das Weltenei (Pelasgischer Schöpfungsmythos)

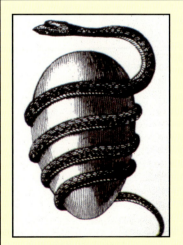

Im Anbeginn der Welt gab es nur das finstere Urmeer Nun (Chaos), aus dem Eurynome, die Mutter der Welt, nackt hervorging. Zuerst trennte sie das Meer vom Himmel und tanzte einsam auf den Wellen gen Süden. Da erhob sich hinter ihr der Nordwind, und die Göttin spürte, daß das Werk der Schöpfung beginnen konnte. Also rieb sie den Wind zwischen ihren Händen, und es ward die Riesenschlange Ophion. Eurynome tanzte nun immer wilder, bis sich Ophion, lüstern geworden, um ihre göttlichen Glieder schlang und sich mit ihr paarte. Dann nahm die Göttin die Gestalt einer Taube an und legte beizeiten das Weltenei. Auf ihr Geheiß wand sich die Schlange siebenmal[7] um das Ei und bewachte es, bis es ausgebrütet war. Aus dem Weltenei wurden alle Dinge geboren: die Gestirne des Himmels sowie die Erde mit all ihren Lebewesen.

---

[7] Nach alter Vorstellung wirken sieben kosmische Grundkräfte auf alles Irdische ein: Mond, Merkur, Venus, Sonne, Mars, Jupiter, Saturn. Auf der Darstellung windet sich die Schlange viermal um das Weltenei, dies entspricht den vier Elementen – Feuer, Wasser, Erde, Luft –, aus denen die Welt erschaffen wurde.

Arzneischatz
Traditionelle Abendländische Medizin

Schlangengifte im Vergleich

Bothrops lanceolatus (Lanzenotter; Crotalinae; trop. Asien und Amerika):
Das Gift der Lanzenotter wirkt insbesondere auf Blut und Gefäße. Ein Biß führt zu Schmerzen, Ödem und Blutung; Eiterung, Nekrosen und Gangräne sind weitere Folgen. Das Bothrops-Gift zeichnet sich durch den Gehalt koagulierender Enzyme aus; daher die Neigung zu Thrombosen und Embolien mit nachfolgender Lähmung. Die homöopathischen Indikationen, z.B. Sprachstörungen oder Lähmungen nach Schlaganfall sowie Gangrän, leiten sich aus der Giftwirkung ab.

Crotalus horridus (Klapperschlange; Crotalinae; Nordamerika):
Das Crotalusgift führt zu Blutgerinnungsstörungen. Humboldt verwendete es zur Gelbfieberprophylaxe, denn es ruft gelbfieberähnliche Symptome hervor. Homöopathische Indikationen sind bspw. Hämorrhagien („Blutungen aus allen Körperöffnungen").

Elaps corallinus (Korallenotter; Viperidae; Südamerika):
Im Elapsgift überwiegen Hämotoxine. Es wirkt bevorzugt auf die Lungen, wo es Kältegefühl und blutigen Auswurf verursacht. Zu den homöopathischen Indikationen zählen in erster Linie Mischinfektionen mit oder ohne Lungenbeteiligung.

Lachesis muta (Buschmeister; Viperidae; Mittel- und Südamerika):
Im Lachesisgift dominieren Hämotoxine und Neurotoxine sowie Enzyme, die proteolytische, koagulierende und zellauflösende Eigenschaften besitzen. Die Giftwirkung konzentriert sich auf Blut und Nerven. Lachesis wird in der Homöopathie vielfältig gebraucht, zum Beispiel: a) bei Allergien wie auch zur Behandlung und Prophylaxe bakterieller oder viraler Infekte sowie bei Sepsis b) bei Blutgerinnungsstörungen; z. B. bei Neigung zu blauen Flecken, Nasenbluten oder Menorrhagien c) Bei Venenleiden; z. B. zur Behandlung oder Prophylaxe von Thrombosen und Venenschmerz d) bei Wechseljahrsbeschwerden; z. B. Hitzewallungen, Dysthyreose, depressive oder auch manische Erregungszustände.

Naja tripudians (Kobra; Elapidae; Indien und China):
Das Gift der Brillenschlange zählt zu den stärksten Tiergiften - ein Gramm könnte 150 Menschen töten! Kobragift konzentriert seine Wirkung auf den Herzmuskel, den es erst erregt und später lähmt. Dies ist auf ein curareähnlich wirkendes Cardiotoxin zurückzuführen, das noch in Verdünnungen von 1:400 zu Herzstillstand führen kann. Außerdem fand man im Kobragift blutdrucksenkende Substanzen. Zu den homöopathischen Indikationen zählen bspw. postinfektiöse Herzschwäche, Rhythmusstörungen, Blutdruckschwankungen oder Angina pectoris sowie funktionelle Herzbeschwerden in den Wechseljahren.

Vipera berus (Kreuzotter; Viperidae; Europa):
Im Gift der Kreuzotter dominieren Hämotoxine, Neurotoxine und proteolytische Enzyme. Die Giftwirkung konzentriert sich auf die Gefäße. Durch den Biß kommt es zu Ödemen, Blutgerinnungsstörungen, Schädigung der Gefäßwände. Viel beschrieben sind heftige Schmerzen am gebissenen Glied, die noch nach Jahren periodisch wiederkehren und bspw. durch Wetterwechsel ausgelöst werden. Auch Kachexie und Neigung zu Apoplex zählen zu den Bißfolgen. Zu den homöopathathischen Indikationen gehören Venenleiden wie Krampfadern, Unterschenkelgeschwüre, Neigung zu Venenentzündung und Thrombose. Das Mittel findet jedoch auch nach Schlaganfall Anwendung.

immunmodulierende Rezepturen ab oder unterstützen die Häutung der Seele in den Wechseljahren *(siehe „Schlangenpräparate für die Naturheilpraxis")*. Die Heilung durch homöopathische Schlangengifte erfolgt gleichermaßen auf körperlicher wie auch auf geistig-seelischer Ebene. Die Schlange wird vom modernen Menschen mit derselben Ehrfurcht und Faszination betrachtet, wie es noch vor Jahrtausenden der Fall war. Schlangengifte sind nicht nur ernstzunehmende Arzneien, sondern auch eine wertvolle Quelle, aus der sich neue Lebenskraft schöpfen läßt – und, wie wir von Kent erfahren, sind Schlangengifte geradezu eine Universalmedizin für den Menschen: „Lachesis scheint für das ganze Menschengeschlecht zu passen, denn das Wesen des Menschen entspricht dispositionsgemäß und charakterlich der Schlangennatur."

[1] Aus: „Kreuterbuch" von Adamo Lonicero, 1679.
[2] Die Schilderung der Heilkrise steht im Widerspruch zu der Ansicht, daß Schlangengifte oral unwirksam seien. Außerdem müßten eigentlich durch die Abkochung Proteine wie auch Enzyme denaturiert und somit unwirksam werden; vielleicht läßt sich die Wirkung mit dem von der Sterilisation bekannten „Eiweißfehler" erklären.
[3] Mit „orcha" ist die in Griechenland häufig vorkommende Sandviper (Vipera ammodites) gemeint.
[4] Bei dem Symboltier des Asklepios (röm. Aesculap) handelt es sich um die ungiftige Aesculapnatter (Elaphe longissima).
[5] Aus: „Einiges über das Schlangengift (Lachesis)" von Dr. Constantin Hering, 1831.

Literaturtips & Quellen:

Heilmittel der Sonne, Madejsky u. Rippe;
Verlag Peter Erd
Schlangen, Beuchot, Naturbuchverlag
Leesers Lehrbuch der Homöopathie, Bd. 5 Tierstoffe, Stübler u. Krug; Haug Verlag
Schlangen- und Insektengifte, Rabe, Haug Verlag
Verzaubertes Land, Fink; Tyrolia Verlag
Das Reich Satans, Frick;
Akademische Druck- und Verlagsanstalt, Graz
Die grosse Mutter in ihren Tieren,
Johnson, Walter-Verlag
Fabeltiere, Schöpf; VMA-Verlag
Handwörterbuch des deutschen Aberglaubens,
Walter de Gruyter
Rheingold, Grundy; Fischer-Verlag
(empfehlenswerter Roman über die Sigfrid-Sage).

Anmerkung: Die Autorin bedankt sich für die freundliche Unterstützung bei den Literaturrecherchen durch die Deutsche Homöopathie-Union (DHU) in Karlsruhe.

Arzneischatz
Traditionelle Abendländische Medizin

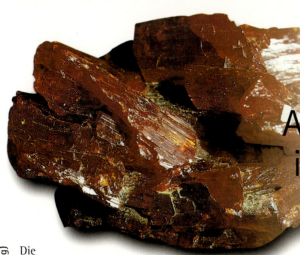

Realgar (Arsen-Schwefelverbindung)

Arsen und Antimon in der Naturheilkunde

von Max Amann

Die stärkende Wirkung von Arsenverbindungen ist seit der Antike bekannt. Antimonit wird im Orient seit ältesten Zeiten als Kosmetikum verwendet. Im Abendland war Paracelsus der erste, der Antimonverbindungen konsequent als innerlich anzuwendende Arzneimittel verwendet hat. Unter europäischen Alchimisten hatte er viele Nachfolger, die Spagiriker. Keineswegs alle seiner Anhänger beherrschen die Kunst der richtigen Dosierung so souverän wie der Meister; dies hatte zur Folge, daß Medizinstudenten an mehreren europäischen Hochschulen geloben mußten, nie mit Antimon zu therapieren. Der Homöopath sollte Arsen und Antimon und ihre Verbindungen besser nicht in Potenzen unter der D6 verwenden. Gibt man Acidum arsenicosum (Arsenicum album) in der Dilution D4 3mal täglich 5 Tropfen, so erscheinen nach vier Wochen die ersten Vergiftungssymptome.

Die Giftigkeit von Arsen und Antimon ist erheblich und etwa gleich groß; daß Arsenik – im Gegensatz zu Antimon – als Mordgift allen wohlbekannt ist, liegt daran, daß Arsen bei innerlicher Einnahme rasch und sehr gut resorbiert wird, nicht aber Antimon. Die dramatischen Erscheinungen bei der Arsenvergiftung sind einer der Gründe, warum Astromediziner dieses Element dem Planeten Mars zuordnen. Arsen ist in der belebten und unbelebten Welt weit verbreitet; trotz seiner hohen Giftigkeit halten es die Mehrzahl der Experten der Chemie und Physiologie für ein Spurenelement (weitere giftige Spurenelemente sind beispielsweise Kupfer und Zink). Antimon ist viel weniger verbreitet und kein Spurenelement.

Die Verwendung von Mineralien des Arsens und Antimons in exotischen Medizinsystemen

Inkas und Azteken war die antiseptische Wirkung von Realgar bekannt. Die natürlichen Schwefelverbindungen des Arsens – Realgar und Auripigment – verwendeten die Inka bei Syphilis und Leishmaniase. Dies läßt daran denken, solche Verbindungen bei der derzeit so resistenten Borreliose zu versuchen (Lit.: Bergerot/Tetau).

Der indische Ayurveda verwendet Realgar zur Behandlung von Angst und Geisteskrankheiten; er ist außerdem der Meinung, „Realgar verleiht die Fähigkeit, sich andere untertan zu machen". Auripigment verwendet der Ayurveda zur Behandlung der Haut und zur Schmerzstillung; er ist außerdem der Meinung, daß von diesem Mineral eine antidämonische Wirkung ausgeht.

Die traditionelle chinesische Medizin (TCM) verwendet Realgar innerlich, um Parasiten aller Art, besonders Würmer, zu töten. Realgar wirkt über den Lebermeridian und deshalb auch bei Hämorrhoiden. Äußerlich wird Realgar zur Behandlung der Neurodermitis verwendet.

Arsenik ist viel giftiger als Realgar und Auripigment. Die Giftung durch Brennen der zwei Schwefelmineralien zu Arsenik ist in den östlichen Hochkulturen seit Jahrtausenden bekannt. Die indischen Arsenikesser gebrauchen eine Dosis von der Größe eines Hirsekorns. Hippies, die irrtümlich eine Dosis von der Größe eines Weizen- oder Reiskornes versuchten, wurden anschließend in der Anderswelt vorstellig. Paracelsus, der Meister der richtigen Dosierung, hielt übrigens Arsenik für die beste Arznei, schlechter sei Auripigment, noch schlechter sei Realgar. In der Homöopathie können wir alle diese Stoffe gut gebrauchen.

Arsen und Antimon wirken in winzigen Mengen. Jahrhundertelang wurde in Europa bei Verdauungsstörungen die wiederverwendbare Ewige Pille verwendet, anscheinend reichten die gelösten Antimonspuren zur Heilung. Bei Johann Schröder findet sich die Angabe, daß Antimonit zur Schweinemast verwendet wurde, wobei eine einzige Dosis den Erfolg gebracht haben soll.

Die alchimistische Literatur Europas aus dem sechzehnten und siebzehnten Jahrhundert ist umfangreich, derzeit schwer zugänglich und mühsam auszuwerten. Sie

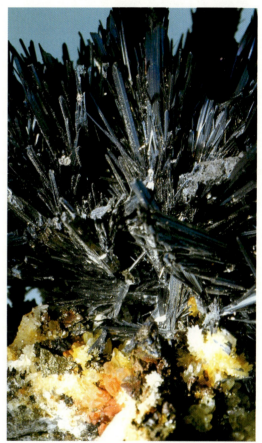

Antimon — Foto: Olaf Rippe

beschäftigt sich viel mit Antimon und auch Arsen. Die in der Regel recht komplizierten Operationen an Mischungen aus allen erdenklichen Bestandteilen, die diese Literatur mitteilt, sind fast ausnahmslos von unserer zeitgenössischen Wissenschaft noch nicht nachgearbeitet worden. Wir wissen weder, was für Produkte bei diesen Operationen entstanden sind, noch wissen wir

Arzneischatz
Traditionelle Abendländische Medizin

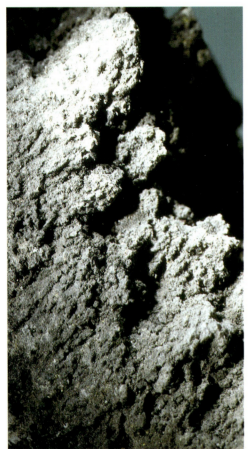

Arsen Foto: Olaf Rippe

über ihre therapeutische Wirkung Bescheid. Ein alchimistischer Titel, der derzeit in neudeutscher Übertragung im Handel ist, ist die „Chymische Medizin" von Johann Agricola. Dieses enthält zu unserem Thema drei ausführliche Beschreibungen: den Tractatus de Antimonio, den Tractatus de Auripigmento und den Tractatus de Arsenico. Im letzteren wird die Behandlung von Krebs, besonders Brustkrebs, und von Lepra und Syphilis mit arsenhaltigen Spezialzubereitungen beschrieben. Dem Autor war auch schon bekannt, daß es sinnvoll sein kann, bei Herstellung eines Präparats Arsen und Antimon gleichzeitig zuzusetzen.

Das Gemeinsame von Arsen und Antimon in der Therapie

Beide zeigen Wirkung bei Herpes und Hepatitis, beide zeigen gute neurologische Wirkung, beide wirken günstig auf die Psyche, erleichtern Kontaktprobleme und fördern Verständnis für andere. Beide sind Heilmittel des Modefachs Psycho-Neuro-Immunologie. In der Alchimie sind beide Elemente Repräsentanten des Prinzips Sulfur.

Unterschiede der Wesensart von Arsen und Antimon als Heilmittel

Verbindungen des Arsens eignen sich zur Behandlung akuter wie chronischer Leiden. Verbindungen des Antimons sind mehr Arzneien für chronische Zustände. Arsenverbindungen haben eine stark reinigende Wirkung, im Sinne der traditionellen chinesischen Medizin sind sie Assistenten- oder Offiziersmittel. Verbindungen des Antimons gehören im Sinne der TCM zu den Botschaftermitteln. Sie harmonisieren Rezepte und runden sie ab. Verbindungen beider Elemente sind miteinander mischbar. Wesentliche Unterschiede bestehen im Persönlichkeitsprofil der Personen, für die homöopathische oder spagirische Zubereitungen beider Halbmetalle zur Behandlung in Frage kommen:

Der Arsentyp: Arsen ist voller Angst, will Sicherheit, ist Beamter und/oder Fundamentalist. Sinnlose Vorschriften müssen präzise eingehalten werden. Überwachungsstaat und Versicherungswesen müssen bis zur Perfektion ausgebaut werden. Arsen will Bewährtes und Gewohntes. Als Funktionär der Kirche ist Arsen der verkniffene Inquisitor. Er stirbt an Krebs.

Sätze, die bei Äußerung auf Arsenbedarf schließen lassen: Geiz ist geil. Die Nahrung läutert. Der Meister vertritt die Reine Lehre. Vertrauen ist gut, Kontrolle ist besser. Das haben wir immer schon so gemacht. Der Dienstweg ist einzuhalten. Betreten des Rasens ist verboten, Eltern haften für ihre Kinder. Mit solchen Ansichten haben Sie in unserem Verband nichts verloren. Wer nicht für mich ist, ist wider mich. Der Besitzstand muß gewahrt bleiben.

Der Antimontyp: Ist schöpferischer Chaot. Tut Dinge als unwichtige Kleinigkeiten ab, die zum Überleben in der Realwelt wichtig sind. Er schätzt den Delikatessenladen, Kunst und Metaphysik. Etwas mehr Zuverlässigkeit und Pünktlichkeit würden ihm nicht schaden. Der Antimonpatient braucht strukturschaffende Mittel. Antimon will das Neue. Als Funktionär der Kirche ist Antimon der Typ des lebenslustigen Kirchenfürsten (oder sein genialer Baumeister). Er stirbt am Schlaganfall.

Sätze, die bei Äußerung auf Antimonbedarf schließen lassen: Ich bin für leben und leben lassen. In meinem Land kann jeder nach seiner Facon selig werden. Das hat wenig gebracht, aber viel Spaß gemacht. Du sollst Deinen Nächsten lieben wie Dich selbst. Das hat bis morgen Zeit. Erst einmal abwarten.

Allgemeines zur Homöopathie

Die klassische Einzelmittelhomöopathie verwendet hauptsächlich Polychreste, weil die Auffindung eines Similimums unter den vielen kleinen Mitteln ausgesprochen schwierig ist. Polychreste („Vielnützer") haben ein breites Wirkungsspektrum. Die Aussichten, beim Patienten eine erhebliche Besserung zu erzielen, sind gut. Bestimmte klassische Homöopathen betreiben ihre Praxis mit zwei Dutzend Polychresten. Von den Verbindungen des Arsens und Antimons gehören zwei zu den wichtigsten Heilmitteln der Homöopathie. Dies sind Acidum arsenicosum und Antimonit. Gut bekannt sind den Homöopathen auch Arsenum jodatum, Aurum arsenicosum, Chininum arsenicosum, Kalium stibyltartaricum und Arsenum sulfuratrum flavum.

Das HAB 2003 beschreibt Acidum arsenicosum (= Arsenicum album), Antimonit, Arsenum jodatum, Chininum arsenicosum, Cuprum arsenicosum, Kalium stibyltartaricum (= Tartarus stibiatus), Olivenit, Stibium arsenicosum, Stibium metallicum, Stibium sulfuratum aurantiacum, Stibium sulfuratum nigrum.

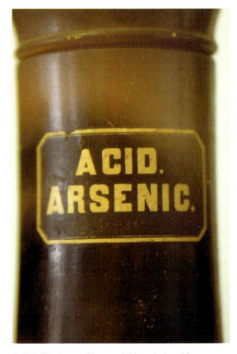

Gefäß für Arsen; Pharmaziehistorisches Museum, Basel. Foto: Margret Madejsky

Potenzierte Mineralien von Arsen und Antimon, die derzeit im Handel sind

Antimonit, Berthierit, Dyskrasit, Levico, Olivenit, Pharmakolith, Pyrargyrit, Realgar, Skorodit, Xanthokon.

Aufgrund der Affinität der zwei Halbmetalle zu Kupfer, Silber, Gold, Quecksilber, Blei und Schwefel gibt es viel mehr Mineralien, die Arsen und/oder Antimon enthalten, doch sind diese nicht als Homöopathika im Handel. Ein schmerzlicher Verlust ist das Fahlerz Schwazit, ein Lieblingsmineral des Paracelsus, das früher in potenzierter Form bei Weleda erhältlich war.

Allgemeines zu homöopathischen Zubereitungen des Arsens und Antimons

Der Einfluß der Verbindungsbildung auf die therapeutischen Eigenschaften. Die chemische Natur der Partneratome und des Bindungstyps gehen in die arzneilichen Eigenschaften der aus den Elementen gebildeten Verbindungen ein, wobei die Heileigenschaften letztendlich nur durch die Erfahrung erkannt werden können oder durch Aufstellung des Arzneimittelbildes. Verbindungen des Arsens und Antimons sind in der Alchimie interessant, weil sie alle drei Prinzipien manifestieren. Das Prinzip *Merkur*, das Flüchtige, zeigt sich in der Flüchtigkeit vieler Verbindungen. Es wirkt bei der Therapie wechselnder Symptome, Leiden des Nervensystems und um Prozesse in Bewegung zu bringen. Der alchimistische *Sulfur* ist das Hauptprinzip von Arsen, Antimon, Sulfur und den typischen Metallen wie Kupfer und Eisen. Sulfur ist Stoffwechselmittel und für akute wie chronische Entzündungsprozesse. Sie zeigen auch stark reinigende Wirkung. Die Sulfur-Arzneien sind die wichtigsten Heilmittel der Alchimie. Verbindungen aus den oben genannten Elementen müssen zwangsläufig interessante Sulfur-Arzneien sein. *Sal*, das strukturgebende Prinzip in der Alchimie, zeigt sich am klarsten in Salzen, beispielsweise den Schüsslersalzen. Sal-Arzneien sind besonders für chronische Leiden geeignet.
Näheres zur Alchimie im Buch „Paracelsusmedizin"

Das Prinzip Sal hat Beziehung zu stark polarisierten Bindungen im Molekül. Solche treten nicht nur in echten Salzen auf, sondern auch bei starker Polarisation im Molekül bei stark verschiedener Elektronegativität der Elemente. Näheres hierzu in den Lehrbüchern der Allgemeinen Chemie.

Stark polarisiert sind Verbindungen von Metallen zu Sauerstoff. Dies gilt auch für Halbmetalle. Das Salhafte dieser Moleküle macht sie zu chronischen Mitteln. Beispiele sind Acidum arsenicosum, Antimonium oxydatum, Stibium arsenicosum. In den Arseniten und Arsenaten ist das Prinzip Sal gleich zweifach manifestiert, als echtes Salz und sauerstoffhaltiges Anion.

Im Handel sind von diesen völlig chronischen Mitteln Kalium arsenicosum, Natrium arsenicosum, Aurum arsenicosum, Cuprum arsenicosum, Ferrum arsenicosum, Zincum arsenicosum, Calcium arsenicosum, Chininum arsenicosum, Pharmakolith und Olivenit.

Die Halogenide der Halbmetalle

Im Handel sind Arsenum chloratum, Arsenum bromatum, Arsenum jodatum, Antimonium chloratum, Antimonium bromatum, Antimonium jodatum. Durch den Halogenanteil im Molekül zeigen sie verstärkt die Eigenschaften der Halbmetalle, sind Korrosiva und Resolvenzien, besonders die Jodide. Die Bromide haben verstärkt psychotherapeutische Eigenschaften.

Im deutschen Sprachbereich derzeit im Handel befindliche Einzelmittel des Arsens und Antimons

Die bekannten, teilweise recht ausführlichen Arzneimittelbilder werden nicht dargestellt, sondern nur Stichworte zur therapeutischen Anwendung angegeben.
Angaben zum Arzneimittelbild
AMB+++ = sehr gutes, ausführliches Arzneimittelbild vorhanden
AMB++ = gutes Arzneimittelbild existiert
AMB+ = Arzneimittelbild vorhanden
Vereinzelte Wirkungsangaben sind nicht als Arzneimittelbild angeführt. Im strengen Sinn besteht das homöopathische Arzneimittelbild aus Symptomen, die die Prüfung am Gesunden ergeben hat. Im Folgenden sind hauptsächlich klinische Indikationen aufgeführt.

Im Handel befindliche Einzelmittel des Arsens

Arsenum metallicum AMB++

Gediegenes Arsen ist eine graue, körnige Masse, eines der häßlichsten Minerale überhaupt.
Angst, Depression, brennende Schmerzen, ausgeprägte Periodizität. In D12 und höher zur Behandlung der Arsenmentalität luesinische/neuropathische Diathese.
Störungen an sensiblen und motorischen Nervenfasern.

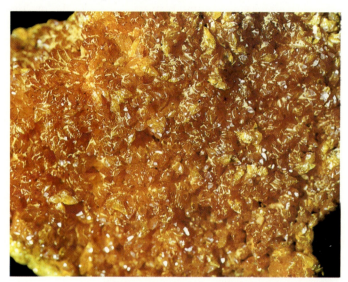

Auripigment (Arsen-Schwefelverbindung)   Foto: Olaf Rippe

Arsenum hydrogenisatum AMB++

Arsenwasserstoff ist ein sehr giftiges, übelriechendes Gas. Erst ab D12 erhältlich.
Patient sieht alt und krank aus und fühlt sich auch so. Schlafprobleme. Fieber. Alle nur erdenklichen Schmerzen der Extremitäten, dort juckender Hautausschlag.

Acidum arsenicosum (Arsenicum album) AMB+++

Dieses großartige Mittel wird zu Recht sehr viel verschrieben.
Angst, Schwäche, Wechsel der Symptome, periodisch auftretende Beschwerden sind alle sehr ausgeprägt. Viele brennende Schmerzen. Stark reinigende Wirkung. Einziges Mittel, von dem eine reinigende Wirkung auf alle drei Keimblätter beschrieben ist. Patient ist geizig, aber pünktlich und zuverlässig.
Acidum arsenicosum ist zur Behandlung akuter und chronischer Leiden geeignet.

Arzneischatz
Traditionelle Abendländische Medizin

Konstitution/Diathese der Patienten, Literaturangaben: Psora, luesinische, neuropathische, dyskratische Diathese.

Arsenum chloratum
Patient vereinigt Züge von Acidum arsenicosum und Natrium chloratum, ätzender Typ.

Arsenum bromatum AMB+
Krebsfeindlich. Harte Tumoren der Lymphknoten, überhaupt Wucherungen. Rosacea und ähnliche Hautleiden. Patient sieht alt aus. Luesinische/dyskratische Diathese.

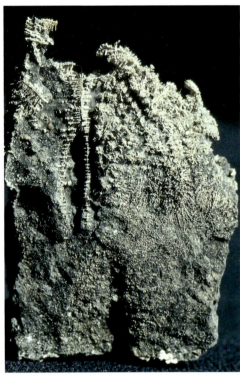

Gediegenes Silber auf Arsen; eine Signatur für den Synergismus beider Metalle in der Therapie
Foto: Olaf Rippe

Arsenum jodatum AMB+++
Patient ist abgewirtschafteter Typ, der auch so aussieht. Sehr chronisches Mittel. Hautausschläge von Typ aller Diathesen für die Arsenum jodatum als Mittel in Frage kommt: Psora, luesinische, tuberkulinische Diathese.
Patient reagiert nicht mehr auf Therapie. Krebs, Leukämie, Retikulosen. Krankheit hat den Geist angegriffen. Polychrest, das gern verschrieben wird, sollte vielleicht noch mehr verschrieben werden, und das mit geeigneten mineralischen und pflanzlichen begleitenden Arzneien.

Arsenum sulfuratum rubrum, Realgar, AMB+
Empfindlicher Magen, Störungen in sensiblen und motorischen Fasern des ZNS. Ausgeprägt sulfurisches Mittel, vereint Arzneimittelbilder von Arsen und Sulfur. Wenig bekanntes Mittel.

Arsenum sulfuratum flavum, Auripigment, AMB++
Patient ist voller Angst, besonders nachts. Schreckhaft, Zuckungen. Schwierig im Umgang. Vielerlei Schmerzen, die durch alle nur denkbaren Ursachen ausgelöst werden. Urogenitale Beschwerden. Hautleiden aller Art, besonders Geschwüre. Tuberkulinische/luesinische Diathese.
Die historischen Angaben zu Realgar und Auripigment sollten mittels homöopathischer Zubereitungen nachgeprüft werden.

Natrium arsenicosum AMB+
Dauernd Beschwerden im HNO-Bereich. Nase verstopft. Konjunktivitis. Augenumgebung geschwollen. Herzmittel.

Kalium arsenicosum AMB+
Ebenfalls Beschwerden im HNO-Bereich, Nase. Wirkung auf Innervierung der Haut und des Herzens. Herzleiden mit Nierenschwäche kombiniert. Eifersucht. Dermatosen der Arme.

Calcium arsenicosum AMB+
(ähnlich Pharmakolith, natürliches Calciumarsenat)
Die Verbindung der zwei Angstmetalle Calcium und Arsen muß ein Angstmittel ergeben. Hat Angst vor allem Möglichen, besonders nachts. Fixe Ideen ebenfalls aller Art. Alpträume. Der Prüfungskandidat sieht sich von unübersteigbaren Mauern umgeben und will aufgeben. Epilepsie. Extrasystolie. Ähnlichkeit mit Calcium carbonicum.

Zincum arsenicosum
Innervierung der Parenchymorgane. Die geringste Anstrengung erschöpft sehr. Gutes Depres-

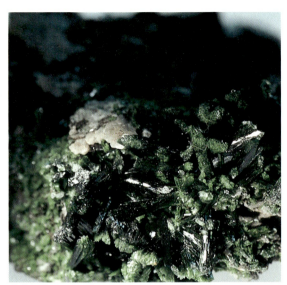

Olivenit (Kupfer-Arsenverbindung) Foto: Olaf Rippe

sionsmittel. Leiden der unteren Extremitäten.

Cuprum arsenicosum AMB+ (ähnlich Olivenit, natürliches Kupferarsenat)
Eines der ganz großen Mittel der Homöopathie, das viel zu wenig verschrieben wird. Krämpfe, Epilepsie. Extreme Schwäche. Choleraartige Diarrhoe. Anämie, die gegen Eisentherapie resistent ist. Funktionsschwäche der Niere, bei Niereninsuffizienz versuchen. Stark reinigende Wirkung. Im Sinn der TCM sehr gute Wirkung auf das Element Metall (Lunge, Dickdarm, Haut, Akne, Psoriasis, Neurodermitis, Stimmung, „die Traurigkeit schadet der Lunge").
Die Astromedizin sieht in der Vereinigung von Kupfer und Arsen eine Verbindung der

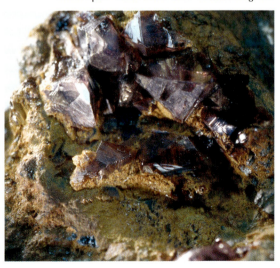

Skorodit (Eisen-Arsenverbindung) Foto: Olaf Rippe

Venus- und der Marskraft. Wirkung auf die Achse Aszendent-Deszendent = Ich-Du-Achse, Wirkung im ersten und siebten Haus. Die reinigende Wirkung im weitesten Sinn läßt sich noch verstärken durch Kombination mit Mangan. Dieses eisenähnliche Element hat Marscharakter, aber auch etwas Merkurielles. Es ist deshalb im Gegensatz zu Eisen mit Kupfer in der gleichen Potenz mischbar.

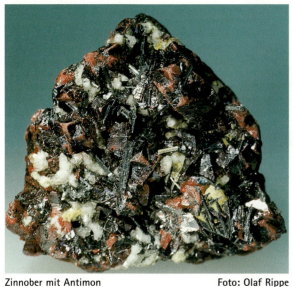

Zinnober mit Antimon   Foto: Olaf Rippe

Rp. Cuprum arsenicosum dil D6
    Manganum aceticum dil D6
    (oder Manganum oxydatum dil D6)
    2mal täglich je 5 Tropfen.

Einige pflanzliche Arzneimittel, die Venus-Marscharakter haben und deshalb gut zu Cuprum arsenicosum passen: Brennessel, Sanikel, Storchschnabel (Geranium robertianum), Thymian.

Argentum arsenicosum

In der Astromedizin eines der wenigen Mond-Marsmittel. Wirkung im Sternzeichen Krebs. Bringt Marswirkung in Nervensystem und Psyche. Symptome des schizophrenen Formenkreises.

Aurum arsenicosum AMB++

Im Sinne der Alchimie ist Gold noch sulfurischer als andere Metalle. Gold als universelles Schwächemittel wird in der Verbindung durch die Marskraft des Arsens ergänzt. Alle nur denkbaren psychischen Symptome und Neuralgien, Wahnsinn, Kopfmittel, Resolvents, Neubildung. Herzmittel, besonders Aorta. Eines der interessantesten Mittel in der Homöopathie. Luesinische/tuberkulinische Diathese. Astromedizinische Wirkung im Sternzeichen Skorpion.

Ferrum arsenicosum AMB+++ (ähnlich Skorodit, natürliches Eisenarsenat)

Betont marsianisches Mittel, von den Anthroposophen wird Skorodit besonders geschätzt. Bringt Marskraft in Parenchymorgane: Leber, Milz. Schwäche, auch der Psyche, Angst, Depression. Anämie, auch perniziosa. Viel Schmerzen. „Entzündliche und degenerative Erkrankungen des ZNS" (Weleda). Venenentzündung, Hypotonie.
Erster Versuch bei Hypotonie:
Rp.: Skorodit dil D8 morgens
     5 Tropfen
     Olivenit dil D8 abends 5
     Tropfen (beide Weleda)

Levico AMB+ (weltberühmte Eisensulfatquelle bei Trient)

Enthält außer Eisensulfat in fallender Menge Aluminium, Calcium, Magnesium, Mangan, Zink, Kupfer, Arsen.
Wirkung ähnlich wie Skorodit. Infektanfälligkeit. Erstklassiges Mittel für Rekonvaleszenz. Streß hat Psyche angegriffen. Asthma. Arthrose. Mineralstoffwechselstörung.

Chininum arsenicosum AMB+++

Ausgesprochen chronisches Mittel. Neurologische Symptomatik, viel psychische Symptome, empfindlich, reizbar. Betont periodische Beschwerden. Wirkung auf Parenchymorgane, besonders Leber. Gegen Neubildungen aller Art. Zur Rekonvaleszenz. Bei hydrogenoider/oxygenoider/dyskratischer Diathese.
In der Astromedizin ein weiteres Venus-Marsmittel (die bittere Chinarinde untersteht der Venus). Wertvoll ist, daß dieses Salz einen organischen Anteil enthält. Günstiger Einfluß auf alle Winkel zwischen Mars und Venus im Horoskop, ebenso auf Achse Aszendent-Deszendent. Anzuwenden, wenn Mars in einem Venuszeichen steht oder Venus in einem Marszeichen. Chininum arsenicosum wird recht viel verschrieben, noch mehr wäre gut.

Im Handel befindliche Einzelmittel des Antimons

Stibium metallicum AMB+

Gediegenes Antimon ist eine hellgraue, körnige Masse mit Andeutung einer kristallinen Struktur. Es ist nicht so häßlich wie Arsen. Stark strukturbildend, deshalb in der anthroposophischen Medizin angewandt bei Geschwüren der Haut und der Verdauungswege, Asthma, Allergien, Herzrhythmusstörungen, Verstimmung und „Störungen von Antrieb und Gedächtnis" (Weleda). In D12 und höher zur Behandlung der Antimonmentalität. Psora, gichtisch-rheumatische/luesinische Diathese.

Antimonium oxydatum AMB+

Fast vergessenes Mittel. Die weißen Flores Antimonii, beim Rösten von Antimonit entstanden, schätzte Paracelsus als Lebermittel.
Schwäche, Beschwerden in der LWS, zum Stabilisieren der Psyche.
Viel gebräuchlicher ist das ähnliche

Stibium arsenicosum

AMB+ (ein Gemisch von As_2O_3 und Sb_2O_5) Wie alle Oxide für ganz verfahrene Fälle mit schlechtem Energiestatus. Atemwege und Lunge sind gewöhnlich beteiligt. Starke Dyspnoe, Emphysem, Lungenverschleimung, Asthma. Krankheit verängstigt Patienten.

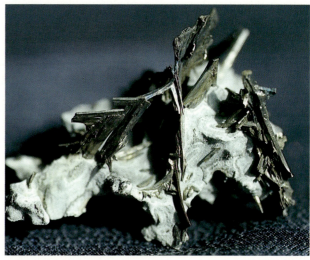

Dyskrasit (Silber-Antimonverbindung)   Foto: Olaf Rippe

Arzneischatz
Traditionelle Abendländische Medizin

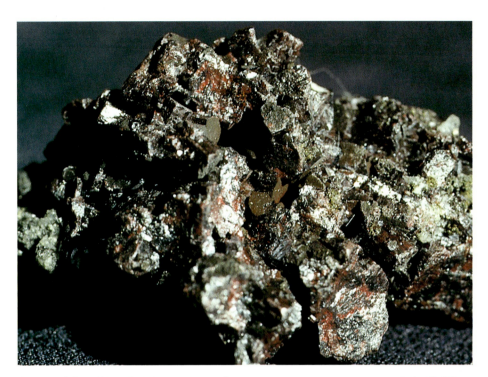

Pyrargyrit (Silber-Schwefel-Antimonverbindung) Foto: Olaf Rippe

Antimonium chloratum AMB+
Von den Iatrochemikern gern verwendetes Corrosivum, fast vergessen. Asthenie, Krebs.

Antimonium bromatum
Brom wirkt auf die Psyche, auf die Innervation der Organe und endokrine Drüsen. Antimon wirkt strukturierend. Antimonbromid also als Impulsgeber zur Behandlung chronischer unter den o.g. Fällen.

Antimonium jodatum AMB+
Hartnäckige Lungensymptome, Reaktionsvermögen des Patienten eingeschränkt. Heftiger Husten, Asthma mit viel Sputum. Pollenallergie. Abhusten erschwert. Elender Patient. Resolvens. Als Antibiotikaersatz versuchen.

Antimonit, Antimonium crudum AMB+++
Natürliches Antimon-III-sulfid, bildet prächtige nadelige Kristalle. Antimonit ist nicht reines Antimonsulfid, sondern enthält etwas Arsen, Bismut, Kupfer, Silber, Gold, Zink, Eisen und Blei, letzteres durchschnittlich 2 %. Das homöopathische Arzneimittelbild bezieht sich auf diese Stoffmischung. (Im Handel ist auch reines Stibium sulfuratum nigrum.)
Ganz chronisches Mittel. Immer sind Haut und Verdauungswege befallen. Verschiedenste Symptome treten gleichzeitig oder im Wechsel auf. Statt Angst wie bei Arsen tritt Mißstimmung auf.
Bulimie, Fettsucht, Gicht, Rheuma.
Die anthroposophische Medizin nennt „entzündlich-degenerative Nervenerkrankungen" und „Störungen der seelischen Geschlossenheit".
An Diathesen nennt die Literatur: Psora, luesinische, gichtisch-rheumatische und sykotische Diathese.
Antimonit ist das Spezifikum zur Behandlung von Erkrankungen des Schweins, denn „kein Thier unter allen ist innerlich dem Menschen gleicher/dann eben dieses" (Johann Schröder). (Das Spezifikum zur Behandlung von Pferdekrankheiten ist Acidum arsenicosum.)

Stibium sulfuratum aurantiacum AMB+
(Goldschwefel, Sb_2S_5)
Eines der besten Lungenmittel sowohl bei starker Verschleimung als auch bei trockenem Husten. Hautjucken und sonstige Beschwerden im Senium. Augenmittel. Verwenden, wenn andere Antimonzubereitungen an der Lunge versagen. Sollte viel mehr verschrieben werden.

Calcium stibiato-sulfuratum
verwenden, um die vielen Stoffwechselfunktionen des Calcium mittels Antimon und Schwefel anzuregen. Chronisches Mittel, bei miasmatischer Mischdiathese versuchen. Kolika mucosa, Colitis ulcerosa. Bei Blutungen aller Art.

Hydrargyrum stibiato-sulfuratum, Aethiops antimonialis AMB+
Eindeutige Wirkung im Lunge-Dickdarm-System, ebenfalls Colica mucosa, Colitis ulcerosa, Milchschorf, Psoriasis, Zosterfolgen. Skrophulose, tuberkulinische/luesinische Diathese. Element Metall in der traditionellen chinesischen Medizin.
Calcium stibiato-sulfuratum und Hydrargyrum stibiato-sulfuratum wirken an der Schnittstelle von Leib und Geist oder, zeitgenössisch ausgedrückt, für Probleme des Fachs Psycho-Neuro-Immunologie. Psychische Einstellung und Parasitenbefall haben anscheinend eine Beziehung zueinander. Beide Mittel bei Problemerregern versuchen.

Dyskrasit (Silberantimonid), Pyrargyrit (Silber-Antimonsulfid)
Zur Silbertherapie der Psyche.
Chronische Entzündung der Verdauungs- und Harnwege „mit entsprechenden seelischen Begleiterscheinungen".

Berthierit (Eisenantimonsulfid)
Zur Eisentherapie der Psyche.

Kalium stibyltartaricum, Tartarus stibiatus AMB++
Die organische Komponente verbessert die Wirkung. Weinsäure prägt die Verbindung als chronisches Sal-Mittel. Zu Recht häufig verschrieben. Bewährtes Lungenmittel, starke Schweißbildung. Schmerzen LWS, Sakrum. Patient ist schläfrig und benommen. Kinder- und Greisenmittel.

Arsen und Antimon in der Rezeptur von Einzelmittelmischungen

Einige der Verbindungen des Arsens oder Antimons haben als Einzelmittel eine großartige Wirkung. In der Regel kann man aber am meisten erreichen, wenn sie Teil einer geschickten Rezeptur sind.
Die Rezeptur kann bestehen aus Pflanzenmaterialien und/oder Metallen und/oder Mineralien; auch im Stoffwechsel auftretende Stoffe oder Vitamine können zugesetzt werden. Von den Halbmetallen verwendet man sehr kleine Mengen, D6 und höher.

Arsen und Antimon in Fertigarzneien

Wohl aus psychologischen Gründen ist Arsen wenig in Mischpräparaten enthalten. Einige Heel-Arzneimittel enthalten Acidum arsenicosum, Arsenum jodatum oder Chininum arsenicosum. Weitere arsenhaltige Mischungen sind Fepyr, Ailgeno, Trienoct (Pekana), Arsenum jodatum Similiaplex, Arsenicum album comp., Allergie-Injectopas, Lymphdiaral (Pascoe). Von Wala enthält Thyreoidea/Thymus comp. das Arsenoxid. Viel weiter verbreitet ist Antimon in den Arzneimitteln, besonders der anthroposophischen Medizin und in denen der spagirisch arbeitenden Formen.

Einige Beispiele: apo-Strum (Pekana; Schilddrüsendysfunktion), Verintex (Pekana; Warzenbehandlung), Broncho-Injektopas (Pascoe; Bronchitis).

Die Firma Weleda verwendet Antimon gewöhnlich in elementarer Form u.a. in Cupro-Stibium D6, Cuprum D5/Stibium D5 (beide Mitel bei Asthma), Aurum/Hyoscyamus comp. (Cor nervosum), Antimonit/Echinacea comp. (Entzündungen der weiblichen Genitalien), Heilsalbe (allg. zur Wundheilung).

Wala verwendet Antimon beispielsweise in Levico comp. (Hypotonie und Anämie), Strophanthus comp. (Herzstreß), Veratrum comp. (hypotoner Symptomenkomplex), Cartilago/Mandragora comp. (Gelenkserkrankungen).

Konsequent verwendet ist Antimon von den spagirisch arbeitenden Firmen, wobei die Herstellung der Präparate nach besonderen Richtlinien des HAB erfolgt.

Von den Spezialitäten der Fa. Soluna enthalten Antimonjodid - Dyscrasin (allg. bei Säfteentartung) und Strumatik 1 (Strumatherapie); Antimonsulfid - Azinat (Abwehrsteigerung), Epidemik (Infekte), Splenetik (Taratarische Erkrankungen = Ablagerungen); Brechweinstein - Pulmonik (Allg. bei Lungenleiden, Bronchitis, Asthma).

Antimonhaltig sind auch Präparate der Fa. Phönix, z.B. Arthrophön (chron. Gelenksleiden).

Arsen und Antimon in eigenen Rezepturen

Organische Bestandteile sind dringend erforderlich. Ein Mischrezept sollte 1–2 Metalle enthalten, eventuell auch ein anorganisches Salz. Die Mehrzahl der Inhaltsstoffe sollten aber Pflanzenauszüge sein. Man macht Routinemischungen aus zehn Einzelsubstanzen. Pflanzliche Heilmittel, die gut in solche Mischungen passen, sind Venusmittel, auch solche, die einen Marsaspekt zeigen: Gänsefingerkraut, Rose, Poterium spinosum, überhaupt Rosazeen, Brennessel, Glaskraut, Melisse. Manche der Sonne unterstellten Mittel: Engelwurz, Bibernelle, Liebstöckel, Gänseblümchen, Johanniskraut („das pflanzliche Arsen"). Die Pflanzen verwendet man in Tinktur bis D3. Als organische Ergänzungsmittel zu einer antidyskratischen Behandlung mit Antimon schlägt Honegger vor: Weinsäure, Lakritze, Guajak, Klette, Löwenzahn, Erdrauch, Sarsaparilla, Stiefmütterchen, usw.

Die Anwendung der beiden Halbmetalle in der Astromedizin

Die Angaben beziehen sich auf die therapeutische Wirkung am Geburtshoroskop und bei Transiten.

1. Planetare Zuordnung: Arsen und Antimon sind der Erde unterstellt; das ist der Planet, auf dem wir stehen. Sie stärken also auch das Erdelement. Arsen repräsentiert auch noch die Marskraft, was sich beispielsweise am dramatischen Vergiftungsbild zeigt. Es ist also nicht so kalt wie Antimon, beide wirken trocknend.

2. Beziehung zu den Eckpunkten des Horoskops: Arsen zeigt eine stärkende Wirkung am Aszendenten, Antimon am Deszendenten. Zum Vergleich: Eisen wirkt am Aszendenten, Calcium am IC, Kupfer am Deszendenten, Silizium am MC.

3. Die beiden Elemente zeigen Wirkung auf die veränderlichen Sternzeichen, die eine Beziehung zu chronischen Krankheiten haben. Es sind dies Zwillinge, Jungfrau, Schütze und Fische. Näheres in unserem Buch „Paracelsusmedizin".

4. Nach dem Prinzip der Affinität haben Arsen und Antimon eine günstige Wirkung in den Erdzeichen Stier, Jungfrau und Steinbock. Arsen zeigt noch eine erfreuliche Wirkung auf das Feuerzeichen Widder, das im Idealhoroskop identisch ist mit dem ersten Haus, dem des Ich.

5. Die Häuser der Krankheiten an sich sind das sechste und zwölfte Haus, im Idealhoroskop identisch mit den Sternzeichen Jungfrau und Fische. Diese sind Wirkungsort der beiden Elemente. Antimon wirkt gut in der Jungfrau, dem sechsten Haus, und deshalb in erster Näherung beim Kranksein an sich.

6. Die Astrologie stellt die gesamten Verdauungswege unter das Regime des Sternzeichens Jungfrau, damit ist ein Wirkungsort des Antimon erklärt.

7. Jungfrau ist ein veränderliches Erdzeichen, Merkur ist dort Herrscher. Ein weiteres veränderliches Zeichen ist das Luftzeichen Zwillinge, in dem ebenfalls Merkur Herrscher ist. Dem Zeichen Zwillinge ist die Lunge unterstellt. Verbindungen des Antimons zeigen auch dort gute Wirkung, besonders bei chronischen Zuständen.

8. In der traditionellen chinesischen Medizin beherrscht das Element Metall die Meridiane Lunge und Dickdarm, das Spezifikum des Elements Metall ist das Kupfer. Aus der Summe des oben Mitgeteilten ergibt sich, daß eine Kombination von Kupfer und Antimon gute Heileigenschaften haben muß. Sie wirkt im sechsten Haus/ Jungfrau, am Deszendenten, auch im siebten Haus/Waage.

9. Nach der großen Zahl ihrer Wirkungsorte müssen Arsen, Antimon und ihre Verbindungen große Arzneimittel, teilweise auch Polychreste sein. Die große Wertschätzung dieser Elemente als Heilmittel durch Paracelsus, die Spagiriker, allgemein die Alchimisten läßt sich auf diese Weise erklären.

„Antimon heilet alle Krankheiten, so dem Saturno, Mercurio und Soli zugetan sind." (Johann Agricola)

„Antimon ist das, was den Saturnus gegen die Venus austauscht." (Paracelsus)

Literatur

- H. H. Vogel: Wege der Heilmittelfindung, Bad Boll 1994
- Henning M. Schramm: Heilmittel-Fibel zur anthroposophischen Medizin, 2. Auflage, Schaffhausen 1997
- Wolfgang Spurzem: Repertorium der homöopathischen Mineralstoffmedizin, Stuttgart 1997
- M. Tauscher: Homöopathie – Kleine Mittel ganz groß, Neckarsulm 2003
- Frederik Schroyens: 1001 kleine Arzneimittel, St. Ottilien 1995
- Johann Agricola: Chymische Medicin, 1638, Hrsg. Oliver Humberg, Elberfeld 2000
- Johann Schröder: Trefflich-versehene Medizinchymische Apotheke oder Höchstkostbarer Arzeney-Schatz, 1685 Nürnberg (Nachdruck vergriffen)
- Claude Bergerot/Max Tetau: Précis de Lithothérapie Déchélatrice, Paris, 1984
- Heinrich Honegger: Die antidyskratische Behandlung als Basistherapie chronischer Krankheiten, Ulm o.J. (vergriffen)
- Rippe/Madejsky/Amann/Ochsner/Rätsch: Paracelsusmedizin, 2. Auflage, Aarau 2002
- Persephone Band 7: Heilmittel für typische Krankheiten nach Angaben von Rudolf Steiner, Dornach 1995
- Friedrich Roth-Scholtz: Deutsches Theatrum Chemicum, Nürnberg 1728; Nachdruck Hildesheim 1976 enthält den Triumphwagen des Antimonii von „Basilius Valentinus"

Arzneischatz
Traditionelle Abendländische Medizin

Eisen – Inkarnationsmetall und Lebenselixier

von Olaf Rippe

Nach Sauerstoff, Kiesel und Aluminium ist Eisen das vierthäufigste Element auf der Erde. Ohne Eisen wäre die Natur matt, blaß und farblos. Es wundert daher nicht, daß es auch im Menschen in größeren Mengen vorkommt.[1] „Im Blut konzentriert, durchzieht eine Eisensphäre in den Atmungsfermenten alle Säfte, Zellen und Gewebe des Organismus." (Selawry)

Eisen ist die Grundlage sämtlicher Wärme- und Energiebildungsprozesse. Es ist unentbehrlich bei der Blutbildung, bei oxidativen Prozessen und bei der Farbstoffbildung. Es ist Grundlage der Muskeltätigkeit, es wirkt als Lichtschutz, und im Atemprozeß bewirkt es die Aufnahme kosmischer Energie (Chi oder Prana). Eisen ermöglicht aber auch Sprache und Bewußtheit, denn es „ist Träger von Egoität und Leidenschaftlichkeit" (Selawry). Eisen wird daher in der hermetischen Medizin als „Inkarnationsmetall" bezeichnet, und mit Recht kann man es auch als Lebenselixier bezeichnen.

Das Metall von Vulcanos und Mars

Im Innersten der Erde, in den Öfen des göttlichen Schmiedes Vulcanos, wird das Eisen aufbereitet, das der Welt Farbe und Lebensenergie gibt. Als Meteorit erinnert uns das Eisen dagegen an die kosmische Natur der Metalle.

Somit offenbart sich in der Betrachtung des Eisens auf ganz besondere Weise die Weisheit des Hermes Trismegistos: „Das Untere ist gleich dem Oberen und das Obere gleich dem Unteren."

In der hermetischen Medizin versteht man die Metalle als Ausdruck kosmischer Kräfte. Bei Paracelsus lesen wir, daß „die alten Philosophen die sieben Metalle mit den sieben Planeten verglichen (...), so für das Gold die Sonne, für das Silber den Mond, für das Blei den Saturn, für das Zinn den Jupiter, für das Kupfer die Venus, für das Quecksilber den Merkur, für das Eisen den Mars, und das haben sie der Magie nach recht getroffen, deshalb wird es noch auf diesen Tag so gehalten".

Hat man also eine Vorstellung von den geistigen Qualitäten des Mars gewonnen, so

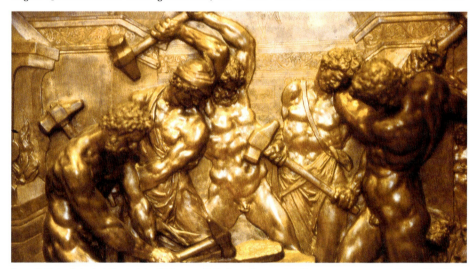

Der göttliche Schmied Hephaistos/Vulcanos. Relief aus Bronze 17. Jh.   Foto: Olaf Rippe

hat man auch eine von der physiologischen und der heilenden Wirkung des Eisens, denn im Sinne der Hermetik sind die Planetensphären und die zugehörigen Metalle durch ein unsichtbares geistiges Band miteinander verbunden.

Besonders interessant ist die magnetische Kraft des Eisens, eine Eigenschaft, die das Marsmetall vor allen anderen Metallen auszeichnet. Magnetismus führt zur Polarisierung der Welt und ermöglicht nicht nur Zugvögeln eine räumliche Orientierung. Sämtliche Lebensprozesse ordnen sich durch Eisen polar an, folgen also dem Gesetz der räumlichen Ordnung. Vor allem aber führt der Magnetismus zur gegenseitigen Durchdringung von Geist und Stoff. Die magnetische Kraft bindet das Gasförmige an die Substanz, Geist an Materie.

Am intensivsten findet dieser Prozeß im Menschen statt. Je stärker der Eisenprozeß ausgebildet ist, desto tiefer ist der Mensch inkarniert und um so mehr kann er seinen Lebenswillen durchsetzen und seine alltäglichen, aber auch seine spirituellen Aufgaben bewältigen.

Im Jahreskreis entspricht dies dem Frühlingspunkt, also dem Übergang vom Sternbild Fisch zum Widder. Ab diesem Zeitpunkt hat das Licht für ein halbes Jahr die Regentschaft über die Finsternis. In der Astrologie ist es der eigentliche Jahresbeginn.

Nicht zufällig regiert Mars das Sternbild Widder. Mars ist der Anfang, der Frühling, der Morgen, die Geburt von etwas Neuem, dessen Zukunft noch nicht feststeht. Er ist der Meister aller Möglichkeiten, er ist die Kraft der Eroberung, er ist die Sehnsucht, Grenzen zu sprengen, der Wille zur Freiheit und zur Macht. Mars ist der „Übergewaltige, Stolze, in Erz Gerüstete, (...) unermüdlich und handstark, Zwingherr widriger Mächte, König männlichen Mutes, Vater des glücklichen Sieges, Helfer der Menschen, Spender der Kraft und Verscheucher bitterer Feigheit" (Homerische Hymnen, zit. n. Selawry).

Als Gott des Krieges vermittelt Mars das Bild eines Ritters: „Von einer Eisenrüstung umhüllt und mit einem Eisenschwert in der Hand, ist er für den Kampf gewappnet. Das Eisen als Rüstung gibt ihm Schutz und Halt, und durch das Schwert als tödliche Waffe kann er seinen Mut erproben." (Schramm)

Als tugendhafter Ritter befreit er die Jungfrau aus den Klauen des Drachens, als Siegfried badet er in dessen Blut, um hieb- und stichfest zu sein. Doch der vom Mars Gezeichnete ist auch zum Raubritter geboren, und als cholerischer Berserker kann er laut brüllend in einen Blutrausch fallen.

Leidenschaftlich, zielsicher, leider oft ohne große Rücksicht und Besonnenheit, geht er seinen Weg. Immer muß er Widerstände überwinden, dafür ist er geboren. Anführer sind daher oft vom Mars gezeichnet.[2] „Die Marsdynamik braucht solche (Widerstände) geradezu, um sie mit voller Kraft bekämpfen zu können. Hierbei entsteht ein Spannungsfeld, in dem ein seelischer Wachstums- und Reifungsprozeß möglich ist. Der Eisenprozeß möchte sich am Widerstand läutern, erst dann kann er sich wirklich stählen." (Schramm)

Entsprechend unterstehen die Galle, die Muskulatur und der Kehlkopf dem Mars. Als Mitregent des Sternbildes Skorpion beherrscht Mars ebenfalls die Sexualkraft. Hierauf deutet auch der Mythos seiner leidenschaftlichen Affäre mit der Liebesgöttin Aphrodite/Venus.

Der Ehemann der Liebesgöttin ist jedoch Hephaistos, der göttliche Schmied und Sohn des Prometheus, der dem Menschen die Beherrschung des Feuers lehrte; in der Hermetik symbolisiert das Element Feuer Geist, Läuterung, lichtvolle Ordnung und göttliche Allmacht.

Nur Hephaistos kannte die Kunst der Eisenveredelung durch das Feuer, die er dem Menschen beibrachte. Erst durch eiserne Werkzeuge wie Pflug, Hammer und Waffen wurde der Mensch fähig, sich die Erde, im wahrsten Sinne des Wortes, untertan zu machen.

Diese Freiheit hat jedoch ihren Preis, denn gleichzeitig bindet die Macht des Eisens den Menschen an die irdische Welt. Mit jedem Tag, an dem der Mensch das Eisen besser meistert, entfremdet er sich etwas mehr von seinen spirituellen Wurzeln, und wenn er nicht aufpaßt, macht er sich durch eiserne Ketten zum Sklaven dieser Welt.

Weil aber jeder seines Glückes Schmied ist, hat auch jeder die Möglichkeit, sich durch die Beherrschung der Marsenergie vom jugendlichen Heißsporn in einen Gralsritter zu verwandeln.

Eine Analogie dieser Verwandlungsfähigkeit zeigt das Marsmetall Eisen bei seiner Bearbeitung: „Liegt das Eisen in rohem Zustand als Eisenerz vor, dann ist es rot. Wird es (Weißglut) geglüht, dann erscheint es weiß, und wenn es zu Stahl (mit Kohle) gehärtet ist, zeigt es eine schwarze Farbe (...). Durch die drei Farben wird uns der Reifungsprozeß der Eisenprozesse in der menschlichen Seele vor Augen geführt.[3] (...) Erst wenn die geläuterten Eisenprozesse über das Glühen hinaus stählern in der Seele verankert sind, kann der Mensch in Weisheit die Macht über die Erdenkräfte ergreifen." (Schramm)

Sargnägel und Geisterdolche – über die Magie des Eisens

Die Marsidee zeigt sich auch in der Verwendung von Eisen in Magie und Volksmedizin. Auf der ganzen Welt wird Eisen als Amulett verwendet, weil es schutzmagische Eigenschaften besitzen soll. Wer Eisen am Körper trägt, der ist hieb- und stichfest. Weder kann der böse Blick Schaden anrichten, noch kann man der Person Krankheiten anhexen oder sie beschreien und berufen[4].

Eine besonders magische Kraft soll ein Hufeisen haben, vor allem ein zufällig gefundenes. Es ist ein Symbol der Allmacht Wotans/Odins, der mit seinem achtbeinigen Roß, als Windgott, den Himmel beherrscht.

Man soll das Hufeisen mit der offenen Seite nach innen auf die Schwelle von Haustür oder Stall nageln. Über der Tür angebracht, muß die Öffnung nach unten stehen, nur dann ist es eine unüberwindliche Hürde für Alp, Nachtmahr, Gespenst oder Trud (Hexen).

Als Schutzamulette sind auch eiserne Hufnägel oder das „Eisen vom Totenacker", also Sargnägel, beliebt. Ketten aus solchen Nägeln sollen gegen Epilepsie, Gicht und Fieber helfen, da solche Krankheiten immer als Wirken von Dämonen gelten.

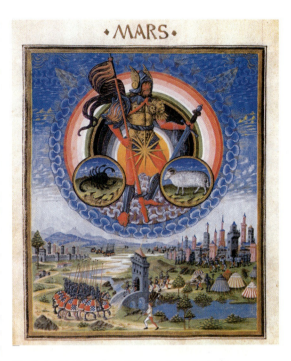

Klassische Darstellung des Mars in eiserner Rüstung. De Sphaera, 15. Jh.

Ähnliches bewirkt Schmuck aus Hämatit (Blutstein = Eisenoxid) oder Roter Koralle (Corallium rubrum = eisenhaltiges Calciumcarbonat).

Die Koralle soll aus Blutspritzern entstanden sein, die im Meer versteinerten, als der Held Perseus das Haupt der Gorgo abschlug.

Man verwendete die Koralle früher als Schutzamulett für Tote auf ihrer gefahrvollen Reise durch die Unterwelt. Amulette für Kinder bestehen noch heute oft aus Koralle, um sie vor "Erschrecken" (= Verzauberung) zu schützen. Wie Paracelsus beschreibt, bedeutet das Erschrecken auch eine erhöhte Infektionsgefahr. Seine Rezepte gegen fieberhafte Kinderkrankheiten und Pestilenz – darunter verstand man in alter Zeit jede Art von ansteckenden Seuchen – bestanden immer auch aus Koralle, oft zusammen mit Schwalbenwurz, Braunelle oder Wegerich. Man sollte auf jeden Fall zur Abwehrsteigerung bei fieberhaften Kinderkrankheiten, besonders mit Lungenbeteiligung, auch an Corallium rubrum (D2 bis D12) denken.

Koralle soll aber vor allem den Wahnsinn bannen können. Bei Paracelsus lesen wir: „Merket euch (...), daß Phantasmata eine Krankheit ohne Körper und Substanz ist. Nur im Geist wird ein anderer Geist geboren, von welchem der Mensch regiert wird.

Wenn nun dieser Geist geboren wird, gibt er dem Menschen andere Gedanken, ein anderes Gebaren ganz wider die angeborene Natur und Sinnlichkeit. Gegen diese Krankheit sind nicht viele Arzneien von Gott bestimmt. Nur Perforata (Johanniskraut) und die Korallen."

Was beide miteinander verbindet und was sie auch mit dem Hämatit gemeinsam haben, ist die rote Farbe, die an Blut erinnert und die man dem Mars unterstellt.[5] Johanniskraut kann man am besten in Kräuterbüschen als Amulett, äußerlich als Öl und

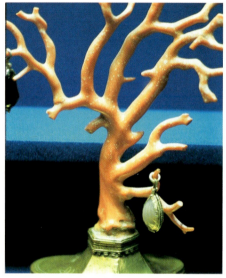

Im Sympathiezauber gilt die eisenhaltige Rote Koralle als besonders wirksamer Schutz gegen Krankheitsdämonen und Wahnsinn.

Foto: Olaf Rippe

innerlich als Tinktur verwenden. Als „magische" Arznei gegen den Dämon der Melancholie hat sich auch „Sanguisol" von Soluna bewährt. Das rotfarbene Elixier enthält neben Johanniskraut noch Gold, Weißdorn, Safran und den blutroten Wiesenknopf; dies entspricht der astrologischen Zuordnung Sonne/Mars und etwas Venus (Rosengewächse).

Korallen, als Amulett oder in einer homöopathischen Zubereitung (D2 bis D30), sind dagegen besonders gegen Angstzustände wirksam (vergleiche das Arzneimittelbild von Calcium carbonicum). Beide Arzneien kann man optimal miteinander kombinieren.

Das beste schutzmagische Eisen stammt jedoch von Meteoriten. Das sagenumwobene Schwert Excalibur oder das Zauberschwert Siegfrieds, des Drachentöters, sollen daraus hergestellt worden sein. In Indonesien fertigt man noch heute „Schlangendolche" („Kris") gegen Geister aus dem seltenen Metall.

Nicht vergessen sollte man aber auch den Fluch des Eisens. So gibt es weltweit bei vielen Pflanzensammlern die eiserne Regel, eine Pflanze „sine Ferro" (ohne Eisen) zu behandeln, damit sie ihre magische Kraft behält. Vor allem die Wünschelrute darf nie mit Eisen in Berührung kommen.

Weder darf man mit Eisen eine Pflanze graben, noch sie damit schneiden. Bei Leonhardt Thurneysser (1530–1595), einem Schüler des Paracelsus, lesen wir z.B.: „Verbeen, Agrimonia, Modelgeer[6], Karfreitags graben hilft dir sehr, daß dir die Frauen werden hold, doch brauch kein Eisen, grabs mit Gold."

Würde man Eisen zum Graben verwenden, dann würde man die magische Kraft der Elementarwesen bannen. Eine solche Pflanze hätte zwar noch eine gewisse Heilkraft, aber keine magische Macht, die sie nur durch ungebannte Elementarwesen erhält. „Hellsichtige" Kräuterkundige meiden es aber auch deshalb, weil Eisen Geistesgegenwart bewirkt. „Es erschwert also mit anderen Worten das Hinaustreten, das Hinausfliegen, die Trance" (Storl); dieser Zustand ist aber wichtig, wenn man die Zauberkraft einer Heilpflanze entdecken oder nutzen will.

Am besten ist es daher, man verwendet zum Graben oder Schneiden Holz, Horn, Krallen oder die bloßen Hände (Storl). So haben es kräuterkundige Schamanen bereits vor Urzeiten gemacht, als noch die Göttin über die Pflanzenwelt wachte und Wichtel das unterirdische Lichtreich der Erde bewohnten, und so machen sie es vielerorts heute noch.

Eisenprozesse im Menschen

Eisen finden wir im ganzen Körper.[7] Seine Unentbehrlichkeit für jede Form organischen Lebens beruht auf seiner Mitwirkung in der Energiebildung durch den Zellstoffwechsel (Atmungskette). Die Atmung der Nervenzellen braucht Eisen in Form des Atemferments, des Zytochroms.

Das meiste Eisen finden wir im Blut als Bestandteil der Erythrozyten. Der Eisenfarbstoff Hämatin, der für die Rotfärbung des Blutes verantwortlich ist, ermöglicht den Transport von Sauerstoff und Kohlendioxid. Arterielles Blut, dem Mars entsprechend, ist reicher an O_2 als venöses, das man traditionell der Venus zuordnet. Zähflüssiger und dunkler, ist das Venenblut „kohlenhafter" (mit CO_2 angereichert) und daher erdhafter. Überwiegt dieser Anteil wie bei der Zyanose, hilft erfahrungsgemäß Siderit (Eisen-II-carbonat) D6 bis D15 zusammen mit Carbo vegetabilis D12 (Pflanzenkohle) oder Carbo animalis D12 (Tierkohle) – mit Kohle entfacht man das „innere" Feuer. Siderit verwendet man zudem bei Eisenverwertungsstörungen durch eine schwache Verdauung, bzw. bei funktioneller Dyspepsie; zudem wirkt Siderit regulierend auf die Funktionen von Niere und Nebenniere.

Spirituell betrachtet, dringen mit der sauerstoffreichen Atemluft Licht und kosmische Bildekräfte in den Organismus (Selawry). Die Lebensenergie, auch Chi, Pneuma, Prana oder Orgon genannt, die durch die eingeatmete Luft entsteht, wird vor allem in der Niere gespeichert; in der anthroposophischen Medizin nennt man dies auch Nierenstrahlung. Ist diese zu gering, kommt es zu typischen Symptomen einer

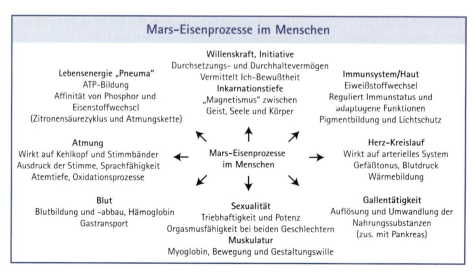

Arzneischatz
Traditionelle Abendländische Medizin

Marsschwäche, die dem Bild der anämischen Konstitution gleicht, während die zu starke Strahlung dem Bild einer überhitzten, cholerischen Marsnatur entspricht.

Das Einatmen führt zu einer intensiveren Wachheit, also zu einer Anreicherung mit Marsenergie und damit einer Stärkung der Nierenstrahlung. „Mars hilft zur Erlangung von Betriebsamkeit, wie auch Wachsamkeit und Geistesschärfe, die auf einer feurigen Kraft beruhen." (J. Kepler, zit. n. Selawry) In oxidativen Umwandlungsprozessen wird außerdem aus Nahrung und Atemluft die Abwehrenergie gebildet, die wir unbedingt zum Überleben brauchen und die bei einem zu schwachen Mars-Eisenprozeß meistens zu gering ist. Ein Anfeuern der Lebensprozesse durch eine Intensivierung der Sauerstoffbilanz mit Hilfe von Eisen ist in solchen Fällen notwendig.

Das Ausatmen ist dagegen als Entgiftungsvorgang und „Entseelung" zu begreifen, an dem das Eisen ebenfalls wesentlich beteiligt ist. Mit dem letzten Atemzug verläßt die Seele den sterbenden Körper, wobei sie auch jetzt noch die Mars-Eisenenergie behütet.

Die Naturreiche Pflanze und Tier bilden im Atmungskreislauf der Natur eine Polarität. Was Mensch und Tier ausatmen, atmet die Pflanze ein und umgekehrt. Der Atemprozeß bildet eine Brücke zwischen den Naturreichen. Es gehört zu den klassischen Meditationstechniken, sich in den Atemrhythmus des Gegenüber einzufühlen, und wer wäre hierzu besser geeignet als die Pflanze. Der Atem ermöglicht ein Erkennen der uns verwandten Pflanzenseele.

Es „besteht eine frappante Ähnlichkeit zwischen den chemischen Strukturen von Chlorophyll und Hämatin, dem Hämoglobinpigment" (Bott). Wie das animalische Leben braucht die Pflanze Eisen für ihren Stoffwechsel. „Ohne Eisenmitwirkung kann sich kein Blattgrün bilden, kann sich die Pflanze nicht aus dem Kosmos durch Lichtgewalt aufbauen. Jede Pflanze enthält darum Eisen in der Asche." (Pelikan) Chlorophyll ist grün und fluoresziert rot. Hämatin ist dagegen rot und fluoresziert grün (Bott). Pflanze und Tier sind also Spiegelbilder. In der Alchemie symbolisieren die Komplementärfarben Rot und Grün das Große Werk, den roten (Mars) und den grünen (Venus) Löwen.

Dem Mars-Venus-Schema entsprechend, haben Männer mehr Eisen als Frauen, und morgens ist der Mensch eisenreicher als abends: „Das Eisen gehört zur männlichen Hälfte des Menschen, zur Inkarnation, Eroberung und Beherrschung des Stoffes, zum Kampf und zur Arbeit, die einen Kampf mit der Materie darstellt." (M. Uyldert)

Eisen ist auch für den Myoglobinstoffwechsel unentbehrlich, der ebenfalls meistens bei Männern ausgeprägter ist.

Traditionell ordnet man dem Mars auch die Galle zu. Dies wird verständlich, wenn man ihre Funktionen betrachtet. Paracelsus bezeichnete die Leistung der Verdauungsdrüsen als „innere Alchemie", man könnte auch der „Vulcanos im Menschen" sagen. Damit aus Nahrung die Essenz entsteht,

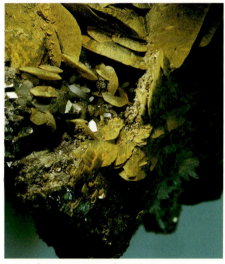

Siderit (Eisen-II-carbonat) ist ein bewährtes Mittel, um die Sauerstoffbilanz zu verbessern.
Foto: Olaf Rippe

die wir zum Leben benötigen, muß das „Fremde" zunächst zerstört und dann von Schlacken gereinigt werden, dies entspricht den alchimistischen Prozessen Putrefactio und Purificatio.[8] Damit diese Umwandlung möglich wird, braucht es die zerstörende und läuternde Kraft des Feuerelements, die in den Verdauungsdrüsen besonders ausgeprägt ist. Wärmeprozesse aber unterstehen dem Wirken des Mars; man könnte auch sagen, daß die Galle am intensivsten dem Bild des Kriegers unter den Organen entspricht (Bott). Vor allem „die Fette, die Töchter der Wärme, können nur durch ihnen entsprechende Kräfte abgebaut werden, durch die Wärme der Galle" (Bott).

Die entgiftende Wirkung, die zweite wichtige Funktion der Galle, entspricht dagegen dem beschützenden Marsprinzip.

Der Gallenprozeß hat seine Analogie wiederum in der Willenskraft des Menschen. Ist der Wille, also der Mars in uns, geschwächt, so ist meistens auch die Verdauungsleistung, speziell der Fettstoffwechsel, eingeschränkt. Oft sind solche Menschen gleichzeitig anämisch, fröstelnd, infektanfällig, introvertiert, passiv und wenig eigenständig. Ein überschießender Gallenprozeß bewirkt dagegen eine cholerische, zerstörerische Charakterstruktur, mit Entzündungsneigung, Hypertonie, Apoplexgefahr und Sklerosetendenz. (Sklerose entspricht dem Bild einer „abgekühlten und erstarrten Lava".)

Ein gestörter Eisenprozeß kann sich auch „in Angstzuständen, Passivität, Mutlosigkeit, Unentschlossenheit und apathisch-abwesendem Verhalten äußern. Bei einem zwar genügenden, aber unkontrollierten Eisenprozeß ist es aber auch möglich, daß der Patient Aggressivität, Selbstüberschätzung, Sucht nach Anerkennung und Selbstbestätigung zeigt. Beiden Verhaltensweisen liegt ein mangelndes Selbstvertrauen zugrunde." (Schramm)

Nervennahrung und Abwehrzauber

„Eisen ist nicht nur – im Gegensatz zu den meisten Schwermetallen – ein ungiftiges Metall, sondern es ist darüber hinaus mit der Eigenschaft begabt, die Wirksamkeit schwerer mineralischer Gifte aufzuheben." (Pelikan) Gäbe es diese Kraft nicht, wäre sämtliches Wasser und jede Nahrung durch gelöste Gifte wie Arsen oder Quecksilber toxisch.

Dies bedeutet, daß bei zahlreichen schwächenden Krankheiten, die auf Vergiftungen beruhen, beispielsweise Anämie durch Bleivergiftung, Eisen als Heilmittel notwendig ist.

In solchen Fällen haben sich Verbindungen von Eisen und Arsen bewährt, entweder als Skorodit D12 (Eisenarsenat) oder als Levico (D6 bis D12), einem Quellwasser aus einer Therme bei Trento, das Arsen, Eisen und Kupfer enthält. Beide Mittel eignen sich auch zur Behandlung von Infektanfälligkeit, Erschöpfungszuständen, Willensschwäche und Anämie. Skorodit ist in höheren Potenzen zudem ein Spezifikum für lähmungsartige Zustände durch virale Intoxikation (z.B. Polio). Der Handel liefert mit „Skorodit comp." und „Levico comp." (beide von Wala als Glob. und Amp.) zwei Präparate für die toxingeschwächte, hypotone und anämische Konstitution (siehe Tabelle).

Da Eisen auch als Lichtschutz unentbehrlich ist, sollte man bei Hautleiden, die mit Depigmentation einhergehen, z.B. Mykosen oder Vitiligo, ebenfalls an Skorodit denken.

Eisen steigert vor allem die Infektabwehr, und es bewirkt allgemein eine bessere Rekonvaleszenz; empfehlenswerte eisenhaltige Handelspräparate zur Abwehrsteigerung

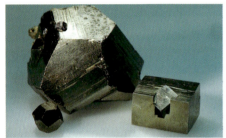

Potenzierten Pyrit verwendet man zur Kühlung von Entzündungen und bei Sprachstörungen. Man findet ihn häufig als Pentagondodekaeder ausgebildet. Das Fünfeck ist die Form des Mars. Das US-Verteidigungsministerium, das man wohl eher als Kriegsministerium bezeichnen sollte, ist in dieser Form gebaut! Foto: Olaf Rippe

sind z.B. „Azinat" (Soluna) oder „Metavirulent" (Meta-Fackler).

Bei einem überschießenden Eisen-Marsprozeß kommt es oft zu übergroßer Wärmeentwicklung mit Entzündungen, vor allem in den Bronchien. Bei Bronchitis hat sich das Mittel „Bronchi/Plantago" (Wala) bewährt, innerlich und als Injektion i.c. auf dem Lungen- und Nierenmeridian im Lungenbereich und am Konzeptionsgefäß KG 12, dem Meisterpunkt der Himmelsenergie. Zur Prophylaxe eignet sich auch die Kombination mit „Meteoreisen" (Wala). Kommt es aber zu schweren Verlaufsformen, z.B. einer Pneumonie, dann sollte man vor allem auf Vivianit (Eisenphosphat, D12) zurückgreifen, z.B. in Kombination mit Pulmonik (Soluna). Eine gewissenhafte Arzneiauswahl ist hier sehr wichtig, da diese Krankheitsbilder nicht harmlos und therapeutisch oft nur schwer zu bändigen sind.

Auch Rheuma, speziell der großen Gelenke, spricht oft auf Eisen an; ein geeignetes Handelspräparat ist z.B. „Metaossylen N" (Meta-Fackler). Am besten wählt man eine Kombination mit zinnhaltigen Präparaten, z.B. „Metasymphylen" (Meta-Fackler). Ein weiteres Eisenpräparat ist „Neuralgo-Rheum Injeel" (Heel) zur Injektionstherapie im Bereich der betroffenen Gelenke oder zur Eigenbluttherapie.

Wenn Infektionen das Nervensystem und das Gehirn angreifen, ist potenziertes Eisen besonders wichtig. Nicht ohne Grund ordnet man den Kopf dem Sternzeichen Widder zu. Auch hier kommt häufig Vivianit in Frage, besonders bei neuralgischen Schmerzen.

Folgen von Infektionen im Kopfbereich sind häufig Migräne oder andere Anfallsleiden.

Hier sollte man auch an eine Kombination von Eisen-Schwefel-Verbindungen mit dem Mondmetall Silber denken, da das Gehirn wiederum dem Mond untersteht. Eine geeignete Kombination wäre z.B. „Kalium phosphoricum comp." (Weleda) mit „Cerebretik", im Wechsel mit „Polypathik N" (beide von Soluna).

Bei Status nach Schädel-Hirn-Traumen hat sich das eisenhaltige Präparat „Cerebellum comp." (Wala) bewährt. Neben der innerlichen Verabreichung von Globuli sollte man ein bis zwei Mal pro Woche eine i.c.-Injektion im Nacken und an der Schädelbasis durchführen (im Bereich von Blasen-, Gallenblasen- und Gouverneurmeridian).

Bei Infektanfälligkeit und verzögerter Rekonvaleszenz ist „Meteoreisen" (Wala) eines der besten Präparate; zur Injektion eignet sich besonders der Bereich zwischen den Schulterblättern (Inkarnationszone) und die linke Fossa infraspinata, also die verwundbare Stelle Siegfrieds, die von einem Lindenblatt verdeckt blieb, als er im Drachenblut badete (Bott).

Bei dem Präparat handelt es sich um ein Dreiergespann, das neben Meteoreisen noch aus Phosphor und Quarz besteht. Das kosmische Eisen eignet sich besonders als magisches Schutzschild bei „blitzartig" auftretenden Krankheiten, die zu massiven und langanhaltenden Störungen führen, während Phosphor allgemein belebend wirkt (Adenosinphosphorsäuren als Energieträger).

Vivianit ist eine natürliche Verbindung von Eisen und Phosphor. Das blaugrüne, durchscheinende Mineral zeigt eine Analogie zu Mars als Träger der Geistnatur des Menschen. Es ist ein ideales Heilmittel bei Nervenschwäche und bei allergischer Diathese, vor allem bei Asthma. Auch zur Grippeprophylaxe und -behandlung hat sich Vivianit bewährt. Ferner ist es ein gutes Kindermittel, besonders um das neunte Lebensjahr. „Dies ist für das Kind eine entscheidende Phase. Das Ich-Bewußtsein im Sinne der Selbstbehauptung erwacht. Ist diese Phase gestört, dann fühlt sich das Kind von der Umwelt überfordert, und es kann z.B. der sogenannte Schulkopfschmerz auftreten." (Schramm) In solchen Fällen sollte man immer an Phosphorverbindungen denken, z.B. „Kalium phos. comp." (Weleda)

Die Kombination von Eisen mit Quarz verbessert vor allem Abgrenzungsprozesse und Strukturkräfte. Quarz und Eisen sind als Nervennahrung wichtig für alle Sinneswahrnehmungen. Sie verhelfen Menschen mit einem Verlust an Selbstvertrauen und Lebenswärme zu neuer Tatkraft. Sie helfen bei Versagensängsten, stärken die Sinneswahrnehmungen, verbessern die Konzen-

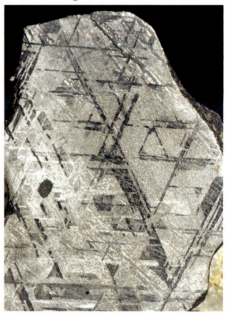

Aus Meteoreisen schmiedet man noch heute magische Waffen gegen Geister und Dämonen. Es ist eines der besten Mittel zur Erhöhung der Widerstandskraft gegen Infektionen.

Foto: Olaf Rippe

tration und die Merkfähigkeit. Es ist die ideale Arznei für Menschen, die dem Streß des modernen Lebens nicht standhalten, oder die nach einer Höchstleistung einen Zusammenbruch erlebt haben.

Wen wundert es da noch, daß Quarz gerne zusammen mit Eisen, vor allem Hämatit, vorkommt, der eine ähnliche Wirkung wie Meteoreisen hat.

Übrigens sollte man Eisenpräparate eher tagsüber einnehmen und nicht nach 18

Arzneischatz
Traditionelle Abendländische Medizin

Ferrrum metallicum D4 bis D8	Ferrum metallicum D10 bis D15	Ferrum metallicum D15 bis D30
„Duckmäuser"; Tiefpotenzen stärken den Willenspol, wenn man sich nur schwer durchsetzen kann und eher haltlos oder ängstlich dem Leben gegenübersteht und keine Initiative zeigt. Entschlußlosigkeit. Zur Stärkung der Inkarnationskräfte. In der Kinderheilkunde, um Willensprozesse anzuregen. Suchttherapie. Legasthenie. Sprachstörungen wie Stottern. Depression mit seelischer Verbitterung und Apathie. Nervöse Erschöpfung. Blasser, frostiger, asthenischer Typ mit hoher und dünner Stimme.	Mittlere Potenzen zum Ausgleich der Eisenprozesse; bei wechselnder Symptomatik von Eisenmangel und Eisenübermaß. Wirken zentrierend, fördern die Entschlußkraft und den Initiativgeist. Befähigen zum zielgerichteten Einsatz der Willenskräfte. Vermitteln Selbstbeherrschung und fördern die Rednergabe.	„Krieger"; tollkühner, stimmgewaltiger Draufgänger und Rebell. Hochpotenzen wirken entspannend auf das cholerische (gallige) Temperament; fördern die Besonnenheit. Bei Überreizung der Sinne, Zorn, Manie, sexueller Übererregung, „Kopflosigkeit", mangelndem Feingefühl, mangelnder Selbstkontrolle und Zügellosigkeit. Übersteigerter Ehrgeiz, Geltungsdrang, Rücksichtslosigkeit, Überaktivität, (ADS-Syndrom).
Tiefpotenzen regen das „innere" Feuer an. Anämie, Hypotonie, Herzschwäche, Kreislauflabilität mit Kollapsneigung und Vertigo, Orthostase, Abwehrschwäche, Infektanfälligkeit, Erschöpfung, sexuelle Apathie, bei schlaffen Lähmungen und schwacher Muskulatur, Gallenschwäche, Status nach Blutverlusten, Diabetische Stoffwechsellage, Pigmentschwäche der Haut, Mykose. Erschöpfungskopfschmerz.	Mittlere Potenzen eignen sich am besten als Einstieg in eine Eisentherapie, wenn später höhere Potenzen folgen sollen. Psychosomatische Leiden, labile Körpertemperatur; Status nach Infektionen mit Beteiligung des Nervensystems, z.B. Epstein-Barr-Virus, Zeckenbiß. Blutdruckschwankungen; klimakterische Störungen; Herzkrämpfe; psychosomatische Herzleiden. Allergien, Asthma. Gallen-Migräne (rechtsseitig im Schläfen- und Augenbereich). Entzündungen der Atemwege.	Hochpotenzen kühlen die „innere" Hitze. Hitzewallungen, Klimakterium, Plethora, Hyperämie, Fieber, Entzündung, übersteigerte Gallenproduktion, Ikterus, Entzündungen der Atmungsorgane (Laryngitis) und des Nervensystems (Neuritis, Trigeminusneuralgie). Muskel- und Gelenkrheuma. Hautentzündungen, Akne, Allergien. Hypertension. Hypertonie. Hypertensiver Kopfschmerz.
Verabreichung mehrmals täglich; nicht abends. Nicht bei Hypertonie verwenden. Vorsicht bei „heißen und/oder roten" Leiden.	Verabreichung täglich morgens und mittags eine Dosis.	Verabreichung morgens; ca. alle 3 Tage bis 1 Mal pro Woche und seltener; vorzugsweise am Dienstag, dem Tag des Mars.

Wirkung der unterschiedlichen Potenzen von Eisen

Uhr, außer man muß zu später Stunde „seinen Mann stehen" (zur Einnahme siehe Tabelle).

Paracelsus verwendete Eisen außerdem wegen seiner „Feuernatur, Härte und Zusammenhaltekraft als Styptikum (ein geeignetes Präparat ist „Styptik N" von Soluna), Konstriktivum, Koagulum und Exsikkativum". Es festigt den Organismus und beeinflußt heftige, blitzartig wie Schwerthiebe einsetzende, dramatisch verlaufende Erkrankungen, die sich von einem Zentrum kreisförmig ausbreiten und zum Zentrum zurückziehen. Eisen heilt auch Wunden und Wundkrankheiten, Blutflüsse wie Gehirnblutung (...). Wie ein Blitzschlag einschlägt, und das Eisen schmilzt, ohne anderes zu verletzen, schmilzt der Schlag Gehirn, Herz oder Lunge, ohne die Haut zu schädigen (Selawry).

Kraftfutter bei Blutarmut und Müdigkeit

Am bekanntesten ist sicher die Eisentherapie bei Anämie. Immerhin leiden ca. 1,5 Milliarden Menschen, vor allem Frauen, aus den unterschiedlichsten Gründen unter Eisenmangel, z.B. durch Vergiftungen, Infektionen, Unterernährung, hormonelle Störungen, chronische Nierenleiden, Schwangerschaft oder durch Krankheiten mit Blutverlust (z.B. Myomblutungen). Bedenkt man aber das zuvor Gesagte über den Mars-Eisenprozeß, dann ist die Anämie häufig auch ein konstitutionelles Problem, also ein zu schwacher Mars, der mit einer Inkarnationsschwäche zu vergleichen ist.

Schon in der Antike kannte man dies Krankheitsbild. Galen soll es mit Wasser behandelt haben, in dem glühendes Eisen gelöscht wurde, und wer kennt nicht Großmutters Universalrezept, den mit Eisennägeln gespickten Apfel.

Obwohl eine Substitutionstherapie wegen der geringen Resorption kaum Wirkung zeigt, und obwohl orale Präparate häufig unverträglich sind, ist der Glaube an die Eisensubstitution, vor allem in der Schulmedizin, ungebrochen. Eine gewisse Wirkung ist durchaus vorhanden, vor allem wenn es sich um dreiwertiges Eisen handelt, ein gutes Präparat ist z.B. „Selectafer N" (Dreluso). Die Eisenresorption wird zudem wesentlich durch die gleichzeitige Gabe von Amara verbessert; geeignete Präparate wären der Schwedenbitter oder „Metamarianum B12" (Meta-Fackler; das Mittel enthält dem Mars unterstellte Pflanzen, z.B. Berberitze, Mariendistel und Schöllkraut). Nur durch Aktivierung der Wärmeprozesse in den Verdauungsdrüsen, vor allem der Galle, kann der Körper das angebotene Eisen überhaupt verarbeiten.

Gerne werden bei Anämie auch Trinkkuren von eisenhaltigen „Sauerbrunnen" empfohlen. Dabei vergißt man aber, daß die Substitutionstherapie nicht selten einer „Vergewaltigung" des geschwächten Organismus gleichkommt und durchaus Nebenwirkungen haben kann.

Die subtile Vergiftung durch eisenhaltige Wässer hat Samuel Hahnemann sehr anschaulich beschrieben: „Es gibt an solchen Orten mit eisenhaltigen Mineralquellen

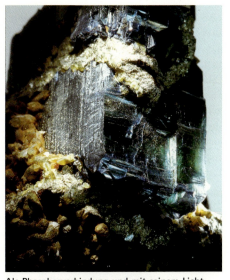

Als Phosphorverbindung und mit seinem Lichtspiel zeigt der Vivianit, daß Eisen durchaus auch ein geistanregendes Mittel ist.   Foto: Olaf Rippe

wenige Menschen, welche ihrer besonderen Natur nach der Schädlichkeit des fortgesetzten Gebrauches eines solchen Wassers widerstehen und gesund bleiben können. Da findet man (...) langwierige Leiden (...) selbst bei ganz untadelhafter Lebensordnung: an Lähmung grenzende Schwäche des ganzen Körpers und einzelner Teile, (...) heftige Gliederschmerzen, Unterleibsleiden verschiedener Art, Speiserbrechen (...), lungensüchtige Brustbeschwerden oft mit Blutspeien, Mangel an Lebenswärme, Monatszeitunterdrückung, unzeitige Geburten, Impotenz bei beiden Geschlechtern, Unfruchtbarkeit, Gelbsüchtigkeit und viele andere Kachexien sind an der Tagesordnung." (zit. n. Stübler/Krug)

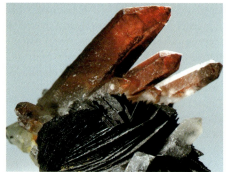

Hämatit bildet häufig zarte Formen, die an Rosenblüten erinnern, daher auch der Name „Eisenrose". Gerne kommt Hämatit gemeinsam mit Bergkristall (Quarz) vor, eine Signatur, die darauf hindeutet, daß sich beide auch in Rezepten gut ergänzen.   Foto: Olaf Rippe

„Als beste Gegenmittel gelten hier China und Pulsatilla, und sie haben den Wert, daß sie, wenn richtig gewählt, die Eisenvergiftung und die Blutarmut zugleich heilen." (Stauffer)

Wesentlich verträglicher sind homöopathische Potenzen von Eisen und Eisenverbindungen. Zur Therapie bei Anämie eignen sich vor allem Tiefpotenzen (D6) von Hämatit, Magnetit und Ferrum ustum (Eisenhammerschlag); auch als „Ferrum ustum comp." (Weleda).

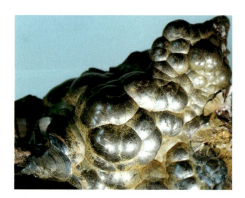

Beim Schleifen des Blutsteins Hämatit – hier in seiner typischen blasigen Ausbildung – färbt sich das Wasser blutrot, eine Signatur, die darauf hindeutet, daß Hämatit sich zur Behandlung der Anämie eignet. Er diente Rittern früher als Amulett, um hieb- und stichfest zu sein.
Foto: Olaf Rippe

Sollte Eisen übrigens nicht die gewünschte Wirkung haben, dann kann eventuell Kupfer (Cuprum metallicum D12) eine Anämie günstig beeinflussen.

Geeignete Phytotherapeutika zur Begleitung sind natürlich ebenfalls vom Mars gezeichnet, indem sie z.B. Brennhaare, Stacheln oder Dornen als Signatur besitzen (Madejsky). Ein Beispiel ist die Brennessel, die man bei Weleda auch mit potenziertem Eisen düngt („Urtica dioica ferro culta"); sie ist Bestandteil von Ferrum ustum comp. (Weleda). Die astrologische Übereinstimmung kannte bereits Paracelsus, er stellte die Frage: „Was ist also Eisen? Nichts als Mars. Was Mars? Nichts als Eisen. Das heißt, sie sind beide Eisen oder Mars, dasselbe ist auch Urtica (Brennessel)."

Die mit Eisen gedüngte Brennessel eignet sich besonders für blonde und blasse Kinder, denen Großmutter gerne „Rotbäckchen"[9] geben würde.

Eine weitere Ergänzung sind die Triebspitzen der Schlehe (Prunus spinosa, Summitates, von Weleda). Das Rosengewächs blüht nicht nur im Zeichen Widder, es hat auch eine ausgeprägte Stachelsignatur. Es ist ein ausgezeichnetes Kreislauftonikum und Immunstimulans. Wala liefert mit „Prunuseisen" ein Präparat, in dem Schlehe mit Hämatit verarbeitet wurde, zur Behandlung einer Marsschwäche.

Sämtliche Mittel sollte man natürlich auch in der Krebstherapie verwenden, da hier die Stabilisierung der Eisenprozesse besonders wichtig ist. In diesem Fall sollte man noch an die dornige Taigawurzel (Eleutherococcus) denken, deren adaptogene, immunmodulierende und metastasenfeindliche Wirkung in zahlreichen Studien belegt werden konnte.

Eisen eignet sich aber außerdem zur Behandlung der hypotonen Konstitution, die oft mit einer Anämie einhergeht. Es „beeinflußt vor allem cholagene, seelische Erschöpfung, Antriebslosigkeit, Willenshemmungen und Depression bei geschwächten Gallenprozessen, wie auch kardiale Angstzustände und nephrogene Energielosigkeit und Apathie mancher Hypotoniker" (Selawry).

In solchen Fällen eignet sich vor allem das oben bereits erwähnte Eisenarsenat Skorodit in tieferen Potenzen. Neben der innerlichen Verabreichung empfiehlt sich eine Injektionstherapie im Gallenbereich, am Solarplexus und im Bereich des Blasenmeridians unterhalb der Schulterblätter, spez. rechts.

Gleichzeitig kann man Leber-Galle-Pflanzen verabreichen, z.B. Schöllkraut (Chelidonium majus), das man bei Weleda auch mit Eisen düngt, um die Marswirkung auf die Galle zu verstärken („Chelidonium Ferro cultum"). (Beispiele für Handelspräparate siehe Tabelle)

Der eiserne Wille – Eisen in der Psychotherapie

In der Mehrzahl der Fälle, in der Eisen therapeutisch notwendig ist, handelt es sich um eine Marsschwäche, die man mit Tiefpotenzen anregen, bzw. mit mittleren Potenzen harmonisieren will.

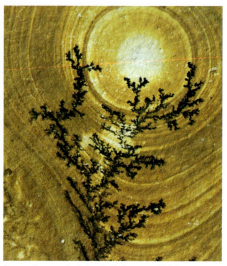

Brauneisenerz hat Jurakalk braungefärbt und dabei die Form einer Sonne angenommen. Schwarze Dendriten aus Mangan, das Eisen sehr nahe steht und ein ausgezeichnetes Gemüts- und Schmerzmittel ist, erinnern dagegen an die fraktale Signatur des Nervensystems.
Foto: Margret Madejsky

Eisen in tiefen Potenzen erhöht die Widerstandskraft, fördert das Durchsetzungsvermögen und richtet den Geist auf das Zukünftige aus. Daher eignet sich Eisen auch zur Behandlung von Depressionen, besonders wenn sie mit Angstzuständen einhergehen. Ein wichtiger therapeutischer Lehrsatz lautet: „Eisen entängstigt!" Egal um welche Angst es sich handelt, Eisen macht in jedem Fall furchtloser, und „es hilft den Depressiven wieder, neuen Lebensmut zu fassen" (Bott). Es ermöglicht dem Ängstlichen aus seiner Deckung zu kommen und die Schlachten des Lebens zu schlagen.

Arzneischatz
Traditionelle Abendländische Medizin

Eisenpräparate des Handels (Beispiele)

(Ampullenpräparate eignen zur gezielten Injektion in Akupunkturpunkte / Reflexzonen oder auch zur Eigenbluttherapie)

Präparat / Firma	Zusammensetzung	Wirkprofil
Apatit / Phosphorus comp. K (Kleinkinder) Tropfen (Weleda)	Apatit D8, Phosphorus D6, Cucurbita pepo Flos D4, Ferrum sidereum D20	Rachitisprophylaxe: auch zur Vertiefung der Inkarationskraft und zur Abwehrsteigerung; auch bei Status nach Impfung erwägen
Azinat Tropfen (Soluna)	Spagirische Zubereitung aus flüssigem Eisenzucker, kolloidaler Kieselsäure, Stibium sulf. nigr., Natriumnitrat u. Tartarus stibiatus	„Kühlendes Mittel". Wirkt modulierend auf Immunprozesse bei akuten fieberhaften Erkrankungen viraler und/oder bakterieller Genese; entzündliche Erkrankungen wie Rheuma, Arthritis; bei Infektanfälligkeit; evtl. bei Impfschäden
Bronchi Plantago Ampullen, Globuli (Wala)	Bronchi bovis D16, Bryonia D7, Eupatorium cannabinum D7, Larynx bovis D16, Plantago lanceolata D5, Pyrit D14, Tunica mucosa nasi bovis D13	Akute und chronische Entzündungen von Larynx und Bronchien; absteigende Bronchitis, Begleitmittel bei Sinusitis, auch bei Heufieber und asthmatoider Bronchitis, Status nach Reizung durch Ozon
Cerebellum comp. Ampullen / Globuli (Wala)	Apatit D6, Arnica D5, Cerebellum bovis D7/D5, Conchae D5/D3, Levisticum D5/D2, Natrium carb. D5/D4, Orchis e tubere D7, Skorodit D6	Status nach Trauma, Status nach, Gehirnerschütterung, Schleudertrauma, zerebral bedingter Schwindel, ataktische und hyperkinetische Bewegungsstörungen
Ferrum phosphoricum comp. Globuli (Weleda)	Aconitum D1, Bryonia D1, Eucalyptus D1, Eupatorium perfoliatum D1, Ferrum phosphoricum D6, Sabadilla Ø	Grippale Infekte, Erkältungskrankheiten
Ferrum praeparatum comp. Tropfen (Weleda)	Apatit D10, Ferrum metallicum praeparatum D8, Ferrum sesquichloratum D3	Entwicklungsstörungen im Pubertätsalter; Leistungsschwäche, Apathie, Angstsyndrom, Kreislauflabilität
Ferrum rosatum / Graphites Tropfen (Weleda)	Spezielle Zubereitung aus Rosa centifolia und Ferrum sidereum D1, Graphites D14	Erschöpfungssyndrom, bes. bei Kindern, Rekonvaleszenz, Infektneigung spez. der Atemwege
Ferrum ustum comp. Trituration (Weleda)	Anisi fructus, Ferrum ustum D3, Nontronit D3, Urtica dioica D4	Anämie, spez. auch in der Schwangerschaft, perniziöse Anämie, bei chronisch-entzündlichen Darmleiden mit Blutungen, Colitis ulcerosa, Apathie
Kalium phosphoricum comp. Tabletten (Weleda)	Aurum metallicum praeparatum (Goldspiegel) D10, Kalium phos. D6, Ferrum-Quarz D2 (spez. Zubereitung aus Ferr. sulf. u. Quarz)	Nervöse Erschöpfung, Angst- und Unruhezustände, Hypotonus, Rekonvaleszenz, Kopfschmerzen, Schulkopfschmerz mit Willensschwäche und Schul- bzw. Prüfungsangst
Levico comp. Ampullen / Globuli (Wala)	Hypericum D2, Levico D2, Prunus spinosa cum ferro (spez. Zubereitung aus Schlehe u. Hämatit) D3/D2	Erschöpfung, Hypotonie, Anämie; spez. auch für Kinder
Metaossylen N Tropfen (meta Fackler)	Bryonia D2, Ferrum sesquichloratum solutum D2	Akuter und chronischer Gelenksrheumatismus, spez. auch Schulter-Arm-Syndrom
Metavirulent Tropfen, Ampullen (meta Fackler)	Acidum L+lacticum D15, Aconitum D4, Ferrum phosphoricum D8 (Ampullen D12), Gelsemium D4, Gentiana lutea Ø (Ampullen D3), Influencinum Nosode D30, Luffa operculata D12, Veratrum album D4	Bakterielle und virale Infekte; Fieber; auch zur Prophylaxe; Nebenhöhlenaffektionen, Infekte mit Erschöpfungssyndrom, z.B. Epstein-Barr-Virus
Meteoreisen Ampullen, Globuli (Wala)	Meteoreisen D11, Phosphorus D5, Quarz D11	Grippale Infekte, auch zur Prophylaxe, Rekonvaleszenz, Erschöpfung, evtl. bei Impfschäden
Neuralgo-Rheum Injeel Ampullen (Heel)	Potenzakkorde von Causticum, Colchicum, Colocynthis, Ferrum metallicum, Lithium benzoicum, Rhus toxicodendron, Spiraea ulmaria, Gnaphalium polycephalum	Neuralgien, Weichteilrheumatismus, Arthritis, Bandscheibenbeschwerden.
Selectafer N Tropfen (Dreluso)	Eisenzucker (entspricht Fe3+ 80 mg), Folsäure, Vit. B12	„Kraftfutter"; Eisensubstitution in der Schwangerschaft, Rekonvaleszenz, primärer u. sekundären Anämie, Haarausfall. Auch für Kinder !
Skorodit Kreislauf Ampullen, Globuli (Wala)	Camphora D3, Hypophysis bovis D7, Prunus spinosa Summitates D5 (blühende Triebspitzen der Schlehe), Skorodit D5, Veratrum album D3	Hypotonie, Rekonvaleszenz, Erschöpfung, Psychasthenie
Styptik N Tropfen (Soluna)	Spagirische Zubereitung aus Brennnesselfrüchte, Brennnesselkraut, Eichenrinde, Hirtentäschelkraut, Johanniskraut, Ratanhiawurzel, Schafgarbenkraut, Spitzwegerichkraut, Tormentillwurzel, Wiesenknöterichwurzel, kolloidalem Eisen	Adstringens und Hämostyptikum; Anwendung z.B. bei Zahnfleischbluten, Hämorrhoidenblutungen, blutigem Durchfall, Nasenbluten, Myomblutungen, blutige Zystitis, Gefäßwandschwäche mit Neigung zu Hämatomen, Status nach Verwundungen (Cave: Blutungsursache abklären!)
Testes comp. N Ampullen (Heel)	Testis suis D4, Embryo suis D8, Gl. Suprarenalis suis D13, Kalium picrinicum D6, Ginseng D4, Damiana D8, Caladium D6, Cor suis D8, Cortisonacetat D13, Agnus castus D6, Selenium D10, Cantharis D8, Conium D28, Lycopodium D28, Phosphorus D8, Diencephalon suis D10, Magn. phos. D10, Ferrum phos. FD10, Zincum met. D10, Ascorbinsäure D6, mang. Phos. D8,	Erschöpfungssyndrom von Männern; sexuelle Erschöpfung; Bei Stoffwechselkrankheiten von Männern mit sexueller Apathie. Prostatitis

Gleichzeitig kann man besser die Verantwortung für das eigene Handeln übernehmen, vor der man sich sonst ängstlich drücken würde. Entscheidungsschwäche

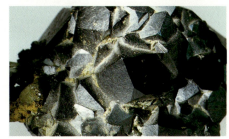

Schon der Name deutet beim Magnetit (Eisenoxid) auf seine besondere Wirkung hin. Man verwendet ihn potenziert, ähnlich wie Hämatit, um die Inkarnationskräfte zu vertiefen, und bei Anämie. Seine kantige Struktur zeigt deutlich die Signatur des Mars.   Foto: Olaf Rippe

gehört daher ebenfalls zum Symptomenbild von Eisen. „Eisen gibt uns Tatendrang und das Vermögen, im Stoff zu verwirklichen, was sich die Seele vorgestellt hat." (Uyldert)

Sprach- und Ausdrucksstörungen, besonders Stottern, Schüchternheit, eine übergroße Schweigsamkeit und sogar die Legasthenie, erfordern oft eine Eisentherapie. Nach Rudolf Steiner soll vor allem der Pyrit (D6) die Ausdrucksfähigkeit stärken. Die goldhaltige Eisen-Schwefel-Verbindung wird auch gerne, zusammen mit Zinnober, bei eitriger Angina verwendet, die oft bei Kindern (aber auch bei Erwachsenen) auftritt, die durch die Überwindung

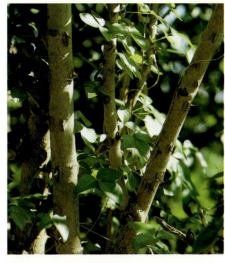

Pflanzen mit Brennhaaren, Dornen oder Stacheln sind vom Mars gezeichnet, wie die Taigawurzel (Eleutherokokkus), ein bewährtes Adaptogen und Heilmittel in der Onkologie.   Foto: Olaf Rippe

Arzneischatz
Traditionelle Abendländische Medizin

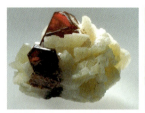
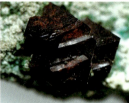

Die Mineralien Zinnober (links) und Cuprit (rechts) sind wegen ihrer roten Farbe vom Mars gezeichnet. Sie sind gute Ergänzungsmittel in der Eisentherapie, Zinnober (Merkur-Mars) bei Entzündungen im HNO-Bereich und Cuprit (Venus-Mars) zur sanften Anregung von Wärmeprozessen. Fotos: Olaf Rippe

dieser Krankheit Gewalt über ihre Sprache entwickeln. Zusätzlich ist die Verwendung eine Salbe aus rotem Kupferoxid = Cuprit hilfreich, mit der man den Bereich zwi-

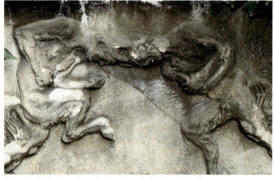

Die cholerische Charakternatur bei ihrer Lieblingsbeschäftigung, dem Kampf. In solchen Fällen sollte man als Heilmittel lieber Eisen in höheren Potenzen wählen, oder die überschießende Marsenergie mit Heilmitteln der Venus beruhigen. „Kämpfende Faune" von F.v. Stuck. Foto: Olaf Rippe

schen den Schulterblättern einreibt („Kupfersalbe Rot" von Wala).[10]

Vor allem in der Pubertät, wenn die Selbstbehauptung die ersten Male wirklich gefordert wird, ist die Stärkung des Eisenprozesses besonders wichtig. „Erhöht man das Bluteisen, so stellt man die seelisch-geistige Wesenheit des Menschen energisch auf den Boden des Physischen. Aus dem Träumerisch-Phantastischen des Pubertätsalters wird ein energisches Ergreifen der Erdenexistenz." (Pelikan) Ichbewußtsein, eine Individualisierung und genügend Selbstbewußtsein ist ohne einen gesunden Eisenprozeß unmöglich.

Eisen wirkt auch auf die Sexualsphäre günstig ein. Vor allem bei Frauen wirkt Eisen in tieferen Potenzen aphrodisierend. Kupfer, mit seiner entspannenden Wirkung, zeigt dagegen bei Männern oft eine bessere Wirkung, da diese nicht selten zu einem übermäßigen Marspotential neigen, das man durch Eisengaben nicht unnötig reizen sollte. Ist dies nicht der Fall, dann eignet sich das Mittel „Testes comp. N" (Heel) zur Behandlung von sexueller Apathie bei Männern (i.c.-Injektionen links und rechts der Lendenwirbelsäule im Bereich des Blasenmeridians und am Gouverneur 4 sowie im Bereich des Konzeptionsgefäßes zwischen 4 und 6).

In seltenen Fällen, in denen der Eisenprozeß zur regelrechten „Eisenbesessenheit" (Selawry) ausufert, muß man höhere Potenzen verwenden. „Eisen in Hochpotenzen bändigt überschießende Gallen-Eisenprozesse, die sich in Überaktivität, Jähzorn und maniakalischer Verstimmung auswirken." (Selawry)

Solchen Menschen fehlt oft „die Geistesgegenwart, die nötig ist, um eine unangenehme Situation in den Griff zu bekommen" (Bott). Sie werden häufig von unbeherrschbaren Leidenschaften gequält und lassen ihren Dampf gerne bei unbeteiligten Mitmenschen ab, die ihnen als Projektionsfläche dienen. Sie haben oft einen völlig übersteigerten Selbstbezug. Kaum jemand ist egomanischer, alles dreht sich um die Bedeutung der eigenen Persönlichkeit, und sie fordern von ihrer Umgebung absolute Unterwerfung, wenn nötig, auch mit Gewalt.

Die Kunst besteht aber nun nicht darin, aus einem besinnungslosen Berserker ein frommes Lämmchen zu machen. Vielmehr benötigen solche Menschen eine sinnvolle Lebensaufgabe, in der sie ihr Temperament konstruktiv einsetzen können, vor allem aber brauchen sie Bestätigung von Personen mit Autorität und keine autoritäre Bevormundung, denn was ist Gewalt anderes als die Angst vor der eigenen Sinnlosigkeit.

Anmerkungen

[1] Ca. 5,85 g auf 70 Kilo Körpergewicht

[2] In diesem Zusammenhang ist es vielleicht interessant, daß Deutschland nach Ptolemäus ein Land des Widders ist. Widder regieren seit vielen Jahren Deutschland; Helmut Kohl und Joschka Fischer sind „doppelte" Widder, Gerhard Schröder ist Widder mit Aszendent Skorpion.

[3] Die Farben entsprechen auch den drei germanischen Schicksalsgöttinnen Urd, Verdandi und Skuld, die den Lebensfaden weben. In der Alchemie sind die Weißung (Albedo), die Rötung (Rubedo) und die Schwärzung (Nigredo) notwendige Schritte, um den Stein der Weisen herzustellen.

[4] Unter Berufen versteht man körperlose Bewußtseinsformen (Geister, Götter), die von einem Besitz ergreifen, während das Beschreien ein anderes Wort für Verfluchen ist. Neben Eisen und der eisenhaltigen Roten Koralle sind vor allem „Berufs- und Verschreikräuter" wirksam gegen Zustände von Besessenheit und Verfluchung. Beispiele sind Johanniskraut und Engelwurz, die man im Volksmund auch „Fuga daemonum" (Teufelsflucht) nennt.

[5] „In der Magie wird einem jeden Planeten und Metall eine besondere Farbe zugeeignet. So dem Saturn und dem Blei die schwarze Farbe, der Sonne und dem Gold die gelbe, dem Mond und Silber die graue, dem Mercur und Quecksilber die blaue, der Venus und dem Kupfer die grüne, dem Mars und Eisen die rote, dem Jupiter und Zinn die weiße." (Paracelsus)

[6] Verbeen = Echtes Eisenkraut, Agrimonia = Odermennig, Modelgeer = Kreuzblättriger Enzian

[7] Eisenverteilung im Körper: Hämoglobin 3,25 g, Myoglobin 0,60 g, Zytochrom 1 g, Plasma 3–4 mg, Reserveeisen 1 g

[8] Putrefactio ist der Faulungs- oder Gärungsprozeß, der durch Wärme, Hefe und Zucker (regen das Wärmeprinzip an) entsteht und zur Auflösung oder Tötung der Ursprungssubstanz führt. Purificatio ist die anschließende Trennung der Essenz von den Schlacken durch die Destillation.

[9] „Rotbäckchen" von Rabenhorst ist ein beliebtes Getränk für Kinder. Es enthält den Saft von Traube, Brombeere, Orange, Kirsche und Guave sowie Honig und Eisen.

[10] Kupfer ordnet man eigentlich der Venus zu, mit ihrer harmonisierenden und entkrampfenden Wirkung. Als Oxid ist es jedoch sehr marshaft, man könnte auch sagen, es verkörpert eine Harmonie von Mars und Venus, die bekanntlich nicht so einfach zu erzielen ist.

Literaturtips

– Bott, Viktor: Anthroposophische Medizin Band II; Haug Verlag, 1985
– Hansmann, Liselotte/Kriss-Rettenbeck, Lenz: Amulett – Magie – Talisman; Callwey-Verlag, 1977
– Madejsky, Margret: Signaturlehre – Urweg der Heilpflanzenerkenntnis; Zeitschrift Naturheilpraxis 05/03, Pflaum Verlag
– Pelikan, Wilhelm: Sieben Metalle; Verlag am Goetheanum, 1996
– Rippe, Olaf/Madejsky, Margret/Amann, Max/Ochsner, Patricia/Rätsch, Christian: Paracelsusmedizin; AT-Verlag, 2001
– Rippe, Olaf: Die Laus auf der Leber; Psychische Symptome bei Erkrankungen von Leber und Galle; ihr Hinweischarakter zur Auswahl geeigneter Heilmittel. Zeitschrift Naturheilpraxis 12/95, Pflaum Verlag
– Rippe, Olaf: „Wenn einem etwas an die Nieren geht", Zeitschrift Naturheilpraxis 9/02, Pflaum Verlag
– Schramm, Henning M.: Märchen und Heilmittel; Novalis Verlag, 1993
– Schramm, Henning M.: Metalle und Mineralien in der Therapie; Novalis Verlag, 1991
– Selawry, Alla: Metall Funktionstypen in Psychologie und Medizin; Haug Verlag, 1990
– Storl, Wolf-Dieter: Beitrag in Rituale des Heilens (Hrsg. Gottwald, Franz-Theo/Rätsch, Christian); AT-Verlag, 2000
– Stübler, Martin/Krug, Erich (Hrsg.): Leesers Lehrbuch der Homöopathie Band 2/Mineralische Arzneistoffe; Haug Verlag, 1988
– Uyldert, Melli: Verborgene Kräfte der Metalle; Irisiana Verlag, 1984

Homöopathie mit Edelsteinen

Zum 900. Geburtstag von Hildegard von Bingen

von Olaf Rippe

Die Träume der Hildegard

Das geheimnisvolle Leuchten, die scheinbare Unvergänglichkeit, Formenvielfalt und verschwenderische Farbenpracht der Edelsteine inspirieren den Geist, und „sie sind Pforten in die Welt der Visionen" (Chr. Rätsch). In dieser Welt lebte Hildegard von Bingen, und aus ihr schöpfte sie ihre Weisheit über die besonderen Kräfte der Natur. Paracelsus sagte von ihr, daß sie von der Heilkraft der Arzneien träumen würde.

In Hildegards Buch „Physica" finden sich ihre visionären Eingebungen über die Wirkung von Pflanzen, Tieren, Metallen und Edelsteinen.
Von den zahlreichen Edelsteinen, die im Mittelalter als Heilmittel bekannt waren, beschränkte sich Hildegard vor allem auf Erwähnungen von Steinen in der Bibel[1] wie Karneol, Rubin, Saphir, Smaragd oder Topas.
Viele ihrer Angaben erscheinen zunächst merkwürdig und werden erst verständlich, wenn man sich in das magische Weltbild des Mittelalters einfühlt. Grundlage des Denkens waren vor allem die antike Vier-Elementenlehre und die Astrologie, aber auch Naturgeister, Engelwesen und Dämonen waren alltägliche Phänomene.

Magischer Schutz vor Pest, Tod und Teufel

Gemütsleiden galten im Mittelalter meist als eine Folge dämonischer Besessenheit. Als Heilmittel benutzte Hildegard vor allem Edelsteine, denen sie eine besondere schutzmagische Wirkung zusprach: „Aber der Teufel scheut und haßt und verschmäht die Edelsteine, weil er sich erinnert, daß ihre Schönheit in ihnen erschien, bevor er von der ihm von Gott verliehenen Ehre hinabstürzte, und weil auch gewisse Edelsteine vom Feuer entstehen, in dem er seine Strafe hat."

Neben seelischen Leiden und Zuständen von Besessenheit umfassen die Indikationen von Edelsteinen nach Hildegard im Prinzip alle damals bekannten Krankheitsbilder, vor allem aber Krankheiten der Nerven und der Sinnesorgane, fieberhafte Infekte, Entzündungen, Vergiftungen, Herzleiden, Schwächezustände, sexuelle Störungen und Schmerzsyndrome.

Die besonderen Kräfte der Edelsteine

„In der Gegend des Orients und in jenen Gegenden, wo allzu große Hitze der Sonne herrscht, entstehen die Edelsteine und Juwelen." (H. v. Bingen)
Ihre heilenden Kräfte erhalten Edelsteine also aus dem glühenden Licht der Sonne. Dies ist eine Metapher für das Wirken der Schöpfungsmächte, die nach alter Auffassung mit der Sonne identisch sind. Das Licht wird im Osten geboren, von dort kommt alle Weisheit, und in den Strahlen der Morgenröte findet der Mensch seine spirituelle „Orient"-ierung.

In seinem Buch „Die Steine der Schamanen" beschreibt der Ethnopharmakologe Dr. Christian Rätsch die transzendente Wirkung von Edelsteinen: „Die Zaubersteine sind Katalysatoren für die Selbstverzauberung des eigenen Bewußtseins (...). Beim rituellen Gebrauch von Zaubersteinen können wir lernen, wieder das Wunder in der Natur zu sehen und der Schöpfung mit mehr Respekt zu begegnen. (...) Sie (Zaubersteine) können so als mystische Boten der Evolution erkannt werden; sie sind Botschafter, die uns unsere eigene Stellung im Universum verdeutlichen."

Signaturen der Edelsteine

Die individuellen Eigenschaften der Steine erkennt man durch ihre Signaturen. Je

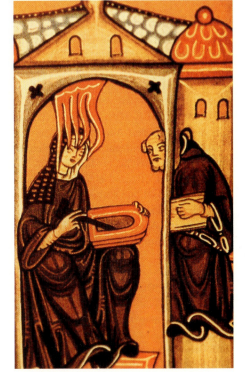

Hildegard von Bingen empfängt himmlische Offenbarungen; 13. Jh.

„... so ließ Gott weder die Schönheit noch die Kraft dieser Edelsteine zugrunde gehen, sondern er wollte, daß sie auf der Erde seien zu Ehre und Segnung und für die Heilkunst." (Hildegard von Bingen, 1098-1179)

Edelsteine faszinieren den Menschen seit Urzeiten. Sie dienten als Grabbeigabe, um der Seele den Weg durch die Totenwelt zu erhellen. Magischer Schmuck sollte das Böse abwehren. Priester trugen funkelnde Geschmeide, um ihre göttliche Berufung zu verstärken.
Spätestens seit der Antike nutzte man Edelsteine auch heilkundlich. Von Plinius, Dioscurides oder Galen stammen zahlreiche Anwendungshinweise, die von der Medizin des Mittelalters übernommen wurden und zum großen Teil noch heute Gültigkeit haben.

Arzneischatz
Traditionelle Abendländische Medizin

nach Farbe, Lichtspiel, Form und Konsistenz ergeben sich unterschiedliche Indikationen. Luzide Steine mit ausgeprägtem Licht- und Farbenspiel dienen vor allem zur Therapie der Nerven-Sinnes-Organe und zur Anregung der Geistestätigkeit, opake Steine dagegen eher zur Behand-

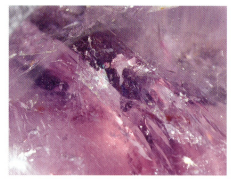

Der Amethyst fördert mediale Fähigkeiten und das Traumbewußtsein.   Foto: Olaf Rippe

lung körperlicher Leiden. Rote Steine wie Jaspis oder Rubin erwärmen, blaue Steine wie Topas oder Saphir vergeistigen und kühlen.

Heute kennen wir zudem die chemische Zusammensetzung, die weitere Rückschlüsse auf eine eventuelle Heilwirkung zuläßt. Dieser Punkt ist besonders wichtig, weil sich hieraus Korrelationen zur Anwendung homöopathischer Mineralien und zur Oligotherapie ergeben.
Auch begleitende Erze liefern manchmal Anhaltspunkte. So kommt Topas gerne zusammen mit dem Lebermetall Zinn vor; daher die Therapieidee von Topas bei Leberleiden und leberbedingten Störungen des Temperaments.

Heilen mit Edelsteinen

Neben Indikationen beschreibt Hildegard auch ausführlich die Anwendungsformen von Edelsteinen:
- Tragen von Schmucksteinen,
- Verwenden von Handschmeichlern,
- Einspeicheln der Steine, oft mit anschließendem Einführen in Körperöffnungen,
- Einlegen in Öl mit anschließender Massage von erkrankten Körperpartien,
- Anwendung von Pulver, meist in Wein gelöst,
- Gebete und Bannsprüche bei der Anwendung von Steinen.

Sämtliche Möglichkeiten werden heute noch von Therapeuten auf der ganzen Welt genutzt. Aber die Zeit ist nicht stehengeblieben, und heute eröffnet uns die Homöopathie ungeahnte neue Möglichkeiten der Therapie mit Edelsteinen. Die Potenzierung der Steine setzt ihr geistartiges Potential frei und ermöglicht somit eine tiefgreifendere Heilwirkung als mit anderen Therapiemethoden. Dabei zeigt sich in der Praxis, daß die Angaben der Medizin des Mittelalters meistens auch auf potenzierte Steine zutreffen, das Spektrum der Heilanwendungen jedoch deutlich erweitert ist. Es ist vor allem ein Verdienst der anthroposophischen Firmen Weleda und Wala, den Hauptlieferanten potenzierter Edelsteine, daß diese wunderbaren Heilmittel nicht in den Irrungen des esoterischen Dschungels

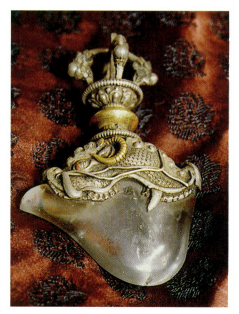

Tibetische Schamanen benutzen magische Werkzeuge wie das abgebildete Hackmesser aus Bergkristall, um gegen Krankheitsdämonen zu kämpfen.   Foto: Margret Madejsky

untergehen, sondern eine ernstzunehmende Bereicherung des homöopathischen Arzneischatzes darstellen. Leider haben die Firmen ihr Sortimnent aus wirtschaftlichen Gründen inzwischen stark reduziert.

Amethyst; gr. methyo (trunken sein) – violettgefärbte Quarzvarietät (Weleda: Verreibung D6, D10; Wala: Ampullen D15; Spagyra: als Dilution (ab D6/C4) und Globuli (ab D10/C5)):
In der Signaturlehre ist Violett die Farbe der astralen, übernatürlichen Welt. Heiliger Stein des griechischen Ekstasegottes Dionysos (Chr. Rätsch). Schmuckstein der Bischöfe. Stein der karmischen Erinnerung. Fördert mediale Fähigkeiten und das Traumbewußtsein[2]. Begleitmittel in der Suchttherapie, besonders Alkoholismus (amethyo = nicht trunken sein); hierzu mit Gold kombinieren (Aurum met. D12 bis D30).
Reaktionsmittel der Psyche. Amethyst greift tief ins Unbewußte ein (siehe Bergkristall und Diamant); ergänzt Silber und Quarz/Silicea.
Amethyst verbessert den Hautstoffwechsel, daher in Kosmetika einarbeiten: „Ein Mensch aber, der Flecken in seinem Gesicht hat, der mache den Amethyst mit seinem Speichel feucht, und mit dem so befeuchteten Stein bestreiche er die Flecken, (...) und das tue er oft, und er wird eine zarte Haut und eine schöne Farbe im Gesicht haben" (H. v. Bingen).
Enthalten in „Akne – Kapseln" (Wala) zur Behandlung chronischer akniformer Hautleiden.

Bergkristall = Quarz; gr. krystallos (Eis) – Siliziumdioxid (von Wala, Weleda, Staufen-Pharma und Spagyra als Dilution, Globuli und Ampullen in zahlreichen Potenzen lieferbar):
Seit Urzeiten wird der Bergkristall von Heilern auf der ganzen Welt als magisches

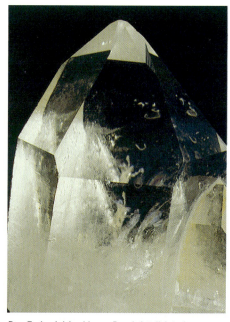

Das Farbspiel im klaren Bergkristall ist eine Signatur für seine geistanregende und strukturierende Wirkung.   Foto: Olaf Rippe

Arzneischatz
Traditionelle Abendländische Medizin

Werkzeug zur Hellsicht und Abwehr von Krankheitsdämonen gebraucht (Chr. Rätsch).

Silizium ist neben Sauerstoff das häufigste Element der Erdrinde. Es bildet das Gerüst der Erde. Es ist die Stützsubstanz von Pflanzen, die sie aus der Erdenschwere zum Licht der Sonne emporstreben läßt (H. Schramm). Entsprechend ist Silizium ein wichtiges Mittel zur Festigung des Bindegewebes und der Wirbelsäule. In pflanzlicher Form kommt Silizium besonders in Schachtelhalm und Bambus vor, beides sind wichtige Bestandteile der Discipräparate von Wala zur Therapie der Wirbelsäule.

Die homöopathischen Indikationen von Quarz sind denen von Silicea ähnlich (gefällte Kieselsäure). Silizium stimuliert die Abwehrprozesse, besonders bei Neigung zu chronischen Entzündungen und bei mangelnder Rekonvaleszenz, zudem ist es ein wichtiges Mittel bei Impfschäden. Zur Anregung der Abwehr hat sich vor allem das Präparat „Meteoreisen" (Wala) bewährt, das neben Eisen auch Phosphor und Quarz enthält.

Quarz durchlichtet den Geist und stärkt die logische Denkfähigkeit (D12). Nicht nur in der Computerindustrie spielt Silizium eine wichtige Rolle, „so wie Silicea ein Stützskelett für den Getreidehalm bildet, so wirkt das Mittel in übertragenem Sinne auch auf den menschlichen Geist" (J. T. Kent). Kaum ein Mittel regeneriert besser, wenn Streß, Überarbeitung oder Schicksalsschläge zum geistigen Zusammenbruch geführt haben.

Viele potenzierte Edelsteine sind Silikatverbindungen, die alle eine strukturierende Wirkung auf Körper und Geist haben.

Bernstein = Succinum; honigfarbenes fossiles Harz; besteht aus Kohlen-, Wasser- und Sauerstoff und etwas Schwefel (Spagyra: flüssig und als Globuli ab D6 bis D200; Weleda: Verreibung D6, D10):

Die „Tränen der Sonne" werden seit ältester Zeit schutzmagisch verwendet. Heiliger Räucherstoff der Germanen zur Verehrung der Sonne, meist zusammen mit Wacholder (Chr. Rätsch).

Bernstein wirkt stimmungsaufhellend (sonnengelbe Farbe). Der Patient fühlt sich dem Schicksal hilflos ausgeliefert. Wichtiges Mittel bei Depressionen, Angstkomplexen, z.B. Platzangst (siehe Boericke) oder Prü-

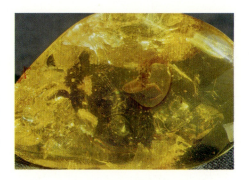

Bernstein gilt seit Jahrtausenden als schutzmagischer Schmuck gegen den Dämon der Angst.
Foto: Olaf Rippe

fungsangst (Einschlüsse und elektrostatische Aufladung nach Reiben als Signatur). Ähnlich wie Carbo vegetabilis und Sulfur, auch bei chronischen Stoffwechselleiden wie Diabetes verwenden. Ferner bei Autoimmunleiden und Allergien wie Asthma. In der polnischen Volksmedizin innerlich und äußerlich bei Rheuma; ähnliche Wirkung wie Weihrauch (Olibanum).

Allgemein bei Altersleiden, besonders bei Angst vor dem Tod. Vor allem ältere Menschen schätzen den Bernstein als Schmuck; daher als Homöopathikum in Lebenselixiere[3] einarbeiten; ergänzt Gold (Aurum metallicum).

Als Augentropfen von Weleda bei Glaukom (Stannum D8/Succinum D6).

Carneol; lat. carneolus (fleischfarben) – hellrote Quarzvarietät (Wala: Ampullen D15):

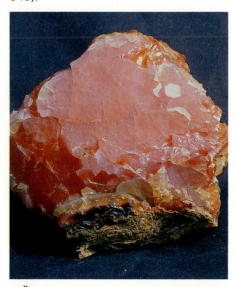

In Ägypten galt der Carneol wegen seiner warmen Farbe als ein Symbol für die lebensspendende Kraft der Sonne.
Foto: Olaf Rippe

Sonnensymbol der Ägypter. Überträgt die stimmungsaufhellende Kraft der Sonne auf die Seele (Farbe); ergänzt Johanniskraut (Hypericum perforatum). Fördert die Sozialität des Menschen (M. Uyldert). Stärkt den Tastsinn (z.B. bei Taubheitsgefühl in der Haut, Parästhesien) und das Selbstbewußtsein.

Chalcedon; benannt nach der einstigen Stadt Kalchedon – hellblaues mikrokristallines Siliziumdioxid (Wala: Ampullen D15): Der Stein hat einen starken Bezug zum Kehlkopfchakra (Farbe). Stärkt die Lungenkraft; bei Asthma in Lungenpunkte auf der Brust und zwischen den Schulterblättern spritzen. Ergänzt Quarz/Silicea bei Lungenleiden; zusammen mit blauen Blütenpflanzen verabreichen wie Lavendel (Lavandula officinalis), Lungenkraut (Pulmonaria officinalis) oder Vergißmeinnicht (Myosotis arvensis).

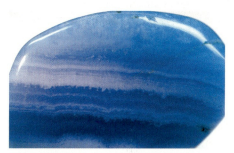

Blauer Chalcedon wirkt besonders auf die Atmungsorgane.
Foto: Olaf Rippe

Chalcedon verbessert laut Hildegard die Fähigkeit zur Kommunikation: „Wer sich Redegewandtheit wünscht (...), der nehme Chalcedon in seine Hand und hauche ihn mit seinem Atem an (...). Dann lecke er mit seiner Zunge (den Stein) ab, und er wird den Menschen beharrlicher Rede und Antwort zu stehen wissen."

Chrysolith = Olivin; gr. chrysos (Gold) und lithos (Stein) – grün- bis goldfarbenes Magnesiumeisensilikat (Weleda: Ampullen D12, D30; Salbe D4; Verreibung D6 bis D30):

Der Stein festigt laut Hildegard das Wissen, das von Herzen kommt: „Wer über ein gediegenes Wissen und gute Fähigkeiten verfügt, soll daher diesen Stein an sein Herz legen, und solange dieser da liegt, werden das Wissen und die guten Fähigkeiten bei ihm nicht schwinden." Bei Herzschmerzen soll man laut Hildegard einen Chrysolith in

Arzneischatz
Traditionelle Abendländische Medizin

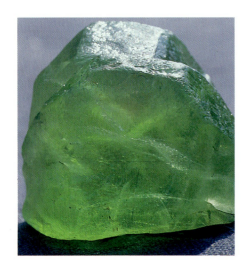

Der Chrysolith festigt das Wissen, das von Herzen kommt. Foto: Olaf Rippe

Olivenöl tauchen und mit dem Stein anschließend die schmerzhaften Körperstellen massieren.
Als Magnesiumverbindung allgemein bei psychosomatischen Herzbeschwerden verwenden; ergänzt Magnesium carbonicum = Magnesit (Weleda) in der Herztherapie; Herzmassage mit Chrysolith-Salbe.
Stärkt den Sehsinn und fördert die Einsicht in das Verborgene (Farbe; Eisen und Silizium stärken die Sinneswahrnehmungen).
Enthalten in „Chrysolith comp." Ampullen von Weleda bei Degeneration der Netzhaut, Überanstrengung der Augen und bei Lichtempfindlichkeit; s.c. Injektion im Nacken, gleichzeitig mit Chrysolith-Salbe die Augenumgebung einreiben und Verreibung einnehmen.
Als **Pallasit** (olivinhaltiger Eisenmeteorit) bei Autoimmunleiden und mangelnder Re-

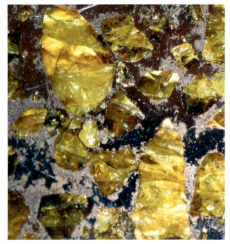

Pallasit hat sich besonders in der Behandlung von Angstzuständen bewährt. Foto: Olaf Rippe

konvaleszenz, auch bei Status nach Grippe mit Visusschwäche und/ oder Migräne (Weleda: Verreibung D12). Wegen seines Eisenanteils ist der Pallasit auch als „Durchhaltemittel" zur Prüfungsvorbereitung interessant. Als Meteorit allgemein entängstigend.
Chrysopras; gr. chrysos (Gold), prason (Lauch) – hellgrünes mikrokristallines Siliziumdioxid, nickelhaltig (Wala: Ampullen D15):

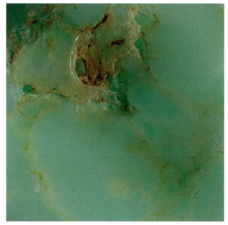

Der nickelhaltige Chrysopras ist ein bewährtes Heilmittel bei Erregung und Allergien. Foto: Olaf Rippe

Beruhigend bei Hyperthyreose (Injektion im Nacken). Zur Umstimmungstherapie bei Neurodermitis und Allergien mit Eigenblut mischen (Nickel wirkt auf die Abwehr, hierzu mit Eisen und/oder Mangan kombinieren).
Nach Hildegard auch bei cholerischen Menschen, Gicht, Rheuma und Epilepsie versuchen.

Diamant; gr. adamas, adamantos (der Unbezwingliche) – durchsichtiger Kohlenstoff (Spagyra: ab D6 bis D200/C200):
In der Pädiatrie bei geistig retardierten Kindern zur Anregung der Nerven-Sinnes-Funktionen versuchen (H. Schramm). Ergänzt Graphites auf geistiger Ebene.
Diamant ist ein wichtiges Psychotherapeutikum. Kaum ein Stein zeigt geschliffen ein größeres Lichtspiel, daher wird verständlich, warum der potenzierte Diamant ein Reaktionsmittel der Psyche ist, der das Unbewußte öffnet. Zusätzlich sollte man stimmungsaufhellende und balsamische Mittel wie Ambra verschreiben, da die Offenbarungen des Unbewußten oftmals schockierend sind.
Hildegard verwendete den Diamant ansonsten vor allem bei Jähzorn (ergänzt Aurum): „Und es gibt gewisse Menschen, die von Natur aus und durch teuflische Einwirkung bösartig geworden sind (…) und bisweilen geraten sie fast außer sich, wie wenn sie vom Wahnsinn geführt werden, und sie kommen schnell wiederum zu sich. Diese sollen oft oder immer den Diamanten in ihren Mund legen."

Dioptas; gr. diopteia (Hindurchsicht) – tiefgrünes Kupfersilikat (Weleda: Ampullen D6, D20, D30; Dilution D30, Augentropfen D8):
Fördert den Blick für Zusammenhänge metaphysischer Art. Erfahrungsberichten zufolge macht er die Gedanken klar wie Quellwasser, entspannt und strukturiert die Geisteskraft.
Laut Rudolf Steiner befähigt Kupfer den Geist Analogien zu bilden; als Silikatverbindung wirkt das Venusmetall stärker auf das Nerven-Sinnes-System. Zur Integration wesensfremder Sinneswahrnehmungen. In der anthroposophischen Psychiatrie wird Dioptas als Begleitmittel in der Schizophrenie-Therapie verwendet.
Dioptas-Augentropfen eignen sich besonders zur Behandlung von müden und gereizten Augen; auch bei Migräne mit Sehstörungen und Augenmuskelkrämpfen ausprobieren (Kupfer entkrampft).

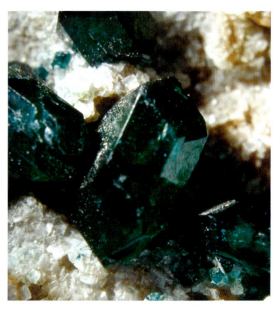

Dioptas. Foto: Olaf Rippe

Arzneischatz
Traditionelle Abendländische Medizin

Granat; lat. abgeleitet von Granatapfel – tiefrotes Magnesiumaluminiumsilikat (Wala: Ampullen D15):
Gutes Mittel bei Kreislaufschwäche (Magnesium) und Psychasthenie (Aluminium); s.c. Injektion in KG 17, M 36, H 3 und zwi-

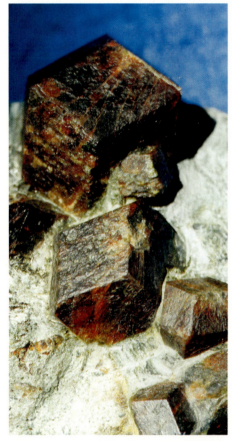

Granat. Foto: Margret Madejsky

schen Schulterblättern sowie im Nackenbereich.
„Der Patient ist von Selbstzweifeln und Unsicherheit geplagt. Verbessert den Riecher für das Wesentliche." (M. Amann) Ergänzt Magnesium carbonicum und Magnesium phosphoricum.

Hämatit = Blutstein; gr. haima (Blut) – stahlgraues, blauschwarzes Eisen(III)-oxid (Weleda: Verreibung D3, D4, D6):
Sehr gute Wirkung bei Anämie, Kreislauf- und Abwehrschwäche sowie bei mangelnder Rekonvaleszenz. Hämatit wurde früher als Schutzamulett getragen, um hieb- und stichfest zu sein, daher bei Verzagtheit und Selbstzweifeln anwenden.
Die Kombination mit stacheligen Pflanzen wie Schlehe verstärkt die Wirkung des Marsmetalls Eisen (z.B. „Prunuseisen" von Wala).

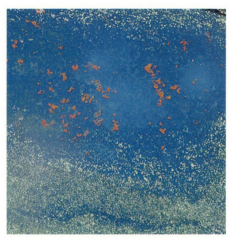

Der stimmungsaufhellende und angstlösende Heliotrop hat seinen Namen vom griechischen Sonnengott Helios. Foto: Olaf Rippe

Heliotrop = Blutjaspis; gr. helios (Sonne), tropeo (zugehörig) – dunkelgrüne kryptokristalline Quarzvarietät mit roten Einlagerungen aus Eisenoxid (inzwischen außer Handel - siehe Jaspis):
Durchlichtet die Seele, besonders bei nächtlichen Angstzuständen und schenkt Vertrauen sowie Zuversicht (Eisenanteil). Begleitmittel bei Anämie. Stärkt den Riechsinn, z.B. bei Anosmie nach Grippe.

Hyazinth = Zirkon; gr. hyakinthos, Sagengestalt; siehe Ovid: „Metamorphosen" – Zirkonsilikat mit schwacher radioaktiver Strahlung; enthält Thorium (inzwischen außer Handel):
Wichtiges Begleitmittel bei Allergien, Neurodermitis, Folgen von Elektrosmog und Wetterempfindlichkeit, z.B. Föhnkopfschmerz.
Hildegard verwendete den Hyazinth vor allem zum Gegenzauber, „wenn jemand durch Trugbilder oder magische Worte bezaubert ist, so daß er wahnsinnig wird".

Jaspis – durch Eisenoxid rot gefärbter Chalcedon; kryptokristalliner Quarz (Weleda: Ampullen D10, Verreibung D6, D10, D20):
Stärkt wie Heliotrop den Geruchssinn und lindert Schnupfen sowie Ohrentzündungen. Laut Hildegard heilt er Hörschäden: „Ein Mensch aber, der auf einem Ohr taub ist, der halte den Jaspis an den Mund, und er hauche ihn mit seinem warmen Atem an, damit er dadurch warm und feucht werde. Und sogleich stecke er ihn ins Ohr (...). Und so verschließe er das Ohr, damit die Wärme dieses Steins ins Ohr eindringe."

Als Stein des Mars (Eisen) stärkt Jaspis außerdem die Abwehr und entängstigt, besonders bei Alpträumen: „Und wenn Blitze und Donner im Schlaf erscheinen, ist es gut, daß der Mensch den Jaspis bei sich hat, weil Phantasien und Trugbilder ihn dann meiden und verlassen." (H. v. Bingen).
Der Eisengehalt ist sicher auch dafür verantwortlich, daß Jaspis vor Ansteckung schützt; daher die Empfehlung von Hildegard, daß eine Mutter im Kindbett diesen Stein bei sich tragen soll, damit sich keine Krankheiten auf das Kind übertragen.

Malachit; gr. malachä (Malve) – tiefgrünes basisches Kupfercarbonat (Weleda: Verreibung D4, D6; Spagyra: ab D6 bis D30):
„Lindert Verletzungen im Gefühlsbereich (Venus – Kupfer), vorzugsweise in Liebesdingen." (M. Amann)
Kupfer mildert Krampfschmerzen, Übelkeit und Durchfall; auch bei Pilzleiden und Dysbiose des Darms interessant (Status nach Antibiotika). Als Karbonat bei chronischen Magen-Darm-Leiden mit Beteiligung des Pankreas; ergänzt Nux vomica (enthält ebenfalls Kupfer!).
„Anagallis/Malachit comp.", Dilution (Weleda): entzündliche und spastische Darmleiden; Gastritis, Duodenitis; Ulcus, Blähkolik; Stressmagen.

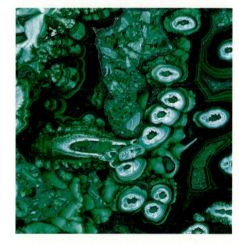

Malachit. Foto: Olaf Rippe

„Chamomilla/Malachit comp.", Ampullen, Dilution (Weleda): Sehr bewährt bei Magen-Darm-Ulcus.

Onyx; gr. onyx (Fingernagel, Kralle) – dunkle Quarzvarietät (Weleda: Verreibung D6 bis D30, Ampullen D20):

Arzneischatz
Traditionelle Abendländische Medizin

Der dunkle Stein soll die Sinne für okkulte Botschaften öffnen und hellhörig machen. „Um metaphysische Aspekte zu verstehen. Zum Überschreiten der Grenzen." (M. Amann)
Bei Schwerhörigkeit, Tinnitus und Hörschäden nach Entzündungen oder Grippe. Bestandteil von „Gnaphalium comp.", Ampullen, Globuli (Wala) bei Otosklerose, Tinnitus und Morbus Menière.
Laut Hildegard auch bei Sehschwäche, Herz- und Magenschmerzen, Fieber sowie Depression anwenden.

Opal; altindisch upala (Edelstein) – amorphe Kieselsäure mit hohem Wassergehalt und ausgeprägtem Farbenspiel (Wala: Ampullen D8, D12, D15, D20, D30; Spagyra: D6 bis D14, C4 bis C200):
Tuberkulinische Diathese. In der Kinderheilkunde bei Schwäche der Atmungsorgane; Begleitmittel von Calcium carbonicum bei Störungen im lymphatischen Apparat, Nasenpolypen, Heuschnupfen, Sinusitis und Infektneigung.
Hilft auch bei Veränderungen der weiblichen Brust, z.B. Zysten.

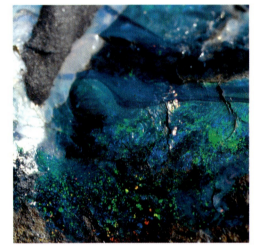
Opal. Foto: Olaf Rippe

Rosenquarz – rosagefärbte Quarzvarietät (Wala: Ampullen D15):
Rosa ist die Farbe des Herzens. Stein der Herzensgüte. Bei Folgen von zuviel Empathie und Streß. Wenn Schicksalsschläge und Kontaktstörungen zu Herzproblemen führen. Allgemein bei psychosomatischen Herzbeschwerden, Herzstreß und pektanginösen Beschwerden als Begleitmittel (Injektionen in Herzpunkte, z.B. H3).

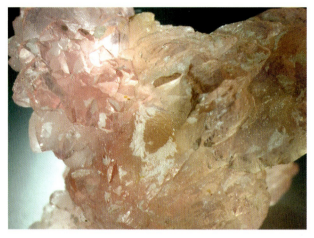
Rosenquarz ist der Stein der Herzensgüte und lindert psychosomatische Herzbeschwerden. Foto: Olaf Rippe

Zur Herzmassage in Wildrosenöl (Weleda) oder Rosenöl (Hauschka Kosmetik) einlegen; Massage spiralförmig über dem Herz beginnen und zur Kleinfingerseite hin ausstreichen.

Rubellit = Roter Turmalin; lat. rubellus (rötlich) – komplexes, rotgefärbtes Silikat-Mineral; enthält z.B. Bor, Eisen, Titan, Chrom (Weleda: Dilution D10, D20, D30; Injektionslösung D12, D30):
Die starken Strukturkräfte des Turmalin (Dreieck = Saturn) machen ihn zu einem ausgeprägten Geistmittel. Zur Anregung der geistigen Leistungsfähigkeit und bei Gedächtnisschwäche. Kreislaufstimulans (Sportler äußern sich sehr positiv über die leistungssteigernde Wirkung). Mittel für „Morgenmuffel" und zur Prüfungsvorbereitung. Nicht abends nehmen; Vorsicht bei Hypertonie und Herzrhythmusstörungen.
Als „Equisetum limosum – Rubellit", Ampullen D30, Dilution D4, D6, D30 (Weleda) bei geistiger Leistungsschwäche; ergänzt Phosphorverbindungen wie Argentum phosphoricum (stärkt die Erinnerung), Strychninum phosphoricum (bei gelähmten Bewußtsein) oder Kalium phosphoricum (Nachlassen der geistigen Spannkraft).

Rubin; lat. rubeus (rot) – rotes Aluminiumoxid (Wala: Ampullen D12):
Der Stein verkörpert Willenskraft und Macht, daher bei Angstsyndrom verwenden. „Und an welcher Stelle auch immer der Rubin ist, dort können Luftgeister ihre Trugbilder nicht vollenden, weil sie ihn fliehen und von ihm weichen." (H. v. Bingen)
Bei Ich-Schwäche, mangelnder Willensstärke und Kreislaufschwäche hat sich eine Injektion zwischen den Schulterblättern und am Solarplexus bewährt.

Saphir – blauschillerndes Aluminiumoxid (Wala: Ampullen D15):
Die Wirkung erstreckt sich vor allem auf die Willens- und Gedankenbildung (Farbe), daher ist Saphir besonders bei mangelndem Selbstwertgefühl, geistiger Verwirrtheit und Gedächtnisverlust ein interessantes Heilmittel (wegen Aluminiumgehalt unbedingt auch bei Alzheimer und Altersdemenz probieren).
Auch Hildegard sah im Saphir ein geistig wirkendes Mittel: „Ein Mensch, der guten Verstand und gute Einsicht haben möchte, der lege den Saphir täglich frühmorgens (...) nüchtern in den Mund (...) für eine kurze Stunde. Aber auch wer dumm ist, so daß alle Einsicht in ihm versagt (...), der salbe oft nüchtern die Zunge mit dem Saphir (...), und so wird der Mensch einen guten Verstand erlangen."

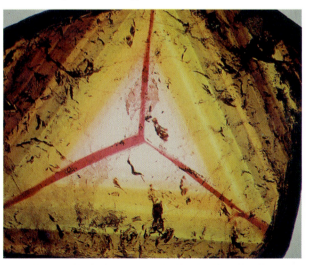
Die starken Strukturkräfte im Turmalin sind eine Signatur für seine klärende Wirkung auf den Geist. Foto: Margret Madejsky

Arzneischatz
Traditionelle Abendländische Medizin

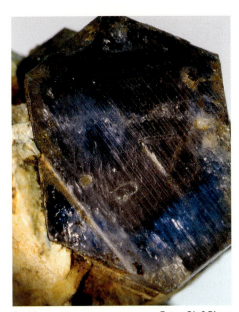

Saphir. Foto: Olaf Rippe

Laut Hildegard ist der Stein auch wirksam bei Besessenheit, Jähzorn und wenn jemand seine hitzigen Triebe zügeln möchte.

Smaragd; ursprünglich hebräisch Baragu (Blitz) – tiefgrünes Aluminiumberylliumsilikat (Weleda: Verreibung D6):
In der christlichen Symbolik das Geistauge des Lichtträgers und Fürsten dieser Welt. Stein der mystischen Liebe und der Gralsritter.
Smaragd verleiht eine Aura erhabener Schönheit. Hilft bei Minderwertigkeitsgefühlen und Angstkomplexen, auch in Verbindung mit psychosomatischen Leiden. Allgemein bei Störungen des Nabelchakras (Libidostörungen). Wirkt auf die endokrine Achse regulierend und regenerierend. Verjüngt und schenkt Schönheit, daher die Verreibung auch in kosmetische Salben einarbeiten.
Laut Hildegard bei Herz- oder Magenschmerzen und Epilepsie anwenden. Bei Kopfschmerzen soll man den Stein anhauchen und anschließend die schmerzenden Stellen damit massieren.
Bischof Marbod von Rennes (1035– 1123) schrieb über Smaragd: Er vermehrt die Schätze dessen, der ihn verehrt und er gibt in allen Lagen überzeugende Worte ein (laut Albertus Magnus besonders bei Gerichtsverfahren!). Er stärkt mit seiner grünen Farbe schwache Augen, vermehrt geistige Kräfte und bezähmt zügellose Leidenschaften.

Topas; benannt nach der sagenumwobenen Insel Topasos im Roten Meer – meeresblaues bis rosenrotes Aluminiumfluorsilikat (Weleda: Verreibung D8; Wala: Ampullen D15):
Stein der Inspiration; eignet sich wie Bergkristall zur Kristallschau. Erste Hilfe, wenn einem die Ideen für geistige Arbeiten ausgegangen sind. Status nach geistiger Überanstrengung und bei Vergeßlichkeit (Aluminiumgehalt und Silikatverbindung; siehe Bergkristall).
Topas kommt gerne mit dem Lebermetall Zinn vor, daher beide Mittel bei chronischen Leberleiden und Leberdepression anwenden (Injektion über der Leber). Bei unausgeglichenem Temperament, zusammen mit weiteren Lebermitteln verordnen[4] (z.B. Hepatik von Soluna). Topas belebt den Geschmackssinn, z.B. nach Grippe (Leber – Geschmacksnerven).
Hildegard schätzte den schillernden Edelstein über alle Maßen. Jeden Morgen soll man den Topas auf sein Herz legen und zu Gott beten, „und so oft du das getan hast, wird das Übel von dir weichen. Denn von Gott hat der sehr starke Stein Topas diese Kraft, weil er in der Neigung der Sonne wächst, daß er die Schmach vom Menschen sich abwenden läßt".

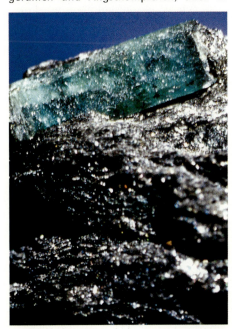

Smaragd. Foto: Olaf Rippe

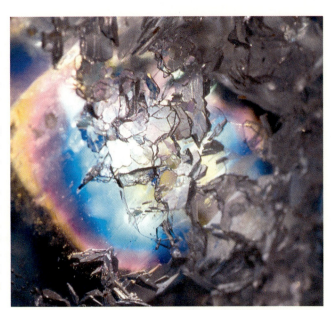

Im Lichtspiel des Topas zeigt sich die mediale Wirkung auf das Unbewußte. Foto: Margret Madejsky

Anmerkungen
[1] Z.B. die zwölf Steine auf dem Amtsschild des Hohenpriesters (2. Moses 28); in der Geheimen Offenbarung (21.14 – 21) und in Ezechiel (28.11.) sind weitere Edelsteine genannt.
[2] siehe Naturheilpraxis 8/96: „Traumförderung – Mit Traumsteinen und Orakelpflanzen ins Land der Träume" von Margret Madejsky.
[3] Die Savoy-Apotheke stellt ein Lebenselixier mit Bernstein unter dem Namen „Ad longam vita-Kapseln" her und versendet dieses auch auf Anfrage; Tengstr. 16, 80798 München, Tel./Fax: 089/2717135.
[4] siehe Naturheilpraxis 12/95, „Die Laus auf der Leber" von Olaf Rippe.

Literatur
Amann, Max/Rippe, Olaf: Lithotherapie (Begleitskript zum gleichnamigen Seminar), München 1990/94
Bingen, Hildegard von: Heilkraft der Natur – Physica, Freiburg 1993
Madejsky, Margret/Rippe, Olaf: Heilmittel der Sonne, München 1997
Rätsch, Christian: Die Steine der Schamanen, München 1997
Schramm, Henning M.: Metalle und Mineralien in der Therapie, Schaffhausen 1991
Selawry, Alla: Metallfunktionstypen in Psychologie u. Medizin, Heidelberg 1985
Uyldert, Mellie: Verborgene Kräfte der Edelsteine, München 1993
Vogel, Heinz Hartmut: Wege der Heilmittelfindung Bd. 1 u. 2, Bad Boll 1994
Wala: Heilmittelverzeichnis, 17. Auflage, Bad Boll 1996
Weleda: Arzneimittelverzeichnis, 18. Auflage, Schwäbisch Gmünd 1998

Bezugsquellen
Potenzierte Edelsteine sind über die Apotheke von Wala und Weleda erhältlich. Für Mineralienfreunde lohnt sich ein Ausflug zum „Haus der edlen Steine", Maresa Gößwein, Buchenstraße 6, 85253 Erdweg/ Kleinberghofen bei Dachau, Tel.: 08254/552; telefonische Voranmeldung erforderlich.

Wichtige Hinweise für den Leser

Trotz sorgfältiger Überprüfung sind die in den Artikeln aufgeführten Hinweise, Rezepte, Dosierungsangaben und Applikationsformen ohne Gewähr; eine Garantie, bzw. Haftung, übernehmen daher weder der Verlag, noch die Autoren. Jeder Benutzer ist angehalten, durch Prüfung der Beipackzettel verwendeter Handelspräparate und gegebenenfalls nach Rücksprache mit einem Arzt oder Heilpraktiker festzustellen, ob die Empfehlungen für Dosierungen oder die angeführten Kontraindikationen gegenüber den Angaben in diesem Buch abweichen. Jede Dosierung oder Applikation erfolgt auf eigene Gefahr und muß in jedem Fall individuell abgewägt werden. Geschützte Warennamen (Warenzeichen) sind nicht besonders kenntlich gemacht. Aus dem Fehlen eines solchen Hinweises kann nicht geschlossen werden, daß es sich einen freien Warennamen handelt.

Da dieses Sonderheft der Zeitschrift Naturheilpraxis keine Einführung in die Heilkunde darstellt, sind Vorkenntnisse oder weiterführende Studien bei der Anwendung der Heilmittel erforderlich.

Zur Einnahme von Naturheilmitteln

Erfahrungsgemäß lassen sich die genannten Heilmittel und Rezepte gut mit anderen Heilverfahren kombinieren. Sofern gleichzeitig schulmedizinische Medikamente eingenommen werden, sollte eine Absprache mit den behandelnden Therapeuten erfolgen. Einschränkungen von Gewohnheiten, z.B. Genuss von Kaffee, sind nur nötig, sofern sie zum Krankheitsbild beitragen.

Zu den Rezepten

Der Arzneimittelmarkt unterliegt erfahrungsgemäß ständigen Veränderungen. Daher kann es vorkommen, daß Firmenpräparate oder Rezeptbestandteile nicht mehr lieferbar sind. Bei den Mischrezepten ist es oft möglich, sich mit der nächst lieferbaren Potenzstufe zu behelfen. Sollte dies nicht möglich sein, kann man i.d.R. von den anderen Bestandteilen mehr nehmen. Die Angabe, dass die Rezepte, sofern es sich um apothekenpflichtige Stoffe handelt, von den jeweils genannten Firmen gemischt werden sollten, macht das Rezept für den Endverbraucher erheblich billiger, als wenn der Apotheker die Rezeptur selbst mischen würde; dies geht aber nur, sofern alle Mittel von derselben Firma stammen. Am billigsten ist es jedoch immer noch, wenn man sich die einzelnen Substanzen über die Apotheke besorgt und diese dann selber in einer Braunglasflasche nach Bedarf mischt.

Die Frage nach der richtigen Dosis

Die Dosierung hängt neben dem Alter, Geschlecht, Gewicht und der Verfassung auch vom jeweiligen Heilmittel ab. Die Dosis ist immer individuell zu ermitteln. Grundsätzlich gilt: Fastende, Schwangere, Kinder alte oder sensible Menschen sollten die Arzneien erst tropfenweise einschleichen.
Dosierungen in der Homöopathie (nur modellhaft für Erwachsene!):
Tiefpotenzen (Urtinktur bis D 6): zwei- bis fünfmal täglich 5 bis 10 Tropfen/Globuli.
Mittlere Potenzen (D 8 bis D 15): ein- bis zweimal täglich 5 bis 10 Tropfen/Globuli.
Hochpotenzen (D 30): täglich, bis alle drei Tage, bis einmal wöchentlich und seltener eine Einzelgabe von 5 bis 10 Tropfen/Globuli; eine heilkundliche Betreuung ist sinnvoll, da es bei der Einnahme von höheren Potenzen eventuell zu Erstreaktionen kommen kann!

Pflanzen selber sammeln

Das Sammeln ist nur an ungenutzten Flächen (z.B. Wegrand) und unter Beachtung der gesetzlichen Bestimmungen zum Naturschutz erlaubt. Man sammelt nur von üppigen Pflanzenvorkommen, in deren Umfeld keine Spritzmittel eingesetzt wurden; dies zu erkennen, erfordert einen geschulten Blick! Man schont die Natur, wenn man selber anbaut oder sich die Pflanzen im Topf in Heilkräutergärtnereien beschafft. Verwechslungen lassen sich durch Schulung und Nachschlagen in Heilpflanzenführern vermeiden. Nie unbekannte Pflanzen sammeln! Zierpflanzen sind häufig unbrauchbar, nicht selten sogar gefährlich.

Gefahren und Grenzen der Selbstbehandlung

Eine zielgerichtete Behandlung erfordert diagnostische, medizinische und naturheilkundliche Grundkenntnisse. Bitte bedenken Sie, dass Heilkundige (Ärzte und Heilpraktiker) die Risiken oder Nebenwirkungen am besten einschätzen können und Erfahrungen mit der Dosierung einer Arznei haben. Spätestens wenn sich ein Leiden nicht mehr beherrschen lässt, weil z.B. das Fieber weiterhin steigt, Schmerzen zunehmen oder weitere Beschwerden hinzutreten, ist die absolute Grenze der Selbsttherapie erreicht! Zu den Risikogruppen, die von einer Selbstbehandlung absehen sollten, gehören z.B.: Alkoholkranke, Allergiker, Epileptiker, Hypertoniker, psychisch Kranke, Schwangere, sehr alte oder schwerkranke Menschen.

Adressen und Bezugsquellen

Fortbildungen: Wer an Kräuterführungen, Seminaren oder Ausbildungen der Autoren teilnehmen möchte, kann unverbindlich ein kostenloses Veranstaltungsprogramm anfordern: Natura Naturans, c/o M. Madejsky und O. Rippe, Stuntzstr. 77, 81677 München; Internet: *www.naturanaturans.de*; dort können Sie auch zahlreiche weitere Veröffentlichungen der Autoren kostenlos abrufen.

Heilpflanzen erhält man in Kräuterläden (z.B. *www.phytofit.de*) oder in manchen Apotheken.

Homöopathika erhält man nur in Apotheken. Mischrezepte und Spezialanfertigungen erstellen und verschicken z.B. die „Eversbusch-Apotheke" in München (Telefon: 0 89/8 12 21 59) oder die „Linden-Apotheke" in Pfaffenhofen (Telefon: 0 84 41/7 64 64).

Frischpflanzen und Samen versenden einige Gärtnereien, z.B. die Blumenschule Engler & Friesch, Augsburger Str. 62, 86956 Schongau; Telefon: 0 88 61/73 73 (Katalog und Seminarprogramm auf Anfrage).

Edelsteine und Mineralien: Für Mineralienfreunde lohnt sich ein Ausflug zum „Haus der Edlen Steine", Maresa Gößwein, Buchenstraße 6, 85253 Erdweg/Kleinberghofen; Telefon: 0 82 54/5 52, telefonische Anmeldung erforderlich. Günstige und hochwertige Edelsteine ersteht man auch auf Mineralientagen.

Danksagung

Von ganzem Herzen bedanken sich die Autoren bei dem Team des Pflaum Verlages für die kompetente und konstruktive Zusammenarbeit, vor allem bei Michael Dietl, der die Idee zu dieser Jubiläumsausgabe hatte, bei Gabriele Friedl und Manfred Huber für die Textbearbeitung sowie bei Ingrid und Karl-Friedrich Liebau, die mit ihrem Engagement für die Zeitschrift Naturheilpraxis und für den Berufsstand der Heilpraktiker, einen unschätzbaren Beitrag zur Qualitätssicherung in der Naturheilkunde leisten.

Max Amann bedankt sich insbesondere bei Riki Allgeier für die Mithilfe bei der Textbearbeitung. Weiter bedanken sich die Autoren bei Michael Aigner, Roland Andre, Christian Rätsch, Michael Schmid und Fred Weidmann für die kreative Unterstützung sowie bei den Verantwortlichen der verschiedenen Firmen, die durch ihr Sponsoring die Herausgabe dieser Jubiläumsschrift unterstützt haben.

Unser ganz besonderer Dank gilt unseren Patienten, Seminarteilnehmern und den Freunden von Natura Naturans, die uns die eigentliche Motivation für unsere Arbeit geben.

Zu den Autoren

Max Amann

geboren 1932, ist Diplomchemiker und promovierte 1975 in physikalischer Chemie. Seit 1977 als Heilpraktiker in eigener Praxis in München tätig. Er arbeitete einige Jahre in Forschung (Gesellschaft für Ernährungsbiologie) und Pharmazie (Firma Mucos). Seit 1977 eigene Seminartätigkeit und Unterricht an verschiedenen Heilpraktikerschulen, vor allem zum Thema Kräuterheilkunde, Homöopathie, Alchimie und Astromedizin. 1992 Mitbegründer der Arbeitsgemeinschaft „Natura Naturans – Traditionelle Abendländische Medizin", München. Buchveröffentlichungen: „Dem Geist auf die Sprünge helfen" (2000) und Mitautor des Buches „Paracelsusmedizin (2001). Sein besonderes Anliegen ist die Verbindung von traditionellem Wissen mit neuzeitlichen Erkenntnissen in der Medizin und ihren Grenzgebieten.

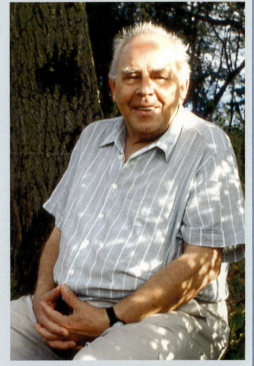

Anhang / Impressum
Traditionelle Abendländische Medizin

Margret Madejsky

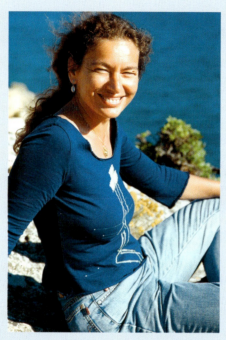

geboren 1966, ist seit 1992 als Fortbildungsdozentin und als Heilpraktikerin in eigener Praxis in München tätig. 1992 Mitbegründerin der Arbeitsgemeinschaft „Natura Naturans – Traditionelle Abendländische Medizin", München. Schwerpunkte ihrer Praxis- und Lehrtätigkeit sind vor allem naturheilkundliche Therapien speziell für Frauen sowie Kräuterheilkunde, Homöopathie, Brauchtum, Hand- und Nageldiagnostik. Seit 1994 regelmäßige Veröffentlichungen in der Naturheilpraxis und in der Gartenzeitschrift „Kraut & Rüben". Autorin des Frauenratgebers „Alchemilla" (2000) sowie Mitautorin von „Heilmittel der Sonne" (1997) und „Paracelsusmedizin" (2001). Ihr Anliegen ist es, alte Heiltraditionen wie die Signaturenlehre, das Heilpflanzenbrauchtum oder die Chiromantie in die moderne Naturheilkunde zu integrieren.

Olaf Rippe

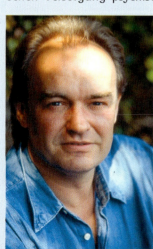

geboren 1960, ist seit 1986 Heilpraktiker mit eigener Praxis in München. Er arbeitete zehn Jahre als Behindertenpfleger und im Rahmen der medizinischen Versorgung psychisch Erkrankter. Seit 1988 eigene Seminartätigkeit, speziell zur Heilkunde nach Paracelsus sowie zur Kräuterheilkunde, Astrologischen Medizin, Humoralmedizin und Homöopathie. 1992 Mitbegründer der Arbeitsgemeinschaft „Natura Naturans – Traditionelle Abendländische Medizin", München. Er schreibt regelmäßig für naturheilkundliche Fachzeitschriften und ist Mitautor der Bücher „Heilmittel der Sonne" (1997) und „Paracelsusmedizin" (2001). Sein besonderes Anliegen ist die Integration der überlieferten volksmedizinischen Erfahrungen und des hermetischen Wissens alter Meister in die Heilkunde von heute.

Naturheilpraxis Spezial

ISBN: 3-7905-0934-5

Pflaum Verlag München, Bad Kissingen, Berlin, Düsseldorf, Heidelberg

Chefredaktion: Karl Friedrich Liebau (verantw.)
Redaktion: Ingrid Tomesch-Liebau M.A. (stv. Chefredakteurin)
Dr. med. Hellmuth Schuckall
Anschrift der Redaktion:
Redaktion Naturheilpraxis,
Kirchberghof, 97724 Burglauer
Telefon: (0 97 33) 37 87 **Telefax:** (0 97 33) 96 37
E-Mail: liebau@naturheilpraxis.de
Internet: http://www.naturheilpraxis.de

Hinweis: Für *Dosierungen und Applikationsweisen* von Medikamenten kann von Verlag, Herausgebern und Schriftleitung keine Gewähr übernommen werden. Diesbezügliche Angaben sind gegebenenfalls vom Anwender auf ihre Richtigkeit hin zu überprüfen.

Anzeigenleitung: Michael Dietl (verantwortlich).

Anzeigenverwaltung: Gabriele Unterstöger,
Telefon (089) 1 26 07-239,
Telefax (089) 1 26 07-310,
E-Mail: unterstoeger@pflaum.de

Vertriebsleitung: Michael Dietl,
Telefon (089) 1 26 07-201, E-Mail: dietl@pflaum.de
Kundenservice: (089) 1 26 07-289
(A-G: Erika Kuprian, -252 (H-N: Cornelia Kondora),
-233 (O-R: Christa Sailer), -296 (S-Z: Rosemarie Uhl)
Telefax (089) 1 26 07-333,
E-Mail: kundenservice@pflaum.de

Verlag: Richard Pflaum Verlag GmbH & Co. KG

Verlagsleitung: Michael Dietl,
E-Mail: dietl@pflaum.de

Kaufmännische Leitung: Claudia Holtfrerich,
E-Mail: holtfrerich@pflaum.de

Layout: Gabriele Friedl,
Richard Pflaum Verlag GmbH & Co. KG

Druck: Sellier Druck GmbH,
Angerstr. 54, 85354 Freising
Telefon (0 81 61) 1 87 25, Telefax (0 81 61) 1 87 39

Anschrift von Verlag und allen verantwortlichen Personen: Richard Pflaum Verlag GmbH & Co. KG
Postanschrift: Postfach 19 07 37, 80607 München
Paketanschrift: Lazarettstraße 4, 80636 München
Telefon (089)1 26 07-0,
Telefax (089) 1 26 07-202 (Geschäftsleitung),
(089) 12607-201 (Anzeigenabteilung)

Verlagskonten: Postbank München (BLZ 700 100 80), Konto-Nr. 282 55-802 • Kreissparkasse München Starnberg (BLZ 702 501 50) Konto-Nr. 10 376 457

Inhaber- und Beteiligungsverhältnisse:
Komplementär: PFB Verwaltungs-GmbH, München
Alleingesellschafterin Beda Bohinger, Verlegerin, München; Kommanditistin:
Beda Bohinger: Geschäftsführerin:
Beda Bohinger

Pflaum Verlag
Publikation ©

Index
Traditionelle Abendländische Medizin

A

Abgrenzungsschwierigkeiten	32
Abkochung	siehe Dekokt
Abortiva	228
Abtreibung	227
Abwehr	siehe Immunsystem
Acidum arsenicosum	239
Acidum nitricum	170
Acidum phosphoricum	132
Acidum sarcolacticum	206
Acidum sulfuricum	206
Ackerschachtelhalm	17, 25, 28, 48
Aconitum napellus	134, 230
Aderlaß	27
Adhatoda vasica	206
Adonis vernalis	133
adstringierend	25, 28
Aggression	30, 31, 47, 174
Agnus castus	146, 150, 157, 164
Ailanthus glandulosa	206
Akelei	44
Akne	allgemein 256; prämenstruelle 149
akute Krankheiten (s.a. Immunsystem)	22, 23, 38f
Alant	12, 46, 204
Alchimie	59, 63ff, 74ff, 215f
Alkohol	63, 215
Allergene	205
Allergie	allgemein 11, 16, 18, 24, 27, 45, 47, 54, 191, 192, 194, 197, 200, 237, 238, 243, 258, 259; auf Nahrungsmittel 20; der Haut 48; Insekten- 10
Allium cepa	206
Alpträume	45, 242, 259
Alraune	87, 227, 230
Altershaut	25
Altersheilmittel	14, 28, 33, 41, 48f, 54, 216, 221, 244
Altersleiden	26, 86, 100, 244, 257
Alterung, vorzeitige	25, 33, 171, 241
Aluminium oxydatum	170
Amalgam	16, 197
Ambra	45, 58, 70, 98, 103, 121, 126, 135, 152
Amenorrhoe	siehe Menstruation
Amethyst	92, 98, 101, 256
Ammi visnaga	134
Amulett	87, 116
Anämie	11, 13, 174, 248, 251, 259
Analfissuren	169
Anderswelt	50
Angelica archangelica	siehe Engelwurz
Angina	207, 222, 237
Angina temporis	131
Angina pectoris	133, 136, 237, 238
Angst, ängstlich	24, 32, 46, 47, 54, 91, 100, 101, 117, 120, 122f, 124f, 132, 136, 174, 230, 239, 240, 242, 248, 249, 250, 257, 258, 259, 260
Anis	47
Anorexie	145
Antibabypille	siehe Post-Pill-Syndrom
Antibiotika	Entgiftung 17; Folgen von 17, 197, 200, 212
antibiotisch	25, 27
Antidyskratikum	16, 179
Antimon	34, 56, 57f, 62, 64, 71, 128, 152, 210, 239f
Antimonium arsenicosum	206
Antimonium bromatum	244
Antimonium chloratum	244
Antimonium crudum = Antimonit	244
Antimonium jodatum	244
Antimonium oxydatum	71, 243
Antimonsilber	siehe Dyskrasit
Antioxidans	182
antipathisches Heilen	26f, 30, 38f, 42
Antriebslosigkeit /-schwäche (s.a. Erschöpfung)	11, 13, 209, 252
Aphrodisiakum (s.a. Libido)	32, 45, 46, 194, 254
Aphrodite	45
Aphthen	40
Apis mellifica	18, 31, 126, 146
Apollon	47
Apoplex	23, 41, 133, 217, 219, 220, 222, 224, 238
Aqua luna	104
Aqua marina	92, 98, 104
Aqua pluvia (Mai 1986)	104
Aqua vitae	62, 216
Ares	47
Argentum arsenicosum	243
Argentum metallicum	44, 45, 53, 54, 91f, 96f, 98, 135
Argentum nitricum	92, 98, 126, 135
Argentum phosphoricum	101
Arcana	66, 68, 69, 73, 76
Arnica montana	92, 118, 132, 134
Arsen = Arsenicum album	18, 68, 71, 98, 100, 127, 239f
Arsenicum chloratum	242
Arsenicum bromatum	242
Arsenicum jodatum	242
Arsenicum sulfuratum	242
Artemis	44
Arteriosklerose	100
Arthritis	24
Arthrose	25, 28, 173, 178, 182, 243
Artischocke	48
Arzneimittelherstellung	63, 74ff
Asa foetida	118, 193f
Asche	24
Ascorbinsäure	182
Asiengrippe	212
Asteria rubens	103
Asthenie	18, 132, 244, 259
Asthma	16, 24, 45, 54, 66, 130, 230, 243, 244, 250, 257
Astralkörper, Astralleib	33, 140
Astralwelt	24
Astrologie	43, 65, 84
Astromedizin	12, 37ff, 43ff, 51, 60; Lehrsätze 41
Aszendent	42
Atemgifte	15
Atemwege	15, 40
Ätherleib	23, 33, 34
Atmung	24, 45
Augentrost	206
auflösend	siehe resolvierend
Auraschutz	109, 114, 118
Auripigment	64, 239
Aurum arsenicosum	243
Aurum chloratum	143
Aurum metallicum	34, 42, 44, 54, 55, 58, 72, 79, 86, 91, 100, 127, 136f, 141ff, 144, 174
Aurum potabile	143
Ausfluß	siehe Weißfluß
ausgleichend	39, 42
Ausleitung, ausleitend	39, 47, 85f, 180, 211
Auszug	siehe Mazerat
Autoimmunleiden (s.a. Immunsystem)	182, 197, 257
Autonosoden	197

B

Baldrian	28, 31, 47, 95, 101, 118, 134
Baptisia tinctoria	202, 209
Barium carbonicum	32
Bärlapp	siehe Lycopodium
Bärlauch	85
Bartflechte	48
Basedow	154
Basedow-Herz	133
Basilikum	32, 44, 101, 157
Bauchspeicheldrüse	allgemein 10, 190ff, 49; anregend 16, 32; Insuffizienz 20, 188
befeuchtend	42
Befürchtungen (s.a. Angst)	103
Beifuß	16, 44, 70, 101, 118, 120, 148, 153f, 157, 228
Beinwell	28, 48
Belladonna, Atropa -	101, 134, 226f, 230
Benediktenkraut	48, 109, 112, 185, 188, 204
Berberitze	25, 85, 185, 187, 188
Berggamander	219, 221
Berg-Haarstrang	220
Bergkristall	siehe Quarz
Bergkümmel	220
Berglaserkraut	220
Bergsesel	220
Bernstein	92, 119f, 257
Berthierit	244
Berufskräuter	116

Index
Traditionelle Abendländische Medizin

beruhigend	siehe Sedativa
Besenginster	133
Betonie	25, 45, 108, 112, 222
Bettnässen	99, 100, 126f, 130
Beziehungskrise	31, 107, 108, 114
Bibergeil	70
Bibernelle	221
Bildekräfteleib	siehe Ätherleib
Bilsenkraut	siehe Hyoscyamus
Bindegewebe	kräftigend 12, 17, 48; Schwäche 24, 54, 160, 165, 169, 178, 182, 257
Birke	23, 25, 101
Bittermittel	118, 132, 143, 179, 181, 188, 221
Bittersüß	18, 27, 45
Blähkolik	194
Blähungen	20, 40, 188, 191ff
Blasenentzündung	17, 126, 130, 244
Blasengrieß	10, 18f
Blasenlähmung, -schwäche	126
Blasensteine	siehe Blasengrieß, Steinleiden
Blasentang	25
Blätter	36; schmal / lanzettförmig / gefiedert 45; silbrig 44
Blei	siehe Plumbum
Bleiglanz	siehe Galenit
Bleihonig	33
Bleivergiftung	16, 19
Blüten	36; blaue 45; Geruch 44, 45; nachts erblühend 45; schirmartig 45; üppig 45; weiße 44
Blutarmut	siehe Anämie
Blutdruckschwankungen	133, 134, 136, 237, 238
Bluthochdruck	siehe Hypertonie
Blutniederdruck	siehe Hypotonie
Blutreinigung	10, 18
Blutungen	starke 13, 238; stillend 25, 39, 41, 159, 160, 164
Blutungsneigung	13, 238, 244
Boldo	31, 180
Bohnenkraut	32
Borrelliose	211, 212, 239
Bothrops lanceolatus	238
Brauneisenerz	252
Braunelle	222
Braunwurz	35, 209
Brechnuß	siehe Nux vomica
Breitwegerich	204
Brennessel	10, 18f, 27, 47, 55, 164, 165, 252
Brombeere	10
Bronchitis	24, 250
Brunnenkresse	27, 33
Brustkrebs	240
Bryophyllum = Keimzumpe	45, 98, 102
Buchsbaum	12, 88
B-Vitamine	182f
Cactus grandiflorus	45, 102, 134
Calcium arsenicosum (Pharmakolith)	242
Calcium carbonicum	18, 32, 98, 103, 146, 164
Calcium phosphoricum	48
Calcium stibiato-sulfuratum	244
Candidose	17
Cantharis	126
Carneol	257
Carotin	170
Cassiazimt	202
Cassitcrit	179
Causticum	33
Chakren	106
Chakrenarzneien	107
Chalcedon	257
Chalkosin	129
Charisma	109, 112, 113, 114, 121
Chemotherapie, Status nach	25
China	204
Chininum arsenicosum	243
Choleriker	22, 28, 30, 48, 88, 171, 172f, 174, 249, 254
Cholin	182f
chronische Leiden	14, 22, 24f, 39, 42, 48f
Chronisches Müdigkeitssyndrom	204
Chrysolith = Olivin	257
Chrysopras	258
Cimicifuga racemosa	31, 43, 44, 48, 103, 153f, 157, 168
Coffea	31, 134
Colitis ulcerosa	28, 192, 244
Conium maculatum	126, 135, 155f, 157, 228f, 230
Convallaria majalis	45, 133
Corallium rubrum	103, 206, 247f
Cor nervosum (s.a. Herz)	24, 54, 133, 135, 136, 237
Corpus luteum	152, 164
Coxsackie-Virus	203
Craurosis vulva	167
Crotalus horridus	238
Culpeper	37ff
Cuprit	128, 254
Cuprum arsenicosum (Olivenit)	98, 128, 183, 206, 242
Cuprum metallicum	34, 53, 54, 71, 72, 125, 127, 128, 130f, 134, 152, 164, 173, 180, 184
Curry	185
Cyclamen	53
Cystitis	siehe Blasenentzündung
Dachwurz	19, 25
Damiana	32, 106, 112, 121, 122, 157
Dammekzem	169
Darminfekte	192
Dekokt	41
Demenz (s.a. Sklerose)	25, 32
Depressionen	Neigung zu 32f, 54, 107, 118, 120, 150, 153, 241, 257, 48; spontane 31
Dermatosen (s.a. Haut)	13
Destillation	24, 41, 42, 62, 64, 77, 79, 215
Diabetes mellitus	191, 192, 194, 195
Diamant	258
Diaphoretika	siehe Schweiß
Dickhäuter	169
Digitalis purpurea	126, 133
Dioptas	129, 258
Diphtherie	222
Diplomatenmittel	110, 112, 120
Doldenblütler	143, 219f
Doping	121, 182
dornige Pflanzen	47
Drainage (s. a. Entgiftung)	198
Dreigliederung	10, 34
Drüsenkrebs	209, 229, 242
Dünnhäuter	169, 209
Durchfall	39, 159, 160, 188, 191, 194, 195
Durchsetzungskraft, fehlende	11, 118, 120f
Dürrwurz	110, 112
Dysbiose	27, 178, 191, 200, 259
Dyskrasie	22, 86, 176, 197
Dyskrasit	100, 169, 244
Dysmenorrhoe	siehe Menstruation, Krämpfe
Echinacea	siehe Sonnenhut
Edelraute	219
Edelsteine	255
Efeu	84
Ehrenpreis, Echter	11, 28, 108, 112
Eibe	11, 50
Eibisch	25
Eiche	28, 47f
Eierstocksschwäche	148
Eierstockszysten	149, 153, 155, 169, 186
Eingeweideschau	175
Einsamkeit	32, 101, 113, 114
Eisen	siehe Ferrum
Eisenarsenat	siehe Skorodit
Eisenarzneien	246ff
Eisenhut	siehe Aconitum
Eisenkraut	46, 107, 112, 120, 121, 134, 228
Eisenmangel	siehe Anämie
Eisenpräparate	253
Eisenverbindungen	127, 210
Eisenvergiftung	251f
Eisprung	anregend 157; ausbleibender 145, 155
Eiter, eitrig	19, 54, 222, 238; Wunden 39
Ekzeme (s.a Haut)	49; juckend 13
Elaps corallinus	238
Elementenlehre	21ff, 29ff, 61, 68, 76, 88, 118, 171, 175ff
Eleutherococcus	siehe Taigawurzel
Empfindlichkeit, übermäßige	11

Index
Traditionelle Abendländische Medizin

Emmenagogum	siehe Menstruation
Endometriose	155
Energiemangel (s.a. Erschöpfung)	11, 191, 207f
Engelwurz	11, 25, 45, 58, 95, 98, 112, 117, 118, 120, 143, 157, 202, 204, 220, 234
Ens naturale	83, 87
Ens spirituale	83, 88f, 115
Ens astrale	83, 84ff
Ens veneni	83, 85f
Ens dei	83, 89f
Entgiftung	16, 193, 198
Entien	83, 115, 177
Entkrampfung	seelische 31
Enttäuschung	109
Entzündungen	allgemein 23f, 25, 44, 48; eitrige 19
entzündungswidrig	24, 25, 28, 30
Enzian, Gelber	12, 25, 48, 53, 186, 188
Enzian, Kreuzblättriger	110, 112, 120, 121
Epilepsie	24, 40, 41, 90, 94, 101, 102, 103, 242, 258, 261
Epstein-Barr-Virus	207
Erdbeerblätter	187, 188
Erde, Element	24, 29ff, 191, 245
Erdrauch	169
erhitzend	42
Erkältungen (s.a. Immunsystem)	26
Ernstheit	32
Erregbarkeit	vegetative 31
Erregungszustände	156
eröffnend	39, 40, 42, 49
Erschöpfung	13, 33, 47, 99, 100, 104, 117, 121, 173, 178, 189, 207f, 211, 249, 252; nervöse 94, 132
Erstverschlimmerung	198
erwärmend	39, 46
Erz	63
Esche	135
Eselsdistel	108, 134
Essig	63
Eucalyptus	45
Färberginster	157
Faulheit	32
Fehlgeburtsneigung	159
Feigwarzen	224f
Ferrum arsenicosum	243
Ferrum metallicum	10, 54, 55, 71, 100, 109, 173, 251f
festigend	39
Fettleber	178, 183, 186, 188
Fettsucht	16, 24, 32, 244
Feuer, Element	22f, 29f, 140
Fieber	allgemein 30, 44; mit Schweiß 22; trockenes 22
Fieberklee	102, 188
Fingerkraut, kriechendes	107
Flavonoide	183, 185
Flechten	45
Fluorit	169
Frauenmantel	44, 151f, 157, 158ff, 169, 170
Frigidität	147, 154, 157
Frenette	217
Fruchtbarkeit	fördernd 13, 18, 44
Frühjahrskur	188
Frühjahrsmüdigkeit	14
Frühling	Krankheiten im 14
Frustration	sexuelle 31
Fünffingerkraut	227
Galenit = Bleisulfid	135, 136
Galgant	26
Galle	allgemein 22, 47, 54, 88, 171ff, 185, 249, 252; Entzündung 31; gelbe 22; schwarze 24, 32, 33
Gallenkolik	172, 174, 187
Gallensteine (s.a. Steinleiden)	19, 25, 53, 54, 173, 174, 185, 186, 188, 196
galletreibend	20, 25
Gamander, Echter	109, 221
Gamander, Salbeiblättriger	221
Gangrän	238
Gänseblümchen	46
Gänsefingerkraut	152, 164, 165
Gärung	24
Gastritis	99, 230, 259
Gebärmuttersenkung	165
Geburtenkontrolle	229
Geburtserleichterung	40, 101, 228
Geburtswunden	159
Gedächtnisschwäche (s.a. Demenz, Geist)	40, 178, 224
Gefühle	22, 24; unterdrückte 33
Gegengift	220
Gehirn	96
Geist	anregend 24, 26, 39, 41, 96, 113, 121, 256, 258, 260, 261; schwerfällig 32, 40
Geisteskrankheiten	88, 243, 258
Gelbfieberprophylaxe	238
Gelbkörperschwäche	145, 147, 149, 151ff, 155, 157, 163, 164
Gelbsucht	20, 185, 187, 188
Gelbwurz	185
Gelenkserkrankungen	54, 173, 178, 230
Gelsemium sempervirens	53, 120, 121, 126, 133
Gemütsleiden	255
Genitalien	Leiden der 39, 41
Genußgifte	Folgen von 195
Geranienöl, äth.	12, 164
Gerbstoffe	161f, 194
Geriatrie	siehe Alter
Geschmack	bitterer, würziger 48
Geschwätzigkeit	31
Geschwüre	40, 41, 243
Gestalt von Pflanzen	aufrechte, schlanke 45; majestätische 48
Gewalt	Tendenz zu 23
Gewürzpflanzen	46
Gicht	13, 18, 24, 31, 40, 47, 190, 219, 243, 244, 258
gichtisch-rheumatische Diathese	31
Giftlattich	229
Giftpflanzen	47, 70
Ginkgo	135
Ginseng	157
Glaukom	178
Gliederschmerzen	40, 211
Gold	siehe Aurum
Goldene Ketten	44
Goldrute	16, 53, 165, 188, 204
Goldwasser, Danziger	46, 62, 142, 216
Gundelrebe = Gundermann	11, 16, 18, 19, 222
Granat	259
Granatapfel	154, 157
Graphites	32, 146
Grippenosode	197, 199
Grippeprophylaxe	211
Grübeln	übermäßiges 32, 192
Günsel	11
Guttation	163, 166
Haare	24
Haarshampoo, Brennessel-	12
Haarstrang	220
Haarwuchs	stärkend 12, 17
Hafer	31
Hals	41
Hämatit	120, 174, 247, 252, 259
Hämorrhoiden	40
Hängedutten	160, 229
harmonisierend	46, 47
Harnsäure	10, 13
harntreibend	16, 20, 40
Haronga	194
Haselwurz	228
Hashimoto-Thyreoiditis	154
Haut	23f
Hautleiden	allgemein 45, 47, 48, 54, 96, 196, 197, 242, 244; trockene 25, 27, 241; entzündliche 25, 48; juckende 39, 244
Heilkräuterkunde	astrologische 37
Heilpflanzenerkenntnis	9ff
Heilziest	siehe Betonie
Heißhungeranfälle	152
hektisch	31
Heliotrop	259

Index
Traditionelle Abendländische Medizin

Henkerkräuter	108
Hepatitis (s.a. Leber)	181, 187, 188, 196, 203, 240
Hepatitisnosode	199
Hermes	44
Hermes Trismegistos	74ff
hermetisches Denken	9ff, 33, 43, 75
Herpes simplex	202, 203, 204, 211, 224, 237, 240
Herpes-simplex-Nosode	200
Herpes zoster	203, 224, 237, 240
Herrschsucht	178
Herz	22, 23, 33f, 42, 46, 131
Herzangst	136
Herzbeschwerden	41, 54, 79, 109, 113, 118, 183, 238, 242, 257, 260; psychosomatische 45
Herzgespann	132, 134
Herz-Kreislauf-Erkrankungen	47, 55, 131, 140, 174
Herzrhythmusstörungen	24, 133, 140, 157, 237, 260
Herzschlag	24
Heuschnupfen	24, 26, 54, 205, 237, 260
Heuschnupfenprophylaxe	206
Hexenkraut	111, 113
Hexenpflanzen	225ff
Hexensalbe	113, 226, 227
Hexenschuß	230
Himbeere	10, 28, 165
Hingabefähigkeit	31
Hirschheil	220
Hirsutismus	146
Hirtentäschel	11, 17, 164
Histaminum	18, 206
Hitzewallungen (s.a. Klimakterium)	134, 147, 154, 155, 165, 237, 238
hitzige Krankheiten	39
HIV	204
Hoffnung	Mangel an 32, 33
Holunder	102, 118
Hopfen	111, 154, 157, 165
Hormone, Hormonsystem	allgemein 12, 22, 24, 44, 45; anregend 16
Hormonregulantien	150
Hörschäden	259, 260
Humoralmedizin	22
Humorlosigkeit	32
Husten	40
Hyazinth = Zirkon	259
Hydrastis canadensis	102, 170, 180
Hydrargyrum stibiato-sulfuratum	244
Hyoscyamus niger	15, 36, 134, 225f, 230
Hyperprolaktinämie	146, 151, 155, 157
Hyperthyreose	siehe Schilddrüse
Hypertonie	23, 27, 28, 54, 132, 133, 134ff, 174, 249, 260
Hypochondrie	24, 194, 230
Hypotonie	24, 26, 54, 132, 174, 243, 249
Hypophyse	anregend 16, 44; Schwäche 146, 148, 155
Hysterie	31, 99, 100, 103, 118, 120, 194
Ich-Bewußtsein	22, 33f, 47, 100, 131, 250
Ich-Organisation	siehe mentaler Leib
Ich-Schwäche	34, 113, 118, 120, 127, 137, 260
IgE	206
Ignatia	133, 134, 152
Imagination	23
immergrüne Pflanzen	49
Immunmodulation	20, 205
Immunschwäche	25, 39, 259
Immunstimulans	25, 40, 47, 48, 202, 209, 210
Immunsystem	allgemein 18, 23; anregend 17, 30, 32;
Impfnosoden	200
Impfschäden	200, 209, 210, 212, 257
Impfung, Status nach / Impfschaden	25
Infekte	27
Infektionsnosoden	199
Infektneigung	24, 45, 243, 249, 260
Infektprophylaxe	30
Influenza-Viren	202, 203
Inkontinenz	siehe Bettnässen
Ingwer	33
Inspiration	24
Intellekt	24
introvertiert	24f
Intuition	22, 111
Ischias	41
Isländisch Moos	28
Ivarkraut (Moschusschafgarbe)	219
Jähzorn	23, 258, 261
Jasmin	113
Jaspis	259
Johanniskraut	45, 46, 47, 56, 58, 92, 98, 115, 118, 150, 165, 188, 228
Juckreiz	13, 27, 39, 178; vaginal 167f, 169
Judenkirsche	129
Jupiter	10, 12, 39, 40, 43, 47f, 49, 185
Jupitersignaturen	119
Jurakalk	252
Kalium arsenicosum	242
Kalium phosphoricum	126
kalte Leiden	25, 39, 46, 49
Kältekonstitution	35
Kältepol	35
Kalmus	48, 113
Kamille	25
Kapuzinerkresse	27
Karde	116
Karmelitergeist	217
Kastanie	12
Kastration	229
Katzengamander	221
Katzenpfötchen	188
Katzenschnupfen	212
Kava-Kava	121, 122f
Keichen	219
Keimdrüsen	allgemein 23, 97; anregend 13, 16, 44, 54
keimtötend	24
Keimzumpe	101f
Kiefer	120
Kieselsäure	48f, 210
Kinderkrankheiten	97, 211, 230, 237
Kindermittel	25
Kirschblüte	113
Kirschlorbeer	132
Klappenfehler	134
Klebkraut	11, 18, 19, 25, 209
Klette	16
Klimakterium (s.a. Wechseljahre)	31; praecox 149, 153, 157
Knoblauchgamander	221
Knochen	24, 28, 48f
Kommunikation	45, 110
Komplementärfarben	44, 45
Königin der Nacht	siehe Cactus
Königskerze	12
Konstitution	22ff, 29ff, 87
Kopfschmerz	nervöser 27; dauernder 40, 41
Koralle	siehe Corallium rubrum
Konsistenz	schleimig, saftig 44
Kräftigungsmittel	14
Krampfadern	178, 238
Krämpfe	24, 41, 54, 94, 120, 128f, 130, 163, 174, 230, 242, 259; seelische 108, 113
krampflösend	siehe spasmolytisch
Krankheitsbezeichnungen	222f
Krankheitsdämon	Bannung von 14
Kräuterbücher	37ff
Krebs (Krankheit)	17, 24, 27, 182, 209, 222, 230, 237, 240, 243, 244
krebsfeindlich	162, 183, 209, 242
Krebsstein	53, 129f
Kreislauf	allgemein 44; anregend 16, 23, 25, 32; Schwäche 24
Kreosotum	170
Kreuzotter	siehe Vipera berus
Kritiksucht	32
kühlend	25, 27, 30, 39, 40, 42
Kupfer	siehe Cuprum met.
Kupferacetat	129
Kupferarsenat	128
Kupferoxid	siehe Cuprit
Kupfersilikat	129
Kupfersulfat	129
Labkraut	31, 98
Lachesis	206, 238
Lachnanthes	122

Index
Traditionelle Abendländische Medizin

Lähmungen	40, 41
Lakritze	202
Lampenfieber	99, 114, 121, 123, 136
Langeweile	32
Lapislazuli	122
Laserkraut	220
Lavendel	33, 45, 133, 165; äth. Öl 12
Lebensbaum	siehe Thuja
Lebenselixier	46, 54, 62, 66, 69, 73, 136, 143, 190, 215ff, 232
Lebensenergie	34, 190, 194, 196, 246
Lebensfreude	45, 46
Lebensleib	140
lebensverlängernd	64
Leber	allgemein 12, 16, 19, 22, 23, 33, 54, 88, 171ff, 175ff, 180f, 185ff, 196, 261; Entzündung 31; Stärkung 34, 40, 41, 48; Schwellung 40, 209; Leberpflanzen 48
Leberblümchen	187, 188
Leberdepression	48, 172, 173, 178, 181, 183, 261
Leberregeneration	54, 173
Leberzirrhose	178, 180, 183, 186, 188
Lecithin	182
Legasthenie	253
Leishmaniase	239
Lethargie	39
Leukämie	209, 242
Levico	104, 127, 132, 133, 243, 249
Libido	dämpfend 28; stimulierend 28, 32
Liebeskummer	134
Liebfrauenbettstroh	228
Liebstöckl	220, 221
Limonit = Eisenhydroxid	180
Linde	33, 45
Lippenblütler	221f
Lorbeer	47, 93
Lösungsmittel	63
Löwenzahn	16, 19, 27, 48, 129, 186, 188, 195f
Löwe	38, 39, 40
Luft, Element	24, 29ff, 45, 124, 133
Lunge	22, 24, 33, 34, 40, 41, 54; Schwäche 45, 257
Lungenkraut	45
Lungentherapie	26
Lycopodium clavatum	126, 209
Lymphadenitis	207, 211, 222
Lymphangitis	207
Lymphatismus	24
Lymphe	anregend 18; Reinigung 19f, 210, 211; allgemein 22f, 54, 96, 186
Lymphheilpflanzen	212
Lymphom	207
Machoarznei	112
Magen-Darm	Geschwüre 12, 54
Magenkrämpfe	54, 195
Magie	88
Magisteria	66, 73
Magnesum	183
Magnesium carbonicum	98, 146, 152
Magnesium phosphoricum	53
Magnetit = Eisenoxyd	253
Magnolie	134
Mahonie	25
Malachit	259
Malaria	40
Malariaprophylaxe	199
Malve	15
Mandragora	siehe Alraune
Mangan	109, 184
Manganum aceticum	206
Manganum sulfuricum	183
Mariendistel	48, 181, 183, 186, 188, 209
Mars	10f, 38, 39, 40, 42, 43, 47, 49, 52, 55, 243, 248f
Marssignaturen	119
Masern	203
Mastodynie, prämenstruelle	19, 146, 149, 151, 155
Mastopathie	19, 151, 155, 211, 230
Mazerat	41
Medialität	23, 100, 256, 261
Medikamente	Ausleitung von 17
Medizinpferd	67
Meisterwurz	27, 65, 202, 220
Melancholiker / Melancholie (s.a. Depression)	22, 24, 32, 40, 48, 88, 101, 118, 144, 171, 172f
Melisse	58, 70, 133, 134, 165, 204
Melissengeist	62, 216
Menstruation	allgemein 24; starke 11, 149; schwache 13, 145, 149; fördernd 16, 23, 25, 44, 148, 149; Krämpfe 24, 40, 151, 152, 157, 164, 186, 228, 230
Menstruationskopfschmerz	149, 155, 186
mentaler Leib	33, 34, 140
Merkur (alchemistisches Prinzip)	24, 34, 61, 63, 65, 215, 217, 241
Merkur (Planet)	12, 39, 41, 43, 45, 46, 47, 49, 50, 183
Metastasenprophylaxe	252
Meteoreisen	47, 100, 118, 127, 212, 248, 250
Migräne	24, 53, 99, 172, 174, 188, 250, 258
Miktionsbeschwerden (s.a. Harn)	13
Milchbildung	Anregung 12, 165
Milz	40, 48
Milzkraut	209
Milzleiden	54, 210, 211
Mischinfektionen	238
mißmutig	32
Mistel	23, 27, 44, 84, 102, 134
Mobbing	116, 150
Molke	168
Mönchspfeffer	siehe Agnus castus
Monatsblutung	siehe Menstruation
Mond	39, 40, 42, 43, 44f, 46, 49, 52, 91, 96
Mondstein	91
Mononukleose	207
Morbus Menière	260
Moschus	70, 135
Moschuswurzel	113
Müdigkeit (s.a. Erschöpfung)	24
Multiple Sklerose	25
Mumps	203
Murex	103
Muskatnuß	46
Muskulatur	22
Mutlosigkeit	32, 115
Mutterkorn	siehe Secale
Mykosen	17, 24, 26
Myogelosen	230
Myom	17, 153, 155, 186
Myrrhe	13, 143, 144
Nächstenliebe	111, 112
Nachtschattengewächse	133, 225ff
Nahrungsmittelunverträglichkeit	20
Nagelfetisch	86
Naja	133, 238
Narben	25
Narde	113
Narkosemittel	Folgen von 195
Naschsucht	192
Natrium arsenicosum	242
Natrium carbonicum	170
Natrium muriaticum	33, 126, 146
Natternkopf	48
Nebenniere	allgemein 24; anregend 32
Nelkenwurz	113, 114
Neptun	43, 45, 49f
Nerven	allgemein 24, 101; Stärkung 112
Nervenleiden	97
Nerven-Sinnes-System	35
Nervenzusammenbruch	150
Nervosität	24, 31
Neuralgien	25, 230, 243
Neurasthenie	24f, 113, 210
Neurodermitis	11, 16, 27, 36, 103, 167, 178, 191, 192, 221, 239, 242, 258
Neurosen	24, 31, 99
Nicotin-Herz	133, 136
Niere	17, 22, 24, 33, 40, 42, 46
Nierenleiden	54, 124, 242
Nierensteine (s.a. Steinleiden)	53
Nierenstrahlung	127
Nieswurz	228
Nosoden	197

Index
Traditionelle Abendländische Medizin

Nux vomica	25, 31, 53, 133, 194
Nymphomanie	103, 151
Obstipation	20, 86, 183, 188, 194, 195
Ödeme	24, 219, 238
Odermennig	45, 48, 188
Ohnmacht	41
Ohrenschmerzen	41
Okoubaka	194
Ölauszug	41
Ölbaumgewächse	135
Oleander	133
Olivenblätter	135
Olivenit	siehe Cupr. ars.
Onyx	259
Opal	260
Orangenblüte	113
Organuhr	181
Orientierungslosigkeit	34
Orthomolekulare Medizin	180
Osteoporose (s.a. Knochen)	40, 48, 178
Östrogenmangel	153, 169
Otitis	230, 259
Ozon	15f
Pallasit	258
Pankreas	siehe Bauchspeicheldrüse
Papilloma	186
Paracelsus	37, 63ff, 68ff
Parasitose	239, 244
Parästhesie	257
Parkinson	230
Passionsblume	25, 31, 45, 58, 92, 95, 98, 103, 135
Patchouli	31, 98, 103, 111, 113, 121
PCO	149
periodische Leiden	lindernd 39
Perle	104
Pertussinum	199, 200
Pestilenz	210, 219, 220, 221, 223f
Pestizide	16, 20; Schäden durch 192, 209
Petersilie	228
Petroleum	33
Pfeilgiftgewächse	133
Pfeiffer'sches Drüsenfieber	207, 237
Pflanzenreich	33
Phantasie	23
Pheromone	23
Phlegma	172f
Phlegmatiker	22, 23, 32, 171
Phosphorus	45, 48, 58, 98, 100, 146, 210
physischer Leib	33, 140
Phytolacca	206
Phytoöstrogene	153f, 157
Pilzleiden	siehe Mykosen
Planetenbeziehungen	45
Planetenkräfte	52ff, 57, 86
Planetenmetalle	76
Planetenorgane	86, 87
Planetenqualitäten	43
Planetensignaturen	54
Planetenzuordnung	39, 43ff, 87
Platane	104
Platinum	170
Platzangst	92, 99, 120
Plumbum metallicum	33, 54, 100, 136
Pluto	43, 49f
PMS (s.a. Menstruation)	19, 44, 147f, 150f
Polarität	der Urkräfte 33
Polio	203
Pollenallergie	205, 244
Pollennosoden	205
Polypen	40, 260
Post-Pill-Syndrom	145ff, 153, 155
Post-Zoster-Neuralgie	200, 211, 237, 244
Potenzholz	122
Potenzierung	24
Potenzsteigerung	160
progressive Leiden	25
Prostata	-adenom 13, -hyperplasie 13; -adenom 126, 130
Prunuseisen	132, 174, 252
Psora	221, 242, 243, 244
Psoriasis	25, 27, 244
psychische Leiden	49
psychohormonelle Störungen	150
Psychometrie	24
psychsomatische Beschwerden	45
Pulsatilla vulgaris	32, 44, 126, 146, 152f, 164
Pulver	41
Putrefactio	23, 65, 72
Pyrargyrit	244
Pyrit	234, 250, 253
Pyrrolizidin-Alkaloide	212
Quarz	58, 98, 101, 210, 256
Quecke	18
Quecksilber	54, 70, 101
Quecksilbervergiftung	16, 19
Quendel	112, 121
Quintessenz	21, 60f, 66, 69, 73, 75
Rainfarn	227
rankende Pflanzen	45
Realgar	239
Redegewandtheit	110, 122
Rhapontik-Rhabarber	153
rationale Phytotherapie	9ff
Raute	siehe Weinraute
Rauwolfia	134
Raynaud-Syndrom	54
rechthaberisch	30
Redegewandtheit	115, 257
Reflexion	44
Reflexzonen	41
Regel, weibliche	siehe Menstruation
Regeneration, regenerierend	22ff
reinigend	39; Seele 46
Reizbarkeit	195
Reizblase	99
Reizdarm (s.a. Colitis)	192, 194, 259
Reizmagen	192, 194, 242
Rekonvaleszenz	174, 211, 243, 250, 259
resolvierend	24, 39
restless-leg-Syndrom	94
Rezidive	24
Rheuma	11, 13, 18, 27, 39, 40, 44, 47, 163, 178, 182, 190, 230, 243, 244, 250, 258
Rhinoviren	203
Rhythmisches System	10, 24, 35
Ringelblume	28, 48, 169, 183, 186, 188, 202, 204
Rose	25, 31, 46, 47, 113, 121, 134, 164, 165, 169
Rosengewächse	10, 128, 158ff
Rosenquarz	135, 260
Rosmarin	25, 148, 157
Rotklee	168ff
Röteln	204
Rücksichtslosigkeit	23, 30
Rubellit = roter Turmalin	132, 260
Rubin	260
Ruderalflora	11, 15ff
Ruhelosigkeit	31
Sabadilla	206
Sadebaum	228
Safran	47, 143, 144, 185
Säftelehre	siehe Humoralmedizin
Sal / Salz (alchemistisches Prinzip)	24, 34, 61, 63, 65, 67, 72, 215, 241
Salbei	154, 157, 165
Salomonssiegel	47, 49
Sanguiniker	22, 24, 31, 88, 171
Saphir	261
Sarsaparilla	27
Saturn	33, 34, 38, 39, 40, 42, 43, 45, 48ff, 52, 55, 56f, 210
Sauerklee	53, 98, 103
Säuren	206
Schachtelhalm	siehe Ackersch.
Schädel-Hirn-Trauma	250
Schafgarbe	11, 152, 157, 164, 165
scharf	47
Scharfstoffe	189
Scheidentrockenheit	146, 154, 164, 167, 169
Schierling	siehe Conium
Schilddrüse	24; anregend 25; dämpfend 31

Index
Traditionelle Abendländische Medizin

Schilddrüsenleiden	120, 134, 146, 150, 154, 155, 156, 238, 258
Schlaf	44, 97
Schlafstörungen	31, 44, 45, 54, 91, 93ff, 98f, 101, 134, 156, 165, 174, 181, 188, 191, 195
Schlaf-Wach-Rhythmus	24
Schlaganfall	siehe Apoplex
Schlangen	232
Schlangenbiß	233
Schlangengift	232, 234, 236f
Schlehe	10, 47, 132
Schleifenblume, bittere	113
Schleim	lösend 39, 40
Schleimhaut	23, 45, 48
Schlüsselblume	165
Schneckenhaussyndrom	112
Schock, Status nach	24, 34, 91, 94, 98f, 103, 109, 136
Schöllkraut	19f, 27, 53, 85, 185ff, 188
Schüchternheit	32, 103, 109, 115, 121, 253
Schürfwunden	13
Schutzamulett	120
Schutzmagie	14, 103, 112, 116, 117
Schwalbenwurz	208ff
Schwangerschaft	13, 164
Schwatzit (Kupfer-Quecksilber-Arsen-Antimon-Sulfid)	63
Schwedenbitter	218
Schwefel	siehe Sulfur (Stoff)
Schwefelbäder	180
Schwefelsäure	64, 71
Schweiß	Neigung zu 24, 32; klimakterisch 24, 156, treibend 26, 33; hemmend 26, 157
Schwellung	24, 39, 40
Schwermetallvergiftung	16, 19, 25, 48, 54, 117, 173, 194
Schwerfälligkeit	32
Schwerhörigkeit	40
Schwindel	41, 209, 230
Scilla maritima	133
Secale cornutum	135, 228
Sedativa, sedierend	24, 25, 28, 31
Seelenbalsam	34
Seerose	229
Seidelbast	170
Selbstbewußtsein	91
Selbsterkenntnis	47
Selbstsicherheit	46, 121
Selbstvertrauen	mangelndes 32, 115, 261
Selbstwahrnehmung	stärkend 22
Selbstwertgefühl	47, 257, 259
Selbstzweifel	32, 112, 259
Sellerie	173
Sepia	104, 146
Sepsis	237, 238
Sexualität	siehe Libido
Sexualprobleme	107
Sexualtonikum	157
Siderit	248, 249
Signaturen	Elemente 23f, Geruch, Geschmack, Farbe, Form 10; Verhalten, Pflanzengesellschaft, Standort 11; Konsistenz, Namen, Fortpflanzung 12; Lebensdauer, Rhythmus 14, Übersicht 14
Signaturlehre	9ff., 15ff, 38, 44ff, 163, 185
Silber	siehe Arg. met.
Silberdistel	47, 118
Silbermantel	162, 164, 165
Silberspiegel	91
Silberwurz	113, 219
Sinusitis	24, 54
Sirup	41
Skelett	Leiden von 39
Sklerose	23, 26, 48, 54, 132, 135
Skorodit	127, 133, 174, 210, 242, 249
Skorpion	39
Skrophulose	209, 244
Smaragd	261
Sodbrennen	40, 99, 192, 195
Soja	152, 168, 169
Soluna	74ff
Sonne	10, 38, 39, 40, 42, 43, 44, 46, 47, 48, 49, 55, 91, 131, 138, 185
Sonnenblume	157
Sonnenbrand	13
Sonnenhut	25, 47, 202, 204, 206
Sonnenmedizin	150
Sonnensignaturen	118
sorgenvoll	32
Spagirik	59, 74ff
Spannungsaspekte	52
spasmolytisch (s.a. Krämpfe)	24f, 40
Spermiogenese	anregend 13, 18
Spigelia	133
Spitzwegerich	20, 28, 45
stachlige Pflanzen	47
Standort	feuchter 44
Stechapfel	10, 227, 230
stechende Leiden	10
Staphisagria	31, 115, 126
Stein der Weisen	60
Steinbock	39, 48
Steinklee	27
Steinleiden	11f, 13, 19, 48, 53, 126, 129, 130, 186, 188, 190
Steinsame	157
Sternzeichen	42
Stibium (s.a. Antimon)	240, 243
Stibium arsenicosum	243
Stibium sulfuratum-aurantiacum	244
Stiefmütterchen	25, 36, 169, 170
Stier	39, 42
Stimmung	aufhellend 33
Stimmungsschwankungen	31, 147, 149, 150, 155, 174
Stinkasant	siehe Asa foetida
Stinknessel	46
Stoffwechsel	12, 45; anregend 16, 24, 33, 47
Stoffwechsel-Gliedmaßen-System	34f
Storchschnabel, Stinkender	11, 44, 107, 114, 204
Störzone	84
Stottern	115, 122, 253
Streitsucht	31
Streß	32, 110, 114, 121
Strophantus	133
Stuhl	klebriger 20
Strychninum phosphoricum	98, 101
Sublimation	67
Suchtkrankheit	111, 256
Sulfur (alchemistisches Prinzip)	22, 34, 61, 63, 65, 72, 215, 217, 219, 241
Sulfur (Stoff)	45, 64, 71, 101, 212, 220
süße Mittel	181
Süßholz	28, 202
sympathisches Heilen	28, 30f, 38f, 42, 69
Syphilis	70, 239
Syzygium cumini	195
Tabacum	134
Tabula smaragdina	74ff
Taigawurzel	10, 47, 121, 122, 209, 253
Tartarische Leiden	siehe Steinleiden
Tartarus	129, 179, 190
Tartarus stibiatus	244
Taubnessel	11, 168, 169, 170
Tausendgüldenkraut	169
Temperament	21ff, 30; cholerisches 22, 30, 48, 88, 171, 172f, 174, 249, 254; extrovertiertes 23; phlegmatisches 23, 32, 171; sanguinisches 24, 31, 88, 171; melancholisches 32, 48, 88, 171, 172f; introvertiertes 32
Teufelsdreck	siehe Asa foetida
Theriak	117, 217, 233, 234f
Theriakwurzel	221
Thromboembolie	238
Thromboseprophylaxe	237
Thuja	25, 209f
Thymian	32, 120
Thyreotoxikose	156
Tiergifte	40
Tierreich	33, 34
Tierversuch	9ff
Tierverwandlung	229
Tigerkraut	110, 114
Tigerlilie	152, 157
Tinkturherstellung	216
Tinnitus	40, 178, 260
Tobsucht	30, 40

Index
Traditionelle Abendländische Medizin

Tollkirsche	siehe Belladonna
Tonikum, tonisierend	10, 23, 48, 122, 132, 143
Topas	261
Tormentill	227
Trampeltiersyndrom	108, 114
Traubensilberkerze	siehe Cimicifuga
Traumata	seelische 34, 91, 94, 99
Traumbewußtsein	44
Traumförderung	91ff, 104, 256
Traurigkeit	33
Tria Principia	34, 61ff, 68ff, 75
Triebdämpfung	147, 151, 157
Triebhaftigkeit	47
Trockenheit	23
trocknend	25, 39, 42
Tropanalkaloide	230
trostlos	33
Tuberkulinismus	24, 260
Tuberkulinum	197, 200
Tuberkulose	221, 222
Tulsi	112, 114, 121
Tumorbildung	24

U

Übelkeit	192, 194
Überarbeitung	31
Übersäuerung	13
Umwelterkrankungen	16
Umweltgifte	11, 15, 187, 191, 197
Unbewußtes	44f, 91, 97
Unentschlossenheit	24, 32, 109, 112, 115
Unfruchtbarkeit	44, 97, 145, 147, 151, 152, 155, 157, 160, 164, 168, 200
unselbständig	24
Ungeduld	23, 30
Unruhe	31, 32
Unterleibsentzündung	96, 162, 169
Uranus	43, 47, 49f
Uteruspolypen	146

V

Vaginalmykosen	145, 164
Vaginalpflege	169
Vanille	46, 121
Venen	allgemein 24, 27; Stärkung 12, 46; Entzündung 24
Venus	10f, 34, 38, 39, 40, 42, 43, 44, 45, 46, 47, 48, 49, 52
Venusheilmittel	124, 152
Venusorgane	125
Veratrum album	134
Verbrennungen	13
Verdauungsfördernd	16, 32
Verdauungsstörungen, chronische	25, 26, 192, 239
Vergiftung	siehe Schwermetalle, Pestizide; mit Benzol 16; mit Alkaloiden 40, 48; aller Art 194
Vergißmeinnicht	93, 98
Verliebtheit	Folgen von 121
Verlustangst	107
Verschleimung	24, 220, 243, 244
Verständnismittel	107f
Verstopfung	siehe Obstipation
Viehseuchen	220
Vincetoxicum	siehe Schwalbenwurz
Vipera berus	233, 234, 238
Viren, onkogene	202, 203, 210
Virusangina	204
Virusgrippe	203, 237
Virushepatitis	180, 183, 209
Virusinfekte	197, 201, 238
Virusleiden	16
Virustatika, pflanzliche	201
Virustoxine	209, 212, 249
Viscum album	siehe Mistel
Vitalisierung	34, 39, 41, 46, 47
Vitamin B	182
Vitamin E	182
Vitriol	64, 71, 72
Vivianit	250, 251
Vogelknöterich	11
Vogelmiere	11
Vulvadystrophie	167

W

Waage	42
Wacholder	120
Wachstumshormone	216
Wahrnehmung	stärkend 40
Walnuß	12, 18, 165, 209
Wandelplaneten	43
Wärmekonstitution	35
Wärmepol	35
Warzen	186
Wasser, Element	23, 29ff, 134
Wasserdost	207, 209, 212f
Wassereinlagerung	siehe Ödeme
Wasserhyazinthe	192
Wassermann	38
Wasserpfeffer	56
Wasserschwefel	181
Wechseljahrsbeschwerden (s.a. Klimakterium)	103, 107, 154, 155, 165, 169, 237, 238
Wechseljahrsdepression	150, 237
Wegwarte	16, 48
Weiber, gallsüchtige	174, 189
Weide	25, 43
Weihrauch	144, 169
Wein	70
Weinbrand	70
Weinen	32
Weinraute	154, 157, 228
Weinstein	67, 72
Weißbier	181
Weißdorn	10, 95, 98, 118, 132, 134, 165
Weißfluß	39, 103, 164
Weißklee	168
Wermut	25, 47, 53, 188, 189
Wesensglieder	33
Wetter, feucht-kalt	verschlimmert 24
Wetterfühligkeit	84, 238, 259
Widder	39
Widerstandskraft	47
Wiesenknopf	144
Willenskraft	30, 32, 33, 47, 108, 115, 173, 210, 246, 252
Willensschwäche	13, 24, 172, 260
Windpocken	204
Winter	49
Wirbelsäulenerkrankungen	48, 257
Wissenschaftsgläubigkeit	201
Wochenbett	159, 165, 259
Wochenbettdepression	154
Wolfstrapp	31, 134, 155f, 157
Wundheilung	12, 13, 25, 39, 40, 41, 222, 233
Wurmleiden	40
Wurzeln	35f

Y

Yamswurz	157
Yohimbe	122
Ysop	120, 121

Z

Zahnungsbeschwerden	230
Zaunkräuter	11, 15ff
Zaunrübe	19
Zeckenbißnosode	199
Zerstörungswut	31
Zibet	70
Ziest, Aufrechter	118
Zimt	204
Zincum arsenicosum	242
Zincum valerianicum	45, 98
Zink = Zincum metallicum	32, 53, 54, 58, 71, 98, 101, 128
Zinn	34, 48, 54, 172f, 178ff, 184
Zinnober	180, 254
Zinnoxid	siehe Cassiterit
Zinnsilikat	173
Zivilisationskrankheiten	15f
Zuckerkonserve	41
zurückgezogen	33
zusammenziehend	siehe adstringierend
Zwangsneurosen	230
Zwischenblutungen	146
zwischenmenschliche Probleme	106, 112, 113
Zyklusstörungen	13, 44, 145ff, 151, 155
Zypresse	48
Zysten	17, 260